小児科
診療マニュアル

渡邊一功・森島恒雄・小島勢二 ❖監修
堀部敬三・梶田光春 ❖編集

名古屋大学出版会

序　文

　小児の一般診療では，common disease といわれるたかだか10種類程度の疾患が大多数を占めている．しかし小児における疾患の種類はきわめて多く，また他の診療科の疾患でもまず小児科を受診するため，小児科医の守備範囲はきわめて広い．さらに小児科では乳児健診，育児相談，予防接種などの小児保健や社会小児科学といわれる分野での業務も多い．一般病院では内科のように臓器別診療科が成り立ちにくく，小児科医の絶対数が少ないことも相まって，一般小児科医は小児の全分野の疾患を扱わざるをえない．最近，内科領域では総合診療の重要性が叫ばれているが，小児科はもともと総合診療科である．未分化で発育途上にある小児をみていくには子ども全体をみることが重要である．また小児科では多くの慢性疾患が成人期に至るまでケアされるようになってきており，小児科は単に子どもの診療科というだけではない．小児科はいま小児医療から成育医療へと変貌しつつある．「成育医療」とはヒトが人として心身共に健全に成長を遂げ，人と成りゆくのを支援していく医療である．これは単に人生の一局面のみをとらえた医療ではなく，ライフサイクルとしてとらえた医療である．乳児健診においても小児疾患の診療にしても単にその時点でのみ子どもをみるというのではなく，その子が大人になった時のことまで考えながら対応することが重要である．

　従来，小児科学の教科書は多いが，小児科診療に際し身近において実際の日常診療にすぐに役立つものは意外に少ない．名古屋大学小児科では1960年代から研究室制度ができ，小児科学の各分野で臨床研究に業績を上げてきた．その結果，同門会には医局内外にそれぞれの分野で経験の深い

先生が多くおられる．このような伝統をもとに，同門会の総力を結集して出来るだけ多くの人に執筆して頂き，実際の診療体験を踏まえながら，実地診療にすぐに役立つマニュアルを作りたいと考えた．各研究室の責任者を編集責任者とし，それぞれの分野の内容を十分吟味すると共に，編集幹事をおき全体の統一を図ることにした．本書の出版にあたって主眼としたことは，1）日常臨床にすぐ役に立つ，2）図表も入れて分かりやすくする，3）小児科一般臨床で少なくとも3年に1例はある疾患を対象にする，4）小児科学会認定医到達基準にある疾患は入れる，5）利用対象は主に小児科医とするが，研修医，内科医などで小児の診療にもあたるものにも役立つようにする，5）具体的な事項に絞って簡潔に記述するが，必要事項は網羅する，6）厚生省や学会などのガイドラインは必ず入れる，などである．日常診療のお役に立てば幸いである．不備な点があればご指摘いただいて，版を改める機会があれば加筆訂正をしてよりよいものにしていきたい．

　最後に，本書の出版を再三にわたりお勧めいただき種々ご協力いただいた名古屋大学出版会の村井美恵子さんに深謝する．

2002年1月吉日

渡邊一功

目　　次

序　文　i

1. 総論 …………………………………………………………… 1

1. 診療法…(1)／2. コミュニケーション…(4)／3. 保険診療…(6)／4. 医療費の助成制度…(10)

2. 小児保健・予防接種 ………………………………………… 15

1. 乳幼児健診…(15)／2. 学校保健…(21)／3. 予防接種…(28)／4. 育児相談…(36)

3. 救急処置 ……………………………………………………… 39

1. 救急蘇生…(39)／2. 意識障害…(41)／3. ショック…(43)／4. 痙攣重積…(47)／5. 呼吸困難…(49)／6. 吐血, 下血…(50)／7. 鼻出血…(52)／8. 異物誤飲・誤嚥…(53)／9. 薬物中毒…(57)／10. 溺水…(59)／11. 熱傷…(61)／12. 熱射病…(62)

4. 症候 …………………………………………………………… 65

1. 発熱…(65)／2. 下痢…(66)／3. 便秘…(68)／4. 嘔吐…(70)／5. 咳嗽…(73)／6. 喘鳴…(73)／7. 発疹…(75)／8. 腹痛…(77)／9. 頭痛…(79)／10. 胸痛…(81)／

11.関節痛・四肢痛…(82)／12.チアノーゼ…(84)／13.血尿・蛋白尿…(90)／14.脱水…(92)／15.浮腫…(94)／16.黄疸…(97)／17.高血圧…(99)／18.夜尿・頻尿…(101)／19.貧血…(103)／20.出血傾向…(105)／21.リンパ節腫大…(107)／22.肝脾腫…(109)／23.易感染症…(111)／24.痙攣…(111)／25.発達遅滞…(114)／26.筋緊張異常…(116)／27.不随意運動・チック…(119)／28.成長障害…(122)／29.肥満・やせ…(123)

5. 治療・手技　125

1.解熱・鎮痛法…(125)／2.抗生物質…(126)／3.輸液…(137)／4.輸血・血液製剤…(140)／5.呼吸管理…(143)／6.吸入療法…(148)／7.透析療法…(149)／8.栄養療法…(150)／9.漢方療法…(156)／10.採血・血管確保…(162)／11.中心静脈カテーテル管理…(165)／12.骨髄穿刺…(167)／13.胸腔穿刺…(168)／14.腰椎穿刺…(168)／15.胃洗浄…(170)／16.浣腸…(171)／17.臍処置…(172)／18.採尿法…(173)／19.入眠処置…(173)

6. 新生児　175

1.新生児の分類と胎児発育の評価…(175)／2.ハイリスク児と出生前の情報…(177)／3.出生時の対応,蘇生法…(178)／4.新生児の診察法と徴候…(180)／5.成熟度の評価法…(181)／6.体温管理…(183)／7.感染防止のルチーン…(184)／8.モニタリング…(185)／9.新生児脳波…(186)／10.ベッドサイド検査…(188)／11.新生児医療における手技…(190)／12.血糖の管理…(192)／13.輸液・電解質管理・輸血…(193)／14.栄養管理…(196)／15.呼吸管理…(198)／16.循環不全・ショックの循環管理…(201)／17.超低出生体重児,極低出生体重児の管理…(202)／18.新生児黄疸

…(207)／19.周産期感染症,新生児感染症…(210)／20.新生児一過性多呼吸…(211)／21.呼吸窮迫症候群…(212)／22.胎便吸引症候群…(214)／23.空気漏出症候群…(215)／24.新生児慢性肺疾患…(216)／25.新生児遷延性肺高血圧症,胎児循環遺残症…(218)／26.分娩外傷…(219)／27.新生児仮死…(221)／28.新生児痙攣…(222)／29.中枢神経の出血性疾患,虚血性疾患…(223)／30.新生児の貧血と多血症…(225)／31.新生児出血性疾患…(226)／32.新生児の急性腎不全…(229)／33.母体の疾患,薬物による胎児・新生児の異常…(230)／34.新生児薬用量…(232)

7. 先天異常・染色体異常 … 241

1.先天異常の診かた…(241)／2.染色体検査…(243)／3.常染色体異常…(245)／4.性染色体異常…(249)／5.その他の先天異常…(251)／6.骨系統疾患…(253)／7.遺伝カウンセリング…(255)

8. 先天代謝異常 … 258

1.新生児マス・スクリーニング(代謝)…(258)／2.アミノ酸代謝異常症…(259)／3.有機酸代謝異常症…(262)／4.糖質代謝異常症…(265)／5.脂質代謝異常症…(267)／6.ムコ多糖症…(270)／7.プリン・金属・色素代謝異常症…(272)

9. 内分泌疾患 … 276

1.視床下部・下垂体疾患…(276)／2.甲状腺疾患…(280)／3.副甲状腺疾患…(283)／4.副腎疾患…(284)／5.性腺疾患…(288)

10. 代謝性疾患・栄養障害 293

1. 糖尿病…(293)／2. 低血糖症…(297)／3. アセトン血性嘔吐症…(299)／4. ビタミン欠乏症・過剰症…(300)／5. 微量元素欠乏症…(301)／6. 電解質・酸塩基平衡異常…(302)

11. 免疫異常・膠原病 307

1. 免疫機能検査法…(307)／2. 原発性免疫不全症…(308)／3. 若年性関節リウマチ…(311)／4. 全身性エリテマトーデス…(314)／5. 川崎病…(317)／6. アレルギー性紫斑病…(322)

12. アレルギー疾患 325

1. アレルギー疾患の診断と検査法…(325)／2. アレルギー疾患治療の原則…(326)／3. 気管支喘息…(329)／4. アトピー性皮膚炎…(333)／5. アレルギー性鼻炎・結膜炎…(336)／6. アナフィラキシー…(337)／7. 蕁麻疹…(338)／8. 食物アレルギー…(339)／9. 薬物アレルギー…(341)

13. 感染症 343

1. 感染症の診断と検査…(343)／2. 麻疹…(344)／3. 風疹…(346)／4. ムンプス…(347)／5. 水痘, 帯状疱疹…(348)／6. 単純ヘルペス…(351)／7. 突発性発疹症…(352)／8. EBウイルス感染症…(353)／9. エンテロウイルス感染症…(354)／10. 無菌性髄膜炎…(356)／11. インフルエンザ…(357)／12. HIV感染症…(358)／13. 化膿性髄膜炎・敗血症…(361)／14. 黄色ブドウ球菌感染症…(365)／15. A群溶血性連鎖球菌感染症…(367)／16. 百日咳…(369)／17. 結核…(370)／18. クラミジア感染症…(374)／19. マイコプラズマ感染症…(376)／20. スピロヘータ・原虫感染症…

(377)／21.真菌感染症…(379)／22.寄生虫症…(380)

14. 呼吸器疾患 ……………………………………………… 383

1.呼吸器疾患の診断…(383)／2.急性上気道炎…(385)／3.扁桃炎・扁桃肥大…(386)／4.クループ…(387)／5.急性細気管支炎…(388)／6.肺炎…(389)／7.胸膜炎・膿胸…(391)／8.気胸…(392)／9.気道異物・その他…(393)

15. 消化器疾患 ……………………………………………… 395

1.食道疾患…(395)／2.急性胃腸炎…(396)／3.消化性潰瘍…(400)／4.胃食道逆流症…(401)／5.肥厚性幽門狭窄症…(402)／6.腸重積…(404)／7.虫垂炎…(405)／8.炎症性腸疾患…(406)／9.ウイルス性肝炎…(407)／10.胆道閉鎖症…(412)

16. 循環器疾患 ……………………………………………… 415

1.循環器疾患の診断…(415)／2.循環器疾患の治療…(419)／3.非チアノーゼ型心疾患…(421)／4.チアノーゼ型心疾患…(427)／5.心筋炎,感染性心内膜炎,心外膜炎…(434)／6.心筋症…(435)／7.川崎病後遺症…(437)／8.原発性肺高血圧症…(438)／9.起立性調節障害…(439)／10.不整脈…(442)

17. 血液・リンパ節疾患 …………………………………… 447

1.鉄欠乏性貧血…(447)／2.溶血性貧血…(447)／3.再生不良性貧血…(449)／4.好中球減少症…(451)／5.血友病および類縁疾患…(452)／6.播種性血管内凝固症候群…(454)／7.特発性血小板減少性紫斑病…(456)／8.組織球性懐死性リンパ節炎…(457)／9.Langerhans 細胞組織球症

…(458)／10.血球貪食リンパ組織球症…(459)

18. 腫瘍性疾患 … 461

1.小児がん治療の考え方…(461)／2.造血幹細胞移植の適応…(462)／3.急性リンパ性白血病…(464)／4.急性骨髄性白血病…(467)／5.慢性骨髄性白血病…(470)／6.骨髄異形成症候群…(471)／7.悪性リンパ腫…(472)／8.神経芽腫…(474)／9.脳腫瘍…(477)／10.肝・腎腫瘍…(478)／11.血管腫・リンパ管腫…(479)／12.その他の腫瘍…(480)

19. 腎・泌尿器疾患 … 483

1.尿検査…(483)／2.腎機能検査…(484)／3.腎尿路系画像診断…(485)／4.遺伝性,代謝性腎疾患…(486)／5.先天性腎疾患…(489)／6.全身性疾患に伴う腎病変…(491)／7.糸球体疾患…(492)／8.尿細管,間質腎症…(497)／9.腎血管病変…(500)／10.尿路疾患…(502)／11.急性腎不全…(504)／12.慢性腎不全…(506)

20. 神経・筋疾患 … 509

1.神経学的診察法…(509)／2.小児脳波…(512)／3.周生期脳障害…(515)／4.神経画像…(517)／5.脳性麻痺…(521)／6.熱性痙攣…(523)／7.軽症胃腸炎に伴う痙攣…(525)／8.てんかん…(526)／9.脳炎・脳症…(532)／10.神経筋疾患…(533)／11.自己免疫性疾患・傍感染性疾患…(537)／12.変性疾患…(541)／13.神経皮膚症候群…(543)／14.脳血管障害…(545)

21. 心理・精神疾患 … 547

1.精神発達遅滞…(547)／2.言語発達遅滞…(549)／3.学

習障害・注意欠陥/多動性障害…(550)／4．睡眠障害…(553)／5．自閉症…(554)／6．不登校…(556)／7．神経性食思不振症…(557)／8．小児虐待…(558)／9．心身症…(560)

22. 皮膚疾患 ……………………………………………… 566

1．皮膚外用薬の使用法…(566)／2．伝染性膿痂疹…(567)／3．伝染性軟属腫…(568)／4．おむつ皮膚炎・汗疹…(569)／5．接触皮膚炎…(570)／6．皮膚真菌症…(571)／7．刺虫症・疥癬…(572)／8．母斑症…(573)

23. 薬用量 ………………………………………………… 575

1．小児薬用量…(575)／2．緊急薬剤…(596)

Appendix
1．平成12年度標準身長・体重表　600
2．Tanner 分類（Ⅰ～Ⅴ）　604
3．体表面積算出用の計算図表　605

事項索引　607
薬品索引　621
欧文索引　629

■ 1. 総論

1. 診療法

　日本小児科学会は，小児科医の役割について，小児科医の到達目標の中で次のように定めている．「小児科医は成長期にある小児の健康上の問題を全人的に，かつ家族，地域社会の一員として把握する．その扱う疾患は，一般の急性・慢性の疾患，新生児固有の疾患，先天性あるいは遺伝性の疾患および身体諸機能の障害，心因性疾患，行動発達の異常である．また，小児の健康保持とその増進および疾病・障害の早期発見とそれらの予防の役割を担う」．

　小児科の対象年齢は，教科書的には胎児からといわれているが，実際には新生児，乳児，幼児，学童，思春期までで便宜上，中学校卒業までとしているところが一般的である．しかしこれはあくまでも初診時年齢であって，慢性疾患の場合青年期あるいは成人期に及んで診療している．

　研修医や他科の医師に，小児の診療が敬遠される理由は以下のようである．成人と比べ病気が分かりにくい，泣きわめき診察できない，検査や点滴を行うにも血管が細く，子どもがあばれて注射針が血管に入らない，発達を理解しなければ診察できない，薬の量が複雑である，かぜと思って帰したら急変したなどである．そこでこのような点を中心に小児科の特色と診断，治療の要点を述べる．

A 小児疾患の特徴

　① 疾患の種類は多いが，よくある疾患は数種

　小児科の扱う疾患の種類はきわめて多様で，たとえばネルソンの小児科学では，約700の章にわたり多数の疾患が記載されている．3年に1度出会う頻度の疾患をあつかった本書でも，155種類以上の疾患について述べているが，小児の一般診療では，風邪，気管支炎，胃腸炎，喘息など約10種類程度の疾患が大多数を占めている．一方，代謝異常，悪性腫瘍などはきわめて希な疾患のため，小児専門病院以外は内科のように臓器別診療科が成り立ちにくく，小児科医の絶対数の不足も加わり，一般小児科医は小児の全分野の疾患を扱わざるをえない．そのため希な疾患，たとえば血管輪を診ても喘息様気管支炎と診断してしまうように，つい漫然と日頃みている疾患に当てはめがちで注意を要する．

　② 多くの疾患は，同じ症状を呈する

　小児は症状を詳しく訴えることができないため，多数の疾患が同一の症状を呈する．たとえば1歳の児で，熱があり機嫌が悪い場合には，中耳炎，尿路感染症，時に化膿性髄膜炎などまで鑑別する必要がある．

　③ 年齢により罹患する疾患が異なる

　嘔吐を呈する疾患でも，年齢により成因が異なる．生直後では，消化管奇形，生後2週目ぐらいから1ヵ月児までは幽門狭窄症，幼児期には胃腸炎，周期性嘔吐症などと同一症状でも絶えず年齢を考慮し診断にあたらねばならない．詳しくは各症候について年齢を考慮して熟読して頂きたい．

　④ 経過が短く急激に進行するが，適切な治療で急速に回復する

　目が落ちくぼみ蒼白な顔面をした脱水の乳児が，補液で翌日には元気に退院するのが小児科の特徴である．診断が遅れたために急速な悪化が予想される疾患として，a）生後90日以内の発熱では，敗血症，

化膿性髄膜炎，b）呼吸困難では，細気管支炎，気道異物，喉頭蓋炎，c）嘔吐，機嫌がわるい，泣いてばかりいるでは，腸重積や鼠径ヘルニアの嵌頓，d）発熱，機嫌が悪いでは，化膿性髄膜炎などが挙げられる．これらの多くが救急外来を受診することも念頭に置くべきである．

B 診療に際し考慮すべき点

小児は"成人を小型化したものではない"と言われるように，その特徴は成長，発達にあり，診療にはたえずこのことを考慮する必要がある．成長，発達は体重，身長だけではない．精神神経系の発達から，血液，腎機能，内分泌系などすべての組織，臓器にわたる．そのため小児の診察では，体重，身長を測定し，母子手帳の身長・体重曲線を参考にして発育が正常かどうかをチェックする．慢性疾患では，成長発達が正常に保たれているかは重要な点であり，行動発達も気に留める必要がある．

詳しくは乳児健診の項に委ねるが，4ヵ月で頸は座っているか，1歳3ヵ月でよちよち歩けるか，意味のある言葉は出ているかにたえず留意する．検査などの判定も年齢による正常値を考慮する必要がある．生後0日の白血球数20000/μlは異常ではない．

C 診察方法

小児の診察で大切なのは，一目診て一般状態を把握することである．元気で機嫌は良いか，ぐったりしていて不機嫌か，を判断する．母親に抱かれ，ぐったりしていて（視線が定まらず，人や物を見ないような状態），全身蒼白，末梢循環不全で，過呼吸やチアノーゼがあれば，危機的な状態（toxic appearing）で，緊急の対応が必要である．一方診察室に入るなり室内を見回し，診察道具をいじり始めるような乳児は重篤な状態ではない．次に意識状態，顔貌，顔色，歩行，付き添いの態度をみる．

急を要しないなら問診を行う．受診する親子は，非常に緊張した状態にあるので，まず母子双方の緊張をときほぐす．たとえば白衣を用いないなども一つの方法である．小児の場合多くは母親からの間接的な訴えであることに留意する．まず，母親の主な訴えを聞き来院の目的を把握する．次に医師は聞き役に徹し，「熱について詳しく話してください」など，話の筋道を補助しながら症状の経時的変化を正しく把握する．発熱では有熱期間，有熱期間中の具体的な体温，随伴する症状を尋ねる．咳や喘鳴では乾いた咳か湿った咳か，変な咳ではどんな咳か親にまねてもらう．このように聴取した子どもの症状を，元気さ，発熱，食欲など全身症状と，咳，喘鳴などの呼吸器症状，嘔吐，下痢など消化器症状など臓器症状に分け把握する．幼児自身に直接質問する場合はオウム返しの返答があり注意を要する．「痛い」と尋ねれば「痛い」と返事をする．

次に理学的所見をとる．第一に全身を観察する．できるだけ裸にして全身を観察し，発疹などの分布と同時に運動機能も診る．寒いから，恥ずかしいからと体の一部を隠していると大きな見逃しをしかねない．次に部位別の診察を行う．すぐ泣き出す子では，この時点で採尿パックをつけることもある．また泣き出す前に胸部の聴診も行う．冬などでは聴診器を体温に暖めておく．その後，腹部，リンパ節の触診などを行う．いやがる部位，痛がる部位の診察は最後にする．必要なら神経学的な所見をとる．しかし泣いている時はあきらめ，別の機会にする．最後に口腔内を観察する．小児科では口腔内の観察は必須である．舌

圧子で口腔粘膜所見をとり，最後に咽頭，扁桃所見を観察する．

D 検査

病歴と診察から疑わしい疾患がいくつか考えられるが，確定診断に至るには検査が必要となる．いかなる検査も小児には恐怖や苦痛をともなうので最小限にとどめたいのが心情であるが，自ら訴えれない小児の場合，客観的データとしてできるだけ多くの検査が必要なのも事実である．

小児の検査には，児の鎮静と固定が必要である．6歳以下の泣きわめく児にはCT，MRI，脳波の検査のため鎮静が必要である．入眠処置の章で詳しく述べられているが，トリクロリールシロップや，抱水クロラールの坐薬など薬剤による鎮静が行われている．固定法は採血などに必要な短時間の固定と，持続点滴などへの長期の固定がある．採血などのための全身固定では，シーツに包む方法，専用の全身固定器を使う方法，多くのスタッフで押さえ込む方法などがある．かわいそうだからとゆるい固定をすれば手技の失敗を招き時間がかかるばかりか，処置台からの転落事故にもつながり，十分な数のスタッフで短時間しっかり，時には馬乗りになり固定するのが秘訣である．

検査項目は最少限にしなければならない．最近は微量定量検査が発達し少量の検体で何十項目の検査ができるとはいえ，採血量には限りがある．単純比例で考えれば3 kgの新生児からの5 ml採血は60 kgの成人では100 mlの採血を意味する．どの項目を検査するかは熟慮が必要である．検査室と協議することで，同じ項目でも採血量を減らすことも可能である．放射線検査では，たとえば胸部単純写真の被曝量が0.1〜0.2 mGyで自然被曝に比し十分少ないとはいえ，撮影用の固定具を使用して撮影の失敗を減らしたり，CR（コンピューテッド・ラディオグラフィー）など最新機器で被曝量を減少させる努力が必要である．超音波検査においても新生児では，プローブを当てることでも体温の低下があり決して非侵襲的とはいえない．

E 治療

小児の薬物治療の特徴として，投与法が成人と異なる点がある．経口剤として，錠剤は小学生以下では服用が困難のため，剤形がシロップや細粒のことが多く，服用困難の原因に，薬がまずいことも強い要因である．非経口投与法として，静脈，皮下投与以外に，コンプライアンスの悪さを避け，速効性を期待して解熱剤，抗生剤，抗けいれん剤では坐薬をしばしば用いる．

小児の薬用量は，発達過程での薬物の吸収，代謝，排泄，細胞外液を考慮して決定しなければならない．小児の薬用量の章にも述べられているが，具体的方法として，Augsbergerの式

＝（小児の年齢×4＋20）/100×成人量

または

1/2	1歳	3歳	7歳半	12歳	成人
1/5	1/4	1/3	1/2	2/3	1

がよく利用される．体重あたりの投与量が定められている薬剤では体重測定が必須であるが，体重が測定できない場合には各年齢の平均体重の表も役立つ．

小児では薬物の安全性については確立していないと効能書に記載されている薬物が多種あり，とくに新薬として認可された当初に多く，その場合は使用に注意を要する．

脱水症や，重症感染などでは輸液や薬物の静脈投与が必要である．そのためには静脈確保をしなければならない．詳しくは輸

液，採血・血管確保の章に委ねるが，静脈確保は小児科医の腕の見せ所である．1歳の肥った児の手背や足背に血管内留置針を1～2度の穿刺で挿入し，児が暴れても抜去しないように固定するには十分な経験を積む以外にない．

以上，日常診療における小児の診断治療についての特徴を述べたが，健全育成を目的とする小児保健も小児科の重要な分野である．小児保健の各章で詳しく述べられるが，新生児マススクリーニング，乳幼児健診，予防接種の充実が，最近のわが国の乳幼児死亡率（平成11年3.4/1000出生）を世界一低値に維持している大きな要因で，小児医療の誇るべき点である．

しかし，急激な少子化と疾病構造の変化により，今後の小児医療は，診断，治療の医療から人の一生の生活の質を見通した「ライフサイクルとして捉える医療（成育医療）」に転換しようとしている．出生前診断・治療，小児難病のキャリーオーバー，成人疾患の小児期予防など他科と連携した総合医療が求められるようになってきている．

参考文献
1) 外来小児科学．その基礎と診療の手引．小児内科　増刊号，1993．

（西川和夫）

2. コミュニケーション（インフォームド・コンセント）

小児科医は患児の病気のみならず，その家族全体を含めて，患児の発育・発達と深く関わっていく立場の人間である．医学教育の中では，科学的・生物学的（Bio-medical）な方法論を徹底的に勉強するが，医療の現場では「患児およびその家族と対話する」ことがもう一つの重要な側面であることに気付くはずである．これがコミュニケーションであり，患者と医師および医療関係者との信頼関係を築くための重要な手段である．近年の医療は，従来から行われていた「パターナリズム（父権主義）」と言われる医療者側主導の医療ではなく，医療者と患者の対話の中で病気に対する共通の認識を持ち，診療を進めていくものである．すなわちインフォームド・コンセントに基づく医療である．

A 患者とのコミュニケーション

患者およびその家族と満足のいくコミュニケーションを持つことは，お互いに理解しながら気持ちよく対話できることである．対話とは相互に「話すこと」と「聴くこと」であり，患者および家族の話を聴く場合には，誠実な態度で「傾聴」することが求められる．患者が十分に話ができるように，適度に興味を示しながら，共感的かつ客観的に聴く必要がある．

また医師が病態や治療方針を説明する時は医学用語をできるだけ少なくし，平易な言葉で患者および家族の理解を促す工夫が肝要である．このような対話から患者および家族が満足感を味わえれば，医師患者間の信頼関係は良好となり，医師の満足度も上がる．

小児でも自分の状態を話せる年齢では，子どもの目線の高さで，自尊心を傷つけないように，年齢相応の敬意をもって傾聴する．しかし，複雑で理解しがたい病態説明などは，予め家族の了解を得てから，子どもの理解力に応じた説明をすることが必要となる．

B インフォームド・コンセント（IC）

ICは，日本語では「説明と同意」と訳されているが，単なる病名告知や医療行為の説明義務ではなく，医師が患者に真実を開示し（患者の真実を知る権利），適切な医療行為の内容を平易な言葉で理解し易いように説明すること（医師の説明義務）により，患者が自主的判断（患者の自己判断権）をし，医師が提示した複数の医療行為を選択（自己決定権）し，医師の医療行為実施に同意する（同意権）ことである．

このようなICは高度先進医療やターミナルケアなどの場合でのみ必要と考えがちであるが，一般診療における診断や治療・投薬の説明などにも，患者は誠実なICを求めていることを再認識しなければならない．

C 望ましい医師・患者関係

望ましい医師・患者関係とは，コミュニケーションを通して患者が医師の態度や医療知識・技能に信頼を寄せ，また医師も患者との信頼関係や医師としての使命を果たした満足感に浸れる状態である．個々の医師のコミュニケーションの取り方にはいろいろあるが，患者の満足度を視野に入れた診療を心掛ければ，自ずから望ましい医師・患者関係を築くことになる．

Emanuelは，診療時の医師の態度を以下の四つに分類している．

① 情報提供型：医師は医療の専門家として患者の意思決定に必要だと思う情報をすべて説明し，その後の決断はすべて患者の自主的判断にまかせてしまうタイプ．

② 通訳型：医師は患者の意思決定に必要な情報をすべて説明し，さらにカウンセラー的立場で患者の価値観や悩みに配慮しながら，患者の決断を助けるタイプ．

③ 討論型：医師は教師か友人的立場で，患者の意思決定に必要な情報を十分に提供し，さらに専門家としての自分の意見も提供して患者の適切な決断を支援するタイプ．

④ パターナリズム：医師は保護者か後見人の如き立場で，患者にとって最良と考える治療法について，やや強引に患者の同意を得ようとするタイプ．患者の自己決定権は軽視される．

①と④は特殊な場合以外は望ましくないとされているが，医師は患者についての理解を深めると同時に自身を分析し，時には自省することも必要である．

D コミュニケーション・スキル

医療関係者と患者間のコミュニケーションの出発点は，患者との初めての出会いの場での「医療面接」である．これは従来，「病歴聴取」と呼ばれ，患者から情報を得て診断するためだけのものであったが，医療面接では「患者との対話」が主体となる．以下に具体的方策および注意点について述べる．

① 面接室は明るい雰囲気にし，医師は患者に対して少し斜めか横向きに座るのがよい．

② 医師は患者の名前を呼び，確認して挨拶を交わす．話し方，声の調子，視線，姿勢など非言語的コミュニケーションにも十分に配慮し，患者の緊張がほぐれるようにする．

③ 「今日はどうなさいましたか」と開かれた型の質問をする．それにより患者の心が開き，その後の話が展開しやすくなる．

④ 患者の話に対して頷くが，患者の言葉を操り返して念を押したりしながら傾聴する．

⑤ 話の内容を要約して，患者の確認を

とり記録する．
　⑥　患者の感情に共感的な理解を示し，必要に応じてその感情を肯定的に認める．
　⑦　患者の人格・自尊心・プライバシーを尊重する．

E 医療関係者とのコミュニケーション

適切な医療を行うためには，医師同志および看護婦や他の医療関係者とのコミュニケーションが重要である．院内のコミュニケーションの善し悪しが患者の救命率を左右しうるということを肝銘しておく必要がある．

参考文献

1) Emanuel EJ et al : Four Models of the Physician-Patient Relationship, JAMA　267 : 2221-1116, 1992.
2) 箕輪良行・佐藤純一：医療現場のコミュニケーション，医学書院，1999．
3) 斉藤清二：はじめての医療面接―コミュニケーション技法とその学び方，医学書院，2000．

（有吉允子）

3．保険診療

日常診療のほとんどが保険診療であるにも関わらず，保険関係の教育が軽視されており，教育病院の指導医も理解不足の傾向がある．保険病名の乱用や見当外れの注記が散見され，不注意で査定されるものも多いので，正しく認識しておくべきである．

A 保険診療について

a．保険診療の条件

保険医療機関において保険医として登録された医師が診療することが必須である．保険医は医師法，薬事法のほか，健康保険法や療養担当規則（保険医療機関および保険医療養担当規則）などに従う義務があるし，診療，請求のそれぞれが，法令に従っていることが診療報酬支払の条件である．

b．保険診療の流れ

医療機関が点数表に基づき，診療内容に応じたレセプト（診療報酬請求書）を作成，保険の種類別に社会保険診療報酬請求審査支払基金（基金）または県国民健康保険団体連合会（国保連合会）での審査を経て，診療報酬が支払われる．保険医が保険者（医療費支払側）に代り患者（被保険者）を診療（療養を給付）し，保険者が被保険者に代って医療費を支払う．保険者は診療や審査に立会っていないので，審査委員会の適正な審査を条件に支払うが，審査委員も診療に立会っておらず，レセプト上の病名のみに基づいて行われるので，行政（社会保険事務局）が保険医療機関および保険医に対する指導権限を担保にして，保険医療機関に診療・報酬請求を適正実施させることを保険者に保証して，このシステムを成立させている．

c．診療報酬支払の条件

健康保険法などに定められた規則を逸脱したものには原則的に報酬が支払われないが，特殊な事情があった場合はレセプトへ注記して，審査委員会および保険者の理解が得られれば診療報酬が支払われる．注記の宛先は審査委員会および保険者であり，その例の「特殊な事情」を説明して，本来は支払う義務がない契約外の費用を保険者に負担依頼をする性質のものなので，一般論や学会の動向は無意味であるし，保険者に分からない専門用語使用も不適切である．

B 保険診療の給付範囲と禁止事項

a．保険診療の給付範囲

健康保険法で給付外と定められているものがあり，予防医療（B型肝炎・麻疹などの例外あり），正常分娩，業務上の疾病，災害，故意の事故または犯罪行為および美容手術などは給付されない（届出により保険適用されるものや他の法律のカバーがあるものがある）．

b．保険診療の禁止事項

保険診療で費用を一部でも患者負担（自己負担）させることは，特定療養費制度に定められたもの以外は違法である（いわゆる「混合診療」）．特定療養費制度には高度先進医療および選定療養（患者の選択による個室料・時間外診療・歯科領域など）があり，個室料の差額徴収も患者が希望して自己負担に同意した場合に限られる．規則外の自己負担をさせた場合は，原則として同日の診察料を含むすべての診療費用が保険給付されなくなる．

薬価収載されていない薬剤は使用禁止であるし，定められた適応・用法以外の投与も禁止されている．特殊事情で薬剤を適応外投与などをする必要があるときは，レセプトの摘要欄に注記しておかないと査定（支払の拒否）される（注記があっても認められるとは限らないが，不正扱いを免れることができる）．この場合，副作用などに際して製造物責任法（PL法）関連の問題（医師が添付文書の趣旨に従って説明し，投与したか追及される）がある．

研究的診療は禁止されているが，治療に反映できない検査なども研究的診療として扱われる．治験は所定の手続で実施できるが，特定機能病院では高度先進医療が認められている．健康診断（乳児健診を含む）は保険請求することが禁止されている．院外処方せんについて，特定の薬局への誘導は，保険調剤薬局に患者単位の薬学的管理を行わせ，薬剤費の無駄を減らす目的の医薬分業の根幹に拘わるので禁止されている．

c．その他の禁止事項

診察なしの処方や理学療法は無診察治療として医師法で禁止されている．自己診療（医師が自分を診療）は民法による禁止事項である．自家診療（職員やその家族が所属施設での受診）は医師国保では制限されているし，カルテ管理などに注意が必要である．

C カルテへの記載

a．カルテ記載

カルテへの記載は医師法で定められているし，保険診療では記載内容が請求の根拠になる．「指導料」など，指導の要点を記載した場合に算定すると定められているもの（算定要件）が多く，記載のない請求は正当性が主張できない．なお，カルテ保存義務は診療の完結から5年間であるが，「その他の記録」は3年間である．

b．記載方法と訂正方法

記載には黒か青のボールペンまたはペン（ワープロなども可）を用いるが，鉛筆は不適切である．訂正は二本線による「見え消し」とし，修正液，塗潰し，貼紙などは不適切である．複数医師が診療するときは印鑑などで責任を明確にする（筆跡が分からないワープロなどは自筆サインが望ましい）．

D 病名について

a．病名の扱い

レセプトの審査は病名を基準とするので，病名の扱いについて医療機関の責任はきわめて大きい．病名はカルテと一致している必要があり，カルテ上で管理して不一

致がおきないようにする．用いる病名は医学的に妥当なものとし，検査や薬剤の適応，処置の算定点数や使用薬剤量の妥当性を判断する必要から，通常，病型や急性慢性・左右・部位を区別するものは，その記載をするべきである．症候群の病名で一般的でないものには「〇〇症候群（染色体異常）」といった補足が望ましい．「術前検査」や「急性腹症」なども許されるが，「疑い」はprobableに相当する蓋然性の高いものに限るべきで，possibleに相当するものは，注記で対応するほうがよい．

随時病名の追加や治癒・中止などの転帰処理を行い，その日付とともにカルテに記載するが，「疑い」の長期残存は原則的に不適切である．「喘息重積発作」など一過性の病状は，注記で対応するほうがよい．

b．保険病名について

肝機能障害がないにもかかわらず「肝機能障害」などの，いわゆる「保険病名」をつけることは，査定を逃れるため恣意的に行われる不正に近い行為とみなされるので不適切である．むしろ「副作用チェック」などの注記をすべきである．

E 検査について

a．検査の選択

検査は治療に反映する必要最少限の種類，回数で施行すべきであり，漫然とした多項目検査や反復施行は不適切である．原則的に段階を踏んで施行すべきで，尿沈渣や血液像なども初診時に画一的に施行すべきでないし，スクリーニングや単なる経過観察には分画やアイソザイムの施行は不適切であるので，紹介患者などで最初から精査するときは注記するほうがよい．

検査をセットで施行すると，短期間に不要な検査が重複しやすいので注意が必要である．また，正当な理由なしに生化学検査やCTを分割して施行することは不適切とされている．施行した検査は随時評価を行って治療に反映すべきで，とくに検査の報告書がないものは所見を記載しておくべきである．

b．種々のルール

検査については点数表に種々のルールが定められている．例えば1日に2回末梢血を検査した場合，採血料は1回しか算定できないので，1日2回施行の注記がないと検査の2回が重複算定と判断され査定されることがある．

ヒアルロン酸やBNPなどは対象疾患に制限があるし，骨塩量などは施行間隔が定められており，施行日の記載が必要である．同一の菌を目的とする細菌培養は複数部位で培養しても一つしか認められないし，ウイルス抗体価は多種の方法を併施しても同一ウイルスに一つしか算定できない（B型肝炎などに例外あり）．画像診断などでは反復施行時には点数が逓減するルールがある．査定された場合は点数表で確認すべきである．

F 治療について

a．薬物療法

保険診療で使用する薬剤は，薬価収載されているものに限られ，薬事法承認事項の適応，用法・用量，禁忌などを遵守しなければならない．これらに反する使用は特殊な療法または新しい療法として禁止されている．何らかの特殊な事情で，適応外投与の必要があるときや，重症例などで大量あるいは多剤併用を要したときは，注記すべきであるが，カルテ上に根拠となる事実が記載されていることが必要である．なお，小児の投与量を体表面積などで計算すると成人量を超えることがあるが，上限は原則として成人量である．療養担当規則によっ

て，食事，栄養，安静，運動など療養上の指導を優先し，安易に長期漫然使用しないこと，原則的に多剤投与を避け，症状経過，薬剤使用効果に応じて投与中止または内容変更を行うよう定められている．注射剤は最適の規格のものを用いる（残液廃棄は注記が必要）．

血液製剤は厚生省医薬食品局の血液製剤使用基準に準拠することが求められている．

無診察で薬剤を処方することは，医師法違反である（再診時に直接看護に当たっている家族の代理は認められている）．

b．投与日数

薬剤の1回投与量は予見できる必要期間とされるが，新薬と麻薬は14日分以内に限られる．海外旅行や正月とゴールデンウィークに限り30日分まで投与できる（理由の注記が必要）．

なお，船員保険では180日まで認められる．

c．院外処方せん

薬剤名には薬価収載名，一般名，製品名があり，院外処方せんには薬価収載名または一般名を記載する．一般名「塩化リゾチーム」の薬価収載名は「アクディーム」「ノイチーム錠」「㉚塩化リゾチーム」の3種であるが，製品名では「アクディーム」ほか約50種ある．製品名の多くは薬価収載上では統一名として㉚の記号がついており，調剤薬局で代品投与が許されている．約束処方による略号や記号の使用は認められていないし，用法についても「用法口授」や「医師の指示通り」の記載は認められていない．処方せんに余白を生じた時は，「以下余白」の記載か，斜線で余白を明示する（患者が自分で記載して向精神薬の入手を図った例がある）．なお，保険医は保険薬剤師からの処方せんの問合せには適切に対応するよう定められている．

d．処置・手術・リハビリ

超音波ネブライザーは適応疾患が制限されている．創傷処置や皮膚科軟膏処置などは，範囲によって点数が異なる（包帯などで被覆すべき創傷面，または軟育処置を行うべき広さ）ので，医事担当者が適切な算定ができるよう処置の範囲をカルテに明示する．

手術の名称や術式が点数表と異なる場合が多いので医事担当者が適切に算定できるよう配慮が必要である．リハビリテーションには実施計画や，定期的評価と見直しなど数々の規則がある．

G 審査の査定とレセプトの返戻について

a．査定と返戻

審査委員会の審査で，不適切な請求と判断されたものは「査定」（支払拒否）され，疑義があるものは医療機関へ「返戻」される．審査結果に疑義や異議があるときは再審査請求をすればよいが，点数表で「算定できない」と定められているものは認められる可能性が少ない．「病名漏れ」などで再審査請求する場合は証拠となるカルテの記事かデータのコピーを添付する．

b．不当と不正

「不当請求」と「不正請求」の用語を誤用されることが多いが，結果として不適切となった「不当」と，恣意的に不適切な請求をする「不正」とはまったく異なる概念であり，誤用しないような注意が必要である．

架空請求，振替請求，付増し請求などの保険診療に関する重大な不正があると，保険医療機関の指定や保険医の登録の取消し処分が行われる．

（伊東重光）

4. 医療費の助成制度

小児に限らないが,医療費の助成には,医療保障制度に基づくものと県市町村など自治体の行う福祉医療制度に基づくものとがある.それらの概要と小児に関連することを中心に述べる.

小児を持つ親は若く経済的にも余裕がないので,小児に対する特別な医療費の助成制度も設けられている.診療にあたってはその制度の現状を知り適切な運用をすることを心掛けなくてはならない.

A 医療保障制度

医療保障制度は医療保険と医療費公費負担制度に大別できる.

a. 医療保険

傷病を受けたときに医療を受けたり,休業や出産,死亡の際に傷病手当金や出産育児一時金,埋葬料が支給されるのを保険給付という.現在,国民皆保険で誰でもこの制度のどれかに加入している.法律上保険者に給付を義務づけているものを法定給付といい,義務づけていないものを付加給付または任意給付という.法定給付は医療給付と現金給付に分けられる.出産手当金,傷病手当金などは後者に属する.

1) 被用者保険:
① 健康保険
a) 政府管掌健康保険:中小企業被用者を対象.
b) 健康保険組合:大企業被用者を対象.
c) 日雇特例被保険者:日々雇い入れられる者を対象.
② 船員保険
船員を対象.
③ 共済組合
a) 国家公務員共済組合:国家公務員を対象.
b) 地方公務員共済組合:地方公務員を対象.
c) 日本私立学校振興・共済事業団:私立学校の職員を対象.

上記保険の法定給付率は本人は8割で,家族は入院8割,入院外7割である.付加給付の有無は組合により異なり給付率も異なる.

診療にあたっては受診者が実際に医療費をどれだけ自己負担しているかを知っていることも必要なことである.

2) 国民健康保険:農業者,自営業者等を対象とし,市町村国保と組合国保がある.ここには被用者保険の退職者を対象とする退職被保険者制度も含まれる.世帯主,世帯員とも最低7割給付となっているが市町村,組合によって給付率が異なる.

3) 老人保健:70歳以上の加入者および65歳以上70歳未満の寝たきり状態にある加入者を対象.

b. 医療費公費負担制度

これらは法令や研究事業制度(表4-1)などにより定められているもので,運用は自治体が独自に行っているものもある.これらは保険診療を行っている医療機関であれば利用できるものとそれぞれ指定された医療機関でなければならないものとがある.通常,公費負担は,健康保険等社会保険の給付(療養の給付)についての自己負担分が対象となっている.申請の手続,請求方法,給付の内容,支払方法は法令や制度により異なることもあるので詳細はそれぞれの解説書にゆずり,小児に関連するものについて概要を述べる.

1) 児童福祉法によるもの:
① 育成医療

表4-1　医療費公費負担制度

法律・制度名		対　象　者	給付範囲	一部負担	医療機関
結核予防法	適正医療(34条)	結核一般患者	保険の自己負担分	5％負担あり	指定医療機関
	命令入所(35条)	結核を伝染させるおそれの著しい者	保険の自己負担分	所得税年150万円超は費用負担	同上
生活保護法	医療扶助	生活保護法被保護者	保険の自己負担分	本人支払額の生ずる場合がある	同上
戦傷病者特別援護法	療養給付	戦傷病者	10割	無	同上
	更正医療	(戦傷病者手帳所持者)			
身体障害者福祉法	更正医療	18歳以上の身体障害者	保険の自己負担分	所得に応じた費用負担	同上
児童福祉法	育成医療	18歳未満の身体障害児	保険の自己負担分	同上	同上
	療育医療	結核児童 (6ヵ月以上入院)	保険の自己負担分	同上	同上
原子爆弾被爆者に対する援護に関する法律	認定疾病医療	原爆医療法第8条の認定患者	10割	無	同上
	一般疾病医療	原子爆弾被爆者 (被爆者健康手帳所持者)	保険の自己負担分	無	同上
精神保健福祉法	措置入院(29条)	自身を傷つけ又は他に害をおよぼすおそれのある精神障害者	保険の自己負担分	所得税年150万円超は費用負担	同上
	通院医療(32条)	精神障害者の通院患者	保険の自己負担分	5％負担あり	保険医療機関
麻薬及び向精神薬取締法		麻薬及び向精神薬中毒患者の入院	保険の自己負担分	所得税年150万円超は費用負担	指定医療機関
母子保健法	養育医療	2000g以下の未熟児 (入院)	保険の自己負担分	所得に応じた費用負担	同上
老人保健法	老人医療	70歳以上の老人又は65歳以上のねたきり等老人	10割	定額一部負担あり	保険医療機関
感染症予防・医療法	一類および二類感染症	患者・疑似症患者・無症状病原体保有者 (入院のみ)	保険の自己負担分	所得に応じた費用負担	指定医療機関
	新感染症	新感染症に罹患していると思われる者	10割	同上	同上
特定疾患医療給付事業		スモン、クロイツフェルト・ヤコブ病、劇症肝炎及び重症急性膵炎の患者並びに重症認定を受けた患者	保険の自己負担分	無	受託医療機関
		上記以外の特定疾患対象患者		入院外：1日1,000円を限度 (月2回まで) 入院：1月14,000円を限度	
先天性血液凝固因子障害等治療研究事業		先天性血液凝固因子障害等の患者	保険の自己負担分	無	同上
小児慢性特定疾患治療研究事業		慢性腎疾患、ぜんそくなど小児慢性特定疾患対象患者	保険の自己負担分	無	契約医療機関
児童福祉法及び知的障害者福祉法の措置等に係る医療	措置医療	児童福祉法又は知的障害者福祉法により措置を受けた者	保険の自己負担分	無	保険医療機関
日本体育・学校健康センター法	児童、生徒等の災害共済	学校管理下における児童、生徒幼児等の負傷又は疾病	4割	無	同上
学校保健法	児童生徒費助成	要保護又は準要保護世帯の児童、生徒で学校から治療指導を受けた伝染性又は学習に支障のある疾病	10割	無	同上
労働者災害補償保険法		業務上の疾病又は通勤途上の災害	10割	無	労災指定医療機関
公害健康被害の補償等に関する法律		公害認定患者	10割	無	辞退していないすべての保険医療機関

表4-2 育成医療対象疾患（例示）

疾患群	疾病名	
肢体不自由	先天性股関節脱臼 斜頸 拘縮 切断および離断 クル病 骨髄炎 各種関節炎 大腿四頭筋拘縮症 内外反足	顔面奇形 O脚 分娩麻痺 変形治癒骨折 不良肢位強直 弾撥膝 ペルテス病 先天性側彎症 病的脱臼
視覚障害	眼瞼欠損 眼瞼外反症 眼球癒着 斜視 瞳孔閉鎖症 牛眼 トラコーマ	眼瞼内反症 兎眼 眼瞼下垂症 角膜白斑 先天性白内障 網膜硝子体出血
聴覚，平衡機能障害	外耳奇形 感音系難聴	中耳奇形 慢性中耳炎
音声，言語そしゃく機能障害	喉頭腫瘍	口蓋裂 唇顎口蓋裂
心臓障害 （手術をするものに限る）	心室中隔欠損症 ファロー四徴症 心内膜床欠損症 肺動脈狭窄症	心房中隔欠損症 動脈管開存症 大血管転位症
腎臓機能障害 （人工透析療法及び腎移植手術を行なうものに限る）	慢性腎不全	
呼吸器，ぼうこう，直腸，小腸機能障害及びその他の内臓障害 （手術するものに限る）	食道閉鎖症 巨大結腸症 胆道閉鎖症 腸回転異常症 巨大臍帯ヘルニア 二分脊椎	腸閉鎖症 肛門閉鎖症 尿道上，下裂 横隔膜ヘルニア 脳瘤，硬膜下水腫 膀胱腫瘍 直腸腫瘍
ヒト免疫不全ウイルスによる免疫の機能の障害	ヒト免疫不全ウイルス［HIV］病	

対象者は，身体に障害のある児童（18歳未満，ただし，筋拘縮症については年齢制限がない），または現存する疾患がこれを放置すれば，将来障害に至ると認められる児童（18歳未満）であって，確実な治療効果を期待し得るもの．指定育成医療機関が担当する．対象疾患を表4-2に例示する．

② 結核児童の療育給付

対象者は，結核に罹患している満18歳未満の児童で，その治療にとくに長時間を要し，医師が概ね6カ月以上の入院を必要と認めたもの．指定療育機関が担当する．

2) 児童福祉法および知的障害者福祉法の措置等に係る医療の給付：対象者は，①児童福祉法第22条の助産施設への入所措置を受けた者，②児童福祉法第27条第1項第3号の措置を受けた者，③児童福祉法第27条第2項の国立療養所等への委託措置を受けた者，④児童福祉法第33条の一時保護を受けた者，⑤知的障害者福祉法第16条第1項第2号の措置を受けた者で，保険医療機関が担当する．

3) 母子保健法による養育医療：対象者は，保護者の申請により，次のいずれかに該当するもので，医師が入院を必要と認めたもので，指定養育医療機関が担当する．

① 出生児体重2000g以下のもの．

② 生活力がとくに薄弱であって，次に掲げるいずれかの症状を示すもの．

a）一般状態：①運動不安，痙攣があるもの②運動が異常に少ないもの．

b）体温が摂氏34度以下のもの．

c）呼吸器，循環器系：①強度のチアノーゼが持続するもの，チアノーゼ発作を繰り返すもの，②呼吸数が毎分50を超え増加の傾向にあるか，または毎分30以下のもの，③出血傾向の強いもの．

d）消化器系：①生後24時間以上排便のないもの，②生後48時間以上嘔吐が持続しているもの，③血性吐物，血性便のあるもの．

e）黄疸：生後数時間に現われるか，異常に強い黄疸のあるもの．

4） 学校保健法に基づく児童生徒医療費助成制度：対象者は，①生活保護法第6条第2項に規定する要保護者，②生活保護法第6条第2項に規定する要保護者に準ずる程度に困窮していると，教育委員会が認定した者．

対象疾患は，①トラコーマおよび結膜炎，②白癬，疥癬および膿痂疹，③中耳炎，④慢性副鼻腔炎及びアデノイド，⑤う歯（乳歯にあっては抜歯により，永久歯にあってはアマルガム充填，複合レジン充填叉は銀合金インレーによりそれぞれ治療できるものに限る），⑥寄生虫病（虫卵保有を含む）．

法律では指定医療機関を定めていないが，予め指定医療機関を定めるよう，文部科学省は各教育委員会を指導している．

5） 日本体育・学校保健センター法に基づく災害共済給付：義務教育諸学校等の管理下における児童・生徒等の負傷，疾病に対する医療費，障害または死亡に関して必要な災害共済給付が行われる．

対象者は，次に掲げる者であって，学校の設置者が保護者等の同意を得て日本体育・学校保健センターと災害共済給付契約を締結した者で，保険医療機関が担当する．①義務教育諸学校の児童，生徒，②高等学校，専門学校及び幼稚園の生徒，学生および幼児，③保育所の乳児，幼児その他の児童．

6） 特定疾患医療給付事業：対象疾患を表4-3に示す．受託医療機関が担当する．

7） 小児慢性特定疾患治療研究事業：
① 治療を行う医療機関．

都道府県知事または指定都市の市長が本事業を行うに適当と認められる医療機関を選定し，その医療機関に本事業を委託して行う．

② 治療研究期間および対象疾患（表4-4）

表4-3 特定疾患医療給付事業

No	対象疾患
01	ベーチェット病
02	多発性硬化症
03	重症筋無力症
04	全身性エリテマトーデス
05	スモン
06	再生不良性貧血
07	サルコイドーシス
08	筋萎縮性側索硬化症
09	強皮症，皮膚筋炎及び多発性筋炎
10	特発性血小板減少性紫斑病
11	結節性動脈周囲炎
12	潰瘍性大腸炎
13	大動脈炎症候群
14	ビュルガー病
15	天疱瘡
16	脊髄小脳変性症
17	クローン病
18	難治性の肝炎のうち劇症肝炎
19	悪性関節リウマチ
20	パーキンソン病
21	アミロイドーシス
22	後縦靱帯骨化症
23	ハンチントン舞踏病
24	ウィリス動脈輪閉塞症
25	ウェゲナー肉芽腫症
26	特発性拡張型（うっ血型）心筋症
27	シャイ・ドレーガー症候群
28	表皮水疱症（接合部型及び栄養障害型）
29	膿疱性乾癬
30	広範脊椎管狭窄症
31	原発性胆汁性肝硬変
32	重症急性膵炎
33	特発性大腿骨頭壊死症
34	混合性結合組織病
35	原発性免疫不全症候群
36	特発性間質性肺炎
37	網膜色素変性症
38	クロイツフェルト・ヤコブ病
39	原発性肺高血圧症
40	神経線維腫症
41	亜急性硬化性全脳炎
42	バッド・キアリ（Budd-Chiari）症候群
43	特発性慢性肺血栓塞栓症（肺高血圧型）
44	ファブリー（Fabry）病
45	副腎皮質ジストロフィー
46	ライソゾーム病

16 2. 小児保健・予防接種

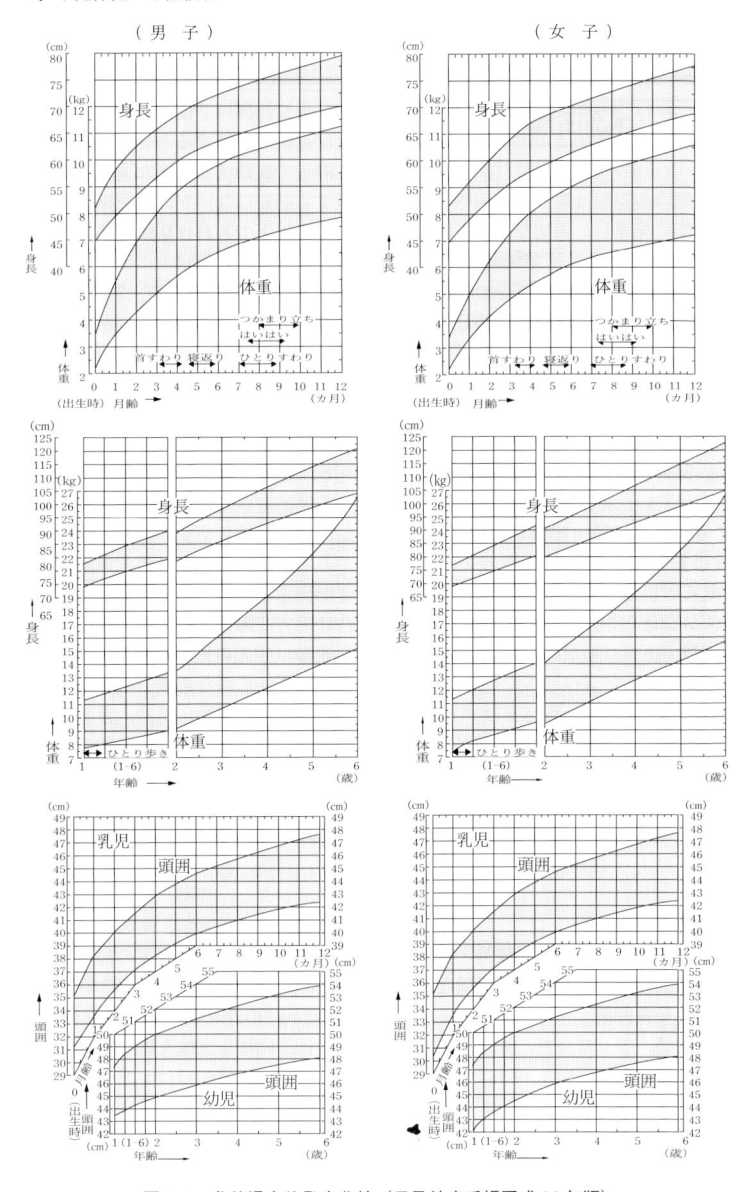

図1-1　乳幼児身体発育曲線（母子健康手帳平成14年版）

1．乳幼児健診

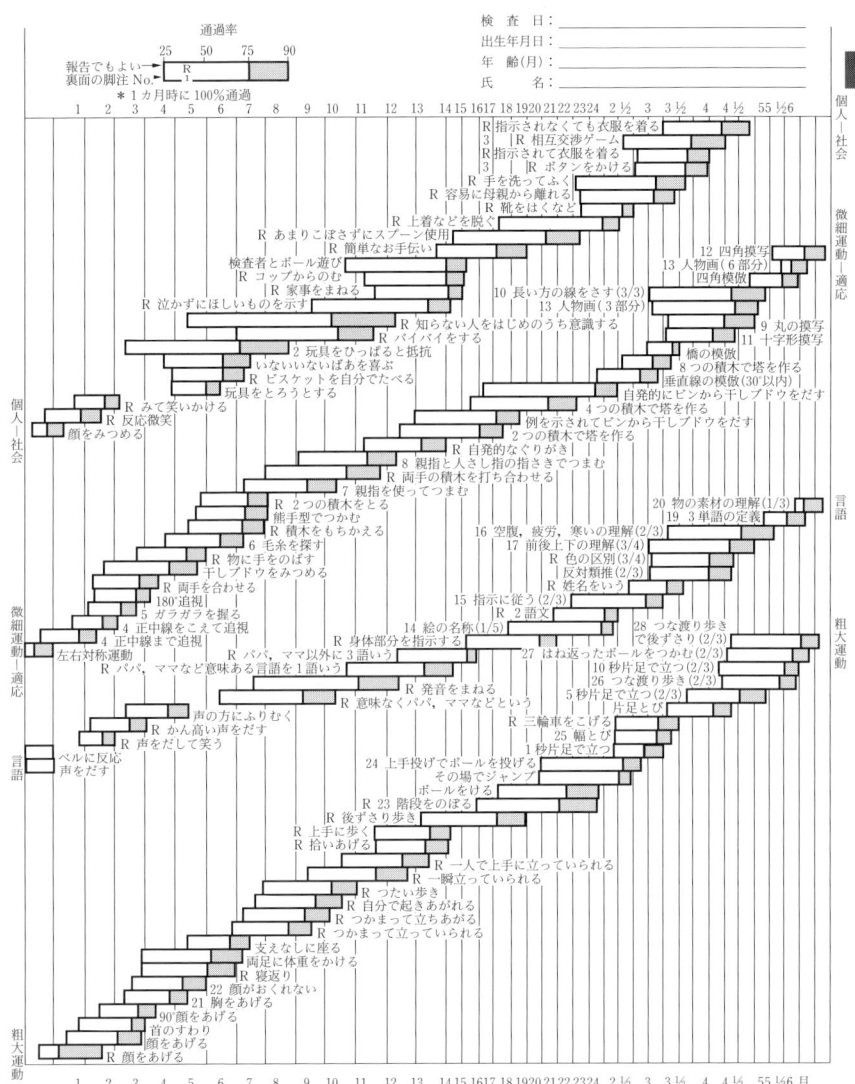

図1-2 デンバー式発達スクリーニング検査(JDDST-R)

出典：上田礼子：日本版デンバー式発達スクリーニング検査．p.114，医歯薬出版，1983．

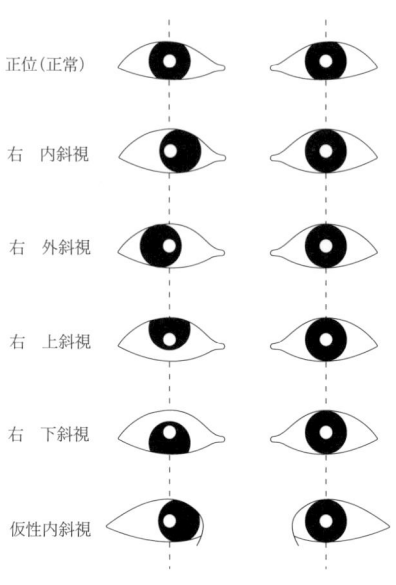

正位(正常)
右 内斜視
右 外斜視
右 上斜視
右 下斜視
仮性内斜視

図1-3 斜視の見つけ方(角膜反射法)

発達を評価しやすい月齢 (Key Month) は生後4カ月, 6〜7カ月, 9〜10カ月, 1歳6カ月, 3歳で, それぞれの月・年齢の key となる基準を中心に評価することができる.

c. 視聴覚の評価

視力――乳幼児期は視力の発達段階であり, 障害の早期発見が視力の予後改善に重要である. 4カ月以降はペンライトによる固視反射, 瞬目反射, 追視などにより確認する. 斜視はペンライトによる角膜反射法(図1-3)により評価する.

聴覚――聴覚は言語の習得すなわち抽象思考の発達とコミュニケーションに不可欠であり, 聴覚障害に対する機能訓練は1歳前から始めるべきとされている. 乳児期早期でも音に対する反応が鈍い場合は聴性脳幹反応などの精査をすべきである. 3歳児で発音の異常が見られる場合, 軽度の聴力障害を疑う.

d. 養育環境

児の服装, 清潔度, 保育者 (主に母親)の児への接触態度・検者への対応などに注意し, 児の置かれた状況を類推する.

e. 一般診察

月・年齢により注意すべきポイントはやや異なるが, 主に下記の事項に注意して診察する. 診察順序は児に合わせ, 必ずしも一定でなくともよい.

1) 全身:活動性・姿勢・反射・身体各部のバランスなどの異常.
2) 皮膚:黄疸, 湿疹, アトピー性皮膚炎, 血管腫, 色素斑, 不自然な外傷痕・出血斑.
3) 頭頸部:頭部の大小, 大泉門・顔貌異常, 斜視(ペンライトで確認), 斜頸, リンパ節腫脹.
4) 胸部:漏斗胸, 心雑音, 不整脈, 喘鳴.
5) 腹部:肝脾腫, 腫瘤, 臍ヘルニア.
6) 外陰部:性器奇形, 鼠径ヘルニア, 停留睾丸, 陰嚢水腫, リンパ節腫大.
7) 四肢:形態・運動の左右差, 筋緊張異常, 股関節開排制限, X脚, O脚.

f. その他のポイント

1) 妊娠・分娩・新生時時期のリスク因子 (表1-1) のあるものは, とくに注意して診察する.
2) 早産児については1歳半まで(超低出生体重児は3歳まで)修正月齢を考慮し評価する.
3) 育児に対する不安や悩みを抱いている保育者は少なくない. 検者の不用意な発言・態度はそれを助長し, 新たな不安を生じせしめることにもなるので注意したい.
4) 児が恐怖心を持つと健診効率が低下

する．親しみやすい雰囲気作り，例えば玩具を置く，白衣以外の清潔な服装で診察するなどの工夫も必要である．

g．総合判定
1) 異常なし：保護者からも検者からも問題がない場合．
2) 要指導：問題はあるが生活指導で解決が可能な場合．
3) 要観察：異常とまでは言えないが，問題があり，解決に経過観察を要する場合．
4) 要精密・要医療：明らかな異常所見が見られ，精検，医療が必要な場合．
5) 管理中：問題はあるがすでに管理されている場合．

C key month を中心とした各月・年齢における健診のポイント

a．1カ月
神経発達の key month ではないが，受診率が高く，最初のスクリーニングに重要な時期．妊娠・分娩時期のハイリスク児にはとくに注意し，少しでも問題点があれば，できる限りフォローアップしたい．また母の不安が最も強い時期であることも銘記したい．

1) 身体評価：体重は出生時より 1000 g 以上増加（30〜50 g/日），頭囲は 2 cm 以上増加．
2) 発達評価：四肢を動かす，固視をする，声をかけると反応する．
3) 診察：仰臥位—引き起こし反応—腹臥位．

- 引き起こし反応—月齢により反応がやや異なるが，1歳までは必須の手技（図 1-4）．
- 体重増加不良，哺乳力が弱い．
- 姿勢の異常，筋トーヌスの低下・亢進．

表 1-1 発達障害のリスク因子

親について
母親が 35 歳以上での初産，20 歳未満での出産，母親の慢性疾患（喘息，糖尿病など），頻回流産，神経・精神疾患
父親の精神・神経疾患（てんかんなど）
両親の近親結婚
同胞について
大奇形・発達障害・神経障害をもつ同胞
死産
妊娠経過について
母親の喫煙，<u>アルコール多飲</u>，<u>風疹罹患</u>，その他の感染罹患
妊娠中毒症
<u>胎児仮死</u>
新生児について
<u>多胎児</u>
低出生体重（2,500〜1,500 g），<u>同（1,500 g 未満）</u>
早期産（37〜33 週），<u>同（32 週未満）</u>
<u>出産時頭囲 30 cm 以下（満期産，成熟児の場合）</u>
アプガール低得点（7〜5 点），<u>同 4 点未満</u>
新生児期について
哺乳力微弱・呼吸困難・重症黄疸，痙攣発作<u>陽圧呼吸管理 5 日以上</u>，<u>髄膜炎</u>
乳幼児期について
熱性痙攣，頭部打撲，無菌性髄膜炎，<u>細菌性髄膜炎</u>，<u>脳炎</u>，<u>無熱性痙攣</u>，<u>その他の意識障害の既往</u>

注：アンダーラインはハイリスク．
出典：竹下研三：発達保健，小児神経学の進歩第 17 集，77-87，診断と治療社，1988．

- 自発運動の減弱，泣き声が弱い・かん高い．
- 何となく関心が鈍い．

は要観察とする．

b．3〜4カ月（通常 4 カ月が好ましい）
神経発達が明らかになる最初の key month，異常児の多くがチェック可能．発達に応じて行動や生活に変化が生じ，育児

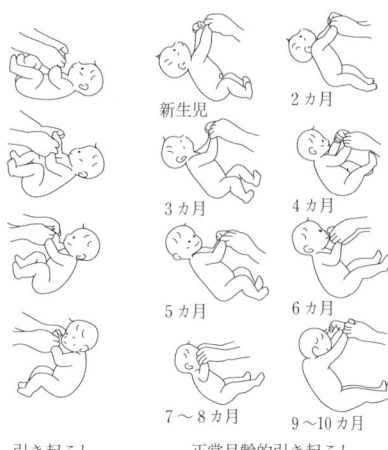

図1-4　引き起こし反応

出典：厚生省児童家庭局母子保健課：母子保健マニュアル，母子衛生研究会，1996．

上の不安も増すことに留意．

1) 身体評価：体重は出生時の約2倍，約20〜30g/日．
2) 発達評価：物を目で追う，首がすわる，手に触れたものをつかむ，あやすと笑う．
3) 診察：仰臥位―引き起こし反応―腹臥位．

- 定頸の確認―頭部が引き起こしについてきて，体を支えていれば頭部が自由に動く．頭部がすこし不安定でも，うつ伏せで肘で支えて胸をあげ，頭部を45度以上挙上できる．
- モロー反射減弱の確認（5カ月までに消失）．
- 追視の確認―おもちゃまたはペンライトで180度まで確認する．
- 股関節外転制限の有無―この時期に判断すべき重要な事項．
- 音に対する反応にも注意．

c．6〜7カ月

体つきは丸みを帯び，人見知りなど精神発達がはっきりする．離乳の時期．

1) 身体評価：体重増加200〜300g/1カ月，カウプ指数が最も大きい時期．
2) 発達評価：寝返りができる（360度），顔の布がとれる，手を伸ばして物をつかむ．
3) 診察：仰臥位―顔布テスト―引き起こし反応―座位―腹臥位．

- 顔布テスト―顔にハンカチなどの布をかけ，手で取れるかどうかを観察（7カ月で反応を示さなければ異常）．

d．9〜10カ月

周囲，とくに人に対する関心が増す．発育は鈍化する．

1) 身体評価：この時期から体重増加が緩慢となる．
2) 発達評価：ハイハイをする，一人座りがしっかりできる，つかまり立ちをする（10カ月），人に関心があり視線が合う，人見知り，喃語をいう．
3) 診察：腹臥位―座位―立位―パラシュート反応．

- 一人座り―座位で確認（9カ月までに可能）
- 前方パラシュート反応―両脇を支え，前下方に落とす振りをすると防御的に手を開いて上肢をつこうとする（10カ月で出現しないと異常）（図1-5）．

e．1歳6カ月

歩く，話す，手を使う，感情を表現するなど人間的行動が活発になり行動範囲が拡がる．

1) 身体評価：皮下脂肪が減少し，痩せ型になってくる．
2) 発達評価：一人歩き（10m以上），

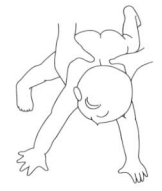

図1-5 パラシュート反応
出典：前川喜平：境界児の診かたと扱い方，
診断と治療社，1994.

積み木を2～3個積める，指でつまめる．
　有意語を3～4語以上（最低1語），簡単な言語理解ができる．
　3）診察：歩いて入室――一般診察―ペンライト追視―バイバイと手を振る．
- 1語も有意語が出ない場合は異常．言葉が出ないときは音に対する反応も確認．
- まったく歩行できない場合はほとんどが異常．

f．3歳
体つき，性格などの個人差が次第に明確となり，精神・情緒的発達の異常が明らかになる．バランスを必要とする運動能力が出てくる．
　1）身体評価：痩せ型，肥満がはっきりしてくる．低身長の評価要．
　2）発達評価：階段の昇降，片足立ち，積み木が4個以上積める，マルがかける，3語文がいえる，視線が合う．
　3）診察：昇降台へ昇る―検者と目線を合わせる―挨拶――一般診察．
- 自閉傾向，行動異常，視聴覚異常の評価に重要な時期．

参考文献
1) 上田礼子：日本版デンバー式発達スクリーニング検査，医歯薬出版，1983.
2) 日本小児科連絡協議会ワーキンググループ：心と体の健診ガイド（幼児編），日本小児医事出版社，2000.
3) 竹下研三：発達保健，小児神経学の進歩第17集，77-87，診断と治療社，1988.
4) 厚生省児童家庭局母子保健課：母子健康マニュアル，母子衛生研究会，1996.
5) 前川喜平：境界児の診かたと扱い方，診断と治療社，1994.
6) 前川喜平：乳児健診の神経学的チェック法（第4版），南山堂，1995.
7) 和田紀之：乳幼児健診のポイント，日本医師会雑誌　117(9)：1140-1153，1997.
8) 愛知県衛生部編：母子健康診査マニュアル（第6版），愛知県健康づくり事業団，1999.

（山口英明）

2．学校保健

小児科医がかかわる分野は，主として健康管理なかでも健康診断，疾病予防である．児童，生徒が健康に成長発達し，安全な学校生活を過ごすことができることが第一の目的であり，いたずらに生活制限，運動制限をして児童，生徒のQOLを損なうものであってはならない．

A 健康診断
主たる一般的健康診断は定期健康診断で，新学期が始まると年1回6月までに以下の検査を行うように定められている．
① 身長，体重，座高(胸囲)．
② 栄養状態．
③ 脊柱および胸郭の疾病および異常の有無．
④ 視力，色覚および聴力．

⑤ 眼の疾病および異常の有無.
⑥ 耳鼻咽頭疾患および皮膚疾患の有無.
⑦ 歯および口腔の疾病および異常の有無.
⑧ 結核の有無.
⑨ 心臓の疾病および異常の有無.
⑩ 尿.
⑪ 寄生虫卵の有無.
⑫ その他の疾病および異常の有無.

具体的には,スクリーニング方式で行われており,アンケート調査で生育歴,既往歴,自覚症状などをふまえて身体計測,視力,聴力検査を施行し,学校医により検診,ツベルクリン皮内反応検査が行われ,心電図検査,尿検査,糞便検査などは,多くは委託された検査機関により行われる.

学校保健の意義は,第一に児童,生徒の健康の保持増進であり,上記のスクリーニング検査をふまえて学校医,教職員は,児童,生徒の学校生活を安全で豊かなものにしていかなくてはならない.

なかでも,心疾患および腎疾患は,学校生活での規制が必要なことも多く,その早期発見と対策を目的として学校保健管理でもっとも重視されている.

本項でもこの2疾患について検診制度を述べる.

a. 心臓検診について

昭和48年から(心臓の疾病および異常の有無)が検診項目に入り検診体制が普及し,平成7年4月からは,心臓の疾病および異常の有無は心電図検査とその他の臨床医学的検査によるとされ,小学校1年,中学校1年,高校1年での心電図検査が義務化された.学校心臓検診実施方式は,各市町村によりいくらかの違いはあるが,名古屋市のシステムを示す(図2-1).

児童,生徒にみられる心疾患は大部分が先天性心疾患であり,主な後天性心疾患であったリウマチ性心疾患は近年ほとんどみられず,かわって川崎病が多くなった.先天性心疾患の手術の進歩とともに術後の新たな問題も出てきている.心疾患は,学校での突然死の原因として重要であり種々不整脈,心筋症,心筋炎などの早期発見と適切な管理がもとめられている.

一次検診は問診,理学的所見と心電図(12誘導心電図または4誘導心電図)で行われている.

1) 心電図:心電図の診断の判読のポイント

・QRS電気軸:異常な右軸偏位は右室肥大,右胸心を,異常な左軸偏位は左室肥大を示唆する.

・高いR波,深いS波:V1の高いR波,V6の深いS波は,右室肥大を,V1の深いS波,V6の高いR波は,左室肥大をあらわす.

・Q波:V1のq波は著明な右室肥大を疑う.修正大血管転位でも認められる.V6の深いq波は左室肥大,心室中隔肥大を疑う.

・ST接合部とST区間降下:心筋障害,心肥大を疑う.

・房室伝導障害:PRの高度の延長は注意.

・心室内伝導障害:不完全右脚ブロック(V1のQRSパターンがrsR,rsR 's'のように上行脚のノッチに注意,心房中隔欠損症を疑う.

・不整脈:主として上室性,心室性期外収縮であるが心配のないものも多い.運動負荷心電図や,ホルター心電図を見るとよい.

・QT延長:QTcが0.45秒以上のときは2次検診へ.心室頻拍による失神発作,突然死の可能性あり.

2. 学校保健

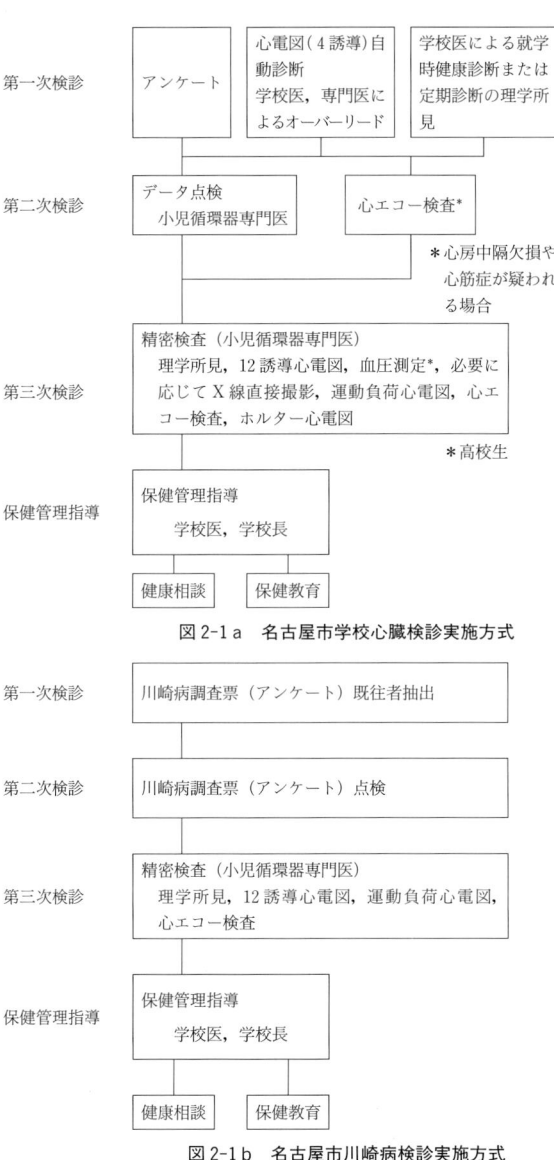

図 2-1a　名古屋市学校心臓検診実施方式

図 2-1b　名古屋市川崎病検診実施方式

出典：愛知県医師会編；学校心臓検診手帳.

2．小児保健・予防接種

表2-1 集団精密検診の尿所見による暫定診断

診断名	尿蛋白	蛋白定量	尿潜血	沈渣鏡検	参考事項
異常なし	(−)〜(±)		(−)〜(±)	赤血球：5/F以下	
無症候性蛋白尿	(+)以上		(−)〜(±)	赤血球：5/F以下	他の検査成績正常
微少血尿	(−)〜(±)		(+)	赤血球：6〜20/F	他の検査正常,家族の尿検査
無症候性血尿	(−)〜(±)	30 mg/dl未満	(++)以上	赤血球：21/F以上	他の検査正常,家族の尿検査
腎炎の疑い	(+)以上	30 mg/dl以上	(+)以上	赤血球：6/F以上	
尿路感染症の疑い	(−)〜(+)		(−)〜(+)	白血球：6/F以上	身長・体重発育,貧血の有無
その他					糖尿病,腎性糖尿,腎不全,高血圧,腎・尿路奇形など

注：なお,各種検査および既往歴から診断名が確定しているものについては,その診断名を記載する．
ただし,慢性腎炎の診断名は,発見時1年以上持続する尿異常が認められる場合か,腎生検により慢性腎炎であることが,確定された場合とする．尿沈渣の異常の判定における赤血球・白血球数には,若干の地域差がある．
出典：厚生省心身障害研究班による．

2) 問診票：問診票は心臓病のスクリーニングに必要不可欠で,心電図記録時に本人または保護者に書き込んでもらう(心電図台紙の裏面にある)．

既往歴,家族歴,心症状を聴くことで診断に役立つことも多い．

先天性心疾患についてすでに診断されていることも多いが,病名,手術の有無,方法などは生活指導に役立つ．心筋症については家族発症例もあり,同胞の突然死などの家族歴が参考になる．意識消失発作や脈がとぎれる,急に脈が速くなるなどは,不整脈発作の可能性がある．川崎病については,冠動脈瘤形成などの合併症の有無,その後の経過,治療を知っておくことは学校生活管理の上でも大切である．

精査,診断がなされた後の管理基準について,学校へ心臓病管理指導表を提出する．

検診の日まで何事もなく元気に過ごしてきた児は,厳しい運動制限などは必要のないものが大部分である．いたずらに本人,家族を不安に陥れることのないように十分配慮した説明が必要であり,それ以上に学校関係者の十分な理解を図らねばならない．

b. 腎疾患

学校集団検尿は,予後不良の腎尿路系疾患を早期に発見し,適切な治療管理により予後をよりよいものとすることにある．昭和49年度から制度化され,昭和54年度から全学年で毎年行われている．蛋白尿,血尿のスクリーニングに加えて平成4年度から糖尿病のスクリーニングが加えられた．

検尿の方法としては,家庭内採尿による早朝尿を用いるものと,学校内採尿による昼間尿を用いるものがあるが,起立性蛋白尿なども混入するので,スクリーニングとしては早朝尿が勧められる．1次検尿の蛋白,潜血陽性者について2次検尿を行う．1次検尿と2次検尿の間隔は,女児の生理の影響も考慮して2週間位が望ましい．

1) 尿蛋白，血尿：2次検尿での陽性者は，3次検診の対象者としてさらに精査となる．医師は問診，診察，血圧測定，血液生化学検査，エコーによる形態診断を行い，暫定診断名のもとに生活指導が行われる．厚生省心身障害研究班の研究を踏まえて作成された暫定診断名（表2-1）および伊東による〈尿異常者の取扱い基準〉（表2-2）を示す．

生活指導について，生活制限，運動制限は学校生活の楽しさを減ずるもので，本人の不安，混乱を十分考慮しなくてはならない．本人ばかりでなく，学校関係者，家族にも十分な説明が必要である．微少血尿は，安静にするしないにかかわらず血尿に変化はないので運動制限の必要はないことが多いし，また血尿の程度は重症度を表すものではない．一方蛋白尿については，軽微な蛋白尿でも将来腎不全になる疾患もあり，中等度以上の蛋白尿持続の時は，組織的所見をみて運動制限をきめるべきである．

学校保健会の腎臓病管理指導表がある（図2-2）．

2) 尿糖：学校保健がスクリーニングを目的にしている糖尿病は，成人型糖尿病またはインスリン非依存性糖尿病で，近年，肥満，高コレステロール血症とともに，生活習慣病のひとつである．成人型糖尿病は遺伝的素質に加えて運動不足，過食などが，発症に関与しているのは事実で，早期発見により生活習慣，食事習慣に対する関心を高める学校保健教育も重要である．

B 疾病予防

a．感染症新法

平成11年4月伝染病予防法が，〈感染症の予防および感染症の患者に関する医療の法律（感染症新法）〉として生まれ変わっ

表2-2 尿異常者の取扱い基準（伊東）

I．血 尿
（蛋白尿を伴う場合は蛋白尿の基準による）
 1．症状または赤沈亢進あり：入院加療
 2．症状および赤沈亢進なし：通院で検査，ただし臨床症状出現，低補体血症，血清Cr上昇，高血圧，腎疾患の家族内多発あれば入院検査
  a．中等度以上の血尿
    →検尿：1/1〜3月，受診：1/3月，観察後数年内に入院精査考慮
  b．軽度の血尿
    →検尿：1/3月，受診：1/3〜6月

II．蛋白尿
（取扱い上は血尿の有無は関係なし．尿中 β_2-ミクログロブリン，NAGの異常がないか注意）
 1．症状または赤沈亢進ある場合：入院治療
 2．症状および赤沈亢進のない場合：
  a．高度蛋白尿（随時尿300 mg/dl以上）
    →安静臥床後に再検
    1) 著減：経過観察：1/1〜3月
    2) 持続：投薬で経過観察
    → 24時間尿で確認
      a) 5 mg/kg/day以下：経過観察：1/3月
      b) 5〜50 mg/kg/day：入院精査，必要に応じ治療
      c) 50 mg/kg/day以上：入院治療
  b．軽度蛋白尿（随時尿100 mg/dl以下）
    →経過観察
    1) 持続性蛋白尿：
      必要に応じ投薬観察：1/1〜3月
      →増加傾向あれば高度蛋白尿に準じる
    2) 非持続性蛋白尿：経過観察：1/3月
      →持続してくれば持続性蛋白尿に準じる
  c．微量蛋白尿（随時尿で痕跡以下）：
    経過観察：1/3〜6月

所見名（診断名）＿＿＿＿＿＿　学校名＿＿＿＿＿＿　氏名＿＿＿＿＿＿

平成　　年　　月　　日
医療機関
医　　師　　　㊞

医療面からの区分	区分	学校生活規制の面からの区分	教室での学習	体育実技（クラブ活動，休み時間，ゆとりの時間もこれに準ずる）		軽い運動	中等度の運動	強い運動	クラブ活動及び部活動 軽度	クラブ活動及び部活動 高度	給食	学校行事，その他の活動
				小学校1・2・3・4年		簡単な体操（上肢・下肢の運動），ぶらんこ，すべり台，シーソー，歩行，縦隊及び横隊の集合，整列などの集団行動	手押し車，腕立て伏せ，鉄棒遊び，とび箱遊び，幅とび，高とび	短距離走，持久走，なわとび，鉄棒運動（連続），マット運動（連続），ポートボール，ラインサッカー	ほとんどすべての文化的活動	ほとんどすべてのスポーツ的活動	給食	I．児童生徒活動 A は禁，B・C は委員のみ不可，D・E は可 II．給食当番 A・B は禁，C は条件つき可，D・E は可 III．清掃，朝会やその他の集会 A・B は禁，C は条件つき可，D・E は可 IV．運動会，体育祭，球技大会，水泳大会（記録会） A・B は禁，C・D は条件つき可，E は可 V．遠足，見学，移動教室 A・B は禁，C は乗物利用のみ可，登山，長距離の徒歩は禁，D は速さを競う遠足や登山は禁，E はすべて可 VI．林間学校，修学旅行 A・B は禁，C・D は可，ただし，なるべく乗物を利用し，長距離歩行や登山は禁，E は可 VII．臨海学校 A・B は禁，C・D は条件つき可，E は可 VIII．野外活動（キャンプ，登山など），部活動の合宿など 参加については，とくに医師との協議が必要
							かけ足，リレー遊び，ボール遊び，ドッジボール，すもう遊び，スポーツテスト					
						模倣運動，表現運動，鬼遊び，水遊び						
				小学校5・6年、中学校、高校		簡単な体操（上肢・下肢の運動），歩行，縦隊及び横隊の集合・整列などの集団行動，初歩の泳ぎ（自己保全の泳ぎ）	遅いスピードのランニング，ゴールキーパー：サッカー，ハンドボールなど	短距離走，持久走，リレー，障害走，なわとび，走り幅とび，走り高とび，水泳，器械運動（連続），バスケットボール，ハンドボール，サッカー，ラグビー，柔道，剣道，すもう，弓道，スキー，スケート				
						器械運動（基本の動作）						
							ドッジボール，バレーボール，バドミントン，ソフトボール，卓球，テニス，体操，スポーツテスト					
							表現運動，ダンス					
1 要医療 2 要観察 3 普通	A	登校禁止	禁			禁	禁	禁	禁	禁	禁	医師が管理指導上とくに必要を認めた場合，次の項目を追加記入する （可・禁のどちらかに○を） イ．競争的代表選手としての参加 （可・禁） ロ．集団競技で勝敗を争うものへの参加 （可・禁） ハ．副審，タイマー，スコアラー，ラインズマン，マネージャー，記録員，大会役員などとして参加（可・禁）
	B	要制限	可			可　禁 どちらかに○を	禁	禁	禁	禁	可禁どちらかに○を	
	C	要擁護	可			可	可　禁 どちらかに○を	禁	可	禁	可	
	D	要注意	可			可	可	可　禁 どちらかに○を	可	可禁どちらかに○を	可	
	E	普通生活	可			可	可	可	可	可	可	

図 2-2　腎臓病管理指導表

た．これに伴って関連の法律である学校保健法施行規則にも一部改正が行われた．学校保健法では，狭義の感染症のヒト—ヒト感染をしめす〈伝染病〉という言葉はそのまま使われている．改正後の学校での予防すべき伝染病の種類を示す．

第一種は感染症新法の第一類，二類に規定された感染症（旧規則では法定伝染病が学校伝染病の第一類にあたる）．

第二種は飛沫感染をする伝染病で，児童生徒の集団感染が多く重要．

第三種は経口感染する腸管出血性大腸菌感染，眼感染症．その他の伝染病とは，学校長，校医が必要に応じて伝染病として出席停止などの措置をとることができる疾患．

b．学校伝染病の出席停止期間

学校保健法における出席停止の基本的考えは，患者本人が感染症から回復するまで治療，休養させること，他の子どもたちに感染のおそれがある間，集団生活に戻ることを遠慮してもらうことにある．出席停止措置が，いじめや差別，学校嫌いのきっかけにならぬようその指示には十分な配慮が必要である．原則的に，感染が成立しやすい程度に病原体が排泄されている期間が，出席停止期間として定められている．学校で予防すべき伝染病および出席停止の期間の基準を表2-3に示す（学校保健法第20条）．

第一種：原則として患者は入院．治癒するまで．ただし無症状の保菌者は登校可能となることもある．

第二種：表2-3に個々に示す．

第三種：他者への伝染のおそれがなくなるまで．

その他の伝染病として，条件によっては出席停止の措置がとられる代表的な疾患をあげておく．

表2-3 学校で予防すべき伝染病および出席停止の期間の基準

	対象疾病	出席停止の期間の基準
第一種	エボラ出血熱 クリミア・コンゴ出血熱 ペスト マールブルグ病 ラッサ熱 急性灰白髄炎 コレラ 細菌性赤痢 ジフテリア 腸チフス パラチフス	治癒するまで
第二種	インフルエンザ	解熱した後2日を経過するまで
	百日咳	特有な咳が消失するまで
	麻疹	解熱した後3日を経過するまで
	流行性耳下腺炎	耳下腺の腫脹が消失するまで
	風疹	発疹が消失するまで
	水痘	すべての発疹が痂皮化するまで
	咽頭結膜熱	主要症状が消退した後2日を経過するまで
	結核	伝染のおそれがなくなるまで
第三種	腸管出血性大腸菌感染症 流行性角結膜炎 急性出血性結膜炎 その他の伝染病	伝染のおそれがなくなるまで

注：学校保健法第20条．

1) 溶連菌感染症：適切な抗生剤を内服して24時間以上経過し，解熱，全身状態良好になってから．

2) 手足口病，ヘルパンギーナ：発熱，頭痛，吐気，食欲不振がないとき登校可．ただし脳炎，脳症などの合併症に注意．

3) 伝染性紅斑（りんご病）：発疹が出現したときにはウイルスの排泄はなく感染力も消失している．全身状態良好のときは登校可．ただし貧血，脳症など合併症に注意．

伝染性膿痂疹，伝染性軟属腫（みずいぼ），しらみなどはよく問題になるが，通常出席停止の必要性はない．

参考文献

1) 愛知県医師会編：学校心臓検診手帳，新小児医学大系26，中山書店，1998．
2) NEW MOOK 小児科3，血尿と蛋白尿，金原出版，1992．
3) 小児内科，Vol.32，No.1，2000．
4) 小児科診療，Vol.87，No.5，2000．

（大須賀明子）

3．予防接種

A 予防接種の考え方

予防接種の目的は，接種者本人をその病気から守るという個人防衛としての考え方，つまりその病気にかからないようにする，あるいはたとえ感染しても比較的軽く済むようにするということである．そして個人を防衛するということは，周囲への感染を防ぐという社会防衛または集団防衛の考え方でもある．

従来の日本の予防接種は，地域社会を集団として感染から守るという集団接種の考え方が主流を占めていた．つまり大流行を起こさないように集団免疫をコントロールすることであった．平成6年10月に予防接種法が20年ぶりに改正され，予防接種本来の目的である個人防衛，つまり個別接種を基本とするような考え方への転換が図られた．

a．集団接種から個別接種へ

健康状態の把握と基礎疾患児など接種洩れ者への対応．

b．予診の徹底と保護者の同意

健康状態の確認と保護者の目的意識の向上．

c．禁忌事項の見直し

本来接種が必要な基礎疾患児への安全な接種．

d．予防接種健康被害救済制度の改善

副作用の実態の把握と救済の迅速化と内容の充実．

e．定期接種期間の拡大

就学時検診での接種洩れの確認と定期接種での対策．

f．定期接種ワクチンの充実

予防接種法で7疾患，結核予防法で1疾患の計8疾患．

g．啓発・普及活動の推進

自治体の予防接種担当者と接種医と保護者の意識向上．

予防接種法の見直しと改正について，平成13年9月現在次のような検討がなされている．

a．定期接種の変更と類型化

1) 1類：現行の7疾患（ポリオ，麻疹，風疹，日本脳炎，ジフテリア，百日咳，破傷風）および結核（BCG）〈結核予防法〉．努力義務あり．

2) 2類：インフルエンザ（65歳以上の高齢者のみ）．努力義務なし．

b．風疹ワクチン接種洩れ者の救済措置

定期接種に準じて，追加接種を考慮する．

改正後の中学生での接種率の低下（平成10年度：個別地域31％，集団地域75％）．

c．予防接種センターの整備

各県1カ所以上の予防接種センターの整備または設置．

d．予防接種手帳（仮称）の配布

予防接種および感染症の個人記録として，一生保存．

B 予防接種の目的

a．自分が病気に感染して，発病しないため（個人の防衛）．

b．周囲に病気を拡めないため（社会の防衛）．

c．その他，個々の目的として．

1) 次世代での発症および障害の発生を守るため：風疹（先天性風疹症候群），B型肝炎．
2) 国内での発症はほぼ絶滅したが，病原体は存在するため：ポリオ，日本脳炎，破傷風，ジフテリアなど．
3) 海外からの持込みの危険性があるため：ポリオ，日本脳炎，ジフテリアなど．
4) 日本から海外へ持ち出さないため：麻疹など．
5) 海外での流行に対処するため：A型肝炎，狂犬病，日本脳炎，ポリオ，黄熱など．
6) 渡航先での接種方式に合わせるため：B型肝炎，ポリオ・DPT・麻疹の追加など．

C 予防接種の種類

a．定期接種

ポリオ，ジフテリア，百日咳，破傷風，麻しん，風しん，日本脳炎（以上予防接種法），BCG（結核予防法）．

b．任意接種

インフルエンザ，おたふくかぜ，水痘，B型肝炎，A型肝炎，狂犬病，成人用ジフテリア，肺炎球菌，コレラ，黄熱病．

c．臨時接種

緊急の必要に応じて，都道府県知事が対象者と期間を指定して実施．現在対象疾病はない．

D 予防接種の分類

a．日本国内で接種しているもの

1) 生ワクチン：ポリオ，麻疹，風疹，BCG，おたふくかぜ，水痘，黄熱．
2) 不活化ワクチン：百日咳，日本脳炎，インフルエンザ，B型肝炎，A型肝炎，狂犬病，コレラ，肺炎球菌．
3) トキソイド：破傷風，ジフテリア．

b．現在国内では接種できないもの

1) 海外で接種しているもの：インフルエンザb菌結合型（Hib），髄膜炎菌，腸チフス，ペスト，肺炎球菌結合型，ワイル病，不活化ポリオ（IPV），MMR（麻疹・おたふくかぜ・風疹）三種混合，DT（成人用ジフテリア・破傷風），DTP・Po・Hib五種混合（DTP・IPV・Hib），ロタウイルス，コレラ菌（生）など．
2) 開発中のもの：結合型B群連鎖球菌（GBS），RSウイルス，AIDSウイルス，キャンピロバクター菌，ピロリ菌，黄色ブドウ球菌など．

E 接種間隔

不活化ワクチン接種後は，1週間以上開ければ接種できる．1週間目の同じ曜日で差し支えない．同種のワクチン間では，各々きめられた間隔を順守する．

生ワクチン接種後は，4週間以上開ければ接種できる．4週間目の同じ曜日で差し

支えない．

F 予防接種の方法

予防接種法による予防接種は市町村長（臨時接種は都道府県知事の指示による）が行い，予防接種の対象者は予防接種を受けるよう努めなければならない．BCGは結核予防法により定期接種と同様に規定されている．その他通常の任意接種とともに表3-1に示す．

G 予防接種不適当者および要注意者

従来の禁忌という考え方はなくなり，より安全に接種することが求められている．

a．予防接種を行ってはならない者

1) 明らかな発熱を呈しているもの（37.4℃以下で自他覚所見のない者は可）．
2) 重篤な急性疾患に罹患していることが明らかな者．
3) 接種しようとする接種液の成分によりアナフィラキシーを呈したことが明らかな者（ゼラチン，卵白アルブミン，チメロサール，抗生剤など）．
4) 麻疹，風疹，ポリオの予防接種では，妊娠していることが明らかな者（接種後，風疹は2カ月，他は1カ月は避妊する）．
5) その他，予防接種を行うことが不適当な状態にある者．

b．接種の判断を行うに際し，注意を要する者

1) 心臓血管系疾患，腎臓疾患，肝臓疾患，血液疾患，発育障害などの基礎疾患を有することが明らかな者（状態の良い時に接種する）．
2) 前回の予防接種で2日以内に発熱のみられた者，または，全身性発疹などのアレルギーを疑う症状を呈したことがある者（接種前の検査，接種後の観察）．
3) 過去にけいれんの既往のある者（発熱予定日の抗けいれん剤処置の指導）．
4) 過去に免疫不全の診断がなされている者（原則として不活化ワクチンは可）．
5) 接種しようとする接種液の成分によりアレルギーを呈する恐れのある者（接種時にワクチン希釈液で皮膚テストを試みる）．

H 予防接種の副反応と副作用

予防接種も通常の医薬品と同様に，わずかではあるがそれぞれ副反応（副作用）が一定の時期にある程度の割合で発生する．ここでは，通常見られる，とくに心配のいらない反応を副反応，異常なそして時に入院を必要とするような反応を副作用と規定する．

ワクチン毎の副反応と副作用をさらに自然感染時の中枢神経系の合併症の一般的な頻度を表3-2に示す．

a．アナフィラキシーショック時の対処法

アナフィラキシーショックの症状は，以下のようなものが考えられている．

1) 皮膚：かゆみ，むくみ，蕁麻疹，冷汗，蒼白，潮紅．
2) 呼吸器系：胸内苦悶，胸痛，喘鳴，痙咳，呼吸困難，肺水腫，血痰．
3) 心臓血管系：脈拍微弱，頻脈，低血圧，不整脈，心停止．
4) 神経系：不安，意識障害（混迷，傾眠，昏睡）．
5) その他：結膜充血，流涙，嘔気，嘔吐，腹痛，失禁など．

対処法として，気道閉塞と循環虚脱に対して，気道の確保，酸素投与，補助呼吸および静脈路確保をする．経過によっては以下の薬剤を使用する．

① エピネフリン筋注：0.01 mg/kg．
② ハイドロコーチゾン筋注（可能なら

表 3-1 予防接種の実際

定期接種	対象年齢	標準的な接種年齢	回数	間隔	接種量	方法
ジフテリア 百日咳 破傷風 DPT 三種混合 DT 二種混合	1期初回 生後3〜90月未満	生後3〜12月	DPT 3回 DT 2回	3〜8週 4〜6週	0.5 ml 0.5 ml	皮下 皮下
	1期追加 生後3〜90月未満 3回終了後 6ヵ月以上あける	3回終了後 12〜18月	1回		0.5 ml	
	2期 11・12歳 DTにて	小学校6年 12歳	1回		0.1 ml	皮下
ポリオ	生後3〜90月未満	生後3〜18月	2回	6週以上	0.05 ml	経口
麻疹	生後12〜90月未満	生後12〜24月	1回		0.5 ml	皮下
風疹	生後12〜90月未満	生後12〜36月	1回		0.5 ml	皮下
日本脳炎	1期初回 生後6〜90月未満	3歳	2回	1〜4週	0.5 ml 3歳未満 0.25 ml	皮下 皮下
	1期追加 生後6〜90月未満 1期終了後概ね1年	4歳	1回		0.5 ml 3歳未満 0.25 ml	皮下
	2期 9〜13歳未満	小学校4年 9〜10歳	1回		0.5 ml	皮下
	3期 14・15歳	中学校3年 14・15歳	1回		0.5 ml	皮下

結核予防法	対象年齢	回数	間隔・時期	接種量	方法
BCG	6ヵ月未満児	1回		スポイトで滴下	経皮
任意接種					
インフルエンザ	全年齢 小児	2回 2回 1回でも可	1〜4週 3〜4週間隔を推奨	1歳未満 0.1 ml 1〜5歳 0.2 ml 6〜12歳 0.3 ml 13歳以上 0.5 ml	皮下
	毎年接種の成人 65歳以上の健康者	1回でも可		0.5 ml	皮下
おたふくかぜ	1歳以上の未罹患者	1回		0.5 ml	皮下
水痘	1歳以上の未罹患者	1回		0.5 ml	皮下
B型肝炎 母子垂直感染 防止	① HBe抗原陽性の母親から生まれたHBs抗原陰性の乳児	3回	生後 2・3・5月	0.25 ml	皮下
	HB免疫グロブリン	2回	出生直後 〜48時・2月	1.0 ml	筋注
	② HBs抗体陽性の母親から生まれたHBs抗原陰性の乳児	3回	生後 2・3・5月	0.25 ml	皮下
	HB免疫グロブリン	1回	出生直後 〜48時	1.0 ml	筋注
ハイリスク者	医療従事者 血液透析患者など	3回 適時	1月間隔で2回5〜6月後追加必要に応じて追加する	10歳以上 0.5 ml 10歳未満 0.25 ml	皮下 皮下

表3-2 予防接種の副反応と副作用

予防接種の種類		通常見られる反応(副反応)	異常な反応(副作用)	自然感染
定期接種	ポリオ(小児麻痺)	2日以内の発熱,下痢(1〜2%)	ポリオ様麻痺(1/200〜400万人以下)	麻痺(1/1〜2千人)
	DPT三種混合	接種部位の腫脹,発赤(25〜30%) 2日以内の発熱(2〜3%)	前腕にまで達する発赤 接種後の発熱に併発した熱性痙攣 急性脳症(0.3/100万人)	脳症(5/1千人)
	麻疹	7〜10日後の発熱(20%),発疹(9%)	発熱に併発した熱性痙攣(0.5%以下) 急性脳症,SSPE(1/100万人以下) アナフィラキシーショック	脳炎(1/2千人) SSPE(1/5万人)
	風疹	10〜14日後の発疹,発熱(1〜2%)	成人女性での関節炎,関節痛(6%以下)	脳炎(1/6千人)
	日本脳炎	2日以内の発熱(5%以下) 接種部位の発赤・腫脹(数%)	発熱に併発した熱性痙攣	脳炎(1/1〜5千人)
結核	BCG	2〜3週間後の接種針跡の丘疹 4〜5週間後の接種針跡の湿潤	接種針跡の化膿,ケロイド様瘢痕 腋窩リンパ節腫脹(0.7%)	粟粒結核 結核性髄膜炎
任意接種	インフルエンザ	接種部位の発赤・腫脹(5%以下) 発熱・倦怠感(5%以下)	卵アレルギー児でのアナフィラキシーショック	脳炎,脳症
	B型肝炎	年長児での倦怠感(稀)	みられない	劇症肝炎
	ムンプス	10〜14日後の発熱(5%以下) 耳下腺腫脹	2〜3週間後の無菌性髄膜炎(1/数千人) 急性脳炎(1/60万人)	髄膜炎(1/10万人) 脳炎(2/1千人) 難聴(1/1万人)
	水痘	10〜14日後の発熱(1%以下)	ハイリスク児で小水疱,発熱(10〜20%)	脳炎(1/1万人)

静注):5〜10 mg/kg.

③ 必要に応じて抗ヒスタミン剤,抗アレルギー剤を処方する.

b.救急対策備品

接種施設には次のような救急対策備品を備えて置き,必要に応じて転送のための後方病院を確保しておくことが大切である.

1) アンビューバック.
2) ディスポーザブル注射器.
3) 駆血帯.
4) エピネフリン(ボスミン 1 mg/1 ml).
5) 抗ヒスタミン剤.
6) ハイドロコーチゾン(ソルコーテフ,サクシゾン,ハイドロコーチゾン,コートリル).
7) ジアゼパム坐薬(ダイアップ 4,6,10 mg)または抱水クロラール坐薬(エスクレ 250,500 mg).
8) ジアゼパム静注(セルシン,ホリゾン 10 mg/2 ml).
9) アミノフィリン(ネオフィリン

250 mg/10 ml).

10) グルコン酸カルシウム（カルチコール Ca：2 mEq/5 ml).

11) 炭酸水素ナトリウム（メイロン Na：20 mEq/20 ml).

12) 5％ブドウ糖液または維持輸液.

I 健康被害発生時の対応

a．予防接種法または結核予防法に基づく予防接種によるもの

発生日時,病歴,主要症状を確実に把握しそして記載する．直ちに予防接種後副反応報告書にて市町村長へ報告する．

b．任意接種によるもの

通常の医薬品と同様に，医薬品副作用被害救済基金法に基づき，健康被害を受けた者または家族が必要な書類を添えて，直接手続きする．

・医薬品副作用被害救済・研究振興調査機構：東京都千代田区霞ヶ関3-3-2,新霞ヶ関ビル9階；03-3506-9541

J 基礎疾患児への接種の方法

一般診療において，比較的接種機会および要望の多いけいれん児とアレルギー児について取り上げる．基礎疾患児については，従来は接種の機会を奪われることが多く，その結果として自然感染を起こし症状の発現や重症化することが知られている．彼らにも個別接種の中で，具体的な対策を立てて接種すれば，安全かつ有効に接種することができる．

基礎疾患児への安全な接種を進めることが個別接種の基本である．次に当センターで，実施している基準を示す．

a．痙攣児

熱性痙攣（単純型,複雑型),てんかん（良性型,難治型)に大別して表3-3に示す．

b．アレルギー児

予防接種に含まれるアレルギーの原因と考えられる成分は，添加剤のゼラチン，チメロサール，抗生剤およびアジュバントとしてのアルミニュームである．これらのうち最も注目されていたゼラチンは，一部の製品を残しほぼ除去されており実用上は解決されている．チメロサールも減量がすすんでいる．現在問題となっているのは一部のワクチン製造段階で混入しているニワトリおよび鶏卵成分と考えられている．精製技術が進みほぼ除去されているものの，ごくわずかに検出されているので，麻疹,おたふくかぜ，インフルエンザワクチンおよび狂犬病と黄熱病ワクチンについては注意が必要である．

図3-1に卵白アレルギー時の麻疹ワクチン接種を例にしてその対応の一例を示す．

K 予防接種の有効性

予防接種にとって大切なことはより安全な接種とより有効な接種を心がけることであり，その結果として接種率の向上と当該疾患の撲滅への努力が報われてくる．

予防接種，とくに生ワクチンでは100％抗体が陽転するわけではない．一般診療の中での麻疹の陽転率はせいぜい90から95％程度である．温度管理などの保存方法の改善や抗体測定をすることによりワクチンの有効性は高められ，正しく評価される．

a．抗体価の測定

生ワクチン接種後の抗体測定の時期は6から8週間後が最適である．測定法を表3-4に示す．さらに罹患時についても急性期,回復期,そして成人での既往について測定法の選択例を示す．

表3-3 痙攣児とワクチン

A. てんかん児
  1. 内服の抗てんかん薬にて，コントロールされている場合（良性型）
    一般健康小児と同様に接種してかまわない
    麻疹，ムンプスなど熱の出る可能性のあるワクチンを接種する時は，その時期の健康管理に留意する
  2. コントロールの困難な場合（難治型）
    基本的には主治医の判断に任せられるが，比較的全身状態の良い時に，必要最小限のワクチンを要領良く計画的に接種する
    〈麻疹，ムンプス，水痘，DPTなど〉
B. 熱性痙攣児
  1. 発作回数1〜2回の単純な発作（単純型）
    1カ月間ほど健康状態を観察して，速やかに接種する
    接種後に発熱の可能性のあるワクチンを接種する時は，発熱予想日の直前から
    抗けいれん薬（ジアゼパム「セルシン」・「ホリゾン」：0.6〜0.8 mg/kg/day/分2）を内服する
    またはジアゼパム坐薬（ダイアップ坐薬④・⑥：0.4 mg/kg/回）を発熱時に屯用にて挿入する
    〈ジアゼパム予防内服の場合〉
        麻疹　　：接種後5日目から10日目まで　　　DPT　　：接種当日から2日間
        ムンプス：接種後10日目から15日目まで　　 日本脳炎：接種翌日から2日間
    〈ジアゼパム頓用の場合〉
        37.5℃で1回分（2回まで）を挿入．30分間以上開けて必要なら解熱剤を使用する
  2. 入院を必要とするような，頻回または長時間の発作（複合型）
    熱性痙攣発症前の神経学的異常または発達遅延
    生後6カ月未満および5歳以降の発症
    非定型発作（部分発作，15分以上の持続，24時間以内の反復）
      EEG，CT-scan，腰椎穿刺検査など必要に応じて精査する
      特に異常がなければ3カ月間ほど健康状態を観察して，速やかに接種する
      抗けいれん薬を内服している時は，てんかん児（A-1）に準じて接種する
      抗けいれん薬を内服していない時は，熱性痙攣児（B-1）に準じて接種する

b．保存方法

予防接種の保存方法は，不活化ワクチンと生ワクチン，それぞれについて決められている．不活化ワクチンは，一般に遮光して10℃以下に凍結を避けて保存する．有効期限は，日本脳炎，インフルエンザ，コレラが1年，DPT，DT，破傷風，B型肝炎，肺炎球菌が2年，成人用ジフテリア，狂犬病，A型肝炎が3年である．

生ワクチンの内，麻疹，風疹，おたふくかぜ，水痘およびMMRは，遮光して5℃以下に保存する．凍結保存も推奨されている．ポリオは−20℃以下に凍結保存する．BCGは10℃以下に保存する．ポリオとBCGの有効期限は2年でその他は1年である．

L 予防接種センターの役割

予防接種センターは，他の施設において接種できなかった子どもの定期接種を，その必要度に応じて，より安全に，より的確に接種し，また副反応や副作用そして不幸にして発生した健康被害についても迅速かつ適切に対処することが求められる．さらに厚生労働省や予防接種研究班や衛生研究所などと連絡を密にし，自治体，医師，国

図3-1　生ワクチン接種時のアレルギー対策

10倍希釈ワクチン液(0.02 ml) または
100倍希釈ワクチン液(0.05 ml)
皮内反応後15分間

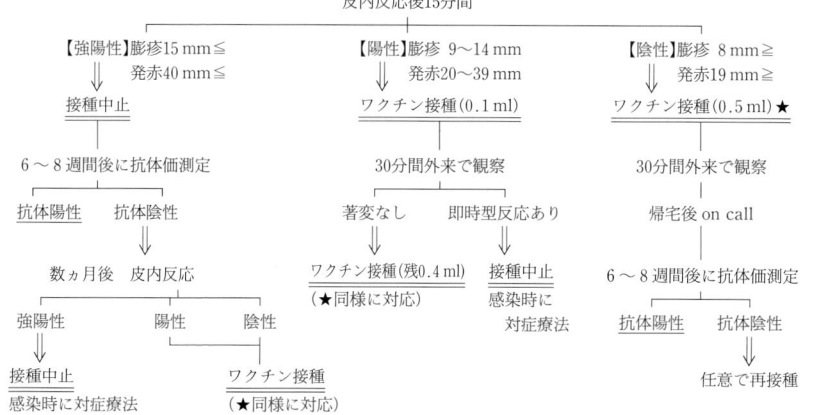

【強陽性】膨疹15 mm≦
発赤40 mm≦
↓
接種中止

6〜8週間後に抗体価測定

抗体陽性　抗体陰性
　　　　　　↓
数ヵ月後　皮内反応

強陽性　陽性　陰性
↓　　　　　　↓
接種中止　　ワクチン接種
感染時に対症療法　（★同様に対応）

【陽性】膨疹 9〜14 mm
発赤20〜39 mm
↓
ワクチン接種(0.1 ml)

30分間外来で観察

著変なし　即時型反応あり
↓　　　　　↓
ワクチン接種(残0.4 ml)　接種中止
（★同様に対応）　感染時に
　　　　　　　　対症療法

【陰性】膨疹 8 mm≧
発赤19 mm≧
↓
ワクチン接種(0.5 ml)★

30分間外来で観察

帰宅後 on call

6〜8週間後に抗体価測定

抗体陽性　抗体陰性
　　　　　　↓
　　　　　任意で再接種

表3-4　抗体検査法の選択（commercial laboratory）

疾患名	罹患時		既往歴		ワクチン接種後
採血時期	急性期	回復期	20歳以下	30歳以上	6〜8週間
麻疹	EIA/M, CF	HI, CF, EIA/G	HI, NT, EIA/G	NT, EIA/G	HI, EIA/G, NT
風疹	EIA/M, CF	HI, CF, EIA/G	HI, EIA/G	HI, EIA/G	HI, EIA/G
ムンプス	EIA/M, CF	HI, CF, EIA/G	HI, EIA/G, NT	EIA/G, NT	EIA/G, (c'NT)
水痘	EIA/M, CF	IAHA, CF, EIA/G	IAHA, EIA/G	IAHA, EIA/G	IAHA, EIA/G, (NT)

注：～～～：臨床的，経済的に有用な検査法．
EIA ； enzyme-linked immunosorbent assay, elisa（固相酵素免疫法）
CF ； complement fixation test（補体結合法）
HI ； hemagglutination inhibition test（赤血球凝集抑制法）
NT ； neutralization test（中和法，c'NT：補体添加中和法）
IAHA ； immune adherence hemagglutination test（免疫粘着赤血球凝集法）

民に対して十分かつ適切な情報を速やかに提供し，常に啓発活動に努めなければならない．また専門医が常駐し，色々な状況に応じた予防接種相談にも適切に答えられるような体制の充実が求められている．

参考文献

1) 木村三生夫・平山宗宏・堺春美：予防接種の手びき（第7版），近代出版，1995.
2) 堺春美編：予防接種のすべて，診断と治療社，1994.
3) 堺春美編：新・予防接種のすべて，診

断と治療社, 1997.
4) 加藤達夫編：予防接種マニュアル, 新興医学出版社, 1998.
5) 宮崎豊：海外で健康・知恵袋, 近代出版, 1999.
6) 日本小児科連絡協議会予防接種専門委員会編：予防接種ガイドライン, 予防接種リサーチセンター, 1996.
7) 日本小児科連絡協議会予防接種専門委員会編（第2版）：予防接種の手引き, 愛知県衛生部環境衛生課, 1996.

(宮津光伸)

4．育児相談

　育児相談とは従来，健康診査と保健指導の両方を意味しており，乳幼児健診の際に保健指導が行われ，これが母親のニードに答えるものとして健診への参加率を高めているのが現状であるが，このマニュアルでは健康診査の項目が別にあるため，ここでは保健指導のみを取り上げる．

　以前は育児相談は保健所が主体だったが，現在では病院の小児科を始め，多くの医療機関で行われており，母子衛生研究会の巡回相談，デパートの育児相談，電話，テレビやラジオの相談もあり，最近ではインターネットによる相談も登場した．

　育児相談（保健指導）の考え方は時代と共に変化し，従来のマニュアル式指導から個々の子どもや家庭に合った助言，相談へ変わった．指導ではなく育児支援として異常を発見するだけでなく，経過観察を行いつつ不安の起こらないようにサポートしたり，問題のある親に助言したり相談に乗ったり親同士の交流の場を設ける支援の仕方が重要視されている．

A　小児科医の役割

　育児は医療ではないので，育児相談は小児科医だけが行っているわけではなく，保健師，助産師，栄養士，保育士，臨床心理士などの人々によって行われており，子どもを幅広くとらえて指導するために種々の専門家の協力が必要であるが，その取りまとめ，つまり，親への指導方針は小児科医が判断することが望ましい．

B　心掛けておくこと

　① 親との信頼関係をもつ．まず，親の話をよく聞いて親の立場を理解し，親のしていることを認めること．よい人間関係ができて親がこちらを信頼していなければ，効果はみられない．

　② 指導というより相談，助言．専門家として指導するというより，親の心配事について，一緒に考えたり，育児を支援するくらいの気持ちで行う．人は指導されると，多くの場合，不愉快になるが，支援は困っていることを助けてくれるので，有り難いと感謝の気持ちさえ，生まれる．

　③ 親と子どものよいところをみつけて，ほめる．「よく育っていますね」とほめられることにより，親は育児に自信が得られ，心の余裕をもてるようになる．絶対にしかってはいけない．子どもが普通に育っていれば余り細かいことにこだわる必要はない．

　④ 正確な育児情報を伝える．家庭の伝承が消え，それぞれの家庭の事情に関係なく，いろいろな情報が世の中に溢れている．出生体重，栄養法，生活様式，家族構成などが違うのを考慮しないで，近所の人や友人など，他人の知恵に感心し，まねをしようとする人も多い．わが子にあった，母親として必要な情報をセレクトして伝えることが大切である．

最も気をつけなければならないのはニュースとして刺激的に取り上げられる情報である．育児相談を行う医師はつねに新しい知識の獲得に努め，同時に正しい判断力を養うように心掛ける．

⑤　言葉づかいに気をつける．米国小児科学会編集の育児指導ガイドラインの副題に「母親・子どもとどう対話するか」とあり，話し方が如何に重要かを強調している．その中に「医者はくすりの処方と同じ位，言葉づかいに気をつけなければならない」とあり，いつも母親の立場にたって育児に自信をもてるように助言し親の手助けをするよう努める．身長や体重が少なかったり，発達が少し遅くても，はっきりした異常がなければ，心配をしすぎないように言葉遣いに注意する．

「小さい」「遅れている」など，心配をあたえるようなネガティヴな言葉を使う場合には，それに対して，どうしたらよいかを同時に話し，育てる勇気を与えるようにすべきである．

⑥　生活の常識を持つ．育児は医療ではなく，生活の中にあり，育児指導は医学知識をやさしく話せばよいというものではない．育児相談では小児科学だけでなく，乳幼児の心理や生活の知恵も必要である．

⑦　測定値より経過を重視する．身体発育がよいか悪いかを説明する時，体重や身長の測定値が用いられるが，子どもは絶えず発育しており，一つひとつの時点の数字よりも，その後の経過をみることが大切である．数値をみてから子どもを見るのではなく，目の前の子どもの状態を知ってから，数値を参考にする事が望ましい．

⑧　個人差を考慮する（正常の幅）．乳幼児は絶えず発達しており，その発達段階における個人差が大きい．したがって，その時々の発達段階や個人差を十分に考慮し

なければならない．例えば，運動機能の評価で育児書などでは生後何カ月でどのような運動動作ができるという月齢は50％ライン（100人中50人の子どもができる）が記されているので，母親には90％ラインの月齢までにできれば，正常の範囲と考えてよいと話す．

C　育児相談日

一般の外来診療時間とは別に，毎週1・2回，午後の2時間位を当てる．予約制をとった方がよい．

D　相談にかける時間

ケースバイケースであるが，1ケース15分から20分位が適当と思う．

E　相談の実際

①　生育歴のチェック．まず，問診として両親の年齢，妊娠歴など，妊娠中と出生時の状態や家族と子どもがどんな地域のどのような家庭で養育されているのかなどの保育条件を把握するため，生育歴をチェックする．

②　身体計測値を読む．次に，身長，体重，頭囲などを必ず計測する．6カ月から2歳位までの子どもで泣き暴れ，計測値がおかしい時は必ず再検する．身長計測では一人立ち可能な1歳以上の子どもは必ず立位の身長計で計測すること．計測値は母子健康手帳の身体発育表にプロットすること．頭囲の計測も重要である．

③　発達アンケートのチェック．発達については乳幼児の月年齢と発達の節目に合わせて，母子健康手帳には保護者の記録欄が設けられ，当該月年齢において重要と考えられる質問項目が記載されているので，相談時に記入されているか確認する．母親によるアンケートの答えは診察所見以上に

重要な情報を提供してくれることがある.

④ その他,今までうけた予防接種,罹患した病気,子どもの生活状態や生活時間,栄養方法,離乳食の進み具合などをチェックする.

⑤ 最後に,「何か心配事はありませんか」「他に聞きたいことはないですか」と声をかけてみる.

F 母子健康手帳の活用

母子健康手帳は平成4年4月から市町村からの交付となり,母親自らの育児の記録とする建前が大切にされ,健診の記録とともに保護者の記入欄が大幅にふえた.すこやかな妊娠と出産のために,妊娠中と産後の食事,新生児,育児のしおり,事故の予防,乳児期の栄養,予防接種,歯の名称と生える時期,既往症,主な母子医療の公費負担制度,出産・育児に関する働く女性のための法律まで記載されている.育児情報の宝庫であり,育児の記録と共にコンパクトな育児書でもあるので,母親に活用を勧めるとよい.

G 出生前小児保健指導事業—プレネータルビジット

出生前小児保健指導事業は出産を控えた妊婦およびその家族が産婦人科医と連携した小児科医を訪ね,母子保健指導の提供を受けることによって育児不安を軽減し,よりよい育児環境を作るとともに,小児科医による精神的な支援により良好な親子関係を育成することを目的に,平成4年度からパイロットスタディ(全国142市町村)として発足した.

同事業は米国ではすでに30年以上も前から実施されているが,日本産婦人科学会との間に不協和音があり,産婦人科医からの紹介が少なくほそぼそと続けられているが,平成12年度よりこの制度のシステム化を図るため,準備委員会が設けられた.

平成6年3月に産科婦人科・小児科連絡協議会のワーキンググループによりガイドラインは作成されている.とくに育児不安が強く,医師による保健指導を必要とする妊婦を対象とし妊娠第7~9月に行うことが効果的で,指導の内容としては妊婦の質問に答え,不安の解消に努めるとともに,育児の心構え,栄養,保温,皮膚の清潔・沐浴,よくみられる症状,状態,一般生活(寝かせ方,おむつのあて方など)などがある.

参考文献

1) 米国小児科学会編集:育児指導ガイドライン,日本医事新報社,1992.
2) 今村栄一:やさしい育児相談,日本小児医事出版社,1997.
3) 育児相談と健診,日本医師会雑誌117巻9号特集,1997.

(阪 正和)

■3. 救急処置

1. 救急蘇生

呼吸不全，非代償性心不全の状態で来院する場合が多く，完全な心肺停止例は少ない．したがって病状の把握と適切な治療の導入が重要である．

A 心臓停止の原因（年齢が重要）
① 気道閉塞：クループ，喉頭蓋炎，異物．
② 肺疾患：喘息，細気管支炎，異物吸引，溺水（別項）．
③ 心疾患：先天性心疾患，心筋炎，心外膜炎，不整脈，心不全．
④ 感染症：敗血症，髄膜炎，脳炎．
⑤ ショック（別項）：cardiogenic, hypovolemic, distributive.
⑥ 薬物・代謝：麻薬，低血糖，高カリウム，低カルシウム．
⑦ 外傷：溺水（別項），窒息，虐待．
⑧ SIDS．

B チーム医療の重要性
① 事前の共通理解：現場で「次に何をすべきか」を話し合う余裕はない．
② リーダー：直接治療するより全体をコーディネート（刻々変化する問題点の把握・指示）する．論理的かつスムーズに蘇生するためにきわめて重要．
③ 現場で認識すべき点：心肺停止の原因は何か，治療に対する反応（心タンポナーデ，刺激伝導系異常，気胸，電解質異常，換気障害，凝固異常の有無は？），心肺停止および蘇生開始からの経過時間．
④ エンドポイントとその評価基準．
⑤ 事後の評価：適切に行えたか，チームとして機能したか．

C 蘇生の実際
a．Basic Life Support
① 意識，呼吸困難の有無を確認．
② 近くのスタッフを呼び集める．
③ 硬い平坦な広い場所に患者を移動．
④ 簡単な病歴聴取（AMPLE）
  A-Allergy；薬物アレルギー
  M-Medicines；現在の内服薬
  P-Past Problems；既往歴
  L-Last oral intake；食後経過時間
  E-Events；発症と経過
⑤ 喉頭展開（sniffing position）し，気道確保．
⑥ 自発呼吸の有無（呼吸音，胸郭運動）．
⑦ バッグ&マスク（B&M）またはmouth to mouthで胸郭が持ち上がるまで2回吸気させ，気道が確保されていることを確認．自発呼吸がなければB&Mを続ける．気道異物が疑われれば，背部叩打，Heimlich法（1歳以上）を行う．
⑧ 腋窩，大腿動脈を触知しなければ心マッサージを開始．

b．Advanced Life Support（図1-1）
① 挿管準備
  A．サイズ＝（年齢+16）/4（mm）
  B．喉頭鏡　乳幼児　ストレート
  　　　　　　学童　　Macintosh
  C．スタイレット，ブレードライトの確認．
  D．頭頸部外傷（神経損傷），歯（歯牙損傷），挿管困難例（Down, Goldenhar, Pierre-Robin, and Turner syndrome, Epiglottitis, Croup, Angioneurotic edema, Cystic hygroma, 顔面の外傷・骨

40　3．救急処置

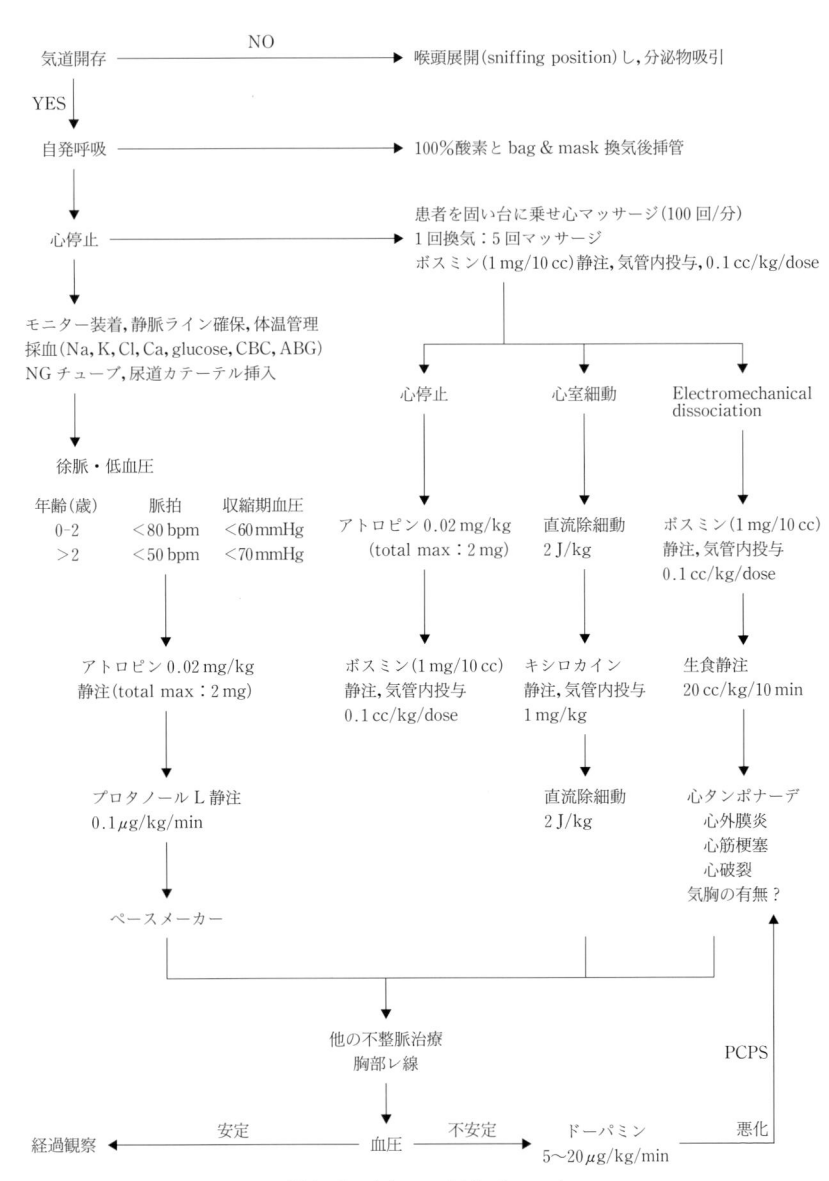

```
気道開存 ──── NO ────→ 喉頭展開(sniffing position)し，分泌物吸引
  │ YES
  ↓
自発呼吸 ─────────────→ 100%酸素と bag & mask 換気後挿管
  │
  ↓
心停止 ───────────────→ 患者を固い台に乗せ心マッサージ(100回/分)
  │                    1回換気：5回マッサージ
  │                    ボスミン(1 mg/10 cc)静注，気管内投与，0.1 cc/kg/dose
  ↓
モニター装着，静脈ライン確保，体温管理
採血(Na, K, Cl, Ca, glucose, CBC, ABG)
NG チューブ，尿道カテーテル挿入
  │                              心停止      心室細動      Electromechanical
  ↓                                                        dissociation
徐脈・低血圧

年齢(歳)    脈拍        収縮期血圧    アトロピン 0.02 mg/kg    直流除細動      ボスミン(1 mg/10 cc)
 0-2      <80 bpm     <60 mmHg     (total max：2 mg)       2 J/kg          静注，気管内投与
 >2       <50 bpm     <70 mmHg                                             0.1 cc/kg/dose
   │                                    ↓                    ↓                 ↓
   ↓                                ボスミン(1 mg/10 cc)   キシロカイン       生食静注
アトロピン 0.02 mg/kg                静注，気管内投与        静注，気管内投与    20 cc/kg/10 min
静注(total max：2 mg)                0.1 cc/kg/dose         1 mg/kg
   │                                                        ↓                 ↓
   ↓                                                    直流除細動          心タンポナーデ
プロタノール L 静注                                       2 J/kg             心外膜炎
0.1 μg/kg/min                                                                心筋梗塞
   │                                                                         心破裂
   ↓                                                                         気胸の有無？
ペースメーカー
                              ↓
                          他の不整脈治療
                          胸部レ線
                              ↓                                      PCPS
経過観察 ←─ 安定 ── 血圧 ── 不安定 ── ドーパミン ── 悪化
                                    5〜20 μg/kg/min
```

図 1-1　Advanced Life Support

折・浮腫）に注意．
② 挿管方法（SOAP）
   S-Suction
   O-Oxygen 投与（慌てず十分に）
   A-Airway の確認，挿管
   P-Pharmacology 薬物投与
③ 体動時の挿管
   atropine（0.02 mg/kg），midazolam（0.05〜0.2 mg/kg）（BP↓），または ketamine（1 mg/kg）（BP→，ICP↑，幻覚+），vecuronium（0.1 mg/kg）を投与後挿管．

参考文献
1) The pediatric emergency medicine course, American Academy of Pediatrics, 1998.

（安田東始哲）

2．意識障害

意識障害は中枢神経系に障害がおよんでいることを示す徴候であり，しばしば生命の危険が切迫していることを示唆する．したがって，速やかにその原因・病態を把握し，適切な治療を開始する必要がある．意識障害は多くは器質的疾患が原因となるが，熱せん妄やヒステリーなど機能的なものもあり，脳波などの客観的な検査が必要なこともある．

A 意識障害患者の診かた

手早く診療を行う必要がある．まず全身状態を把握し，救急蘇生を必要に応じて施行する．問診を行いながら理学的所見をとり，可能性の高い疾患を考えて必要な検査をオーダーする．

a．患者の全身状態の把握
1) バイタルサインのチェック：呼吸状態・血圧・脈拍・体温などをチェックし，救急蘇生が必要か判断する．

2) 外傷の有無・全身の診察：目撃者がいない場合は頸椎損傷の可能性を念頭に置くこと．

3) 意識レベルの評価：本邦ではⅢ群3段階方式（3-3-9度方式）がよく普及している（表2-1）．

4) 神経学的所見：体位と姿勢の異常の有無．
① 髄膜刺激症状の有無．
② 巣症状の有無．
③ 痛み刺激に対する運動や深部腱反射の左右差など．
④ 眼球・眼底の観察．
   ・瞳孔の観察・対光反射．
   ・眼振・共同偏視の有無．
   ・人形の目現象．
   ・うっ血乳頭の有無．

b．問診すべき事項
1) 発症の時刻．

2) 発症の状態：突然起きた場合には，頭蓋内出血やてんかん発作が考えやすい．眠気が先行した場合には薬剤や毒物の摂取が疑われる．

3) 発熱・嘔吐・頭痛・けいれんの有無：発熱は，感染症と関連した意識障害によく見られる．頭痛の既往は脳腫瘍や水頭症の可能性を示唆するが，片頭痛でも意識障害を伴うことがある．

4) 既往歴・外傷・薬剤の常用の有無：外傷によるものでは，外傷直後から意識障害があるのか，意識清明な時期があるかどうかに注意する．意識清明な時期がある場合は急速に容積が増大する病態（硬膜外血腫など）を考え，速やかに画像検査が必要である．

表2-1 意識レベルの評価

意識障害の分類法	乳幼児の意識レベルの分類法
III. 刺激をしても覚醒しない状態（3桁で表現） 　3. 痛み刺激に反応しない（300） 　2. 痛み刺激で少し手を動かしたり，顔をしかめる（200） 　1. 痛み刺激に対し，払いのけるような動作をする（100）	III. 刺激をしても覚醒しない状態（3桁で表現） 　3. 痛み刺激に反応しない（300） 　2. 痛み刺激で少し手を動かしたり，顔をしかめる（200） 　1. 痛み刺激に対し，払いのけるような動作をする（100）
II. 刺激をすると覚醒する状態（刺激をやめると眠り込む）（2桁で表現） 　3. 痛み刺激を加えつつ，呼びかけを繰り返すと，辛うじて開眼する（30） 　2. 簡単な命令に応ずる，たとえば握手（20） 　1. 合目的的な運動をするし言葉も出るが間違いが多い（10）	II. 刺激をすると覚醒する状態（刺激をやめると眠りこむ）（2桁で表現） 　3. 呼びかけを繰り返すと辛うじて開眼する（30） 　2. 呼びかけると開眼して目を向ける（20） 　1. 飲み物をみせると飲もうとする。あるいは乳首をみせれば欲しがって吸う（10）
I. 刺激しないでも覚醒している状態（1桁で表現） 　3. 自分の名前，生年月日がいえない（3） 　2. 見当識障害がある（2） 　1. だいたい意識清明だが，今一つはっきりしない（1）	I. 刺激しないでも覚醒している状態（1桁で表現） 　3. 母親と視線が合わない（3） 　2. あやしても笑わないが視線は合う（2） 　1. あやすと笑う。ただし不十分で，声をだして笑わない（1） 　0. 正常（0）

5) 意識障害の経時的変化

c．臨床検査

1) 採血：血算・肝機能・腎機能・血液ガス分析・血糖・電解質（カルシウム，マグネシウムを含む）・アンモニア．
2) 検尿．
3) 髄液検査：脳炎・脳症や細菌性髄膜炎，急性散在性脳脊髄炎など中枢神経系の感染症・炎症性疾患が疑われる場合には有用である．脳ヘルニアの誘因となりうるので，画像検査を行った後が無難である．
4) 脳波：必ず行うべきである．意識障害の場合，安静時と最大覚醒刺激を与えた時とで脳波が変化するかどうか重要である．安静時のみでは全く不十分である．
5) 頭部CT・MRI：頭部外傷が疑われる場合や脳炎・脳症・低酸素性虚血性脳症では有用な検査である．脳浮腫の評価にも必須である（脳炎・脳症の項参照）．
6) 薬物スクリーニング：原因不明の意識障害では薬物中毒をつねに念頭に置く必要がある．急性期の血清と尿は保存するべきであろう．

B 原因とその鑑別

原因が中枢神経系自体への侵襲によるものと，全身や頭蓋外の臓器への侵襲に続発するものに分けると考えやすい（表2-2）．的確な病歴聴取により，疑われる疾患はある程度限定される．全身や頭蓋外の臓器の侵襲によるものの多くは採血などの検査により異常を認める．頭部外傷の多くは病歴と画像所見で診断可能である．

表2-2 意識障害の原因

中枢神経自体への障害によるもの	全身や頭蓋外の障害に起因するもの
A．頭部外傷 　　脳しんとう 　　脳挫傷 　　硬膜外血腫 　　硬膜下血腫 　　脳内血腫 　　びまん性軸索損傷 B．脳腫瘍 C．脳血管障害 　　脳梗塞 　　脳出血 　　血管炎 　　先天奇形 　　頸動脈損傷 D．脳の局所感染 　　脳膿瘍 　　硬膜外や硬膜下の膿貯留 E．水頭症	A．低酸素性虚血性脳障害 　　ショック 　　心不全・呼吸不全 　　溺水 　　一酸化炭素中毒 　　絞首 B．代謝障害 　　カルニチン代謝異常 　　低血糖 　　アシドーシスを伴うもの 　　　糖尿病性ケトアシドーシス 　　　有機酸血症 　　　アミノ酸代謝異常症 　　高アンモニア血症を伴うもの 　　　肝性脳症 　　　Reye症候群 　　　尿素サイクル異常症 　　　バルプロ酸脳症 　　　脂肪酸代謝異常症 　　尿毒症 　　電解質異常 　　内分泌異常 　　高血圧性脳症 　　ビタミン欠乏 　　ミトコンドリア異常症 C．外因性の薬物など 　　医薬品　（抗精神薬など） 　　薬物乱用 　　工業性　（有機リン・青酸など） 　　毒キノコなどの有毒食物 D．感染症・炎症性疾患 　　細菌性・ウイルス性・リケッチア性 　　急性散在性脳脊髄炎 E．発作性疾患 　　てんかん 　　片頭痛 F．その他 　　ヒステリー

C 治療

それぞれの原因に応じた治療が必要であるが、いかなる原因にせよ以下の全身状態の維持を行うことが重要である．

① 酸素投与/呼吸管理．
② 循環の維持．
③ 体温の保持．
④ ブドウ糖投与．
⑤ アシドーシスの補正．
⑥ 脳浮腫の管理．
⑦ けいれんの頓挫．

参考文献

1) Taylor DA et al：Impairment of consciousness and coma. In：Swaiman KF et al Eds：Pediatric Neurology. 3rd edition. 861-872, Mosby, 1999.

（奥村彰久）

3．ショック

ショックとは，さまざまな原因によって引き起こされた急性の循環不全状態であ

A ショックの種類

a. 循環血液量の減少
1) 出血：外傷性のもの：消化管出血，肺出血，脳出血などの内科疾患や凝固異常によるもの．新生児では胎児期や分娩時の異常によるもの（ex. 前置胎盤，帽状腱膜下血腫や双胎間輸血症候群等）．
2) 急速に進行する貧血（ex. 溶血性尿毒症性ショック等）．
3) 膠質浸透圧低下により，血管外区域への血漿漏出（ex. 重症の火傷，ネフローゼ症候群の未治療例等）．
4) 極度の脱水（ex. 重症の下痢や熱中症，糖尿病性ケトアシドーシス等）．

b. 心原性ショック
1) 先天性心疾患（左心低形成症候群，大動脈離断・縮窄，肺動脈閉鎖，総肺静脈還流異常症，大血管転位症など）．
2) 心筋症，心筋炎．
3) 虚血性心筋障害（ex. 川崎病の冠動脈の後遺症など）．
4) 致死性不整脈．

c. 血流分布異常
1) 敗血症．
2) アナフィラキシー．

d. その他のショック
1) 神経原性（脊髄損傷など）．
2) 代謝性（副腎性器症候群など）．

B ショックの病態生理

ショックは，全身の組織への血流が不十分な時に，生体防御反応として重要臓器への血流維持のため，交感神経が緊張した状態である．十分に代償されないと，血圧低下と末梢循環不全をきたし，臓器不全となる．脈拍は触知しなくなり，心拍数は増加する．末梢血管の収縮のため，皮膚は蒼白，冷汗を伴い，腎血流低下によって，尿量は減少する．代謝性アシドーシスによって呼吸数は増加する．

さらに進行すると脳血流減少によって，意識障害もみられる．この時期までに適切な治療がなされないと，組織が不可逆性の細胞障害となり死亡する．

a. 循環血液量減少性ショック

循環血液量の低下に伴って，中心静脈圧は低下し，前負荷の減少によって，心拍出量は減少する．

急性出血の際は循環血液量の約20%が喪失するとショックとなるが，ゆっくりした出血では，Hbが1/2になるような出血でもショックとはならないこともある．ある程度までの出血であれば，頻脈と末梢血管抵抗の増大によって，代償しようとするため，血圧低下を認めないこともある．しかし，大量出血によって，主要臓器が低酸素状態になると，各種の臓器不全が続発し，不可逆性のショックとなる．

b. 心原性ショック

ポンプ機能の低下により，左室からの血液の駆出が低下すると，左房圧が上昇し，肺静脈圧の上昇をまねき，肺うっ血となる．その結果肺動脈圧も上昇し，右心不全となり，中心静脈圧も上昇する．ショックの代償としての末梢血管抵抗の増大は心原性ショックの場合，後負荷を増加させ，さらに左心機能を悪化させる．また，小児では，さまざまな先天性心疾患があるが，新生時期に発症する重篤なチアノーゼ型心疾患では，動脈管に肺血流や体血流を依存していることも多く，その閉鎖に伴い，血流が途絶してショックとなる．通常のショックの徴候に加え，浮腫，肝腫大，冷感，強いアシドーシス，チアノーゼなどが特徴である．

徐脈性不整脈によるショックでは，心拍数は著しく低下する．

c．血流分布異常によるショック

他のショックと異なり，敗血症性ショックでは初期は末梢血管抵抗が減少し，心拍出量は増大するため，末梢は温かく，頻脈はあるが，脈圧は増大する．乳児では突然の徐脈や低体温で発症することもある．

アナフィラキシーショックは，Ⅰ型アレルギー反応の最重症型のもので，アレルゲン刺激により，肥満細胞や好塩基球からヒスタミンやブラジキニンなどの化学伝達物質が遊離されることによって，急激に血管透過性が増加し，短時間で，口内や口唇の違和感，浮腫や蕁麻疹に引き続き，冷感，喘鳴や呼吸困難，意識障害，血圧低下をきたす．食物や薬剤が原因となることが多い．

d．その他のショック

神経原性ショックは，事故などで突然脊髄が損傷された際に，末梢血管が急激に拡張するため前負荷が減少し，ショックとなるものである．

代謝性ショックは，副腎性器症候群などでみられる．ステロイドホルモンの低下が原因となる．

C 臨床所見，検査

血圧低下，頻脈，皮膚蒼白，四肢の冷感，尿量減少，易刺激性，意識レベル低下などが主な症状である．心原性ショックでは肝腫大や浮腫，心音異常やチアノーゼを伴うことも多い．

敗血症性ショックでは発熱や逆に低体温がみられる．アナフィラキシーショックでは呼吸困難や胸部苦悶感が出現する．

血液ガス分析では嫌気性代謝によって乳酸が増加し，代謝性アシドーシスとなる．

血液，生化学検査では貧血，電解質異常，肝，腎障害，血糖異常，CPK の上昇，白血球や CRP の上昇，低蛋白血症などに注意する．

胸部 X 線写真では心拡大や肺水腫，肺血流の著明な増加，減少に注意する．

心電図は ST の異常や QRS 波形の変化，不整脈に注意する．

心エコーは先天性心疾患の診断には不可欠であり，ポンプ機能の評価にも役立つ．

D 治療

酸素投与や気道の確保，自発呼吸がないときは補助呼吸を行い，呼吸を安定させる．

血圧低下に対しては，ショック体位をとりつつ，輸液ラインをとる．末梢血管は虚脱していることが多いので，中心静脈ラインが必要となることが多い．これは中心静脈圧の測定もでき，病態の把握に役立つ．頸動脈や大腿動脈が触知しないときは心臓マッサージをする．動脈圧を観血的にモニターし，輸液や重炭酸ナトリウムや昇圧剤，ステロイドなどの薬剤投与を必要に応じてしつつ，原因検索をしてそれぞれのショックの原因に応じた治療をする．

a．循環血液量減少性ショック

出血などの要因の明らかなものでは，生理食塩水，乳酸加リンゲル，5％アルブミンなどを急速に投与する．大量の出血では輸血をする．

膠質浸透圧の低下による場合は，25％のアルブミンや新鮮凍結血漿の投与が必要になる．

脱水の補正の際は電解質バランスの補正も同時に行うが，急速な Na 濃度の変化は中枢神経系の浮腫や脱髄をきたすため，緩やかに是正する．

b．心原性ショック

呼吸管理，輸液管理，代謝性アシドーシ

ス補正などの一般的なショックの治療で改善の得られないときは、強心剤の投与をする。ドーパミン、ドブタミンが第1選択として用いられる。ドーパミンは心筋収縮力の増加と、低濃度（3〜5 μg/kg/min）では、β_1受容体刺激による血管拡張作用と利尿効果を、8 μg/kg/min以上の高濃度ではα受容体刺激による血管収縮作用がある。ドブタミンは選択的β_1受容体刺激薬で、心筋収縮力の増加と末梢血管拡張作用がある。後負荷の軽減目的で、血圧が維持される場合は、ACE阻害薬や亜硝酸薬などの血管拡張薬を併用する。

最近ではアムリノン、ミルリノンなどのPDE III阻害薬も併用される。これらを併用しても血圧の維持ができないときは、緊急避難としてアドレナリンやノルアドレナリンによって末梢血管を収縮させて血圧を維持するが、その状態が続くと、後負荷増加によってさらにポンプ機能を悪化させるため、成人では人工心肺を用いた体外式補助循環（ECMO、PCPS）や大動脈内バルーンパンピング（IABP）などの補助循環を用いて、心臓の保護が広く行われている。小児でも心筋炎などの急性疾患では、これらの方法が用いられるようになってきている。うっ血性心不全に対して利尿剤は有効であるが、ショック状態では反応も悪く、また、急激な前負荷の減少は心拍出量の低下を招くので、軽症例または他の治療と併用して使用する。

先天性心疾患に伴う動脈管閉塞性ショックでは、PGE 1製剤の投与によって動脈管再開通を図りつつ、可能な限り速やかに状態を改善して手術を行う。

徐脈性不整脈の場合は、イソプロテレノールの点滴や一時的ペーシングが有効である。頻脈性不整脈では、小児は上室性の頻脈性不整脈ですぐに心不全となることは稀であるが、心房粗細動などで心拍数が著しく多い場合や長時間続いた場合は心不全となるため、薬物や電気的除細動の適応となる。またtorsade de pointes型の心室頻拍や心室細動は電気的除細動を用いて速やかに停止させる必要がある。

c．血流分布異常によるショック

敗血症性ショックでは抗生物質の投与、エンドトキシンの吸着や血漿交換などを行う。DICを併発すれば、その治療も行う。グロブリン製剤やステロイドなどを使用することもある。

アナフィラキシーショックではただちにアドレナリンの皮下注を行い、輸液をしながら、抗ヒスタミン剤やステロイドの投与をする。喘息様症状のときは、気管支拡張剤の吸入やアミノフィリンの注射も行う。気道閉塞が強い場合は、気管内挿管や気管切開が必要となることもある。

d．その他の原因によるショック

一般的なショックの治療をしつつ原疾患に応じた治療をする。

参考文献

1) 吉岡寿朗ほか：周産期診療指針'97．周産期医学 27：518-520，1997．
2) 杉本恒明編：内科学，p285-288，493-497，朝倉書店，1995．
3) 循環器病の診断と治療に関するガイドライン（1998-1999年度合同研究班報告）．Jpn Circ J 64：Supplement IV，2000．
4) Nagai N et al：Cardiac rescure of an infant with fulminant myocarditis using extracorporeal membrane oxygenation. Jpn Circ J 60：699-702，1996．

（長井典子）

4. 痙攣重積

痙攣重積症は遷延反復する痙攣が自然に停止しなくなり，神経系を障害し，生命をも脅かす重症救急疾患である．臨床上は30分以上痙攣が持続したり，意識障害が持続したままで，痙攣が反復する状態をいう．急性痙攣性疾患で救急治療を求めて来院する小児のほとんどが，来院までに自然に停止しているため治療を必要とせず，痙攣重積症として治療を必要とする例は非常に少ない．救急室来院時に痙攣が持続していても，早期に十分な治療は重要ではあるが，抗痙攣薬の過量投与（急速静注）によって，患児が医原性の呼吸抑制や低血圧に陥らないような注意が必要である．

A 痙攣重積時の初期治療

ビタミン B_6 や50％ブドウ糖は初回の原因不明の痙攣時には試みるべきとされているが，低血糖がなければ点滴液内にビタミン B_6 100 mg を含有する複合ビタミン剤（ビタメジン）1Vを加えて次のステップへ進む（図4-1）．

B 小児痙攣重積症の抗痙攣剤治療

来院前に diazepam 坐剤（ダイアップ）が使用されていても，来院時に痙攣が持続していれば再度 diazepam（セルシン・ホリゾン）を使用すべきで，瞬時に静脈確保が困難であれば diazepam 坐剤（ダイアップ）の再投与を行う（図4-2）．diazepamは急速に静注すると呼吸抑制を来しやすいので，10秒間に0.1 ml ずつゆっくり静注することが肝要である．

diazepamの静注を2回繰り返しても痙攣

図4-1 痙攣重積時の初期治療

1. 痙攣の評価・気道の確認
2. バイタルサイン（体温を含む）をモニター
3. パルスオキシメーター装着・心機能をモニター
4. 血糖測定

静脈確保・点滴開始
↓
ビタミン B_6 100 mg 静注
50％ブドウ糖 50 ml 静注
↓
抗痙攣剤治療開始（図4-2）
↓   ↓

病歴聴取・神経学的診察
1. 痙攣やその他の疾患の既往は？
2. 外傷は？
3. 神経学的徴候は？
4. 感染，肝疾患，腎疾患，薬物中毒

検査施行
1. 全血算
2. 電解質，Ca
3. 動脈血ガス
4. 肝機能
5. 腎機能
6. 抗てんかん薬血中濃度

↓
原因検索・治療

図4-2 小児痙攣重積症の治療

1. 来院前　初期治療
   diazepam　坐剤　0.5 mg/kg，最高 10 mg
2. 救急室　初期治療
   diazepam　0.3 mg/kg ゆっくり静注　0.5 mg (0.1 ml) /10 秒
   　　　　10 分後　↓
   diazepam　0.3 mg/kg ゆっくり静注　0.5 mg (0.1 ml) /10 秒
   　　　　10 分後

   ┌ 1歳未満 ┐　　┌ 1歳以上 ┐

   a. phenobarbital　10〜15 mg/kg 筋注　｛ phenytoin　20 mg/kg ゆっくり静注　50 mg (1 ml) /分
   b. lidocaine HCl　1〜2 mg/kg 静注
   　　　15〜20 分後　↓
3. ICU　呼吸管理下
   a. midazolam 0.15〜0.3 mg/kg 静注（1 分以上）
   b. thiamylal Na 2〜4 mg/kg ゆっくり静注（50 mg/10 秒）

表4-1　難治性痙攣重積症の midazolam による治療

1. ICU へ搬送し，挿管・呼吸管理を行う
2. 脳波をモニターする
3. 動脈および中心静脈ラインを確保する
4. midazolam 0.2 mg/kg をゆっくり静注（急速飽和）する
   midazolam 0.75〜1.0 μg/kg/分（約 0.5 mg/kg/時間）を持続静注する
   維持量は脳波上の棘波の消失をめざし，サプレッション・バーストパターンの場合には1秒未満にとどめるようにし，1時間毎にチェックする
   midazolam 0.05〜0.4 mg/kg/時間で有効なことが多い
5. 血中濃度をモニターして phenytoin または phenobarbital の維持量を保つようにする
6. dopamine を使用して血圧の維持に努めるが，心血管系の副作用があれば midazolam を減量する
7. 12 時間発作活動を認めなければ midazolam を漸減中止する
8. 再発時には 12 時間間隔で再度施行してみる

が持続する場合には一般的には phenytoin（アレビアチン）の静注が奨められるが，1歳未満の乳児には phenobarbital（フェノバール）または lidocaine HCl（キシロカイン）が有効なことが多い．

日本では phenobarbital の静注製剤は発売されていないので筋注することになる．lidocaine HCl も 1〜2 分間をかけてゆっくり静注することが重要である．

phenytoin を静注する場合には心電図および血圧のモニターが必要で，1 分間に 1 ml ずつゆっくり静注することがきわめて重要である．

なお日本で発売されている phenytoin 静注製剤（アレビアチン）は，非水溶性のため点滴液で希釈すると主薬が析出するの

で，必ず単独で使用する．phenytoin 静注後も痙攣が持続する場合には，難治性痙攣重積症として呼吸管理下での全身麻酔が必要となる（表4-1）．

従来は thiamylal Na（イソゾール）による治療が行われていたが，最近は midazolam（ドルミカム）による治療も行われている．いずれにせよ痙攣が45分以上持続している場合には ICU への搬入を考慮する．

C 難治性痙攣重積症の治療

表4-1に難治性痙攣重積症に対する midazolam 治療について示した．

参考文献
1) 泉達郎：小児科 41：1379-1385, 2000.
2) Lowenstein DH et al：NEJM 338：970-976, 1998.

（根来民子）

5．呼吸困難

表5-1 小児期にみられる呼吸困難を呈する主な疾患

乳幼児期	学童以上
先天性心疾患	扁桃，アデノイド肥大
血管輪	肺炎，膿胸
喉頭軟化症	気管支喘息
扁桃，アデノイド肥大	喉頭蓋炎
咽頭後部膿瘍	外傷
急性細気管支炎	過換気症候群
クループ症候群	血液疾患（貧血）
肺炎，膿胸	
気管支喘息	
気道異物	

呼吸困難は息苦しいという主観的な症状である．しかし，乳幼児は訴えられないので，努力呼吸を呈する状態を呼吸困難として表現することもある．よって，乳幼児の呼吸困難を診断するためには，多呼吸，陥没呼吸，鼻翼呼吸，喘鳴，チアノーゼなどの努力性呼吸に注意を払うことが重要である．また，呼吸困難の重症例では，緊急処置が予後を左右することもあり，迅速，適切な処置と原因の究明が求められる．

A 症状

乳幼児の場合は自覚症状の訴えができないため，他覚症状より診断しなければならない．つまり不機嫌や哺乳量の低下などといった母親からの訴えから診断することになる．また，学童児においても，呼吸困難を主観的に息苦しいと表現できないことも多く，「おなかが痛い，頭が痛い」と言った主訴でも，呼吸困難が存在することがある．

B 原因疾患

小児では呼吸困難を来す原因，疾患は多い．表5-1に，呼吸困難の原因となる主な疾患を示す．原因としては呼吸器疾患が一番多いが，ほかに神経疾患，呼吸筋障害，循環器疾患，血液疾患，過換気症候群，中毒，代謝性疾患などと鑑別を要することがある．また，年齢別に原因疾患が異なることも重要である．

C 診断

呼吸困難の症状を診察したとき，その対処に緊急性があるかどうかの判断が重要である．呼吸困難の程度が重症と判断すれば，原因を鑑別する前に，酸素投与，気道確保，血管確保などの救急処置を優先させなければならない．しかし救急処置が必要なければ，詳しい問診を行い，さらに身体所見を正確に把握し鑑別診断を行う必要がある．

a．診断に有用な主な検査

1) 胸部X線：心拡大，縦隔，横隔膜，胸膜の異常，胸水の有無，肺野病変を確かめる．気道異物を疑うときには吸気相，呼気相の撮影が診断の根拠となりうる．それが困難な年少児では透視下に縦隔の呼吸性移動を見る．

2) 血液ガス（動脈血ガス分析）：血液ガスの変化は病態，緊急性を把握する上で重要である．PaO_2 が60（新生児では50）mmHg以下，$PaCO_2$ が50 mmHg以上が，呼吸不全状態を意味する．また，代謝性アシドーシスの有無が鑑別診断に有用である．

3) 末梢血液検査：感染症の有無，貧血，あるいは多血症の診断に必要である．さらに重症になった場合のDICの診断と予測に血小板数が参考となる．

4) 喉頭鏡，気管支内視鏡検査：気道内異物の診断と除去に不可欠である．また，喉頭軟化症や仮性クループの診断に重要である．

5) 臨床化学検査：電解質，血糖，尿素窒素，Ca，P，AST，ALTなどを行う．

6) 心電図検査，心臓超音波検査：心疾患による呼吸困難の診断に必要である．

7) その他：肺機能検査により拘束性障害か閉塞性障害か鑑別する．検尿（糖，ケトン体，蛋白，潜血，尿比重）や髄液検査も鑑別に有用である．

D 治療と管理

① 気道の確保，胃管挿入．

② 酸素投与：PaO_2 60 mmHg以下の場合，酸素投与の適応である．PaO_2 80 mmHg以上，SpO_2 95％以上を維持する．慢性閉塞性肺疾患患者は，小児では稀だが，CO_2 ナルコーシスに陥っていると急激な酸素投与で呼吸抑制を来すことがあり，吸入酸素濃度は40％程度から徐々に上げていく．$PaCO_2$ 65以上または$pH<7.25$で人工呼吸管理を考慮する．

③ 血管確保．

④ 薬物療法：原因に応じて抗生物質，気管支拡張剤，副腎皮質ホルモンの投与を行う．

⑤ その他：緊張性気胸や胸水多量貯留では胸腔穿刺を行う．仮性クループにはエピネフリン，ステロイド剤を吸入させ局所の浮腫，充血を軽減させる．気道異物，腫瘍，高度のクループでは，外科，耳鼻科，麻酔科などの対応を時期を逸さずに求める．

（伊藤和江）

6．吐血，下血

小児の吐血，下血（血便）は，原因や程度がさまざまであるが，大量出血では出血性ショックをおこし直接的に死につながることがあるので，これを防ぐことが最も急がれる．緊急時には活動性出血の有無やバイタルサインを把握し，生命機能安定のため迅速に輸液，輸血など行う．出血原因とその部位の確認（推定）をし，積極的止血（内視鏡的，外科手術など）が必要かどうかを判断する．

A 診断

あめやチョコレートの色が吐物に混ざっていたり，不消化の食物（トマトなど），ピンク色の抗生剤内服後の下痢などでは吐血・下血（血便）と間違えることがあるので注意が必要である．

a．疾患

小児期に吐血・下血（血便）をきたす主な疾患を表6-1に示した．

年齢により頻度が異なる．

血便を呈する細菌性腸炎ではサルモネラやキャンピロバクターによる割合が高いが，ベロ毒素産生大腸菌による腸炎では血便そのものより合併する溶血性尿毒症症候群（HUS）が重要である．

b．診断上の留意点

1) 問診：家族歴，既往歴，随伴症状（腹痛，発熱など），食事内容，服薬歴，外傷歴など．

2) 視診：貧血，黄疸，色素斑，皮下出血，裂肛など．吐物，排泄物も確認すべきである．

3) 触診：腹膜刺激症状，腫瘤，肝脾腫，圧痛部位など．直腸指診．

4) 聴診：呼吸音，腸蠕動音など．

5) 検査：画像診断ではX線は必須．症状・疾患により内視鏡，エコー，CT，MRI，消化管造影，^{99m}Tcシンチグラムなどが有用である．

血液検査は必要に応じて血算，生化学検査，CRP，凝固検査，血液ガスなどを行う．その他検尿，便培養など行う．

表6-1　消化管出血をきたす疾患

新生児期疾患	血管性疾患
母体血嚥下	食道静脈瘤
新生児メレナ	痔疾
腸回転異常	肛門裂
壊死性腸炎	血管腫
炎症性疾患	血液疾患
逆流性食道炎	血友病
胃・十二指腸潰瘍	白血病
憩室炎	特発性血小板減少性紫
潰瘍性大腸炎	斑病
Crohn病	再生不良性貧血
抗生物質起因性腸炎	全身性疾患
細菌性腸炎	膠原病
ウイルス性腸炎	尿毒症
機械的・構造的疾患	寄生虫疾患
腸重積	アメーバ赤痢
Mallory-Weiss症候群	鞭虫症
Meckel憩室	鉤虫症
腸管重積症	ハエ幼虫症
裂孔ヘルニア	その他
腫瘍性疾患	ミルクアレルギー
大腸ポリープ	リンパ濾胞増殖症
Peutz-Jeghers症候群	アレルギー性紫斑病
平滑筋腫	外傷性出血
癌	異物誤飲
	鼻出血嚥下

B　治療

a．緊急処置：全身状態の評価と安定化

血圧，脈拍などを把握し，ショックまたはその直前の状態であれば速やかに静脈を確保し，生理食塩水や開始液（ソリタT_1など）による輸液を行う．循環動態の安定化は積極的止血の導入にも不可欠である．出血量の推定は困難な場合もあるが，赤血球数・ヘモグロビン値の低下が著しい場合は輸血を行う（輸液，輸血の項参照）．また，全身状態の改善，悪化の程度を判断するために経時的に検査（ヘモグロビン，血液ガス，BUNなど）し，対応しなければならない．

b．治療

1) 内視鏡検査止血：上部消化管出血に対しては内視鏡検査が診断の確定に有用である．活動性出血があれば，引き続き内視鏡的止血法を行う．熱性凝固法，エタノールなどの局所注入法，クリップによる機械的止血法があるが，簡便性などから局所注入法が行われることが多い．この手技は小児においても安全かつ有効に行えるが，熟練を要するので内視鏡専門医との連携が望まれる．

2) 外科手術：消化管穿孔，新生児期の腸回転異常症による下血，非観血的整復不能な腸重積など，および保存的療法で改善をみない出血持続例では手術適応となる．

緊急手術の他に再出血の可能性があるメッケル憩室などでは待機手術を行う．

3) 薬物療法：H_2ブロッカーは上部消化管潰瘍や逆流性食道炎に有効であるが，活動性の潰瘍出血に対する効果は疑問である．新生児メレナに対してはビタミンKを投与する．

出血傾向が基礎疾患にある場合の消化管出血は致命的なこともあり，とくに注意が必要である．血友病に対しては凝固因子製剤投与を，再生不良性貧血，白血病などの血小板減少に対しては血小板輸注を行い，出血のコントロールをする．

アレルギー性紫斑病，潰瘍性大腸炎，クローン病などによる下血に対してはステロイド剤を用いることもある．

4) その他処置：食道静脈瘤破裂に対する緊急処置としてSengstaken-Blakemoreチューブを用いる．

消化管出血が落ち着くまでは絶飲食を原則とする．

参考文献

1) Kato S et al.：Eur J Pediatr 153：873-875, 1994.
2) Khuroo MS et al.：N Engl J Med 336：1054-1058, 1997.
3) Hasegawa S et al.：Acta Paediatr Jpn 34：87-89, 1992.

（長谷川真司）

7．鼻出血

小児の鼻出血は日常よくみられる症状で，救急処置の対象となる．

鼻粘膜のすべての部位が出血点となりうるが，80〜90％は鼻中隔前下部（Kiesselbach部位）からの出血である．多くは比較的容易に止血するが，止血困難な場合に医療機関を受診するので，その対応ができることが望まれる．外傷で動脈が破れた時や血液疾患がある場合などでは大量出血を来たすことがあるので，とくに注意が必要である．

A 緊急処置

a．全身状態の評価

大量出血があれば血圧，脈拍などを把握し，消化管出血の場合と同様に状況に応じて，止血処置より先に静脈を確保し輸液を行うことから始める（吐血，下血の項参照）．

全身状態が安定している場合は止血にとりかかるが，同時に出血が始まった側，出血量（推定困難な場合もある），基礎疾患，服薬歴（アスピリンなど），出血歴などを確認する．

b．止血法

1) 基本的注意事項：受診前に電話があった時は，座位にして，出血している鼻に綿またはティッシュを詰め，冷たいタオルで鼻をつまむようにして止血してもらうか止血しながら来院するよう指示する．

泣かせたり興奮させると，出血が激しくなったり，止血しかかっていたものが再出血しやすいので，怖がらせないようにする（採血などは必要最小限に止める）．

特殊な光源，止血器具，高度な手技を必要とすることも多く，止血困難な場合は速やかに耳鼻科医に協力を要請する．

2) 初期止血処置（薬浸ガーゼによる止血法）：5000倍のボスミン液と4％キシロカインを等量に混ぜた液に浸したガーゼ片を鼻腔内に充填する．Kiesselbach部位からの出血であればこれで止血できる場合が多い．オキシセル綿を用いるとさらに有効な場合が多い．鼻粘膜は薬剤の吸収がよいので心疾患のある患児では頻脈などに注意

が必要である．

3) 凝固止血法：硝酸銀または無水クロム酸により粘膜を凝固させて止血する方法がある．拍動性に出血しているときは電気凝固による止血を試みる．

4) 鼻腔後方からの圧迫止血法：鼻腔後方からの出血ではバルーンカテーテルやベロテックタンポンを用いて後方から圧迫止血する．

5) 手術的治療：大量の鼻出血を繰り返す症例には手術治療を行うこともある．外頸動脈結紮術，顎動脈結紮術などがある．出血性素因がある場合は禁忌である．

6) 薬物療法：基礎疾患に対する対応が必要である．血友病には凝固因子製剤投与を，再生不良性貧血，白血病などの血小板減少には血小板輸注を行う．再出血予防のためアドナ，トランサミンなどを用いてもよい．

B 止血後の対応

鼻腔に詰めたガーゼなどを長く留置しておくと感染源になりやすいので確実な止血が確認できたら抜去する．このとき挿入したガーゼの数を必ず確かめる．

繰り返す鼻出血やなかなか止血しなかった場合には，まれに重篤な基礎疾患（特発性血小板減少性紫斑病，白血病，再生不良性貧血，血友病，Osler病，鼻腔内腫瘍など）が存在することがあるので，その検索が必要である．

アレルギー性鼻炎，副鼻腔炎がある場合は，これらの治療を行う．

（長谷川真司）

8．異物誤飲・誤嚥

小児の異物誤飲・誤嚥事故はしばしば遭遇する救急疾患で，生命に危険をおよぼしたり，重大な健康被害をもたらす場合があり，迅速で的確な対応が求められる．

一方，治療手技自体に何らかの危険を伴うものもあり，その適応や方法を誤らないようにしなければならない．場合によっては他科の専門医と連携し協力することが必要である．

A 消化管異物

a．異物の種類と部位

乳幼児はおよそあらゆる物を口にする可能性があり，誤って嚥下することによる消化管異物もさまざまである．その中でも比較的多いのは，硬貨類，ボタン電池，ボタン，針，プラスチック片，ヘアピンなどである．部位は発見時の異物の存在部位により，咽頭異物，食道異物，胃内異物，腸管内異物などがある．

b．治療方針の基本的な考え方

1) 自然排泄を待ってもいい場合

食道，幽門を容易に通過する大きさと形状を持つもので，鋭利端がなく，腐食性や毒性のない異物は，経過観察をして自然排泄を待つほうがいい．食道を通過して胃内にある異物の大部分は，たとえ硬貨のような大きさのものでも幽門を通過して便中に排泄することを期待することができる．

2) 除去の適応になる場合

① 咽頭，食道内に停滞した異物はどのような物でも除去する．

② 胃内異物は鋭利部があり消化管に刺さったり損傷する恐れのあるもの，形状や大きさから便中への排泄が困難と考えられるもの，および電池が除去の対象になる．

③ 十二指腸内は可能な場合は胃内にある場合に準ずるが，手技が困難であること，すでに幽門を通過しており，自然排泄の可能性が高いことを考慮する．

④ 下部消化管内異物は，通過障害，炎症，または穿孔を合併した場合に，外科的除去が主体となる．

c．消化管異物の除去法

1) 直視下除去：咽頭部に刺さった魚骨などは舌圧子，喉頭鏡などを用いて直視下で鉗子などで除去する．

2) 内視鏡的除去：内視鏡を用いた異物の除去は，食道異物，胃内異物がよい適応であるが，小児では十二指腸まで到達することは容易でない．また食道の硬貨や胃内にあるボタン型電池の場合のように，下記のバルーンカテーテル法やマグネットチューブ法が可能な場合は，侵襲が少ないためこれらを先に試みる．内視鏡に熟練した医師が行うべきである．

3) バルーンカテーテルによる食道異物の除去法：

① 適応：食道異物で辺縁が鈍なもので最も多いのはコイン．

② 準備するもの：a) バルーンカテーテル (12～18 Fr)，b) 注射器，c) ガストログラフィン，d) キシロカインゼリー，e) 開口器具（バイトブロック，エアーウェイ，マウスピースなど），f) 喉頭鏡，g) マギール鉗子，h) 吸引器．

③ 方法：開口器具を装着後，X線透視下でバルーンカテーテルを口から食道へ挿入する．先端が異物に達したらそれを押し込まないように数 cm 通り越す．異物の横を通過しにくい場合には，バルーンカテーテル内に血管カテーテル用のガイドワイヤーを挿入し腰を強くすると通過しやすい．バルーン部が異物を通過した位置でガストログラフィンを注入してバルーンをふくらませる．注入量は異物が移動する最少量がよい．ふくらませたバルーンをゆっくり引き抜いていき，口腔内まできたらマギール鉗子で異物を取り出す．

4) マグネットチューブによる食道・胃の異物除去法：

① 適応：食道または胃内にある異物で，a) 電池（ボタン電池などの小型電池），b) 磁石に着く金属部分があり自然排泄が困難または待機することに危険が想定される場合に行う．十二指腸に入ったボタン型電池は，緩下剤を使用して排泄させるほうがよい．

② 麻酔：通常無麻酔で行うが，除去時に気道に落ち込む可能性がある小さい異物の場合には，気管内挿管して麻酔下に行うことを考慮する．

③ 準備するもの：マグネットチューブ (argyle マグネットチューブ：日本シャーウッド取扱い) およびバルーンカテーテル法の項の d)～h)．

④ 方法：開口器具を装着後，X線透視下でマグネットチューブを口から挿入する．胃内異物の場合には食物残渣にじゃまされてマグネット部が異物に到達しにくい場合がある．体位変換を行ったり胃内でチューブのループを作らせたりすれば異物への到達が可能である．やや大きい異物で食道狭窄部を通過しにくい場合には，接着保持したままバルーンカテーテル法を併用するとよい．咽頭・口腔内で接着がはずれた場合には，マギール鉗子などで取り出す．

5) 外科的除去：
適応： 上記のいずれの方法でも除去が不可能で，異物による通過障害，炎症，または穿孔を合併した場合に行う．

B 気道異物

気道異物は窒息の恐れがあり緊急を要す

る場合がある．呼吸困難があり咽頭部の異物が疑われる場合には，まず舌圧子や喉頭鏡で確認すべきであるが，原則として耳鼻咽喉科や気管食道外科などの外科系の医師にゆだねる．

a．咽頭異物

魚骨，画鋲，固形食物，菓子などが多い．喉頭鏡などで視認できれば鉗子で除去する．

b．喉頭異物および気管異物

異物が喉頭や気管に入ると激しく咳き込む．時には咳き込んで自然排出される．ナッツや豆類などの食物がもっとも多い．排出されない場合にはこれらはそれ自体が膨化するとともに，粘膜の炎症を惹起し，次第に気道狭窄症状が出現することがある．気管支ファイバーなどを用いた治療が必要になるために，耳鼻咽喉科や食道気管外科などの専門医にゆだねる．

C 誤飲・中毒事故（医薬品は別項に）

小児の身辺にはさまざまな薬品や化学物質があふれ，その中には生命の危険をもたらす毒性をもったものも少なくない．ここでは救急の観点から急性中毒に限定する．なお，中毒110番（大阪 0990-50-2499，つくば 0990-52-9899）が電話相談を受け付けている．

a．誤飲・中毒への対応の基本

1) 状況の把握（毒物の種類，量など）．
2) 毒物の排除（催吐，胃洗浄など）．
3) 毒物の吸収阻止（吸着剤，下剤）．
4) 特異的療法（解毒剤，拮抗剤）．
5) 毒物の排泄促進（利尿剤，透析）．
6) 維持療法（輸液，呼吸管理など）．

b．基本的治療法

1) 催吐：舌根部や咽頭部を指で刺激して嘔吐反射を起こさせる．開口しない乳幼児では，指を頬側から入れ奥歯の横から挿入する．乳幼児の催吐にも有用な吐根シロップはわが国ではまだ発売されていない（まもなく発売）．ただし次の場合は一般に催吐はするべきではない．

①意識障害がある場合（気道へ流入・吸入のおそれ），②強酸・強アルカリ剤，③ガソリン・灯油などの石油製品・有機溶媒．

2) 胃洗浄：

① 適応と禁忌：誤飲からの経過時間，薬物や毒物の摂取推定量，薬理学的性質などを考慮して，胃洗浄を行わずに観察することが重大な結果をもたらすおそれがあると判断した場合には，禁忌でない限り胃洗浄を行う．意識レベルが低い場合には気管内挿管して行う．

a) 経過時間：一般に摂取から4時間以内とする．ただし薬物により吸収の早さには大きな違いがある．

b) 腐食性化学薬品：強酸，強アルカリ薬品は胃チューブで食道や胃の穿孔を起こしやすいので一般には禁忌とされる．

c) 石油系有機溶剤：揮発性のために，胃洗浄時に肺へ吸入し肺を障害する恐れがあるために禁忌とされる．しかし，放置すると重大な結果をもたらすと考えられる場合には，気管内挿管下で慎重に行ってもよいとする意見もある．

② 準備するもの：a) 吸引器，吸引カテーテル，b) 気管内挿管用具一式，c) 開口器具（バイトブロックなど），d) 胃管（できるだけ太めのチューブが望ましい），e) ロートまたはイルリゲーター，f) 注射器（胃管に接続できるようなもの，50 ml），g) 洗浄液（生食または微温湯，ときに特殊液），h) 廃液容器．

③ 方法：a) 吸引の準備をして患児を左側臥位とし，胃管にキシロカインゼリーを塗布し経口的に挿入する．b) 胃内に到

達したことを送気により確認する．c）洗浄液注入前に初回の吸引をし吸引物は分析用に保存する．d）微温洗浄液約50 ml を1回量として自然落下で注入し，次いでロートまたはイルリガートルを患児よりも低く下げて廃液する．注射器で行う場合には強く吸引しすぎると胃管の孔が食物残渣で閉塞しやすい．そのような場合には少量を再注入するか，注射器をはずして自然落下にするとよい．以上を反復する．

c．嗜好品

1) タバコ：誤飲事故の 25～40% を占める．主成分のニコチンは強い毒性を持っている．しかし消化管からの吸収が遅い上に，中毒の初期に出現する催吐作用のために，大部分が吐出されるために，死亡することはない．ただし灰皿液を飲んだ場合は危険である．

① 症状：顔面蒼白，冷汗，悪心・嘔吐，腹痛，下痢，頭痛，縮瞳のち散瞳，呼吸の興奮のち抑制，筋の線維性攣縮のち麻痺，血圧上昇のち低下，徐脈のち頻脈，意識障害，全身痙攣．

② 治療：a）催吐，b）胃洗浄（0.1%過マンガン酸カリ液，お茶），c）活性炭，d）気道確保と呼吸管理，e）抗痙攣薬．

2) エタノール（酒）：小児は一般に成人よりもアルコール耐容性が低い．

① 症状：少量では酒酔いの症状であり，中毒量になると中枢神経系の抑制が主体となり，運動失調，意識障害，呼吸抑制などが見られる．血中濃度 400 mg/dl 以上では生命の危険がある．

② 治療：a）催吐，b）胃洗浄（吸収が早いため摂取後 1～2 時間以内のみ），c）酸素投与と呼吸管理，d）輸液．

d．強酸と強アルカリ

いずれも粘膜の腐食作用が強く，対応の基本は同じである．高濃度で長く作用するほど粘膜の障害は高度になる．

1) 症状：急性期には口から胃にかけての灼熱痛，唾液分泌過多，悪心・嘔吐，粘膜の浮腫や壊死，慢性期には縦隔炎，消化管穿孔，食道狭窄．

2) 治療：①一刻も早く水や牛乳を飲ませる（食道から洗い流し，同時に希釈する），②早期からの胃管留置が，以後の食道狭窄の予後を改善するとされるが，挿入時に嘔吐を誘発しないように細心の注意を払う必要がある，③ステロイド薬（プレドニゾン 2 mg/kg/日）は食道の瘢痕狭窄を抑制する，④輸液，⑤食道ブジーや手術的療法が必要になることもある．

e．石油系製品，有機溶剤

1) 揮発性石油類（脂肪族炭化水素：ガソリン，灯油，ベンジン，ライター液）：家庭内事故として比較的多い．消化管からの吸収よりも気道からの吸入の方が危険である．

① 症状：咳，声門浮腫，呼吸困難，肺炎，悪心・嘔吐，意識障害，痙攣．

② 治療：a）汚染衣服を脱がせる，b）少量の誤飲の場合には催吐や胃洗浄は行わない．誤飲量が多い場合（Graefらは5ml/kg 以上，ただし Thieces らによるガソリン・灯油の経口致死量は 20～30 ml）には除去を行う．その際，嘔吐と胃洗浄のどちらが肺への吸入の危険が少ないか意見が分かれている．嘔吐させる場合には直ちに吸引やうがいができる準備をしておき，意識障害がある場合には気管内挿管をして胃洗浄を行う，c）活性炭は意義がなく，投与するとしたら流動パラフィン，d）呼吸管理（酸素投与，人工換気）．

2) 有機溶剤（芳香族炭化水素：ベンゼン，トルエン，キシレン，スチレン）：有機溶剤としてシンナー，塗料，接着剤などに広く用いられている．

① 症状：多幸感（陶酔状態），めまい，頭痛，錯乱，意識障害，呼吸困難

② 治療：①除去には催吐よりも胃洗浄の方が安全とする説が多い．意識障害がある場合には気管内挿管して行う．

参考文献

1) 谷口繁：小児科 36：1311-1321, 1995.
2) 藤本保：小児科臨床 53：2238-2244, 2000.
3) 福山幸夫監訳：ボストン小児病院治療マニュアル第3版（J.W.Graef編），p97-120, メディカル・サイエンス・インターナショナル, 1992.
4) Nelson textbook of pediatrics(Ed. R. E. Bekman), p.2148-2178, W.B. Saunders Company, 2000.

（岡田純一）

9．薬物中毒

中毒の起因薬物は種類が多いが，日本中毒情報センター受信報告[1]によると，アセトアミノフェン含有感冒薬，ベンゾジアゼピン，有機リン系殺虫剤，ジャガイモ，青梅などが多い（成人も含む）（表9-1）．15歳未満では，大垣市民病院薬剤部によると有機リン系殺虫剤，ホウ酸団子，防虫剤，感冒薬，外用剤（カンフル，血管収縮剤含有），銀杏などが多い．

A 問診

中毒物質と摂取からの経過時間，摂取量，症状の種類と経過，行った処置など．

B 検査

動脈血液ガス分析，血液検査（血算，電解質，生化学，血糖，凝固系，乳酸など），心電図，胸部レントゲン，検尿など．起因薬物を調べる分析キット（トキシラボなど）もある．

C 情報の収集

代表的な情報源をあげる．

a．中毒110番

1) 大阪中毒110番（24時間，年中無休）0990-50-2499（ダイヤルQ 2＝情報料100円/分＋通話料），06-6878-1232（医療機関専用有料：1件2,000円）
2) つくば中毒110番（9～17時ただし12/31～1/3を除く）0990-52-9899（ダイヤルQ 2），0298-51-9999（医療機関専用有料）

b．インターネット

1) 日本中毒情報センター
(http://www.j-poisonic.or.jp/homepage.nsf) 中毒情報データベース，解毒剤情報，リンク集など．
2) 中毒時の対応に関する情報（中毒情報）について－UMIN－（http://www.umin.u-tokyo.ac.jp/chudoku/chudokuinfo/）中毒情報データベース．

c．文献

1) 吉村正一郎，早田道治，山崎太，森博美：急性中毒情報ファイル第3版，廣川書店，1996．
2) 山崎太，森博美：医薬品急性中毒ガイドー毒性ランク・症例・処置法，ヴァンメディカル，2000．

D 処置

一般的には胃洗浄，活性炭投与，輸液，対症療法を行うが，薬物により異なる．

a．未吸収薬物の除去

応急処置として水や牛乳の飲用，催吐など（適応と禁忌あり）．

1) 胃洗浄：側臥位で患者の小指程度の

表9-1　代表的な中毒薬物

中毒薬物	中毒量	中毒症状	処置
アセトアミノフェン	経口最少致死量2.4g，中毒量5〜15g，致死量13〜25g　125mg/kg以下では肝障害なし	悪心，嘔吐，めまい，胃・十二指腸びらん，頻脈，低体温，低血糖，痙攣，昏睡，ショック，DIC，代謝性アシドーシス，腎障害，肺水腫，劇症肝炎	胃洗浄（6時間後まで有効），腸洗浄，活性炭，下剤，大量輸液，フロセミド（ラシックス），多量時は早期にHD（DHP），N-アセチルシステイン（ムコフィリン）初回140mg/kg，以後70mg/kgを4時間毎3日間経口または胃〜十二指腸内注入（吸着されるため活性炭と同時投与不可）
ベンゾジアゼピン系薬剤	薬剤による	悪心，嘔吐，口渇，頭痛，興奮，痙攣，運動失調，肺水腫，呼吸抑制，昏睡，肝障害，腎障害，ミオグロビン血症	呼吸管理，胃洗浄，活性炭，下剤，大量輸液（利尿無効）（注意：極めて大量換気や呼吸抑制時に），ネオフィリン注（1〜1.2mg/kg，1〜2分で静注），HD無効
抗ヒスタミン剤	薬剤による	口渇，嘔吐，黄疸，散瞳，発熱，めまい，頭痛，発疹，尿閉，興奮のち抑制，意識障害，呼吸困難，低血圧，心室性不整脈，心停止	胃洗浄，活性炭，下剤，輸液，低血圧にノルアドレナリン，痙攣にはジアゼパム（セルシン，ホリゾン），発熱は冷却で対応，重症の場合DHP・HD
点鼻用血管収縮剤	薬剤による	発汗，頭痛，めまい，悪心，意識障害，皮膚蒼白，動悸，浅呼吸，チアノーゼ，低体温，呼吸抑制，高血圧から低血圧，縮瞳から散瞳	軽症—保温，安静；多量経口—胃洗浄，活性炭，下剤，輸液，酸素吸入，呼吸管理，血圧管理；多量点鼻—輸液，酸素吸入，呼吸管理，血圧管理
有機リン剤	薬剤による	悪心，唾液分泌過多，多汗，縮瞳，興奮，錯乱，筋線維性攣縮，言語障害，歩行困難，急性膵炎，房室ブロック，痙攣，ショック	胃洗浄，活性炭，下剤，大量輸液，フロセミド（ラシックス），グルタチオン（タチオン），強力ネオミノファーゲンC，硫酸アトロピン（0.05mg/kg15〜30分毎静注）—腸管蠕動抑制のため下剤併用，パム20〜50mg/kg（成人1g）静注，HD（DHP），対症療法
ナフタリン	最少推定致死量74mg/kg（成人5〜15g，小児1〜2g）（吸入・皮膚接触も中毒あり）	嘔吐，下痢，腹痛，頭痛，発熱，発汗，肝腎障害，昏睡，メトヘモグロビン血症，3日目頃から溶血・ヘモグロビン尿	胃洗浄（牛乳禁忌，水に溶けないため大きなものの場合5%エタノールを用いる），活性炭，下剤（ひまし油禁忌），フロセミド（ラシックス），溶血時は尿のアルカリ化，HD・交換輸血，メトヘモグロビン血症にはメチレンブルー注（非売品）・ビタミンC注
カンフル（樟脳）	乳幼児経口致死量1g（70mg/kg）　成人経口致死量2g（吸入・皮膚接触も中毒あり）	消化管から吸収早い（5〜90分後に症状出現）　口腔・咽頭初期熱感，嘔吐，皮膚紅潮，頭痛，頻脈，錯乱，幻覚，痙攣重積，昏睡，カンフル臭	胃洗浄（催吐は痙攣誘発のため禁忌，牛乳回避），活性炭，下剤（ひまし油禁忌），輸液，重症の場合DHP（通常のHD，強制利尿は無効），痙攣にはジアゼパム（セルシン，ホリゾン），フェノバルビタール（フェノバール，リナーセン）など
パラジクロルベンゼン	経口摂取で，下痢，腹痛，血便，肝腎障害，メトヘモグロビン血症（重症例は稀）　推定致死量0.5〜5g/kg（なめた程度は問題ない）		破片程度：下剤（硫酸マグネシウム0.5g又はマグコロールP）　大量摂取：胃洗浄，下剤，輸液（肝庇護剤），メトヘモグロビン血症にメチレンブルー・ビタミンC注（非売品），吸収高度のため，ひまし油禁忌，誤飲後2時間程牛乳・脂肪食回避
パラコート	パラコートジクロライド成人致死量製品約15ml　パラコート・ジクワット合剤　マウス経口LD50約2.7mg/kg	第1期：嘔吐，腹痛，下痢，粘膜の炎症・びらん・疼痛，痙攣，意識障害　第2期：肝・腎・膵障害，肺水腫，循環障害　第3期：間質性肺炎，肺線維症	胃洗浄・腸洗浄（粘膜損傷に注意），活性炭，アドソルビン，ケイキサレートまたはカリメート，下剤，輸液，大量輸液，フロセミド（ラシックス），DHP（尿中パラコート反応陽性の場合必ず早期に行う），酸素投与は必要最小限，呼吸器障害にステロイド，アザチオプリン（イムラン），エンドキサン
ホウ酸団子	経口致死量：乳児2〜3g，幼児5〜6g，成人15〜30g　中毒量0.1〜0.3g/kg	腹痛，嘔吐，下痢，腹痛，血便，頭痛，消化管出血，皮膚紅潮・落屑，脱力，発熱，痙攣，代謝性アシドーシス，昏睡，チアノーゼ，腎障害	胃洗浄，活性炭，下剤，輸液，PD（HD），電解質バランスの維持　強制利尿は腎障害のため不可
次亜塩素酸ナトリウム	5%液　幼児経口致死量15〜30ml　0.5%以下では生命の危険少ない	消化管粘膜障害による灼熱感・疼痛，嘔吐／下痢，嚥下障害，腹部膨満，肺水腫，循環不全，心停止，塩素臭	少量（低濃度）—牛乳15ml/kgを経口飲用；多量（高濃度）—胃洗浄（消化管穿孔に注意），粘膜保護（牛乳，アルカイドG），下剤，輸液，消化管穿孔時は外科的処置（粘膜腐食性のため総量より濃度に依存）（脂肪食禁忌）
ジャガイモの芽（ソラニン・アトロピン様物質）	ソラニンとして成人経口中毒量0.2g　ラット経口LD50　0.59g/kg	食後2〜3時間：口渇，興奮，幻覚，頻脈（アトロピン作用），7〜24時間：嘔吐，下痢，呼吸困難（抗コリンエステラーゼ作用）	胃洗浄，活性炭，輸液，アトロピン作用にはワゴスチグミン（初期のみ），抗コリンエステラーゼ作用には硫酸アトロピン　通常は一過性，カビが生え黒く腐ったものはセプシンで，重篤な中毒になる
銀杏（4'-メトキシピリドキシン＝4'-MPN）	銀杏中毒量　小児7〜150粒　成人40〜300粒	1〜12時間で発症，嘔吐，めまい，痙攣，呼吸困難，意識障害，発熱，便秘，下肢麻痺　腸肝循環を繰り返すため3時間毎に発作を繰り返す	催吐，胃洗浄は痙攣誘発のため禁忌　燐酸ピリドキサール注（ピドキサール，アデロキザール），輸液，痙攣にジアゼパム（セルシン，ホリゾン）
青梅（アミグダリン）	アミグダリン経口LD50　50mg/kg　果肉アミグダリン〜92ppmまで　遊離シアン：果肉〜2020ppmまで	腹痛，嘔吐，痙攣，呼吸麻痺　重症の場合シアン化合物中毒と同様＝呼吸停止，心房細動，心停止，痙攣，意識消失	2個程度経過観察；胃洗浄，活性炭，下剤，輸液，デトキソール注（ビドキサール），重症時100%酸素吸入，亜硝酸アミル吸入（亜硝酸ナトリウムが用意できるまで），3%亜硝酸ナトリウム（非医薬品—調製）10mg＝0.33ml/kg静注，デトキソール静注（単剤で亜硝酸剤より有効），対症療法

出典：急性中毒情報ファイル第3版，日本中毒情報センター中毒情報データベースより．

胃管を経口的に挿入し，通常は微温生食で行う．適応は一般に誤飲後1〜4時間以内．意識低下時や痙攣患者（気管内挿管後は可），灯油，ガソリン，強酸，強アルカリ禁忌．

2) 腸洗浄：毒性の強い薬物が腸内に達した場合．イレウス管などを挿入し，バルーンで逆流を防ぎ，吸着剤と下剤等を十分な輸液と共に持続注入する．消化管穿孔時，強酸，強アルカリ等は禁忌．

3) 吸着剤：活性炭の場合1g/kgを5〜10倍に希釈し飲用または胃管にて注入．

b．既吸収薬物の排泄

1) 大量輸液，強制利尿：酸性薬物ではメイロン，塩基性薬物ではアスコルビン酸（アスコルチン）等を用い，フロセミド（ラシックス）を使用する．

2) 血液浄化（腹膜灌流＝PD，血液透析＝HD，直接血液吸着灌流＝DHP，血漿交換）：重篤な場合，腎障害時，パラコートなど遅発性毒のあるものが適応．浄化法によって除去可能薬物の分子量が異なる．

c．拮抗剤・解毒剤の投与

拮抗剤のある薬物は少ないがあれば使用する．

d．対症療法，経過観察

呼吸，循環，精神神経障害等に対応．有症状時，毒性の強い薬物の場合入院が必要．

E 代表的な薬物の処置法

具体的な中毒症状，処置法などを薬物別に表9-1にまとめた．

参考文献
1) 日本中毒情報センター：1999年受信報告，中毒研究．13：201-220, 2000.

（倉石建治）

10. 溺水

溺水（near-drowning）とは，水や他の液体により気道が閉塞されて生ずる窒息状態のことであり，溺れた後24時間以内に死に至った場合を溺死（drowning）という．2000年発表の人口動態統計によれば，1〜15歳での溺水による死亡者は265名（約25％）と，不慮の事故の中では交通事故に次いで第2位を占める．また，わが国における溺死の死亡率は他国と比較しても高い．

A 病態生理

溺水は表10-1に示すような経過をたどる．溺死はそのほとんどが肺に水が入り窒息に至る湿性溺死（wet drowning）であるが，時に喉頭痙攣が持続し，そのまま窒息に至る乾性溺死（dry drowning）もみられる．この他に，冷水に浸った瞬間の副交感神経反射で心臓が即停止する液浸症候群（immersion syndrome）もある．感染・肺水腫など二次的な原因による死亡は二次溺死といわれる．

溺水児の臨床対応に際しては，その基本病態である低酸素血症とこれに引き続く低体温，代謝性・呼吸性アシドーシスの程度を正確に把握し，いかに早くこの悪循環から患児を脱却させ得るかが最も重要となる．臨床症状はさまざまな場合が想定されるが，古来より区別されている淡水か海水かにより病態・救急処置が著明に異なる場合は少ない．また病態把握と同時に，問診により事故発生場所・溺水発生時刻・浸水時間・水温・蘇生開始までの時間等をできるだけ詳細に関係者からききだすことは重要であり，治療方針の決定，予後の推測においても重要な判断材料となる．

表10-1 溺水の経過

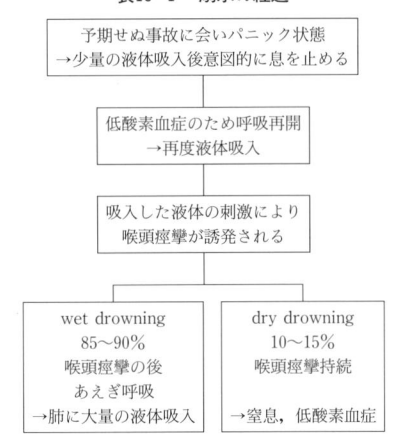

```
予期せぬ事故に会いパニック状態
→少量の液体吸入後意図的に息を止める
          ↓
低酸素血症のため呼吸再開
→再度液体吸入
          ↓
吸入した液体の刺激により
喉頭痙攣が誘発される
          ↓
```

wet drowning	dry drowning
85〜90%	10〜15%
喉頭痙攣の後	喉頭痙攣持続
あえぎ呼吸	
→肺に大量の液体吸入	→窒息,低酸素血症

B 症状・治療

溺水の場合，一次治療に医師が立ち会うことはほとんどないのが実情である．

a．一次治療（現地〜搬送中）

自発呼吸・心拍を確認し，状況に応じ人工呼吸(mouth to mouth, bag & mask)・心臓マッサージなどの蘇生術を施行．意識レベルは直後に清明でも，時間経過とともに混濁する場合がある．頭部・頸部の損傷の有無にも注意が必要である．

b．二次救急（救急病院にて）

来院時たとえ自発呼吸があり，意識状態の良い場合でも，溺水のエピソードが確実なら，入院し注意深く観察することを原則とする．重症と判断すれば，脈拍，呼吸数，体温，血圧，SpO_2 を持続モニターし，尿量測定も行う．胸部写真，心電図は必須である．動脈血ガス分析は必要に応じ再検し，末血，生化学検査も併せて行う．

1) 呼吸障害：大量の液体を吸引した場合は，肺水腫，呼吸窮迫症候群（ARDS）などの症状を呈し，溺水後24時間まで進行性に増悪する可能性がある（これら病態は肺内シャントを増加させ，換気・血流不均等を悪化させる）．

マスクによる"positive pressure ventilation & 100%O_2"は非常に重要な手技である．同時にN-Gチューブを挿入し胃内容物を排出する．

呼吸状態の改善なく，十分な換気が得られない場合（$PaO_2 < 50$ mmHg，$PaCO_2 > 50$ mmHg）には気管内挿管し人工換気(PEEP or CPAP)へ移行する．

2) 循環障害：心電図にて不整脈の確認．心停止，心室粗・細動であればDCの適応である．しかし低体温（<30°）の場合はDCや抗不整脈薬の効果が期待できないので，加温して体温が上昇するまで蘇生を続ける．

尿量，血圧，エコーによる心収縮力を指標に，強心剤（塩酸ドパミンなど）を適宜使用．

3) 中枢神経障害：低酸素性脳症に伴う脳浮腫が原因で，溺水後6〜12時間まで発症の危険性あり．可能であれば頭部CT，EEGも行うのがよい．臨床症状(昏睡)やCT検査などから脳浮腫が明らかな場合には，脳保護を目的とした治療を積極的に行う必要がある．

①筋弛緩剤：臭化パンクロニウム（ミオブロック 0.1 mg/kg/dose）などを用い，人工換気で過換気とする($PaCO_2 ≒ 30$ mmHg)，②デカドロン（0.2 mg/kg/dose，8 hr毎）静注，③マンニトール（0.5 g/kg/dose，6〜8 hr毎）30分かけて orイソソルビド（グリセオール 10 ml/kg/dose，12 hr毎）を1時間で点滴静注，④フロセミド（ラシックス 1〜2 mg/kg/dose，2〜6 hr毎）静注，⑤外傷など他の症状が許せば，上体を20〜30°挙上する．

C 予後因子

①年齢が3歳以下，②水没時間5分以上，③救出から蘇生までに10分以上，④二次救急の場で心肺蘇生を要す，⑤動脈血 pH≦7.10，⑥昏睡・痙攣・瞳孔散大など中枢神経障害の症状を認める，などは予後不良との報告もあるが，icy water（<5°）での溺水の場合には驚異的な回復を認めたとの報告もあり，実際には救急処置の場で，いつまで蘇生を続けるべきか判断に迷うことも少なくない．

今後は溺水を引き起こさないための"予防"が重要である．

(瀧本洋一)

11. 熱傷

小児の熱傷の原因は高温の液体によるものが多く，なかでもみそ汁，お茶，カップラーメンなどの食事関連のものの割合が大きい．また，小児は皮膚が薄いため深い熱傷となりやすく，細胞外液量が成人に比べ多いため，脱水，ショックに陥りやすい．

A 診断

a．熱傷深度

熱傷の深さは表11-1のようにⅠ度，Ⅱ度，Ⅲ度にわけられる．Ⅰ度は表皮のみの障害で発赤，痛みを伴う．Ⅱ度は真皮まで障害されており，水泡形成が特徴である．Ⅱ度は浅達性Ⅱ度熱傷と深達性Ⅱ度熱傷にわけられるが，受傷当日には区別するのは難しい．また深達性Ⅱ度は感染により容易にⅢ度に移行する．Ⅲ度は皮膚全層の障害で知覚は消失する．

b．熱傷範囲

小児は年齢により身体各部の占める体表面積の割合が異なる．成人で用いられる9の法則を用いると小児では頭部が過小評価されるため，5の法則が使用される（図11-1）．また患者の指を閉じた手掌を体表面積の1％とし判定する方法は小範囲に便利である．

c．重症度の判定

表11-2にArtzの基準を示す．熱傷は深度と面積により重症度が診断されるが，基準に満たない場合でも気道熱傷，電撃熱傷や機能的あるいは美容的に専門的な治療が必要な場合（顔，手足，会陰など）は，専門施設に搬送すべきである．

B 治療

a．呼吸管理

気道熱傷では，受傷数時間後に気道浮腫の増悪のため呼吸障害が起きることがあり，疑われるとき（顔面の熱傷，嗄声な

表 11-1　熱傷深度分類

分類	障害組織	臨床所見	知覚
Ⅰ度	表皮	紅斑 水疱なし	有痛性
浅達性Ⅱ度	真皮乳頭層	水疱形成 （水疱底はピンク）	疼痛強い
深達性Ⅱ度	真皮深層	水疱形成 （水疱底は白色）	疼痛軽度
Ⅲ度	真皮全層	なめし皮状	知覚なし

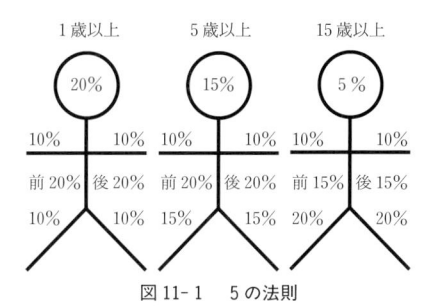

図 11-1　5 の法則

表 11-2　Artz の基準

重症度	深度・範囲	治療
軽症	II 度 15%（小児 10%）以下，またはIII度 2%以下	外来治療
中等症	II 度 10〜30%（小児 10〜20%），またはIII度 2〜10%	入院治療
重症	II 度 30%（小児 20%）以上，またはIII度 10%以上	専門施設へ搬送

表 11-3　輸液の公式

〈Baxter の公式〉
4.0 ml×熱傷面積（%）×体重（kg）
〈Shriner の公式〉
5000 ml×熱傷面積（m²）＋2000 ml×体表面積（m²）

いずれも乳酸加リンゲル，24時間量
1/2 を最初の8時間に，残りの1/2 を16時間で投与する

表 11-4　適正尿量

年齢（歳）	〜1	1〜5	6〜10	11〜14	15〜
ml/時間	8〜20	21〜25	26〜30	31〜50	51〜100

ど）は注意を要する．

b．輸液

広範囲熱傷では血管内より大量の血漿が漏出し，血液は濃縮され乏尿，無尿となる．小児では細胞外液量が大きく，また特に乳幼児では腎機能が未熟であるため脱水が助長されショックに陥りやすい．輸液療法にはいくつかの公式があるが（表11-3），実際には時間尿量（表11-4），血圧，脈拍数，中心静脈圧などをみながらの調節が必要で，小児では公式より多めの水分量が必要であることが多い．コロイド（FFP，アルブミン等）は血清蛋白の低下の状態をみながら投与されるが，小児では比較的早期（受傷後6・12時間頃）より投与することもある．

受傷後48時間程度たつと血管透過性の亢進が正常化し循環不全が回復するので多尿となる．この時点でそのまま大量の輸液を行うと overhydration となるので，尿量，循環動態に応じて輸液量を減少させる必要がある．

c．局所療法

小児は開放療法は困難なことが多く，通常顔面を除き閉鎖包帯法を用いる．

1) I度熱傷：放置しても数日で治癒する．冷水などによる冷却は疼痛の軽減に有効であるが，広範囲の場合は低体温に注意する．

2) 浅達性II度熱傷：水疱を形成している場合は，できるだけ保存的に取り扱う．破れていないものは，十分消毒してから注射器で内容物を吸引し水疱膜をそのまま残す．水疱が破れている場合，汚染している場合は除去し消毒後ソフラチュールや抗生物質含有軟膏あるいは凍結乾燥豚真皮で被覆する．7〜14日で瘢痕形成無く治癒する．

3) 深達性II度熱傷：壊死になった組織の除去が必要であり，治癒に2〜4週間を要する．感染により容易にIII度に移行する．

4) III度熱傷：壊死組織の除去，植皮が必要となる．

（生駒雅信）

12．熱射病

熱射病は熱産生量が熱放出量を過度に上まわり，体温の自動調節能が失われることにより体温が急速に上昇し，熱による直接的な組織障害のみならず酸素消費量の増

大，代謝異常なども加わり全身の諸臓器に障害がもたらされる緊急性の高い疾患である．

A 診断

問診による発症時の状況，既往歴，薬剤服用歴の把握は非常に重要である．鑑別すべき疾患として敗血症，髄膜炎，脳炎などがある．

a．臨床症状

①著明な体温上昇（深部体温で41℃以上），②意識障害・痙攣といった中枢神経症状，③発汗を伴わない乾燥した皮膚が三大特徴だが，呼吸障害，心不全，肝不全，腎不全，DIC，横紋筋融解といった重篤な状態に進展することも少なくない．

b．検査

血算，電解質，肝機能，腎機能，CPK，アルドラーゼ，血糖，検尿，尿中ミオグロビン，血液ガスは診断のみならず合併症の管理のためにも必要である．

また，胸部X線，心電図や状態に応じて頭部CTも必要となる．

B 治療

発症早期から集中治療の体制をとる必要がある．意識レベル，呼吸状態，血圧，心拍数，心電図，直腸温，神経学的所見，水分出納をモニタリングしつつ以下の治療を行う．循環不全時は中心静脈圧のモニタリングも必要になる．肝不全，腎不全，DICといった多臓器不全は熱射病発症後1，2日にみられることが多く注意が必要である．

a．身体の冷却

体温の急速冷却は，熱射病の治療において最も重要である．着衣を除いた上，冷却ブランケットや腋窩・鼠径部などへのアイスバッグの使用，アルコール塗布，ファンによる蒸発の促進などの方法で冷却する．冷却は直腸温が38℃台に下がるまで行う．

b．気道確保

意識障害や痙攣を認めるときは気道確保を行う．高体温で酸素需要量が増加しているため，PaO_2 が80 mmHgを保つよう酸素投与を行う．

c．循環管理

乳酸リンゲル液（ラクテック）または生理食塩水を用い，水の補正をする．循環不全に対し塩酸ドブタミン（ドブトレックス）5〜20 μg/kg/分，塩酸イソプロテレノール（プロタノール-L）0.1〜1.0 μg/kg/分などを点滴静注する．代謝性アシドーシスに対し，炭酸水素ナトリウム（メイロン）を静注する．

d．中枢神経症状への治療

痙攣に対しては，ジアゼパム（ホリゾン，セルシン）を0.2〜0.5 mg/kg 静注する．

脳浮腫が疑われればd-マンニトール（マンニットール）5〜15 ml/kg/回や濃グリセリン（グリセオール）10 ml/kg/回を30〜60分かけて点滴静注する．人工呼吸管理では過換気に（$PaCO_2$ は25〜30 mmHgを目安）設定する．

C 予防

熱射病は予防が可能なものであり，乳幼児を高温の環境に放置しないこと，年長児においては高温多湿下では運動中に適切な休息や水分・塩分の補給をとることを念頭に置く必要がある．

参考文献

1) Mark C Rogers et al.：Textbook of pediatric intensive care, 3 rd ed., p.583, Williams & Wilkins, 1996.

2) 原田友一郎：小児内科 28（増刊号）：1277-1279, 1996.
3) 我那覇仁：小児科診療 61：1399 - 1403, 1998.

（加藤太一）

■4. 症候

1. 発熱

　小児では37.5°C以上を発熱とするのが一般的であろう．問診のポイントは，発熱期間，熱型，随伴症状，易感染性の既往や家族歴などである．さらに小児の場合，予防接種歴，年齢が重要な問診事項であることは言うまでもない．

A 発熱の原因

　発熱を主訴とする場合，そのほとんどは感染症，悪性腫瘍，膠原病のいずれかに属することを念頭において鑑別をすすめる．表1-1に発熱の原因となる主な疾患をあげた．

B 随伴症状から見た鑑別

a．中枢神経症状

　頭痛，嘔吐，痙攣，意識障害などを伴う場合，髄膜炎や脳炎などの中枢神経感染症を疑う．しかしこれらがつねに神経症状を伴うわけではなく，乳児（とくに3ヵ月未満）では発熱のみの場合でもつねに化膿性髄膜炎を考えておく．

b．呼吸器症状

　肺炎や気管支炎以外に副鼻腔炎，前頭洞炎，中耳炎など耳鼻科的疾患を忘れてはならない．長期の咳嗽を伴う微熱は結核を疑う．反復する呼吸器感染症では先天性免疫不全症や，肺嚢胞への感染，肺分画症などを考える．

c．眼球結膜の充血

　感染症では麻疹や咽頭結膜熱，感染症以外では川崎病や若年性関節リウマチの強膜炎などがあげられる．

表1-1 小児の発熱の原因

A 感染症
　a．中枢神経系感染症
　無菌性髄膜炎，化膿性髄膜炎，脳炎，脳腫瘍，硬膜下膿瘍，結核性髄膜炎
　b．呼吸器系感染症
　咽頭炎，扁桃炎，喉頭炎，中耳炎，副鼻腔炎，肺炎，気管支炎，肺結核，胸膜炎，膿胸
　c．循環器系感染症
　感染性心内膜炎，ウイルス性心筋炎
　d．消化器系感染症
　ウイルス性腸炎，細菌性腸炎，虫垂炎，肝炎，胆のう炎，横隔膜下膿瘍，肝膿瘍，膵炎
　e．尿路感染症
　腎盂腎炎，腎膿瘍，腎周囲膿瘍
　f．運動器系感染症
　関節炎，骨髄炎
　g．発疹症
　麻疹，風疹，突発性発疹，水痘，伝染性紅斑，猩紅熱，ブドウ球菌性熱傷様皮膚症候群，エンテロウイルス等によるウイルス発疹症
　h．全身感染症
　敗血症，伝染性単核症，慢性活動性EBウイルス感染症，腸チフス，パラチフス，恙虫病，猫ひっかき病，真菌感染症
B 膠原病
　若年性関節リウマチ，全身性エリテマトーデス，リウマチ熱
C 悪性腫瘍
　白血病，悪性リンパ腫，神経芽細胞腫，脳腫瘍
D 川崎病
E 薬剤性アレルギー
F その他
　甲状腺機能亢進症，心因性発熱，詐病，うつ熱

d．リンパ節腫脹

　頸部のリンパ節腫脹では化膿性リンパ節炎，伝染性単核症，結核性リンパ節炎，川崎病，亜急性壊死性リンパ節炎などを疑う．全身のリンパ節腫脹では白血病，悪性

e. 腹部症状

腹痛，下痢などの腹部症状を伴う場合，ウイルス性および細菌性腸炎が考えられる．重要なものとして，ロタウイルス，病原性大腸菌，サルモネラ，キャンピロバクターがあげられる．腸チフス，パラチフスは不明熱の原因として重要であるが，腹部症状を伴わないことも多く注意を要する．虫垂炎や他の腹腔内炎症から進展する横隔膜下膿瘍，骨盤内膿瘍では画像診断が有用である．

f. 心雑音

リウマチ熱，全身性エリテマトーデスが鑑別すべき疾患としてあげられる．器質的心疾患をもつ児の不明熱では細菌性心内膜炎の可能性も考えておく．

g. 関節痛・四肢痛

化膿性股関節炎，膝関節炎は乳児の不明熱の鑑別診断の一つとして重要である．リウマチ熱，若年性関節リウマチ，全身性エリテマトーデス，および白血病の鑑別が必要となる．骨髄炎の診断にはガリウムシンチが有用である．

h. 発疹

感染症では，ウイルス性（麻疹，突発性発疹など）細菌性（溶連菌，ブドウ球菌など）リッケチア（恙虫病，発疹チフスなど）と原因はさまざまである．薬剤性の発疹でもしばしば発熱を伴う．川崎病，リウマチ熱，若年性関節リウマチ（全身型），全身性エリテマトーデスなどが鑑別診断にあげられる．

C 検査所見による鑑別

一般に細菌感染症では白血球増多，核の左方移動を，ウイルス感染症では白血球正常〜減少，比較的リンパ球増多を認めることが多い．例外として，腸チフスや恙虫病での白血球の減少，EBウイルス感染症でのリンパ球優位の白血球増多などがあげられる．白血球の著明な増加は白血病を強く疑う．貧血，血小板減少を伴う場合は白血病，再生不良性貧血，VAHSなどの血液疾患，悪性腫瘍，全身性エリテマトーデスなどの鑑別を行う．血液一般検査に加え，炎症反応，細菌培養，ウイルス抗体，自己抗体，腫瘍マーカー，骨髄検査，画像診断（X線，CTスキャン，超音波検査）を組み合わせて鑑別にあたる．

(安藤嘉浩)

2. 下痢

下痢とは，便の水分含有量が増加し，排便回数の増加した状態をいう．しかし，小児，とくに乳児では，平常でも便の水分量や便回数が多いため，下痢の判定には注意が必要である．その児の平常の状態と比較して便の水分量，回数が増加した場合に下痢と診断するのが実際的である．

下痢は種々の原因により起こるが（表2-1），一般小児科臨床で扱う下痢は大部分が感染性のものである．

A 診断

問診から重要な情報が得られる．患者の年齢，季節，感染症の流行状況なども診断への手懸かりとなる．急性下痢ではまず感染性腸炎を考えることになるが，急性虫垂炎や腸管外感染症などを除外診断しておくことが大切である．慢性下痢では感染性と非感染性の原因を考え，鑑別診断をすすめる（図2-1）．

a. 問診
1) 基本的事項：

表 2-1 下痢の原因

A．感染性下痢（急性胃腸炎）
 1．ウイルス
  ・ロタウイルス
  ・腸管アデノウイルス
  ・カリシウイルス（ノロウイルス）など
 2．細菌
  ・サルモネラ
  ・カンピロバクター
  ・病原性大腸菌
  ・黄色ブドウ球菌
  ・赤痢菌
  ・腸炎ビブリオ
  ・Aeromonas hydrophila
  ・Clostridium difficile
 3．原虫その他
  ・クリプトスポリジウム
B．非感染症下痢
 1．抗生物質投与に伴う下痢
 2．二次性乳糖不耐症（lactase 欠乏症）
 3．炎症性腸疾患：クローン病，潰瘍性大腸炎
 4．アレルギー性
 5．過敏性大腸症候群
 6．吸収不全症候群
C．下痢を伴うことのある鑑別上重要な疾患
 1．急性虫垂炎
 2．腸重積症
 3．腸管外感染症：尿路感染，中耳炎など

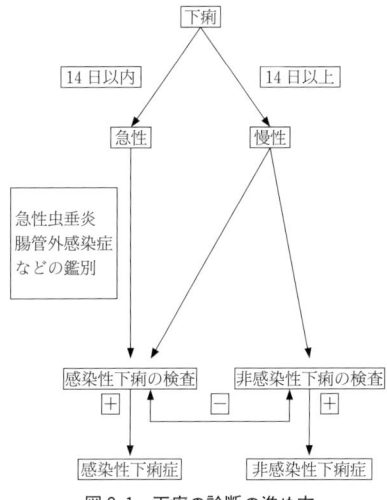

図 2-1 下痢の診断の進め方

下痢が始まってからの期間：14日以内は急性下痢，14日以上を慢性下痢とする．

- 下痢の性状：色，水様，粘液・血液の有無など，下痢便を実際に観察し便の性状を記載することが大切．急性の粘血下痢は細菌性腸炎を考える．ロタウイルス下痢症では白色〜クリーム色の下痢がしばしば見られる．
- 下痢以外の症状：発熱，嘔吐，腹痛などはまず感染性を考える．発育不良は慢性下痢を示唆する．
- 脱水について：体重減少，水分摂取量，尿量・尿回数などを問診．
- 年齢，季節：乳幼児の冬季の嘔吐・下痢はロタウイルス感染が多い．細菌感染は夏季に多い．

2）感染症に関連した事項：
- 発症前の食事内容，外食など．
- 家族内の下痢症の有無．
- ペットの有無
- 海外渡航歴

3）非感染症に関連した事項：
- 食事内容と下痢との関連：アレルギー，乳糖不耐症，など．
- 抗生剤の服用の有無．
- 最近の下痢症の罹患：二次性乳糖不耐症．

b．診察

1）脱水の有無・程度：皮膚 turgor，粘膜乾燥，体重の変化などから脱水を判定．

2）腹部所見：膨隆，陥凹，腸雑音，

表 2-2 下痢症診断のための検査

A. 一般検査
  1. 血液検査：白血球数，赤血球数，血小板数，血清電解質，肝機能検査，尿素窒素，クレアチニン，血清蛋白・アルブミン，血液ガスなど
  2. 尿検査：潜血，糖，蛋白，アセトン
  3. 腹部レントゲン，腹部エコー，大腸ファイバー
  4. 便：潜血，便白血球（粘液部分をスライドグラスに塗抹・染色，鏡検する．強拡大で一視野に5以上の白血球が見られれば，炎症が存在）
B. 感染性下痢の検査
  1. 便中の病原体，病原体毒素などの検出
    1) 細菌培養
    2) 各種抗原検出
      ウイルス抗原：ロタウイルス，腸管アデノウイルス
      細菌抗原・毒素：病原性大腸菌O 157 LPS抗原，ベロ毒素，クロストリジウム・ディフィシル抗原
    3) 原虫 oocyte，寄生虫卵の鏡検
  2. 血液培養：サルモネラ感染，エルシニア感染では菌血症の合併がある
  3. 血清抗体価の測定：病原性大腸菌（O 157など）LPS抗原，ベロ毒素などに対する抗体価を測定（急性期，回復期）
C. 非感染性下痢の検査
  1. 便：クリニテスト（陽性：還元糖の存在），便pH（5.5以下：糖吸収不全を疑う），便脂肪染色
  2. アレルギー検査：IgE，IgE RAST，食物除去および負荷試験
  3. 吸収不全の原疾患に応じた検査

打診音．
  3) 全身状態・全身の所見：貧血，黄疸，出血斑，浮腫などに注意を払う．
  c. 検査
  問診，診察結果に基づき表2-2に示す一般検査，感染性下痢および非感染性下痢の検査から適当なものを選び検査を進める．

B 治療
  a. 脱水の治療
  下痢のため脱水を起こしている時には，下痢の原因検索を進めると同時に，点滴を開始し脱水を改善しておく．輸液療法については「5．治療・手技 3．輸液」の項を参照．
  b. 整腸剤，止痢剤
  感染性下痢では止痢剤の使用はできるだけ控え，ビオスミンなど乳酸菌製剤を投与する．抗菌薬投与時の下痢ではエンテロノンRなどを使用．
  c. 乳糖不耐症
  乳糖除去ミルクの使用．
  d. アレルギー性
  食物除去，抗アレルギー剤．
  e. 抗菌薬
  細菌性腸炎で抗菌療法が必要な場合がある（「15．消化器疾患 3．急性胃腸炎」の項を参照）．

（柴田元博）

3．便秘

原因により症候性便秘と非症候性便秘に分けられる．多くは非症候性便秘——とくに習慣性便秘である．
「便秘」とは，① 排便回数が少なく（週2回以下），② 排便困難を伴った場合と定義するのが適当と考えられる．単に排便回数が少ないだけで便秘とするのは適当ではない．

① 新生児期・乳児期の便秘：他の年代と異なり先天性疾患の可能性があるので注意を要する．24時間以内に胎便排泄がない時は腸管の閉鎖・狭窄や胎便栓塞症候

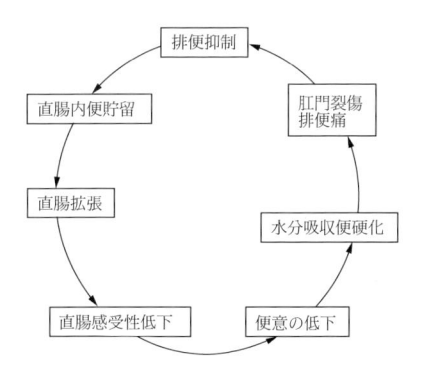

図3-1 便秘成立の悪循環

群，Hirschsprung病などを疑い，胸腹部X線などを施行する．

② 幼児以降の便秘：遊びに夢中であったり，授業中で便意を我慢すると，直腸内の便は水分が吸収され硬化し，排便痛，排便抑制となり，直腸内に大きな糞塊が形成され排便困難となる悪循環が成立する（図3-1）．直腸壁が常時伸展するとその感受性が低下し便意減少から便秘発生の発端となる．さらに進むと直腸内に巨大糞塊を形成し，巨大結腸やソイリング（便での下着汚染），遺糞症（下着内の排便）がみられるようになる．

A 診断（図3-2）

a．問診

1） 食事内容：哺乳量，食餌量，食物線維の摂取量の不足はないか．

2） 排便習慣：定まった時刻にトイレにいくか．排便痛があるか．

3） 便の性状：硬さ，大きさ，血液付着，ソイリングや遺糞症の有無．

4） 神経学的所見：膀胱直腸障害の有無．

5） 随伴症状：腹部膨満，腹痛，嘔吐が有無．

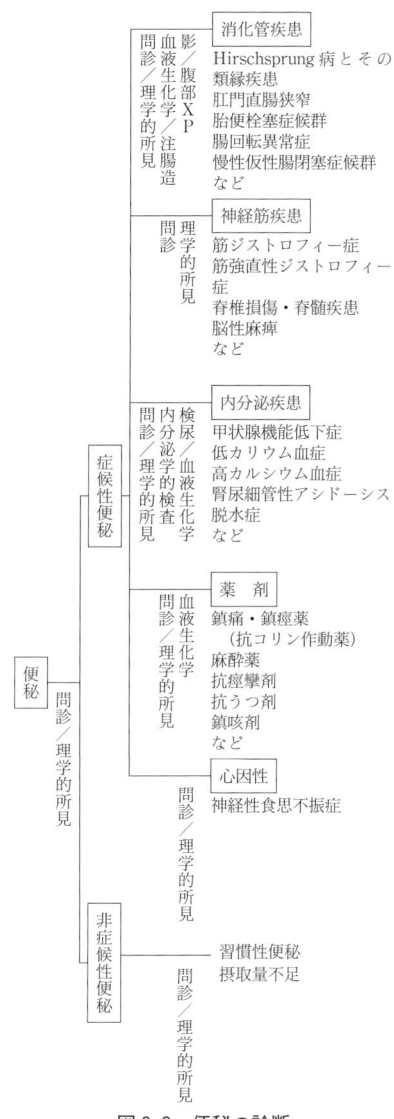

図3-2 便秘の診断

便秘
- 症候性便秘（問診/理学的所見）
  - 消化管疾患（問診/理学的所見／血液生化学／腹部XP／注腸造影）
    - Hirschsprung病とその類縁疾患
    - 肛門直腸狭窄
    - 胎便栓塞症候群
    - 腸回転異常症
    - 慢性仮性腸閉塞症候群
    - など
  - 神経筋疾患（問診／理学的所見）
    - 筋ジストロフィー症
    - 筋強直性ジストロフィー症
    - 脊椎損傷・脊髄疾患
    - 脳性麻痺
    - など
  - 内分泌疾患（問診／内分泌学的検査／理学的所見／血液生化学／検尿）
    - 甲状腺機能低下症
    - 低カリウム血症
    - 高カルシウム血症
    - 腎尿細管性アシドーシス
    - 脱水症
    - など
  - 薬剤（問診／血液生化学／理学的所見）
    - 鎮痛・鎮痙薬（抗コリン作動薬）
    - 麻酔薬
    - 抗痙攣剤
    - 抗うつ剤
    - 鎮咳剤
    - など
  - 心因性（問診／理学的所見）
    - 神経性食思不振症
- 非症候性便秘（問診／理学的所見）
  - 習慣性便秘
  - 摂取量不足

6) 精神的因子：トイレットトレーニング強制過剰，排便に対する恐怖があるか．

7) 既往歴：手術歴等，薬剤使用（抗痙攣薬，鎮咳薬など）．

b．理学的所見

1) 視診：筋・神経疾患や甲状腺機能低下症はないか，発育不全はないか．

2) 腹部膨満，糞塊の触知の有無．

3) 直腸指診：硬便や巨大な糞塊の有無．

4) 肛門病変の有無，下着汚染の有無に注意する．

c．臨床検査

1) 腹部単純X線写真：異常腸管ガス陰影の有無や糞便量を推測する．

2) 検尿，末梢血一般，血沈，CRP，血液生化学，内分泌学的検査（甲状腺機能）など．

3) 注腸造影：直腸拡張の程度，他の消化管異常の確認．Hirschsprung病が疑われれば直腸内圧検査も考慮する．

B 治療

a．症候性便秘

原疾患の治療を行う．

b．乳児の場合

哺乳量不足，器質的疾患が除外できれば腹部の時計方向のマッサージ・果汁・マルツエキス投与，肛門の綿棒刺激などで対応してみる．

c．直腸を空虚にしてやること

便秘の治療は，図3-1のような悪循環の打開と規則的排便習慣の確立である．そのためには直腸を空虚にし，便の到達で便意が生ずるよう維持する．軽症例では下剤を，巨大糞塊が形成された場合は浣腸，さらに無効なときは指で便をかき出す（摘便）．

d．排便習慣の確立

排便反射を抑制しないゆとりある生活を指導し，きまった時刻の排便習慣を促す．下剤の援助で規則的排便習慣を獲得させるのもひとつである．これを2～3カ月続け，排便習慣を形成する．

e．便軟化薬の使用

排便の嫌悪につながる肛門痛を軽減するため，マグネシウム剤や腸管の運動性を高めるラキソベロンがよく用いられる．

f．食事療法

基本は水分と残渣の多い食物を多く摂ることである．そのためには偏食を改善する．野菜や果物の他，海藻，コンニャク，穀類などの食物線維は便量増加し，水分を吸って便を軟化させる．冷水を飲むと胃結腸反射で腸の運動性が高まるので，多く飲ませるとよい．

参考文献

1) 小林昭夫：便秘．小児内科 28：1385-1388, 1996.
2) J. Richard Hamilton: Textbook of pediatrics(Waldo E. Nelson), p. 397-938, Saunders, 1992.

（花田直樹）

4．嘔吐

嘔吐は小児ではありふれた症状で，ほとんどの場合では急性胃腸炎などに伴って起こり，1～2日の経過で消失してしまうことが多い．しかし，なかには重篤な疾患も含まれており，その原因を把握することが必要である．

まず始めに，家人が嘔吐を訴えている場合，それが溢乳や咳上げの状態ではないことを区別しておくことも必要である．とく

表 4-1 嘔吐をきたす疾患

	生後2週までの新生児期	生後2週から1歳までの新生児・乳児期	1歳以上の幼小児期
比較的多い疾患	初期嘔吐（生後から2日までに出現） 空気嚥下・哺乳後の体動 哺乳過誤 胃食道逆流現象（GER） 消化管閉鎖（生後7日までに出現） 腸回転異常 消化管感染症（NEC）・全身感染症 頭蓋内出血・水頭症	空気嚥下・異物誤飲 哺乳・食餌過誤 GER 肥厚性幽門狭窄症（生後2〜8週で出現） 腸重積症（生後6ヵ月以降出現）・ヘルニア嵌頓・腸回転異常 消化管感染症（ロタウイルス胃腸炎など）・全身感染症 頭蓋内亢進（外傷，腫瘍）	GER 消化管感染症・肝胆膵炎 腸重積症・上腸間膜動脈症候群 急性虫垂炎・腹膜炎 周期性嘔吐症 起立性調節障害・乗り物酔い 頭蓋内亢進 てんかん
稀でも要注意	尿路奇形・尿路感染症 先天性代謝異常（尿素サイクル異常症・アミノ酸代謝異常・果糖不耐症・糖尿病・副腎過形成・高カルシウム血症）	尿路奇形・尿路感染症 先天性代謝異常 食餌アレルギー	薬物中毒 アレルギー性紫斑病 Reye症候群 神経性食思不振症 妊娠

に新生児・乳児においては鑑別が必要で，口から少量のミルクがダラダラと出てきたり（溢乳 regurgitation），咳や物を詰まらせた後に嘔吐したものと，胃内容を激しく戻したものとの区別をしておくべきである．

嘔吐が問題となるのは，それが持続したり反復する場合で，新生児期に起きるもの，腹満や激しい腹痛を伴っていたりするもの，噴水状に嘔吐するもの，嘔吐物が血液や胆汁を含んでいた場合，その他の異常な状態を示唆する兆候を含んでいた場合などである．

嘔吐の原因が判りにくいのは，その原因が多種多様であり，ほとんどすべての臓器にわたって嘔吐の原因となりうるからである．したがって，その原因を探るとき，病歴や理学所見をしっかりとっていくことが大事で，それによって比較的まれな原因も絞り込まれてくる．

A 診断

a．問診

小児では年齢時期により嘔吐を生ずる疾患や頻度が異なり（表4-1），問診の際は，こうした頻度の高い疾患や緊急性を考えつつ鑑別を進める．

現病歴では，発症前の食事内容や一緒に食事をした人の嘔吐の有無，さらには患児の友人などの嘔吐を伴う流行性の疾患の存在や，児の腹部・頭部の外傷などの既往を聴くことが重要である．同時に，基礎疾患の存在や現在飲用中の薬物の有無を聴く必要がある．

症状については，嘔吐の仕方（噴水状や無力性か，咳などを伴っていないか，嘔気の随伴の有無など），嘔吐回数，吐物の性状（泡沫状の唾液・粘液の混入，胆汁，血液の

混入,糞臭の有無等),食事・哺乳との関連などの他,随伴する症状として,下痢,腹痛,血便,発熱,体重増加不良,咳嗽,頭痛,けいれんなどの有無を聴く．尿量の減少は急性の脱水程度を推定するのに重要である．

b．理学的所見

まずバイタルサインをとりながら全身の観察をすすめる．可能な限り体重測定も行う．中枢神経症状（意識障害,髄膜刺激症状など）のなきことを確認しつつ,全身の理学的所見をとる．

腹部所見では,姿位の異常（前かがみ）により腹痛の激しさを知ることができ,さらに全体としての腹部膨満や腹壁を通して胃の蠕動運動がみえないかを確認するが鼠径部などの局在性の膨隆の有無も見落としてはならない．触診により腹壁の硬さを感じ,腫瘤の触知や肝脾腫大・腹水の有無,圧痛点・反跳痛・腰部の叩打痛を調べる．急性の脱水症状の目安として腹壁の turgor の低下の程度もみる．聴診では,腸閉塞では機械的な音となり注意が必要である．

c．検査

嘔吐でのスクリーニング的な検査では,血液（血算,白血球像,CRP,AST,ALT,ビリルビン,アミラーゼ,CPK,BUN,Cr,電解質,血糖,アンモニア,血液ガス分析）,尿（糖,ケトン体,沈渣）,便（潜血,培養,ロタウイルス抗原など）,立位単純腹部X線像,腹部超音波検査などがあげられる．さらに,随伴症状によって中枢神経症状があれば髄液検査,頭部CT（MRI）,脳波検査が行われたり,消化管の異常が推定された場合は,上部消化管透視（UGI）や注腸透視,腹部CTなどが行われる．

B 治療

診断がつくまでの対応として,急性かつ頻回の嘔吐に対しては,全身状態と脱水症状の改善を目的として輸液療法を行う．輸液には細胞外液型電解質溶液（ソリタ T₁ など）を10〜20 ml/kg/時の速度で投与し,排尿が確認されたら速度を補修輸液に変え,100〜150 ml/kg/日におとす．この際,補修輸液は血清電解質の結果をみて決定される．制吐剤として,プリンペラン,ナウゼリンが対症的に使用されるが,作用は弱く主に急性胃腸炎に対して一時的に使用される程度である．前者では錐体外路症状の出現に気をつける．

a．内服困難時

プリンペラン注射液：0.25 mg/kg/回 筋注,静注,点滴内．

ナウゼリン坐薬：1 mg/kg/回．

b．内服

プリンペランシロップ：0.5 ml/kg/日 分3 食前．

ナウゼリンドライシロップ：1 mg/kg/日 分3 食前．

参考文献

1) Forbes D：Differential diagnosis of cyclic vomiting syndrome. J Pediatr Gastroenterol 21 (Suppl. 1):11-14, 1995.
2) Zitelli BJ：Persistent vomiting. In: Gartner JC Jr, Zitelli BJ, eds. Common & chronic symptoms in pediatrics. p.275-289, 1997.
3) Tunnessen WW Jr：Vomiting & Projectile vomiting/cyclic vomiting. Signs and symptoms in pediatrics. Lippincott W & W (3 ed.) p.491-507, 1999.

〔中尾吉邦〕

5. 咳嗽

咳嗽は，気道粘膜に存在する受容体を介した防御反応であり，気道内の異物や，分泌物を排出させる作用である．咳嗽は外来で最も多い主訴のひとつである．その原因疾患は多種多様にわたるが，よく見かけるのは上・下気道の感染症である．

A 診断

咳嗽の原因疾患の診断には詳細な問診が重要である．具体的には，咳の性質（痰の絡んだ湿性咳嗽か，痰を伴わない乾性咳か），その持続期間，回数，出現する時間帯，随伴症状の（熱・喘鳴・鼻水など）の有無，家族歴や既往歴（とくにアレルギー疾患について）などがあげられる．

a．咳の性質

レプリーゼ（コンコンと咳き込んだ後ヒューという吸気音）を伴う咳嗽は百日咳，嗄声を伴う犬吠様の咳嗽は仮性クループが疑われる．乾性咳嗽か湿性咳嗽によっても疾患は予想できるが，経過によって変わることを肝に銘じることが必要である．代表的な乾性咳嗽と湿性咳嗽の疾患を表5-1に示す．

b．咳の出現する時間

1日中咳嗽がある場合は，気管支炎や肺炎を，夜間から明け方に多い場合は気管支喘息を疑う．寝入りばな・目がさめた時にでる場合は副鼻腔炎を疑い，副鼻腔のX線写真をとる必要がある．日中は見られるが，睡眠中に消失する咳嗽で元気がよい場合は心因性咳嗽を疑う．

急激に発症し，咳嗽が強い場合は異物誤嚥を疑い，胸部X線写真を撮影することが大事である．

表5-1　咳嗽を来す代表的疾患

乾いた咳：上気道炎・喉頭炎，百日咳（レプリーゼ），慢性副鼻腔炎，気道異物，心因性咳嗽，クループ，急性喉頭炎

湿った咳：喘息性気管支炎，急性気管支炎，細気管支炎，肺炎（マイコプラズマなど），肺結核，気管支喘息，先天性喘鳴，気管支拡張症

c．随伴症状（熱・喘鳴・鼻水）

発熱を伴う場合は感染症（気管支炎・肺炎）を疑い，喘鳴が見られる場合は気管支喘息，鼻水などの鼻症状が強い場合は副鼻腔炎を疑うことが必要である．

d．その他

家族歴，既往歴とくにアレルギー疾患の有無，季節や環境，ペットの有無，喫煙者の有無も診断の助けとなる．

B 必要な検査

鑑別診断のために行う検査は，胸部X線写真（2方向），炎症反応（CRP, WBC, マイコプラズマ抗体価，寒冷凝集反応など），アレルギー検査，ツベルクリン反応，肺機能などを疑う疾患に対応して行うことが必要である．

（吉田政己）

6．喘鳴

喘鳴 stridor, wheezing は，呼吸に際して聴取されるゼーゼー，ヒューヒューといった聴診器を使用せずに聴取できる雑音を指し，種々の原因によって気道内腔が狭窄したために起こる．stridor は喉頭などの胸郭外気道や気管までの太い気道の狭窄により生じ，主として吸気時に聴かれる．

また wheezing は末梢気管支の狭窄により主に呼気時に聴取される高調性の雑音で

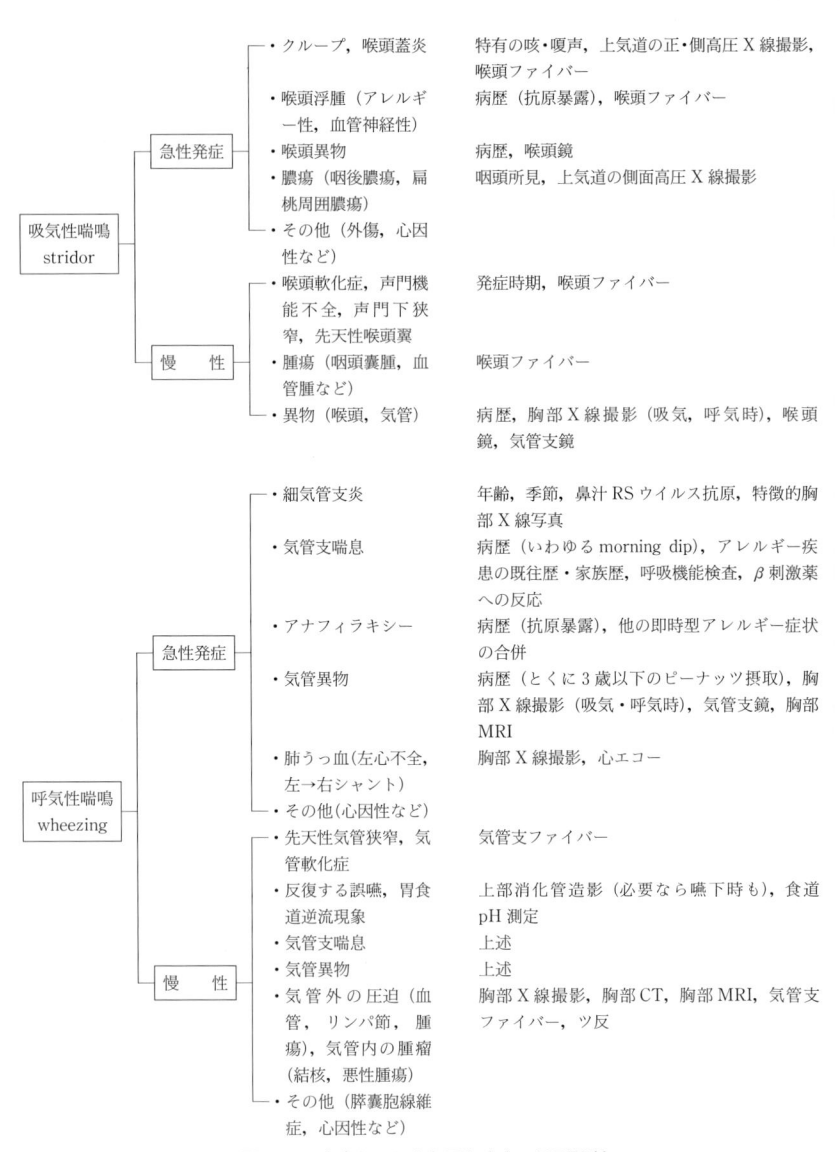

吸気性喘鳴 stridor	急性発症	・クループ，喉頭蓋炎	特有の咳・嗄声，上気道の正・側高圧X線撮影，喉頭ファイバー
		・喉頭浮腫（アレルギー性，血管神経性）	病歴（抗原暴露），喉頭ファイバー
		・喉頭異物	病歴，喉頭鏡
		・膿瘍（咽後膿瘍，扁桃周囲膿瘍）	咽頭所見，上気道の側面高圧X線撮影
		・その他（外傷，心因性など)	
	慢性	・喉頭軟化症，声門機能不全，声門下狭窄，先天性喉頭翼	発症時期，喉頭ファイバー
		・腫瘍（咽頭囊腫，血管腫など）	喉頭ファイバー
		・異物（喉頭，気管）	病歴，胸部X線撮影（吸気，呼気時），喉頭鏡，気管支鏡
呼気性喘鳴 wheezing	急性発症	・細気管支炎	年齢，季節，鼻汁RSウイルス抗原，特徴的胸部X線写真
		・気管支喘息	病歴（いわゆるmorning dip），アレルギー疾患の既往歴・家族歴，呼吸機能検査，β刺激薬への反応
		・アナフィラキシー	病歴（抗原暴露），他の即時型アレルギー症状の合併
		・気管異物	病歴（とくに3歳以下のピーナッツ摂取），胸部X線撮影（吸気・呼気時），気管支鏡，胸部MRI
		・肺うっ血（左心不全，左→右シャント）	胸部X線撮影，心エコー
		・その他（心因性など）	
	慢性	・先天性気管狭窄，気管軟化症	気管支ファイバー
		・反復する誤嚥，胃食道逆流現象	上部消化管造影（必要なら嚥下時も），食道pH測定
		・気管支喘息	上述
		・気管異物	上述
		・気管外の圧迫（血管，リンパ節，腫瘍），気管内の腫瘤（結核，悪性腫瘍）	胸部X線撮影，胸部CT，胸部MRI，気管支ファイバー，ツ反
		・その他（膵囊胞線維症，心因性など）	

図6-1 喘鳴をきたす主要な疾患と鑑別診断

ある.

呼吸器疾患だけでなく,心血管系疾患も喘鳴の原因となりうる.また,緊急の対応を必要とする疾患もあり,迅速な診断が必要となる.とくに頻度は低いが喉頭蓋炎が疑われるときは,不用意な診察により窒息をきたすことがあり十分な注意が必要であるとされている.

A 鑑別診断(図6-1)

診断に当たっては年齢,病歴,喘鳴の種類などが重要な情報となる.

a.問診
1) 年齢.
2) 家族歴:アレルギー疾患,代謝異常,など.
3) 既往歴:アレルギー疾患,最近のピーナッツ等の摂取歴,など.
4) 病歴:発症時期,発症の経過(急激に発症か,慢性的なものか,徐々に進行か),季節性や日内変動の有無.
5) 随伴する咳の性質:乾性か湿性か犬吠様か,多い時間帯(明け方:喘息など,昼間のみ:心因性の可能性).

b.理学所見
1) 喘鳴の種類:吸気性か呼気性か,音調は高いか低いか(狭窄部位・程度の推測).
2) 努力性呼吸,陥没呼吸,チアノーゼ,呼気延長,嗄声などの有無.
3) 聴診所見:乾性・湿性ラ音や呼吸音減弱の有無,心雑音の有無.

c.検査
1) X線撮影:胸部(吸気位,必要なら呼気位),上気道の高圧撮影.
2) パルスオキシメーター,血液ガス分析.
3) 血液一般・生化学,CRP.
4) 細菌・ウイルス学的検査:各種培養,ウイルス抗体価,RS抗原迅速診断.
5) その他:呼吸機能検査,胸部CT,喉頭鏡,気管支鏡,血管造影など.

(森下雅史)

7. 発疹

小児によくみられる発疹と,それらを呈する皮膚疾患を表7-1にまとめた.表の発疹の欄の「+」は,先の発疹の中に後者の発疹が付随している場合である.例えば「水疱・膿疱+糜爛・痂皮」とは,「水疱ないし膿疱」に「糜爛ないし痂皮」がついているという意味である.また「紅斑 丘疹 鱗屑」のように,発疹が並列されている場合は,これらの発疹が,すべて認められる局面をもった病変という意味である.

なお,日常診療で特に注意の必要な発疹の鑑別について下記に記す.

A 皮膚炎と真菌症

盛り上がった皮疹(発疹)を,丘疹と呼ぶ.そのうち,径が1cm以上のものを,結節と呼ぶ.腫瘍性ないし母斑性の丘疹(結節)を除けば,丘疹はリンパ球をはじめとする炎症性細胞の浸潤(集簇)の結果,盛り上がってできたものである.つまり炎症により,出現するものである.丘疹の出現前には,古典的炎症症状の一つである紅斑が,しばしば先行する.炎症がすすむと滲出液が出て,その結果,水疱ができ,その水疱が破れて,糜爛となる.滲出液が乾燥して,痂皮を形成し,鱗屑も付着する.つまり皮膚炎では紅斑,丘疹,水疱,糜爛,痂皮,鱗屑が認められる.白癬やカンジダ症も真菌による皮膚炎ともいえるので,これらの発疹と,アトピー性皮膚炎や接触皮膚炎の発疹との鑑別は当然容易

表7-1 小児によく見られる皮膚疾患とその発疹

疾患	発疹	紅斑	丘疹	紅斑を伴う丘疹	小水疱	紅斑を伴う水疱・膿疱	紅斑糜爛	水疱・膿疱＋糜爛・痂皮	紅斑＋丘疹(結節)＋膿疱	紅斑＋鱗屑	紅斑丘疹鱗屑	紅斑丘疹水疱(膿疱)鱗屑
皮膚炎	アトピー性皮膚炎										○	○
	接触皮膚炎	○									○	○
	脂漏性皮膚炎									○		
真菌症	白癬					○				○		
	カンジダ症					○				○		
細菌感染症	癤・癰			○					○			
	伝染性膿痂疹			○		○	○	○				
	SSSS	○					○					
ウイルス感染症	疣贅		○									
	軟属腫		○									
	ヘルペス・水痘				○							
虫刺症	疥癬			○							○	○
	虫刺症	○				○					○	○
その他	水晶様汗疹				○							
	紅色汗疹						○					
	中毒疹	○		○								

ではない（表7-1参照）．ただ真菌症は湿度100％に近い部位や多汗部位に好発する（陰股部，腋窩や頸部の間擦部）ので，発症部位である程度見当もつく．しかし確定診断には，鱗屑の苛性カリ標本を顕微鏡にて観察し，真菌を確認することが必要である．

B アトピー性皮膚炎と疱疹性湿疹

アトピー性皮膚炎の発疹中に，単純ヘルペスが合併することがしばしばおこる（疱疹性湿疹，カポジー水痘様発疹症）．ヘルペスや水痘では小水疱の中心が陥凹（中心臍窩）し，水疱周囲に紅斑を持つ（紅暈）．アトピー性皮膚炎の病変局面にこのような水疱を一つでも見つければ，診断は容易である．しばしば掻爬により水疱がすべて破れ，点状の糜爛が多発ないし集簇するだけの場合もあるので，注意深い観察が必要である．疱疹性湿疹が悪化すれば，膿胞化・潰瘍化し，所属リンパ節は腫脹し，高熱を発する．

C 中毒疹

原因物質やウイルスが血流にのって全身皮膚に到達し，そこで反応して同じ発疹（多くは小紅斑あるいは紅色丘疹：表中では紅斑を伴う丘疹）が左右対称性に，あるいは全身に一斉に出現する場合を中毒疹と呼ぶ．蕁麻疹，薬疹，ウイルスによる発疹

などがこれに相当する．中毒疹を除く表中の他疾患では，発疹が片側性ないし局所性に出現するが，中毒疹では決してそのような出方はしない．

(富田　靖)

8. 腹痛

小児がおなかの痛みを訴えてきた場合，それが緊急的な外科処置を必要とする可能性があるもの（急性腹症）なのか，反復性であり経過観察をしていける慢性的な疾患なのかの識別がまず重要である（表8-1）．そして，その識別に重要なのは，患児の年齢であり，さらに発症の様子，腹痛の部位・性質・持続時間などである．

A 原因
a．乳児期

この時期の急性腹症としては，まず腸重積があげられる．また，まれではあるが，鼠径ヘルニアの嵌頓や，腸軸捻転症，メッケル憩室炎，被虐待児症候群などがある（病院を訪れる被虐待児症候群の患児の半分は乳児であり，剖検により肝損傷が認められることはまれではない）．急性疾患ではほかに，冬期乳児嘔吐下痢症（ロタウイルス感染症）を含む急性胃腸炎や尿路感染症（腎盂腎炎），消化管アレルギーなどがある．反復性腹痛の代表的なものには便秘や空気嚥下症がある．また，腸回転異常や重複腸管など先天奇形に関するものが存在する．

b．幼児期

急性疾患では，急性虫垂炎が幼児期よりあらわれる．腸重積も少なからず認められる．他に，急性胃腸炎や尿路感染症（腎盂腎炎），外傷がある．反復性腹痛の代表的なものには，臍周囲痛，便秘，総胆管のう腫，アセトン血性嘔吐症などがある．

c．学童期

急性疾患では，急性虫垂炎，アナフィラクトイド紫斑症があり，消化性潰瘍や炎症性腸疾患が学童期よりあらわれる．他に肺炎や月経痛，腸間膜リンパ節炎，尿路結石，急性胆嚢炎，胆石などがある．

反復性腹痛には，臍周囲痛，過敏性腸症候群，起立性調節障害など，除外診断により診断が確定するものが増え，不登校や家庭環境に問題があるものも多く，心身症に関する知識も必要となる．他に上腸間膜動脈症候群や腹性てんかんなどもみられる．

B 診断
a．問診

1) 発症・経過：急激な発症か，慢性で反復性かを確認する．痛みは間欠的か（腸重積など），持続的か（虫垂炎・消化性潰瘍）も聴く．

2) 痛みの性状・程度：乳幼児では，ミルクや離乳食の実際の摂取量を確認し，程度を推測する．学童で反復性の場合，夜間や休日の痛みの状況も聴く（不登校・過敏性腸症候群など）．

3) 随伴症状：たとえば腹痛の他に，咳嗽（肺炎），排尿時痛（尿路結石），血便（腸重積・アナフィラクトイド紫斑症，潰瘍性大腸炎・メッケル憩室炎），打撲痕（外傷・被虐待児症候群など），胆汁性嘔吐（総胆管のう腫など）が診断の助けとなる．

4) 既往歴：過去の手術の既往や，反復性の場合，前回の発症時の時期，時間，おかれていた環境などを確認する．食事・排便のリズムや月経の周期なども参考になる．

5) 家族歴：家族の結石や潰瘍の既往は参考になる場合がある．また，家庭環境

表 8-1 腹痛の鑑別診断

年齢	臨床症状・問診		検査	疾患
乳児	不機嫌・嘔吐・顔色不良	間欠痛・腫瘤触知	浣腸（血便＋/−）・超音波検査	腸重積
		嵌頓ヘルニアの確認		鼠径ヘルニア嵌頓
		打撲痕・症状と矛盾する問診	X線・CT・超音波検査	被虐待児症候群
		発熱・下痢	便培養検査	急性胃腸炎
		血便	X線・注腸検査（穿孔に注意）	腸軸捻転症
		血便	シンチグラフィ	メッケル憩室炎
	顔色良・体重増加良好	嘔吐なし	浣腸	便秘症
		腹部膨満	X線	空気嚥下症
幼児	発熱	心窩部痛→右下腹部痛	炎症反応検査・X線・超音波検査	急性虫垂炎・腸間膜リンパ節炎
		下痢	炎症反応検査・便培養検査	急性胃腸炎
		頻回尿・排尿時痛	炎症反応検査・尿検査・超音波検査	尿路感染症（腎盂腎炎）
			超音波検査・血性ビリルビン・血清アミラーゼ	総胆管のう腫・急性胆嚢炎
	嘔吐	間欠痛・腫瘤触知	浣腸（血便＋/−）・超音波検査	腸重積
		顔色良好・過去に同様の既往歴	尿検査（ケトン体）	アセトン血性嘔吐症
	打撲痕	症状と矛盾する問診	X線・CT・超音波検査	被虐待児症候群
	腹部膨満		浣腸	便秘症
学童	発熱	心窩部痛→右下腹部痛	炎症反応検査・X線・超音波検査	急性虫垂炎・腸間膜リンパ節炎
		下痢	炎症反応検査・便培養検査	急性胃腸炎
		上気道症状	胸部X線・炎症反応検査	気管支炎・肺炎
		背部痛・放射痛	炎症反応検査・血清アミラーゼ・超音波検査	急性膵炎（流行性耳下腺炎）
			炎症反応検査・便潜血検査・注腸検査（穿孔に注意）	炎症性腸疾患
		頻回尿・排尿時痛	炎症反応検査・尿検査・超音波検査	尿路感染症（腎盂腎炎）
			超音波検査・血性ビリルビン・血清アミラーゼ	総胆管のう腫・急性胆嚢炎
	嘔吐		X線・超音波検査	上腸間膜動脈症候群
			便潜血検査・上部消化管内視鏡	消化性潰瘍
		易疲労感・肝腫大	肝機能検査・超音波検査	急性肝炎
		紫斑	便潜血検査	アナフィラクトイド紫斑症
		背部痛・疝痛発作	尿検査・X線・超音波検査	尿路結石
	腹部膨満		浣腸	便秘症
	便秘・下痢もしくは双方	夜間症状の欠如	X線・超音波検査（除外診断のため）・ODテスト	過敏性腸症候群・起立性調節障害

の聴取が，慢性腹痛の診断の助けになることがある．

b．検査

1）血液検査：白血球数やCRPなどの炎症反応を示す値が高ければ当然炎症性疾患が考えられる．赤血球数やHbの低値やBUN高値などから消化管出血を，AST・ALT・アミラーゼの上昇などは，肝炎や胆石・胆嚢炎，膵炎を疑わせる．

2）尿検査：意外に見過ごされがちであるが，侵襲がなく簡便で重要な検査である．血尿（尿路結石），蛋白尿（急性腎炎），白血球尿（尿路感染症），ケトン尿（アセトン血性嘔吐症）など．

3）便検査：便潜血検査では急性腸炎や消化性潰瘍，潰瘍性大腸炎などが，便培養検査では細菌性腸炎が，ロタウイルス抗原検査では，冬期乳児嘔吐下痢症の診断，治療の助けとなる．

4）腹部X線検査：糞便の大量の貯留（便秘），空気の貯留（空気嚥下症），フリーエアー（腸管穿孔），ニボー（イレウス），石灰化（尿路結石・胆石）などに注意する．

5）腹部超音波検査：腸管におけるtarget sign（腸重積），腫大した虫垂・腹水（急性虫垂炎）などに注意する．

参考文献
1) 小林昭夫：年齢別からみた腹痛の特徴．小児内科 27：173-176，1995．

（髙橋昌久）

9．頭痛

「頭が痛い」と訴えることができる年齢は5歳すぎと考えられているが，2〜3歳以下であっても，不機嫌，啼泣，嘔気，嘔吐などの言葉にならない頭痛の表現に注意をする必要がある．

頭痛とは，頭部の痛み感受性部位から三叉神経，舌咽神経，動脈周囲の交感神経，頸神経を介し知覚される頭部の痛みの総称である．ズキズキと痛む（血管性頭痛），締め付けられるように痛む（緊張性頭痛），ピリっと痛む（神経痛）などの特徴のある痛みもあるが，多くは深部痛であり放散するために部位や性状がはっきりしない．成因は血管の拡張，痛み感受性部位の牽引，圧迫，伸展，炎症などである．片頭痛の病因には，①血管説（セロトニンによる血管収縮とその後の血管異常拡張），②神経説（脳内の神経変化が徐々に脳周囲全方向に拡大する拡散性抑制が原因），③三叉神経血管説（三叉神経軸索への刺激がsubstance Pなどの神経伝達物質を遊離し神経原性炎症が生じ，痛みとして知覚される）などの説があるが確定していない．また，家族性片麻痺性片頭痛では遺伝子解析にて第19染色体19p13カルシウムチャンネル遺伝子の変異を認めている．緊張性頭痛では，筋肉の過緊張，過収縮が主要病因とされている．

頭痛の分類を表9-1に示す．

A 診断

①緊急治療が必要で危険な頭痛（くも膜下出血，脳出血，脳腫瘍，慢性硬膜下血腫，髄膜炎，脳炎，脳膿瘍，脳静脈洞血栓症，高圧水頭症），②慢性の頭痛（片頭痛，緊張性頭痛．群発頭痛），③眼科，耳鼻科，歯科，口腔外科診察が必要な頭痛などがある．

図9-1に症候からのフローチャートを示す．急激な発症，嘔気，嘔吐，激しい痛み，徐々に悪化する頭痛は危険な徴候であり，画像診断（CT，MRI）は不可欠であ

表 9-1 頭痛の分類

1. 血管性頭痛
   片頭痛
   発熱による二次性の頭痛
   高血圧性頭痛
2. てんかんに関連した頭痛
3. 頭蓋内圧の変化による二次性の頭痛
   脳腫瘍頭痛
   低髄液圧頭痛
4. 緊張性頭痛
5. 精神疾患に関連した頭痛
6. 眼精疲労による頭痛
7. 鼻腔性疼痛

出典:中山健太郎ほか:ネルソン小児科学(原著12版),1986.

表 9-2 小児片頭痛の診断基準

・Holguin ら(1967)
発作性の頭痛で,少なくとも 2 項目を満たす
1. 片側性頭部痛
2. 悪心,嘔吐
3. 視覚前兆または他の一過性神経障害
4. 片頭痛の家族歴(両親,同胞)

・Prensky(1976)
間欠期のある発作性頭痛で,少なくとも 3 項目を満たす
1. 腹痛,悪心,嘔吐
2. 片側性頭痛
3. 拍動性頭痛
4. 短時間の睡眠後の頭痛消失
5. 視覚前兆,知覚前兆,運動前兆
6. 頭痛の家族歴

出典:藤田光江:小児の頭痛,医歯薬出版,1995.

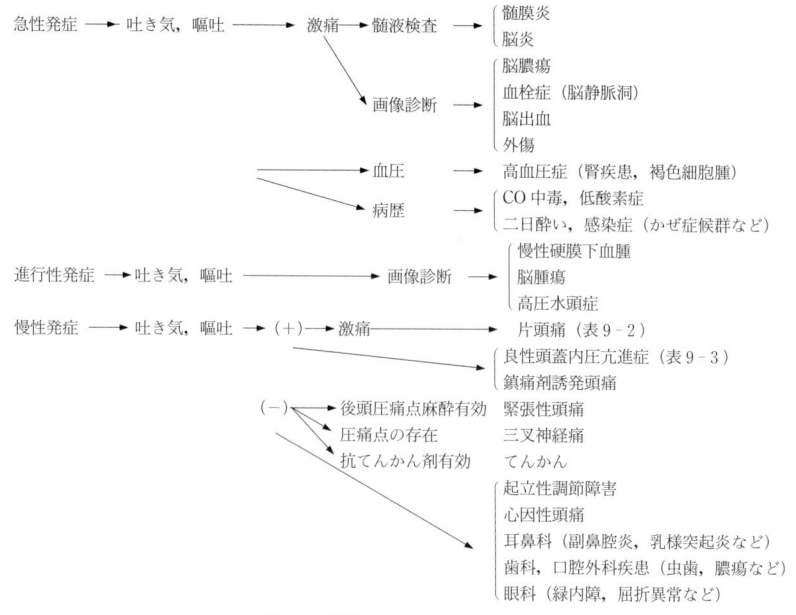

```
急性発症 ── 吐き気,嘔吐 ── 激痛 ─ 髄液検査 ┬ 髄膜炎
                                        └ 脳炎
                                
                              画像診断 ┬ 脳膿瘍
                                      ├ 血栓症(脳静脈洞)
                                      ├ 脳出血
                                      └ 外傷
                              
                        血圧 ── 高血圧症(腎疾患,褐色細胞腫)
                        病歴 ┬ CO 中毒,低酸素症
                             └ 二日酔い,感染症(かぜ症候群など)

進行性発症 ── 吐き気,嘔吐 ──────── 画像診断 ┬ 慢性硬膜下血腫
                                           ├ 脳腫瘍
                                           └ 高圧水頭症

慢性発症 ── 吐き気,嘔吐 → (+) → 激痛 ──→ 片頭痛(表9-2)
                                         ┌ 良性頭蓋内圧亢進症(表9-3)
                                         └ 鎮痛剤誘発頭痛
                        (−) ┬ 後頭圧痛点麻酔有効  緊張性頭痛
                            ├ 圧痛点の存在       三叉神経痛
                            └ 抗てんかん剤有効   てんかん
                                         ┌ 起立性調節障害
                                         ├ 心因性頭痛
                                         ├ 耳鼻科(副鼻腔炎,乳様突起炎など)
                                         ├ 歯科,口腔外科疾患(虫歯,膿瘍など)
                                         └ 眼科(緑内障,屈折異常など)
```

図 9-1 頭痛鑑別診断フローチャート

表9-3 良性頭蓋内圧亢進症の原因

- 内分泌障害
  - 下垂体障害:肢端肥大症,下垂体腺腫,トルコ鞍空虚症候群
  - 下垂体—副腎障害:Cushing病,コルチコステロイド療法,コルチコステロイド減量,Addison病
  - 性腺機能不全:月経不順,妊娠,経口避妊薬,Turner症候群
  - 甲状腺疾患:甲状腺機能亢進症,甲状腺機能低下症
  - 副甲状腺疾患:副甲状腺機能低下症,偽性副甲状腺機能低下症
  - その他:肥満
- 薬剤:ビタミンA過剰摂取,イソトレチノイン,テトラサイクリン,ニトロフラントイン,ナリジクス酸,サルファ剤,インドメタシン,フェニトイン
- 血液疾患:貧血,赤血球増加症
- 頭部外傷
- 感染症
- その他:ビタミンA欠乏,膠原病,ベーチェット病

出典:The Headaches, Olses et al. eds, 1993.

る.慢性頭痛のなかの緊張性頭痛の占める割合は成人では過半数であるが,小児であっても約20%前後の報告があり,無視できない.フローチャートの診断基準を表9-2,9-3に示す.

参考文献

1) 藤田光江:小児の頭痛,医歯薬出版,1995.
2) 頭痛の構造,SCOPE別冊,ファルマシア・アップジョン,1999.
3) 中山健太郎ほか:ネルソン小児科学12版,1986.
4) Solomon S et al: Criteria for the Diagnosis of Migraine in Clinical Practices. Headache 31:384-387, 1991.

(袴田 享)

10. 胸痛

小児科外来患者の0.2〜0.3%程度が胸痛を主訴とすると言われている.またその半数近くを原因不明の特発性胸痛が占めると思われる.しかし頻度は低いが,川崎病の後遺症である冠動脈瘤を有する児においては心筋梗塞を発症することもありうる.そのため胸痛を訴える児を診療する際には,器質的疾患を鑑別する必要がある.

A 原因

表10-1に主な胸痛の原因となる疾患をあげた.a.特発性,b.筋・骨格性,c.精神・神経性の三者で小児の胸痛の大部分を占める.

a.特発性

precordial catch syndromeといわれ,小児の胸痛の原因としては最多である.安静時,軽い労作時に左前胸部〜心尖部にかけてかなり強く鋭い痛みが出現する.吸気時に増強し数十秒〜数分持続する.一過性で自然軽快する.

b.筋・骨格性

多くは炎症,骨折,酷使による損傷が原因.なかでも肋軟骨炎の頻度が比較的高いとされる.前胸部から背部,腹部に放散する.胸骨・肋軟骨接合部に圧痛があるのが特徴である.

c.精神・神経性

学校,家族,身体的な問題が原因で胸痛を心因性反応として訴えること(心因性胸痛)は少なくない.また近親者に心臓疾患のある場合には,その不安から胸痛を訴えることもある.

表 10-1　胸痛の原因

	頻度(%)	疾患名
基礎疾患なし	40～60	特発性胸痛
筋・骨格性	13～32	肋軟骨炎，肋骨骨折，筋炎，筋の損傷，酷使など
精神・神経性	26～29	心因性胸痛，過換気症候群など
心臓・血管性	4～14	虚血性心疾患（川崎病後冠動脈障害，先天性冠動脈奇形），心筋心外膜炎，不整脈，起立性調節障害など
呼吸器性	2～14	気胸，肺炎，気管支喘息など
消化器性	4～6	食道炎，Malloy-Weiss症候群，胃潰瘍など
その他		帯状疱疹，肋間神経炎など

呼吸性心身症である過換気症候群では，その85％に胸痛を認めるという報告もある．

　d．心臓・血管性

川崎病既往児で，左前胸部～胸骨裏面にかけて圧迫感，拘絞感，灼熱感を伴う胸痛を訴えた場合，心筋梗塞を考慮し精査する．心筋炎や心外膜炎でも胸痛を訴えることがある．とくに数日間の上気道炎症状や胃腸炎症状の後，胸痛を訴えた場合はウイルス性の心筋・心外膜炎を念頭においておくべきである．両者とも心電図や心エコー検査が診断に有効と考える．

僧帽弁逸脱症のなかには胸痛を訴えるものもある．また心室性期外収縮などの不整脈を胸痛と感じる児も存在する．

B　治療

特発性胸痛については自然軽快するので，放置可．それ以外は原因となる疾患の治療を行う．

参考文献

1) Emmanouilides GC et al : Moss and Adams heart disease in infants, children, and adolescents, 653, Williams & Wilkins, 1995.
2) 小林　登：新小児科学体系5，小児症候診断学260，中山書店，1985.
3) 佐地　勉：小児科診療，54, 26, 1991.

(浅井俊行)

11．関節痛・四肢痛

関節痛は小児でよく見られる愁訴であり，鑑別すべき疾患は多い．ただ，四肢痛と明らかに区別することが困難な場合も多いので，ここでは四肢痛も含め鑑別診断についてまとめることにする．

A　関節痛，四肢痛を来す主な疾患

図11-1に関節痛・四肢痛を来す主な疾患と診断に至る道筋を示した．

B　診断の進め方のポイント

　a．問診

1) 痛みの部位：関節痛か，関節周囲の軟部組織か，筋痛か．

2) 痛みの程度，日内変動：痛くてなにもできないのか，眠れないほどか．若年性関節リウマチでは朝に強く，成長痛は夜に強い．

3) 発症時期：2～15歳に好発するPerthes病，新生児期に多い化膿性股関節炎など，好発年齢の情報が参考になる．

4) 誘因：外傷，薬剤，刺虫症，感染など．

11. 関節痛・四肢痛　83

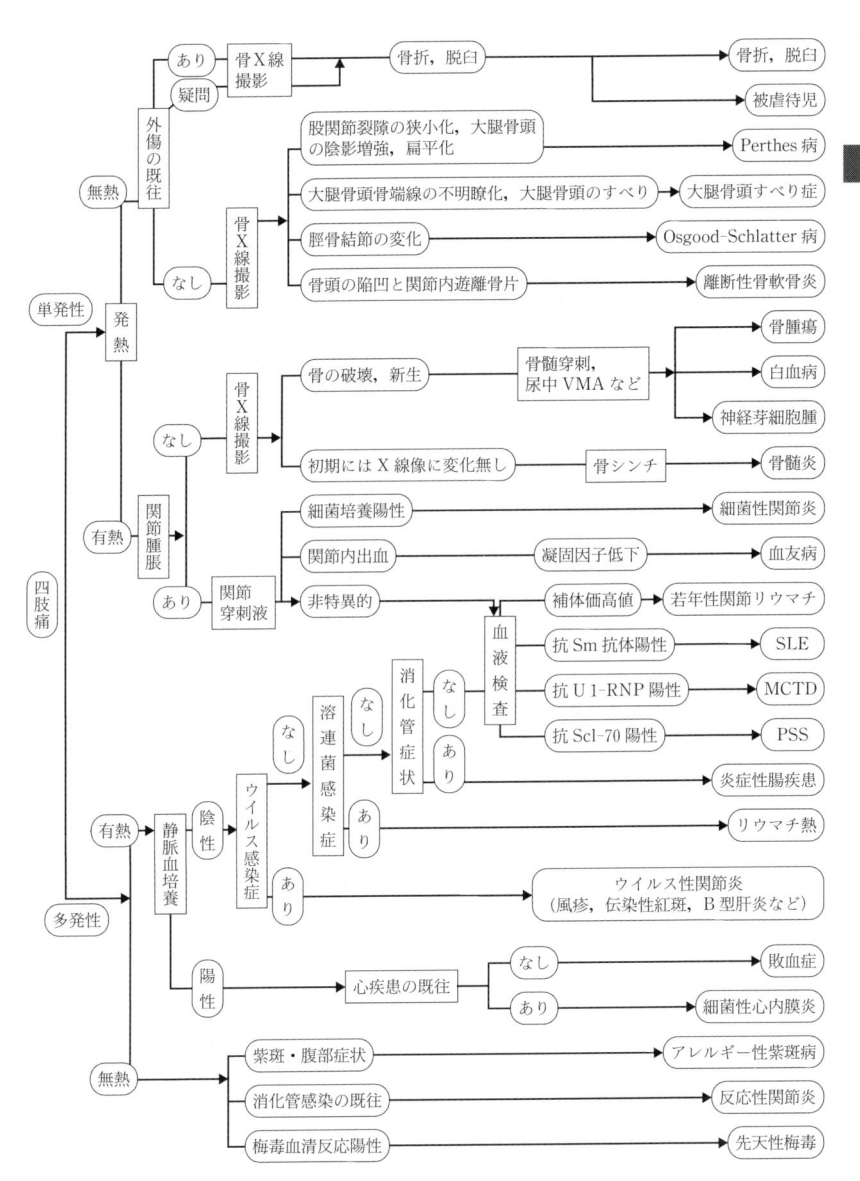

```
                              ┌─ あり ──┐
                              │        ├─ 骨X線撮影 ──→ 骨折, 脱臼 ──┬──→ 骨折, 脱臼
                  ┌─ 外傷の既往 ┤ 疑問   │                              └──→ 被虐待児
                  │           │        
                  │           │        ┌─ 股関節裂隙の狭小化, 大腿骨頭
                  │           │        │  の陰影増強, 扁平化 ──────────→ Perthes病
                  │           │        │
                  │           └─ なし ─┤── 骨X線撮影 ─┬─ 大腿骨頭骨端線の不明瞭化, 大腿骨頭のすべり ─→ 大腿骨頭すべり症
       ┌─ 無熱 ───┤                                   ├─ 脛骨結節の変化 ──→ Osgood-Schlatter病
       │          │                                   └─ 骨頭の陥凹と関節内遊離骨片 ──→ 離断性骨軟骨炎
       │          │
       │          │                                                              ┌──→ 骨腫瘍
       │          │                   ┌─ 骨の破壊, 新生 ── 骨髄穿刺, 尿中VMAなど ─┼──→ 白血病
       │          │       ┌─ なし ── 骨X線撮影                                   └──→ 神経芽細胞腫
       │          │       │          └─ 初期にはX線像に変化無し ── 骨シンチ ──→ 骨髄炎
単発性 ─┤          └─ 発熱 ┤
       │                  │          ┌─ 細菌培養陽性 ──────────────→ 細菌性関節炎
       │                  │          │
       │                  │          ├─ 関節内出血 ── 凝固因子低下 ──→ 血友病
       │                  │          │                                          ┌─ 補体価高値 ─→ 若年性関節リウマチ
       │                  └─ 関節腫脹 ┤                                          │
四肢痛 ─┤                     あり    └─ 非特異的 ──────────────────── 血液検査 ─┼─ 抗Sm抗体陽性 ─→ SLE
       │                                                                        ├─ 抗U1-RNP陽性 ─→ MCTD
       │                                                                        └─ 抗Scl-70陽性 ─→ PSS
       │
       │                                       ┌── なし ─┬─ 消化管症状 ─ なし ──→ 
       │                          ┌─ なし ─ ウイルス感染症           └─ あり ──→ 炎症性腸疾患
       │                          │  溶連菌感染症                              
       │          ┌─ 有熱 ─ 静脈血培養 ── 陰性 ─┤                     あり ──→ リウマチ熱
       │          │                          │
       │          │               └─ あり ─ ウイルス性関節炎
       │          │                         (風疹, 伝染性紅斑, B型肝炎など)
多発性 ─┤          │           ┌── なし ──→ 敗血症
       │          └─ 陽性 ── 心疾患の既往 ┤
       │                               └── あり ──→ 細菌性心内膜炎
       │
       │          ┌─ 紫斑・腹部症状 ──→ アレルギー性紫斑病
       └─ 無熱 ───┼─ 消化管感染の既往 ──→ 反応性関節炎
                  └─ 梅毒血清反応陽性 ──→ 先天性梅毒
```

図 11-1　関節痛・四肢痛を来す主な疾患

5) 持続期間．
6) 急性発症か慢性的な痛みか：急激な発症は外傷，炎症，出血を示唆し，緩徐な発症は膠原病，骨端症を疑わせる．
7) 持続性か間欠的か．
8) 単発性か多発性か．
9) 移動性か固定性か：移動性の関節炎はリウマチ熱，ライム病，反応性関節炎で見られる．
10) 安静時痛か運動時痛か：骨端症などでは，加重により痛みが増強し，化膿性股関節炎ではおむつ交換により，涕泣する．
11) 随伴症状：発熱，食思不振，出血，紫斑，貧血，発疹などを伴うか．
12) 家族歴，生活歴．

b．理学所見
1) 全身：体温，体重．
2) 皮膚：皮疹，皮下結節．
3) 関節：患肢と健肢を同じ肢位において，視診，触診などの静的診察，関節可動性などの動的診察を行う．

静的診察法では肢位（股関節が開排位であれば化膿性股関節炎が疑われる），局所の腫脹，発赤，熱感，圧痛，殴打痛，介達痛を調べる．

動的診察法では関節の自動運動制限，可動制限，歩行状態を観察する．

4) その他：心雑音（リウマチ熱，心内膜炎）肝脾腫，リンパ節腫脹，筋力低下に着目する．

c．診断に必要な検査
1) 血液検査：耳血，血沈，CRP，ASLO，RA，ALP，LDH．
2) 尿検査：一般，VMA．
3) 穿刺検査：関節，骨髄．
4) 培養：咽頭，尿，血液，便，穿刺液．
5) 画像検査：X線検査，骨シンチ，MRI．

（柘植郁哉）

12. チアノーゼ

チアノーゼとは何らかの原因で，血液中の酸化ヘモグロビン量の減少が起こり，皮膚や粘膜が青紫色を呈することをいう．

口唇，口腔粘膜，舌，指尖，耳朶，爪床，鼻尖，など表皮がうすく，メラニン色素に乏しい毛細血管に富む部位で観察しやすい．軽いとこれらの部位の赤味が増す程度のこともある．

A 病因

毛細血管中の還元ヘモグロビンが5 g/dlに達するとチアノーゼが出現する．動脈血酸素飽和度（SaO_2）が80〜85％以下，動脈血酸素分圧（PaO_2）が50 mmHg以下になると臨床的にチアノーゼが認められるという．

貧血がある場合，酸素解離曲線は左方にかたより，チアノーゼは現れにくく，逆に多血症はPaO_2の割にチアノーゼが出現しやすくなるので注意を要する．

B 分類

その成因によりa．中枢性チアノーゼ，b．末梢性チアノーゼに分類されるが，かならずしもクリアに分けられる訳ではなく，両方の要因があると考えられる場合もある．

a．中枢性チアノーゼ
①呼吸性：ガス交換の障害により肺静脈血の酸素飽和度が低下するもの，②右左短絡性：左右短絡により，静脈血が直接動脈血に混入し，動脈血の酸素飽和度が低下するも，③ヘモグロビン異常がある．

呼吸性チアノーゼのある患者は状態の悪いことが多く，緊急を要する場合が多い．右左短絡のあるチアノーゼ型先天性心疾患の多くは慢性の経過をとるが，PaO_2 が 35 mmHg 以下の患児では治療を急がねばならない．また，右左短絡性チアノーゼでは純酸素吸入によるチアノーゼの改善は難しい．

ヘモグロビン異常には先天性と後天性があり，先天性はメトヘモグロビンの増加によるもので，血液中のメトヘモグロビンが全ヘモグロビンの 15％以上になるとチアノーゼが認められるようになる．後天性には硝酸塩，アセトアニリドなどの服用によるメトヘモグロビン血症とスルフォンアミド，フェナセチンなどの服用によるサルファヘモグロビン血症がある．これによる PaO_2 の低下はない．

　b．末梢性チアノーゼ

全身の血流量がいちじるしく減少し，末梢組織の毛細血管で低酸素血症が発生し，チアノーゼがおこる場合と，末梢血管の閉塞による局所の循環障害でおこる場合とがある．

心不全，ショック時の心拍出量の低下，寒冷曝露や Reynaud 現象などが原因となりチアノーゼが現れる．PaO_2 の低下はない．

C　診断

　a．問診

出現時期，随伴症状，病歴．

　b．身体的所見

チアノーゼの出現部位，呼吸器症状の有無，全身のチェック（体温，視診，聴診，脈搏など）．

　c．検査

動脈血酸素飽和度，動脈血酸素分圧（動脈血ガス分析またはパルスオキシメーターにて），胸部 X 線検査，心電図，心エコー，血液生化学検査，頭部 CT，大泉門からの超音波など（図 12-1，図 12-2）．

D　治療

患児の状態を正確に評価し，ショック，呼吸不全，意識障害があれば，心電図およびパルスオキシメーターなどのモニター下に輸液，酸素投与さらには気道確保といった救急処置を行う（図 12-1，図 12-2）．

注意点として低酸素血症があっても肺静脈路に狭窄のある先天性心疾患（総肺静脈還流異常，三心房心，左心低形成症候群）や心不全のある肺血流増加型先天性心疾患（心室中隔欠損，動脈管開存，心内膜床欠損症）では酸素投与が肺血管抵抗を下降させ，肺血流の増加をおこし，呼吸循環障害を増悪させる要因となる．また一方，動脈管依存の肺血流減少型心疾患では動脈管を収縮させ，状態を悪化させる要因となりうる．

参考文献

1) 田内宣生：研修医マニュアル．救急診断ガイド（上巻），現代医療社，1998．

（牧　貴子）

86 4．症候

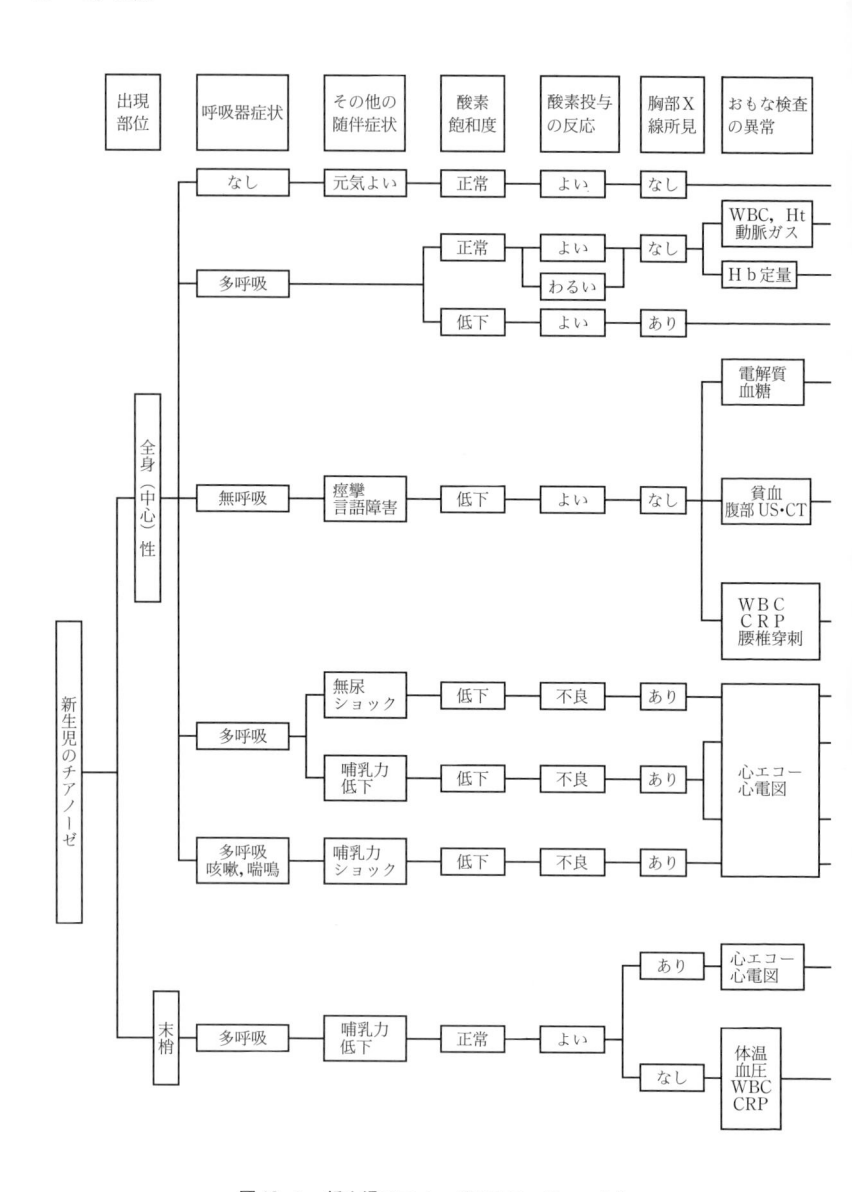

出現部位	呼吸器症状	その他の随伴症状	酸素飽和度	酸素投与の反応	胸部X線所見	おもな検査の異常
新生児のチアノーゼ — 全身（中心）性	なし	元気よい	正常	よい	なし	
	多呼吸		正常	よい	なし	WBC, Ht 動脈ガス
				わるい		Hb定量
			低下	よい	あり	
	無呼吸	痙攣 言語障害	低下	よい	なし	電解質 血糖
						貧血 腹部US・CT
						WBC CRP 腰椎穿刺
	多呼吸	無尿 ショック	低下	不良	あり	心エコー 心電図
		哺乳力低下	低下	不良	あり	心エコー 心電図
	多呼吸 咳嗽，喘鳴	哺乳力 ショック	低下	不良	あり	心エコー 心電図
末梢	多呼吸	哺乳力低下	正常	よい	あり	心エコー 心電図
					なし	体温 血圧 WBC CRP

図 12-1　新生児チアノーゼのフローチャート[1]

12. チアノーゼ

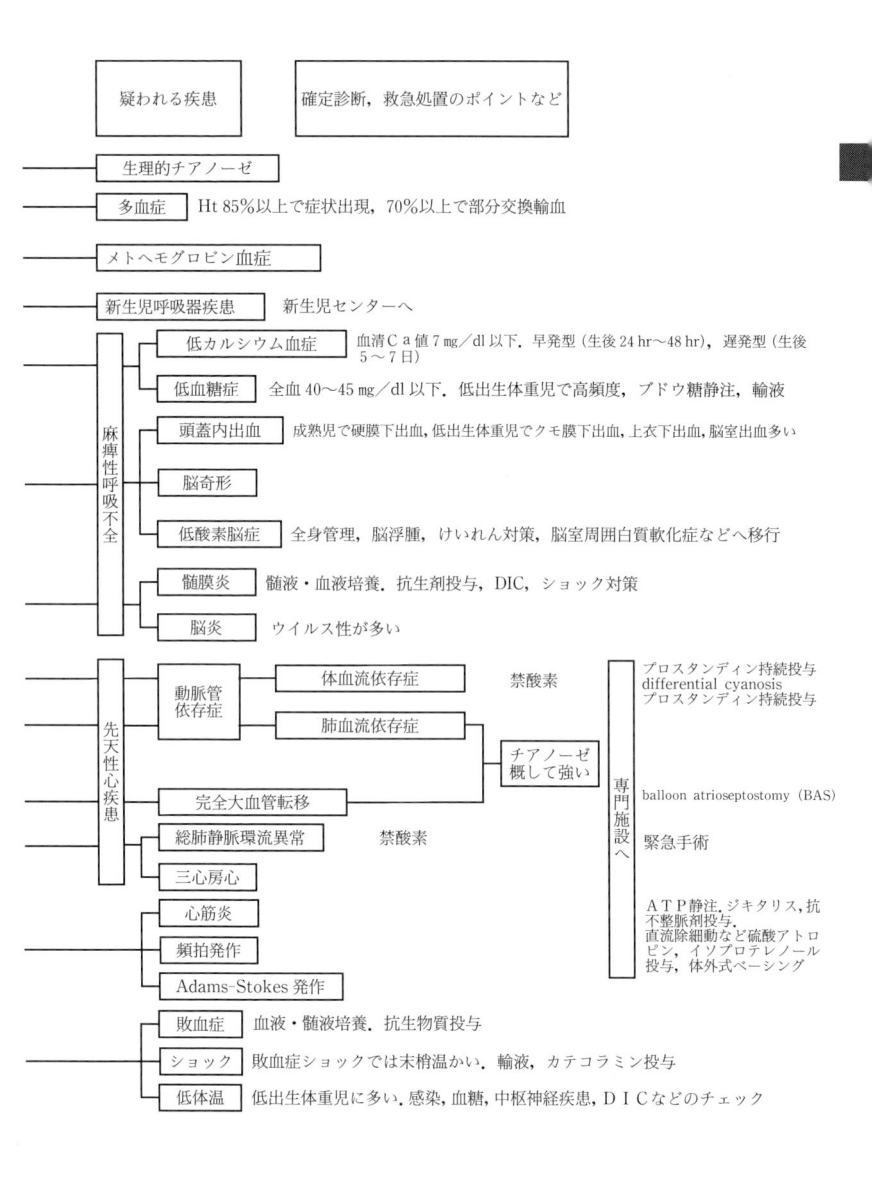

疑われる疾患	確定診断,救急処置のポイントなど
生理的チアノーゼ	
多血症	Ht 85%以上で症状出現,70%以上で部分交換輸血
メトヘモグロビン血症	
新生児呼吸器疾患	新生児センターへ

麻痺性呼吸不全
- 低カルシウム血症：血清Ca値7 mg/dl以下.早発型(生後24 hr〜48 hr),遅発型(生後5〜7日)
- 低血糖症：全血40〜45 mg/dl以下.低出生体重児で高頻度,ブドウ糖静注,輸液
- 頭蓋内出血：成熟児で硬膜下出血,低出生体重児でクモ膜下出血,上衣下出血,脳室出血多い
- 脳奇形
- 低酸素脳症：全身管理,脳浮腫,けいれん対策,脳室周囲白質軟化症などへ移行
- 髄膜炎：髄液・血液培養.抗生剤投与,DIC,ショック対策
- 脳炎：ウイルス性が多い

先天性心疾患
- 動脈管依存症
  - 体血流依存症　禁酸素 → チアノーゼ概して強い → 専門施設へ：プロスタンディン持続投与、differential cyanosis
  - 肺血流依存症 → プロスタンディン持続投与
- 完全大血管転移 → balloon atrioseptostomy (BAS)
- 総肺静脈環流異常　禁酸素 → 緊急手術
- 三心房心

- 心筋炎
- 頻拍発作
- Adams-Stokes発作

ATP静注,ジキタリス,抗不整脈剤投与.
直流除細動など硫酸アトロピン,イソプロテレノール投与,体外式ペーシング

- 敗血症：血液・髄液培養.抗生物質投与
- ショック：敗血症ショックでは末梢温かい.輸液,カテコラミン投与
- 低体温：低出生体重児に多い.感染,血糖,中枢神経疾患,DICなどのチェック

88   4．症候

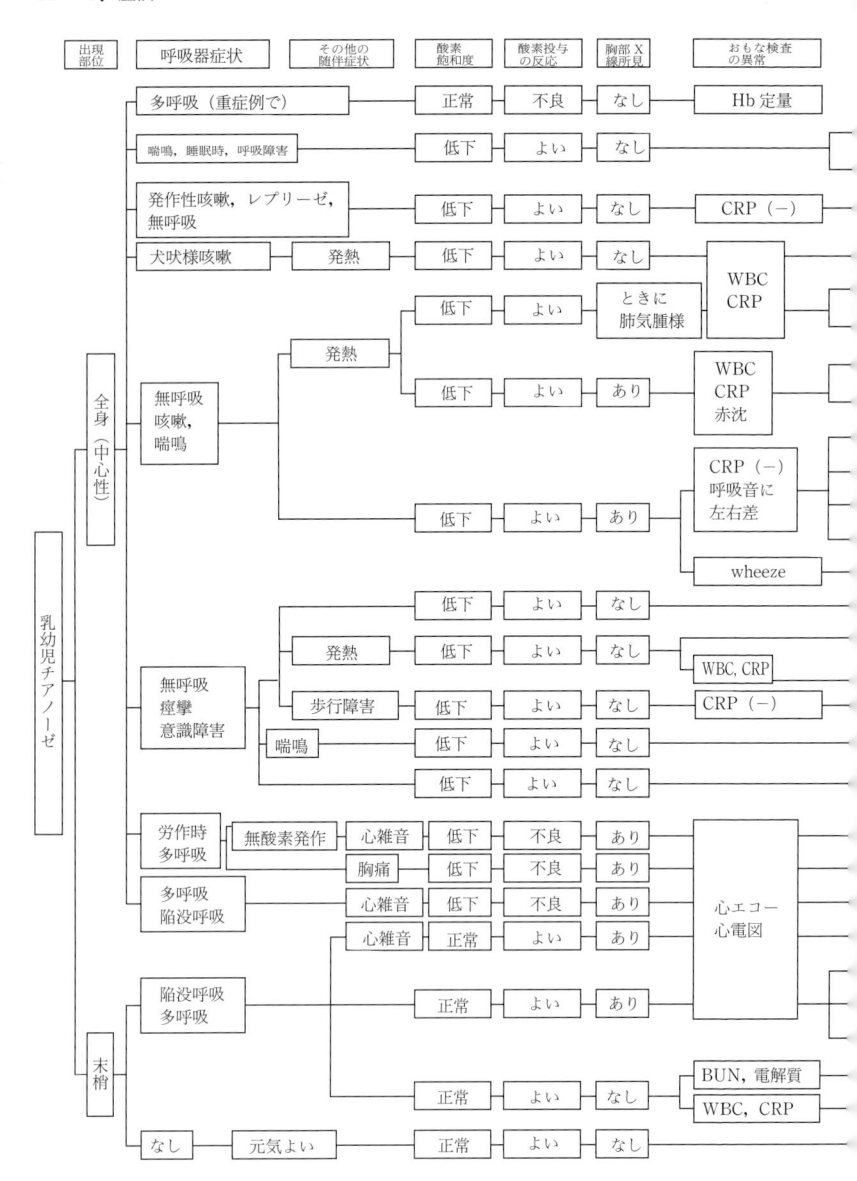

出現部位	呼吸器症状	その他の随伴症状	酸素飽和度	酸素投与の反応	胸部X線所見	おもな検査の異常
乳幼児チアノーゼ	全身（中心性）	多呼吸（重症例で）		正常	不良	なし	Hb定量
		喘鳴，睡眠時，呼吸障害		低下	よい	なし	
		発作性咳嗽，レプリーゼ，無呼吸		低下	よい	なし	CRP（−）
		犬吠様咳嗽	発熱	低下	よい	なし	WBC CRP
		無呼吸 咳嗽，喘鳴	発熱	低下	よい	ときに肺気腫様	WBC CRP
				低下	よい	あり	WBC CRP 赤沈
				低下	よい	あり	CRP（−）呼吸音に左右差
							wheeze
		無呼吸 痙攣 意識障害		低下	よい	なし	
			発熱	低下	よい	なし	WBC, CRP
			歩行障害	低下	よい	なし	CRP（−）
			喘鳴	低下	よい	なし	
				低下	よい	なし	
	末梢	労作時多呼吸	無酸素発作 心雑音	低下	不良	あり	心エコー 心電図
			胸痛	低下	不良	あり	
		多呼吸 陥没呼吸	心雑音	低下	不良	あり	
			心雑音	正常	よい	あり	
		陥没呼吸 多呼吸		正常	よい	あり	
				正常	よい	なし	BUN, 電解質
							WBC, CRP
		なし	元気よい	正常	よい	なし	

図12-2　乳幼児期チアノーゼのフローチャート

疑われる疾患	確定診断, 救急処置のポイントなど
メトヘモグロビン血症	乳児早期で重症化
巨舌　小顎症　肥満	染色体異常 (Down 症候群など), Rierre Robin 症候群, Prader-Willi 症候群
血管輪	食道造影, CT, 血管造影にて診断
百日咳	リンパ球増多, 乳児早期で重症化, 百日咳抗体の上昇. 重症例には静注用 γ-グロブリン投与
仮性クループ	乳児で重症化, 進行早い. エピネフリン吸入. 重症例には気管内挿管・切開. 抗生物質
急性細気管支炎	ウイルス性では CRP は陰性, 乳児で重症化. 人工換気
急性気管支炎	抗生物質
肺炎	細菌培養後抗生物質
膿胸	胸腔ドレナージ, 細菌培養後抗生物質
無気肺	
胸水	胸腔ドレナージ
気胸	胸腔穿刺, 持続吸引
気管支異物	呼吸音の左右差, Holzknecht のサイン (X 線), 内視鏡的摘出
気管支喘息重積	病歴, 呼気性呼吸困難, 幼児以降に多い

麻痺性呼吸不全

憤怒痙攣	発作性. 乳児後期から 1 歳代に多い. 脳波は正常
熱性痙攣	鑑別に脳波. ジアゼパム坐薬
髄膜炎　脳炎　脳症	髄液培養, 抗生物質／腰椎穿刺 (うっ血乳頭あれば禁)／脳波, CT. 抗痙攣薬, グリセロール, マンニトール
Guillain-Barré 症候群	腰椎穿刺 (蛋白細胞解離). 筋電図, 静注用 γ グロブリン大量
発達遅延　筋疾患　Werdnig-Hoffman 病　重症筋無力症	筋電図, 筋生検, テンシロン試験
てんかん重積	病歴, 脳波, 抗痙攣薬

先天性心疾患

肺血流量減少型チアノーゼ性	無酸素発作時に心雑音減弱消失. 太鼓ばち指
Eisenmenger 症候群	年長児, 太鼓ばち指
肺血流量増加型チアノーゼ性	呼吸困難発作ありうる. 原則的には酸素投与は避ける
非チアノーゼ性 (心不全)	

心不全　心筋炎　心筋症　頻拍発作	頻脈, 心電図モニター, 強心薬・利尿薬・抗不整脈薬
原発性肺高血圧	O_2 投与, 強心薬, 利尿薬, プロスタンディン
Adams-Stroke 発作	心電図モニター, 心臓ペーシング
脱水・ショック	turgor 低下
敗血症	血液培養. 輸液, 抗生物質, 敗血症ショック時には末梢温かい
おぶいひも症候群	

13. 血尿・蛋白尿

A 血尿および蛋白尿の鑑別診断

a. 血尿

日本小児腎臓病学会では尿沈渣を400倍で鏡検し，赤血球が1視野に6個以上の場合を血尿と定義し，このうち1視野6〜20個程度のものを微少血尿としている．一方，簡便には試験紙の潜血反応も頻用される．但し，試験紙法（潜血反応）には偽陽性反応と偽陰性反応があり注意を要する．即ち，ヘモグロビン尿やミオグロビン尿のほか，高度の膿尿，精子や強力な酸化剤の混入でも潜血反応は陽性（偽陽性）となる．

逆に，潜血反応が偽陰性となる原因として，試験紙の劣化，高張尿，高度の蛋白尿，アスコルビン酸などの強力な還元物質の存在，カプトリルの服用が知られている．なお，赤〜褐色尿で潜血反応が陰性の場合は図13-1のような原因が考えられる．

```
                    赤〜褐色尿
                        ↓
                 潜血反応（試験紙）
                   ↓         ↓
                  陽性       陰性 [1)]
                    ↓          ‖
               尿沈渣（赤血球）  血尿ではない [2)]
                ↓       ↓
              陽性＝血尿  陰性
                ↓         ↓
          尿赤血球の形態  ヘモグロビン尿
                         ミオグロビン尿
    5%＜有棘赤血球＜5%    高度の膿尿
    80%＜赤血球変形率＜80% 精子の混入
    赤血球円柱           強力な酸化剤の混入
          ↓              ↓
       糸球体性血尿    非糸球体性血尿
          ↓              ↓
    一次性糸球体腎炎   腫瘍，外傷，嚢胞，奇形
    二次性糸球体腎炎   結石，Nutcracker現象
    良性家族性血尿     乳頭壊死，尿路感染症
    （菲薄基底膜病）   出血性膀胱炎など
         など
                    超音波などの画像診断
```

[1)] 潜血反応の偽陰性
- 試験紙の劣化
- 高張尿
- 高度の蛋白尿
- 強力な還元物質（アスコルビン酸など）の存在
- カプトプリル服用中

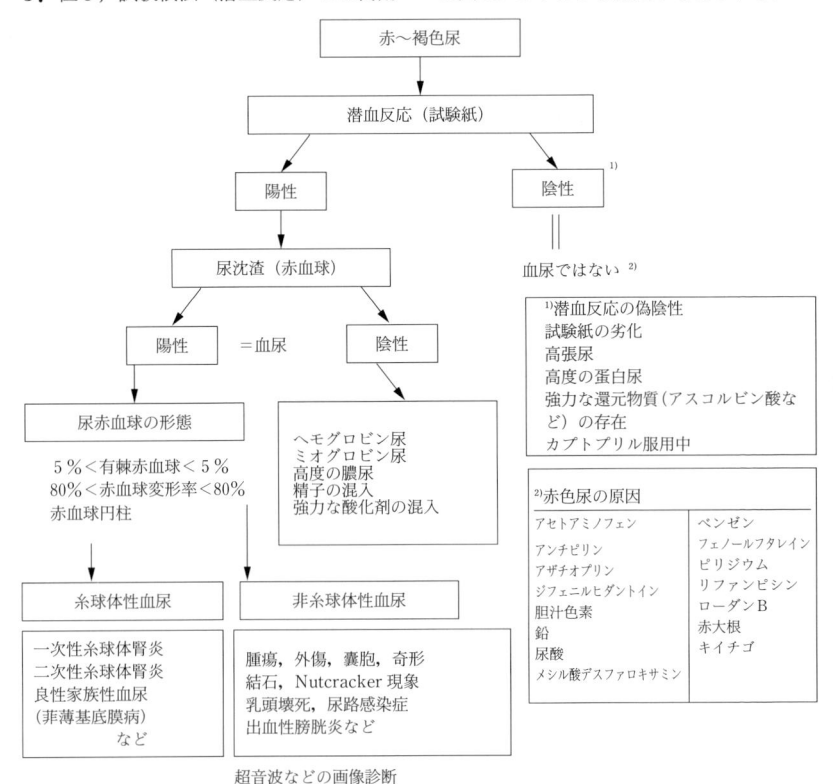

[2)] 赤色尿の原因

アセトアミノフェン	ベンゼン
アンチピリン	フェノールフタレイン
アザチオプリン	ピリジウム
ジフェニルヒダントイン	リファンピシン
胆汁色素	ローダンB
鉛	赤大根
尿酸	キイチゴ
メシル酸デスファロキサミン	

図13-1 血尿の鑑別

*蛋白尿の偽陽性・偽陰性

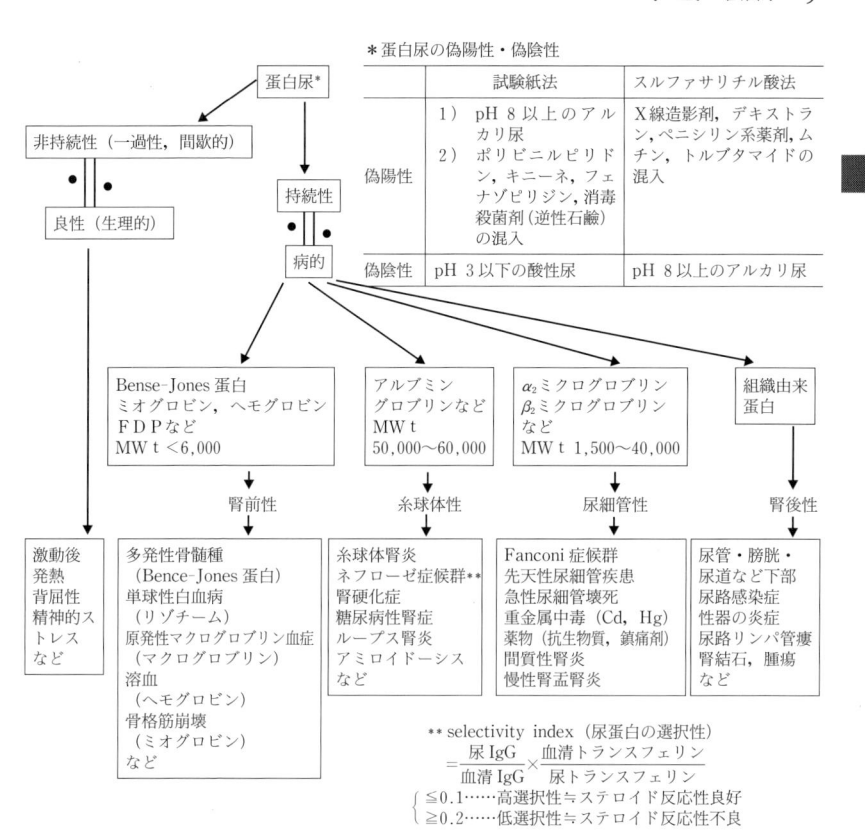

	試験紙法	スルファサリチル酸法
偽陽性	1) pH 8以上のアルカリ尿 2) ポリビニルピリドン, キニーネ, フェナゾピリジン, 消毒殺菌剤(逆性石鹸)の混入	X線造影剤, デキストラン, ペニシリン系薬剤, ムチン, トルブタマイドの混入
偽陰性	pH 3以下の酸性尿	pH 8以上のアルカリ尿

蛋白尿*
├─ 非持続性(一過性, 間歇的)
│   └─ 良性(生理的)
└─ 持続性
    └─ 病的

病的蛋白尿の分類:

Bense-Jones 蛋白
ミオグロビン, ヘモグロビン
FDPなど
MWt <6,000
→ 腎前性

アルブミン
グロブリンなど
MWt 50,000〜60,000
→ 糸球体性

α_2 ミクログロブリン
β_2 ミクログロブリン
など
MWt 1,500〜40,000
→ 尿細管性

組織由来蛋白
→ 腎後性

腎前性:
激動後
発熱
背屈性
精神的ストレス
など

多発性骨髄腫(Bence-Jones 蛋白)
単球性白血病(リゾチーム)
原発性マクログロブリン血症(マクログロブリン)
溶血(ヘモグロビン)
骨格筋崩壊(ミオグロビン)
など

糸球体性:
糸球体腎炎
ネフローゼ症候群**
腎硬化症
糖尿病性腎症
ループス腎炎
アミロイドーシス
など

尿細管性:
Fanconi 症候群
先天性尿細管疾患
急性尿細管壊死
重金属中毒 (Cd, Hg)
薬物(抗生物質, 鎮痛剤)
間質性腎炎
慢性腎盂腎炎

腎後性:
尿管・膀胱・尿道など下部尿路感染症
性器の炎症
尿路リンパ管瘻
腎結石, 腫瘍
など

** selectivity index (尿蛋白の選択性)
$$= \frac{\text{尿 IgG}}{\text{血清 IgG}} \times \frac{\text{血清トランスフェリン}}{\text{尿トランスフェリン}}$$

- ≤ 0.1 ……高選択性≒ステロイド反応性良好
- ≥ 0.2 ……低選択性≒ステロイド反応性不良

図 13-2 蛋白尿の鑑別

また, 血尿は尿中の有棘赤血球や赤血球変形率, 赤血球円柱の有無から由来(出血部位)を推定できる. その他, 尿蛋白, 高カルシウム尿(尿中 Ca/クレアチニン比), 尿 β_2 ミクログロブリン (β_2MG) の測定も必要である. なお, 非糸球体性血尿と推定された場合には膀胱刺激症状(排尿痛, 頻尿, 下腹部不快感)の有無を聴き, 画像診断(超音波, CT, MRI, シンチ, IVP)を行う.

b. 蛋白尿

蛋白尿の判定は, 一般外来では随時尿を用い試験紙で検査されるのが普通である. この方法は簡便かつ迅速ではあるが多少の問題点も残されている. 一つは試験紙法における偽陽性と偽陰性である(図13-2). また, 非持続性(一過性, 間歇的)の蛋白尿はふつう良性と考えて良く, 不要な混乱を避けるには原則として安静時尿を用いて再検査を行う. 日常では早朝第一尿がほぼこれに相当する.

一方，持続性の蛋白尿は病的と判断され，尿蛋白の主な成分から腎前性，糸球体性，尿細管性，腎後性に分類され，各々，図13-2の如き疾患が存在する．また，ネフローゼではステロイド剤に対する反応性を予測する上で尿蛋白の選択性を測定することは有用である．

糸球体腎炎の重症度や病勢の指標として尿蛋白量は重要であり，殊に24時間尿蛋白量は価値が高い．なお，24時間の完全な蓄尿ができない時には尿の蛋白/クレアチニン比がある程度その代用となる．

B 尿異常を示す幾つかの疾患

a．高カルシウム尿症

尿中Ca/クレアチニン比≧0.3を本症とし，血尿の原因とされる．一部は尿路結石に進展する可能性を有する．副甲状腺機能亢進症，カルシウムやビタミンDの過剰摂取がその原因となっていることもある．

b．菲薄基底膜病

良性家族性血尿のかなりの部分を占めるものと考えられており，電顕において糸球体基底膜緻密層が菲薄化している．一説にはIV型コラーゲンα4鎖の遺伝子異常とされている．

c．出血性膀胱炎

シクロフォスファミドなど薬物の他，アデノウイルスによるものが有名である．

d．家族性尿細管性蛋白尿（Dent病）

尿β_2MGの高値を特徴とし，当初は良性と考えられた．近年，塩素チャネルのひとつCLC4（遺伝子はX染色体に存在）の異常によることが判明した．この異常はDent病（英国に多い進行性腎疾患）と同一である．

e．無症候性血尿

学童や園児の集団検尿において，2〜6%に認められる．多くは原因を特定できないが，後に腎疾患や泌尿器疾患が判明することもあり，年2〜3回の経過観察が妥当と考えている．但し，薬物療法や生活制限は不要である．

(都築一夫)

14. 脱水

脱水とは，水分の摂取不足あるいは体内からの喪失により体内水分量が病的に減少した状態をいう．小児とくに乳幼児では体重あたりの水分量，細胞外液量が多く，水の代謝が速い（体重あたり，乳児では成人の3倍以上）．

さらに腎機能が未熟（成人と同等の尿濃縮力に達するのは2歳ぐらい）で水分喪失が起きやすい．また，胃腸炎などの消化器疾患やインフルエンザなどの熱性疾患などで容易に経口摂取ができなくなる．このような理由で小児では成人に比較して脱水に陥りやすい．

A 分類

脱水症の分類と臨床所見を表14-1に示す．頻度としては等張性脱水が最も多く，低張性脱水は稀である．

高張性脱水では喪失した体液の水分量がNaの喪失に比して多く，細胞内液は減少しているが，細胞外液は保たれている．このため，体重減少は著明でも皮膚turgor低下は軽度か認めないこともあるので注意したい．

B 診断

脱水症の児を診察する場合，嘔吐，下痢の性状や回数，発熱の有無，排尿の状況，経口摂取量などを問診で詳しく聞き出す必要がある．また，脱水の重症度の指標とし

て発症前後での体重差は最も参考になり，また，治療効果をみる上でも重要となるので治療開始前に必ず体重を測定しておく．

a．重症度

乳児では体重減少が5％未満を軽症，5～10％を中等症，10％以上を重症と考える（年長児ではそれぞれ3％未満，3～9％，9％以上）．

発症前の正確な体重が不明な場合は診察所見から脱水の重症度を推定することになるが，意識状態，血圧，心拍数，尿量などのバイタルサインに加えて身体所見として皮膚turgor（緊張度），粘膜や口唇の乾燥度，啼泣時の流涙，眼球陥凹，乳児であれば大泉門陥凹などを診る（表14-2）．また，末梢循環不全の徴候を毛細血管の再拡充時間の測定で評価し，脱水の程度を推定することができる．爪床を蒼白になるまで圧迫し，それを解除したときに元の状態に戻るまでの時間を測定する．1.5秒以内なら正常，1.5～3.0秒なら軽度から中等度の脱水（50～100 ml/kgの水分喪失），3.0秒以上なら中等度以上の脱水（100 ml/kg以上の水分喪失）であるという．重症例では皮膚turgor低下，乾燥が進み，四肢冷感，チアノーゼ，血圧低下，意識障害を来たしショック状態となることもある．また，急性腎不全の合併にも注意する．

b．検査

経静脈的に輸液が必要となるような中等度以上の脱水では表14-3に示すような検査を必ず行い，血液濃縮の程度，腎機能障害，酸塩基平衡・電解質異常や低血糖の有無などを評価しておく．尿所見では脱水にともない体内ケトン産生が高まり尿ケトン陽性となるので，その程度により重症度の参考になる．また，尿蛋白が一過性に陽性になることもしばしばみられる．

表14-1 脱水症の分類と臨床所見

	低張性	等張性	高張性
血清Na濃度 (mEq/L)	<130	130-150	>150
皮膚turgor低下	(++)	(+)	(-)～(+)
口渇	(+)	(+)	(++)
舌，粘膜	湿	乾燥	著明に乾燥
脈拍	速く弱い	弱い	速く緊張よい
意識状態	無欲，時に昏睡	無欲	興奮，易刺激性

表14-2 脱水症診断のポイント

発症前と現在の体重差
バイタルサイン：意識状態，血圧，心拍数，尿量，顔色など
皮膚turgor
皮膚，粘膜の乾燥度
眼球や大泉門の陥凹
啼泣時の流涙の有無

表14-3 脱水症における検査項目

尿検査：ケトン体，糖，蛋白，潜血，尿沈査，浸透圧（比重），電解質（Na, K, Cl）
血液検査：ヘマトクリット，BUN, Cre, 血糖，尿酸，TP, Alb, 電解質（Na, K, Cl）
血液ガス分析：pH, base excess, HCO_3^-

C 治療

a．水分補給

軽度の脱水で全身状態が保たれており，経口摂取が可能と思われる場合は水分の頻回少量投与を試みる．乳幼児ではスプーンなどを用い少しずつ与えると良いが，すぐ嘔吐してしまう時は数時間中止した後，再度試みる．嘔吐，嘔気がおさまっていれば量を増やしていく．水分としては医療用の

ソリタT顆粒（2号，3号）や市販の乳児用イオン飲料が適当である．牛乳，フルーツジュース，炭酸飲料などは避けておく．また一般のスポーツドリンクやイオン飲料は糖分が高く，電解質濃度が低いため脱水の治療に用いるには不適当である．

1日に与える総水分量は1日の必要維持量（乳児で100 ml/kg/日，幼児で80〜90 ml/kg/日または［1000＋（体重 kg−10）×50］ml/日）を目安とし，下痢，嘔吐などの症状の程度にあわせて調節する．

b．輸液療法

中等度以上の脱水，あるいは軽症でも嘔吐，下痢などの症状が激しく脱水の進行が速いと思われる場合は経静脈的な輸液療法の適応となる．初期輸液としてKを含まない細胞外液型輸液製剤（ソリタT1, KN1Aなど）を選択し，10〜20 ml/kg/hrの速度で開始する．通常，輸液開始後数時間で循環状態が回復し利尿が得られる．利尿が得られない場合は心不全，腎不全の評価をする．利尿がついたらKを含む維持輸液（ソリタT3, KN3Bなど）に変更し，［喪失量の1/2＋上述した1日の必要維持量−初期輸液量］を初期輸液開始後24時間で補正する．以降は症状，排尿状況，経口摂取量を考慮し維持輸液量を調節していく．高張性脱水では，急速に輸液を行うと血清Na濃度が急激に低下し，血管内の水分が脳細胞に移行して痙攣など中枢神経症状を引き起こす危険があるので通常の1/2〜2/3程度の緩徐な速度で輸液を行う．

また，重症の脱水では代謝性アシドーシスの程度が強く，重炭酸イオン（メイロン）による補正が必要となることもある．

参考文献

1) 高橋英彦：脱水の病態と治療．小児内科 31(8)：1081-1085, 1999.
2) 永井幸夫：脱水．小児内科 31 増刊号：304-307, 1999.
3) 金子一成：急性脱水症に伴う急性腎不全．小児内科 32(6)：901-905, 2000.
4) Saavedra JM, Harris GD, Li S, et al：Capillary refilling (skin turgor) in the assessment dehydration. Am J Dis Child 145：296-298, 1991.

（森田　誠）

15．浮腫

浮腫とは，血管外組織に細胞外液が過剰に貯留した状態をいう．浮腫は，血漿と組織間の静水圧差の増加（腎のNa再吸収による血漿量増加），膠質浸透圧差の低下（低アルブミン血症），血管透過性亢進により，体液が血漿から間質へ移動するためにおこる．血漿膠質浸透圧の低下は血漿量を減少させ腎のNa再吸収を促進する．腎のNa再吸収はレニン―アンギオテンシン―アルドステロン系などの全身因子によっても制御されている．間質に移動した体液の一部はリンパ管から静脈に戻るので，これらの閉塞でも浮腫を呈する．

表15-1に浮腫の病態による疾患分類を示す．

A 診断のチェックポイント

a．問診

1) 既往歴：腎，心，肝，内分泌疾患の有無，乳児健診，学校検診での異常の有無．

2) 家族歴：遺伝性疾患，類似疾患の有無，母親の妊娠歴，周産期異常の有無．

3) 現病歴：①浮腫の部位（全身性，局所性），発現時期，程度，移動性，持続

性，日内変動，②先行疾患，外傷，虫刺されなどの有無，③浮腫部位の発赤・疼痛・腫脹の有無，④体重増加，易疲労性，食欲・哺乳力低下，尿の変化（量，回数，色調），呼吸器症状（咳・喘鳴・嗄声・呼吸困難），循環器症状（チアノーゼ・起座呼吸），消化器症状（腹痛・嘔吐・下痢），神経症状（頭痛・痙攣・意識障害），皮膚症状（発疹・出血斑・黄疸），関節症状（腫脹・疼痛），薬剤（非ステロイド消炎鎮痛剤，副腎皮質ホルモン，Ca拮抗薬など）摂取の有無．

b．身体所見

①浮腫が全身性か限局性か．②指圧により圧痕ができるか．圧窩性浮腫は心性，腎性，肝性浮腫などでみられ，非圧窩性浮腫は粘液水腫でみられる．③視診：顔貌，顔色，発育・栄養状態，クモ状血管腫，巨舌，ばち状指．④触診：脈圧，不整脈，疼痛，腫脹，肝脾腫，腹部膨満，腹水，陰嚢腫脹，頸静脈怒張．⑤打・聴診：心雑音，ギャロップ，不整脈，呼吸音の異常，濁音などをチェックする．

検尿をまず行い，次に血清電解質，BUN，Cr，総蛋白・分画，ASO，補体，血液ガス分析などの血液検査や胸部X線写真を施行する．心電図，心エコー，肝機能検査，腹部エコー，内分泌検査，CT，MRIも必要に応じて行う．

B 鑑別診断

浮腫の鑑別診断には，浮腫の分布が全身性か限局性かが重要である（図15-1）．全身性浮腫は腎性浮腫が最も多く，次いで心性浮腫，肝性浮腫，内分泌性浮腫などがある．

a．全身性浮腫

1）腎性浮腫：

① 急性腎炎：血尿，赤血球円柱，蛋白

表15-1 浮腫の病態による疾患分類

A 血管静水圧上昇	B 血漿膠質浸透圧低下
1. 腎性 Na 貯留	1. 蛋白喪失
急性，慢性腎炎	ネフローゼ症候群
ネフローゼ症候群	蛋白漏出性胃腸症
急性，慢性腎不全	2. 蛋白合成減少
新生児の浮腫	肝硬変・肝疾患
2. 有効循環血液量低下	新生児の浮腫
うっ血性心不全	3. 蛋白摂取不足
先天性心疾患	吸収不全症候群
後天性心疾患	難治性下痢症
不整脈	神経性食思不振症
肝硬変	C 血管透過性亢進
ネフローゼ症候群	アレルギー
慢性貧血	感染
3. 静脈閉塞	外傷・熱傷
肝硬変	血管運動神経性浮腫
肝炎	川崎病
胆道系疾患	血管性紫斑病
門脈圧亢進症	D リンパ管閉塞
急性肺水腫	リンパ管形成異常
Budd-Chiari 症候群	リンパ管炎
局所性静脈閉塞	Milroy 病
血栓性静脈炎	甲状腺機能低下症
上下大静脈症候群	悪性腫瘍
脳動静脈奇形	E その他
	特発性浮腫

尿，高血圧，腎機能低下をみる．溶連菌感染後の急性腎炎では上気道炎などの先行感染，ASO，ASKの上昇，血清補体の低下がみられる．

② ネフローゼ症候群：高度蛋白尿による低蛋白血症のために血漿膠質浸透圧が低下し，また hypovolemia による腎の Na 再吸収の増加により浮腫をみる．

③ 腎不全：急性腎不全—乏尿・無尿，高血圧，血清 BUN，Cr，K の上昇，代謝性アシドーシスがみられる．腎前性，腎性，腎後性がある．慢性腎不全—血清 BUN，Cr，K の上昇，代謝性アシドーシス，低

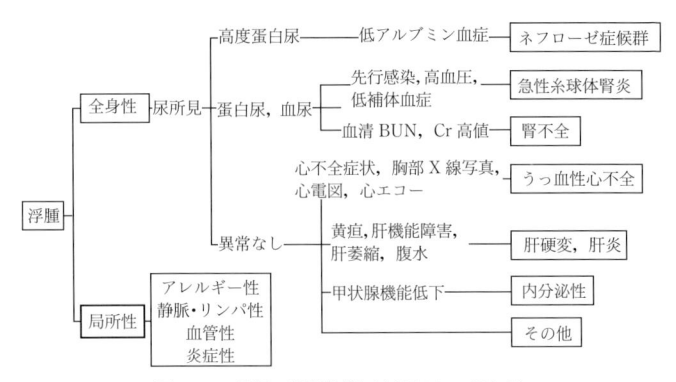

図 15-1 浮腫の鑑別診断 (文献1)より一部改変)

- 浮腫
  - 全身性
    - 尿所見
      - 高度蛋白尿 ── 低アルブミン血症 ── ネフローゼ症候群
      - 蛋白尿, 血尿
        - 先行感染, 高血圧, 低補体血症 ── 急性糸球体腎炎
        - 血清 BUN, Cr 高値 ── 腎不全
    - 異常なし
      - 心不全症状, 胸部 X 線写真, 心電図, 心エコー ── うっ血性心不全
      - 黄疸, 肝機能障害, 肝萎縮, 腹水 ── 肝硬変, 肝炎
      - 甲状腺機能低下 ── 内分泌性
      - その他
  - 局所性
    - アレルギー性
    - 静脈・リンパ性
    - 血管性
    - 炎症性

Ca 血症, 高 P 血症, 貧血, 高血圧, 成長障害がみられる.

2) 心性浮腫:右心不全では静脈圧亢進により, また, 左心不全では心拍出量低下により腎血流量が低下し, レニン—アンギオテンシン—アルドステロン系を介して腎の Na 再吸収が増加し浮腫をみる. 先天性心疾患, 心筋炎, 不整脈, 川崎病, 心外膜炎などがある.

3) 肝性浮腫:肝硬変に伴い, 門脈圧亢進, 肝の蛋白合成障害による低蛋白血症のために浮腫, 腹水がみられる. 先天性胆道閉鎖症, 総胆管嚢腫, 肝炎などでみられる.

4) 内分泌性浮腫:浮腫は非圧窩性で甲状腺機能低下症 (粘液水腫) などでみられる.

5) 栄養失調性浮腫:蛋白の摂取不良・吸収不全・喪失による. 蛋白漏出性胃腸症, 吸収不全症候群, 難治性下痢症, 神経性食思不振症, 重症疾患の末期などでみられる.

6) 新生児の浮腫:低出生体重児に多く, 低蛋白血症, 水・電解質代謝の未熟による.

b. 局所性浮腫

アレルギー, 静脈・リンパ管の閉塞, 炎症による浮腫, 血管運動神経性浮腫がある.

C 治療

原因疾患の病態により異なる. 緊急処置が必要な場合は全身性浮腫では腎性浮腫, 心性浮腫, 局所性浮腫では咽頭浮腫, 脳浮腫であり, その治療の概略を示す.

① 腎性浮腫:急性糸球体腎炎—高血圧性脳症には降圧剤, 利尿剤. ネフローゼ症候群—アルブミン製剤, 利尿剤. 腎不全—利尿剤, 透析. ② 心性浮腫:強心剤, 利尿剤, カテコールアミン, 酸素吸入. ③ 肝性浮腫:利尿剤, 蛋白製剤. ④ 咽頭浮腫:気道確保, エピネフリン吸入, ステロイド剤, 酸素吸入. ⑤ 脳浮腫:グリセオール, マニトール.

参考文献

1) 和田尚弘, 高橋昌里:浮腫. 小児内科 32(6): 465-469, 2000.
2) 吉岡和寿夫:浮腫. 今日の小児診断指針第 3 版 (前川喜平, 白木和夫, 安次

嶺馨編),医学書院,p.51-54,1999.
(上田典司)

16. 黄疸

小児期には種々の原因による黄疸がみられる.乳児期以降に黄疸が出現するのは明らかに異常であり,早急な診断が必要である.

A 視診

年長児では血清総ビリルビン(TB)値が2mg/dlを超えると眼球黄染が目立つ.黄疸の診断には眼球結膜の黄染が最も診断しやすい.顔,体幹,四肢と進み,手掌や足底にまで黄疸がみられるときは高度(約TB 20 mg/dl)である.

直接型高ビリルビン血症は,黄疸の色調はくすんだ褐色調を呈し,尿も濃黄色となる.一方,間接型高ビリルビン血症の場合は,澄んだ黄色調を呈する.

B 問診

黄疸出現の時期,進行状況,便の色調などの他,家族歴や病歴(輸血歴や薬剤内服歴など)を詳しく聞き出す.慢性肝炎,肝硬変や肝癌の有無はとくに重要である.A型肝炎では家族を含めた魚介類摂取の病歴が重要なポイントである.

その他の一般症状,とくに食欲不振や全身倦怠感(急性肝炎,劇症肝炎)の有無,右下腹部痛,発熱,下痢,白色便,褐色尿,その他,皮膚瘙痒の有無も大切である.出血傾向や意識障害があれば,劇症肝炎などの肝不全や劇症型Wilson病などを考える.肝の大きさや脾腫の有無も重要であり,肝の急速な縮小は劇症肝不全でみられる.脾腫は慢性的な肝障害(肝硬変など),溶血性貧血,慢性活動性EBV感染症,各種の重症感染症,先天性代謝異常症などで認められる.

C 血液検査(図16-1参照)

ビリルビンの上昇があれば,必ず直接型優位か間接型優位かを調べる.血清TBに対して直接ビリルビン値が15%以上の時は直接型優位である.直接ビリルビン値が1.5 mg/dlを超える時,胆汁うっ滞を疑い鑑別診断を進める.

トランスアミナーゼ(AST,ALT),LDHが高値でALP,LAP,γ-GTP,コレステロールの増加が軽度であれば肝細胞障害(ウイルス性肝炎,劇症肝炎,敗血症,EBV感染症など)を疑い,トランスアミナーゼやLDHの上昇が軽度でAlp,LAP,γ-GTP,コレステロールの増加が目立つ場合は胆汁うっ滞を考える.家族性(遺伝性)黄疸では通常トランスアミナーゼや胆道系酵素の著明な上昇はない.腹部超音波検査により肝外性閉鎖性黄疸(胆石,腫瘍,囊腫など),総胆管や肝内胆管の拡張,胆のう壁の肥厚,脾腫なども重要な所見である.肝の著明な縮小などの経過を追うことも必要である.甲状腺機能低下症,乳児の尿路感染症(腎盂炎),重症感染症など(とくに敗血症など)でも黄疸がみられることがある.Wilson病では一般にセルロプラスミンや血清銅の低値がみられる.

D 黄疸を呈する主な疾患

a.急性肝炎

急性肝炎で黄疸が出現することは多い.ウイルス性肝炎のうち,とくにA型,B型急性肝炎と薬剤性肝炎で黄疸をみる機会が多い.急性肝炎ではトランスアミナーゼの改善に比べ,黄疸の改善は遅れる.急速

黄疸

```
                            黄疸
                 ┌───────────┴───────────┐
        間接型優位の高ビリルビン血症      直接型優位の高ビリルビン血症
                                              │
                                       肝機能異常(AST, ALT, LDH)
                                         ┌────┴────┐
                                      高度異常   正常または軽度異常
```

間接型優位の高ビリルビン血症:
- 母乳性黄疸
- 先天性赤血球形態異常
- 各種の溶血性黄疸
- 溶血性尿毒症症候群
- Gilbert症候群
- Crigler-Najjar症候群
- 劇症型Wilson病

高度異常 → 特有の感染症状

正常または軽度異常 → Alp, LAP, 総胆汁酸など

特有の感染症状:
- あり: TORCH, 重症感染症, 川崎病など
- なし: 新生児肝炎, ウイルス性肝炎(ABC), サイトメガロウイルス肝炎, EB肝炎, 自己免疫性肝炎, Wilson病, 薬剤性肝障害

Alp, LAP, 総胆汁酸など:
- 正常または軽度異常: 肝硬変, 薬剤性肝障害, Wilson病, ガラクトース血症, チロジン血症, 糖原病, Dubin-Johnson症候群, Rotor症候群, 全身感染症, TORCH症候群
- 高値(=胆汁うっ滞):
  - 肝外性: 胆道閉鎖症, 原発性硬化性胆管炎, 胆道拡張型, 胆石症, 胆嚢炎
  - 肝内性: 原発性硬化性胆管炎, Alagille症候群, Byler症候群, 薬剤性肝障害

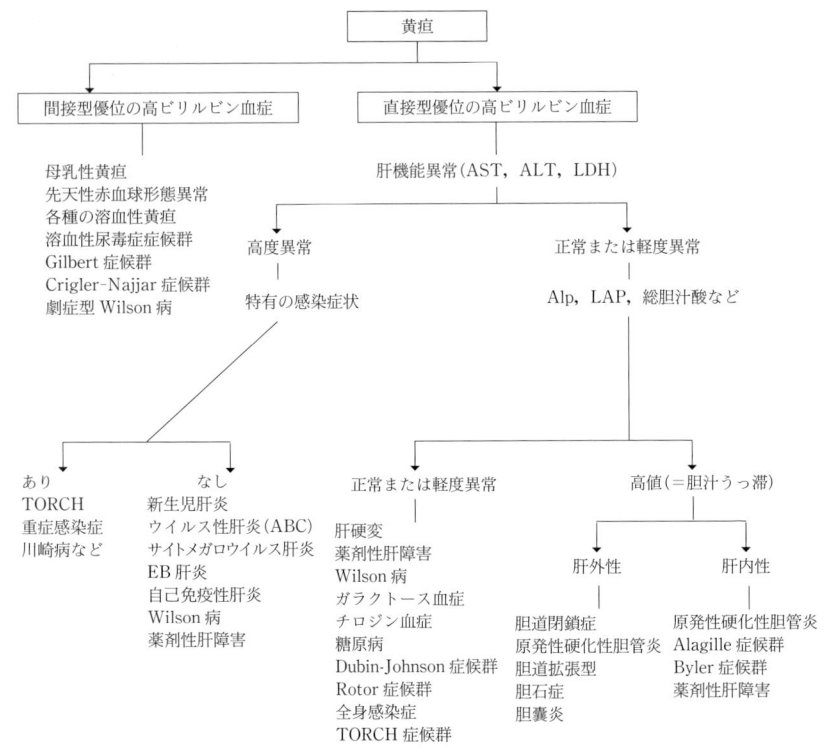

図 16-1　乳児期以降の黄疸の鑑別

にトランスアミナーゼ値が低下しても,逆に黄疸が増強する場合は劇症肝炎や亜急性肝炎を疑い,意識障害の有無,血液凝固検査,脳波,血清アンモニア値,腹部超音波などを必ず行う.

b. 乳児期の胆汁うっ滞

乳児期に直接型高ビリルビン血症があれば,まず先天性胆道閉鎖症を疑う.新生児肝炎は最近は減少しているが,胆道閉鎖とは異なり,完全閉鎖ではない.確定には肝生検が必要であり,組織学的には巨細胞性肝炎像をみることが多い.特発性乳児肝内胆汁うっ滞には,肝内胆管減少を示すAlagille症候群が比較的頻度が高い.

c. 肝硬変

小児期に黄疸を伴う肝硬変は,胆道閉鎖術後,Wilson病,自己免疫性肝炎,原発性硬化性胆管炎などでみられる.腹部超音波検査,ヒアルロン酸の上昇などが参考となる.肝炎マーカーの他,セルロプラスミン,血清銅,各自己抗体,画像診断,肝生検での病理像などが重要.

d. 体質性黄疸

体質性黄疸とは,肝におけるビリルビン

代謝過程の先天性の障害により起こる高ビリルビン血症の総称である．しばしばみられる病態である．

1) 病態：間接型と直接型高ビリルビン血症に大別される．Crigler-Najjar 症候群 I 型・II 型と Gilbert 症候群は間接型ビリルビンが上昇し，Dubin-Johnson 症候群と Rotor 症候群は直接型ビリルビンが上昇する．

Crigler-Najjar 症候群 I 型，Dubin-Johnson 症候群，Rotor 症候群は常染色体劣性遺伝，Crigler-Najjar 症候群 II 型と Gilbert 症候群は常染色体優性遺伝である．いずれも現在では遺伝子の変異部位が明らかになっている．

Gilbert 症候群はとくに頻度が高い(約 2〜3%)が，症状は軽微であり，基本的に治療は不要である．黄疸がストレスになればフェノバルビタールの投与を考慮する．感染症，絶食，過労などの黄疸増強因子を回避する．薬物代謝が低下している可能性があり投与の際には注意が必要である．

2) 処方例：Crigler-Najjar 症候群 II 型および Gilbert 症候群．フェノバール 3〜10 mg/kg/日 分 1〜3 継続投与．効果は薬剤を投与中のみ持続する．

(森島恒雄)

17. 高血圧

児童・生徒の 0.5〜1% に無症候性高血圧が見つかり，その多くは本態性高血圧である．一方，重症高血圧の場合二次性高血圧の可能性が高く，中でも腎実質性高血圧が 9 割を占めている．

表 17-1 二次性高血圧の分類

項目		疾患例	鑑別法（ホルモン測定以外に）
腎性	腎実質性	糸球体腎炎 慢性腎盂腎炎・瘢痕腎 囊胞腎，腎形成不全	浮腫，血尿・蛋白尿，高 BUN・Cr 尿路感染既往，DMSA シンチ 腎エコー
	腎血管性	腎動脈狭窄，血栓，動脈炎	上腹部血管雑音，レニン高値 カプトリル試験
	レニン産生腫瘍	ウイルムス腫瘍	腹部腫瘤，腎エコー
	腎周囲性	腎周囲性，血腫	腎エコー
内分泌性	甲状腺	甲状腺機能亢進症	頻脈，甲状腺腫
	副甲状腺	副甲状腺機能亢進症	筋力低下，高カルシウム
	副腎皮質	クッシング症候群 原発性アルドステロン症	満月様顔貌 四肢脱力，夜間多尿，低カリウム・レニン低値
	副腎髄質	褐色細胞腫	頭痛，動悸，発汗，体重減少
心血管性		大動脈縮窄症 大動脈炎症候群	上下肢血圧差，心血管雑音，エコー 血圧上下左右差，炎症反応
神経性		脳圧亢進	神経学的所見，CT
薬物性		エストロゲン，甘草	既往

表 17-2 高血圧の鑑別法

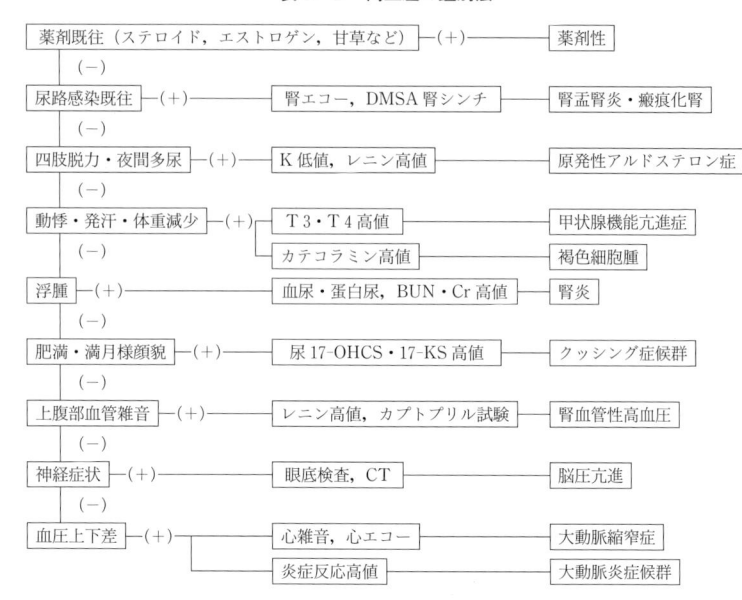

所見		検査	診断
薬剤既往(ステロイド,エストロゲン,甘草など)	(+)		薬剤性
	(−)		
尿路感染既往	(+)	腎エコー,DMSA 腎シンチ	腎盂腎炎・瘢痕化腎
	(−)		
四肢脱力・夜間多尿	(+)	K 低値,レニン高値	原発性アルドステロン症
	(−)		
動悸・発汗・体重減少	(+)	T3・T4 高値	甲状腺機能亢進症
		カテコラミン高値	褐色細胞腫
浮腫	(+)	血尿・蛋白尿,BUN・Cr 高値	腎炎
肥満・満月様顔貌	(+)	尿 17-OHCS・17-KS 高値	クッシング症候群
	(−)		
上腹部血管雑音	(+)	レニン高値,カプトプリル試験	腎血管性高血圧
	(−)		
神経症状	(+)	眼底検査,CT	脳圧亢進
	(−)		
血圧上下差	(+)	心雑音,心エコー	大動脈縮窄症
		炎症反応高値	大動脈炎症候群

測定時は上腕の 1/2～1/3 を覆うカフを用いる．カフが小さい場合，カフを緩く巻いた場合は血圧値が高く出る．異常値が見られた場合数回測定するが，精神的緊張状態（白衣高血圧など）に注意して家庭での測定も考慮する．

高血圧の診断は年齢・性別血圧値の 95 パーセンタイル以上とされ，国際委員会の基準では，

  2～5 歳：130≦/80≦
  6～11 歳：135≦/85≦
  12～15 歳：140≦/90≦

となっている．

A 診断(表 17-1，17-2)

二次性高血圧の分類と鑑別法を下記する．

B 治療

a．本態性高血圧

小児期の本態性高血圧は高率に成人の本態性高血圧へ移行する．生活指導として肥満の是正が大切で，運動の奨励，食事指導（減塩（1 日 10 g 程度），カリウム補給，脂肪摂取の適正化など）を行う．

b．慢性高血圧の薬物療法

二次性高血圧の場合，基礎疾患の治療を優先する．

1) ラシックス 2～3 mg/kg/日：体液貯留時．

2) アルダクトン A 0.5～3 mg/kg/日：原発性アルドステロン症などで有効．

3) アダラート 0.3～0.6 mg/kg/日

4) カプトリル 0.5～1.5 mg/kg/日：腎血管性高血圧などで有効．

5) インデラル 0.5～1.5 mg/kg/日：

心疾患合併時．

6) ミニプレス5μg/kg/日で開始後20μg/kg/日で維持：褐色細胞腫などで有効．

c．高血圧性緊急症

1) アダラート 0.2 mg 舌下投与：30分後に効果判定して再使用を考慮する．即効性だが有効時間が短いため当院では最近は使用しなくなった．

2) ペルジピン 0.5〜0.6μg/kg/分：点滴静注で使用するカルシウム拮抗剤．少量で開始し，血圧をモニターしながら増量する．頭蓋内出血がある場合は禁忌．

3) カプトリル0.7〜1 mg/kg 舌下投与．

4) ミニプレス 0.01 mg/kg 舌下投与．

（臼井清隆）

18．夜尿・頻尿

●――夜尿

夜間睡眠中の不随意の排尿である．5歳以上は夜尿症という．乳児期から持続する一次性と，排泄習慣が自立してから再び現れる二次性があり，前者が圧倒的に多い．尿路系の器質異常は稀で，大半は機能性である．主に膀胱の未熟性とホルモン分泌の低下に起因し，膀胱容量と夜間尿量が不均衡である．体質，遺伝，ストレスなどの諸因子が加わって発症する．

病型は機能的膀胱容量が少ない膀胱型，夜間の尿量が平均を超える多尿型，および両者の混合型に分かれる．膀胱型は尿の保持能，耐容力が乏しい．年少で，昼間の頻尿，遺尿を伴う．多尿型は下垂体後葉の抗利尿ホルモン（ADH）の生成が遅れ，尿細管の再吸収を阻む．年長の学童が口渇を訴える．混合型は双方の特徴を有する．膀胱容量，夜間尿量とも年齢相応の正常型も少なくない．経過中に移行することもある．

A 診断

病型の鑑別には，機能的膀胱容量，夜間尿量，早朝尿の浸透圧と比重の測定を行う．膀胱容量は1日の平均排尿量と，尿意を極力こらえて排尿させる最大抑制量で判断する．各々3.5〜5.0 ml/kg，6.0〜7.0 ml/kg が健常である．

夜間尿量は深夜起こした時と起床時尿量を足す．6〜9歳で200 ml，10歳以上で250 ml が正常である．尿の浸透圧の基準値は850 mOsm/l，比重は1.022である．3〜4日測り，平均値をだす．血清ADHを検査すれば，直接のデータとなる．

膀胱容量が小さく，夜間尿量や浸透圧，比重が生理的なら膀胱型である．夜間尿量が正常範囲以上で，浸透圧が800 mOsm/l以下，比重も低値，ADHが深夜上昇しない場合は多尿型である．

夜間尿量過多，膀胱容量縮小の例は混合型と診断する（表18-1）．

膀胱型が最多で，多尿型が続き，混合型は少数である．昼間遺尿をみる高学年生は，静脈性腎盂撮影，腰部のCTスキャンなどで奇形の有無を検索する．

B 治療

a．生活指導

規則正しく暮らし，リズムをつくる．早寝早起きして，夕食は就寝2，3時間前にすませ，入浴して温まる．「起こさず，叱らず，焦らず」が三原則である．明け方はっきり覚醒する年長児は起こしてよい．叱責はしないが，濡れた下着は自分で始末させる．宿泊体験には積極的に参加したい．

表 18-1 夜尿症の病型分類

	機能的膀胱容量		夜間尿量	早朝尿浸透圧	比重	血清 ADH
	平均排尿量	最大排尿量	200〜250 ml			
基準値	3.5 ml/kg	6〜7 ml/kg	1 ml/kg/hr	800 mOsm/l	1.022	0.3〜4.2 pg/ml
膀胱型	↓	↓	↓	↑	↑	↑
多尿型	↑	↑	↑	↓	↓	↓
混合型	↓	↓	↑	↑↓	↑↓	↑↓
正常型	↑	↑	↓	↑	↑	↑

多尿型は夕方から飲水を控える．塩分，麺類，果物は要注意である．膀胱型は排尿抑制訓練を指導する．尿意を我慢すると容量は増加し，縄跳びやつま先の歩行は括約筋を締める．混合型は併せて行う．

b．薬物療法

多尿型の第一選択薬は三環系抗うつ剤（トフラニール，トリプタノール，アナフラニール）である．ADH の分泌を促し，睡眠浅化，膀胱容量増大作用を示す．5〜7歳は 20 mg，8歳以上は 25 mg を就寝前に服用する．夜尿回数が減少したら，連日から間歇投与に切り替える．眠気，頭痛などの副作用は少ない．

低浸透圧尿の難治例には，点鼻療法が有用である．酢酸デスモプレッシン 5〜10 μg を噴霧し，鼻粘膜から吸収させる．ホルモン補充により，尿量は減少する．標準量では水中毒はほとんど起きず，安全であるが，中止後再発し易い．

膀胱型は抗コリン，平滑筋弛緩作用を兼ねる自律神経剤（バップフォー，ポラキス）を投与する．冷え性の虚弱体質児には漢方（小建中湯，苓姜朮甘湯）を追加．混合型は両型の薬剤を組み合わせる．

●―― 頻尿

乳児は 1 日に 12〜20 回，学童は 6〜8 回排尿する．年齢，水分摂取，個人差で若干の変動がみられる．平均より排尿回数が多い状態が頻尿である．原因は尿量の増加（糖尿病，尿崩症），膀胱容量減少（形成異常，腫瘍），膀胱の刺激（尿路感染症，結石，異物），心因性（ストレス，緊張）などさまざまである．感染と情緒不安が目立つ．

A 診断

排尿回数，尿量，検尿が診断の基礎資料である．多尿は水制限，バゾプレッシン試験，尿糖陽性の時は血液化学検査を進める．発熱，排尿痛，尿沈渣で白血球増多を認める場合は細菌培養，同定は必須である．定量で 10^5/ml なら起因菌と確定する．

尿路の通過障害は腎盂膀胱撮影や膀胱鏡検査を施行する．器質疾患を欠き，遊びに夢中の間とか，睡眠中に排尿しない場合は，神経性の可能性が高い．

B 治療

病態に応じて対応する．尿路感染症は安静，保温に気を配り，排尿はこらえない．感受性ある抗生物質を約 2 週間投与する．結石は水分補給し，利尿剤を使用，手術については泌尿器科と相談する．

心因性は親子関係の調整が肝要である．厳しい排尿のしつけは改め，家族を引きつけるための所作であれば，接触を深める．

自由に過ごす時間を増やす.

参考文献
1) 赤司俊二：夜尿症児へのアプローチ. 小児科, 35：263-272, 1994.
2) 帆足英一：夜尿症(1). 排尿障害プラクティス, 3：198-204, 1995.
3) 津ヶ谷正行他：夜尿症. 現代医学, 44：73-80, 1996.

（岩間正文）

19. 貧血

貧血はヘモグロビン（Hb）あるいは赤血球数が正常以下に減少している状態であり，通常 Hb 値 $10〜11\,g/dl$ 以下，赤血球数 $350\times10^4/\mu l$ 以下のことを示す．ただし出血の初期や脱水を伴うときは，これらの値が正常のことがあり注意を要する．このような場合は補液を行った後に再び血液検査を行うことが必要である．小児貧血の成因はさまざまであるが（表19-1），好発年齢や遺伝的要因の有無を考慮することが効率的な診断に重要である．

A 診断
a．診断の手順
1) 問診：

① 家族歴：近親結婚，貧血，出血，摘脾，黄疸（遺伝性溶血性貧血）．

新生児では母親の妊娠中の経過や既往疾患について尋ねる（感染症，貧血，投薬，出血，自己免疫性疾患）．

② 既往歴：感染症，自己免疫性疾患，放射線暴露，消化器疾患（消化管からの慢性出血，胃や小腸切除による Vit B_{12} 欠乏），腎疾患（腎性貧血），投薬など．新生児および乳児では出生児体重，新生児黄

表19-1 小児の貧血の成因による分類

A 赤血球産生障害
 a．骨髄機能不全によるもの
  1) 再生不良性貧血・先天性：Fanconi 貧血, Schwachman 症候群など
   ・後天性：特発性，二次性（薬物，肝炎後，放射線）
  2) 赤芽球癆 ・先天性：先天性赤芽球癆
   ・後天性：ヒトパルボウイルス B 19 など
  3) その他：骨髄異形成症候群，白血病，悪性腫瘍の骨髄転移（神経芽細胞腫など），感染による骨髄抑制
 b．造血に必要な物質の欠乏あるいは利用障害
  1) 鉄欠乏性貧血
  2) 巨赤芽球性貧血（Vit B_{12}，葉酸欠乏）
  3) 腎性貧血（エリスロポイエチン産生障害）

B 赤血球破壊（溶血性貧血）
 a．赤血球自体の欠陥による溶血
  1) 赤血球膜の異常：遺伝性球状赤血球症，遺伝性楕円赤血球症
  2) 赤血球酵素の異常：G-6-PD 欠損症，ピルビン酸キナーゼ欠乏症
  3) ヘモグロビン異常：鎌状赤血球貧血，サラセミア
  4) 発作性夜間血色素尿症
 b．赤血球以外の原因による溶血
  1) 免疫機序による溶血：自己免疫性溶血性貧血，同種免疫性溶血性貧血（母児間血液型不適合）
  2) 微小血管性溶血：播種性血管内凝固症候群，溶血性尿毒症症候群
  3) その他：脾機能亢進症，感染症，鉛中毒，薬剤

C 出血

疸の有無．

③ 現病歴：発症時期，食事内容，先行感染の有無，出血（血便，鼻出血，過多月経など）の有無．

④ 臨床症状：Hb $8〜10\,g/dl$ では症状

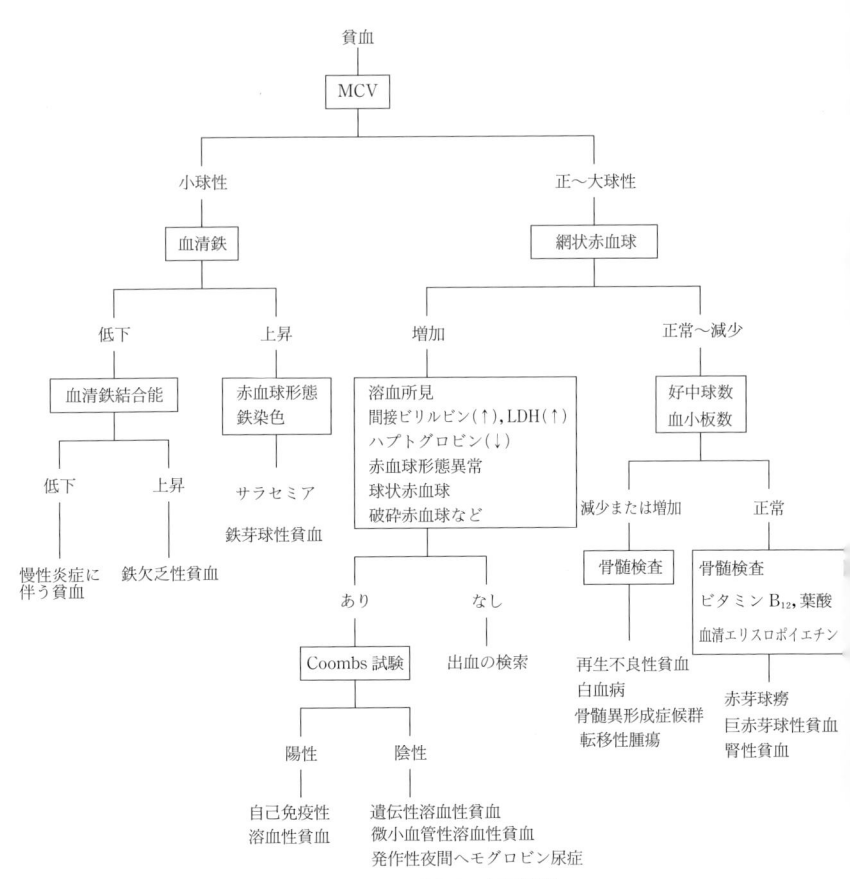

```
                         貧血
                          │
                        ┌─────┐
                        │ MCV │
                        └─────┘
            ┌─────────────┴─────────────┐
          小球性                      正～大球性
            │                           │
        ┌──────┐                   ┌──────────┐
        │ 血清鉄│                   │ 網状赤血球│
        └──────┘                   └──────────┘
        ┌───┴───┐              ┌────────┴────────┐
       低下    上昇           増加              正常～減少
        │      │               │                  │
   ┌────────┐ ┌────────┐  ┌──────────┐       ┌────────┐
   │血清鉄結合能│ │赤血球形態│  │溶血所見    │       │好中球数  │
   └────────┘ │鉄染色   │  │間接ビリルビン(↑),LDH(↑)│ │血小板数  │
              └────────┘  │ハプトグロビン(↓)│      └────────┘
     ┌───┴───┐      │     │赤血球形態異常│    ┌───┴───┐
    低下   上昇   サラセミア│球状赤血球 │ 減少または増加 正常
     │     │             │破砕赤血球など│    │         │
  慢性炎症に 鉄欠乏性貧血  鉄芽球性貧血    ┌──┴──┐   ┌────┐ ┌──────────┐
  伴う貧血                             あり   なし  │骨髄検査│ │骨髄検査       │
                                       │     │    └────┘ │ビタミンB₁₂,葉酸│
                                  ┌────────┐ 出血の検索         │血清エリスロポイエチン│
                                  │Coombs試験│                   └──────────┘
                                  └────────┘
                                   ┌───┴───┐              再生不良性貧血    赤芽球癆
                                  陽性    陰性             白血病           巨赤芽球性貧血
                                   │      │              骨髄異形成症候群   腎性貧血
                               自己免疫性  遺伝性溶血性貧血  転移性腫瘍
                               溶血性貧血  微小血管性溶血性貧血
                                          発作性夜間ヘモグロビン尿症
```

図 19-1　小児貧血の鑑別診断

に乏しい．Hb 8 g/dl 以下になると不機嫌，不活発，易疲労感，頭痛，運動時動悸・息切れ，めまいなど．

2）身体所見：

① 貧血に関連した所見：皮膚・眼瞼結膜蒼白，頻脈，心雑音．

② 原疾患に関連した所見：溶血性貧血（脾腫，黄疸，胆石），白血病・悪性リンパ腫（出血斑，発熱，肝脾腫，リンパ節腫脹），悪性腫瘍（腹部腫瘤など）．

③ Fanconi 貧血や先天性赤芽球癆（Diamond-Blackfan 貧血）では身体奇形や低身長が認められることがある．

3）血液検査：赤血球数，Hb，赤血球指数（MCV，MCH，MCHC），網状赤血球数，血小板数，白血球数および分画，末梢血塗抹標本は必須である．赤血球指数は貧血の鑑別を進めるのに有用である（図

19-1).

末梢血塗抹標本による赤血球形態の観察はしばしば診断の手がかりとなる．

例：球状赤血球（遺伝性球状赤血球症），鎌状赤血球（鎌状赤血球症），楕円赤血球（遺伝性楕円赤血球症），標的赤血球（サラセミア），破砕赤血球（播種性血管内凝固症候群，溶血性尿毒症症候群），好塩基性顆粒（サラセミア，鉛中毒）など．

鉄欠乏が疑われるときは血清鉄，フェリチン，鉄結合能を，溶血が疑われるときは血清LDH，ハプトグロビン，間接ビリルビン，Coombs試験を，白血病，再生不良性貧血，悪性腫瘍（神経芽細胞腫など）が疑われるときは骨髄検査を行う．

b．小児貧血と好発年齢

小児貧血の診断には各種疾患の好発年齢を考慮することが重要である．

1）新生児：出血性貧血と溶血性貧血が多い．

① 出血性貧血：胎盤や臍帯からの出血，双胎間輸血症候群，胎児母体間輸血，頭蓋内出血，新生児メレナなど．

② 溶血性貧血：血液型不適合，遺伝性球状赤血球症など．

2）乳児：生後6カ月より鉄欠乏性貧血がしばしばみられる．先天性赤芽球癆はこの時期に発症する．

3）幼児，学童：再生不良性貧血，白血病や悪性腫瘍に伴う貧血，慢性炎症による貧血，自己免疫性溶血性貧血などが時にみられる．

4）思春期：鉄欠乏性貧血が増加する．

またすべての年齢層で感染症に伴う貧血が比較的よくみられる．

（吉見礼美）

20．出血傾向

紫斑や鼻出血などの出血傾向を示す疾患は多岐にわたり，先天性あるいは後天性に出現し，年齢によって原因疾患の偏りがあるため問診が非常に重要である．

また，病態によって血管の異常，血小板異常，凝固・線溶障害などに分類されるため検査内容をよく理解することが，出血傾向を呈する疾患の鑑別に必要である．

A 診断のポイント

a．出血傾向を考慮すべき症候（図20-1）

1）鼻出血：最も頻度の多い訴えであるが，大部分はKiesselbach静脈叢の損傷である．通常圧迫止血で10分以上続くか他の出血症状を伴えば出血傾向と考える．但し，von Willebrand病で繰り返す鼻出血のみのこともあるので注意を要する．

2）紫斑（点状出血斑，溢血斑）：点状出血は血小板か血管の障害によっておこり，凝固障害ではまず見られない．発疹との鑑別は圧迫しても一時的に消退しないことである．

3）採血・抜歯後の止血困難：採血部位は通常5分以内に圧迫止血できるが，10分以上たっても止血しない場合は異常である．

4）過多月経：思春期女子の症状として重要である．

5）関節・筋肉内出血：凝固異常，とくに血友病の重要な症状である．血友病Aでは第Ⅷ因子が5％以下となった場合に見られる．

6）頭蓋内出血：重篤な出血傾向に伴う．特発性血小板減少性紫斑病（ITP）に

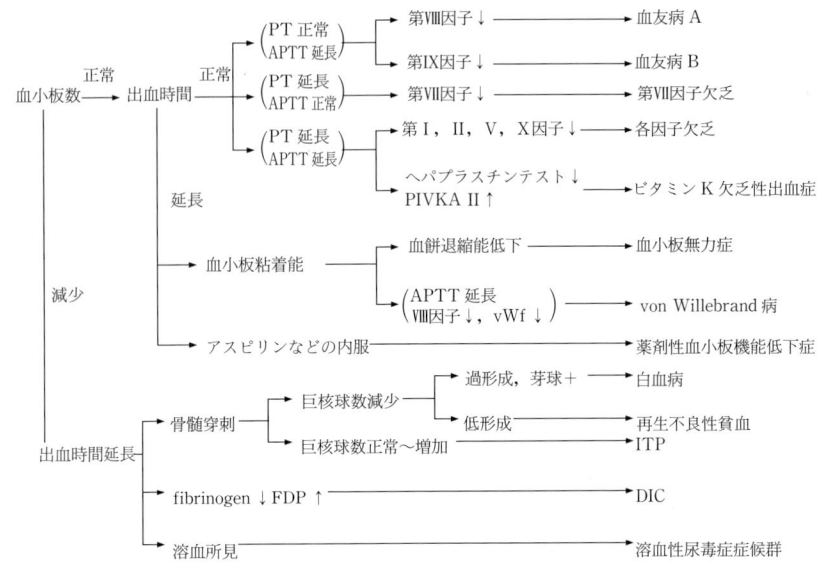

```
                                              ┌─ 第Ⅷ因子↓ ──────── 血友病A
                          ┌─(PT正常 )─┤
                          │ (APTT延長)  └─ 第Ⅸ因子↓ ──────── 血友病B
                          │
                          │ (PT延長 )
                 ┌ 正常 ─┼─(APTT正常)──── 第Ⅶ因子↓ ──────── 第Ⅶ因子欠乏
                 │        │
                 │        │                ┌─ 第Ⅰ，Ⅱ，Ⅴ，Ⅹ因子↓ ─ 各因子欠乏
                 │        └─(PT延長 )─┤
血小板数 ─ 出血時間 ─┤           (APTT延長)  └─ ヘパプラスチンテスト↓
  正常   │                              PIVKA Ⅱ↑ ──────── ビタミンK欠乏性出血症
         │
         │                           ┌─ 血餅退縮能低下 ──────── 血小板無力症
         ├ 延長 ─ 血小板粘着能 ─┤
         │                           └─(APTT延長          )── von Willebrand病
         │                              (Ⅷ因子↓，vWf↓)
         │
         └ アスピリンなどの内服 ─────────────────── 薬剤性血小板機能低下症

                                  ┌─ 巨核球数減少 ─┬─ 過形成，芽球＋ ── 白血病
減少              ┌─ 骨髄穿刺 ─┤                  └─ 低形成 ─────── 再生不良性貧血
                  │                └─ 巨核球数正常〜増加 ─────────── ITP
出血時間延長 ─┼─ fibrinogen↓ FDP↑ ─────────────────── DIC
                  │
                  └─ 溶血所見 ───────────────────── 溶血性尿毒症症候群
```

図20-1　**出血傾向診断のフローチャート**

おいてもその急性期に稀に見られることがある．

7）臍帯出血：新生児期の出血傾向である．先天性凝固因子欠乏症が発見されることもあるが，頻度的には重症感染症に伴う播種性血管内凝固症候群（DIC）が重要である．

8）消化管出血（吐血，下血）：出血傾向のある患者で単独症状となることは稀であるが，新生児のビタミンK欠乏性出血症では吐下血を初発症状とすることが多い．

9）血尿：出血傾向のある患者で単独症状で出現することはまれである．

b．家族歴

家系内に出血性素因がないか？　血族結婚はないか？

c．薬剤使用歴

クロラムフェニコールなど（再生不良性貧血，血小板減少症），アスピリンなど（血小板機能低下），セフェム系抗生物質などの長期投与（ビタミンK依存性凝固因子欠乏症）．

d．先行感染

風疹などのウイルス感染（ITP），溶連菌感染（アレルギー性紫斑病），腸炎（溶血性尿毒症症候群），重症感染症（DIC）．

e．身体所見

低身長（Fanconi貧血），肝脾腫およびリンパ節腫脹（白血病），慢性湿疹（Wiskott-Aldrich症候群），巨大血管腫（Kasabach-Merritt症候群）．

f．年齢別に注意すべき疾患

1）新生児〜早期乳児期

①ビタミンK欠乏性出血症，②播種性血管内凝固症候群（DIC），③特発性血小板減少症母体児，④Wiskott-Aldrich症

候群,⑤先天性無フィブリノーゲン血症,⑥先天性第XIII因子欠乏症.

2) 乳児〜幼児期

①特発性血小板減少性紫斑病(ITP),②血友病・von Willebrand病(vWD),③溶血性尿毒症症候群,④先天性血小板機能異常症,⑤被虐待児症候群.

3) 幼児〜学童期

①白血病,②再生不良性貧血,③アレルギー性紫斑病.

B 検査

a. スクリーニング

血小板数(および血算),出血時間,プロトロンビン時間(PT),活性化部分トロンボプラスチン時間(APTT).

b. 2次検査

肝機能検査,fibrinogenの定量,FDP,ヘパプラスチンテスト,骨髄穿刺.

c. 3次検査

血小板形態,血小板粘着能,血餅退縮率,血小板凝集能(エピネフリン,ADP,リストセチン),凝固因子定量.

C 診断困難な症例

a. Wiskott-Aldrich症候群

近年ITPと診断されフォローされている患者の中に易感染性や慢性湿疹が著明でないWiskott-Aldrich症候群が含まれていることが,WAS蛋白の測定により明らかとなっている.

b. 第XIII因子欠乏症

出血時間,血小板数,PT,APTTのすべてが正常でも第XIII因子欠乏症は否定できない.確定診断には第XIII因子の測定が必要である.

c. 偽性血小板減少症

EDTA Na 2やヘパリンによる偽性血小板減少症では,通常出血症状がないため血小板数と出血症状があわない場合,抗凝固剤を用いない耳だ血による測定が必要である.

(高橋義行)

21. リンパ節腫大

A 定義,分類

小児期には,ほぼ全例にリンパ節を触知する.リンパ節がまったく触れない例では免疫不全症も念頭におき検査をすすめる.リンパ節腫大が,正常の範囲なのか,感染に伴う一過性の腫大なのか,あるいは重大な病気があるのかの鑑別を要する場合は多々ある.リンパ節腫大と悪性腫瘍の関連については両親にとっても,関心のもたれるところであるから,正常のリンパ節について熟知しておく.

健康小児では頸部は勿論,腋窩,鼠径でもリンパ節を触れることが多い.炎症に伴い,一旦腫大した同部のリンパ節が数カ月にわたって触れ続けることにもしばしば遭遇する.また,リンパ節は小児期には年齢とともに成長と萎縮をする.

一般的に,問題のないリンパ節は,直径2.5cm以下で可動性がある.熱感,圧痛,波動や皮膚の発赤はなく,個々のリンパ節が集積した塊として触れることはない.前記以外のものは病的なリンパ節腫大と考える.

リンパ節腫大には多発性(全身性)のものと,局所性のものがある.多発性リンパ節腫大とは,複数の離れた部位のリンパ節腫大や脾腫を認める場合をいう.

B 診察

頭頸部の触診では,要すれば患児を親の膝に座らせて患者に向かって座る.両手で

表 21-1 リンパ節腫大を来す原因疾患

A. 感染症
 ウイルス
  上気道感染ウイルス
  EBウイルス
  サイトメガロウイルス
  AIDS
  風疹
  水痘
  麻疹
 細菌
  敗血症
  腸チフス
  結核
  細菌性局所感染
   ネコ引っ掻き病,ブドウ球菌
 その他
  トキソプラズマ
  真菌
B. 自己免疫疾患および反応性腫大
 若年性関節リウマチ
 SLE
 血清病
 薬剤リンパ節症(フェニトイン,イソニアジド)
 川崎病
C. 悪性細胞の浸潤
 白血病
 悪性リンパ腫
 神経芽腫
 横紋筋肉腫
D. 脂質代謝異常症
 Gaucher病
 Niemann-Pick病

表 21-2 リンパ節腫大をきたす代表的な疾患の検査の進め方

リンパ節腫大
 局所性リンパ節腫大
  →感染病巣あり→ 培養 →感染性腫大
  →右鎖骨上窩リンパ節腫大→ 胸部レントゲン
   →肺感染症,結核→ 生検 →悪性リンパ腫
  →左鎖骨上窩リンパ節腫大
   → 胸部レントゲン,胸腹部CT
   → 生検 →悪性リンパ腫,悪性腫瘍
  →頸部リンパ節腫大→ 川崎病診断項目 →川崎病
  →頸部リンパ節腫大→触診上悪性を疑わせるリンパ節腫大→ 生化学検査 → 生検 →悪性リンパ腫,悪性腫瘍→ CBC → 白血病細胞 →白血病
 多発性リンパ節腫大
  → 皮疹 →風疹,麻疹,水痘
  → CBC → 異型リンパ
   →EB,CMVウイルス抗体→伝染性単核球症
  CBC → 白血病細胞 →白血病
  →触診上悪性を疑わせるリンパ節腫大
   → 生化学検査 → 生検
  → HIV → AIDS
  → 自己抗体 → SLE

患児の後頸部から這わせるように,項の毛髪腺に沿う後頸部リンパ節から前方へ移動し,前後耳介リンパ節,下顎角下,下顎下,前後頸部リンパ節を触診し,最後に鎖骨上窩リンパ節を診る.他部位のリンパ節の診察には患児を臥位にするのが容易である.

リンパ節腫大では,大きさ,圧痛の有無,硬さ,可動性をみる.圧痛があれば急性感染症を疑うが,悪性リンパ腫や白血病でも,急速に腫脹したのに伴って圧痛を伴うことがある.悪性リンパ腫や白血病では硬く弾性がある.癌の転移では石のように硬く,下層と癒着して可動性のないことが多い.リンパ節の診察には触診が最も重要であるが,超音波検査はリンパ節であることの確認に有用である.

C 原因疾患と診断の進め方

問診,全身症状,リンパ節腫大の部位,

性状や，腫大が多発性か局所性，脾腫の有無を参考に検査をすすめる．表21-1に，原因疾患を示す．表21-2に，鑑別診断のための検査の進め方を示す．

D 部位別特徴

頸部リンパ節腫大は　臨床上最も頻度が高くさまざまな疾患があるので，鑑別が必要となる．上気道感染症に伴い頸部リンパ節炎や腫大はしばしばみられる．伝染性単核球症，水痘，風疹，麻疹などの全身性感染症でも頸部リンパ節腫大がみられる．

川崎病では非化膿性頸部リンパ節腫大が診断基準の一つである．その腫大は片側性であることが多く，鶏卵大程度の腫大はしばしばみられる．小児期悪性腫瘍では頸部のリンパ節に腫大を起こし易い．6歳以下では，急性白血病，神経芽細胞腫，非ホジキンリンパ腫，横紋筋肉腫がその原因疾患である．6歳以上では，ホジキンリンパ腫，非ホジキンリンパ腫が多くなる．ホジキンリンパ腫ではほとんどの例で頸部リンパ節腫脹があり，それは硬く，無痛性で，通常は片側性である．

鎖骨上窩リンパ節は，通常，触知しない．右鎖骨上窩リンパ節腫大では，結核を含む肺感染症を疑い，胸部レントゲン検査を行う．また，悪性リンパ腫の好発部位でもあるので感染徴候がなければ，早期の生検も考慮する．左鎖骨上窩リンパ節腫大は，腹腔内悪性リンパ腫を反映している場合があるので，胸部レントゲン検査，胸部腹部CTが必要である．

その他の局所性リンパ節腫大で最も多いのは局所の感染による所属リンパ節の腫脹である．感染した脂漏性湿疹による後頭部リンパ節腫大や，口腔内感染性病変による下顎角直下及び顎下リンパ節腫大などもあげられる．耳介前リンパ節は側頭部から頬の皮膚感染やクラミジア，アデノウイルスなどの眼感染症で腫大がみられる．また，ネコ引っ掻き病で腫大することの多い部位でもある．

参考文献

1) Richard H Sills：Principles and Practice of Pediatrics. J. B. Lippincott Company, 1994.
2) Pediatric clinical skills, Churchill Livingstone, 1992.
3) 押味和夫：血液疾患診療マニュアル，日本医師会，2000.

（長田さち子）

22．肝脾腫

肝脾腫は，日常診療上発見しやすい所見の一つであるが，原因疾患は多様であり，随伴する症状・所見を十分に検討する必要がある．また，乳幼児期では正常でも肝を触知することは多く，異常所見との鑑別は必ずしも容易ではない．

A 診察法

a．問診

腹部膨満などの自他覚症状がある場合には，いつからその症状が出現したかを確認する．他に食思不振，呼吸困難，腹痛などの随伴症状がないか確認する．

b．視診

肉眼的に腹部の膨満を認めるか，腹壁静脈の怒張，黄疸，出血斑などの有無，外表奇形などの有無を確認する．

c．触診

肝脾腫を発見する最も簡便な手段は腹部の触診である．仰臥位で両膝を立てさせ，声をかけるなどして安心させながら触診す

る．通常，肝は右季肋下，脾は左季肋下に触知するが，左葉優位の肝腫大では心窩部の触診も重要である．また，巨大脾腫では臍下におよぶ場合もあり，触診時は下腹部から上腹部へ触診するように心がける．

また，腫大した肝・脾の硬さ，圧痛の有無，腫瘤性・結節性などの性状や腹水の有無も確認する．

肝脾腫の程度は通常鎖骨中線上での肋骨下縁からの距離（心窩部では胸骨柄下縁から）を「～横指」で表記するが，複数の医師が日替わりで診察するような場合には，cm単位で記録した方が変化を正確に把握できる．

B 鑑別診断のための検査

a．画像診断

腹部エコー，腹部CT（単純・造影），腹部MRI，シンチグラムなど．

b．血液検査

1）血球算定：白血球増多，汎血球減少など．

2）生化学検査：総蛋白，アルブミン，ビリルビン，アミノトランスフェラーゼ，乳酸脱水素酵素，アルカリフォスファターゼなど胆道系酵素，アンモニアなど．

3）血清検査：CRP，各種ウィルス抗体，トキソプラズマ抗体，梅毒反応など．

4）腫瘍マーカー：α-フェトプロテイン，神経特異エノラーゼ，フェリチン，PIVKA-IIなど．

5）血液アミノ酸分析．

c．尿検査

1）尿中ビリルビン．
2）尿中VMA・尿中HVA．
3）尿アミノ酸分析．

d．病理学的検査

1）骨髄穿刺．
2）肝生検・脾生検．

C 鑑別疾患

肝脾腫の認められた時期で二つに分けて述べる（順不同）．

a．新生児期～乳児期

1）先天性代謝異常症：果糖代謝異常症，ムコ多糖症，糖原病，Gaucher病，Niemann-Pick病など．

2）先天性感染症：TORCH（トキソプラズマ，風疹，サイトメガロウイルス，単純ヘルペスウイルス），先天性梅毒など．

3）腫瘍性疾患：神経芽細胞腫など．

4）肝疾患：胆道閉鎖症など．

5）血液疾患：一過性骨髄増殖障害（とくにDown症児）．

b．乳児期以降

1）血液疾患：慢性骨髄性白血病（成人型・若年性），その他の急性白血病，骨髄異形成症候群，血球貪食症候群，溶血性貧血など．

2）悪性腫瘍：神経芽細胞腫，悪性リンパ腫，肝芽腫，Langerhans細胞組織球症など．

3）肝疾患：急性および慢性肝炎，肝硬変など．

4）感染症：EBウイルス，サイトメガロウイルスなど．

鑑別すべき疾患がきわめて多岐に及ぶため，個々の疾患の診断へのアプローチは，各疾患の項を参照されたい．

D 治療

基本的には，基礎疾患の治療に準ずる．

巨大肝脾腫においては，時に胸腔への物理的圧迫により拘束性呼吸障害を生ずることがある．とくに新生児期の巨大肝脾腫では，その傾向が強い．この場合，側臥位または可能なら起臥位にさせた方が胸腔への物理的圧迫が軽減され，呼吸障害が軽快す

ることがある．重篤な場合は，肝脾の縮小が得られるまでの間呼吸管理を要する．

巨大脾腫については，根本的治療とはならなくても，合併症や負荷を軽減するために摘脾を行うことがある．

(河邊太加志)

23. 易感染性

感染症に頻回に罹患するばかりでなく，一旦罹患すると重症化・遷延化しやすく，また，弱毒病原体による日和見感染が問題になるといった状態を易感染性という．集団生活をしはじめた児はよく熱を出すし，アレルギー体質の児が風邪をこじらせるのにはしばしば遭遇する．真に感染防御能が低下している場合は多くはないが，慎重な対処が必要となる．

A 診断

a．易感染性を来す主な疾患

図23-1に易感染性を来す主な疾患と診断に至る道筋を示した．

b．診断の進め方のポイント

1) 問診：
① 感染の性質

感染部位：特定の臓器のみに感染が反復する場合は，全身的な免疫異常より，その臓器自体の異常が考えられる．
発症時期：母親からのIgGが枯渇する乳児期後半から感染を反復する原発性免疫不全症が多い．
感染の種類：上気道，皮膚などの細菌感染か，ウイルス・真菌などの日和見感染か．
回数と持続期間：1カ月に何度も熱を出したり，4日以上持続する場合は，感染防御能の低下が疑われる．
② 基礎疾患・薬剤使用の有無．

③ 家族歴：母方家系での乳児期死亡の集積，血族結婚の有無など，原発性免疫不全症の診断に重要．

2) 理学所見：
全身：体温，栄養状態，体重増加．
顔貌：特異な顔貌．
皮膚：アトピー様皮膚炎，慢性皮膚カンジダ症，出血斑，白斑，膿瘍，創傷治癒遅延．
毛髪：色素脱失．
結膜：毛細血管拡張．
口腔：好中球の異常で口内炎・歯肉炎が頻発，T細胞・単球の異常で鵞口瘡，口蓋扁桃の発育不全，膿性の後鼻漏．
頸部：リンパ節腫脹．
胸部：気管支炎，肺炎，気管支拡張症に伴う湿性ラ音の聴取，心奇形の合併に伴う心雑音腹部：肝脾腫．
四肢：失調性歩行，関節腫脹．

3) 診断に必要な検査：
① 血液検査：耳だ血，血沈，CRP，IgG，IgA，IgM．
② 尿検査：一般．
③ 画像検査．
④ 胸部X線検査．
⑤ 免疫機能検査．

(柘植郁哉)

24. 痙攣

神経単位の異常な過剰興奮の結果として生体に現れる非特異的反応であり，小児の4〜8％が経験する．成因は多彩であるが年齢特異性があり疾患としては，熱性痙攣とてんかんの頻度が高い．救急医療の現場においては，初期の診断や治療が，患児の予後を左右する症例もみられ，治療と原因の検索を並行して行なわなければならな

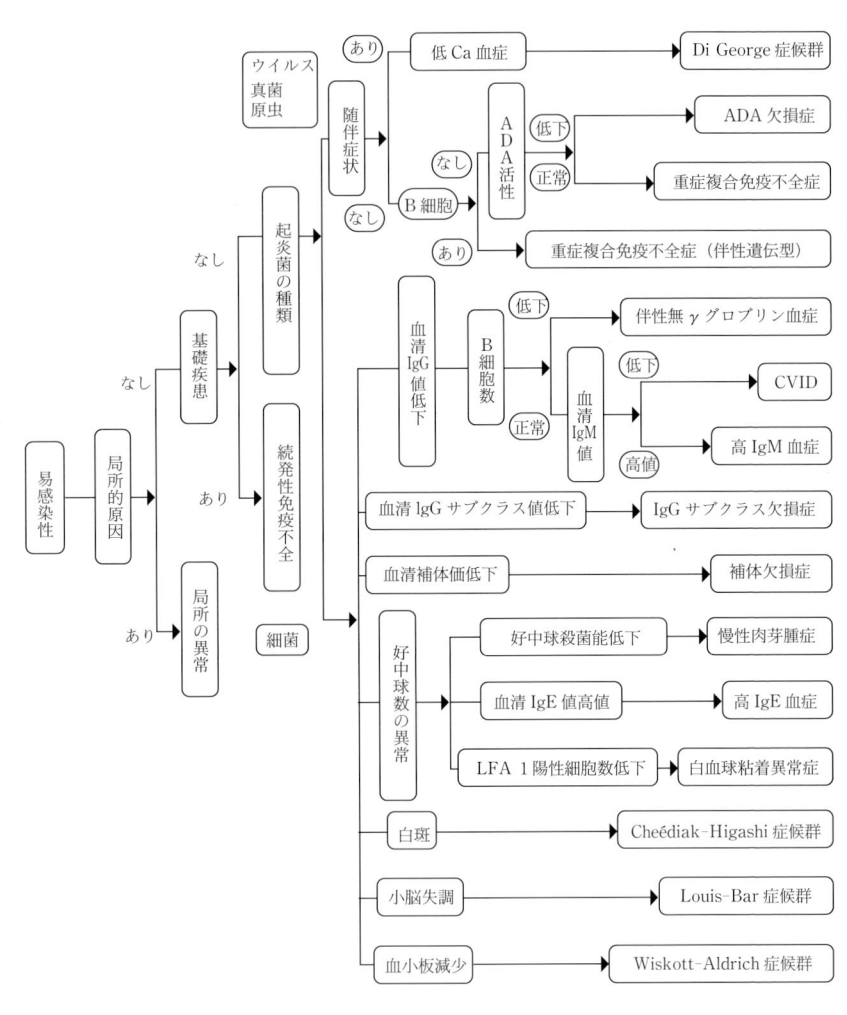

図 23-1 易感染性を示す主な疾患

```
易感染性
├─ 局所的原因
│   ├─ なし → 基礎疾患
│   │   ├─ なし → 起炎菌の種類
│   │   │   ├─ ウイルス・真菌・原虫 → 随伴症状
│   │   │   │   ├─ あり → 低Ca血症 → Di George症候群
│   │   │   │   └─ なし → B細胞
│   │   │   │       ├─ なし → ADA活性
│   │   │   │       │   ├─ 低下 → ADA欠損症
│   │   │   │       │   └─ 正常 → 重症複合免疫不全症
│   │   │   │       └─ あり → 重症複合免疫不全症（伴性遺伝型）
│   │   │   └─ 細菌
│   │   └─ あり → 続発性免疫不全
│   │       ├─ 血清IgG値低下 → B細胞数
│   │       │   ├─ 低下 → 伴性無γグロブリン血症
│   │       │   └─ 正常 → 血清IgM値
│   │       │       ├─ 低下 → CVID
│   │       │       └─ 高値 → 高IgM血症
│   │       ├─ 血清IgGサブクラス値低下 → IgGサブクラス欠損症
│   │       ├─ 血清補体価低下 → 補体欠損症
│   │       ├─ 好中球数の異常
│   │       │   ├─ 好中球殺菌能低下 → 慢性肉芽腫症
│   │       │   ├─ 血清IgE値高値 → 高IgE血症
│   │       │   └─ LFA 1陽性細胞数低下 → 白血球粘着異常症
│   │       ├─ 白斑 → Cheédiak-Higashi症候群
│   │       ├─ 小脳失調 → Louis-Bar症候群
│   │       └─ 血小板減少 → Wiskott-Aldrich症候群
│   └─ あり → 局所の異常
```

い場合が多い．発作が長時間（30分以上）持続する場合や，頻回に繰り返す場合は，重篤な神経細胞障害および多臓器不全をおこすため，早急に痙攣を抑制することが重要である．

表 24-1 痙攣性疾患の診断

疾患	発症年齢			頭部 CT または MRI 異常	疾患の分類，特徴，診断上の留意点
	新生児	乳幼児	学童		
ビタミン B_6 欠乏症	◯			−	ビタミン B_6 に反応
高ビリルビン血症	◯			−	高ビリルビン血症
薬物禁断症候群	◯			−	母の薬物使用
良性新生児痙攣	◯			−	家族歴，脳波異常
低酸素性虚血性脳症	◎	◎	◯	＋	仮死の既往，溺水，窒息，CO 中毒
頭蓋内出血	◎	◎	◯	＋	周産期合併症（後遺症），凝固異常（ビタミン K 欠乏，血友病），外傷性
脳奇形	◎	◎	◯	＋	発達遅滞，外表奇形の合併
代謝性疾患（血糖，Na, Ca, Mg の異常）	◎	◎	◯	−〜＋	低血糖，低 Ca 血症，低 Mg 血症，低 Na 血症，高 Na 血症
先天性代謝異常	◎	◎	◯	−〜＋	アミノ酸，有機酸，NH_3 代謝異常
中枢神経感染症	◯	◎	◎	＋ −〜＋	細菌性または結核性髄膜炎，ウイルス性脳炎，脳膿瘍，寄生虫症，原虫症
急性脳症，Reye 症候群	◯	◎	◎	＋	ウイルス感染，ワクチン，薬剤
脳梗塞，モヤモヤ病	◯	◎	◎	＋	片麻痺，一過性麻痺
脳腫瘍	◯	◎	◎	＋	嘔吐，頭痛，その他の神経症状
神経皮膚症候群	◯	◎	◎	＋	皮膚症状，発達遅滞
脳動静脈奇形	◯	◎	◎	＋	巣症状，MRI や血管造影で診断
神経変性疾患	◯	◎	◎	＋	緩徐な発達の退行，遺伝子診断
その他の全身疾患に伴う痙攣	◯	◎	◎	−	破傷風，薬物中毒，循環器疾患（不整脈）や高血圧性脳症の合併
てんかん	◯	◎	◎	−〜＋	反復性に発作を繰り返す，年齢，病型特有の発作像と脳波異常
熱性痙攣		◎		−	諸検査異常なし
静脈洞血栓症		◯		＋	嘔吐，意識障害，凝固能亢進
急性小児片麻痺		◎		＋	発熱，痙攣重積，片麻痺
乳児良性痙攣		◎		−	諸検査異常なし，発達遅滞なし
下痢に伴う痙攣		◎		−	無熱性ウイルス性腸炎，脳波正常
憤怒痙攣		◎		−	諸検査異常なし，脳波正常
ヒステリー			◎	−	諸検査異常なし

注：◎印は重要なもの，比較的頻度の高いもの．

A 診断

診断のポイントは以下の通りである．

① 痙攣発作の発症年齢．
② 発達歴，既往歴，家族歴，（周産期異常の有無，ワクチン接種の有無）．
③ 痙攣時の状況，誘因（発熱，嘔吐，下痢，外傷，過呼吸，号泣，入浴，光，音，薬剤）．
④ 発作状況（左右差，型，持続時間，頻度，意識の有無，眼球偏位，発作後の状態）．
⑤ 神経学的異常の有無（麻痺，筋緊張異常，深部腱反射の異常，項部硬直の有無）．

⑥ 外表奇形，皮膚の異常，成長発達の評価．
⑦ 検査：血液，尿，神経放射線学的検査（頭部CT検査，MRI検査）髄液検査，心電図，脳波，血液ガス．

痙攣の発症年齢と画像診断，特徴を表24-1に示す．頭部MRI検査は，多くの情報が得られるが，救急医療の現場では，短時間で行える頭部CT検査がけいれん性疾患の鑑別診断には不可欠である．髄液検査は，CT検査によって脳腫瘍や頭蓋内圧亢進の有無を確認後に施行する．髄膜炎，脳炎の有無についての検索は治療方針，予後を左右し，とくに大切である．脳波検査はてんかんの発作型のみならず，脳炎などの中枢神経感染時の病態解明に重要である．

B 治療

来院時に痙攣がすでに停止している場合は，発作再発の予防が治療の主体になる．使用薬剤は発作の成因により異なるため，基礎疾患別に治療を選択するべきである．一般に発熱に伴うけいれんの予防にはジアゼパム製剤の経口，または坐薬（0.3〜0.5 mg/kg/回）を使用する（疾患別治療の詳細は各項目を参照）．

参考文献
1) 本郷和久：けいれん・小児の救急医療，小児内科（臨増）31：278-284，1999

（羽賀淑子）

25．発達遅滞

小児にとって発達は，成人と異なる最大の特徴である．したがって発達に関する相談は，小児科外来では，頻度も高く，本人や親に限らず，多方面に影響を与える重要な課題である．本来，小児の発達には，精神発達（知能，社会性）と運動発達があり，発達の診断は，これらを分けて行なうものである．しかし年少児では，精神機能と運動機能が未分化であるため，その発達診断は容易ではない．年長児以降では，本人の協力が得られ，成人と同様の診察が可能であるため，局所診断を含めた発達遅滞の診断は，それほど難しくはない．そこで本文では，年少児における発達遅滞の早期診断の方法について記す．

A 乳幼児の運動発達の評価
a．問診および一般的診察の方法

乳幼児では，発達の遅れは主訴にならないことが多い．例えば，飲みがわるい，吐きやすい，不機嫌で泣いてばかり，眠りが浅い，抱っこしにくいなど，いわゆる育てにくさが，発達障害の最初の訴えであることが多いので注意を要する．現在よく使用されている発達のスクリーニング検査としては，津守・稲毛式乳幼児精神発達質問紙，遠城寺式乳幼児分析的検査法，デンバー発達スケールなどあるが，いずれも長短がある．いずれでもよいが，よく手馴れた検査用紙を，外来の手元に置いておくと，発達の大体のめやすを知るのに案外便利である．

小児の場合，外来初診時の一般的理学的診察のみで，発達遅滞の原因疾患が診断できる場合も多い．不要な検査を避ける意味でも，一般の診察は重要である．例えば，Down症候群，Kabuki-make-up症候群，結節性硬化症，Prader-Willi症候群，Rett症候群などでは，特徴的な症候によって，一目で診断名を推測できることが多い．

b．検査

一般的検査とともに脳波，CT，MRI，などは必須である．染色体検査，アミノ酸分析，乳酸・ピルビン酸，有機酸などは鑑別診断に必要である．最近，疾患の遺伝子が次々に解明されているが，まだ研究室レベルのものが多いので，より簡便に遺伝子のスクリーニング検査ができることが今後望まれる．

c．乳幼児の神経学的診察

神経学的診察については，乳幼児では局所神経学的徴候がとりにくいため，通常は，月齢にそった発達段階や，姿勢反射を中心とした発達神経学的診察方法をとることになる．発達評価によく用いられる姿勢反射は，① 非対称性緊張性頸反射，② 引き起こし反応，③ 腋窩懸垂反応，④ Landau 反応，⑤ パラシュート反応であり，この五つの反応を習熟していれば，ほぼ間に合うといえる．

乳児期の発達遅滞は筋緊張低下として，現われることが多いが，これは引き起こし反応で，肘関節の屈曲が乏しく，腋窩懸垂反応で躯幹が柔らかく，Landau 反応で背中が丸くなるなどで診る．

筋緊張亢進には，痙直（錐体路障害）と強剛（錐体外路障害）があるが，その判別が困難なことも多い．痙直性脳性麻痺でも，乳幼児期にはむしろ筋緊張低下を示すことが多い．乳幼児期の筋緊張亢進をみるには，まず安静時に頭部後屈，後弓反張，上下肢の伸展交叉，内反尖足などをみる．また腋窩懸垂反応や Landau 反応で四肢の硬い伸展をみる．

d．リハビリの必要性と経過観察

乳幼児の運動発達障害を Voyta は中枢性運動協調障害とよんでいるが，これがすべて脳性麻痺に移行するわけではない．運動発達の遅れだけでは最終的には正常化することが多く，筋緊張低下，姿勢異常，姿勢反射異常，病的反射などすべてが異常でなければ，脳性麻痺にはならないといわれている．脳性麻痺のリスクのある場合は，リハビリを行って，経過観察をする必要がある．

B 乳幼児の精神発達の評価

a．ことばの遅れの鑑別診断

運動発達には頸定，寝返り，歩行など容易に判断できる里程標があるが，精神発達やコミュニケーションの発達遅滞はことばの遅れとして現われる．したがって，言語発現以前の精神発達を評価することは，適切なスクリーニング検査のない現在，とくに困難であるといえる．ことばの遅れが主訴の場合，まず聴覚障害や Landau-Kleffner 症候群のような，頻度は高くはないが治療可能な疾患を見逃してはならない．

言語障害を主訴とする場合，DSM-IV (1994) では，これをコミュニケーション障害として，① 表出性言語障害，② 受容―表出混合性言語障害，③ 音韻障害（以前は発達性構音障害），④ 吃音症，⑤ 特定不能のコミュニケーション障害の五つに分類している．一般に 3〜5％の小児が発達型の表出性言語障害に罹患していると見積もられている．後天型はもっとまれである．発達型表出性言語障害の小児のほとんどは，最終的には正常な言語能力を青年期後期までには獲得する．表出性言語障害のうち言語理解がよい場合は，特別な療育をしなくてもよいことが多いが，4 歳を過ぎても構語障害が明らかであれば，言語療法が必要である．理解の欠陥が特徴である受容―表出混合性言語障害は，精神遅滞，広汎性発達障害，注意欠陥多動性障害などの発達障害のリスクがあり，早期に適切な療育が必要となる．発症が 3〜9 歳でけいれ

んを伴う後天性の受容-表出混合性言語障害は Landau-Kleffner 症候群という．本症候群は，特徴的な脳波異常とてんかん発作を伴い，抗けいれん剤がかなり有効であり，また放置すると非可逆的の精神遅滞をきたす可能性があるので，早期診断・早期治療しなければならない．

b．自閉症の早期診断

自閉症の乳児期から2歳半頃までの早期徴候としては，① あやしても笑わない，② 人に抱かれることをいやがる，③ 視線があわない，④ おとなしい，⑤ 喃語が少ない，⑥ 睡眠が短い，⑦ 表情の変化が少ない，⑧ 動作模倣がない，⑨ 指差しをしない，⑩ 親の後追いをしない，⑪ 一旦出現した言葉が消失する，⑫ 人間や動物に関心を示さないなどがあげられている．ことばの遅れ，愛着関係の未確立，他者への無関心などが，自閉症のかなり早い時期の徴候といえる．

C 発達遅滞の経過観察

乳児期から，幼児期，学童期にわたって，小児の精神・運動発達は変化していく．乳幼児期に軽度の発達遅滞を認めても，成長してほとんど問題なく正常となることはよく経験する．また反対に，乳児期にはまったく予想されなかった発達障害が，後に明らかになることもある．このような発達の変化を十分念頭において，経過観察を行なう必要がある．発達遅滞の小児の場合，根本的な治療法がない場合が多く，家族の負担は肉体的にも，精神的にも，経済的にも多大であることを理解し，それらの負担をなるべく軽減できるよう支援する姿勢が，医療に携わる者にとって重要であろう．

参考文献

1) 諸岡啓一：発達遅滞の早期診断．発達障害医学の進歩，p.16-28，1992．
2) 高橋三郎，大野裕，染矢俊幸訳：DSM-IV 精神疾患の診断・統計マニュアル，医学書院，1996．
3) 白瀧貞昭：自閉症の乳幼児期における．早期発見．発達障害医学の進歩，p.38-44，1991．

(松本昭子)

26．筋緊張異常

筋肉は安静時でも，適正に筋緊張が保たれていなければならない．筋緊張が適度に保たれないと，正しい姿勢を保てず，随意運動が正しく行えない．筋緊張が異常に亢進する疾患と低下する疾患がある．筋緊張は月齢とともに変化し，新生児期には相対的に亢進しているが，3～4カ月ころから低下してくる．

A 診断

筋緊張の診察では，extensibilité 伸展性，passivité 被動性，consisitence 固さの3要素を判定する．伸展性は筋を関節で他動的にゆっくり伸ばして判定する．筋緊張低下で伸展性は亢進，筋緊張亢進で減弱する．被動性は各関節を速く大きく曲げ伸ばしたり，振ったりして判定する．筋緊張低下で亢進し，筋緊張亢進で減弱する．

a．筋緊張亢進

筋緊張亢進には，痙性（spasticity）と硬直（rigidity）がある．痙性は受動運動のはじめにだけ抵抗がみられるが（折りたたみナイフ現象）硬直は受動運動のはじめから終わりまで抵抗がみられる（鉛管現象）．痙性は錐体路性，硬直は錐体外路性

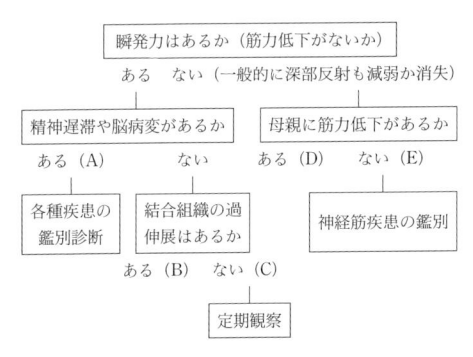

```
                    瞬発力はあるか（筋力低下がないか）
                     ある      ない（一般的に深部反射も減弱か消失）

        ┌─────────────────────┐        ┌─────────────────────┐
        │ 精神遅滞や脳病変があるか │        │ 母親に筋力低下があるか │
        └─────────────────────┘        └─────────────────────┘
          ある(A)        ない               ある(D)     ない(E)

        ┌──────────┐  ┌──────────────┐    ┌──────────────┐
        │各種疾患の │  │結合組織の過   │    │神経筋疾患の鑑別│
        │鑑別診断  │  │伸展はあるか   │    └──────────────┘
        └──────────┘  └──────────────┘
                      ある(B)  ない(C)
                              │
                         ┌────────┐
                         │ 定期観察 │
                         └────────┘
```

(A)〜(E)で鑑別すべき疾患

(A)	(D)
原因不明の精神遅滞	先天性筋緊張性筋ジストロフィー
脳性麻痺の一部	重症筋無力症
Down症候群をはじめとした各種染色体異常	(E) 神経・筋疾患
Leigh脳症，アミノ酸代謝異常，有機酸代謝異常，白質変性症などの先天代謝異常	脊髄性
各種先天感染症	脊髄性筋萎縮症（Werdnig-Hoffman病）
各種脳奇形	末梢神経疾患
Prader-Willi症候群をはじめとする各種奇形症候群	遺伝性運動・感覚性ニューロパチー
甲状腺機能低下症	筋疾患
(B)	先天性ミオパチー
結合織疾患(Ehles-Danlos症候群，Marfan症候群など)	ネマリンミオパチー，ミオチュブラーミオパチー，セントラルコア病など
(C)	先天性筋ジストロフィー
いざり児	福山型先天性筋ジストロフィー
注意欠陥多動症候群，協調運動障害など	非福山型先天性筋ジストロフィーなど
全身性疾患（低栄養，腎尿細管性アシドーシスなど）	ミトコンドリアミオパチー
良性先天性筋緊張低下症	

図 26-1 筋緊張低下の鑑別診断

といわれている．

圧倒的に多いのは脳性麻痺である．痙性脳性麻痺では，病変が重度であるほど早期から四肢に痙性が出現してくる．軽い場合は痙性が幼児期になってはっきりしてくる場合もあり，片麻痺，対麻痺では歩行障害で気づかれる場合もある．アテトーゼ型脳性麻痺では初期にはアテトーゼははっきりしない．

若年性ハンチントン舞踏病などの錐体外路系疾患が小児期に発症することがある．

筋原性の筋緊張亢進を主症状とする疾患もある．筋緊張性筋ジストロフィーでは，早い例では学童期からミオトニアが出現す

表 26-1 筋緊張低下を鑑別するための検査

スクリーニング検査	脳波 頭部 MRI・CT 血中 CK 血中乳酸・ピルビン酸, アンモニア
症状に応じて追加すべきもの	髄液乳酸・ピルビン酸 染色体検査 アミノ酸など代謝異常検査 筋生検 筋電図 遺伝子検索

る．まれではあるが，先天性ミオトニア，パラミオトニアなどの疾患もある．

b．筋緊張低下

1) 新生児・乳児期に筋緊張低下を呈する児はフロッピーインファントと呼ばれ，運動発達の遅れを伴う．図 26-1 に鑑別診断を示す．まず筋力低下の有無を瞬発力でみる．

その後，深部反射をみて鑑別していく．筋緊張低下は，中枢神経系（脳，脊髄），末梢神経，筋肉のいずれの疾患でも起こりうる．

脳が原因の疾患には精神遅滞を合併することがほとんどである．腱反射は正常または亢進している．主な疾患を（A）に示す．精神遅滞が認められなければ結合織疾患（B）も忘れてはいけない．経過観察すると（C），いざり児，注意欠陥多動症候群，協調運動障害と診断される児も，乳幼児期に筋緊張低下を示すことがある．その後運動発達が追いつき，結果的に良性先天性筋緊張低下症と診断せざるを得ない場合もある．

筋力低下を呈し，深部反射が減弱または消失している場合には，まず母親の診察が必要である（D）．次に神経・筋疾患の鑑別をする（E）．脊髄性筋萎縮症，先天性ミオパチー，先天性筋ジストロフィー，ミトコンドリアミオパチーなどが多い．最近遺伝子診断が可能となった疾患も多く，先天性ミオパチー以外は筋生検が必須ではなくなった．

筋緊張低下を鑑別するための検査を表 26-1 にあげた．まずスクリーニング検査をし，その後必要に応じて追加する．

2) 幼児期以降には，筋緊張低下のみを主症状とする疾患は少ないので診断は容易である．急性小脳失調症，脊髄損傷，ギラン・バレー症候群，筋炎などで筋緊張低下を来す．

B 治療

a．筋弛緩剤

筋緊張亢進に対して使用する．

1) 末梢性筋弛緩剤のダントリウムは，カプセルをはずして，1〜2 mg/kg 分 2〜3 程度を内服する．症状にあわせて増量する．成人量は 150 mg までである．急性ミオグロビン尿症の治療・予防にも効果がある．

2) 中枢性筋弛緩剤では，ジアゼパム（セルシン，ホリゾン）が，精神安定と睡眠作用も期待でき，もっとも有効である．0.1 mg/kg 分 2〜3 から始めて，効果をみながら漸増していく．慣れがあるので多量を必要とする例もある．他にはバクロフェン（ギャバロン，リオレサール），ミオナールなどがある．

b．リハビリテーション

1) 筋緊張亢進に対しては，関節可動域の保持，筋緊張低下を目的として行う．

2) 精神遅滞を伴う筋緊張低下に対してもリハビリテーションが主体となる．足首の保持力が弱いので，立位，歩行時には保持性の高い靴を選ぶ必要がある．脊髄性筋萎縮症や先天性ミオパチーでは，筋緊張低下があっても関節拘縮を来しやすく，先

天性ミオパチーでは徐々に筋力がついてくる場合もあり、やはりリハビリテーションは必要である。

参考文献
1) D W Dunn et al：Decision making in child neurology, p.48-51, 92-93, B. C. decker, 1987.

（三浦清邦）

27. 不随意運動・チック

不随意運動とは筋緊張調節などの運動プログラミングが破綻して生ずる異常運動をさす。その根底には線条体、淡蒼球、視床下核、黒質など基底核の機能・器質異常が潜在しており、感染（とくに慢性脳炎）、血管障害、外傷、腫瘍、神経変性などいかなる病因であっても基底核に異常をきたすものは不随意運動を起こしうる。不随意運動としては振戦、舞踏（様）運動、バリズム、アテトーゼ様運動、ジストニー、ミオクローヌス、ジスキネジー、攣縮、チックなどがあるが、小児では移行型、混在型が少なくない。基底核は単純運動のみならず複雑な行動にも関与し、器質性障害では不随意運動に行動異常が随伴することがある。また、口腔内・口周囲の運動異常によって構音障害、嚥下障害など偽性球麻痺の病像を呈することもある。

生下時は不随意的運動が主体であるが月齢とともに随意運動が優位となる。不随意的運動から随意運動への移行期にあたる乳児期には保護者が随意運動に混在する生理的不随意運動を異常運動と見誤って受診することもあるので注意を要する。また、メトクロプラミド（プリンペランなど）、ドンペリドン（ナウゼリン）、フェノチアジン誘導体（ノバミンなど）、ブチルフェノン系薬物（オーラップなど）などの薬物でジスキネジーなどの異常運動・異常姿勢をきたすことはいつも念頭に置くべきである。

●── チック・Tourette 症候群

A 診断

まばたき、しかめ面、肩すくめなど機能的に関連する複数の筋群による無目的な常同的運動が繰り返しみられるものをチックと呼んでいる。異常運動は顔面、首、肩が主体で下肢にみられることは滅多にない。しばらくは自制可能であるが、他に気をとられたりすると再び始まる。根底には遺伝的要因に起因する基底核機能異常が潜在していると推定され、精神・心理要因はチックの誘因にはなるが原因ではない。数カ月で消失する一過性のものが多いが、その後再発し、異なる形のチックが出現することもある。発声を伴うことはまれでTourette 症候群との鑑別が問題となる。Tourette 症候群は、器質性脳障害がないにもかかわらず発声をともなう多発性チックが１年以上持続してみられ、日常生活に著しい障害をきたす18歳未満発症の疾患と定義されている（DSM-IV）。汚言、反響語、多動、強迫性─衝動性行為、自傷などの行動異常、学習障害がしばしば合併する。

B 治療

チックにしろ Tourette 症候群にしろ特別な治療を要しないことが多い。重篤な進行性神経疾患ではないこと、基底核機能異常による病態であり「精神的」なものが原因ではないことを了解してもらうことのほうが大切である。重篤なチックにはドパミ

● 運動誘発性舞踏アテトーゼ（Paroxsmal kinesinegic choreoathetosis；PKC）

A 診断

運動および運動開始によって数秒から数十秒にわたり四肢体幹をくねらせるような異常運動・姿勢が突発的に誘発される疾患である．異常運動出現直前に前兆ともいえる異常感覚を訴えることもある．異常運動の間，意識は障害されない．異常運動終了後はすぐに正常に復し，発作間欠期には神経学的異常を認めない．基底核の機能異常が疑われるが剖検例も含め構造異常は確認されていない．したがって，MRIなどの神経画像も正常であり，他の検査にも異常を認めない．このように，発作症状以外手がかりがないため，てんかん，心身症などと誤診されることが少なくない．発症は学童期に多く，4分の1に家族発生例を認める．良性乳児痙攣や非運動誘発性突発性ジスキネジアの遺伝子座とも重なる16p11.2-q12.1がcritical regionと推定されている．20歳過ぎから軽快することもある．

B 治療

少量の抗てんかん薬で症状は完全に消失する．カルバマゼピンでは血中濃度5μg/ml以下でも有効なことが珍しくない．

● 日内変動を伴う進行性ジストニア（瀬川症候群，ドーパ反応性ジストニア）

A 診断

夕刻に向かってしだいに四肢体幹のジストニア運動，ジストニア姿勢が強まる疾患で，睡眠によって一時的にジストニアは消失する．ジストニアが消失している間は神経学的異常は認められず，また，画像などの検査所見も正常である．このため，PKC同様，心身症，「脳性麻痺」と誤診されていることがある．1～9歳に徐々に症状が出現し，年齢とともに強まる．異常運動以外に症状はなく知能も正常である．Dopa産生酵素チロシン水酸化酵素のcofactorであるGTP cyclohydraseをコードする14q22.1-q22.2に異常があることが判明している．

B 治療

L-Dopa投与によって症状は完全に消失しパーキンソン病のように「耐性」がみられることもない．

● Sydenham舞踏病

A 診断

A群溶連菌感染後リウマチ熱の一症状としてみられる．ただし，血清学的溶連菌感染陽性例は4分の1にすぎない．落ち着きがない，ぎこちないなどの行動異常が徐々に顕在化し，その後，舞踏様運動が明らかとなる．発語が障害されたり筋トーヌスが低下することもある．感情の不安定性もしばしば認められる．数カ月で症状は消退するが，まれに再発する．

B 治療

舞踏様運動にハロペリドール，カルバマゼピン，バルプロ散が有効なことがある．咽頭培養が陰性であってもペニシリンは投与すべきである．

●——周生期障害による脳性麻痺

A 診断

核黄疸が激減して不随意運動を主体とするアテトーゼ型脳性麻痺はまれとなっている．しかし，near-total asphyxia のように深部灰白質が選択的に障害される場合には後障害として不随意運動が目立つことがある．また，典型的な痙性麻痺例でも皮質・白質に加え多かれ少なかれ基底核も損傷を受けており，年齢とともに不随意運動が顕在化することが少なくない．長期にわたる不随意運動が頸椎を損傷し思春期以降 myelopathy をきたすことがあるので経過中に原因不明の運動機能低下がみられたときには注意を要する．

B 治療

基底核内の神経伝達物質を考慮してL-ドーパ，アーテン，バクロフェン，バルプロ酸などが使用されているが必ずしも理論どおりの効果はえられない．バクロフェン髄液内投与，ボツリヌス毒局所投与の効果も期待されるが日本では行われていない．

●—— 血管障害

モヤモヤ病の病初期，虚血性発作がみられず舞踏様運動のみが前面にでてくることがある．また，低体温開心術後に舞踏様運動がみられることが知られている．

表 27-1 不随意運動を呈する代謝疾患，変性疾患

ジストニア	舞踏様運動
Fahr 病	Huntington 舞踏病
Huntington 舞踏病	痴呆を伴わない進行性舞踏病
Hallervorden-Spatz 病	
神経軸索ジストロフィー	企図振戦を伴う家族性良性舞踏病
歯状核赤核淡蒼球ルイ体萎縮症	
	歯状核赤核淡蒼球ルイ体萎縮症
Wilson 病	
GM_1, GM_2 ガングリオシドーシス	Ataxia-telangiectasia
	乳児両側線条体壊死症
異染性白質ジストロフィー	Wilson 病
セロイド・リポフスチン症	GM_1, GM_2 ガングリオシドーシス
フコミドーシス	ミトコンドリア脳症 (Leigh 脳症)
Lesch-Nyhan 症候群	ホモシスチン尿症
ミトコンドリア脳症 (Leigh 脳症)	グルタル酸尿症 I 型
ホモシスチン尿症	メチルマロン酸血症
グルタル酸尿症 I 型	プロピオン酸尿症
メチルマロン酸血症	
プロピオン酸尿症	

●——代謝疾患，変性疾患（表 27-1）

さまざまな疾患でジストニア，アテトーゼなどの不随意運動が認められる．進行性で他の神経所見を合併することが多いので，疑いがあれば，とりあえず，MRI，CT，血中乳酸・ピルビン酸，アミノ酸，尿中有機酸を確認する．若年性ハンチントン舞踏病では舞踏様運動よりも強直姿勢が顕著なことが多い．

（麻生幸三郎）

28. 成長障害

小児の特徴は，絶えず成長し，発達していることである．成長とは体の大きさや重さが増加することをいい，発達は身体的，精神的機能が成熟していくことをいう．臨床的には，成長は主に身長と体重が増加することを指す．

身体的に障害や疾患があれば成長障害が起こるが，まず体重の増加が停止あるいは減少し，次いで身長の伸びが減少するのが普通である．

A 原因

成長障害を来す障害ないし疾患は表28-1に示すように数が多い．

B 定義

a．身長

定義は，研究者によってまちまちである．

表28-1 成長障害の原因

1. 低栄養
2. 消化器疾患
3. 腎疾患
4. 心臓および循環器系疾患
5. 愛情遮断性（精神社会性）低身長症
6. 内分泌性疾患
   a 成長ホルモン欠損
   b 甲状腺機能低下症
   c 性腺発育不全
   d 糖質ステロイド過剰
   e 偽性副甲状腺能低下症
   f 骨端早期閉鎖
      Ⅰ．アンドロゲン過剰
      Ⅱ．エストロゲン過剰
7. 特発性（体質性）低身長
8. 炭水化物,脂質およびタンパク質の代謝異常

1) 平均値（M）と標準偏差（SD）で定義する方法 多数の集団では，計測値が正規分布を示す．（計測値－平均値）/標準偏差＝SDスコア(巻末の資料「平成12年度標準身体・体重表」参照)

上記の式で算出されるSDスコアで，低身長を定義する場合でも，カット・オフポイントが研究者によって異なる．－2.0 SD，－2.5 SD，－3.0 SDなどが用いられ，数字が大きいほど何らかの異常を有する者の率が高くなる．しかし，異常をスクリーニングするという観点からすれば－2.0 SDを採用するのが妥当と考えられる．

2) パーセンタイルで規定する方法：集団の計測値を小さい方から順に並べ，ある実測値がその何番目に当たるかを示すのがパーセンタイルである．これは，集団の計測値が正規分布をとらないときにも適用できる．しかし，SDスコアのようにきちんとした数値ではなく，1パーセンタイルとか，3パーセンタイルなどのどのチャンネルを通るかという表現になる．低身長のカット・オフ ポイントは3ないし1パーセンタイルにする研究者が多い．3パーセンタイルは約－1.9 SDに当たる．

3) 平均値とパーセントで規定する方法：平均値の70ないし75％以下を低身長とする方法であるが，学問的でないとされている．

4) 身長年齢で規定する方法：（身長年齢/暦年齢）×100（％）の値をFanconi比とも呼ぶ．60～80％は軽度の低身長，60％以下は高度の低身長とする．この方法は臨床的に利用できる．

5) 成長率（成長速度）：1年間の身長増加量を年間身長増加率という．現在，－1.5ないし－2 SD以下を増加不良とするのが普通である．

b．体重の異常

体重は身長との関係で評価される．

1) 肥満度：肥満度は，[（実測体重－標準体重）/標準体重]×100（％）で計算される．＋20％以上を肥満，－20％以下をやせとしている．

2) Kaup指数：体重（g）×10/[身長（cm）]^{2}で計算され，乳幼児健診などでよく使われる．20以上を肥満，15以下をやせとする．

3) Rohrer指数：体重（g）×100/[身長（cm）]^{3}で計算され，学童，青少年に適用される．一般に160以上を肥満，100以下をやせとしている．

肥満度の上昇は，Cushing症候群，甲状腺機能低下症，仮性仮性副甲状腺機能低下症，Prader-Willi症候群，Turner症候群などでみられる．

C 骨年齢の評価

手のX線写真を用い，Greulich & Pyleの図譜やTW II法によって骨年齢を評価する．骨年齢が暦年齢の80％以下を骨年齢遅延，120％以上を骨年齢促進と判定する．

骨年齢遅延は思春期遅発症，甲状腺機能低下症，下垂体性小人症などで認められる．また，骨年齢促進は思春期早発症，副腎皮質過形成，甲状腺機能亢進症などでみられる．

鑑別診断には，各種ホルモンの測定，MRI，CT，超音波検査，染色体検査等が必要である．

D 治療

低栄養では栄養の改善，とくに蛋白質摂取が大切である．消化器，腎，循環器疾患の場合，原疾患の治療を行う．愛情遮断性低身長症では，愛情のある環境を整えれば成長する．成長ホルモンや甲状腺ホルモンの欠損，甲状腺機能低下症には，欠損しているホルモンの補充療法を行う．

偽性副甲状腺機能低下症には，ビタミンDとカルシウムを投与する．糖質ステロイド過剰を示すCushing症候群では下垂体腺腫や副腎の手術が行われる．性ホルモン過剰を来す真性思春期早発症にはLHRHアナログが，副腎性器症候群では糖質ステロイドが投与される．代謝疾患ではそれぞれ特殊な治療を行う．

参考文献

1) 諏訪　三：小児の成長障害，永井書店，1976．
2) 小川正道：低身長，Modern Physician 11：1247-1250, 1991．

（小川正道）

29．肥満・やせ

肥満とは「体内の脂肪が著しく増加している状態」であり，Over-weightとは異なる．一方やせは「体重の異常に少ない状態」と考えられ，必ずしも肥満の逆とは言い切れない．それぞれ別個の病態であるので，ここでは別々に論ずることとする．

●── 肥満

A 原因

視床下部の異常，甲状腺などの内分泌異常，薬物性肥満，Prader-Willi症候群などの肥満症候群もあるが，95％以上は基礎疾患のない単純性肥満すなわち摂取エネルギーが消費エネルギーを大きく上回ることが肥満の原因になっている．

B 肥満の判定法

a．体格指数

身長と体重を用いる指数でありbody mass index（BMI 体重[kg]/{身長[m]}^{2} Kaup 指数と同じ）Rohrer 指数などがある．前者の成人での標準は 22 であるが，幼児期には 18 以上を肥満として注意を促している．

b．標準体重との比較

一般には個人の体重が標準体重の 110％以上の場合を肥満傾向，120％以上を肥満としている．しかしここで標準体重とは何かが大きな問題となる．単にその年齢・身長での体重の平均を用いても意味がない．生命保険会社のデータを利用した最小死亡率からの理想体重を用いるのが最善かと思われる．

c．皮脂厚測定

前二者が単に over weight の評価に過ぎないのに対して，この方法ならば過剰な脂肪を直接とらえやすい．腹部や上腕三頭筋の後部をキャリパーで測るのだがこれにはかなりの熟練を要するうえ誤差も大きいためあまり実用的ではない．

d．その他

CT スキャン，MRI を用いる方法，比重，体水分，カリウムを測る方法もあるが，かなり大掛りになる．最近では電気抵抗から肥満度を類推する機械が家庭用にも売り出されている．

C 生活指導および治療

a．乳児期

この時期の肥満は環境因子よりも遺伝的因子のほうが影響が大きいと考えられている．肥満の母親をもつ肥満の乳児はエネルギー消費量が低下しているといわれている．従って肥満の家族歴をもつ乳児に対しては将来にわたって運動を推奨する努力が必要である．実際には乳児肥満は幼児期以降の肥満にはつながりにくいと考えられている．

b．幼児期以降

この時期の肥満は成人肥満につながる可能性がある．またこの時期に生活習慣が形成されるため将来の肥満予防対策をたてるうえで重要な時期である．両親がともに肥満である場合は，そうでない場合と比べ 3 歳児では 13～15 倍も肥満になる危険性が高い．従って肥満幼児を扱う場合，家族ぐるみの生活指導が必要となる．

c．治療

運動量をふやし，摂取エネルギーを減らせばいいのだが実際には本人の置かれた環境にまでもふみこまなければ治療はむずかしい．薬物療法を補助的に採用することもある―マジンドール（サノレックス）

D 肥満の合併症

高脂血症，高血圧，糖尿病，膝関節症，大腿骨頭すべり症，皮膚線条，黒皮症等．

●―― やせ

基礎疾患に伴うやせは疾患の治療が優先する．標準体重の－20％以上のやせは臨床上問題となってくる．代表的疾患としては神経性食思不振症があるが，これについては「21．心理・精神疾患の 7．神経性食思不振症」参照．

（月舘幸一）

■5. 治療・手技

1. 解熱・鎮痛法

●── 解熱法

A 適応

小児では腋窩温で37.5℃以上に上昇した状態を発熱としているが、38〜39℃になると親は発熱自体を怖がり、脳に障害をきたすのではないかと心配して受診することが多い。発熱の程度が問題ではなく、原因を速やかに確定してそれに合った治療を行うことが第一である。小児の発熱のほとんどが3日以内に解熱するウイルス感染（いわゆる風邪）であるが、時に脳炎、髄膜炎、急性心筋炎など重篤な疾患もあり慎重な対応が必要となる。5日以上続く熱には、積極的な検査が必要である。つねに原因治療を考えるが、原因不明でも発熱初日で全身状態がよければ、解熱剤で様子をみることもある。親の不安解消も大切なことであるが、解熱＝治癒ではないことをよく説明しておく必要がある。4、5カ月未満の乳児には原則として解熱薬は使わない。

B 方法

a．解熱薬以外による対応

1) 安静と環境温の調整：室温を20℃前後にし、換気をよくする。四肢冷感、悪寒戦慄があれば、毛布などで身体を温め、熱が上がりきって手足まで熱くなったら薄着にする。
2) 水分の補給（経口補液、輸液）
3) クーリング：頸部や腋窩・鼠径部を氷のうでひやす。頭・額を氷枕・氷嚢・熱とりシートで冷やしても熱は下がらないが、気分がよくなるのであれば使ってよい。ほかに温湯やアルコールを含ませた布やスポンジで身体をふき蒸発熱で体温を下げる方法や、急速に体温を下げる必要のある時、身体全体をビニールなどで包んで冷水に浸す方法もある。

b．解熱薬の使用

注射は小児には用いない。通常は定時の使用は行わず、頓用とする。

以前はアスピリンがよく用いられたが、インフルエンザや水痘の場合にReye症候群を起こすことがあり最近は使われなくなった。アスピリン喘息は小児ではまれであるが、鎮痛・解熱剤の中でアスピリン喘息患者に安全とされるものはないことに注意する。

c．小児に使用される解熱剤

鎮痛作用も兼ねているものが多い。

1) アセトアミノフェン（カロナール、アンヒバ、アルピニー　細粒・坐薬50 mg　100 mg　200 mg）：4〜5時間効果が持続、6時間毎に使用する。
使用法：（内服）5〜10 mg/kg/回、（坐）1歳未満50 mg、1歳100 mg、3歳150 mg、7歳200 mg。

（注）大量投与で肝不全（長期反復投与も注意）市販の感冒薬にも含有されている（別名パラセタモール）。

2) イブプロフェン（ブルフェン　顆粒・錠100 mg　200 mg、ユニプロン坐薬50 mg　100 mg）：持続時間が長く、8時間はあける。
使用法：（内服）1日3回分服、5〜7歳200〜300 mg、8〜10歳300〜400 mg、11〜15歳400〜600 mg。坐薬は1回3〜6 mg/kg　1日2回まで。

（注）新生児や3カ月未満の乳児は低体温をおこすことがあるので使用しない。

3) ポンタール　散・シロップ（32.5 mg/ml）錠・カプセル（250 mg）．
使用法：1回 6.5 mg/kg　1日3回まで．
（注）　時に過度の体温下降，ショックをおこすので，必要最小限にとどめ，頓用で使うほうがよい．また，インフルエンザ脳症の重症化との関連も疑われており使用が控えられている．

4) ボルタレン　坐薬 12.5 mg　25 mg　50 mg．
使用法：1回 0.5〜1 mg/kg．
（注）　低体温やショックもあるので乳児には使用しない．インフルエンザ脳症の重症化との関連も疑われている．

5) スルピリン（スルピリン，メチロン末・坐薬 100 mg）：他の解熱剤で効果が期待できない場合の緊急解熱に用いるが，過敏症や血液障害，ショックなどの副作用があり，注意を要する．
使用法：坐薬 3歳以上 100〜200 mg，2〜3歳 100 mg，乳児 50 mg．

6) インドメタシンは優れた鎮痛解熱剤であるが，小児では敗血症様症状で突然死したとの報告以後，解熱剤としては原則禁忌となった．他剤が無効または使用できない若年性関節リウマチでは慎重に投与する．

●―― 鎮痛法

A　適応

原因をつきとめるのが第一で，原因に対する治療と並行して痛みを取り除く努力をする．原因に対する特異的治療がない場合，対症療法としての疼痛コントロールは必要である．鎮痛薬の使用はできるだけ避けるべきで，乳児には原則として用いない．

B　方法

a．頭痛

慢性でしばしばみられる片頭痛の疼痛緩和については，以下のものを使用する．
発作時アセトアミノフェン　5〜10 mg/kg（1回量）頓用．ジヒデルゴット　1〜2 mg（1〜2錠）分2．間欠期にはジヒデルゴット　1〜3錠/日．

b．腹痛

原因疾患に応じた治療が原則で，腹痛のみの治療を行ってはならない．診断不明時に鎮痛・鎮痙薬は原則としては投与しないが，痛みが強く不穏状態では，正確な診察のために慎重に使用することもある．

- ロートエキス　5カ月　5mg/1日分2〜3. 幼児 15〜30 mg，学童 30〜40 mg．
- 臭化ブチルスコポラミン（ブスコパン，スパリコン）　幼児 3〜5 mg/1回量，学童 5〜10 mg（筋，皮下，静，坐）．
- ペンタゾシン（ペンタジン，ソセゴン）　幼児 3〜7 mg/1回量，学童 7〜10 mg（筋，皮下）．

（松岡道子）

2．抗生物質

ペニシリンGが臨床に応用されてから，半世紀以上が経過した．この間に新しい抗生剤があいついで開発され，現在わが国で使用されている薬剤の数は優に100を超える．これらの薬剤はそれぞれ優れた治療効果をあげ，臨床に寄与しているが，耐性菌の出現や重篤な副作用の発生など種々の問題を抱えているのも事実である．したがって，適切な化学療法を実施するためには薬剤の特性や薬剤間の違いを熟知している必要があり，非科学的な誤用や乱用については厳に慎む必要がある．以下，一般細菌用

2．抗生物質

表2-1　ペニシリン系抗生物質

グラム陽性球菌用ペニシリン
　ベンジルペニシリン（PCG：結晶ペニシリンGカリウム）（注射）＊
　ベンジルペニシリンベンザチン（PCG：バイシリン）（経口）＊
　フェネチシリン（PEPC：シンセペン）（経口）＊
耐性ブドウ球菌用ペニシリン
　クロキサシリン（MCIPC：ビクシリンS…アンピシリンとの合剤）（注射，経口）
　ジクロキサシリン（MDIPC：コンビペニックス…アンピシリンとの合剤）（経口）
広域ペニシリン
　アンピシリン（ABPC：ビクシリン）（注射，経口）（ヘルペン，アンピレクト：坐剤）
　アスポキシシリン（ASPC：ドイル）（注射）
　タランピシリン（TAPC：ヤマシリン）（経口） ｝
　バカンピシリン（BAPC：ペングローブ）（経口） ｝ ABPCのプロドラッグ
　レナンピシリン（LAPC：バラシリン）（経口）＊ ｝
　シクラシリン（ACPC：バストシリン）（経口）
　アモキシシリン（AMPC：パセトシン，サワシリン，ワイドシリン）（経口）
抗緑膿菌用ペニシリン
　スルベニシリン（SBPC：リラシリン）（注射）
　ピペラシリン（PIPC：ペントシリン）（注射）
β-ラクタマーゼ阻害剤との合剤
　クラブラン酸＋アモキシシリン（CVA/AMPC：オーグメンチン）（経口）
　スルタミシリン（SBTPC：ユナシン）（経口）
　スルバクタム＋アンピシリン（SBT/ABPC：ユナシンS）（注射）
　クラブラン酸＋チカルシリン（CVA/TIPC：オーグペニン）（注射）＊

注：＊添付文書に小児用法・用量の記載なし．

として使用されている薬剤を中心にして，その特徴を系統別に概説する．

A　β-ラクタム系

化学構造中に4員環のラクタム（β-ラクタム環）を有する抗生物質を総称したもので，ペニシリン系，セフェム系，カルバペネム系，ペネム系，モノバクタム系の5つの系統がある．いずれの薬剤も細菌細胞膜に存在するムレイン架橋酵素（ペニシリン結合蛋白；PBP）に結合し，細胞壁合成の最終段階での架橋を阻害することを作用機序としており，多くは殺菌的に作用する．また，作用点がヒトの細胞には認められない細菌細胞壁であることから，選択毒性に優れ，副作用が少ないといった特徴を併せもつ．

a．ペニシリン系（表2-1）

①グラム陽性球菌用ペニシリン，②耐性ブドウ球菌用ペニシリン，③広域ペニシリン，④抗緑膿菌用ペニシリン，⑤β-ラクタマーゼ阻害剤との合剤の五つに分類される．

グラム陽性球菌用ペニシリンはブドウ球菌，溶連菌，肺炎球菌，ジフテリア菌などのグラム陽性菌，髄膜炎菌，淋菌などのグラム陰性球菌，スピロヘータ，トレポネーマなどに優れた抗菌力を示す．しかし，ペニシリナーゼ型β-ラクタマーゼに不安定であるため，今日では黄色ブドウ球菌の大

半が耐性化しており、さらに肺炎球菌においてはPBPの変異に基づく耐性菌の増加が著しい。

耐性ブドウ球菌用ペニシリンはペニシリナーゼ産生黄色ブドウ球菌の増加に対応するために開発されたものであるが、セフェム系の開発とともに使用頻度が減少し、現在ではアンピシリン（ABPC）との合剤が2剤入手できるのみである。なお、近年ペニシリナーゼ産生とは異なる耐性機序をもつ多剤耐性のメチシリン耐性黄色ブドウ球菌（MRSA）が出現し、院内感染症の原因菌として大きな問題となっているが、これには無効である。

広域ペニシリンの標準薬とされているアンピシリン（ABPC）はグラム陽性菌、グラム陰性球菌だけでなく、インフルエンザ菌、大腸菌、プロテウス・ミラビリス、サルモネラ菌、赤痢菌などのグラム陰性桿菌にまで抗菌域が拡大された最初のペニシリンである。ABPCは経口投与した場合の吸収性がよくないため、その後プロドラッグやアモキシシリン（AMPC）、シクラシリン（ACPC）などの誘導体が開発されたが、服用性が高く、下痢の頻度が低いことから、小児ではAMPCが使用される場合が最も多い。なお、広域ペニシリンもペニシリナーゼ型β-ラクタマーゼに不安定であるため、これを産生する黄色ブドウ球菌、インフルエンザ菌、大腸菌等には効力が及ばない。また、最近ではPRSPやβ-ラクタマーゼ非産生ABPC耐性インフルエンザ菌（BLNAR）など、PBPの変異に基づく耐性が著しく増えているので、この点にも留意する必要がある。

抗緑膿菌用ペニシリンは1970年代初めより増加してきた緑膿菌をはじめとする弱毒グラム陰性桿菌による感染症に対応するために開発されたもので、その抗菌域はABPCよりさらに広く、緑膿菌、クレブシエラ、インドール陽性プロテウス、エンテロバクター、シトロバクター、バクテロイデスなどにまで及ぶ。なお、緑膿菌に対する抗菌力はピペラシリン（PIPC）が最も優れており、小児の緑膿菌感染症においてもアミノグリコシド系との併用でしばしば使用される。

β-ラクタマーゼ阻害薬との合剤はβ-ラクタマーゼ阻害作用をもつクラブラン酸（CVA）やスルバクタム（SBT）を既存のペニシリン系抗生剤に配合したもので、β-ラクタマーゼ産生のブドウ球菌や大腸菌、インフルエンザ菌、モラクセラ・カタラーリスなどに有効であるばかりか、グラム陰性桿菌における抗菌域がクレブシエラ、インドール陽性プロテウス、バクテロイデス等にまで拡大しているのが特徴である。

ペニシリン系の副作用としては悪心・嘔吐、下痢をはじめとする消化器症状とアナフィラキシー、発疹、発熱等の過敏症状が多いが、その他、肝障害、血液・造血器障害、腎障害（間質性腎炎）などがみられることがある。また、大量投与時には痙攣、電解質異常にも注意が必要である。なお、過敏症状としては発疹が最も多く、とくに伝染性単核球症患者にABPCを投与した場合には高率にみられる。また、下痢については経口投与の場合に多く、とくにβ-ラクタマーゼ阻害薬との合剤で多い。

b．セフェム系

1）経口用セフェム系（表2-2）：第一世代の抗菌域は広域ペニシリンとほとんど変わらない。ABPCと比較すると、肺炎球菌、インフルエンザ菌に対する抗菌力はかなり劣るが、ペニシリナーゼ産生黄色ブドウ球菌や大腸菌、クレブシエラ等にはこれより優れているのが特徴である。なお、

表2-2 経口用セフェム系*

第一世代
　セファレキシン（CEX：ケフレックス）
　セフラジン（CED：タイセフラン）
　セファドロキシル（CDX：セドラール，サマセフ）
　セファトリジン（CFT：セプチコール，ブリセフ）⎫
　セファクロル（CCL：ケフラール）　　　　　　　⎬ インフルエンザ菌に有効
　セフロキサジン（CXD：オラスポア）　　　　　　⎭
第二世代
　セフロキシムアキセチル（CXM-AX：オラセフ）*
　セフォチアムヘキセチル（CTM-HE：パンスポリンT）*
第三世代
　セフィキシム（CFIX：セフスパン）
　セフテラムピボキシム（CFTM-PI：トミロン）
　セフチブテン（CETB：セフテム）*
　セフェタメットピボキシル（CEMT-PI：セフィル）*
　セフポドキシムプロキセチル（CPDX-PR：バナン）⎫
　セフジニル（CFDN：セフゾン）　　　　　　　　　⎬ ブドウ球菌に有効
　セフジトレンピボキシル（CDTR-PI：メイアクト）⎬
　セフカペンピボキシル（CFPN-PI：フロモックス）⎭

注：＊添付文書に小児用法・用量の記載なし．

第一世代経口セフェムのなかではインフルエンザ菌にもある程度対応できるセファトリジン（CFT）とセファクロル（CCL）の使用頻度が高い．

第二世代はβ-ラクタマーゼに安定な注射用セフェムのセフロキシム（CXM），セフォチアム（CTM）をエステル化したプロドラッグである．CCLと比べると，グラム陽性菌，陰性菌ともに抗菌力が優れるが，とくに大腸菌，クレブシエラ，インフルエンザ菌等のグラム陰性菌に対する抗菌力が強くなっているのが特徴である．

第三世代はβ-ラクラマーゼに対する安定性がさらに増し，グラム陰性菌における抗菌域がインドール陽性プロテウス，エンテロバクター，シトロバクター，セラチアなどにまで拡大するとともに，肺炎球菌，溶連菌，大腸菌，クレブシエラ，インフルエンザ菌などに対する抗菌力が第二世代より一段と強くなっているのが特徴である．なお，黄色ブドウ球菌に対する抗菌力についてはセフジニル（CFDN），セフジトレンピボキシル（CDTR-PI），セフカペンピボキシル（CFPN-PI）の3剤はCCLより優れるが，他の薬剤についてはCCLと同等か，これよりかなり劣る点に注意を要する．

2）注射用セフェム系（表2-3）：第一世代セファロスポリン系は広域ペニシリンと同様，グラム陽性菌，陰性菌に幅広い抗菌域を有し，広域ペニシリンの効果が及ばないペニシリナーゼ産生の黄色ブドウ球菌や大腸菌，クレブシエラなどにも有効である．しかし，肺炎球菌，化膿レンサ球菌，腸球菌，インフルエンザ菌などに対する抗菌力はこれより劣り，インドール陽性プロテウス，エンテロバクター，セラチア，緑膿菌などに対しても無効である．なお，セ

表2-3 注射用セフェム系

第一世代
  セファロスポリン系
    セファロリジン（CER：ケフロジン）
    セファロチン（CET：ケフリン）
    セファゾリン（CEZ：セファメジン）
    セファピリン（CEPR：セポトリール）
第二世代
  セファロスポリン系
    セフォチアム（CTM：パンスポリン，ハロスポア）
    セフロキシム（CTM：ジナセフ）
    セファマンドール（CMD：ケフドール）
  セファマイシン系
    セフォキシチン（CFX：マーキシン）*
    セフメタゾール（CMZ：セフメタゾン）
  オキサセフェム系
    フロモキセフ（FMOX：フルマリン）
第三世代
  セファロスポリン系
    セフォタキシム（CTX：セフォタックス，クラフォラン）
    セフチゾキシム（CZX：エポセリン）（エポセリン坐剤：坐剤）
    セフメノキシム（CMX：ベストコール）
    セフトリアキソン（CTRX：ロセフィン）
    セフォジジム（CDZM：ケニセフ）
    セフォペラゾン（CPZ：セフォペラゾン，セフォビット）⎫
    セフピラミド（CPM：セパトレン）
    セフタジジム（CAZ：モダシン）
    セフピロム（CPR：ブロアクト，ケイテン）
    セフェピム（CFPM：マキシピーム）*　　　　　　　　　｝抗緑膿菌作用あり
    セフォゾプラン（CZOP：ファーストシン）
    セフォセリス（CFSL：ウィンセフ）*
    セフスロジン（CFS：タケスリン，チルマポア）
  β-ラクタマーゼ阻害剤との合剤
    スルバクタム＋セフォペラゾン（SBT/CPZ：スルペラゾン）⎭
  セファマイシン系
    セフォテタン（CTT：ヤマテタン）
    セフブペラゾン（CBPZ：トミポラン，ケイペラゾン）
    セフミノックス（CMNX：メイセリン）
  オキサセフェム系
    ラタモキセフ（LMOX：シオマリン）

注：＊添付文書に小児用法・用量の記載なし．

ファロシン（CET），セファピリン（CFPR）は体内で代謝を受けること，またセファロリジン（CER）については腎毒性の問題であることから，臨床では専らセファゾリン（CEZ）が使用されている．

第二世代セファロスポリンは第一世代の弱点であったインフルエンザ菌，インドール陽性プロテウス，エンテロバクター，シトロバクターなどのグラム陰性菌に対する抗菌力が改善されているのが特徴で，黄色ブドウ球菌を含むグラム陽性菌に対してもCEZとほぼ同等の抗菌力を示す．

第三世代セファロスポリンは第二世代のCTMよりグラム陰性菌に対する抗菌力が一段と強くなっており，大腸菌，クレブシエラ，プロテウス・ミラビリスはもとより，インフルエンザ菌，インドール陽性プロテウス，エンテロバクター，シトロバクター，セラチア，バクテロイデスなどに対しても強い抗菌力を示すのが特徴である．また，グラム陽性菌のうち，黄色ブドウ球菌に対する抗菌力はCEZに比べ劣るが，化膿レンサ球菌や肺炎球菌に対してはこれよりかなり優れる．なお，セフタジジム（CAZ），セフェピム（CFPM），セフォゾプラン（CZOP）は抗緑膿菌作用が強く，セフピロム（CPR），CZOPは腸球菌に対しても抗菌力を有する．また，体内動態の面ではセフォペラゾン（CPZ），セフピラミド（CPM）は胆汁排泄，セフォタキシム（CTX），セフォトリアキソン（CTRX）は髄液移行が良好で，さらにCTRXは血中半減期が長いといった特徴をもっている．

セファマイシン系とはセフェム系の基本骨格の7位にmethoxy基をもっている薬剤を総称したものである．インドール陽性プロテウス，バクテロイデスが産生するβ-ラクラマーゼにも安定で，とくに嫌気性菌に優れた抗菌力を示すのが特徴である．CEZと比べるとグラム陰性菌に対する抗菌力が全般的に優れており，しかも，第二世代のセフォキシチン（CFX），セフメタゾール（CMZ）では抗菌域がインドール陽性プロテウス，バクテロイデスまで拡大し，また第三世代のセフォテタン（CTT），セフブペラゾン（CBPZ）ではさらにエンテロバクター，シトロバクター，セラチアなどにまで拡大しているが，グラム陽性菌に対する抗菌力は全般的にこれより劣る．なお，緑膿菌に対しては第二世代，第三世代ともに無効である．

オキサセフェム系とはセフェム骨格の硫黄原子が酸素原子に置換された構造をもつセファマイシン系の抗生薬である．ラタモキセフ（LMOX）はグラム陰性菌，嫌気性菌に対する抗菌力が強く，フロモキセフ（FMOX）は他のセファマイシン系とは異なり，黄色ブドウ球菌，化膿レンサ球菌，肺炎球菌等のグラム陽性菌にも優れた抗菌力を示すのが特徴である．

セフェム系の副作用としてはペニシリン系と同様，消化器症状と過敏症状が多いが，頻度的にはペニシリン系に比べて低い．その他，肝障害，腎障害などがみられることがあるが，腎障害の発生機序については過敏症由来とされるペニシリン系とは異なり，近位尿細管に対する薬剤の直接作用と考えられている．また，まれではあるがCPZ，LMOXなど化学構造上テトラゾール基を有する薬剤では，ビタミンK代謝を抑制しビタミンK欠乏による凝固異常を起こすことが知られている．

c．**カルバペネム系**（表2-4）

各種のβ-ラクタマーゼに対する安定性が高く，グラム陽性菌から陰性菌までの広範な菌種に平均的に強い抗菌力を示すのが特徴である．黄色ブドウ球菌，腸球菌を含むグラム陽性菌に対する抗菌力はいずれの

表2-4 カルバペネム系，ペネム系，モノバクタム系抗生物質

カルバペネム系
　イミペネム/シラスタチン（IPM/CS：チエナム）（注射）
　パニペネム/ベタミプロン（PAPM/BP：カルベニン）（注射）
　メロペネム（MEPM：メロペン）（注射）*
ペネム系
　ファロペネム（FRPM：ファロム）（経口）
モノバクタム系
　アズトレオナム（AZT：アザクタム）（注射）
　カルモナム（CRMN：アマスリン）（注射）*

注：*添付文書に小児用法・用量の記載なし．

セフェム系よりも優れており，MRSAの一部にも有効である．また，グラム陰性菌においては大腸菌，クレブシエラ，プロテウス，エンテロバクター，シトロバクター，セラチア，インフルエンザ菌はもとより，セフェム系の抗菌力が不十分な緑膿菌，バクテロイデスなどに対しても強い抗菌力を有する．なお，PRSPに対してもきわめて強い抗菌力を示すことから，現在これによる敗血症や化膿性髄膜炎では第一選択薬となっている．

副作用の種類，頻度は従来のβ-ラクラム系とほとんど変わらないが，イミペネム・シラスタチン（IPM/CS）ではまれに痙攣，意識障害などの中枢神経系症状が認められることが報告されている．なお，痙攣の既往のある例や髄膜炎の治療にはパニペネム・ベタミプロン（PAPM/BP）が用いられる．

d．ペネム系（表2-4）

現在，経口用のファロペネム（FRPM）が販売されているだけである．グラム陽性菌，陰性菌に広い抗菌域を有するが，とくにグラム陽性菌に対する抗菌力が強く，PRSPや腸球菌にも優れた抗菌力を示す．なお，グラム陰性菌に対する抗菌力は第三世代経口セフェムには劣るものの，バクテロイデスに対しては強い抗菌力を示し，クリンダマイシン（CLDM）を上まわる．

e．モノバクタム系（表2-4）

各種β-ラクラマーゼにきわめて安定で，緑膿菌を含む好気性グラム陰性菌に優れた抗菌力を示し，常在細菌叢への影響も少ないが，グラム陽性菌や嫌気性菌に対する抗菌力は弱い．

B　アミノグリコシド系（表2-5）

種々のアミノ糖がアミノサイクリトールにグリコシド結合した構造をもつ抗生物質の総称で，細胞壁の合成を阻害するβ-ラクタム系とは異なり，細菌の70Sリボソームの30Sサブユニットに作用し蛋白合成を阻害する．緑膿菌を含むグラム陰性菌やブドウ球菌に強い抗菌力を示し，その抗菌域は結核菌にまで及ぶが，連鎖球菌や腸球菌に対する抗菌力は弱く，また嫌気性菌にも無効である．

アミノグリコシド系は抗菌活性の特徴から，抗結核作用を有するもの，緑膿菌を除くグラム陰性菌に強い抗菌力を示すもの，緑膿菌を含む広範な菌種に抗菌力を示すもの，淋菌にのみ適応をもつもの，MRSAのみに適応をもつものに分けることができる．

小児での使用頻度が高い薬剤としては緑膿菌を含む広範な菌種に優れた抗菌力を示すゲンタミシン（GM），アミカシン（AMK），トブラマイシン（TOB）などがあげられるが，緑膿菌に対する抗菌力はTOBが最も強い．また，AMKはGM，TOB耐性菌にも有効な場合がある．なお，臨床では単独で使用されることは少なく，抗菌域の拡大を目的としてβ-ラクラム系と併用さ

表2-5 アミノグリコシド系抗生物質

ストレプトマイシン（SM：硫酸ストレプトマイシン）(注射)*	⎫ 抗結核菌
カナマイシン（KM：硫酸カナマイシン注射液）(注射),(カナマイシン：経口)	⎭ 作用あり
ベカナマイシン（AKM：カネンドマイシン）(注射)	⎫
リボスタマイシン（RSM：ビスタマイシン）(注射)	⎬ 緑膿菌を除くグラム陰性菌に有効
アストロマイシン（ASTM：フォーチミシン）(注射)*	⎭
ゲンタマイシン（GM：ゲンタシン）(注射)	⎫
ジベカシン（DKB：パニマイシン）(注射)	⎪
トブラマイシン（TOB：トブラシン）(注射)	⎪
アミカシン（AMK：硫酸アミカシン、ビクリン、アミカマイシン）(注射)	⎬ 緑膿菌を含む広範な菌種に有効
シソマイシン（SISO：シセプチン注射液）(注射)*	⎪
ミクロノマイシン（MCR：サガミシン）(注射)*	⎪
ネチルマイシン（NTL：ネチリン、ベクタシン）(注射)*	⎪
イセパシン（ISP：エクサシン、イセパシン）(注射)*	⎭
スペクチノマイシン（SPCM：トロビシン）(注射)* ――淋菌にのみ適応	
アルベカシン（ABK：ハベカシン）(注射)――MRSAにのみ適応	

注：＊添付文書に小児用法・用量の記載なし．

れる場合が多い．また，相乗作用を期待して緑膿菌感染症に対し抗緑膿菌作用をもつβ-ラクタム系と併用したり，腸球菌に対してペニシリン系と併用されることもある．

アミノグリコシド系は経口投与では吸収されないため，筋注または静注などの非経口投与が中心となるが，経口用カナマイシン（KM）は腸管感染症にも用いられる．なお，小児に静脈内投与が認められているのはAMK, TOB, ABKの3剤だけで，AMKのみは新生児に対しても用法・用量が確立されている．

副作用としてはとくに腎毒性と聴器毒性に注意する必要がある．いずれの薬剤も高い血中濃度が持続したり，繰り返されると発現頻度が高くなることより，使用に際しては適宜TDMを行い，投与量を調整する必要がある．

C マクロライド系およびリンコマイシン系（表2-6）

a．マクロライド系

大型ラクトン環にジメチルアミノ糖がグリコシド結合した構造をもつ抗生物質の総称で，ラクトン環の構造により，14員環，15員環，16員環に大別される．細菌の70Sリボソームの50Sサブユニットと結合し，蛋白合成を阻害するが，通常濃度での作用は静菌的である．黄色ブドウ球菌，化膿レンサ球菌，肺炎球菌などのグラム陽性菌やモラクセラ・カタラーリス，百日咳菌などの一部のグラム陰性菌に良好な抗菌力を示し，その他，β-ラクタム系が無効なマイコプラズマ，クラミジア，レジオネラ，カンピロバクターなどにも有効である．なお，小児の呼吸器感染症に多用されているが，黄色ブドウ球菌，肺炎球菌には耐性菌が多く，またインフルエンザ菌に対してもアジスロマイシン（AZT）以外は抗菌力がよくない点に留意する必要がある．

表2-6 マクロライド系およびリンコマイシン系抗生物質

- マクロライド系
  - 14員環
    - エリスロマイシン（EM：エリスロマイシン）（経口）
    - ロキシスロマイシン（RXM：ルリッド）（経口）*
    - クラリスロマイシン（CAM：クラリス，クラリシッド）（経口）
  - 15員環
    - アジスロマイシン（AZM：ジスロマック）（経口）
  - 16員環
    - キタサマイシン（LM：静注用ロイコマイシン）（注射），（ロイコマイシン：経口）*
    - アセチルスピラマイシン（SPM：アセチルスピラマイシン）（経口）*
    - ジョサマイシン（JM：ジョサマイシン）（経口）
    - ミデカマイシン（MDM：メデマイシン）（経口）
    - 酢酸ミデカマイシン（ミオカマイシン）（経口）
    - ロキタマイシン（RKM：：リカマイシン）（経口）
- リンコマイシン系
  - リンコマイシン（LCM：リンコシン）（注射，経口）
  - クリンダマイシン（CLDM：ダラシンS）（注射），（ダラシン：経口）

注：*添付文書に小児用法・用量の記載なし．

クラリスロマイシン（CAM），ロキシスロマイシン（RXM）はエリスロマイシン（EM）の誘導体で，抗菌域，抗菌力はEMと変わらないが，胃酸に対する安定性が高く，経口吸収性が改善されているのが特徴である．なお，これら14員環マクロライドにはバイオフィルム形成抑制・破壊作用や莢膜産生抑制作用，気道粘液分泌抑制作用，気道線毛運動促進作用など，抗菌作用以外の生理活性のあることが明らかとなっており，注目されている．

15員環のAZTはEMの新しい誘導体で，抗菌域はEMと同等であるが，インフルエンザ菌，百日咳菌，マイコプラズマなどにはこれより強い抗菌力を示し，さらに血中濃度の維持がきわめて長く，感染巣内への組織移行にも優れるといった特徴をもつ．

16員環マクロライドはEMに比べ総じて抗菌力が劣るが，PRSPの半数に対してはかなり期待できる抗菌力を示す．なお，16員環のなかではロキタマイシン（RKM）の抗菌力が最も優れており，また胃酸に安定で高い血中濃度がえられるといった特徴を有する．

マクロライド系は比較的副作用の少ない薬剤であるが，肝のチトクロームP-450の活性を阻害するため薬剤の相互作用に注意する必要がある．なお，相互作用が最も強いのは14員環で，テルフェナジン，テオフィリン，カルバマゼピン，シクロスポリン，ワーファリンなどが問題となる．

b．リンコマイシン系抗生剤

細菌の70Sリボソームの50Sサブユニットと結合して蛋白合成を阻害する．抗菌域はマクロライド系に類似しており，黄色ブドウ球菌，化膿レンサ球菌，肺炎球菌等のグラム陽性菌，ペプトコッカス，ペプトストレプトコッカス，バクテロイデス等の嫌気性菌，マイコプラズマなどに優れた

抗菌力を示し，とくにCLDMは嫌気性菌感染症の第一選択薬の一つとなっている．なお，副作用としては偽膜性大腸炎や急速静注による心停止などの報告があり，注意する必要がある．

D テトラサイクリン系（表2-7）

細菌の70Sリボソームの30Sサブユニットに結合し，ペプチド鎖の延長を妨げて蛋白合成を阻害する．抗菌域がきわめて広いことにより一時期多用されたが，今日では肺炎球菌，化膿レンサ球菌，大腸菌，クレブシエラ，赤痢菌などの多くの細菌が耐性となり，使用頻度が激減した．しかしながら，β-ラクタム系の効果が期待できないマイコプラズマ，クラミジア，リケッチアや感受性が悪いブドウ糖非発酵グラム陰性桿菌（アシネトバクター，ステノトロフォモナス・マルトフィリア，バークホルデリア・セパシア，フラボバクテリウム），コレラには優れた抗菌力を示すため，これら感染症では現在でも広く使用されている．なお，抗菌力としてはドキシサイクリン（DOXY），ミノサイクリン（MINO）が強く，本系の中心的薬剤となっている．

副作用としては消化器症状が最も多いが，ふらつき，めまい感などの中枢神経症状や嘔吐，頭痛などの頭蓋内圧亢進症状を呈することがある．また，小児においては歯牙や骨の形成期に投与すると，歯牙の着色，エナメル質形成不全，一過性の骨発育不全を起こすことが知られている．

E その他の抗菌性抗生物質（表2-8）

a．クロラムフェニコール

細菌の70Sリボソームの50Sサブユニットに結合して蛋白合成を阻害する．抗菌域はグラム陽性菌，陰性菌，嫌気性菌，クラミジア，リケッチアなどに及ぶが，今日では黄色ブドウ球菌，肺炎球菌，化膿レンサ球菌，大腸菌，クレブジエラ，赤痢菌などの多くの細菌が耐性となり，臨床的有用性は限られてきている．しかし，髄液移行がきわめて良好なため，難治性の髄膜炎や嫌気性菌が関与する脳膿瘍，腸チフスなどに使用される場合がある．

b．ホスホマイシン

細菌の細胞壁合成の初期段階を阻害し，殺菌的に作用する．グラム陽性菌，陰性菌に幅広い抗菌域を有するが，とくに黄色ブドウ球菌や大腸菌，サルモネラ，カンピロバクター，赤痢菌，緑膿菌，プロテウス，セラチアなどに良好な抗菌力を示す．経口剤は腸管感染症の第一選択薬として使用される場合が多いが，注射剤については本剤がすべてのβ-ラクタム系と相乗作用を示すことより，重症感染症に対しこれとの併用で使用される場合も少なくない．また，最近ではアミノグリコシド系の腎毒性や聴器毒性の軽減，バイオフィルム形成抑制・

表2-7　テトラサイクリン系抗生物質

テトラサイクリン（TC：アクロマイシン）（経口）
オキシテトラサイクリン（OTC：ユナシリン）（経口）
デメチルクロルテトラサイクリン（DMCTC：レダマイシン）（経口）
ドキシサイクリン（DOXY：ビブラマイシン）（経口）
ミノサイクリン（MINO：ミノマイシン）（注射，経口）

表2-8　その他の抗菌性抗生物質

クロラムフェニコール（CP：クロロマイセチン）（注射，経口）
ホスホマイシン（FOM：ホスミシンS）（注射），（ホスミシン：経口）
グリコペプチド系抗生剤
バンコマイシン（VCM：バンコマイシン）（注射，経口）
テイコプラニン（TEIC：タゴシッド）（注射）*

注：＊添付文書に小児用法・用量の記載なし．

表2-9　合成抗菌薬の分類

- サルファ剤
    スルファメトキサゾール/トリメトプリム（ST：バクタ，バクトラミン）（経口）＊
- キノロン系
    オールドキノロン
    ナリジク酸（NA：ウイントマイロン）（経口）＊
    ピロミド酸（PA：パナシッド）（経口）＊
    シノキサシン（CINX：シノバクト）（経口）＊
    ピペミド酸（PPA：ドルコール）（経口）＊
    ニューキノロン
    ノルフロキサシン（NFLX：バクシダール）（経口）
    オフロキサシン（OFLX：タリビッド）（経口）＊
    エノキサシン（ENX：フルマーク）（経口）＊
    シプロフロキサシン（CPFX：シプロキサン）（経口）＊
    ロメフロキサシン（LFLX：バレオン，ロメバクト）（経口）＊
    トスフロキサシン（TFLX：オゼックス）（経口）＊
    フレロキサシン（FLRX：メガロシン）（経口）＊
    スパルフロキサシン（SPFX：スパラ）（経口）＊
    レボフロキサシン（LVFX：クラビット）（経口）

注：＊添付文書に小児用法・用量の記載なし．

破壊作用など，抗菌作用以外の生理活性を有することも明らかとなってきており，注目されている．

副作用としてはとくに重篤なものはみられないが，注射剤ではNaを大量に含有している点に注意が必要である．

c．グリコペプチド系

細菌の細胞壁構成成分であるムレインに水素結合し，細胞壁の構築を阻害することにより抗菌作用を示す．グラム陰性菌にはみるべき抗菌力を示さないが，黄色ブドウ球菌や表皮ブドウ球菌，肺炎球菌，化膿レンサ球菌，腸球菌，クロストリジウム・ディフィシルなどの好気性，嫌気性グラム陽性菌に優れた抗菌力を示すのが特徴である．

バンコマイシン（VCM）は肺炎，敗血症をはじめとする重症のMRSA感染症やクロストリジウム・ディフィシルによる偽膜性腸炎などに使用されるが，PRSPにも強い抗菌力を示すことより，欧米ではこれによる重症感染症の第一選択薬ともなっている．なお，テイコプラニン（TEIC）はバンコマイシン耐性腸球菌（VRE）のうち，vanB vanC遺伝子を有する腸球菌にも有効であるといわれるが，本邦ではMRSA感染症を含め，小児用量が確立していない．

副作用としては発疹，ヒスタミン遊離に伴うレッドマン症候群，腎障害，第8神経障害などが報告されているが，腎障害，第8神経障害についてはアミノグリコシド系との併用で増強されるので，注意する必要がある．なお，病態により体内動態が大きく変わるので，適宜TDMを行い，容量を調節する必要がある．

F 合成抗菌薬（表2-9）

a．サルファ剤

サルファ剤は一般細菌感染症用として純化学的に合成された最初の抗菌薬であるが，耐性菌の出現が早いこと，抗菌作用が比較的弱く，静菌的であること，副作用の発現が比較的多いこと，さらにはペニシリンをはじめとするより選択毒性に優れた抗生剤が多数開発されたことなどにより，現在ではST合剤の一成分として使用されている以外，ほとんど使用されていない．

ST合剤は葉酸合成系における異なる代謝点を阻害するサルファ剤スルファメトキサゾール（SMX）と抗菌薬トリメトプリム（TMP）の合剤で，大腸菌，クレブシエラ，プロテウス，エンテロバクター，シトロバクター，腸球菌，インフルエンザ

菌, 赤痢菌, チフス菌, パラチフス菌などに抗菌力を示し, その他, MRSAやニューモシスチス・カリニなどにも有効である. 小児では主として膀胱尿管逆流などによる反復性尿路感染症の予防やカリニ肺炎の予防・治療に用いられるが, 新生児期ではサルファ剤による核黄疸の問題から禁忌である.

b. キノロン系合成抗菌薬

グラム陰性桿菌を抗菌域とし, グラム陽性菌には無効なオールドキノロンと, グラム陰性菌全般に対する抗菌力が飛躍的に改善し, グラム陽性菌にまで抗菌域が拡大されたニューキノロンに大別される. その作用機序はいずれも細菌のDNA合成阻害である.

オールドキノロンは小児においても尿路感染症や腸管感染症に使われた時期があったが, 現在ではほとんど使用されていない.

ニューキノロンのうち, 初期に開発されたノルフロキサシン (NFLX), エノキサシン (ENX), オフロキサシン (OFLX) はグラム陰性菌全般に強い抗菌力を示すが, 黄色ブドウ球菌, 肺炎球菌, 化膿レンサ球菌, 腸球菌等のグラム陽性菌やブドウ糖非発酵グラム陰性桿菌, バクテロイデスなどには抗菌力が十分でない. しかし, その後開発された薬剤はこれらにも良好な抗菌力を示し, さらに一部はマイコプラズマ, クラミジア, レジオネラなどにも有効である. なお, 小児に適応があるのはNFLX のみで, 主として腸管感染症や尿路感染症に使用される.

副作用としては消化器症状や過敏症状が多いが, その他, キノロン系に特異なものとして光線過敏症, めまい, ふらつきなどの中枢神経症状がみられることがある. また, 薬剤間に差はあるが, 鎮痛解熱薬との併用で痙攣を起こしたり, テオフィリンとの併用でテオフィリンの血中濃度を上昇させ, テオフィリン中毒を来たすことがあるので, 注意する必要がある. なお, 小児への使用については幼若動物にみられる関節毒性の問題から, どの薬剤も大きい制限を受けていることに留意したい.

参考文献

1) 砂川慶介:小児の感染症と化学療法, 最近の話題, 金原出版, 1993.
2) 酒井克治:最新抗生剤要覧, じほう, 2000.
3) 抗微生物薬の使いかた, 小児科診療 63(11), 診断と治療社, 2000.

(岩井直一)

3. 輸液

A 輸液療法のための基本知識

a. 人体の構成成分 (図3-1)

人体は大きく固形分と水分からなり, その組成は年齢や性別で異なる. 全水分量 (TBW) は細胞外液 (ECF) と細胞内液 (ICF) から成り, ECFは循環血漿量 (PV) と間質液 (ISF) から成る.

b. 輸液療法で用いられる基本用語 (表3-1)

1) モル;1モル (mol) は約$6×10^{23}$個の分子からなる.

1ミリモル (mM : millimol)
$=1/1000$ mol

例:NaCl 1 mol$=23+35.5=58.5$ g

2) 電気当量 (equivalent : eq);水素 (H^+) 1gと結合する陰イオンの量, あるいは水酸基 (OH^-) 17gと結合する陽イオンの量. 1当量はその物質の原子量をイオン価で割った値. ミリ当量 (millie-

PV	ISF	ICF	固形分
ECF			
TBW			

	新生児	2～3カ月	1～12歳	成人男子	成人女子
TBW (%)	75～80	70	65	60	55
ECF (%)	40～45	35	25	20	20弱

図3-1　人体の構成部分

TBW；total body water, ECF；extracellular fluid, ICF；intracelluar fluid, PV；plasma volume, ISF；interstitial fluid.

表3-1　電解質の化学

	原(分)子量	1 mEq	1 g
Na^+	23	23 mg	43.5 mEq
K^+	39	39 mg	25.6 mEq
Cl^-	35.5	35.5 mg	28 mEq
Ca^{++}	40	20 mg	50 mEq
Mg^{++}	24	12 mg	83.3 mEq
HCO_3^-	61	61 mg	16.4 mEq
NaCl	58.5	58.5 mg	18 mEq
KCl	74.5	74.5 mg	13 mEq
$NaHCO_3$	84	84 mg	11.9 mEq

quivalent：mEq）は1 eqの1/1000.

例：Na^+の1 mEq＝23 mg/1＝23 mg, Ca^{2+}の1 mEq＝40 mg/2＝20 mg.

3) 浸透圧；オスモル（osmoles：osm）：浸透圧的に有効な粒子の数.ミリオスモル（milliosmol：mOsm）は1 osmの1/1000.溶質のmMに解離によって生成された粒子の数nをかけたものに等しい.例：①1 mMの$CaCl_2$はnが3であるから3 mOsm,②5％ブドウ糖溶液は約280 mM/lのブドウ糖を含み,解離しないので280 mOsm/l.重量浸透圧濃度（osmolality）は溶媒1 kg当たりのオスモル数.生体内の浸透圧有効物質は水に溶けており,水の密度は1なのでosmolalityは水1 L当たりのオスモル数（osm/L）で表せる.血漿浸透圧（mOsm/L）の近似式＝$2[Na^+(mEq/l)]+1/18[BS (mg/dl)]+1/2.8[BUN (mg/dl)]$.

実測の血漿浸透圧が上記近似式で求めた値よりも著しく高い場合にはエタノール,メタノール,エチレングリコール等の異常物質の存在が示唆される（Osmolar gap）.

4) 不感蒸泄（insensible water loss；IWL）；皮膚・肺から蒸発する水分.45 ml/消費100 Cal.電解質は含まない.高湿度環境下では低下する（10～20 ml/100 Cal）.著明な過換気状態では50～60 ml/100 Calに増加する.

5) 酸化水（water of oxidation）；体内で代謝によって生成される水分.15 ml/100 Cal.炭水化物または脂肪＋酸素→CO_2+H_2O.

B 小児体液生理の特殊性

a. 体構成成分の中で水分の占める割合が大きい（図3-1）

出生直後の新生児ではTBWは体重の75～80％,ECFは体重の40～45％であるが,生後2～3カ月でTBWは約70％に減少し,ECFとICFはほぼ同率となり,以後ECFとICFの比は逆転する.TBWは

乳児期後半から小児期を通じて体重の約65%で一定となる．同様にECFも乳児期後半から小児期を通じて体重の約25%で一定となる．

思春期になると性差により体組成に差異が生じる．男子の筋組織は発達し，体脂肪含有率は低下する．一方，女子は体脂肪含有率が男子より高い．このような理由から成人男子では平均TBWは体重の60%（ECFは20%），成人女子では平均55%（ECFは20%弱）となる．

b．水分出納が大きい

乳幼児の体表面積は，体重当たりで成人の約2.5倍もあるため皮膚からの不感蒸泄や熱喪失が大きく，全体液量に比しての水分出納が大きい．よって水分摂取量減少や喪失量増加によって受ける影響が大きい．

c．摂取水分量の高度減少や喪失量の高度増加が容易に起こる

例えば1日哺乳量150 ml/kg/日の10 kg乳児の哺乳量が1/2に低下した場合，75 ml/kg/日の不足となってしまう．これは体重の7.5%もの水分不足（脱水）となる．

d．腎機能が未熟である（とくに乳児期前半）

最大尿濃縮力（最大尿浸透圧）は成人で1400 mOsm/lだが，新生児・乳児では600～700 mOsm/lと低い．1歳半～2歳で成人レベルとなる．尿濃縮力が低いと溶質排泄のためにより多くの水分を排泄せざるを得ないので，体内の水分が不足していても水分を保留することができず，脱水状態に陥りやすい．

C 輸液療法

a．正常時の維持水分必要量

維持輸液療法の目的は患児の0バランスが維持できるように水分・電解質を正しく

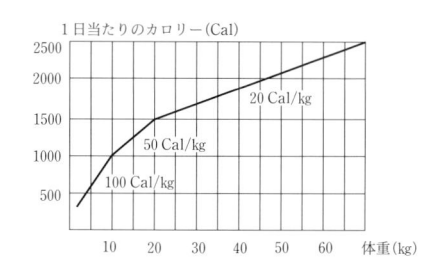

図3-2 臥床中の患児における体重と24時間当たりの消費カロリー量

出典：Holbrook P R：Textbook of pediatric critical care. p. 663, W. B. Saunders Company, 1993改変.

供給すること．正常時の水分・電解質必要量は体の大きさによってではなく，代謝の速さによって決まる．言いかえればエンジンそのものの重さよりもエンジンの回転数に関係している．代謝の速さは生体の熱産生を規定しており，不感蒸泄（IWL）は体から熱を取り去る重要な経路である．消費100 Calにつき約45 mlの水分がIWLとして肺（15 ml）と皮膚（30 ml）から失われる．図3-2に臥床中の患児における体重と24時間当たりの消費カロリー量を示す．患児の体重が小さいほど体重kg当たりの代謝率は大きくなる．例えば体重3～10 kgの範囲では消費カロリーは平均約100 Cal/kg/日であり，10 kgの臥床児の1日消費カロリーは1000 Calである．表3-2より100 Calのエネルギー消費につき100 mlの水分が必要であり，維持輸液量は1000 ml/日となる．年齢別消費熱量から計算した維持水分量を表3-3に示す．体温が1℃上昇する毎に消費カロリーは12%増加する．

b．異常な状態における維持水分必要量

一般的原則は失われた体液と類似した電解質組成をもった溶液を失われた量と同量

表3-2　体内の水分出納

	ml/100 Cal
排泄	
不感蒸泄肺	15
不感蒸泄皮膚	30
尿	70
生成	
酸化水	15
計	100

表3-3　維持水分量

体重	1日分必要量
～10 kg	100 ml/kg
11～20 kg	1000 ml＋50 ml/kg（10 kg超えた分）
21 kg～	1500 ml＋20 ml/kg（20 kg超えた分）

出典：Behrman RE：Nelson textbook of peditrics. p. 211, W. B. Saunders Company, 2000.

表3-4　水分喪失体液の組成

	Na (mEq/l)	K (mEq/l)	Cl (mEq/l)	Protein (g/dl)
唾液	10～50	10～20	20～40	10～40
胃液	20～80	5～20	100～150	0
膵液	120～140	5～15	90～120	80～120
小腸液	100～140	5～15	90～130	20～40
胆汁	120～140	5～15	80～120	20～50
回腸瘻	45～135	3～15	20～115	
下痢便	10～90	10～80	10～110	
発汗	10～30	3～10	10～35	
発汗（嚢胞性線維症）	50～130	5～25	50～120	
熱傷	140	5	110	3～5

出典：Behrman RE：Nelson textbook of peditrics. p. 215, W. B. Saunders Company, 2000（一部改変）.

補充することである．例えば，胃液や腸液が吸引されている場合などは，吸引量を正確に測定し，その組成を検査室で直接測定するか，それができない場合には表3-4のごとくすでに知られている値を参考に補充液の組成と量を決定する．発汗による喪失量を推定することは難しいが，消費100 Cal当りの発汗量は軽度発汗で5～10 ml，中等度発汗で20～30 ml，高度発汗で75～100 mlと概算されている．

（柳瀬陽一郎）

4. 輸血・血液製剤

　血液製剤の使用は血液成分の欠乏あるいは機能不全を補充するために行われる．血液製剤の安全性は格段に向上しつつあるが，ウイルス感染症の伝搬の危険性は内在する．感染と抗原感作の機会を少なくするため，可能な限り高単位の輸血用血液成分を使用する．HLA同種免疫抗体の産生予防として白血球除去フィルターを使用する．輸血後GVHDの予防として，リンパ球を含む血液には放射線照射（15 Gy以上50 Gy未満）を行う．血液製剤投与前に目標値を設定し投与必要量を計算する．投与後には補充の目的が達成されたかを評価するとともに，副反応の発生の有無を観察する必要がある．

A　血液製剤投与に際しての注意点

- 血液製剤中には生理食塩水以外の輸液製剤や薬剤を加えない．とくに低張液は赤血球の溶血を起こすので絶対に加えてはならない．
- カルシウムを含んだ溶液と血液製剤を接触させない．カルシウムの結晶化やクエン酸の効果が弱まることによる凝血が起こる可能性がある．
- 血液製剤のバッグを輸血セットの針で穿刺した時から，血液製剤は無菌的でないと認識する．この状態にて室温で4時間以上または1℃から4℃で24時間以上放置されたものは破棄する．

- 投与前に血液製剤中に異常がないかを目視する．
- 血液製剤投与による副反応の有無を観察する．投与開始後15分間はとくに注意を要する．
- 自己免疫性溶血性貧血の患者などで，交差適合試験が陽性の赤血球製剤の投与を行う際には，まず全輸血量の10%（75 mlを越えない量）を15分から20分以上かけて投与する．副反応が出現しなければ注意しながら残量を輸血する．

B 赤血球製剤

慢性貧血の場合にはHb値7～8 g/dlを目安として輸血が行われるが，それ以下であっても輸血が不要の場合がある．輸血適応は循環系の症状（労作時の息切れなど）を勘案して決定する．緊急手術前に貧血がある場合は輸血の適応であるが，慣習的に行われてきた待機手術前にHb値を10 g/dl以上にするための輸血には根拠がない．

術中に循環血液量の15%以上の出血のある場合や術後Hb値8 g/dl以下で貧血症状のあるものは適応となる．急性出血では循環不全の症状があり，細胞外液系輸液投与に反応しない場合に適応となる．なお1単位（200 ml由来）中には約100 mgの鉄が含まれており，頻回投与により体内に鉄が沈着し鉄過剰症を生じる．

a．MAP加赤血球濃厚液（MAP加RCC）

MAP加RCCは血液200 mlにつきACD-A液30 mlを混合しながら採血した血液からバッフィーコートを除き，MAP液（Dマンニトール，アデニン，リン酸二水素ナトリウム水和物，クエン酸ナトリウム，クエン酸，ブドウ糖，塩化ナトリウムを含有）を46 ml添加したもので，ヘマトクリット値は約60%である．

1) 適応：酸素運搬能の改善，循環血液量の維持．

2) 成分の経時的変化：2,3-DPG値は2週間で検出感度以下となるが，輸血後体内で24時間以内に回復する．カリウム値は採血後1週目で約20 mEq/L，2週目で約30 mEq/Lまで上昇する．

3) 投与量と方法：MAP加RCC 4 ml/kgの輸血≒Hb 1 g/dl上昇，MAP加RCC 3.5 ml/kgの輸血≒Hct 3%上昇が見込まれる．1回の最大輸血量は15 ml/kgとする．患児の循環器機能が良好なら10 ml/kgを2～4時間で輸血する．

b．白血球除去赤血球

1) 適応：輸血時の悪寒，発熱などの白血球による副作用の防止と白血球抗原に対する同種免疫反応の予防．

2) 成分の経時的変化：MAP加RCCと同様であるが，有効期限は製造後24時間である．

3) 投与量と方法：MAP加RCCと同様．

c．洗浄赤血球

1) 適応：蕁麻疹など血漿成分による副反応の防止．自己免疫性溶血性貧血や発作性夜間血色素尿症の患児．IgA単独欠損症の患児．

2) 成分の経時的変化：白血球除去赤血球と同様．

3) 投与量と方法：洗浄赤血球製剤のHct値は約40%であり，MAP加RCCと同じ輸血効果を得るためにはMAP加RCCの約1.5倍の輸血量を必要とする．

d．白血球除去洗浄赤血球

1) 適応：白血球と血漿成分とによる副反応の防止．

2) 成分の経時的変化：白血球除去赤血球と同様．

3) 投与量と方法：洗浄赤血球と同様．

C 血小板製剤

従来，血小板数が2万/μl未満では重篤な出血を認めることがあるとされてきたが，この基礎データは1960年代の米国での悪性腫瘍患児を対象としている．その当時は鎮痛解熱薬として血小板凝集抑制作用の強いアスピリンが汎用されており，現在とは違いがある．血小板輸注の適応は血小板数のみでなく臨床（出血）症状も考慮する必要がある．さらに血小板数の急激な低下（前日から血小板数が1/2以下へ低下している場合など）のある場合は血小板数が2万/μl以上でも血小板輸注が必要となることがある．また血小板減少が慢性に経過している場合（再生不良性貧血など）は活動性の出血がなければ適応ではなく，むしろ血小板輸血は極力避けるべきである．なお輸注した血小板の半減期は3〜5日とされている．

a．適応
1) 血小板数2万/μl未満で，血小板産生障害があるもの．
2) 血小板数5万/μl未満で，急性出血があったり観血的処置を行う場合．
3) 血小板数10万/μl未満で，DICなどの凝固異常がある児に急性出血があったり観血的処置を行う場合．
4) 心臓血管手術中や大量出血を伴うもの．
5) 血小板機能障害による出血．

b．投与量と方法

血小板数を1万/μl増加させるには体表面積（m²）あたり2単位（全血200 ml由来が1単位）を必要とする．輸注速度は患児の循環器機能によるが，4時間以内で輸注する．

c．血液型

原則としてABO同型の血小板製剤を用いる．患児がRh陰性の場合はRh陰性の血小板製剤を使用することが望ましいが，赤血球をほとんど含まない場合にはRh陽性の血小板製剤を使用しても良い．この場合には抗Rh人免疫グロブリンを投与し抗D抗体の産生を予防することを考慮する．抗HLA抗体が存在し通常の血小板輸注の効果がない場合は，HLA適合血小板製剤を使用する．この場合も血液型が同型の血小板製剤の使用を原則とする．血液型不適合の血小板製剤を使用せざるをえない場合は製剤中の抗A，抗B凝集素価に配慮する必要がある．また患児の抗A，抗B凝集素価がきわめて高い場合には，ABO不適合血小板輸注は無効のことが多い．

D 新鮮凍結血漿（FFP）

複数の凝固因子の欠乏による出血傾向の是正を目的として用いられる．FFP投与により感染症の伝搬，低カルシウム血症，アレルギー反応の起こる危険がある．また，FFP1単位（約80 ml）投与で約0.8 gのNaClが負荷される．

a．適応
1) 重症肝障害時の複数の凝固因子活性低下による出血傾向．
2) 播種性血管内凝固．
3) 大量輸血時の希釈性凝固障害（凝固因子活性が30%以下）による出血傾向．
4) 濃縮製剤のない凝固因子（第V，第XI因子）欠乏症．予防的投与は観血的処置時に限定．
5) 低フィブリノーゲン血症（100 mg/dl以下）．
6) L-アスパラギナーゼ投与後，フィブリノーゲンなどの凝固因子低下による出血傾向と，アンチトロンビンIIIなどの抗凝

固，抗線溶因子の低下による血栓症をみとめる場合がある．これらの諸因子を同時に補給するために用いる．

b．投与量と方法

10～15 ml/kg の投与ですべての凝固因子の 10～20％の上昇が見込まれる．10 ml/kg の投与でフィブリノーゲンは 20～40 mg/dl の上昇が見込まれる．30～37℃ で急速融解後 4 時間以内に使用することが望ましいが，保存する場合は 4℃ で保管する．保存すると不安定凝固因子（第Ⅴ，第Ⅶ因子）は急速に失活する．なお，血小板製剤 4 単位中には不安定凝固因子を除き FFP 1 単位に相当する凝固因子活性が含まれている．

（吉田　潤）

5．呼吸管理（乳幼児を中心に）

A　小児の呼吸生理の特徴

小児は成人に比較して体重が小さいだけでなく，次の解剖学的・生理学的特徴があるので，留意して管理する．呼吸数が多く，気管が細く気道抵抗が大きい．また，肺胞換気量が小さいうえに胸郭コンプライアンス・体重当たりのクロージングボリュームが大きく，一回換気量が小さく，努力性呼吸によって肺の機能的残気量を保持している．そのために呼吸筋の仕事量が非常に大きく，容易に呼吸不全に陥る．

体重当たりの死腔量は成人と同じながら，気管内チューブを含めた呼吸器回路により相対的な死腔量は大きい．

B　対象となる疾患・適応

細気管支炎・肺炎・膿胸・気胸・喘息重積発作などの呼吸器疾患による急性呼吸不全や百日咳罹患時などに起きる無呼吸発作，不整脈・心不全などを呈する心臓・大血管疾患，脳炎・脳症・痙攣重積発作などの脳神経系疾患，敗血症などの重症感染症，溺水・頭蓋内出血・交通事故などの外傷や事故による疾患が主なものである．

a．動脈血の不十分な酸素化

1）　チアノーゼ（$FiO_2 \geq 0.6$ にて）．
2）　$PaO_2 < 70$ mmHg（$FiO_2 \geq 0.6$ にて）．
3）　その他の酸素化障害の指標も参考にする．

b．不適性な肺胞換気

1）　無呼吸．
2）　$PaCO_2 > 50 \sim 55$ mmHg．
3）　切迫した低換気状態，$PaCO_2$ の上昇，V_D/V_T（死腔換気量）> 0.6．

また，遭遇する具体的な状況としては100%O_2 をマスクでかがせても PaO_2 が上がらず，$PaCO_2$ も高い時で，気管内挿管すべきか迷ったらただちにスタッフを集めて速やかに挿管して人工呼吸管理することにより，患児の予後は改善する．

C　実際

a．人工呼吸モード

1）　通常，流量発生型（ガスの流量がつねに一定）・時間サイクル式従圧式人工呼吸器を用いる．これは，吸気時および呼気時の圧（Peak Inspiratory Pressure；以下 PIP, Positive End Expiratory Pressure；PEEP）を設定することによって一回換気量（Tidal Volume；以下 TV）を定める方式である．その一回換気量を吸気時間・呼吸回数などを設定して送り込む．その児の肺のコンプライアンスによって同じ圧をかけても一回換気量が異なることになる．この方式の利点は強制換気をしながら持続流量によって自発呼吸をも補助ができ，人工呼吸による圧損傷（baro-

表 5-1　人工呼吸管理の目標

PaO$_2$	: 100〜150 mmHg
PaCO$_2$	: 35〜 45 mmHg
pH	: 7.30〜7.45

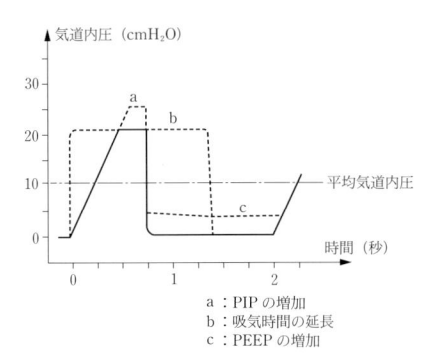

a：PIP の増加
b：吸気時間の延長
c：PEEP の増加

図 5-1　酸素化の改善のための人工呼吸器設定

trauma)を回避しやすいことである.

それ故,従来は体重 10〜15 kg までの乳幼児に使用されてきたが,近年ではそれより大きい小児だけでなく成人にも使用されてきている.ただ,肺のコンプライアンスが変化している時には一定の一回換気量が送り込めなく,不十分な人工換気となる可能性があるのが主な欠点である.

2) 従来式は,一回換気量(10〜15 ml/kg)を設定するので肺のコンプライアンスにより最大吸気圧(PIP)が異なってくる.内径 5 mm 以下の気管内チューブにはカフがなく,吸気時にチューブの回りからリークすること,人工呼吸器回路内のコンプライアンスにより TV が不正確となるため,従来小児にはあまり用いられなかったがモニターなどの機器の発達により可能となった.肺が主な病変部でなく気道確保・呼吸努力の軽減が目的の場合には使用できる.呼気の一回換気量が 10 ml/kg となるように調節する.健常肺を換気するのであれば分時換気量が一定に維持できるという利点がある.

3) 間欠的強制換気(Intermittent Mandatory Ventilation；IMV)は自発呼吸を生かしながら間欠的に強制換気を入れる方式で,強制換気が患児吸気と同調して行われる方式が同期性間欠的強制換気(SIMV, S；Synchronized)である.最近の技術の進歩により,低出生体重児の僅かな吸気フローも感知できる人工呼吸器が使われている.吸気トリガーとして気道内圧・腹部インピーダンスなどもあるが,流量センサーが最も感度が良いとされている.SIMV は設定した呼吸回数のみ同期して送気される.そして患児が無呼吸になった時でもその設定した呼吸回数は保障される.この SIMV＋1) の Time-cycled pressure-limited ventilation が最も頻用される.

4) その他の補助呼吸として,人工呼吸器からのウィーニングなどに用いられる Pressure Support Ventilation は,患児の自発呼吸全てに対して行うもので,人工呼吸器回路と気管内チューブによる気道抵抗による呼吸仕事量の負荷を代償することができ,5〜10 cmH$_2$O の圧補助レベルで使用する.

5) Patient Triggered Ventilation (PTV)は患児の自発呼吸で人工呼吸器をトリガーする人工呼吸法のことで,SIMV, pressure support などの総称である.

b.設定

表 5-1 に人工呼吸療法の目標を示す.人工呼吸療法には酸素化と換気の二つの要素を考慮する.酸素化には吸入酸素濃度(FiO$_2$)と平均気道内圧(Mean Airway Pressure；MAP)(図 5-1)が,換気(Ventilation)には分時換気量(1 回換気

量と呼吸回数の積）が関係する（表5-2）．

1) 気管内挿管後（表5-3），両側肺胞音に左右差のないことを確認，バックによる15～20 cmH₂Oの加圧による挿管チューブと喉頭の間の空気の漏れを確認する．胸部X線にて気管内チューブの位置を確認し，胸郭の上端と気管分岐部までの間，第1胸椎レベルあたりが望ましい．

2) まずは時間サイクル式従圧式モードとし，患児の自発呼吸の活用の有無で，SIMVかIMVとする．

3) FiO_2，PIP（最大吸気圧），PEEP（呼気終末圧），呼吸回数，呼吸時間を設定する．FiO_2は1.0で開始し，PIPは患児の胸部が適度に（正常時の自発呼吸よりやや大きく）挙上する程度，PEEPは5 cmH₂Oで，呼吸回数は年齢の正常値に合わせて，吸気時間は年齢に応じて新生児（0.2～0.6秒），乳児（0.4～0.8秒），成人（1.3～2.0秒）の間の長さで開始する．PIPは15～35 cmH₂Oの間に設定することが多い．定常流量は分時換気量の3倍以上とする．

4) パルスオキシメーターでの動脈血中酸素飽和度のモニター，血液ガス分析をし，設定を変更する．酸素化を上げる時のMAPにはPIPとPEEPが最も影響する．（図5-1）この時肺の圧損傷を少なくするためにPIPを低めにPEEPを高めに設定することが望ましい．また，酸素化を改善するようにMAPを増加させすぎると換気・血流不均等，心拍出量の低下，組織への酸素運搬能力の低下を起こすので注意せねばならない．

5) 換気が不十分の時，$PaCO_2$値を正常化しようとして，PIPを上げすぎないことが大切である．急性呼吸不全での人工呼吸管理では，人工呼吸そのもので肺の損傷

表5-2 人工呼吸器の設定の変更による動脈血液ガス値の変化

設定の変更	$PaCO_2$	PaO_2
PIPの増加	低下	上昇
PEEPの増加	上昇	低下/上昇
FiO_2の増加	変化なし	上昇
IMVの増加	低下	僅かに上昇か
吸気時間の延長	僅かに低下か	上昇
定常流量の増加	僅かに低下か	僅かに上昇か

注：PIP；peak inspiratory pressure, PEEP；positive end expiratory pressure, IMV；intermittent mandatory ventilation.

表5-3 小児用気管内チューブサイズと固定位置ガイドライン

（国立小児病院麻酔科）

	チューブサイズ（外径 mm）	固定位置（先端から mm）	
		経口	経鼻
0～6カ月	3.0	10	11～12
6カ月～1歳	3.5	11	12～13
1歳	4.0	12	15
2～3歳	4.5	13	16
4～5歳	5.0	15	18
6～7歳	5.5	16	19
8歳以上	6.0	17	20
	6.5	19	22
	7.0	20	23

注：サイズはもっとも使用頻度の高いもの．

を悪化させないように，pHが7.25以上あればPIPは35 cmH₂O以下に保ち，$PaCO_2$が高くても許容（permissive hypercapnea）することが提唱されている．pHを補正するには重炭酸ナトリウムの持続投与を行う．

6) 呼吸状態が安定したら徐々にウィーニングに入るが，1回に変更するのは一つのパラメーターに留めて，変更後5～10分間患児の状態，モニターを観察することが重要である．まずFiO_2から（0.05～0.1

表 5-4 人工呼吸器離脱基準

(1) 気道分泌物の減少
(2) 十分な咳嗽反射
(3) 意識清明
(4) 循環動態の安定
(5) $FiO_2<0.4$, PEEP 3 cmH_2O の CPAP で血液ガス、肺理学所見が安定している
(6) 換気力学的指標
　　TV>7～8 ml/kg
　　CVC>15 ml/kg
　　MIF>35 cmH_2O
(7) 胸部 X 線所見
(8) 日勤時間内が原則

注：TV；tidal volume（一回換気量），CVC；crying vital capacity（啼泣時肺活量），MIF；maximal inspiratory force（最大吸気力）．

出典：文献3）より引用．

ずつ）下げる．吸入酸素濃度が60%をこえていると hyperoxide が生成され酸素毒性が現れるので，なるべく酸素濃度が60%以下に下げられるように，MAP を少し上げることも考慮する．次には MAP を下げていく．患児の自発呼吸を生かすなら換気回数を減らし（5回/分以内）可能なら次に PIP を1～2 cmH_2O ずつ下げてゆく．換気のウィーニングには換気回数・1回換気量（PIP と PEEP の圧差と吸気時間により決定）を減らしていく．換気回数を10回/分に下げられたら，pressure support を併用する．

　c．用いられる機器

ゼクリスト IV-100 B，VIP バード，ベアーカブ 750 VS，インファントスター 950，ニューポートウェーブ E 200，サーボ 300，ハミング V など．

　d．抜管（表 5-4）

抜管の条件には，酸素化・換気能が良く，人工呼吸器の条件が最低限であることの他に，気管内チューブと気管の間にエアリークがあり，上気道に高度の浮腫がないことも含まれる．必ずしも CPAP まで条件を下げなくても PIP：18～20 cmH_2O 程度，PEEP：2～3 cmH_2O，換気回数 5～10回/分で安定していれば抜管可能である．

抜管後は十分加湿した酸素 30～40% 下とし，肺理学療法を精力的に行う．無気肺・喉頭浮腫・声門下狭窄にも対処する．

D モニタリング

人工呼吸管理を要する場合には動脈ラインを確保し，観血的に動脈血液ガス分析，連続的動脈圧測定をするのが大原則である．それと同時に次に述べる非侵襲的な方法を併用することで連続的により多くの情報を得る．

　a．パルスオキシメーター（SpO_2）

動脈血酸素飽和度・心拍数を持続的にモニタリングするための最も簡便でかつ理想的な方法である．吸光度から計測する方法であるが，センサーを母趾や手掌に装着し固定するだけでただちに測定を開始し，リアルタイムに表示し続ける．患児の病態により左右されるが，目安としての正常値は97%以上，危険値は90%以下である．使用上の注意としては，末梢循環不全・ショック・血管収縮剤投与時などで脈波が減弱している時は測定不能か測定値が低下すること，ヘモグロビン酸素解離曲線の移動する因子を考慮することや異常ヘモグロビンの増加している時の値の変動などである．欠点として，患児の振動・体動に影響をうける場合が多く，脈波が正確に表示されている時の測定値を読むようにする．また，アラームの作動が非常に多いことが難点ではある．

　b．呼気終末炭酸ガスモニター（$EtCO_2$）

呼気終末炭酸ガス分圧（$PEtCO_2$）と動

脈血炭酸ガス分圧（$PaCO_2$）との差は正常肺では死腔換気量が少なければ近似するので，$PEtCO_2$モニターは$PaCO_2$の連続モニターとして使用されている．原理は赤外線分析が一般的で，患児の挿管チューブにCO_2測定装置を装着するため，気道管理が少し煩わしくなるが，breath-by-breathで測定できる．呼吸不全患者では$PEtCO_2$と$PaCO_2$の相関が悪いため，その値は目安にすぎない．人工換気の設定を変更した時などのトレンドとして使用したり，患児の状態が改善した後のウィーニング時に有用なことがある．

c．経皮的炭酸ガス分圧計（$tcPCO_2$）

経皮的酸素分圧計と一つのセンサーで新生児領域で頻用されてきているが，末梢循環が保たれていれば乳幼児でも測定できるのでパルスオキシメーターと併用することにより血液ガス測定をかなり減らすことができる．

d．換気力学モニター

人工換気中の患児の口元で気道内圧・気流速（フロー）・換気量などを測定・解析するもので，アラームとしての機能と，患児の呼吸器系の状態と人工呼吸器との関係を調べる装置である．最近は単体としてのモニター機器のみならず人工呼吸器に装備されてきている（VIPバード，サーボベンチレーターSV-300 A他）．1回換気量・分時換気量・flow-volume loop・pressure-volume loop・呼吸仕事量などが測定でき，呼吸管理をより充実するためにも換気モニターをみる目を養いたいものである．

種々のモニタリングが発達してきて有用ではあるが，正確な理学的所見とそれに基づく臨床的判断に優るものではないので，日々それに熟練すべく努めてモニター類に惑わされないことが必要である．

E 人工換気中の管理

a．気道のケア

気管内挿管中は熱と水蒸気の交換器としての上気道の粘膜を素通りするので十分に加温・加湿された吸入ガスでの換気が重要である．Fisher-Paykel加湿器のような加温型水浴加湿器を用い，相対湿度が70%以下とならないように35〜37℃程度に温度を設定する．

気管内吸引は清潔操作で10秒前後にて手早く行い，気道粘膜を損傷しないように深さの分かる目盛り付きカテーテルが望ましい．体位変換・胸壁叩打・バイブレーターなどを併用する．吸引の刺激が気管支攣縮や肺高血圧クライシスを起こしたり，感染を起こす可能性も考慮するべきである．痰が粘稠の場合，気管内洗浄を行うことがある（1/2生理食塩水，0.1〜0.15ml/kg/1回）．定期的に吸引チューブの培養を行う．適切な管理下では挿管チューブはかなり長期間清潔に保たれ，定期的にチューブ交換する必要はないことが多い．

b．肺理学療法

体位排痰法は無気肺などの肺合併症を予防するために行うが，その手技自体が侵襲となりうるので十分注意して行う．ドレナージ体位をとりながらSqueezing（胸郭の呼気時圧迫），Percussion（胸壁の用手的振動）を行う．

c．鎮静

器械との同調性を高める，自己抜管の危険性を減らすなどの目的で積極的に使用する．各施設で使い慣れた鎮静薬・鎮痛薬・筋弛緩薬を管理の当初より使用する．

F その他の方法

a．高頻度振動換気（High Frequency Oscillatory Ventilation；HFO）

乳児で従来の方法で適正な呼吸状態を得

られず，気道閉塞障害がなければ試みてよい方法である．気胸・気縦隔などのエアーリークがある場合にも適応となる．

b．体外膜型人工肺（Extracorporeal Membrane Oxygenation ； ECMO）

Oxygenation Index $\dfrac{MAP \times FiO_2 \times 100}{PaO_2}$

が40以上の最重症の患児でも，経験のある施設で行えば救命率40〜70％程度が得られるので，前述した従来の人工換気法で救命の可能性が低い時にはただちに適切な施設への問い合わせ，紹介が望まれる．

参考文献
1) Holbrook PR：Textbook of pediatric critical care, WB Saunders, 1993.
2) 植田育也：小児内科 31：65-72，1999．
3) 長田厚ほか：小児科 30：621-628，1989．

(中川恒夫)

6．吸入療法

咳嗽は気道の分泌物や異物などを排出するための生体における防御反応の一つであり，痰などの排出が困難となることから，それを止めることが必ずしもよいとはいえない．しかし，その程度が強く，睡眠障害などを引き起こし，体力を消耗するような場合には止める必要性が生じてくる．

その方法として，内服薬，吸入薬，貼付薬が使われるが，その中でも吸入療法は経気道的に直接薬物が投与されるため，少量かつ短時間で効果があり，副作用が少ないという利点をもつ．しかしながら，使用する薬剤によって目的，方法が異なるので，使用が過度になったり過少になったりしないように患者に対してしっかり指導していくことが非常に重要である．

A 適応

一般的に咳嗽を伴う呼吸器疾患が適応となると考えられ，明らかな適応基準はないと思われる．しかしながら，臨床の場で使用される疾患としては気管支喘息がほとんどであり，その他としてはクループ症候群や耳鼻科的疾患がある．

B 方法

a．ジェットネブライザー

加圧式ネブライザーが一般的に使用される．β_2刺激薬（メプチン，ベネトリンなど）を生理食塩水などの溶媒で希釈し，数分間吸入する．自然呼吸で行うことから，低年齢児から使用することが可能である．

b．定量噴霧式ネブライザー（MDI）

ガスの気化時の圧力で一定量の粒子が吸入できるようになっている．気管支喘息で使用されることが多く，β_2刺激薬（メプチンエアー，サルタノールインヘラー），抗アレルギー薬（インタール），ステロイド（アルデシン，ベコタイド，フルタイド）などがある．

症状により薬剤を使い分ける必要性があり，また，より確実に吸入を行う必要があるため，患者にその目的および使用方法を理解させる十分な説明が必要である．

携帯用のため手軽にできるという利点があるが，薬物を吸入するタイミングが難しく，効果が不十分になることがある．また，安易に使用しすぎる場合もあるので管理には注意を要する．

低年齢児で使用する場合は，スペーサー（インスパイアイース，ボルマチックなど）を用いることにより，より効率よく吸入ができる．しかし，スペーサーによっては十分な肺活量が必要なものもあり，注意を要する．

(平田英彦)

7. 透析療法

透析療法は，腎機能低下により尿毒素が体内に蓄積して重篤な病態を呈し，保存的療法では日常生活が保証できない場合，かわりに体内の恒常性を保つ治療手段（renal replacement therapy, RRT）である．透析療法には血液透析（hemodialysis；HD）と腹膜透析（peritoneal dialysis；PD）がある．

A 適応，適応基準

慢性腎不全における透析導入基準は臨床症状，クレアチニンクリアランス，日常生活障害度で決定される（慢性腎不全の項参照）．

急性腎不全では，合併症や多臓器不全を事前に回避するために透析開始は慢性腎不全より早い時点で考える．

小児では，ブラッドアクセスが不要，不均衡症候群が少ない，循環器系への負担が少ない，水分制限が緩やか，乳幼児への導入が容易，学校生活への適応が容易などの理由からHDよりもPDが選択される場合が多い．しかし，腹膜癒着のある患者，腹腔内圧の上昇が問題となる患者などにはHDが適応である．また，単位時間あたりの透析効率（溶質除去，除水，高K血症への効果）はHDが勝っている．

B 方法

a．血液透析（HD）

透析膜を介し，拡散と限外濾過により血液浄化と除水を行う．

1) ブラッドアクセス：緊急透析では通常，大腿静脈や鎖骨下静脈へのカテーテル挿入によって行う．ダブルルーメンカテーテルを用いれば1本のカテーテルを穿刺，留置するだけでよい．小児用としては，外径が6.5〜10 Fr，長さが10〜15 cmのものが使用される．慢性腎不全では内シャントを利き腕の反対側前腕に造設し，毎回穿刺して使用する．内シャントの発達には3〜4週かかることが多く，事前に造設することが望ましい．

2) 血液透析器（hemodialyzer）：至適な尿素クリアランスは2〜3 ml/min/kgと考えられ，通常成人では透析膜面積1.5 m^2，体重20〜30 kgの小児では0.6〜0.8 m^2，体重10〜20 kgでは0.5 m^2 を目安として中空糸型ダイアライザー（HFK）を選択する．

膜面積が必要以上に大きいと透析効率がよすぎて不均衡症候群をおこしやすく，血液容量も問題になるので，体格に見合った透析器を選択する．

3) 透析回路：体外循環血液量を少なくするためには透析回路の小さいもの（体外循環血液量が児の循環血液量の10%まで）が望まれる．しかし透析監視装置の必要上限界はある．10%（8 ml/kg）を超える場合は透析終了後に回路血を輸血パックに保存し，次回の透析開始時の回路充填に用いる．

4) 血流，透析液流量：血流速度は維持透析の場合100〜150 ml/m^2/分または3〜5 ml/kg/分であるが，患児の状態，循環状態によって血流速度を減じる．透析液は重曹透析液を用い，一律に500 ml/minとしている．血流量に比例して透析液量を減じてもよい．

5) 抗凝固薬：透析開始時には45 U/kg ≦2100 U）のヘパリンを加え，その後15〜20 U/kg/hrを用い，血液凝固時間が正常の1.5倍程度になるように調節する．出血傾向の強い患者や術前後の患者にはフサン0.6〜0.8 mg/kg/hr ≦20〜40 mg/

hr) を用いる.

6) 透析時間および回数：維持透析では週3回，各4時間の透析を原則とする．合計の透析時間が等しければ，頻回の短時間透析を行う方が不均衡症状は少ない．

7) 除水量：血圧，心胸比などを参考に，hypovolemia による症状が出現しない程度に少な目の透析終了時の目標体重 (dry weight) を設定する．除水量が1回の透析で体重の5％以下，除水速度を12 ml/kg/hr 以内で行うのが安全である．しばしば生じる透析中の低血圧には血液流量を下げ，一時的に透析液にかける陰圧を0とし，生食1.5～3 ml/kg，グリセオール1 g/kg，25％アルブミン 0.5～1 ml/kg の急速点滴静注が有効である．

b．腹膜透析 (PD)

腹膜を透析膜とし，腹腔内に透析液を一定時間貯留させ，拡散を利用して血液浄化を行う．除水には透析液中のブドウ糖による浸透圧を利用している．

1) カテーテルの挿入：腹腔内への正しいカテーテル挿入は必須で，全麻，挿管下に手術室においてスワンネック型の Tenckhoff カテーテルを留置している．ヘルニア予防のため，臍横下，腹直筋上で挿入し，術後のリークを防ぐため，カフと腹膜，腹直筋のたばこ縫合でタイトな出口を作成し，感染防止のために4～7 cm の皮下トンネルをおく．通常，先端をダグラス窩におく．除水不良の場合はカテーテルの閉塞や位置異常も考える．

2) PD液：3種類のブドウ糖濃度（一般には1.5％，2.5％，4.25％）の PD 液がある．カテーテル挿入直後は除水能がよくないことが多いため，2.5％の PD 液を用いる．さらに除水不良や高度の溢水では4.25％に変更する．術直後はヘパリンを500 U/L の割合で加える．

3) 注液量と貯留時間：注液量は10～20 ml/kg/回で開始し，1～2週間の間に通常の注液量30～50 ml/kg/回に移行する．維持透析では1日4～6回交換でBUN 60～70 mg/dl を目安とする．体重，血圧，心胸比，生化学データなどから適切な透析条件を設定する．尿毒素除去が悪いときは総PD時間を延長するか，1回注液量ないし交換回数を増やす．

C 透析療法の限界

小児の慢性腎不全では HD, PD は腎移植までのつなぎの治療であり，可能な限り腎移植が望まれる．その理由は，透析療法は腎移植療法と比べ，生存率，QOL に差があり，また成長，発達障害，腎性骨異栄養症，心筋症などの発症が大なり小なり存在するからである．最近ではPDにおける被嚢性腹膜硬化症など長期透析における合併症も問題になっており，長期透析の限界はPDで約5年，HDで約10年と考える．

参考文献
1) 都築一夫：血液浄化法―急性腎不全患児に用いられる血液浄化機器と回路.腎と透析 49(3)：428-433, 2000.
2) 本田雅敬：小児末期腎不全治療の現状．小児科臨床 53(3)：299-308, 2000.

（藤本陽子）

8．栄養療法

小児の成長に伴って，母乳，人工乳 液状～どろどろ～固形食（離乳食）へと進み，幼児食，学童期の給食などそれぞれの時期で栄養内容や必要量も違う．ここでは基本になる健康児の栄養必要量をはじめに述べ，次いで疾病時の食事を述べる．

A 日本人の栄養所要量（平成12年）

エネルギー所要量を示す（表8-1）．

B 離乳期

離乳食の進め方は調理形態を咀嚼の発達に合わせることが重要である．昭和55年に厚生省の離乳食幼児食研究班から出た指針と，平成7年に出た「離乳の基本」の違いは，①離乳の開始時期をおよそ月齢5カ月とする，②完了時期を生後12〜15月とし遅くとも18カ月までとする，③離乳期の食物の進め方は，適当な調理形態，量の漸増，栄養バランスに気をつけるなどであったが，平成12年では使われる食品の種類にも言及されていることである．

a．ベビーフード

FAO/WHOの規格に合った内容で市販されており，粉末，顆粒状，フレーク状の乾燥品と瓶詰，レトルト製品のウエットタイプの製品がある．便利であるとともに離乳食の献立に変化をつけたり，栄養バランスをとるための手段として利用されている．

b．離乳食の進め方の目安

離乳食は表8-2の如く進める．

c．フォローアップミルク

登場時からいろいろ情報に混乱があった．早期から乳児に牛乳を与える習慣がある酪農国で，鉄欠乏を予防するために考案されたミルクである．母乳や育児用ミルクに比べ高蛋白質，高電解質で，牛乳代替品と考えられる．6カ月児から用いるタイプのものは1997年からわが国では市販中止になった．離乳食が上手に摂取できていれば無理に切り替える必要はない．離乳食の開始がなんらかの理由で遅れた場合などに栄養と鉄分の補給を兼ねて与える利点がある．

C 幼児食

幼児期は発達の盛んな時であり十分な栄養の補給が必要である．また，生活習慣の基礎（手づかみ食べ〜スプーン〜箸），よく噛んで食べる習慣，挨拶の習慣など躾も行われる時期でもある．

急速に発育する時期の必要なエネルギーや蛋白質，ミネラルは成人の2〜3倍に相当するが，1回に多量をとることができないために，1日に4〜5回に分けて補給するために間食が必要である．間食も栄養補給として考えるが，また，親子のふれあいの場でもある．1日の必要エネルギーの10〜15％が望ましく，時間をきめて食事で不足しがちな良質な蛋白質，カルシウム，ビタミン類の摂取をさせるようにこころがける．

D 小学生　中学生の食事

働く母親の増加，塾通いなど食生活のリズムの乱れ（欠食，孤食，外食）がふえ，加工食品の占める割合が大きくなる．いろいろな理由で日常の運動量が減っているため，肥満予防には食生活を見直す必要がある．

E 日常よく出会う疾患の食事指導

a．乳児下痢症（ロタウイルス腸炎，冬期下痢症など）

下痢便を通じて大量の水と電解質が失われるため，脱水の回復と電解質の補充が必要である．

1) はじめの絶飲絶食については，最近は賛否両論がある．

2) 経口電解質補液（ゆざまし，番茶よりも有効）を少量，頻回に飲ませる．

3) 母乳，人工乳はそのまま続けて，市販の電解質液を加える（ミルクは薄めず量を減らす）．

表8-1 日本人の栄養所要量（第6次改定：使用期間 平成12年4月〜17年3月）

年齢区分別 体位基準値

年齢 （歳）	身長 (cm) 男	身長 (cm) 女	体重 (kg) 男	体重 (kg) 女
0〜(月)	61.7		6.4	
6〜(月)	70.7		8.5	
1〜2	83.6		11.5	
3〜5	102.3		16.4	
6〜8	121.9	120.8	24.6	23.9
9〜11	139.0	138.4	34.6	33.8
12〜14	158.3	153.4	47.9	45.3
15〜17	169.3	157.8	59.8	51.4
18〜29	171.3	158.1	64.7	51.2
30〜49	169.1	156.0	67.0	54.2
50〜69	163.9	151.4	62.5	53.8
70以上	159.4	145.6	56.7	48.7

生活活動強度別 エネルギー所要量（kcal/日）

年齢 （歳）	I（低い）男	I（低い）女	II（やや低い）男	II（やや低い）女	III（適度）男	III（適度）女	IV（高い）男	IV（高い）女
0〜(月)	\multicolumn{8}{c}{110〜120 kcal/kg}							
6〜(月)	\multicolumn{8}{c}{100 kcal/kg}							
1〜2	—	—	1 050	1 050	1 200	1 200		
3〜5	—	—	1 350	1 300	1 550	1 500		
6〜8	—	—	1 650	1 500	1 900	1 700		
9〜11	—	—	1 950	1 750	2 250	2 050		
12〜14	—	—	2 200	2 000	2 550	2 300		
15〜17	2 100	1 700	2 400	1 950	2 750	2 200	3 050	2 500
18〜29	2 000	1 550	2 300	1 800	2 650	2 050	2 950	2 300
30〜49	1 950	1 500	2 250	1 750	2 550	2 000	2 850	2 200
50〜69	1 750	1 450	2 000	1 650	2 300	1 900	2 550	2 100
70以上	1 600	1 300	1 850	1 500	2 050	1 700		
妊婦	\multicolumn{8}{c}{+350 kcal}							
授乳婦	\multicolumn{8}{c}{+600 kcal}							

注：1. 生活活動強度の判定については，参考表「生活活動強度の区分（目安）」を参照されたい．
2. 生活活動強度が「I（低い）」または「II（やや低い）」に該当する者は，日常生活活動の内容を変えるかまたは運動を付加することによって，生活活動強度「III（適度）」に相当するエネルギー量を消費することが望ましい．
3. 食物繊維の摂取量は成人で20〜25g（10g/1,000 kcal）とすることが望ましい．
4. 糖質の摂取量は総エネルギー比の少なくとも50%以上であることが望ましい．

月齢別総エネルギーおよびたんぱく質所要量 （厚生省心身障害研究班）

月齢 （か月）	体重 (kg)[1] （男女平均）	栄養所要量 エネルギー (kcal)	栄養所要量 たんぱく質 (g)	1日の所要量（補正値）[3] エネルギー(kcal) 中央値	1日の所要量（補正値）[3] エネルギー(kcal) 範囲[4]	1日の所要量（補正値）[3] たんぱく質(g) 中央値	1日の所要量（補正値）[3] たんぱく質(g) 範囲[4]
5〜	7.49	110±15	2.4±0.2	740	660〜 825	19.5	18.4〜21.3
6〜	7.81	100±10	2.8±0.2	780	695〜 860	20.9	19.6〜22.7
7〜	8.09	100±10	2.8±0.2	810	725〜 895	22.0	20.7〜23.8
8〜	8.35	100±10	2.8±0.2	835	750〜 925	23.1	21.6〜24.9
9〜	8.59	100±10	2.8±0.2	855	775〜 950	24.0	22.4〜25.8
10〜	8.82	100±10	2.8±0.2	875	795〜 975	24.9	23.0〜26.6
11〜	9.04	100±10	2.8±0.2	890	815〜 995	25.6	23.6〜27.3
12〜	9.15	100±10	2.8±0.2	905	830〜1015	26.3	24.0〜27.9
18	10.32	940[2]	30[2]	940		30	

注：1) 平成12年（2000年）における乳幼児の体重推計値（第五次改定日本人の栄養所要量）．
2) 第五次改定日本人の栄養所要量の数値．
3) 5カ月および6カ月時における歪みを補正した値．
4) 総エネルギーおよびたんぱく質所要量の下限および上限値を示す．

出典：母子衛生研究会編：離乳の基本．

表8-2 離乳食の進め方の目安

区　分		離乳初期	離乳中期	離乳後期	離乳完了期
月齢（カ月）		5～6	7～8	9～11	12～15
回数	離乳食（回）	1→2	2	3	3
	母乳・育児用ミルク（回）	4→3	3	2	＊
調理形態		ドロドロ状	舌でつぶせる固さ	歯ぐきでつぶせる固さ	歯ぐきで嚙める固さ
一回当たり量	I　穀類（g）	つぶしがゆ 30→40	全がゆ 50→80	全がゆ（90→100）→軟飯80	軟飯90→ご飯80
	II　卵（個）	卵黄 2/3以下	卵黄→全卵 1→1/2	全卵 1/2	全卵 1/2→2/3
	または豆腐（g）	25	40→50	50	50→55
	または乳製品（g）	55	85→100	100	100→120
	または魚（g）	5→10	13→15	15	15→18
	または肉（g）		10→15	18	18→20
	III　野菜・果物（g）	15→20	25	30→40	40→50
	調理用油脂類・砂糖（g）	各0→1	各2→2.5	各3	各4

注：1. 付表に示す食品の量などは目安である．なお，表中の矢印は当該期間中の初めから終わりへの変化（例えば，離乳初期の離乳食1→2は5カ月では1回，6カ月では2回）を示す．
2. 離乳の進行状況に応じた適切なベビーフードを利用することもできる．
3. 離乳食開始時期を除き，離乳食には食品I．II（1回にいずれか1～2品），IIIを組み合わせる．なお，量は1回1食品を使用した場合の値であるので，例えばIIで2食品使用の時は各食品の使用量は示してある量の1/2程度を目安とする．
4. 野菜はなるべく緑黄色野菜を多くする．
5. 乳製品は全脂無糖ヨーグルトを例として示した．
6. たんぱく質食品は，卵，豆腐，乳製品，魚，肉などを1回に1～2品使用するが，離乳後期以降は，鉄を含む食品を加えたり，鉄強化のベビーフードを使用する．調理用乳製品の代わりに育児用ミルクを使用する等の工夫が望ましい．
7. 離乳初期には固ゆでにした卵の卵黄を用いる．卵アレルギーとして医師の指示のあった場合には，卵以外のたんぱく質性食品を代替する．くわしくは医師と相談する．
8. 豆腐の代わりに離乳中期から納豆，煮豆（つぶし）を用いることができる．
9. 海藻類は適宜用いる．
10. 油脂類は調理の副材料として，バター，マーガリン，植物油を適宜使用する．
11. 塩，砂糖は多すぎないように気をつける．
12. はちみつは乳児ボツリヌス症予防のため満1歳までは使わない．
13. そば，さば，いか，たこ，えび，かに，貝類等は離乳初期・中期には控える．
14. 夏期には水分の補給に配慮する．また，果汁やスープ等を適宜与える．
（平成7年12月4日　厚生省児童家庭局母子保健課長通知）
＊牛乳やミルクを1日300～400 ml.
出典：母子衛生研究会編：離乳の基本．

4) 嘔吐がなければ，いつも食べている食事を再開する．少量からはじめ，牛乳は禁止，甘すぎるもの，脂っこいものは避ける．

注1) スポーツドリンクはカリウムがほとんどなく糖分が多すぎるので不適当．

2) 離乳食が進んでいる児は，薄めたミルクではなく，でんぷん質を中心としたものでよい．

3) 手に入りやすい経口的補液としてソリタT3-G，アクアライト，WHO ORS（食塩3.5g　重曹2.5g　KCL1.5g　ブドウ糖20gを1Lにする）がある．

b．急性胃腸炎（主に幼児，学童のウイルス，細菌性による感染性腸炎）

脱水の程度，下痢の量，回数，嘔吐の回数，可能な経口摂取量を把握する．

1) 嘔吐があり脱水のひどい時は絶食にして輸液を行う（長くて12時間）．

2) 食事を再開するときは，水分からはじめる（湯冷まし，うすめの番茶，麦茶，電解質液）．

3) 炭水化物を中心とする食物からはじめる（おもゆ，おかゆ，葛湯，うどん，おろしりんご，トースト）．脂肪はさける．一過性乳糖不耐症がおこりやすいので，乳製品はさける．アレルギー素因のある児も要注意．糖分の多すぎるものもさける．

4) つぎは蛋白質（とうふ，白身の魚，卵），脂肪の順に与える．

c．便秘

機能性のものと器質性のものがあるが，多種類の食品や新鮮なものを食べさせる，よく嚙んで食べる習慣をつけさせることが大切である．

1) 腸管の蠕動を刺激する食品；冷たい水，牛乳，果汁．

2) 腸管の働きをたかめ，便量をふやす；いも，きのこ，海草，豆，穀類．

3) 腸管内で醱酵しやすい糖類を含む食品；水あめ，黒砂糖．

d．腎臓食（表8-3）

腎機能低下による高K血症，尿量減少，高血圧，低蛋白血症を悪化させない．

1) 食塩，蛋白質，水分の制限（腎機能障害の程度に応じて内容，期間ともに必要最小限にする）．

2) 1997年日本腎臓学会の指針を示す．

e．肝臓食

糖，蛋白，脂質代謝に異常をきたすため，肝細胞の再生を助け筋肉の異化を防ぐ目的で，高カロリー，高蛋白食，ビタミンBを補給する（日常の食事が高カロリー，高蛋白食になっているため，安静時にはエネルギー消費が減るので，栄養過剰になりやすく要注意）．

f．成分栄養（elemental diet；ED）
（表8-4）

繊維成分などがまったく含まれていない各栄養素の混合物で，消化を必要とせず，そのまま吸収されるものである．小児外科領域で用いられていたが，栄養素の配分組成が調節できること，低アレルギーであることなどから他の分野でも用いられるようになった．三大栄養素がブドウ糖，アミノ酸，脂肪酸で構成されており，ミネラルとビタミンが添加された栄養剤である．

1) 使い方：経管栄養，経口の両方で使われる．チューブでは注入量，速度が個々の症例に応じて決められる．1 kcal/mlが標準であるが，小児では0.4〜0.5 kcal/mlに調整し，注入速度も維持時の1/3〜1/2の速度からはじめる．24時間持続注入法や1日数回にわける方法もある．

2) 適応：吸収不全症候群（蛋白漏出性腸炎，難治性下痢症など），小腸切除，消化管外ろうで消化吸収障害のあるとき，食

表8-3　小児急性腎炎症候群（急性腎不全を含む）の食事療法

区分	対象	総エネルギー (kcal/kg*/day)	蛋白 (g/kg*/day)	食塩 (g/kg*/day)	水分 (ml/kg*/day)
乏尿期	乳児	70	1.0	0	30(ml/kg*/day)+尿量(ml)
	幼児	50	0.8	0	25(ml/kg*/day)+尿量(ml)
	学童	40	0.6	0	20(ml/kg*/day)+尿量(ml)
利尿期	乳児	80	1.5	0.05	30(ml/kg*/day)+尿量(ml)
	幼児	60	1.2	0.05	25(ml/kg*/day)+尿量(ml)
	学童	50	1.0	0.05	20(ml/kg*/day)+尿量(ml)
回復期	乳児	90	2.5	0.1	制限せず
	幼児	70	1.5	0.1	
	学童	55	1.2	0.1	
治癒期	乳児	100	3.0	0.2	制限せず
	幼児	75	2.5	0.2	
	学童	55	1.5	0.2	

注：＊身長相当の標準体重．

（標準体重：平成2年度厚生省乳児身体発育調査結果および同文部省学校保健統計調査資料に基づく）

1．急性期（乏尿期）には厳重な制限が必要とされるが，食欲の落ちている患者に対しては食事の摂取状況を調べ，適宜食事制限を解除することが必要になる．
2．急性期（乏尿期）に高度の浮腫や心不全などを認め，極度の水分制限を必要とする場合は，水分に尿量を全量補正せず，1/2あるいは1/3の補正とする．
3．利尿期，回復期に入った場合は，速やかに食事制限を解除していくことが大切である．
4．急性腎不全の多尿期には塩分喪失がみられることがあり，食塩の補正が必要になる．また治癒期では尿中塩分の排泄量を求め適宜，食塩摂取量を変更する．

出典：日腎会誌　39：1-37，1997．

餌性アレルギー，乳ビ腹水・胸水の治療，悪性腫瘍治療時，手術前後の栄養管理，完全経静脈栄養からの離脱，糖原病児の夜間チューブ栄養を行う．

3）　成分栄養における問題点：①アミノ酸臭のため嫌がることもある．適当なフレイバーを使用する，②消化器症状―高浸透圧による下痢，急速注入による悪心，嘔吐，腹部膨満，③代謝性症状―高血糖，高窒素血症，肝機能異常，④留置チューブ関連―チューブ閉塞，自然抜去，嚥下性肺炎，逆流性食道炎．

静脈ルートへの誤注入は決しておこしてはならない．静脈ルートに接続する三方活栓の色や種類を分けておく．

（松岡道子）

表8-4 小児に用いられるEDとその組成

商品名	粉乳	消化態栄養剤				半消化態栄養剤		
		エレンタールP	エレンタール	エンテルード	ツインライン	クリニミール	ペプシオン	エンシュアリキッド
標準濃度 (w/v%)	13	20	26	25	2つの溶液	22.3	22.5	溶液
含N物質 (g)	1.7	2.5	4.7	4.6	4.1	4.0	4.5	3.52
組成	牛乳蛋白	アミノ酸 (18種)	アミノ酸 (17)	卵白水解物	カゼイン水解物	乳カゼイン 大豆蛋白 水解物	乳カゼイン 全粉乳 アミノ酸	乳カゼイン 分離大豆 蛋白
糖質 (g)	7	16	21.2	18.0	14.7	14.1	13.3	13.72
組成	乳糖 可溶性 多糖類	デキストリン	デキストリン	デキストリン	マトルデキストリン	デキストリン 蔗糖	デキストリン	デキストリン 蔗糖
脂質 (g)	3.5	0.7	0.17	1.25	2.8	3.1	3.4	3.52
		大豆油	大豆油	大豆油 コーン油	リノール油 MCT	コーン油 ヤシ油	コーン油 MCT	コーン油
熱量 (kcal/100ml)	69	80	100	100	100	100	100	100

9. 漢方療法

漢方薬を使う場合, 小児疾患に関していえばまず身近な疾患から応用するとよい. 成人に比して反応が早く, 少量でもよく効く. 最低5〜10処方の運用法を理解し家族, なじみの患者からスタートするのが最も効果的な方法である.

しかし, 漢方薬による治療は当然のことながら, 漢方のルールを無視することはできない. といっても, いわゆる「証」の概念の理解は小児に関する限り至難である.

このようなことから今回は, それらの概念の理解は最小限にとどめ, より具体的な治療について述べてみたい.

A 漢方の診断―証の概念

漢方の診断および治療には四診（望診, 聞診, 問診, 切診（脈診, 腹診）の結果でいかなる薬物あるいは方剤が適応するかを考えることが必要である. 例えば口渇があり水分を欲しがっている小児に何を与えても嘔吐してしまう病態は, 西洋医学の診断は感冒性嘔吐症であっても口渇, 嘔吐は五苓散が適応する病態であるので漢方では五苓散証という. しかしこの病態は感冒性嘔吐症のみならず常習性頭痛やいわゆる二日酔いでもみられ, しかもこの場合も本方が著効を呈する. このように「証」とは一種の漢方的診断および治療上の病態である. わが国では主として方剤の証を重視するので初心者であっても少なくとも使用する方剤の証である使用目標を十分に理解することが大切である.

B 小児の四診（漢方の診断法）について―診察上の問題点

成人は訴えも多く，脈診，舌診，腹診からも多くの情報を得ることができるが，小児の場合はごく一部の特殊例を除いてはこれらの情報はきわめて少なく，したがって「証」の把握が大変困難である．

脈診，舌診についてはまず鑑別できないと考えてよい．腹診については，小児の胸脇苦満（腹診上季肋部に現れる漢方独自の過敏反応の一種）や腹力などで一定の鑑別はできるがごく限られた方剤の選択のみで，これも成人の病態ほど多彩ではない．

陰証（寒証）と陽証（熱証），虚証と実証の鑑別はこの望診を基盤において，患児のもつ症状からおおよその鑑別をすることが可能である．表9-1に虚証寒証を記したが，いずれにせよまず小児の体質傾向をよく把握し，その考えに基づいて各疾患の治療を手がけることが大切である．

C 陰陽，虚実の理解

a．陰陽の病態

漢方の概念で重要なものは陰陽と虚実である．陰とは寒涼，静止性，消極性，貯蔵的などの意味を指し，陽は温熱，活動性，積極性，生産的のことを意味するが，このような体質傾向あるいは病的傾向のことを陰証（寒証），陽証（熱証）という．

新生児は発熱しがたく，しかも重症であるにもかかわらず表面に出てくる症状は少ない．これらも陰証である．生体の防御反応が表面上は陽証に比較すると弱く遅いともいえる．しかし一般に小児は大半が陽証であることが多い．

b．虚実の病態

病気に対する一定の反応力，抵抗力で虚証とはその反応力の弱い場合，実証とはその反対のことを指す．虚弱傾向の強い小児

表9-1 小児の虚証（虚状），寒（陰）証

虚証	なんとなく元気がない，顔色がさえない，顔色が蒼白or蒼黒，眼のクマドリがみられる，カゼをひきやすい，熱を出しやすい，熱が遷延する，体重の増加が悪い，食が細い，嘔吐しやすい，下痢しやすい，夏ばてしやすい，便秘がちになる，盗汗をかきやすい，運動発達遅延がある，過敏体質傾向がある
寒(陰)証	手足が冷たい，顔色が蒼白or蒼黒，爪床および周囲が暗赤色or暗紫色，冷瘡をつくりやすい，ふだんから体温が低い傾向にある，冷えると痛みを訴える．冬に弱い

や感染症後の回復力の弱い小児は一般に虚証である．これらの小児には小建中湯や補中益気湯などの補剤を使用することが多い．

c．処方量について

処方量においては体重換算と成人量に比較する場合の二通りがあるが，いずれを選んでもよい．エキス剤に関しては，体重換算なら1kgあたり，0.1～0.2gが妥当であろう．体重1kgあたり0.2gなら疾患にかかわらず十分な処方量である．Von Harnackの方式に従えば6歳で1/2つまり3.5g程度の量である．筆者はおおよそ1歳は1/5，3歳は1/3，6歳は1/2，小学生は2/3をめどに処方の量を決定している．これでも十分な効果が現れる．

なお，製薬メーカーにより成人の常用量が少しずつ異なるので注意が必要である．

d．服用回数

一般疾患では1日2～3回（食前ないし食間）必要であるが，学童では一般に自宅で2回しか服用できないので原則として慢

性疾患では1日2回の処方をすればよい．なお急性疾患では病態に応じて3～4回の服用が必要である．

e．服用方法について

一般に漢方薬は食前，食間の服用が望ましいとされているが，食後でも十分な効果が得られるので事情が許せばそれでもよい．

熱い湯に溶いて冷ましてから服用するのを原則とするが，苦いものも多く飲みづらいこともあってオブラートに包んだり，ハチミツに混ぜたり，夏期はシャーベットに溶いたりしてできるだけ工夫をしても脱落する例も少なくない．結局母親の熱意がどの程度あるかそれも必要条件の一つである．

D 漢方の適応する小児疾患―ふだんからよくみられる外来疾患に特効的な処方

漢方はあくまで臨床が大切で，まず治療の手ごたえや，効果の確かさを知る必要がある．下記の運用法は漢方的な診断，治療の尺度である「証」を知らなくてもかなり確率の高い結果を得ることのできる処方である．疾患によっても異なるが，数分後から数日後には確実に投与の結果がみられるものが多い（表9-2）．

① 感冒性嘔吐症：五苓散．
② 遷延性下痢症：真武湯，人参湯または啓脾湯．
③ 反復性臍疝痛：小建中湯または桂枝加芍薬湯．
④ 反復性鼻出血：黄連解毒湯．
⑤ 夜泣き：抑肝散または甘麦大棗湯．
⑥ ねぼけ：柴胡加竜骨牡蠣湯．
⑦ 成長痛：柴胡桂枝湯または桂枝加朮附湯．
⑧ 筋収縮性頭痛：柴胡桂枝湯．
⑨ 原因不明のめまい：苓桂朮甘湯．
⑩ 鼻アレルギー：麻黄附子細辛湯または小青竜湯．
⑪ 反復性口内炎：黄連湯，半夏瀉心湯．
⑫ のどの痛み：黄連解毒湯のうがい，甘草湯・桔梗湯のうがいや服用．
⑬ 口内炎，歯肉炎の痛み：黄連解毒湯の塗布，桔梗湯・甘草湯の服用．
⑭ 喘息性気管支炎：麻杏甘石湯．
⑮ 反復性扁桃炎，反復性中耳炎：小柴胡湯加桔梗石膏または小柴胡湯加桔梗石膏合柴胡清肝湯（2剤の併用）．
⑯ 副鼻腔炎による鼻閉，膿鼻汁：辛夷清肺湯．
⑰ 肝機能障害：小柴胡湯．
⑱ おむつかぶれ，鶏眼：紫雲膏．
⑲ 伝染性軟属腫：薏苡仁エキス．

E 具体的な小児疾患の治療

反復性扁桃炎，虚弱児，気管支喘息，起立性調節障害の治療について要点をまとめて表9-3，9-4，9-5，9-6に示す．

a．気管支喘息

本症の治療は発作期と非発作期に分けられる．一般に漢方薬は非発作期に効果がみられるが，急性期に関しては現代小児医療に準ずればよい．

服用期間は年余にわたることが必要だが，一応の目安は3カ月間である．

ある程度発作の減少がみられれば継続して服用する．周辺効果（かぜをひかなくなる，食欲が増す，元気がでるなど）があれば，有効と考えそのまま服用してよい．

漢方療法はあくまでも実際の臨床から手がけることが重要と考える．これにより大きな臨床技術の向上が期待できると考える．

表9-2　漢方が適応となる小児疾患[1]

適応疾患を以下のように分類した（重複するものを含む）

〈漢方による単独治療でもすぐれた予防効果，治療効果を期待できる小児疾患〉
- イ）急性疾患
  1) 感冒症候群（軽症，中等症）
  2) 感冒性嘔吐下痢症
  3) 胃腸炎一般
- ロ）慢性疾患
  1) 反復感染
    - a．感冒症候群
    - b．反復性中耳炎（化膿性，滲出性）
    - c．反復性扁桃炎
    - d．喘息性気管支炎
    - e．反復性尿路感染（器質的病変の少ないもの）
    - f．化膿性皮膚疾患
    - g．慢性肝炎（B型）
  2) 慢性副鼻腔炎（アレルギー性副鼻腔炎を含む）
  3) 自律神経系疾患
    - a．特発性嘔吐症
    - b．周期性嘔吐症
    - c．反復性臍疝痛
    - d．自律神経発作症
    - e．起立性調節障害
    - f．関節痛，鼻出血，口内炎などいわゆる小児の微症状，不定愁訴
    - g．虚弱児
  4) アレルギー性疾患
    - a．気管支喘息
    - b．アレルギー性鼻炎
    - c．アトピー性皮膚炎
    - d．反復性じんま疹
  5) 小児神経症
    - a．夜泣きなどの俗にいう「疳」症状
    - b．夜驚症
    - c．憤怒けいれん
    - d．チック
  6) 心身症
    - a．夜尿症
    - b．思春期心身症とくに過敏性腸症候群
    - c．登校拒否症の初期症状
    - d．心因反応一般

〈漢方と西洋薬との併用療法により，すぐれた治療効果を期待できる小児疾患〉
- 1) アレルギー性疾患
  - a．気管支喘息
  - b．アレルギー性鼻炎
  - c．アトピー性皮膚炎
  - d．アレルギー性紫斑病
  - e．反復性じんま疹
- 2) 腎疾患
  - a．ネフローゼ症候群
  - b．腎炎―微少血尿型腎炎
    無症候性蛋白尿
    遷延性腎炎
    器質的変化の少ない腎炎
    IgA腎症
  - c．反復性尿路感染
- 3) 神経疾患
  - a．てんかん
  - b．熱性けいれん
- 4) 慢性肝炎

〈漢方医学と西洋医学の協力ないし併用により，新しい治療形態が期待される小児疾患〉
1) アレルギー性紫斑病―ステロイドの早期離脱の目的
2) 若年性関節リウマチ―アスピリン，ステロイドの早期離脱の目的
3) 膠原病―ステロイドとの併用療法により治療効果の増大
4) 特発性血小板減少性紫斑病―病初期からの漢方薬の早期使用により慢性化予防の目的
5) 悪性腫瘍―抗ガン剤の副作用防止と全身状態改善の目的
6) その他の難治性疾患

〈漢方が適応となりにくい小児疾患〉
1) 新生児，未熟児疾患
2) 補液を必要とする重症疾患
3) 救急処理を必要とする疾患
4) 呼吸障害をともなう疾患
5) 先天性心疾患
6) 先天代謝異常
7) 内分泌疾患
　　甲状腺疾患や成長障害の一部は漢方との併用療法が効果的
8) その他の難治性疾患

表9-3 反復性扁桃炎の治療方剤と投与目標

体力		
	実　証 (体力のあるもの)	
	中間証 (体力中等度)	小柴胡湯 柴胡清肝湯 柴胡桂枝湯
	虚　証 (体力のあまりないもの)	柴胡桂枝乾姜湯 小建中湯 補中益気湯 十全大補湯

小柴胡湯	本疾患の第1選択剤，クスグリに過敏で，腹診時によく笑う例が多い（小児の胸脇苦痛と考える）。下痢，腹痛などの消化器症状は比較的少ないが，食欲不振はしばしばみられる．皮膚は浅黒く，眼のクマドリがときどきみられる．頸部リンパ腺もよく触れる
柴胡清肝湯	小柴胡湯タイプに加えて，アトピー性皮膚炎などの湿疹，アレルギー性鼻炎，慢性副鼻腔炎，反復性鼻出血などの耳鼻科疾患が多く，皮膚とくに顔色が浅黒いか，赤ら顔の二つのタイプである
柴胡桂枝湯	小柴胡湯タイプよりやや神経過敏で，体力もそれより弱く，とくに胃腸症状（食欲不振，嘔吐，下痢，便秘，腹痛）が上記処方より多くみられる
小建中湯	扁桃炎の発熱症状に加えて，胃腸症状や体力低下が目立ち，顔色は蒼白気味，柴胡桂枝湯よりもより虚証といえる．疲れて週末に発熱することが多い

表9-4 気管支喘息の漢方治療
(非発作期を中心)

症候	処方
発作期，乳児期	麻杏甘石湯
胃腸が強い，麻杏甘石湯などの麻黄剤が適している，呼吸困難	神秘湯
本症の第一選択剤	柴朴湯
冷え（手足が冷たい，手掌が湿っている）と水毒（皮膚がパステースなど）の存在	小青竜湯
易疲労，ODの傾向がある，上記処方が無効	黄耆建中湯 補中益気湯 清暑益気湯
難治性喘息	上記処方　合　六味丸

表9-5 起立性調節障害（OD）の漢方治療

立ちくらみ，動悸，息切れ，乗り物酔い（めまい，立ちくらみ型）	苓桂朮甘湯
立っていると気持ちが悪い，朝起きが悪い，疲れやすい，顔色が悪い（低血圧型）	補中益気湯
立ちくらみ，食欲不振，習慣性頭痛，乗り物酔い（胃腸虚弱頭痛型）	半夏白朮天麻湯
動悸，腹痛，頭痛，食欲不振（疼痛型）	小建中湯 or 柴胡桂枝湯
大症状＞小症状（大症状型）	補中益気湯　合　苓桂朮甘湯
小症状＞大症状（小症状型）	小建中湯　合　苓桂朮甘湯 or 柴胡桂枝湯　合　苓桂朮甘湯

表9-6　虚弱児の体質改善法[2]

A) 胃腸型
　顔色はすぐれない．腹直筋の抵抗は弱いが拘攣している．食欲は少なく，あっても食欲にムラがある．吐きやすかったり，腹痛を訴えることも多い．体重の増加が悪い．下痢しやすい傾向もあれば便秘しやすい場合もある．

- 小建中湯：これらの症状に加えて「反復性臍疝痛」があったり「周期性嘔吐症」をおこしやすい．疲れたり，いやなことがあると頭痛を訴えたり，発熱することもある．
- 六君子湯：A)の症状に加えて，乳児期より吐きやすい傾向がある．風邪をひいたときに著明にあらわれる．
- 人参湯：A)の症状に加えて，ヨダレをだしやすく，時に鼻水をたらしやすい．下痢が遷延しやすい．
- 補中益気湯：感染症に罹患してなかなか食欲が出なく元気がいまひとつでてこない場合にとくに有効である．

B) へんとう型
　乳児期には少なく幼児から学童期にかけて多い．顔色はすぐれないが胃腸型よりは少しよい．耳鼻科疾患にかかりやすい．胃腸型よりも食欲はあるが健康児に比較すれば少ない．一般に腹部の診察にてすぐったがる児が多い．肩がこっている場合が多い．

- 小柴胡湯：B)の症状を備えておれば本方が最もポピュラーな処方である．
- 柴胡桂枝湯：「小柴胡湯」証に加えて，「頭痛」や「腹痛」を時として訴え，やや神経質である．周期性嘔吐症にもかかりやすい．
- 小柴胡湯合葛根湯加川芎辛夷：慢性副鼻腔炎や慢性鼻炎をともなうもの．
- 柴胡清肝湯：B)の症状にさらにアトピー性皮膚炎乾燥型湿疹があったり，皮膚色が蒼黒いか，赤ら顔にみられるタイプ．

C) 呼吸器型
　よく咳をしたり，ゼイゼイいうタイプ．

- 柴朴湯：気管支喘息にかかりやすい．喘息発作はないがアデノイドの肥大による咳や，「心因咳」(いわゆるエヘン咳)をおこしやすい．幼児，学童に多い．
- 小青竜湯：顔色がややわるく，クシャミ，ハナミズを出しやすく，よくゼイゼイ，ヒューヒューいい，風邪にもかかりやすい．神経質の傾向があり，咳を多くともなう場合は「半夏厚朴湯」を合方するとよい．
- 麻杏甘石湯：赤ら顔で一見健康色であり，皮膚はパステースである．水分をよくとる傾向がある．ゼイゼイ，ヒューヒューいいやすい．

D) 循環器型
　顔色はすぐれず，朝起きにくくいわゆるフクロー型である．動悸がしたりめまいを訴え，時には頭痛，腹痛を訴える．年長児に多くみられ，起立性調節障害や登校拒否症にかかりやすい．

- 苓桂朮甘湯：めまい，動悸を主訴とする．
- 小建中湯，柴胡桂枝湯：腹痛，頭痛を主訴とする．

　腹痛が強い場合は「小建中湯」や「柴胡桂枝湯」に「芍薬甘草湯」を合方するとより効果がみられる．

E) 神経症型
　顔色は蒼白で眉間に静脈の怒張（青筋）がみられる．眠りは浅く，わずかのことでキーキーいいやすい．時に歯ぎしりもする．夜泣きも多い．

- 甘麦大棗湯：即効性がみられる．
- 抑肝散，抑肝散加陳皮半夏：甘麦大棗湯ほどの即効性は少ないが，チックの場合には first choice として使える．

参考文献

1) 広瀬滋之：漢方医学，3(12)，10，1979
2) 広瀬滋之：津村順天堂資料，1982．

（広瀬滋之）

10. 採血・血管確保

小児疾患の診断，治療を行うにあたり，採血および血管確保は基本的手技としてきわめて重要である．多少なりとも患児の苦痛を伴う手技であるため，患児あるいは保護者との信頼関係を確保する意味でも本手技に熟達している必要がある．

A 静脈血採血法

a．採血部位

1) 原則として四肢の表在静脈（通常は肘静脈）から採血する．

2) それが困難な場合，外頸静脈，大腿静脈を用いる場合もあるが，周囲に損傷してはいけない大血管や神経，関節などが存在するうえ，圧迫止血が困難な部位であることを考慮すべきである．

3) 輸液（点滴）を行っている静脈の中枢側にあたる静脈は避ける．

4) 新生児では足底，手背も採血部位として選択される．

b．採血時の固定

1) 目標とする血管が動かないように介助者が上手に四肢を固定することが大切である．ただし，介助者が強く握りすぎて動脈を圧迫すると動脈駆血となり，静脈が虚脱して採血が困難になるので注意する．

2) 肘静脈からの採血の場合，手を内旋あるいは外旋させてみると，血管を確認しやすい固定の位置が見つかる場合がある．

3) 関節を伸展するなり，末梢の皮膚を軽く引っ張るなりして，目標とする血管に軸方向の張力をかけると，針が当たった際に血管が左右に逃げにくい．肘静脈の場合，肘をしっかり伸ばした位置で固定する．

4) 成人用の駆血帯は乳幼児には使いにくい．手芸用品の平ゴム（幅3cm）にマジックテープを縫い付けて，各種サイズの乳幼児用駆血帯を準備しておくと便利である．

c．採血針とシリンジの選択

乳幼児では21～23Gの翼状針が使いやすい．10mlくらいまでの採血なら，23Gの針で十分採血できる．翼状針は包装から取り出したら，縒りを戻してから使用する．シリンジは5～10mlのものが使いやすい．包装から取り出したらピストンをいっぱいに押し込んでおく．

d．穿刺と吸引操作

1) ゆっくりとまっすぐに針を進めるのが原則であるが，血管が左右に逃げる場合は血管壁を突くような勢いが必要な場合もある．

2) 針の先端が血管内に入ったかどうかは血液の逆流によって確認するが，ある程度針を押し進めても逆流が見られない場合，すでに血管を串刺しにしている可能性もある．シリンジで軽く陰圧をかけながらゆっくり針を引けば，針の先端が血管内に戻ったところで血液の逆流がみられ，採血可能になる場合がある．なお，針を押し進める際にはシリンジで陰圧をかける操作はしないほうが良い．針先が詰まりやすくなる上，血管内に入っても針先の切欠き面が血管内壁に張り付いて，むしろ血液の逆流がわかりにくくなるからである．

3) 血液が出てくるスピードが遅い場合は駆血帯を緩めに巻きなおすか，駆血帯をはずして上腕，前腕，下腿などを軽くしぼると出やすくなる場合がある．末梢血液検査や凝固線溶検査など，血小板凝集や血液凝固がおこってはいけない検査を含む場合には，その分の採血量がとれた時点でシリンジを翼状針からはずし，採血容器に入れてから残りの採血を続けると良い．

4) 刺入部に血腫ができて血液が出てこなくなった場合には、潔くその穿刺をあきらめる。

5) 針を抜去したあとの穿刺部には消毒綿を当て、駆血バンドかガーゼで縛って圧迫止血する。

6) 外頸静脈から採血する際は、いきんで静脈が怒張するタイミングを狙って穿刺する。採血後の穿刺部は指でしばらく圧迫して止血する。

7) 大腿静脈から採血する際は、必ず大腿動脈の位置を確認してから、その内側で穿刺すること。採血後の穿刺部は指でしばらく圧迫するか、枕子を当てて止血する。

e. その他の採血法

1) 静脈内留置針からの採血：静脈ルートの確保と同時に採血をする場合、採血量が少量であれば、留置針にシリンジを接続して採血するか、何も接続しないで逆流して出る血液を採血容器で受けて採血をすることができる。すでに輸液ルートとして使用中の場合、留置針から輸液ラインをはずして静脈血を逆流させ、輸液が混入する最初の1〜2 mlを捨てて採血することは可能だが、採血した血液に少量の輸液の混入は避けられないこと、操作が不潔になりやすいこと、留置針内に血栓ができて詰まりやすくなることから、あまり薦められない。

2) 中心静脈カテーテルからの採血：シリンジで吸引して逆流させ、最初の2〜3 mlを捨てて採血することができる。ただし、少量の輸液の混入は避けられない。

3) 負荷テスト用の頻回の採血：肘静脈あるいはそれより末梢の太めの静脈に静脈留置針を留置し、三方活栓をはさんで生理食塩水をゆっくり点滴してルートが詰まらないようにしておく。採血時間になったら、三方活栓にシリンジをつないで血液を逆流させ、最初の1〜2 mlを捨てて採血する。わずかに生理食塩水が混入するが、検査データにはほとんど影響ない。

B 動脈血採血法

パルスオキシメーターの普及により動脈血ガス分析を行う機会は少なくなった。しかし、酸素分圧を正確に把握するために必須の検査であることに変わりはない。

a. 採血部位

拍動が触れやすく、圧迫止血が容易な橈骨動脈が第一選択となる。橈骨動脈の拍動が触れにくい場合は上腕動脈を選択する。大腿動脈は圧迫止血が難しいため薦められない。

b. 採血針とシリンジの選択

ガス分析だけの目的であれば23〜27 Gの針で十分である。シリンジは1 mlまたは2.5 mlのものを準備し、ヘパリンを少量吸ってから押し出す操作を行って、シリンジの内壁をヘパリンでぬらしておく。成人用の動脈血採血キットは添付されている針が太く、小児の動脈圧ではシリンジ内に動脈血が満たされるまでに時間がかかるなど、不都合な点が多いことから薦められない。

c. 穿刺操作

拍動する動脈の位置を確かめながら針を進めるのがポイントである。ただし、新生児では拍動によって動脈の位置を確かめるのが難しいため、位置を予想して穿刺を行うこともある。針先が動脈内に入ると針のプラスチックでできた接続部分に動脈血が逆流するため、その位置でシリンジの内筒を引いて採血する。ある程度、針を押し進めても逆流がみられない場合、すでに動脈を串刺しにしている可能性があるので、内筒を軽く引いて陰圧をかけながら、ゆっくりと針を引いてみる。採血後は穿刺部位を5分以上圧迫して止血を確認する。

C 採血による合併症

a. 穿刺ストレスによる全身状態の悪化

呼吸障害のある児や，チアノーゼ型の先天性心疾患をもつ児では，採血時に長時間大泣きするだけで全身状態を悪くすることがある．準備万端整えてから素早く採血するように努める．長時間かけても採血できないときは，患児，術者ともに一休みする判断が大切である．

b. 血管迷走神経反射によるショック

学童以上の年長児に血管穿刺を行うと，血管迷走神経反射によってショックに陥ることがある．顔色や口唇色を窺いながら採血し，採血後も5分位は注意する．

c. 穿刺部の血腫形成

血小板数が少ないときやDICが存在するときには，気がつかないうちに大きな皮下血腫ができていることがある．穿刺部の止血の確認を怠らないこと．

D 血管確保

ここでは末梢静脈確保の方法と注意点について述べる．

a. 血管確保の部位

1) 原則として四肢（肘関節より末梢，膝関節より末梢）の表在静脈を用いる．

2) 近くに外科的な創傷のある部位や，麻痺，感覚障害のある四肢（患肢）はなるべく避ける．

3) いわゆる点滴もれをおこした四肢は，再度血管確保する部位としてはなるべく避ける．

b. 針の選択

1) 翼状針：単価が安いため，短時間の血管確保にしばしば用いられる．

2) 頭皮針：四肢で血管を確保することが困難な場合に，頭皮の静脈を確保することがある．動きの少ない新生児に限られる．

3) 留置針：テフロン製のサーフロー（テルモ），ポリウレタン製のジェルコ・プラス（ジョンソン&ジョンソン）やインサイト（ベクトン・ディッキンソン）がよく用いられる．小児に用いるサイズは24Gか22Gである．

c. 穿刺操作

1) 目標となる静脈を浅めの角度で穿刺する．針の長さの半分が隠れるまで穿刺しても血液の逆流がみられないときは，引きもどして血管の位置を再確認して再度穿刺する．あるいは，もう少し角度をつけて穿刺してみる．

2) 血液の逆流がみられる位置では，内筒は血管内に入っているが，外筒は入っていない場合が多い．針の角度を寝かせ，すくい上げるようにしてもう1mm進めて外筒を血管内に入れる．内筒を半分引き抜いて外筒に血液が逆流してくれば，そのまま外筒を押し進めれば良い．内筒を引き抜いても外筒に血液が逆流してこないときは，外筒針が血管を串刺しにしている可能性が高い．あきらめないで，外筒をゆっくり引き抜いて逆流がみられる位置があれば，その位置から外筒を押し進めれば血管内に入れることができる場合がある．

3) 細い静脈や末梢循環が悪い状態では，内筒が血管内に入った際の血液の逆流が確認できない場合がある．入った感触（経験的なものだが）があれば，内筒を抜いてみると外筒内に血液の逆流がみられ，血管内に入っていることが確認できることがある．

d. 留置針の管理

1) 一度留置した針を2週間以上使用するのは好ましくない．刺入部周囲に肉芽形成が起こるうえ，外筒周囲の細菌感染（トンネル感染）の危険が高くなる．

2) 血管外に輸液が漏出する状態（いわゆる点滴もれ）になった場合はもちろんの

こと，留置部に発赤や硬結を認める場合も速やかに別の部位に留置しなおすべきである．

（福田 稔）

11. 中心静脈カテーテル管理

A 適応

① 中心静脈圧測定．
② 中心静脈からの薬剤投与．
③ 緊急時の静脈路確保．
④ 末梢静脈路を確保できないとき．
⑤ 中心静脈栄養．

B 注意すべき場合

出血傾向，穿刺部位の感染，壊死のある場合．

C 準備

① 消毒，滅菌手袋，覆布，ガーゼ．
② 局所麻酔．
③ 穿刺セット．
④ 固定．
⑤ 輸液回路，輸液，延長チューブなど．

D 方法

a．インフォームド・コンセント（適宜行う）

b．穿刺部位の決定

内頸静脈は，比較的穿刺しやすく，緊急時でも挿入しやすいが，不潔になりやすい．

鎖骨下静脈は，動脈穿刺や，気胸の合併症が多く，迷入する可能性もあり，技術的に熟練を要するが，不潔になりにくく，患児への違和感も少なく，管理しやすい．

大腿静脈は，穿刺時の合併症が少なく，小児でも比較的容易に行いやすいが，不潔になりやすく，下肢の屈曲により閉塞しやすい．

外頸静脈は，内頸静脈より小児科領域では比較的穿刺しやすいが，迷入する可能性が多い．

c．消毒

できるだけ大きな清潔野を確保する．

d．体位

仰臥位とし，鎖骨下，内頸，外頸静脈の場合は，顔を反対側へ向け，頭低位とする．

大腿静脈の場合，下肢を少し外転する．小児の場合，適宜鎮静，抑制をする．

e．局所麻酔

1％リドカイン液を用い 2〜10 ml 程皮下，骨周囲に浸潤させる．この際，試験穿刺を行ってもよいが，小児の場合，血管が細く，収縮して穿刺しづらくなる場合があり注意する．

f．穿刺

穿刺法は，血管内留置針の内腔よりカテーテルを挿入する方法と，ガイドワイヤーを用いて行う Seldinger 法がある．前者は手技が一段階簡略化されているため，慣れると留置に要する時間が短くなる．後者は，穿刺針そのものが細いこと，ガイドワイヤーを用いるために細い血管でも挿入しやすいこと，穿刺針よりも太いカテーテルが留置されるために刺入部からの出血が少ない長所があり，小児には適している．カテーテルには，シングルからトリプルルーメンまであり，サイズは 4〜8 Fr，24〜12 G があり，適宜必要なものを選択する．

1）大腿静脈穿刺法（図11-1）：具体的に大腿静脈での Seldinger 法による方法を示す．

穿刺は，鼠径靭帯の末梢側 0.5〜1 cm

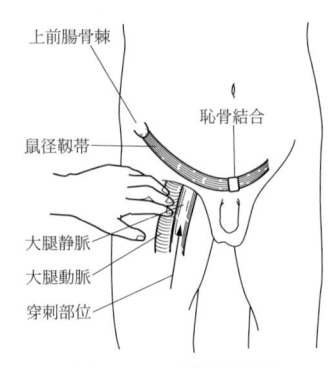

図 11-1　大腿静脈穿刺法

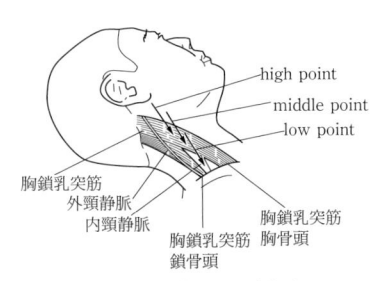

図 11-2　内頸静脈穿刺法

の部位で静脈に刺入するようにするため，穿刺点は，鼠径靱帯の1〜3 cm末梢側で，大腿動脈の0.5〜1 cm内側になる．穿刺は，大腿動脈に平行に皮膚に対して30〜45°の角度で軽く陰圧をかけながら穿刺する．血液の逆流を認めたら，5 mm程度進める（小児では，穿刺するときには逆流が無いが，そのまま穿刺針をひいてきて逆流が確認できる場合がある）．内筒を抜去し，外筒に注射器を付けて（あるいはそのまま）ゆっくりひいてくると，血液が逆流してくるので，その位置で固定して，ガイドワイヤーを挿入し，外筒を抜去する．その後，皮膚を切開し，ダイレーターにて拡張後，カテーテルを挿入する．挿入後，カテーテルから，血液の逆流を確認し，皮膚に，絹糸などで固定をし，消毒後，ガーゼまたは粘着ドレッシングなどで閉鎖する．単純X線写真にて位置を確認する．

2）内頸静脈穿刺法（図11-2）：基本的な穿刺術は大腿静脈と同様であるが，穿刺部位とその他の注意点は以下のようである．

刺入点の高さは，甲状軟骨高（high point），胸鎖乳突筋三角部頂点付近（middle point），同三角部よりやや尾側（low point）があり，穿刺の方向は，皮膚より30°の角度で，同側の乳頭方向に穿刺する．穿刺の容易なのはmiddle〜low pointであるが，目印がわかりにくかったり，合併症の頻度が高く，小児ではhigh pointが推奨される．また，ガイドワイヤーは，空気塞栓を防ぐため，呼気時に挿入する．穿刺後の合併症の確認のため，呼吸音を必ず確認することが必要である．

E 中心静脈カテーテル留置中の管理

a．感染予防

穿刺部の消毒，フィルターを含めた輸液ラインの交換を定期的に行う．また，三方活栓からの注射は最小限にする．

b．静脈血栓

カテーテルが正しい位置に留置されているかの確認，長期留置に対する注意．

c．カテーテルの閉塞

流量に応じて，ヘパリンを輸液内に混注する．

参考文献
1) 山本五十年ほか：救急医学，24：1199-1204，2000．

（小川貴久）

12. 骨髄穿刺

造血臓器である骨髄の穿刺は多くの血液疾患において診断に不可欠な手技である．しかしながら，施行にあたっては多大な苦痛を伴うため，繰り返し行うことは被検者に大きな負担を強いることになる．したがって，速やかで正確な技術を要するとともに，適応を十分に検討した上で，被検者およびその家族への十分な説明が必要である．

A 適応

① 造血障害・白血病・血球貪食症候群などの血液疾患，一部の代謝疾患（Gaucher病・Niemann-Pick病），骨髄炎の診断．
② 悪性（固形）腫瘍における骨髄転移の診断．
③ 治療効果判定．
④ 不明熱の鑑別診断．
⑤ 骨髄移植時の骨髄採取．
⑥ 血管確保がきわめて困難な場合の緊急補液．

B 検査項目

①有核細胞数，巨核球数，②骨髄像の鏡検，③染色体検査（G-band法，FISH法），④細胞表面マーカー，⑤細菌培養（不明熱や骨髄炎を疑う場合），⑥骨髄培養や遺伝子診断などの特殊検査．

C 穿刺部位

小児では主に後腸骨稜で行い，成人では胸骨で行うことが多い．それらの部位で採取困難な場合は，前腸骨棘や腰椎の棘突起，新生児や乳児では脛骨粗面で行う．

D 手技

① 局所麻酔：0.5～1％のキシロカイン液を使用する．穿刺部位をイソジン液で十分に消毒した後，25G針を用いて，骨膜に当たるまで刺入する．骨膜に当たる深さを確認するとともに，骨膜周囲に十分量を注入する．全量で5 mlほどあればよい．1～2分もんで，浸透させる．

② 穿刺：穿刺部位を指で確認し，左手で皮膚に緊張を与えながら，骨髄穿刺針を刺入する．針先が骨に当たったら，針の底部に手掌をあてがい，捻るように回転を加えながら，強く押し進める．骨の表面から5 mmほど進んだら針を持つ手を離してみて，針先がしっかり固定されていたら，左手を針に添えて内筒を抜き，シリンジを接続して吸引する．シリンジを換える場合も左手は必ず針に添えていること．

③ 検体の採取が終わったら，シリンジを付けたまま穿刺針を真っ直ぐ引き抜き，速やかにガーゼで圧迫する．

④ 穿刺部位をもう一度イソジン液で消毒し，新しいガーゼを貼付して終了する．

・ポイント：穿刺針はなるべく骨の表面に対して垂直になるように刺入し，骨皮質内は針に回転を加えながら進める．さもないと，針が骨の表面を滑ったり，曲がったりしやすい．骨膜を切るときと陰圧をかけて骨髄液を吸引するときは，強い痛みを伴うので，被検者に声をかけながら行うとよい．

E 結果の評価

① 有核細胞数の算定とスメアの鏡検は，検査当日に行うのが望ましい．
② 個々の疾患における骨髄像の所見や，特徴的な染色体異常については，各疾患の項にゆずる．

（河邊太加志）

13. 胸腔穿刺

胸腔内に占有している free gas, 胸水を除去して, 気胸, 胸水貯留によって起こる呼吸, 循環機能への障害を除去する.

A 適応
① 胸腔内貯留物を試験穿刺し, 内容を確認するため.
② 自然気胸, 胸水貯留.
③ 緊張性気胸でドレーンを用意する時間的余裕のないとき.

B 方法

a. 必要物品
1) 穿刺針：24, 22, 20 ゲージの静脈留置針, 8-14 Fr のトロッカー留置カテーテル.
2) 局所麻酔薬：1%キシロカイン.
3) 三方活栓, 注射器, 延長チューブ.
4) その他：滅菌手袋, 消毒薬, 滅菌布, 穿刺セット.

b. 穿刺部位
1) 胸腔内貯留物が空気の場合：前腋窩線上第3, 4肋間, 鎖骨中線上第2肋間.
2) 胸腔内貯留物が液体の場合：後腋窩線上第4-6肋間.

c. 手順
1) 静脈路を確保する.
2) 仰臥位とする.
3) 穿刺部位をイソジン等で広く消毒する.
4) 肋間動脈を損傷しないように肋骨上縁で穿刺部皮下から肋間筋にかけて局所麻酔を行う.
5) 穿刺針を肋骨上縁に沿って進め穿刺を行う. 針先が胸腔内に入ったならば内筒を抜き, 外筒を胸腔内に進めて留置し延長チューブ, 三方活栓を接続し内容を吸引する.

d. 持続ドレナージを必要とする場合
局所麻酔までは上記と同様の手順である.
1) 目標とする肋間より1肋間下に皮膚切開を置く. 肋骨の走行に沿って5〜10 mm 程度の切開を加える.
2) トロッカー留置カテーテルを胸腔内に挿入する. 十分挿入されたら内針を引き抜く.
3) 留置カテーテルをドレナージキットに接続する.
4) 10〜20 cmH$_2$O で低圧持続吸引を開始する.
5) 刺入部の創を縫合した糸を用いて留置カテーテルを固定する.
6) さらに側腹部から腰部で弾力テープで固定する.
7) レントゲンにて留置カテーテルの位置確認を行う.

e. 合併症
1) 肺損傷.
2) 肋間動静脈損傷.
3) 第8肋間以下の操作は肝脾損傷の危険があり行うべきではない.

(家田訓子)

14. 腰椎穿刺

腰椎穿刺は中枢神経疾患の診断, 治療のために行う手技で, 髄液採取, 髄液圧測定, 薬物注入などを目的として行われる.

A 禁忌事項
① 頭蓋内圧亢進症状, 脳ヘルニア症状がある場合（基本的に腰椎穿刺は, CT, MRIなどの頭部画像診断を行ってから, 施行すべきである）.

② 穿刺部位に感染創がある場合.
③ 出血傾向がある場合.

B 検査手順

a. 穿刺針

穿刺針は21G, 23Gのディスポーザブルの腰椎穿刺針（スパイナル針）を使用する. 新生児期および乳児期は, スパイナル針が長いため, 23Gの注射針を使用することも多いが, 内筒がないという問題がある（腰椎穿刺による硬膜内への皮膚組織の迷入による硬膜内表皮様囊腫の報告があり, その発症の可能性を否定できない）.

b. 患児

穿刺前2時間は絶飲食とし, 検査前に排尿排便をすませておく.

c. 体位

硬いベットまたは処置台に側臥位として, 患児をできるだけベットの端によせて, 背中をベットに垂直とし, できるだけ体を曲げる.

d. 穿刺部位

Jacoby線（両側腸骨綾上縁を結ぶ線）と脊柱の交差点が第4腰椎棘突起に位置するので, それを目安に, 小児ではL4-5, L5-S1の高さで行う.

e. 穿刺

腰椎穿刺は無菌操作のもとで正確に行う. 消毒はイソジン液にてできるだけ広範囲に十分行い, 術者は滅菌手袋を着用する. 局所麻酔は一般には行わないが, 年長児において, 局所麻酔薬（0.5～1.0％キシロカイン）を使用することにより, 体動を抑えられる場合には使用する. また経皮的な局所麻酔薬（ペンレス®）を穿刺2時間程度前からの貼用もある程度効果が期待できる.

患児の体位を確認する（両肩が左右対称で, 背中がベットに垂直となっていること）. 棘突起を指で確認し穿刺針を, 棘突起の中間点から脊柱に対して垂直からわずかに頭側（10度程度）に傾けて穿刺する. 患児の体が動くことが多いので, 患児の姿勢を確認しながら, 針を進める. 硬膜を刺した時, 突破感がありその後, 抵抗が軽くなる感覚が感じられたら, 針を止め, 内筒を抜き, 髄液の流出を確認する. 予想距離に達しても硬膜を突破した感覚がない場合, 1mmづつ針を進めるたびに内筒を抜き, 髄液の排出を確認する. 十分な深さまで穿刺している場合には, 内筒を抜いたまま ゆっくりと針を抜いていく. 皮膚から脊髄腔までの距離の目安は, 新生児1～1.5cm, 乳児1.5～2.5cm, 幼児2.5～3cm, 年長児3～5cmである. 途中骨にあたり, 刺入困難となったら, 針を皮下まで戻し再穿刺するかやり直す. 血液が流出した場合は, 針を変え, 穿刺部位を変更する. 圧測定を行う場合は, 輸液用の細いエクステンションチューブを用いるが, 乳幼児では, 安静が得られず測定困難な場合が多い.

f. 髄液採取

髄液採取量はなるべく少量とする. 細菌培養用として0.5ml程度, 髄液一般検査（細胞数, 蛋白, 糖, Clなど）に1.5ml程度の採取を行う. その他の検査が必要な場合は, 適宜採取量を増やす. 採取した髄液は性質変化が比較的早くおこるため, 直ちに検査室に提出することが重要である. 髄液採取後はすみやかに針を抜去し, 滅菌ガーゼにて数分間穿刺部を圧迫する. 出血, 髄液の漏出がないことを確認して, 再度消毒し, 滅菌ガーゼをあて固定する. 検査終了後は, 1～2時間は頭部を挙上しないようにして, 安静臥床させる.

C 穿刺後合併症

a. 脳ヘルニア
頭蓋内圧亢進時の髄液採取にて起こりうる．頭蓋内圧亢進時に腰椎穿刺の必要がある場合には，細い穿刺針を使用し，採取髄液量も最小限にとどめるべきである．また脳圧降下剤の併用も考慮する．

b. 頭痛
比較的多く認められる合併症で，頭をあげたときや起立時に強く，時に嘔気，嘔吐を伴う．数日続くこともあるが，安静臥床，輸液にて改善していく．

c. 腰痛
穿刺部位を中心とした腰痛を訴えることがある．一過性の場合が多いが，1週間以上持続することもある．湿布剤，鎮痛剤を使用する場合もあるが，次第に軽快していく．

(前田規秀)

15. 胃洗浄

小児科で胃洗浄は有害物質の誤嚥事故の胃内の洗浄，胃内容物の除去および確認などの目的のために行われることが多い．しかし，日常診療で胃洗浄を行う機会は比較的少ないため，適応と禁忌を再確認しておくことが必要である．

A 適応

本処置は薬物や毒物などの有害物質を誤嚥した時，救急処置として行われる．誤嚥事故が発生してからできるだけ早く行う必要があり，薬物や毒物がまだ胃内に残っていると思われる3〜4時間までが適応となる．

また誤嚥事故以外にも，胃出血の際には止血のために冷水による洗浄が行われたり，エピネフリンやトロンビン溶液が注入される．

B 方法，手技

a. 胃チューブの挿入
タオルやシーツなどで患児を包み，手足を抑制しながら胃チューブを挿入する．胃チューブについては胃内の食物残渣のことを考えてできるだけ太いものを使用する (14-18 F)．チューブは経鼻または経口どちらからでもよいが，経口の場合にはバイトブロックを噛ませる必要があり，経鼻の方が容易である．挿入するチューブの長さは眉間から剣状突起までの長さを目安とし，挿入に際しては粘膜を傷つけたり，嘔吐を誘発させないように努める．チューブが胃内に挿入された途端に内容物の逆流がみられることがあり，この液は検査用に採取しておく．チューブが胃内に挿入されたかどうか不明の場合，チューブから空気を入れながら聴診器で胃内の音を確認することが必要である．

b. 洗浄
胃内に挿入されたのを確認してから洗浄液を注入する．洗浄に際しては，患者の頭部を低くした左側臥位とし，薬物や毒物および洗浄液が小腸方面に流出しないようにすることが重要である．洗浄液には通常の症例では微温湯や生理食塩水を用い，チューブを通じて注射器あるいは洗腸器で注入し，次いで同量の液をゆっくりと吸引する．

1回の注入量は5ml/kg程度（幼児の場合で約50ml）とし，洗浄液を新しいものととり換えながら吸引液が透明になるまで注入と吸引，排液をくり返す．吸引，排液が不十分な場合，チューブ先端を移動させたり，体位を交互に左側臥位と仰臥位とに変換させることが必要である．

最後に薬物や毒物に対応した中和剤，重炭末などの吸着剤などを注入した上でチューブを抜去する．

c．注意点

灯油などの石油製品や揮発性物質を誤嚥した時，あるいは患児が意識不明の場合には本処置中に胃内容物が気道内に吸引され，重篤な吸引性肺炎をひきおこすことがある．このような症例ではカフ付気管チューブで気管内挿管をした上で処置を行う．

また，腐蝕性の強い酸やアルカリを誤嚥した場合，誤嚥事故後30分をすぎるとチューブの挿入操作などで消化管穿孔を起こすことがあり，このような症例では本処置は禁忌である．

（種田陽一）

16．浣腸

浣腸は便秘の時や腹痛時，あるいは腸重積症などの疾患を診断するための便観察の目的で行われる．とくに小児では七転八倒の腹痛が，浣腸による排便後，急に元気になった著効例を経験した小児科医は少なくないであろう．また，排出された便が血性であったりすれば，腸重積症も考慮し直ちに次の処置を考えるべきである．

A 適応

便秘および腸重積症などの疾患を疑われ，便の観察を要する場合．しかし禁忌として腹腔内炎症，腸管穿孔が強く疑われる場合は見合わせる．

B 方法
a．準備
50％グリセリン液，ネラトンカテーテ

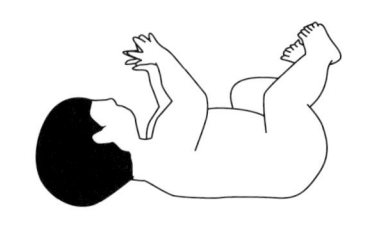

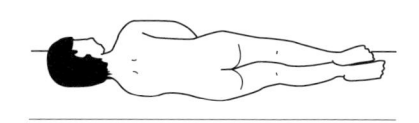

図16-1 浣腸施行時の体位
　　　　（上：乳幼児　下：年長児）

ル，50〜100 ml注射器（あるいは市販のディスポーザブル浣腸液を利用してもよい），キシロカインゼリー．使用量は体重（kg）の2倍（ml）を目安とする．

b．手技（図16-1）

使用前に浣腸液を体温程度に暖めておく．体位は年長児では横向き，乳幼児では仰臥位で下肢を屈曲させて両足を支え，ネラトンチューブあるいはディスポーザブルの注入チューブにキシロカインゼリーをぬり肛門からゆっくりと数cm挿入しグリセリン液を注入する．しゃがめるような子どもではしゃがんだ状態で施行しても良い．無理に挿入すると，直腸粘膜を傷つける恐れがあるので注意する．注入後数分間できるだけ排泄を我慢させ貯留している糞便をすべて排泄できるよう誘導する．いきみの時に軽い圧迫を腹部に加えて腹圧を高めるようにしてもよい．排泄後，腹部を触診し，どの程度排泄されたかを確認し，排出された便も必ず観察する．

（花田直樹）

17. 臍処置

臍処置は施設により，いろいろな方法で行われているのが現状であるが，新生児にとって臍は重大な感染源となりうることから，十分に感染の予防に努めることが大切である．それぞれの施設で，合併症の少ない方法をルチーンとして確立していく必要がある．また臍帯ヘルニア，臍ヘルニアなどの異常が発見されることもあり，丁寧に診察を行う．

A 出生時の臍処置

出生後，できるだけ早期に臍帯結紮を行う．これは，多血症，高ビリルビン血症のリスクを減らすためである．具体的には臍輪から2～3cmの部分で，臍帯を臍帯クリップではさみ，その上約1cmのところで臍帯を切断する．切断面は70%アルコールなどで消毒する．消毒後，臍ガーゼで臍帯をクリップごと包み込み紙テープで腹部に固定する．

B 臍帯脱落までの臍処置

生後24時間後に，臍帯クリップを外す．この時，臍帯は圧挫され乾燥しているので，臍帯血管より出血を見ることはない．乾燥が不十分な場合は8号絹糸で臍輪部の少し上を結紮する．臍処置は毎日1回行い，0.025%塩化ベンザルコニウム液（オスバン液）にて消毒を行い，50%サリチル酸亜鉛華デンプンを散布した後，ガーゼでくるんで紙テープで固定する．

消毒薬の種類や再結紮の時期や用いる材料，また乾燥剤の使用に関しては，種々の報告があり，最も良い方法は決められていない．消毒薬に関しては，イソジン液を多量で連続投与した場合，ヨードの吸収による甲状腺機能低下症を引き起こす可能性があることが指摘されており注意が必要である．また，分娩室での臍結紮に加え，日齢1に絹糸，輪ゴムなどにて臍輪部を再度結紮することにより臍帯脱落が早められたとの報告もある．

いずれの方法であれ，退院前に臍帯脱落し，肉芽形成，出血がないことを確認できるのが望ましい．臍出血が続く場合には，出血素因，凝固異常に関して鑑別を行う必要がある．臍帯脱落後も出血がなくなり十分に乾燥するまで，消毒は毎日続けるように指導する．

C 臍肉芽腫

臍断端の炎症により形成される臍肉芽腫は，退院後の検診にてよく発見される問題であるが，結紮あるいは摘除後硝酸銀で焼灼を行う．結紮には絹糸を用い，肉芽の基部で血行途絶されるように行う．これにより翌日には肉芽の脱落を認めるが，確実に乾燥するまで消毒を行う．肉芽がわずかで結紮が行えない場合は，硝酸銀棒で焼灼をおこない生食で洗浄し消毒後，ガーゼで固定する．

この場合，臍腸管や尿膜管の残存による臍ポリープを鑑別するために注意が必要である．臍腸管が残存する場合，臍から腸内容の漏出を認めたり，分泌物の排出による臍周囲炎をおこすこともある．

参考文献
1) 赤松洋：新生児学（小川雄之亮ら編），p.281，メディカ出版，1995．
2) 島田信宏：周産期の母児管理第4版，p.235，南山堂，1995．
3) 芳中シゲ子：ペリネイタルケア，17：40，1998．

（深見英子）

18. 採尿法

小児は成人と異なり，排尿量や排尿回数，排尿時間が発育発達に伴って変化するため，特徴を熟知して採尿する必要がある．

A 採尿方法

a．採尿手技

1) 自然排尿による採尿：

①部分尿：随意排尿により約20 ml の尿を採尿コップに採取する．第一早朝尿（起床直後の尿）は起立性蛋白尿を除外できる．②中間尿：外尿道口とその近辺を清拭綿で清拭し，排尿開始後の尿を約20 ml 捨てて中間排尿の尿を採取する．3, 4歳以上で中間尿の採取が可能となる．③分割尿（トンプソン2杯分尿検査）：排尿前半2/3を第1コップに，後半1/3を第2コップに採取する．幼児には困難な採尿法である．④採尿バッグ尿：随意排尿の不可能な乳幼児に市販の採尿バッグを外陰部に貼り，その中に溜まった尿を採取する．尿漏れを防ぐには男女別バッグの使用がよい．無菌尿を採取する場合は，肛門を含めた広範囲な皮膚消毒が必要である．

2) カテーテルによる導尿：清潔操作によりカテーテルを膀胱内に挿入し，採尿を行う．24時間蓄尿ではフォーリーカテーテルを留置する．男児は尿道が長く，尿道括約筋が緊張するため，カテーテルの挿入は困難で疼痛を伴う．尿道括約筋が開く呼気時にカテーテル操作を行うのがよい．

3) 経皮的膀胱穿刺法：恥骨結合上部の皮膚消毒を行い，清潔操作下で注射器（針は22 G）を穿刺して尿を吸引する．膀胱内に十分な尿を確認するためにはエコー下穿刺が適している．エコー上で描出された膀胱の横断径が3.5 cm 以上であれば，膀胱穿刺による採尿の失敗は少ない．通常2歳以下の児を対象とするが，膀胱粘膜出血などがあるため症例を限定する．

b．尿の保存

1) 一般検尿（採尿後2〜3時間以内）や蓄尿：尿を冷暗所保存する．

2) 尿生化学検査：尿を冷蔵保存（6〜12時間以内）や凍結保存する．

3) 尿アミノ酸分析：塩酸を添加した酸性蓄尿が必要である．

B 採尿と尿検査

日常診療では，検尿から多くの情報を得ることが多い．目的にしたがって適切な採尿を行い，尿検査を施行する必要がある（表18-1）．

(岡田雅子)

表18-1 採尿の種類と対象となる尿検査

採尿の種類	対象となる尿検査
早朝第一尿	尿蛋白，尿糖および血尿などの尿検査
随時尿	尿蛋白，尿糖，尿ケトンおよび血尿などの尿検査
中間尿	細菌培養
24時間蓄尿	尿蛋白量，尿電解質量，尿浸透圧，FENaなど
カテーテル尿	採尿困難な症例（意識障害，乳児）の24時間蓄尿や尿細菌培養
膀胱穿刺尿	尿閉や採尿困難な乳幼児の一般検尿や尿細菌培養

19. 入眠処置

小児の画像検査や生理検査においては，信頼できるよい検査所見を得るために入眠処置が必要となる場合が多い．

A 鎮静・催眠薬を使用する上での注意点

① 呼吸抑制をきたしやすいような薬剤

を用いるときには，パルスオキシメーターなどによりモニターを行い，少なくとも主治医か看護婦などが患者の様子を観察する必要がある．

② 検査の種類により使用薬剤を考慮する．脳波検査においては，覚醒から軽睡眠期までを記録することが望ましいので催眠剤が必要な場合もなるべく少量とする．MRI，MRA の検査では撮影時間が長く，また大きな音が聞こえるために途中で目覚めてしまわないようによく鎮静させる必要がある．

③ 外来患者の検査が終了し帰宅する時には，薬剤の副作用により覚醒後にふらつきなどの症状が出現する可能性について話しておく必要がある．

B 鎮静のために使用する薬剤

① トリクロリールシロップ：50～80 mg/kg 服用させる．30 分しても眠る兆候が見られない場合には，30～40 mg/kg を追加してもよい．総量 2000 mg を超えない．

② トリクロリールシロップ50～80mg/kg＋アタラックスPシロップ1 mg/kg：2剤の併用によりさらに睡眠に導入しやすい．ただし，アタラックスPはてんかんなどの痙攣性疾患，またはこれらの既往歴のある患者では，痙攣閾値を低下させることがあるので注意が必要である．

③ エスクレ坐薬：30～50 mg/kg を使用する．総量 1500 mg を超えないようにする．本剤はゼラチンを含むため，ゼラチンアレルギーの患者には使用できない．

④ ジアゼパム（ダイアップ坐薬，ホリゾン注射液，セルシン注射液）：坐薬は1回 0.4～0.5 mg/kg を使用する．1日に 1 mg/kg を超えないようにする．注射液は 0.3～0.5 mg/kg をゆっくりと静注する．ジアゼパムの使用により患者がかえって興奮する場合もある．

⑤ チアミラールナトリウム（イソゾール，チトゾール）注腸：10％水溶液で 20～40 mg/kg を注腸する．注腸後 15 分で麻酔に入り，約1時間持続する．

⑥ ケタラール（筋注用，静注用）：硫酸アトロピンなどの前投薬を行い，1～2 mg/kg 緩徐に静注，あるいは，5～10 mg/kg 筋注する．痙攣発作の既往歴のある患者，頭蓋内圧の高い患者では禁忌である．

（古根　淳）

6. 新生児

1. 新生児の分類と胎児発育の評価

新生児とは,出生後28日未満の乳児を指す.またこの期間を新生児期と呼び,そのうち生後7日未満を早期新生児期と呼ぶ.新生児期は子宮内生活から子宮外生活への移行が行われる時期で,母体および新生児に起因する種々の問題から,死亡率,罹病率が高く,後障害を残す危険性も高い.

新生児は,同じ出生体重でも在胎期間が異なると罹患しやすい疾患が大きく異なるため,新生児をそのような観点から分類したり,胎児発育を正確に評価することはきわめて重要である.

A 新生児の分類

a. 在胎期間による分類

母親の最終月経第1日から満で算出した在胎期間により,新生児を以下のように分類する.

1) 早産児:在胎37週未満で出生した児.早産児のうち,在胎22週以上28週未満で出生した児をとくに超早産児と呼ぶ.

2) 正期産児:在胎37週以上42週未満で出生した児.

3) 過期産児:在胎42週以上で出生した児.

b. 出生体重による分類

在胎期間に関わりなく,新生児の出生体重で以下のように分類する.

1) 巨大児:従来,わが国では出生体重が4,000g以上の児を呼んでいたが,WHOのICD-10では4,500g以上のものを超巨大児と呼ぶ.

2) 低出生体重児:出生体重が2,500g未満の児を呼ぶ.以下の極低出生体重児,超低出生体重児も含む.

3) 極低出生体重児:出生体重が1,500g未満の児を呼ぶ.超低出生体重児も含む.

4) 超低出生体重児:出生体重が1,000g未満の児を呼ぶ.

c. 出生体重と在胎期間を組み合わせた分類

新生児を在胎期間と出生体重の組み合わせから以下のように分類する.すなわち出生時体格発育基準曲線(図1-1)に基づき評価する.

1) 不当軽量児 light-for-dates infant:出生時の身長に関わりなく,出生体重が在胎期間に比較して10パーセンタイル未満の児を呼ぶ.また,このうち身長も体重もともに10パーセンタイル未満の児を small-for-dates infant と呼ぶ.

2) 相当体重児 appropriate-for-dates infant:出生体重が在胎期間に比較して10パーセンタイル以上90パーセンタイル未満の児を呼ぶ.

3) 不当重量児 heavy-for-dates infant:出生体重が在胎期間に比較して90パーセンタイル以上の児を呼ぶ.

B 胎児発育の評価

胎児発育の程度,すなわち新生児の成熟度は,生まれてきた児の異常に迅速に対応し,さらには発病を予防するためにも,児の予後を大きく左右する因子としてつねに念頭におく必要がある.

在胎期間は最終月経第1日から起算した満週数で算定するが,これは必ずしも正確ではないため,出生前には超音波断層法により胎囊(GS),胎児の頭臀長(CRL),

6. 新生児

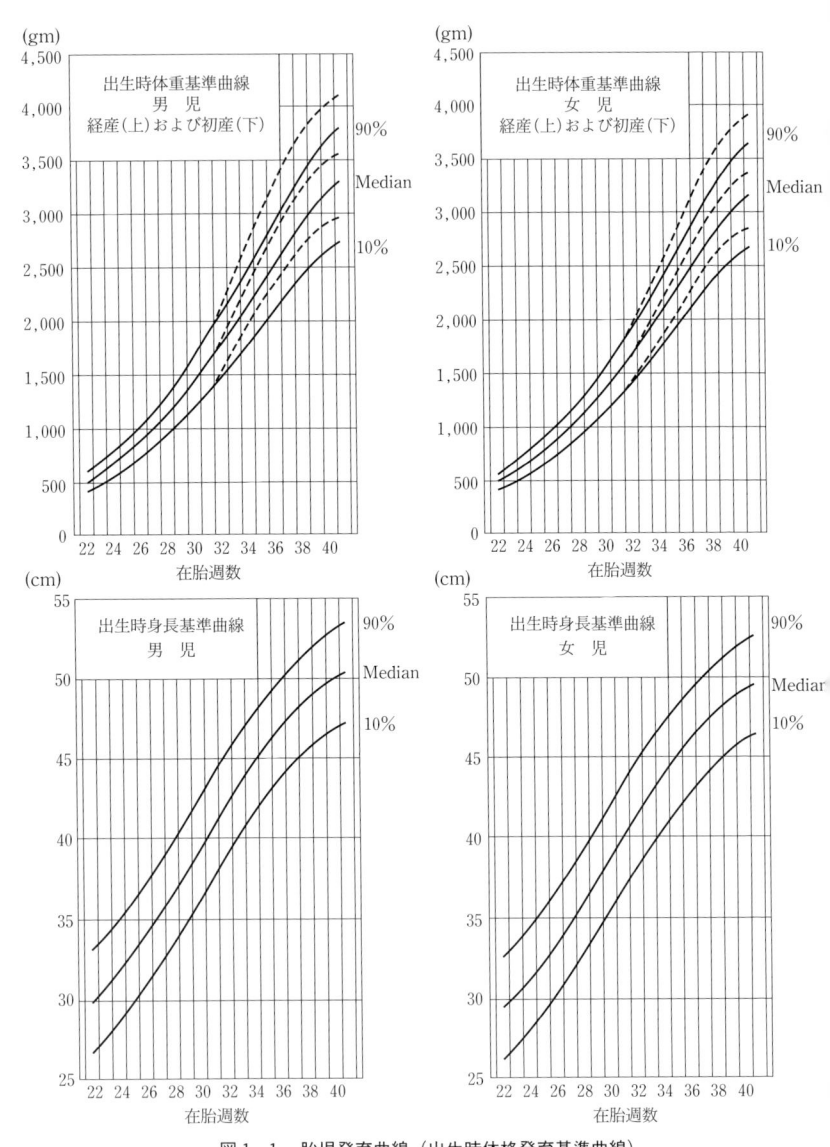

図1-1 胎児発育曲線（出生時体格発育基準曲線）

出典： 新生児の疾患とケアに関する研究班；厚生省心身障害研究，1998．

児頭大横径（BPD）などを描出し，画像上で計測し，その測定値から在胎期間を推定し胎児発育を評価する．さらに胎児肺成熟の評価の目的で，羊水分析が行われたりする．

また出生後には，産科情報だけに頼らず新生児の徴候を観察することにより成熟度の正確な評価が行われるが，これには人体計測学的評価法，放射線学的評価法，電気生理学的評価法，生化学的評価法，理学的検査による評価法などがある．これらの中でも，神経学的検査と身体外表所見を組み合わせた scoring system による評価法が日常診療ではよく用いられるが，詳細は，「5．成熟度の評価法」参照．

(山﨑俊夫)

2．ハイリスク児と出生前の情報

ハイリスク児 high risk infant とは罹病や死亡の危険性が高いと考えられる新生児をいい，全出生の約10％がこれにあたる．この要因には，在胎期間，出生体重に関連する要因，母体側の要因，妊娠・分娩に伴う要因，新生児側の要因がある．

出生前の母体・胎児情報からハイリスク児の出生が予想される場合には，新生児集中治療室（neonatal intensive care unit；NICU）のある施設に母体搬送したり，分娩に新生児専門医が立ち会い，出生後直ちに対応できるようにすることが，後障害なき生存 intact survival を得るために重要である．

A　ハイリスク児の要因

a．在胎期間，出生体重に関連する要因

在胎期間が37週未満の早産児および42週以上の過期産児，出生体重が 2,500g 未満の低出生体重児および 4,500g 以上の巨大児は，罹病率や死亡率が高くなるためハイリスク児として出生後注意深く観察する必要がある．また，正期産児であっても不当軽量児や不当重量児は，リスクが高くなるためハイリスク児として扱う．

b．母体側の要因

糖尿病や甲状腺機能亢進症，TORCH 感染症などの母体の合併症や，抗てんかん薬，麻薬，アルコール，タバコなど母体の服用する薬物，嗜好品が新生児に問題を起こし得る．したがって，母親の既往歴を詳細に聴取することが重要となる．

c．妊娠および分娩に伴う要因（表2-1）

今回の妊娠・分娩歴だけでなく，流早産や胎児死亡など過去の妊娠・分娩歴がリスク因子となることも多いことを念頭におく必要がある．また，後述するように超音波検査や胎児心拍モニタリングなどによる母体・胎児情報も有用となる．

d．新生児側の要因（表2-2）

仮死，呼吸障害，チアノーゼ，痙攣，小奇形など，出生前に予想されなかった所見が新生児に認められる場合にはハイリスク児として観察，検査，治療を要する．

B　ハイリスク児への対応

上記の要因を持ったハイリスク児の出生が予想される場合には，新生児専門医は分娩に立ち会い，分娩室での一般的な診察，処置を行う．分娩室では異常が認められなくても，12～24時間は新生児室で注意深く観察する．また，それぞれのリスク因子により予想される異常や疾患に対するルーチン検査を行う．その後，バイタルサインに異常なく，授乳も順調に進んだ場合には，医師による診察を受けた後に母児同室あるいは正常新生児室で保育する．

表 2-1　妊娠・分娩に起因するハイリスク因子

妊娠・分娩時の問題	新生児に起こりうる問題
新生児死亡，奇形および重症黄疸などの既往	同様な疾患・問題の再発
母体の高齢	染色体異常
多胎	多血症，貧血（胎児間輸血）
妊娠中毒症	胎児発育遅延
羊水過多症	中枢神経系の奇形，上部消化管閉鎖
羊水過少症	腎奇形，肺低形成
切迫流早産	未熟児，感染症，奇形
胎児仮死	新生児仮死，中枢神経系異常
前期破水	感染
羊水混濁	感染，胎便吸引症候群
帝王切開分娩	RDS，一過性多呼吸症
分娩第 2 期遷延	分娩外傷，中枢神経系異常
鉗子分娩	分娩外傷
吸引分娩	帽状腱膜下出血
前置胎盤，胎盤早期剥離	貧血，仮死

表 2-2　新生児所見に起因するハイリスク因子

出生時の所見	新生児に起こりうる問題
未熟徴候	未熟性に起因する種々の問題
dysmature 徴候	胎内発育遅延に伴う種々の問題
低出生体重児	未熟性または胎内発育遅延に伴う問題
巨大児	分娩外傷，IDM に伴う問題，奇形
新生児仮死の既往	無呼吸発作，中枢神経系異常
陽圧呼吸による蘇生の既往	気胸，中枢神経系異常
小奇形	奇形症候群
心雑音	先天性心疾患

ハイリスク児の中でも，極低出生体重児や，呼吸障害，心不全，ショック，チアノーゼ，無呼吸発作，痙攣，早発黄疸などがあるもの，外科手術を要するもの，敗血症や髄膜炎などを疑わせる not doing well の新生児は NICU に収容し，適切な診断，治療を行う．

C　出生前の情報

新生児期の問題の多くは，出生前の母体・胎児情報からおよその予想が付くものが多い．したがって出生前情報の正確な聴取，正しい解釈が必須となる．このためには，前述のハイリスク児の要因のうち，母体側の要因および妊娠，分娩に伴う要因についての病歴の聴取や，産科医，助産婦からの情報の収集などを行う．

また，胎児の超音波検査や胎児心拍モニタリングなど産科的な検査により，出生前に児の発育の評価や形態学的異常の有無，胎児仮死の有無などの情報が得られるため，産科側と新生児側とで定期的なカンファレンスを持つなどのコミュニケーションが重要である．

参考文献
1) 仁志田博司：新生児学入門，医学書院，1994．

(山﨑俊夫)

3. 出生時の対応，蘇生法

ハイリスク妊娠，分娩では，母の病歴情報によって児の状態，疾患を予測し，出生時にすみやかに対処する．日常的に救急蘇生物品を点検し，緊急事態に蘇生ができるように準備しておく（表 3-1）．

以下，A から D の順序で出生時の対応を

3. 出生時の対応, 蘇生法

行う.

A 保温

出生時の新生児は容易に低体温におちいるため,児をインファントウォーマー上で加温しながら出生時の処置を行う.皮膚を乾燥させ,暖めることで熱喪失を最小限にして酸素消費量を節約する.

B 気道確保

児を仰臥位として,顔面,体表の分泌物,羊水,血液をガーゼでぬぐい,すばやく口,咽頭,鼻孔吸引を行い,気管内への吸引を防ぐ.チューブを深くいれすぎると迷走神経反射による不整脈が出現することがあり,要注意.

C 初期呼吸

背中,四肢の皮膚を温かいガーゼやタオルで接触刺激をしながら,初期呼吸を促す.初期呼吸が出現しなければ,マスク&バッグで加圧(100%酸素 5〜8l/分)する.無呼吸やあえぎ呼吸が続けば気管内挿管をする.

D 循環の確立

a. 心拍数を聴診(6秒間の心拍数を数え10倍する)

心拍100/分以下ならマスク&バッグで陽圧換気を開始する.心拍80/分以下が1〜2分持続した場合は,気管内挿管,心臓マッサージ,救急薬品の準備を行う.

b. アプガースコア値(1, 3, 5分)の算定(表3-2).

アプガースコア8点以上は正常(酸素投与なし),7〜5点は軽度仮死(マスクで酸素投与),4〜3点中等度仮死(マスク&バッグ),2〜点重度仮死(気管内挿管).

表3-1 救急蘇生用物品

1. インファントウォーマー(ラジアントヒーター)
2. 吸引装置
3. 吸引カテーテル(5, 6, 8, 10, 12 Fr)
4. 酸素マスク(大,小)
5. 加圧バッグ(ジャクソン-リース回路) 500 ml
6. 喉頭鏡(0, 00)
7. 挿管チューブ(2.0, 2.5, 3.0, 3.5 mm)
8. 固定用テープ類,はさみなど
9. 聴診器,ストップウォッチ
10. 酸素空気ブレンダー,換気圧モニター

表3-2 アプガースコア

	0	1	2
心拍(/分)	なし	<100	>100
呼吸	なし	弱々しい泣き声,不規則	強い泣き声
筋緊張	だらり	軽く四肢を曲げる	活発に四肢を動かす
反射	なし	顔をしかめる	泣く
色	全身蒼白かチアノーゼ	四肢チアノーゼ	全身ピンク

c. マスク&バッグで蘇生をしてはいけない疾患

1) 横隔膜ヘルニア:腸管内に空気が入り,脱出腸管が肺を圧迫するため.

2) 臍帯ヘルニア:腸管内に空気が入り,脱出腸管が拡張するため.

3) 胎便吸引症候群:口腔,咽頭の胎便混入物を気道内に押し込まないようまず吸引を十分してからマスク&バッグをする.

d. 救急薬品の投与

1) 10倍希釈ボスミン(10,000倍エピ

ネフリン），0.1～0.3ml/kg 静注，または気管内チューブからこの2～3倍量を注入する．

2）ゆっくりメイロンを投与（2ml/kg を蒸留水で2倍希釈し静注）する．

3）ドパミン投与（イノバン），5～10μg/kg/分を点滴する．

4）hypovolemic shock があれば，volume expander として5％アルブミン，PPF，FFP，全血を10～20ml/kg 投与する．

（鈴木千鶴子）

4．新生児の診察法と徴候

A 新生児の診察法（表4-1）

a．全身チェック

低体温予防のため，インファントウォーマー下の診察が望ましい．三つのキーポイントとして以下のものがある．

1）先天奇形の有無．
2）皮膚色，呼吸，姿勢をチェック（胎内環境から生後の環境への適応）．
3）異常所見の有無．

b．身体各部の異常

1）一般状態：体型，栄養，全身色，泣き声，活動状態．

2）頭部，頸部：顔貌，頭血腫，産瘤，大泉門，縫合離開，骨重積，眼球結膜，瞳孔，落陽現象，耳，口腔（帽状腱膜下出血：前額，上眼瞼，耳介まで出血で青色をおびる）．

3）胸部：胸郭，呼吸，心音．

4）腹部：外観，肝，脾，臍（臍の異常：臍ヘルニア，臍肉芽，卵黄管開存（腸内容が出る），尿膜管開存（尿が出る））．

5）外陰，肛門：浮腫，奇形，陰嚢水腫，睾丸，大陰唇，鎖肛，おむつ皮膚炎．

6）四肢：分娩麻痺，骨折，股関節脱臼，内反足．

7）皮膚：性状，色，チアノーゼ，発疹，出血斑，血管腫，母斑．

8）神経系：姿勢，運動，痙攣，筋トーヌス，引起し反射，坐位，胸部懸垂，反射（モロー，把握，追いかけ，吸啜）．

9）奇形の有無をチェック．

10）妊娠反応：新生児月経，乳腺肥大，魔乳分泌．

B 新生児の徴候

a．呼吸器系の異常

多呼吸，呻吟，陥没呼吸，鼻翼呼吸，シーソー呼吸，無呼吸，下顎呼吸など．成熟児では胎便吸引症候群，一過性多呼吸，エアーリーク（気胸，縦隔気腫），低出生体重児では呼吸窮迫症候群が代表．

b．循環器系の異常

チアノーゼ，蒼白，四肢冷感，浮腫，心雑音，不整脈，心音微弱など．とくに中心性チアノーゼ（SpO_2 90％未満）は，肺疾患か心疾患かの鑑別が重要．100％酸素投与（hyperoxia test）で PaO_2 が100mmHg 以上は肺疾患，それ以下なら心疾患，遷延性肺高血圧症を疑う．

c．消化器系異常

嘔吐，哺乳障害，腹満，排便異常．十分な腸蠕動運動に数日を要する場合，絶食にして輸液をする（初期嘔吐症）．高度腹満や胎便排泄遅延（24時間以上），胆汁性嘔吐は，腸閉塞やヒルシュスプルング病を，白色泡沫状嘔吐は食道閉鎖を疑う．哺乳開始後数日してからの胆汁性，血性嘔吐や腹満は腸回転異常を疑う．腹満，タール便，胆汁性，血性嘔吐に腹壁色変化を伴う場合，壊死性腸炎を疑う（低出生体重児に多い）．

d．黄疸

新生児は生後2～3日で黄疸が出現し，

表 4-1　新生児診察チェック

一般状態	体型(正常, 細長, 大がら, 小がら) 栄養(良, 不良) 全身色(淡紅色, 著しく紅潮, 暗紫色, 蒼白, 淡黄色) 泣き声(強い, 弱い, かん高い) 活動(活発, 不活発, 刺激に過敏)
頭部 頸部	顔貌(正常, 苦悶状, 無欲状, 老人様, ダウン様) 頭血腫部位(　　　　　　　　　) 産瘤部位(　　　　　　　　　　) 大泉門(　)×(　)cm　膨隆, 平坦, 陥没 縫合離開, 骨重積 眼球結膜　黄疸, 貧血, 出血 瞳孔：形(正円, 不正円)　大きさ (正, 散, 縮) 耳：副耳, 耳漏孔 口腔：兎唇, 口蓋裂, 先天性歯牙 落陽現象(無, 有)　その他
胸部	胸郭(正常, ロート胸, 鳩胸, 舟底胸) 呼吸(規則的, 不規則, 浅い, 深い, 速い, 遅い)(呻吟, 無呼吸, 陥没呼吸) 心音(清, 雑音：　, 整, 不整　回)
腹部	外観(正常, 膨満, 陥没)　臍(異常　　) 肝(不触, 触　横指)脾(不触, 触)腎(不 触, 触)
外陰 肛門	浮腫(無, 有)　奇形(無, 有) 陰嚢水腫(無, 有) 睾丸(陰嚢内, そけい部, 腹腔内) 大陰唇(陰核, 小陰唇をおおう, 陰核露出) 鎖肛(無, 有)　おむつ皮膚炎(無, 有)
四肢	分娩麻痺　部位(　)　開排制限(無,有) 骨折　　部位(　　　　　　　　　　)
皮膚	性状(湿潤, 乾燥, 亀裂, 落屑, 羊皮紙様) 色(淡紅, 紅潮, 蒼白, 暗紫色, 黄色) チアノーゼ部位(　　　　　) 発疹部位(　　　　　)　性状(　　　　) 出血斑部位(　　　　　　　　　　　) 血管腫部位(　　　　　　　　　　　) 母斑部位(　　　　　　　　　　　　)
神経系	姿勢(正常新生児位, 強直性, 後弓反張, 蛙足位様) 運動(活発, 不活発, 刺激に過敏) 痙攣(無, 強直性, 間代性)　部位(　　) 振せん(無, 有) 筋トーヌス(正常, 硬い, 弱い, だらり としている) 引起し反射(良, 不良, 無) 坐位(良, 不良)　胸部水平懸垂(良, 不良) 反射 　モロー反射(有, 無)　対称, 非対称 　把握反射(強, 弱, 無) 　追いかけ反射(強, 弱, 無) 　吸啜反射(強, 弱, 無)
奇形	部位(　　　　　　　　　　　　　　　)
妊娠反応	新生児月経, 乳腺肥大, 魔乳分泌
その他	

ピークは 5～7 日前後でその後低下する (生理的黄疸). 生後まもなくから出現する早発黄疸は, 血液型不適合 (ABO 型, Rh 型など), 感染, 出血など原因検索が必要である.

e. 体温異常

新生児は体温保持能が未熟で, 外気温に左右されやすく, 異常児ほど生理的初期温低下が強い (正常値は直腸温 36.5～37.5℃).

f. 神経系異常

痙攣, 易刺激性, 異常運動 (口モグモグ, 自転車こぎ運動, まばたき), 甲高い泣き声 (脳性啼泣), 大泉門膨隆, モロー反射減弱, 後弓反張など.

(鈴木千鶴子)

5. 成熟度の評価法

早産児においてその在胎週数は, 児の管理と予後に影響する因子である. 妊娠初期の産科的超音波検査により, 在胎週数は数日の誤差で推定することが可能となっている. しかしながら妊婦検診を受けていない

表 5-1　成熟度の評価法

1. 身体計測学的評価法
　身長, 体重, 頭囲などの身体計測値
2. 神経学的評価法
　筋緊張, 反射
3. 理学所見
　外表所見, 眼科的所見
4. 神経所見と理学所見の組み合わせ
　Dubowitz score, Ballard score,
　New Ballard score, Capurro score
5. 血液検査所見
　α フェトプロテイン, HbF レベルなど
6. 電気生理学的
　脳波, 誘発電位

神経学的検査による成熟度の採点基準

	−1	0	1	2	3	4	5
姿勢							
手首の前屈角	>90°	90°	60°	45°	30°	0°	
前腕の反跳		180°	140〜180°	110〜140°	90〜110°	<90	
膝窩角	180°	160°	140°	120°	100°	90°	<90
スカーフ徴候							
踵→耳							

外表所見による成熟度の採点基準

	−1	0	1	2	3	4	5
皮膚	湿潤してもろい 透けて見える	ゼラチン様 紅色で半透明	滑らかでピンク 静脈が見える	表皮の剥離 または発疹 静脈はわずかに見える	亀裂、蒼白 静脈はほとんど見えない	厚く、羊皮紙様 深い亀裂 血管は見えない	なめし革様 亀裂 しわが多い
うぶ毛	なし	まばら	多数密生	うすくまばら	少ない	ほとんどない	
足底表面	足底長 40〜50ミリ:−1 <40ミリ:−2	足底長 >50ミリ しわがない	かすかな赤い線	足底の前方に横線のみある	足底の前2/3にしわがある	全体にしわがある	
乳房	わからない	かろうじてわかる	乳輪は平坦 乳腺組織はない	乳輪は点核状 乳腺組織:1〜2ミリ	乳輪は隆起 乳腺組織:3〜4ミリ	完全な乳輪 乳腺組織:5〜10ミリ	
眼/耳	眼裂は融合 ゆるく:−1 固く:−2	眼瞼は開いている 耳介は平坦で折り重なったまま	耳介にわずかに巻き込みあり 軟らかく、折り曲げるとゆっくり元に戻る	耳介に十分な巻き込みあり 軟らかいが折り曲げるとすぐに元に戻る	耳介に十分な巻き込みあり 硬く、折り曲げると瞬時に元に戻る	耳介軟骨は厚く 耳介は十分な硬さあり	
外性器(男児)	陰嚢部は平坦 表面は滑らか	睾丸は陰嚢内にない 睾丸のしわはわずかにあり	睾丸は上部鼡径管内 陰嚢のしわはわずかにあり	睾丸は下降 陰嚢のしわは少ない	睾丸は完全に下降 陰嚢のしわは多い	睾丸は完全に下降し、ぶらさがる 陰嚢のしわは深い	
外性器(女児)	陰核は突出 陰唇は平坦	陰核は突出 小陰唇は小さい	陰核は突出 小陰唇は大きい	大陰唇と小陰唇は同程度に突出	大陰唇は大きく 小陰唇は小さい	大陰唇が陰核と小陰唇を被う	

評点

スコアー	−10	−5	0	5	10	15	20	25	30	35	40	45	50
週数	20	22	24	26	28	30	32	34	36	38	40	42	44

図5-1　New Ballard Score
文献2)より転載,一部改変.

場合や子宮内胎児発育不全などの場合は、出生後の成熟度評価から在胎週数を推定することは臨床的に重要である。

A 成熟度の評価方法

成熟度の評価には、種々の方法が考案されている（表5-1）。しかしながら簡便であるが不正確な方法か、方法自体が煩雑で実施が困難なものが多い。多くの臨床現場で用いられている代表的な方法は、神経所見と理学所見の組み合わせたものである。

B 神経所見と理学所見の組み合わせによる評価

出生後の成熟度評価法としては、Dubowitz score と Ballard score が用いられてきたが、周産期医療の発展により超早産児の生存が可能となったため、従来の方法にかわり、New Ballard score を用いることが多くなった（図5-1）。

C 評価への影響

子宮内の環境が生後の外表所見に影響を与えるため注意が必要である。また、New Ballard score の評価には主観的な要素が多々加わることがさけられないため、各項目の手技についてはある程度の習熟が必要である。

参考文献

1) Fletcher MA：Physical diagnosis in neonatology, 55-66, Lippincott-Raven Publishers, 1998.
2) Ballard JL et al：New ballard score, expanded to include extremely premature infants. J Pediatr 119：417-23, 1991.

（早川昌弘）

6. 体温管理

出生にあたり暖かい胎内環境から冷たい胎外環境へと大きな変化にさらされる新生児には、以下のような体温調節の特徴がある。

① 体重に比べて体表面積が大きく、皮膚が未熟で皮下脂肪も少なく不感蒸泄が大きい。そのため熱喪失が大きい。

② 熱産生は、筋肉組織による shivering のみでは不十分で、主に褐色脂肪組織により行われるため、もともと不十分な熱産生能力が、低酸素などの悪条件時にはさらに抑制される。

つまり熱喪失が熱産生を上回る状態にあるため、寒冷環境への曝露から適切に守られず、低体温に陥ると呼吸循環代謝などに悪影響を及ぼし、さらなる悪循環に陥る可能性がある。従って、体温管理の目標は、出生に際してはその熱喪失をできるだけ最小にし、その後は酸素消費量が最小になり熱産生と熱喪失のバランスが保たれる中性温度環境に適切に維持することが重要である。

A 出生時の温度管理

分娩室、手術室を通常より暖め、25℃から必要なら30℃程度まで暖めておく。ラジアントウォーマー下で処置を行う。この際、児に直接ふれるタオルなども暖めておく。

出生後、羊水をできるだけ早くふき取る。極低出生体重児の場合、不感蒸泄も大きいので体温が下がるようならサランラップ、フードなどを利用し、必要な場合はクベースにできるだけ早く収容する。

表6-1 出生体重による保育器内温設定（入院時）

出生体重(g)	器内温(°C)	加湿
～999	35～36	90％以上
1,000～1,499	34～36	28週未満は行う
1,500～2,499	33～34	行わない
2,500～	32～34	行わない

B NICU入院後の温度管理

室温は26℃前後にしておく．

クベース収容の条件は，①在胎35週未満，②出生体重2,000g未満，③体温維持が困難な時，④呼吸障害，⑤しっかりとした観察が必要な時，⑥感染による隔離である．

あらかじめ保温された保育器に収容する（表6-1）．可能であれば超低出生体重児の場合，ダブルウォールのクベースに収容する．保育器の器内温を児の皮膚温（出生直後は直腸温）が36.5～37.2℃のあいだになるように適切にコントロールする．この場合急激な体温の上昇下降を避けるため，器内温の設定の変更は0.2～0.5℃とし，一度に大きく変化させない．

極低出生体重児の場合，体温のコントロールのため生後早期には加湿を併用する．体温調節が可能であれば加湿はゆっくりと下げていき，約1週間から10日間で中止する．

(鬼頭 修)

7．感染防止のルチーン

新生児を看護するユニットはNICUから正常新生児室まで，患児の症度は大きく異なる．本項では異なった環境での院内感染対策について，米国疾病管理予防センター（CDC）の院内感染対策ガイドラインを指針として述べる．

A 一般新生児

a．手洗い

医療従事者を介しての交差感染を防止するため，新生児を扱う前後に手洗いを励行する．この場合は流水と石鹸による手洗いで十分である（消毒液でも可）．手荒れは細菌の温床となるだけでなく，手洗いのコンプライアンスを低下させるので，積極的に皮膚保護剤を使用する．手洗い設備がなければ，速乾性消毒剤を代用する．乾燥した皮膚に，あるいは衣服を介して触れる場合は上記の方法で良いが，体液や浸出液を触わる時は以下の手袋を用いる．

b．手袋着用

陰部清拭やおむつ交換，採血，口腔及び気管内吸引，創や臍処置等の際には手袋（非滅菌で可）を着用する．着用前の手洗いは義務ではないが，着脱後の手洗いは必ず行う．患児接触の間には手袋を交換する．

c．ガウン，帽子

院内感染対策におけるガウンや帽子の有用性に関するデータは十分ではなく，現時点では意識付けの目的でNICUにて使用されている．ただし，体液が飛び散る可能性が高い場合は積極的に着用する．

d．器具・物品

患児のケアに使用した器具・物品はできるだけ個別化し，定期交換する．体液で汚染されそうな器具・物品は可能な限りディスポーザブル製品を用いる．

e．リネン類

病院内の衛生的で良識のあるリネン類の扱いに準ずる．

f．清掃

患者周囲の環境は日常的な清掃でよい．ただし，沐浴槽や手洗い槽等の共有する水

場は各種病原菌に汚染されやすく,清掃もしくは消毒を頻回に行う必要がある.

B 特殊新生児

上記の標準予防策を用いて多くの新生児をケアするが,下記の特殊な患者に対してはより厳重な注意が必要である.

a．多剤耐性黄色ブドウ球菌や単純ヘルペスウイルス感染症患児

CDC ガイドラインでは接触予防策の対象であり,できれば隔離が必要であるが,NICU にて完全隔離することは困難である.患児配置で工夫し,ケアするスタッフを可能な限り分ける.

患児と接触する時はガウンを着用し,手袋を用いる.器具・物品類はできるだけ専用にする.保菌者に対しては院内での管理方針に準ずる.

b．水痘や結核患者

CDC ガイドラインでは空気予防策の対象であり,NICU 内に一般患者とは別の空調で高性能フィルターが設置された隔離室があればそれを用い,NICU 内になければ一般病棟の個室にてケアするべきである.結核患者である場合にはスタッフはマスクを着用する.免疫のないスタッフは水痘患児に対してもマスクを着用する.

c．NICU 内感染対策

NICU では院内感染の危険性が高く,多剤耐性黄色ブドウ球菌や胃腸炎ウイルスの流行はよく報告される.上記の感染対策の他に,積極的に定期的細菌学的サーベイランスを行う.

(大城 誠)

8．モニタリング

A 心拍・呼吸

① 3誘導方式による.
② 標準的なアラーム設定
　心拍数(回/分)　上限値　180〜200
　　　　　　　　　下限値　90〜100
　呼吸数(回/分)　上限値　80〜100
　無呼吸　　　　10〜20秒

B 経皮的動脈血飽和度測定 (SpO_2)

① 測定はパルスオキシメーター法による.
② 機種により COHb や MetHb の存在により,数値が過大に評価されることに注意.
③ 光線療法時に測定が不安定になることがあるので,プローベの遮光が必要である.
④ 標準的なアラーム設定
　SpO_2　　下限値　88〜92

C 経皮的血液ガス分圧測定 ($TcpO_2$/$TcpCO_2$ または $PtcO_2$/$PtcCO_2$)

① 皮膚の加温により細動脈の拡張を促し毛細管血を動脈血化し,拡散ガスを電極法により測定する.
② 必ずしも正確に測定できないことも多く,動脈血ガス分析の代用にはならないが,経時的変化を把握するのには有用.
③ $TcpO_2$ は,正確に測定されれば動脈血よりやや低めに表示される.
④ $TcpCO_2$ は,実測値ではかなり高値なので,通常分離補正した値を表示するように設定する.この場合,動脈血での値をほぼ近似する.
⑤ センサーの加熱温は,成熟児で 43.5〜44.0℃,未熟児で 43.0〜43.5℃を標準

とするが，皮膚の成熟度の低い在胎30週未満の児や末梢循環不全のある場合は，42.5〜43.0°Cとするのが安全である．

⑥ センサーの貼り付け部位の変更を3時間ごとに行う．

⑦ 皮膚が著しく未熟な在胎25週未満の児では，経皮的血液ガス分圧測定を行ってはならない．

⑧ 標準的なアラーム設定

$TcpO_2$　上限値　80〜100
　　　　　下限値　40〜50
$TcpCO_2$　上限値　55〜65
　　　　　下限値　25〜30

D 観血的動脈圧測定

① 測定は圧-電流トランスデューサー法による．

② トランスデューサー部は，患者の心臓で中腋窩線に水準を合わせる．0圧較正は，ラインのなるべく患者に近い部分で，同じ水準位で大気開放して行う．

E 非観血的血圧測定

① 測定はオシロメトリック法による．

② 適切に測定をおこなえば，超低出生体重児でも観血的血圧測定値とよく相関する．

③ マンシェットの選択：体重に見合った，適切なマンシェットを選択する．

F 体温

① 腋窩温：簡便で非侵襲的なためよく用いられるが，局所熱産生の影響を受けていることを理解した上で，評価すること．

② 肩甲背部温：正常児の簡単なチェックには便利であるが，腋窩温と同様の問題がある．

③ 直腸温：深部温の代表的測定部位．正確に測定するにはセンサー部を2〜4cm挿入する必要がある．

(肥田野洋)

9. 新生児脳波

新生児期の脳波は睡眠中の背景活動を評価することによって，① 生理的な脳機能の成熟を評価できる，② さまざまな脳機能の異常を捉えることができる，③ 新生児痙攣を診断する，など貴重な情報が得られる優れた生理学的検査法のひとつである[1]．しかも，NICUにおいてクベース内で非侵襲的に繰り返し施行できるという利点がある．

各受胎後週数の正常脳波パターンを把握して初めて異常パターンの認識が正確になるため，生理的なパターンの変化に習熟することが判読に欠かすことができない．そのために，脳波検査の適応基準を施設ごとに設定してルーチン検査のように施行し，正常脳波に習熟した判読医を育成する必要がある．

A 記録方法

皿電極を左右の前頭，中心，後頭，側頭に装着し，双極誘導で記録することを原則とする[1]．耳朶を不関電極として前頭極，中心極，頭頂極の単極誘導を追加するとさらに好ましい．正期産児では呼吸，心電図，眼球運動，下顎筋電図などのパラメーターを同時記録するのが望ましいが，早産児では呼吸と心電図だけでもよい．前頭—中心，中心—後頭と，前頭—側頭，側頭—後頭を左右交互に配置する誘導を用いる．紙送り速度は3cm/秒,時定数は0.3秒で記録するのが一般的である．

脳波は睡眠記録を得る必要があるが，トリクロリールを用いない自然睡眠の記録が

望ましいので,授乳中に電極を装着し記録を開始するよう心がける．各睡眠段階（動睡眠と静睡眠）を評価するためには,正期産児では少なくとも60分，早産児でも30分以上の記録時間が必要である．

B 検査適応と記録時期

仮死出生や早産児出生，子宮内発育遅延などは分娩中および子宮内環境の異常が中枢神経系に悪影響を与える可能性があり，すべて脳波検査の適応である．出生後できる限り早期（3日以内）に脳波を記録すれば，その所見は出生前および出生時までの脳機能発達の総決算として評価することができる．早産児においては出生後にも脳への悪影響が起こり得るので，出生予定日（受胎後40週）まで繰り返し施行するのが望ましい．

また，痙攣様のエピソードが観察された時点では，脳波を至急に記録する．なぜならば，新生児痙攣は発作間歇期に発作波は出現せず，発作時だけに特有のてんかん波が出現するからである．筋トーヌスや姿勢の異常，落陽現象や脳室拡大などの画像異常が認められた場合にも脳波検査の適応がある．これらの場合も脳波所見と児の発達予後には関連が見られ，脳波が正常所見であれば脳機能に大きな問題がないと安心することができる．

C 生理的脳波所見

睡眠脳波活動だけを判読の対象とする．睡眠は動睡眠と静睡眠に区別され，前者は連続性，後者は非連続性パターンという特徴がある．これらの概念を満たさない不定睡眠が多いのも新生児期の特徴である[1]．正期産児では覚醒から入眠の過程で「低振幅不規則パターン」と，これに高振幅徐波や突発波を混ずる「混合性パターン」が出現し，動睡眠期を形成する．これより次第に眠りが深くなると「高振幅徐波パターン」から「交代性パターン（alternating tracing）」へと移行し，これが静睡眠期である．覚醒反応とともに動睡眠に戻って再び同じ変化を繰り返す．ひとつの睡眠段階期の持続は約20分とされている．正期産児におけるこの4パターンを理解することが判読の基本となる．

在胎週数が小さくなるほど4パターンの区別が不明瞭になり，連続性パターンが減少し，徐波の振幅が高くなり，徐波の周波数が低くなっていく．また，非連続性パターンの群発間間隔の延長が特徴的である．これらはいずれも脳成熟の未熟さを反映する生理的な所見の変化であり，異常と判断することはできない．これらの背景活動の変化に加え，特定の受胎後週数に限って出現するユニークな突発波と合わせて評価することによって，受胎後24〜44週のあいだをおよそ2〜4週ごとに区別することが可能である[1]．

D 異常脳波所見

背景脳波活動の異常は急性期異常（脳波活動低下）と回復期（慢性期）異常に分けられる[2]．前者は低酸素性虚血性脳症などの急性侵襲の程度を反映して脳機能が低下することを意味し，連続性の減少，徐波振幅の低下，速波成分の減少といった変化が現われる．後者は急性侵襲が消失した後に明らかになるもので，背景脳波活動の質的な非生理的所見を意味している．この回復期脳波異常は，急性侵襲によって修飾された脳機能の異常を示すもので，非可逆的脳病変を反映して発達異常の可能性を示唆していることが多い．早産児の検討から，脳成熟遅延を反映する dysmature pattern，深部白質損傷を反映する disorganized pattern，その他の異常に区別される．その他の異常には脳形成異常を反映する非生理的パターンもあり，急性侵襲とは必ずしも関連しない所見が含まれている．急性期異常と回復期異常の出現時期を検討すると，脳室周囲白質軟化症のような受傷時期がはっきりしない脳損傷の受傷時期を推定することが可能である[3]．これらの異常脳波所見は，今までは判読医の主観によるところが大であったが，近年開発されたデジタル脳波計のリモンタージュ機能を用いて，客観的な分析がすすむ可能性があり，さらに得られる情報が増大していく可能性がある．

痙攣性発作波は，発作時に一致して出現する律動性，反復性，同一性を備える鋭波または徐波活動で，アーチファクトとの鑑別が重要になる．発作波が出現していながら臨床的には無症状のsubclinical seizureもあるが，発作波が発作間欠期に出現することは稀である．この活動が認められれば抗痙攣薬投与の適応がある．抗痙攣薬の効果判定には，脳波モニターを使用した連続的な評価が有用である．

参考文献

1) Watanabe K：The neonatal electroencephalogram and sleep-cycle patterns. In The neurophysiological examination of the newborn infant. 11-47, Mac Keith Press, 1992.
2) Watanabe K et al：Neonatal EEG：a powerful tool in the assessment of brain damage in preterm infants. Brain & Development 21：361-72, 1999.
3) Hayakawa F et al：Determination of timing of brain injury in preterm infants with periventricular leukomalacia with serial neonatal electroencephalography. Pediatrics 104：1077-81, 1999.

(早川文雄)

10．ベッドサイド検査

新生児，とくに低出生体重児は，全身状態の変化が早く，そのためベッドサイドにおける検査は，非常に重要な意味を持っている．NICU内では，以下のような検査がベッドサイド検査としてよく行われる．

A 血液ガス
a．適応
呼吸障害（未熟児無呼吸発作，SpO_2の低下なども含む）が認められる場合，呼吸器設定変更後，メイロン補正後など．

b．方法
最新の機種では，血液ガス＋電解質＋血糖＋乳酸を，全血約$100\mu l$で測定可能．

B 血糖

新生児期とくに低出生体重児は血糖調節能力が低く，容易に低血糖となる．低血糖は放置されると痙攣を起こし，ときには永続的な脳障害の原因となる．

a．適応
低出生体重児，経口哺乳不良児，痙攣発作，易刺激性のある児，感染が疑われるときなど．

b．方法
足底からの毛細管血で問題なく測定できる．動脈留置針からの採血は，輸液内にグルコースが使用されている場合，測定値に大きく影響するため信頼できない．

C 電解質

a．測定項目
ナトリウムイオン，カリウムイオン，クロルイオン，イオン化カルシウム．

b．注意点
これらの電解質はヘパリンとキレート化合物を作るために，とくにCaイオンに関しては，低値を示す場合がある．キレート化による影響を除外するためには，balanced heparinをコートした特殊な採血用毛細管を用いる．

D 血漿総ビリルビン濃度

a．適応
高ビリルビン血症のリスクのある児．リスクのない児については，経皮的黄疸計によるチェックを一次スクリーニングとして行い，一定の基準以上の場合に血清総ビリルビン濃度を測定すると簡便である．

b．測定方法
ベッドサイド検査は，通常比色法による．455 nm，575 nmの2波長で吸光度を測定し，血漿総ビリルビン濃度として表示する．

c．注意点
20 mg/dl以上の場合では，誤差範囲が大きくなるので，交換輸血の適応を判断するような場合は，必ず中央検査室での測定を同時に行う．

E CRP

a．方法
ラテックス凝集反応による．反応時間は2分間．

b．評価法
CRP定量法との関係では，0.3 mg/dl以上で陽性反応となる．ラテックスとの反応開始後，直ちに凝集を開始する場合は強陽性，凝集までに約1分間を要する場合はCRP弱陽性で0.3〜0.6 mg/dlに相当する．

F 血中アンモニア

a．適応
高アンモニア血症を来す代謝障害などの鑑別診断および管理，アミノ酸輸液を含む静脈栄養時（とくにアミノ酸投与量を増加中の場合は1〜2日に1回，投与量および代謝状態が安定してからは，週に1〜2回測定すること）．

b．方法
微量拡散法による測定．全血で$20 \mu l$で測定可能である．

G その他の血液検査

a．Ht, Hb
貧血，多血の評価．

b．COHb
ビリルビン産生量を反映するので，溶血性疾患や出血性疾患の急性期での血清ビリルビン濃度の推移を予測するのに有用である．

c．MetHb
メトヘモグロビン血症の診断，NO吸入療法やニトログリセリン点滴治療時の副作用としてのメトヘモグロビン値の監視を行う．

H 尿一般検査（テープ法）

a．適応
尿のスクリーニング検査，点滴時の高血糖の早期発見（とくに耐糖能の低い極低出生体重児や感染症発症時に有用），尿路感染の発見など．

b．方法
採尿したものか，オムツに排泄された尿を用いて検査する．1日に1〜3回行う．

I マイクロバブルテスト (microbubble stability test)

a．方法
パスツールピペットで少量の羊水（あるいは胃液）を採取し，カバーグラス上に6秒間で20回程度の攪拌を繰り返す．そしてカバーグラスを裏返しにし，ホールスライドに乗せ4分間放置してから100倍で検鏡．1/2視野中，15μm以下の安定したmicrobubbleの数をカウントする．

b．判定基準
microbubble が
　20以上：strong
　11〜20：medium
　3〜10：weak
　1〜2：very weak
　0：zero
weak以上を肺成熟ありと判定する．

J アプト試験

a．目的
新生児消化管からの血性吐物あるいは血便が，母体血由来か児の血液由来か，すなわち，真性メレナと仮性メレナとの鑑別をする．

b．方法
HbAとHbFのアルカリに対する変性度の違いを利用する．

血性のサンプルに対して5倍容の蒸留水を加えて十分に攪拌後，3,000 rpm, 5分間遠心──上清の溶血液をとり，1/5容の1％NaOHを混じ振盪──2分後判定する．色調がピンク色から黄褐色に変化すれば母体血 (HbA)，変化しなければ児血 (HbF) である．

c．注意点
コーヒー残渣用胃内容やタール便では，ヘモグロビンがすでにヘマチンに変化しており，検査不能である．

K 頭部超音波検査

a．1,500g未満あるいは在胎32週未満
日齢0, 1, 2, 3, 7以後1カ月以内は週に1回，ルーチンとして検査する．

b．中枢神経系の異常の可能性のある児
病態に応じて適宜検査を行う．

L 心臓超音波検査

a．1,500g未満あるいは在胎32週未満の児
日齢0, 1, 2, 以後所見に応じ適宜検査する．

b．呼吸・循環障害を主訴として入院した児
心雑音のある児については，全例検査を施行する．

（肥田野洋）

11. 新生児医療における手技

A 気管内挿管

a．方法
経口挿管と経鼻挿管があるが，特殊な場合以外は経口挿管でよい．

b．気管内チューブの選択および深さ
気管内チューブ先端を，声門と気管分岐部の中点（X線写真上，Th 2〜3）におく．
体重/チューブ径(mm)/挿入長(cm)
300〜500 g/2.0/4.5〜5.5
500〜1,500 g/2.5/5.5〜7.5
1,500〜2,500 g/3.0/7.5〜8.5
2,500〜4,000 g/3.5/8.5〜10.5
4000 g以上/4.0/10.5〜

B 経末梢中心静脈ライン確保

a．適応
高張な点滴内容，2カ月以内の静脈栄

養，点滴期間が長期におよび，末梢静脈の確保が著しく困難な場合．超低出生体重児および合併症のある極低出生体重児など．

　b．注意点

　心タンポナーデなどの合併症を避けるため，カテーテル先端の位置を必ず確認する．また，下肢からのアクセスは，腹腔内の静脈の分枝が多いためなるべく避ける．

C　末梢静脈ライン確保

　a．適応

　成熟児，未熟児を問わず，点滴期間が1週間〜10日以内の場合は末梢静脈ラインを選択する．12％以上のブドウ糖液などの高張液の点滴を要する場合や，頻回の点滴漏れにより血管確保に難渋する場合は，経末梢中心静脈ラインに切り替える．

D　末梢動脈ライン確保

　a．適応

　血圧の持続モニタリング，頻回の動脈ガス採血，交換輸血の場合などが適応．穿刺部位は，まず橈骨動脈を第一選択とする．

　b．注意点

　穿刺前に Allen test を必ず行う．同側の橈骨動脈と尺骨動脈とを両方用いてはならない．また，決して上腕動脈にカテーテル留置を行ってはならない．

E　臍静脈カテーテル留置

　a．適応

　中心静脈圧の持続モニタリング，多数の薬剤の同時投与を行う場合，交換輸血，完全静脈栄養，在胎 22〜26 週，出生体重 400〜600 g の超低出生体重児など．

　b．方法

　1）　カテーテル径：
　　1,000 g 未満：4.0 Fr 前後
　　2,000 g 未満：5.5 Fr 前後
　　2,000 g 以上：7.0 Fr 前後

　2）　挿入長：剣上突起〜臍部の距離＋1〜2 cm．

　3）　注意点．

　a）　血栓，塞栓が起こりやすい．

　b）　先端を門脈内に留置しない．

　c）　先端が心筋を刺激した場合，不整脈が起こることがある．

F　臍動脈カテーテル留置

　a．適応

　血圧の持続モニタリング，頻回の動脈血採血，交換輸血，在胎 22〜26 週，出生体重 400〜600 g の超低出生体重児など．

　b．方法

　1）　カテーテル径
　　2,000 g 未満：3.5 Fr
　　2,000 g 以上：5.0 Fr

　2）　挿入長

　身長×1/3 cm の挿入長で，Th 6〜9 の至適位置に達する（high position）．

　3）　合併症：末梢側での血栓や血行障害．

G　腰椎穿刺

　a．適応

　髄膜炎の診断，クモ膜下出血の診断，水頭症での髄液の排液など．

　b．方法

　第3から第5腰椎間を穿刺する．穿刺針は，成熟児であればルンバール針または 22 G 注射針，未熟児であれば 23 G 注射針が適当である．

H　胸腔穿刺

　a．緊張性気胸の脱気

　1）　緊急時には透光法により気胸を確認後，直ちに第2肋間鎖骨中線上から尾側方向へ，あるいは第4から第6肋間前腋窩

線上から前方へ向けて穿刺し,脱気を行う.

2) 血管や神経の損傷を避けるため肋骨上縁に沿って穿刺する.

3) 通常,吸引圧は$-10～15\,cmH_2O$で開始.

4) 緊急時は側孔付留置針でもよいが,空気漏出量の多いときはトロッカーカテーテルを用いる.

b. 胸水および膿胸の排液・排膿

1) 仰臥位で第4から第6肋間中腋窩線から背側へ向けて穿刺・留置する.

2) 気胸時と異なり,閉塞しやすいため,必ずトロッカーカテーテルを留置する.

I 腹腔穿刺

a. 適応

腹水の除去,診断目的の腹水採取など.

b. 方法

臍と恥骨結合を結ぶ正中線上の上から1/3で,腹直筋鞘を避けやや外側に寄せた点,または臍と左上前腸骨棘の中点を穿刺する.

J 交換輸血

a. 適応

高ビリルビン血症,血液型不適合による新生児溶血性疾患,敗血症,DIC,先天性代謝異常症によるアシドーシス,高アンモニア血症など.

b. 使用する血液の選択

RhD不適合では,RhD陰性,ABO同型血.ABO不適合では,O型血球とAB型血漿による合成血.その他の場合は,児と同型血.

c. 方法

1) 2 volume, 160〜200 ml/kgを交換する.

2) 動脈もしくは臍静脈から脱血し,他の静脈ラインから同じ速度で輸血する.

3) 1ルート法の場合は,1回交換量は5 ml/kg以下にする.

4) 30〜50 ml/kg交換毎に,血液ガス,電解質,血糖,Ht,Hbを測定し,必要に応じてCaの補充やHb濃度の調節を行う.

5) 熱交換装置を必ず使用する.

K 部分交換輸血

a. 適応

中心血でHt 65%以上(症候性多血症),あるいはHt 70%以上(無症候性多血症)が適応である.

b. 方法

1) 血液交換量

血液交換量(ml)=体重(kg)×80(ml)×(患児のHt−目標のHt)/患児のHt

＊極低出生体重児では,kg体重当たりの血液量を80ではなく100 mlとして計算する.目標Htは,50〜55%に設定する.

2) 交換液には,生理的食塩水,プラズマネート,5%アルブミン液を用いる.新鮮凍結血漿(FFP)は,血液の粘度がさほど低下しないため,交換液としては不適当である.

(肥田野洋)

12. 血糖の管理

A 低血糖

a. 定義

最も一般的なCornblathによる定義を示す(表12-1).ただし,実際には血糖値の変動性と低血糖予防の重要性から40 mg/dlを一律の目安と考えてよい.

b. 病因[1]

1) グルコース貯蔵の減少:早産児,不当軽量児,ストレス(仮死,低体温),

糖原病.

2）グルコース産生の低下：不当軽量児.

3）インスリン過剰：糖尿病母体からの児，Beckwith-Wiedemann症候群，胎児血芽球症，医原性（ブドウ糖の過剰投与）．

4）その他：敗血症，多血症，非糖尿病性巨大児.

c．症状

振戦，易刺激性，痙攣，無呼吸発作，チアノーゼ，哺乳力低下，活動性低下.

d．治療

20%ブドウ糖1〜2 ml/kgをゆっくり静注後,持続点滴（4〜8 mg/kg/分）を行う．静脈炎の危険のため末梢静脈点滴は10〜12%以下のブドウ糖濃度とし,高濃度での投与には経皮的中心静脈カテーテルなどを用いる．治療中は,必ず血糖値の推移を確認する．15 mg/kg/分の投与速度でも低血糖が遷延する場合には,ハイドロコルチゾン（ソル・コーテフ）2.5〜5 mg/kg/回，12時間毎の投与を考慮する．

e．予後

痙攣を発症した児では神経学的後遺症を残すことが多い．無症候性の場合でも聴性脳幹反応に異常を認めることがある．

f．管理上の要点

周産期情報から低低血糖のリスクを予測し,発症を未然に防ぐことが重要である．

B 高血糖

a．定義

明確な定義はない．臨床上，200 mg/dl以上の血糖が持続する場合や，150 mg/dl以上で症候性の場合と考えてよい．

b．病因

ブドウ糖の過剰投与,感染症,頭蓋内出血，ストレス，アミノフィリンなどの薬剤および脂肪製剤の投与．

表 12-1　低血糖の定義

グルコース濃度	全血	血清または血漿
生後72時間以内（成熟児）	30 mg/dl 以下	35 mg/dl 以下
（早産児および低出生体重児）	20 mg/dl 以下	25 mg/dl 以下
生後72時間以降	40 mg/dl 以下	45 mg/dl 以下

c．症状

浸透圧利尿による脱水，体重増加不良.高浸透圧による頭蓋内出血.

d．治療

原因の検索とその解決が原則である．脱水のある場合はその補正に努める．インスリン依存性の場合は,血糖の変化に注意しながら速効性インスリン，0.1〜0.2 U/kgの静注，0.05〜0.1 U/kg/時の持続投与を行う．

参考文献
1) Ogata ES：Neonatology 5 th ed., p.699-714, Lippincott Williams & Wilkins, 1999.

（加藤有一）

13．輸液・電解質管理・輸血

●── 輸液・電解質管理

新生児，とくに未熟性の高い児では,腎機能，皮膚などの未熟性のため体液の恒常性の維持能力が低い．また,経静脈的な水分，電解質の投与は体液成分に大きく影響するため，水・電解質バランスが容易に破綻しうる．

治療は原因の検索とその解消が原則であるが，そのためには経時的な血中および尿中電解質濃度の把握が重要である．

A 輸液電解質管理の原則

10%ブドウ糖で初期輸液を開始する．哺乳が十分進まない場合は，日齢3頃よりNaおよびClを3〜4mEq/kg/日，つづいてKを約1mEq/kg/日投与していく．ただし，尿量や血清電解質濃度を確認しながら，投与量を適宜変更する必要がある．

B 電解質異常

a．高Na血症

1) 定義：Na 148 mEq/l以上．
2) 原因：脱水，Naの過剰投与，FFPの投与．
3) 症状：易刺激性，痙攣，意識障害．
4) 治療：原因疾患の治療，脱水の補正．Naの急速な低下は脳浮腫を引き起こす．

b．低Na血症

1) 定義：Na 125 mEq/l未満．
2) 原因：乏尿（仮死やSIADHなど）や水分過剰投与による希釈，利尿剤などによる排泄増加，尿細管のNa再吸収能低下（早産児における晩発性低Na血症），副腎機能不全，薬剤性（テオフィリンなど）．
3) 症状：易刺激性，痙攣，意識障害．検査にて気付かれることも多い．
4) 治療：希釈性の場合は，水分制限や利尿剤を使用し適切な水分バランスの維持に努め，むやみにNaの投与は行わない．原因の解除に努め，補充する際は適宜モニタリングし投与量を調節する．

c．高K血症

1) 定義：K 6.5 mEq/l以上．
2) 原因：超低出生体重児の非乏尿性高カリウム血症，輸血，溶血，乏尿（敗血症，仮死），アシドーシス，副腎機能不全，カリウムの過剰投与．
3) 症状：不整脈，心電図異常．新生児の場合は閾値が高く，検査により初めて気付かれることも多い．
4) 治療：アシドーシスがある場合は，メイロンを投与する（2 mEq/kgを蒸留水で2倍希釈し，30分で点滴）．緊急時にはカルチコール1 ml/kgをゆっくり静注する．ただし，いずれも効果は一時的であるため，不十分であれば以下の治療を考慮する．

a) イオン交換樹脂の注腸（ケイキサレート，カリメート，0.5〜1.0 g/kg/回）．腸穿孔のリスクを考え低出生体重児では行わない．

b) グルコース-インスリン（GI）療法：

① one-shot法：ブドウ糖0.3〜0.5 g/kg＋速効性インスリン0.1〜0.2単位/kg（G/I比3〜4）を10分で静注．

② 持続静脈投与法：速効性インスリン0.5〜1.0単位/kg/日，G/I比10〜15で投与．

インスリン量が微量である上，輸液チューブへの吸着のため血糖値が不安定になりやすい．厳重に血糖値をモニタリングするとともに，不必要に治療を継続しない．

c) 腹膜透析．

d．低K血症

1) 定義：K 2.5 mEq/l未満．
2) 原因：利尿剤投与．摂取不足．
3) 症状：腹満，活動低下．
4) 治療：カリウム保持性利尿剤の投与，カリウム製剤の投与．尿量が十分でない場合は慎重に対応すること．

e．低 Ca 血症

1）定義：イオン化カルシウム 0.8 mmol/l 未満，血清 Ca 7.0 mg/dl 未満．

2）原因：新生児仮死，超低出生体重児，糖尿病母体からの児，Vit D 欠乏，低 Mg 血症，高リン血症など．

3）症状：無呼吸，振戦，易刺激性，高調啼泣，痙攣．

4）治療：緊急時，8.5%グルコン酸カルシウム（カルチコール）1〜2 ml/kg を 5 分ほどでゆっくり静注（心電図にてモニタリング要）．以後，5 ml/kg/day を点滴静注．

f．高 Mg 血症

1）定義：血清 Mg 3.0 mg/dl 以上．

2）原因：母体へのマグネシウム投与，過剰投与．

3）症状：無呼吸，筋緊張低下，哺乳不良，胎便排泄遅延．

4）治療：投与中止．症状により経腸栄養の中止．

●── 輸血

輸血は現在の新生児医療においても不可欠な治療方法の一つであるが，自己血以外の血液を使用することに由来する重篤な副作用が存在するため，明確な適応基準に基づき必要最小限にとどめるべきである．また施行前には，輸血の必要性および起こりうる副反応につき十分説明した上で，「インフォームド・コンセント」を得ておく．

全血輸血と成分輸血に分類され，さらに後者は，赤血球製剤（MAP，洗浄赤血球，白血球除去赤血球，合成血），血小板製剤，および血漿製剤に分類される．本項では使用頻度の高い成分輸血製剤の使用につき述べる．なお交換輸血に関しては，「11. 新生児医療における手技」を参照されたい．

A 赤血球製剤

日本および米国の輸血ガイドライン[1,2]から，貧血に対する輸血の適応は概ね「貧血によると考えられる呼吸障害などの症状があり，Hb 7〜8 g/dl に低下した場合」と解釈できる．基本として，投与量 10〜15 ml/kg を輸注速度 1〜2 ml/kg で投与する．Hb 値の上昇は机上にて予測できるが，輸血後に再測定することが実践的である．

大量失血時はこの限りではなく，相当量を時には手押しで急速に補わなければならない場合もある．赤血球輸血のみでは凝固因子を含めてタンパク成分が不足するため，適宜血漿製剤などの補充も必要である．

B 血小板製剤

基礎疾患およびその病勢，臨床症状の有無，児の未熟性などを総合的に判断し適応を決定する．維持すべき血小板数は，出血症状のある場合は $5×10^4/\mu l$，なければ $2×10^4/\mu l$ を目標とする．濃厚血小板 0.25〜0.5 単位/kg の輸注により $5×10^4/\mu l$ 以上の増加を得られるが，感染や DIC などでは十分な増加が得られないことも多い．

C 血漿製剤（新鮮凍結血漿：Fresh frozen plasma； FFP）

適応は主に凝固因子の補充であり，単にタンパクの補充目的では使用しない．実際の適応疾患は重篤な出血，DIC，重症肝障害などである．凝固因子活性の保持のため融解後，3 時間以内に使用する．投与量は 10 ml/kg を目安とする．病勢により繰り返し投与する場合は，高ナトリウム血症に注意する．なお，超低出生体重児における

頭蓋内出血の予防効果は確認されていない．

参考文献

1) DePalma L : Blood component therapy in the perinatal period guidelines and recommendations, Semin Perinatol 14 : 403-15, 1990.
2) 堀内勁ほか：赤血球の輸血,日未熟児新生児会誌 7：89-96, 1995.

(加藤有一)

14. 栄養管理

A 経腸栄養

a．新生児，未熟児のエネルギー所要量

おおよそ以下のエネルギー量で適切な体重増加が得られる．ただし，低出生体重児に関しては，胎内発育を目標にしたものではなく，低出生体重児の標準体重増加曲線に沿って発育するための目安である．

正常成熟新生児　110〜120 kcal/kg/日
低出生体重児　　120〜130 kcal/kg/日

light-for-dates 児については，成熟児，低出生体重児の場合のそれぞれ 10〜15% 増が必要である．

b．母乳と各種調整粉乳の成分

NICU で標準的に使用する乳汁は，母乳 (own mother's milk)，乳児用調整粉乳，未熟児用調整粉乳で，必要に応じて母乳添加用粉末 (HMS-1 ; human milk supplement) を加え強化母乳として使用する．

エネルギー量は，母乳は産後日数により異なるがおおよそ 65〜68 kcal/dl，乳児用調整粉乳は母乳と同等，未熟児用調整粉乳は製品より異なるが 5〜15 kcal/dl の増加，母乳添加粉末は HMS-1 の場合 9 kcal/dl の増加となる．

したがって，母乳または乳児用調整粉乳で新生児のエネルギー所要量を満たすためには，160〜180 ml/kg/日の哺乳量が必要となる．

c．授乳計画

1) 成熟児の授乳計画：基本的に，self-demand feeding としてよい．母乳促進のために，他に差し支える理由がとくになければ調整粉乳の使用はできるだけ控える．生後 6〜7 日までに最低体重からの体重増加が認められないようなら，溢乳量などの再評価を行う．

入院児で絶食期間をおいていた場合は，授乳の開始は 10 ml/回程度とし，同量を連日増加させる．おさまりがよければ，1 日の増加量を 15 ml/回に増やしてもよい．最大摂取量についても，授乳が安定した後は基本的に制限は加えず，自律哺乳とする．

2) 低出生体重児の授乳計画：腸管運動の確認，胎便排泄の状況，X 線所見などを参考に，問題がない範囲でできるだけ早期に開始する．1 日あたりの増加量は 20 ml/kg 程度を標準とするが，超低出生体重児では，授乳開始後 2〜3 日までは少なめの量で慎重に増量する．

3) 腎機能の発達などの問題から，36〜37 週に達するまでは最大摂取量を 160〜180 ml/kg/日以内にとどめておくのが安全である．それ以上の制限については，受胎後週数や合併疾患によってさまざまなのでここでは触れない．

B 静脈栄養

a．開始の適応

1) 1,500 g 以上の児：7 日以上，十分な経腸栄養がなされない場合．
2) 1,500 g 未満の児：3〜4 日以上，十

分な経腸栄養がなされない場合.

3) 適応となる疾患群は, 合併症のある超低出生体重児, 吸収不良症候群, 壊死性腸炎, 消化管の先天異常, 腹壁破裂, 胎便性腹膜炎, 短小腸症候群などである.

b. 静脈栄養成分のエネルギー量

1) グルコース (無水):3.4 kcal/g.
2) タンパク (アミノ酸):4 kcal/g.
3) 20%脂肪製剤:10kcal/g=2kcal/ml.

c. 各栄養成分の投与量および目標

1) 総エネルギー量:80〜90 kcal/kg/日を目標とすれば, 通常十分な体重増加が得られる.

2) グルコース:6〜8 mg/kg/分で開始し, 目標を10〜12 mg/kg/分(14.4〜17.2 g/kg/日=49〜59 kcal/kg/日) とする.

3) アミノ酸:0.5 g/kg/日で開始し, 毎日同量ずつ増加させ2.5〜3.0 g/kg/日を目標とする. ただし極低出生体重児では, 0.2〜0.3 g/kg/日で開始し, 1.5〜2.0 g/kg/日を目標とするのが安全である.

4) 脂肪:0.5 g/kg/日で開始し, 毎日同量ずつ増加させ2.5〜3.0 g/kg/日(25〜30 kcal/kg/日) を目標とする. ただし極低出生体重児では, 0.3 g/kg/日で開始し, 毎日同量ずつ増加させ2.0〜2.5 g/kg/日(20〜25 kcal/kg/日)を目標とする. 脂肪の投与は, 12〜24 時間かけて行う.

5) Cal/N 比を, 成熟児では 200 以上, 低出生体重児では 250 以上に維持する.
  Cal/N=非窒素エネルギー (kcal)/窒素量 (g)

6) 電解質:
  Na, Cl:3〜4 mEq/kg/日
  K:3〜4 mEq/kg/日
  Ca:1.5〜2.5 mEq/kg/日
  Mg:0.3〜0.5 mEq/kg/日
  P:1.0〜1.5 mmol/kg/日
  CaとPの投与量は, 重量比で1.3:1, モル比で1:1とすること.

7) 微量元素:現在わが国で市販されている微量元素製剤を0.1〜0.15 ml/kg/日投与すれば, Cu, Zn に関しては推奨投与量は満たされる.

8) 総合ビタミン剤:成人量の1/5〜1/10量を投与する.

d. 静脈栄養の管理上の要点

1) 静脈栄養のルートについては, 「11. 新生児医療における手技」を参照のこと.

2) 感染防止のため, 小児用輸液フィルターを用いる.

3) Ca, MgとPは, 混合して結晶をつくらないように別にして二種の組成液を作成する. この場合, ダブルルーメンカテーテルなどを利用すれば同時投与が可能であるが, 1ルートの場合は, 交互に輸液する.

4) アミノ酸製剤として新生児・乳児用のプレアミンP (7.6%, フソウ) を用いる. タウリンの配合, チロシン, システイン, アルギニンの増量, メチオニン, フェニルアラニン, グリシン, トレオニンの減量などの特徴がある.

5) 20%の脂肪製剤は, 10%の製剤と比較して安定剤が1/2量のため, リン脂質によるリポタンパクリパーゼの活性抑制が少ない利点がある. また, リポタンパクリパーゼの活性を刺激するため, 脂肪製剤投与時はヘパリンの混合が推奨される.

e. 静脈栄養施行時のルーチン検査

1) 血糖:毎日.
2) 尿糖:グルコースの増量中は勤務1回, 安定後は1日1回.
3) CBC, TP, Alb, GOT, GPT,

LDH, ALP, T.Bil, D.Bil, UN, Crea：週に1〜2回.

4） Na, K, Cl, Ca：安定するまで連日，以後は週に1〜2回.

5） P, Mg：週に1回.

6） NH_3：アミノ酸増量中は連日〜隔日，安定後は週に1回.

7） 脂質：増量中は連日毛細管血を立てて静置し，血漿の混濁をチェックする．トリグリセリドの測定は週に1回.

8） Fe, Zn, Cu：2週に1回.

9） 血液ガス：週に1〜2回.

f．合併症

感染症などのカテーテル合併症，高血糖および低血糖，高窒素血症，高アンモニア血症，アシドーシス，肝障害（胆汁うっ滞型），血清中のアミノグラムや脂質パターンの異常，微量元素欠乏症など．

(三村俊二)

15．呼吸管理

A 呼吸管理の目的

a．適切な血液ガスの維持

具体的には，最低の吸入酸素濃度（F_iO_2）あるいは最低の人工換気圧設定でpHを7.25〜7.40，PaO_2を6.7〜10.7 kPa（50〜80 mmHg），$PaCO_2$を5.3〜7.3 kPa（40〜55 mmHg）の範囲に維持する．

ただし，動脈管依存性心疾患，新生児遷延性肺高血圧症（PPHN），新生児慢性肺疾患（CLD），頭蓋内圧亢進時などでは，血液ガスの目標は異なってくる．

b．アシドーシスの改善

呼吸循環不全以外の，代謝障害，中枢神経障害，感染症などの原因によるアシドーシスも，他の治療によりpHを7.25以上に維持できなければ，呼吸管理の対象となる．

c．呼吸仕事量の軽減

呼吸障害の急性期は，患児の過大な呼吸仕事量を軽減させるような人工換気の設定を行うのが基本である．しかし同時に，人工換気による圧損傷・量損傷を極力防止するために，患児の呼吸機能に適した人工換気の設定や同期式換気法などを用いて，より低い換気圧設定を心掛けねばならない．

B 酸素吸入

低酸素血症のある児に対して，前述の血液ガス値を目標にヘッドボックス内や保育器内で酸素吸入を行う．その際，動脈血酸素飽和度（SpO_2）と吸入酸素濃度は必ずモニタリングする．成熟児で60〜80％以上，未熟児で40〜50％以上の高濃度酸素吸入を必要とする場合は，CPAPも含め人工換気療法の適応となる．

C 持続陽圧呼吸（CPAP；continuous positive airway pressure）

a．方式

endotracheal, nasopharyngeal, nasal CPAPなどがあるが，カニューラの装着性，鼻腔粘膜や気道への組織障害，呼吸仕事量などの点で一長一短がある．後二者では気管内挿管時よりやや高目の圧設定が必要である．

b．適応

残気量確保のために呼気時の肺伸展圧を要する病態での急性期および慢性期管理，あるいは抜管後の無気肺予防や無呼吸発作が対象となる．換気の改善は必ずしも得られないため，呼吸障害の急性期に一律に行うのは勧められない．カニューラ装着による鼻中隔への組織障害，鼻腔の感染，腹部膨満などの副作用に注意する．

D 人工換気法

新生児では,カフなしの気管内チューブを用いる,多くの疾患が,肺コンプライアンスの低下を伴う,圧損傷を生じ易い,などの理由から,特殊な場合以外は従圧式の人工換気法を行う.

a. 間欠的強制換気 (intermittent mandatory ventilation;IMV)

従圧式のIMVは,新生児領域で最も広く用いられるタイムサイクル式の人工換気法で,自発呼吸は残したまま間欠的に強制換気をかける方法である.F_iO_2,換気回数,最大吸気圧(PIP),終末呼気陽圧(PEEP),吸気時間(TI)もしくは吸気:呼気比(I:E比)を設定する.

自発呼吸に上手く同調させれば調節呼吸以上の効果が得られ,また換気回数を下げていくことがそのまま離脱過程となることから,今もなお簡便で有用な換気方式である.

b. 同期式間欠的強制換気 (synchronized IMV;SIMV)

SIMVは,IMVにおける強制換気の開始を患者の吸気に同期させる換気法であり,もし呼吸の1サイクルの一定時間内に自発呼吸が感知されない場合には,IMVが行われ設定換気回数は補償される.IMVと比較して,ファイティングが減少する,空気漏出症候群が減少する,より低い換気圧で同等の1回換気量が得られる,離脱が容易となり人工呼吸管理の期間が短縮される,などの利点がある.設定の考え方や方法はIMVと基本的に同じため使用しやすく,新生児の人工換気法として主流になりつつある.

c. 補助換気 (assisted ventilation;AV,狭義のpatient triggered ventilation;PTV)

すべての自発呼吸に対して,同期して強制換気をかける換気法である.通常は重症呼吸不全の急性期に用いる.予め設定した回数より自発呼吸数が少ない場合は,設定回数の強制換気が補償される.80〜100回/分以上の多呼吸ではauto-PEEPを生じやすいので,こうした場合はSIMVに変更したり鎮静あるいは筋弛緩をかけたほうがよい.

d. 圧支持換気 (pressure support ventilation;PSV)

吸気は自発呼吸によりトリガーされ,設定した換気圧の補助のもとに患者が自由に吸気を行い,最大吸気流速に対して吸気流速が一定レベルに低下した時点で圧支持が終了し呼気の開始となる.自発呼吸を生かした患者自身によるフローサイクル方式というべき換気法である.中等症以上の呼吸障害でSIMVと併用したり,軽度呼吸障害や離脱過程でCPAPと併用するのが一般的な使用法である.

未熟児の慢性期管理では,PSVの利用により肺の量損傷の軽減が期待される.圧設定は,血液ガスや自発呼吸数を参考に決定するが,細い気管内チューブによる抵抗に対する仕事量の補償としてCPAP時も最低5〜6 cmH_2O程度のPS圧をかけておくのがよい.

1) 吸気/呼気トリガーを利用した人工換気法における留意事項

同期式換気法(SIMV, PTV, PSV)を行う際には,トリガー方式を含めその特性の理解が必要である.臨床的には,圧トリガーではトリガー不良が,流量トリガーでは,リーク,回路内の水滴,体動などによる誤作動やautocyclingが問題となることが多く,換気モニターの監視下にトリガー感度の微調節を行う.

e．高頻度振動換気（high frequency oscillatory ventilation；HFOV）

現在，5 Hz以上の換気回数で能動的な呼気方式をとるものが主流である．

1) 特徴：①死腔量より少ない1回換気量でガス交換を行える．②従来式人工換気より低いMAPで同等以上の酸素化が得られる．③末梢気道内圧の変化が小さく圧損傷を軽減できる．④不均衡換気の是正，無気肺の防止・治療．⑤振動による理学療法的効果．

2) 適応：①肺低形成など肺コンプライアンスが著しく低い重症呼吸不全．②dry lung syndromeや先天性横隔膜ヘルニア（CDH）などPPHNを合併する疾患群．③人工換気中の，空気漏出症候群．④CLDの進行の軽減・予防．⑤従来式人工換気法では十分な換気が不能な場合（レスキューとして）．

3) 方法：初期設定は，ハミングシリーズを例にとれば，それ以前の人工換気と同じF_1O_2と平均気道内圧（MAP）（ただし10 cmH$_2$O以下であった場合は，10 cm H$_2$O），ストロークボリューム（SV）を4〜8 ml/kg，振動数15 Hzで開始し，以後は血液ガス，胸部X線，胸郭の振動などを参考に変更する．F_1O_2が0.3〜0.4，MAPが7〜8 cm H$_2$O，SVが2〜4 ml/kgにまで下がった時点で従来式の人工換気法に戻し，離脱をはかる．

f．ファイティングの管理，筋弛緩，鎮静，鎮痛

SIMVやPTVの導入により人工呼吸器との非同調によるファイティングが少なくなった現在，筋弛緩，鎮静，鎮痛を要するのは，体動や著しい多呼吸のため適切な人工換気が行えない場合，侵襲的な処置・手術を行う場合などが中心である．人工換気例の全例に鎮静・鎮痛剤を投与すべきか否かについては，未だ結論は出ていない．筋弛緩剤は病態を考慮し排泄経路の適した薬剤を，鎮静，鎮痛剤は短時間作用型で循環動態への影響が少ない薬剤を用いる．

E 人工サーファクタント補充療法

a．対象疾患

呼吸窮迫症候群（RDS），二次性サーファクタント欠乏症（leaky lung syndrome，ショック肺，ARDS，GBS肺炎，肺毛細管圧の亢進による肺出血など）．

b．方法

Artificially-fortified bovine surfactant, 120 mg/kg（サーファクテン，1バイアルを3〜4 mlの生食で溶解）を，仰臥位，右側臥位，左側臥位の3方向の体位で3分割し，経気管内投与する．投与後，FiO_2を0.4以下あるいはP_{AWM}を7 cm H$_2$O以下に下げられず，胸部X線像で網状顆粒状陰影が認められる場合は，効果不十分となりうる他の原因を除外の上，再投与を考慮する．

F 一酸化窒素（NO）吸入療法

肺血管の拡張を目的とするが，他の血管拡張剤と異なり半減期が短く局所にしか作用しないため，体血圧の低下を引き起こさない利点がある．原疾患にもよるが，PPHNの半数以上で有効とされる．ただし，本治療は日本では未だ保険適用外であり，各施設の倫理委員会の承認のもとに行われなければならない．

a．対象疾患

原発性PPHNのほか，胎便吸引症候群（MAS），敗血症，RDS，新生児一過性多呼吸，dry lung syndrome，CDHなどに合併するPPHN．

b．適応基準

以下の①〜③を満たすもの．① F_1O_2 1.0

の人工換気療法下で,低酸素血症が持続する.②超音波検査などでPPHNの所見を認める.③HFOVや他の血管拡張剤が無効あるいは効果が不十分である(NOを血管拡張剤の第一選択としてもよい).

　c．方法

NOガスは,1,000 ppm以下のボンベからマイクロフローメーターを通して定常流方式の人工呼吸器の吸気側回路へ供給する.吸入NO濃度は通常10 ppm程度で開始し,効果がなければ漸増し最高20 ppmまで上昇させる.回路内のNOとNO_2濃度,血中メトヘモグロビンのモニタリングは必須である.

G 体外膜型人工肺（extracorporeal membrane oxygenation ； ECMO）

　a．対象疾患

MAS,敗血症/肺炎,RDS,CDH,およびこれらの疾患に伴うPPHN,など.

　b．適応基準

以下の①から⑥を満たすもの.①可逆性の呼吸不全であること.②体重≧2,000 g,在胎≧34週.③従来の治療法での死亡率が80～90%以上であること（$AaDO_2$≧600が12時間以上,$AaDO_2$≧610が8時間以上,OI≧40が12時間以上）.④HFOが無効である.⑤PPHNが原因の場合は,NO吸入療法が無効である.⑥人工換気を含めた他の治療法の施行期間が,10～14日以内である.ただし,頭蓋内出血,出血傾向,重篤な中枢神経系障害,重篤な先天異常を合併する例や,呼吸循環不全のないチアノーゼ性心疾患は除外する.

$AaDO_2 = (F_iO_2(760-47) - PaCO_2/0.8) - PaO_2$

Oxygenation index (OI) = $F_iO_2 \cdot P_{AWM} \cdot 100/PaO_2$

　c．方法

V-V ECMOを第一選択とし,心不全合併例やV-V ECMOで効果が不十分な場合はV-A ECMOとする.カニュレーションは,胸部外科あるいは小児外科に依頼する.

(三村俊二)

16. 循環不全・ショックの循環管理

新生児の心筋は負荷に対する予備能が小さく,循環不全に陥りやすい.以下に循環不全およびショックを呈する疾患（先天性心疾患は除く）と対応について述べる.

A 診断

　a．臨床症状

頻脈,四肢冷感,乏尿,皮膚蒼白,多呼吸,無呼吸,チアノーゼ,哺乳障害.

　b．原因

1) 心原性：仮死,未熟児動脈管開存症,遷延性肺高血圧症,双胎間輸血症候群,子宮内発育遅延,気胸,心タンポナーデ,心筋炎,不整脈など.

2) 循環血液量減少：貧血,出血,腹膜炎,脱水など.

3) 感染：敗血症,単純ヘルペス感染など.

4) 代謝性内分泌性：低血糖,電解質異常,甲状腺疾患,副腎不全,先天性代謝異常症.

5) 神経原性：仮死,頭蓋内出血など.

6) 薬物：血管拡張剤,鎮静剤など.

　c．評価

1) 心拍数,呼吸数,酸素飽和度.

2) 尿量1 ml/kg/h以上を正常と考える.

3) 出生後早期の超低出生体重児で平均血圧30 mmHg以上,成熟児で収縮期血圧60〜80 mmHgを目標とする.中心静脈圧は4〜6 mmHgで,これ以下であれば循環血液量減少型を,これ以上であれば心原性を疑う.

4) 血液ガス,一般血液検査.

5) X線写真で心陰影が小さければ循環血液量減少型を,心拡大ならば心原性を疑う.

6) 心エコー検査により,先天性心疾患を除外するとともに心機能を評価する.

B 治療

a. 呼吸管理

適切な換気と酸素化を確保する.

b. 輸液管理

心機能低下例には心血管作動薬を優先させ,水分制限する.肺うっ血,浮腫,乏尿を認めればラシックスを使用する.循環血液量減少型であればvolume expander 10〜20 ml/kgを1〜2時間で投与する.

c. 心血管作動薬

循環血液量減少型で上記の治療では改善しない場合や心機能低下例に使用する.

1) イノバン:第一選択薬である.2〜5 μg/kg/minの低量で心拍出量が増加する.血圧を上げるために増量すると,末梢および肺血管抵抗が増加することに注意する.

2) ドブトレックス:心収縮力増強作用が中心で,昇圧作用はないためイノバンと併用する.2〜5 μg/kg/minの低量から始める.

3) プロタノール:心収縮力を増強,末梢および肺血管抵抗を下げる.頻脈や不整脈に注意する.0.02 μg/kg/minの低量から始める.

4) ボスミン,ノルアドレナリン:他剤無効な低血圧例に用いる.0.05 μg/kg/minの低量から始める.

5) ミリスロール:前負荷を軽減し,心収縮力を増すことなく心拍出量を増加させるので,肺高血圧や心筋障害例はよい適応である.低血圧やメトヘモグロビン血症に注意する.0.5 μg/kg/minの低量から始める.

6) ミルリーラ:心収縮力は増強させるが,末梢および肺血管抵抗は下げる.肺高血圧例はよい適応である.不整脈を避けるためにloadingせずに維持量である0.25〜0.75 μg/kg/minから始める.

d. その他

出血などでHt<40%の場合は輸血する.ショックの際にはステロイド剤を用いる場合もあるが,敗血症性ショックとの鑑別が必要である.

(大城 誠)

17. 超低出生体重児,極低出生体重児の管理

超低出生体重児,極低出生体重児は近年その生存率が上がり,後遺症なき生存が目標とされる.起こしやすい疾患と時期のおおまかな関係を図17-1に示す.

A 管理の原則

どの臓器も未熟性が強く,物理的に小さい.また,わずかな処置でも落ち込んだりする.したがって,モニタリングをしっかりと行い,できるだけ非侵襲的に,minimal handlingを徹底する.保温と感染予防にも注意し,発達・発育の場であることを忘れず,栄養管理も含めた全身管理や,児と両親の間の関係作りにも配慮する.

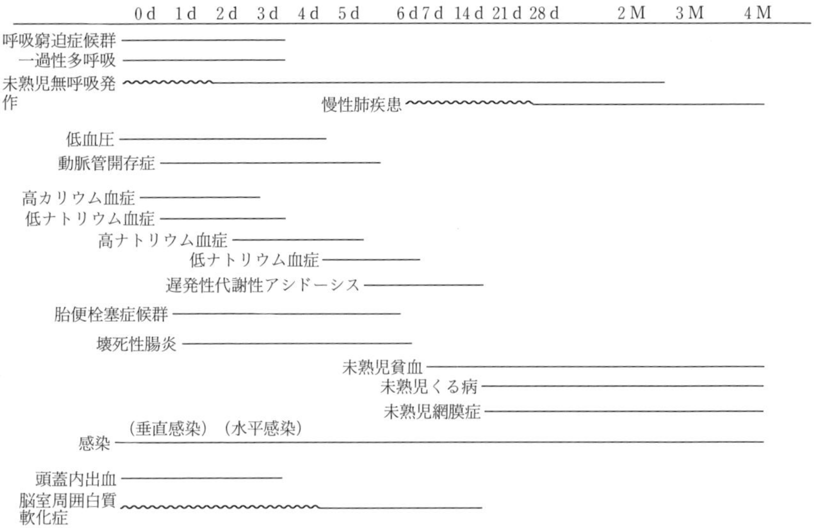

| | 0d | 1d | 2d | 3d | 4d | 5d | 6d 7d | 14d | 21d | 28d | 2M | 3M | 4M |

呼吸窮迫症候群 ─────
一過性多呼吸 ──
未熟児無呼吸発作 〜〜〜〜〜〜〜〜〜〜〜〜〜〜〜〜〜〜〜〜〜〜〜
慢性肺疾患 〜〜〜〜〜〜〜〜〜〜〜〜〜〜〜〜〜〜〜〜

低血圧 ─────
動脈管開存症 ───────

高カリウム血症 ─────
低ナトリウム血症 ────
　　高ナトリウム血症 ──────
　　　　低ナトリウム血症 ─────
　　　　　遅発性代謝性アシドーシス ──────

胎便栓塞症候群 ─────
　壊死性腸炎 ────
　　　　　　　　　　　未熟児貧血 ─────
　　　　　　　　　　　　未熟児くる病 ─────
　　　　　　　　　　　　　未熟児網膜症 ─────
　（垂直感染）（水平感染）
感染 ───────────────────────────

頭蓋内出血 ─────
脳室周囲白質軟化症 〜〜〜〜〜〜〜〜〜〜〜〜〜〜

図17-1　超低出生体重児，極低出生体重児に起こりやすい疾患

B 周産期情報

出生後に児を管理するために胎児情報，母体情報は重要である．産科医から胎児の発育状況，奇形の有無，母体の既往歴，分娩歴，妊娠合併症の有無など必要な情報を得ておく．

C 出生時の管理

① とくに minimal handling と保温に注意して蘇生を行う．
② 可能であれば室温を高めにする．
③ 無呼吸や呻吟，陥没呼吸，チアノーゼなどの呼吸障害が認められる場合，直ちに気管内挿管し呼吸補助を行う．
④ 搬送用クベースで十分に保温し，全身状態を良く観察しながら搬送する．

D 急性期の管理

a．保温

閉鎖式保育器に収容し，加湿も行う．高温多湿状態は感染の温床になりうるので，体温維持が可能なら加湿は漸減し1週間から10日で中止する（皮膚は2週間程度でかなり成熟する）．

b．皮膚

1）皮膚は未熟性が強く脆弱なので，モニタ電極，テープによる損傷に注意する．サランラップなどで保護した上に SpO_2 のセンサーを巻く．心電図モニタはテープを外して脳波用ののりで張り付けるなど工夫する．

2）輸液ルートの選択も重要で，経皮的中心静脈カテーテルの挿入や，皮膚が未熟な場合あえて臍動静脈を利用することもある．

c．呼吸

1）超低出生体重児，極低出生体重児は，呼吸器の未熟性（組織の脆弱性，気道が狭い，肺胞換気面積が相対的に小さいなど）と呼吸中枢の未熟性により呼吸障害を

表17-1 インダシンの投与量 (mg/kg)

日齢	1回目	2回目	3回目
48時間以内	0.2	0.1	0.1
生後2〜7日未満	0.2	0.2	0.2
生後7日以上	0.2	0.25	0.25

起こしやすい．頻回の無呼吸，呼吸障害の増悪時には迷わず人工呼吸管理とする．

2) 慢性肺疾患（CLD）にも進行しやすく，できるだけ最小の設定で管理する．

3) 気管チューブは容易に閉塞，屈曲，抜去する．また顔の向き，固定方向などにより気管チューブが気管壁との間で閉塞することもある．呼吸管理中に落ち込んだ場合,気胸などの合併症だけでなくチューブトラブルの可能性も考慮する．

4) 未熟児無呼吸発作：呼吸中枢の未熟性によりおこる．出生後早期には少なく，生後数日してから発症することが多い．低血糖や感染などの症候性無呼吸を除外する．

治療は，モニタにより早期に発見し，蘇生する．蘇生はまず皮膚刺激を加えるが，マスク＆バッグを必要とすることもある．頻発する場合には低濃度の酸素投与，人工呼吸管理を行う．薬物として，経管栄養確立前はネオフィリンを1回量2 mg/kg，1日2回点滴静注を行う．確立後はテオコリン3 mg/kg/回×2〜4回/日で服用させる．修正35週を過ぎて無呼吸発作が認められなくなったら内服を漸減中止する．

d．循環，水分，電解質

1) 水分投与量：50〜60 ml/kg/日で開始する．10％ブドウ糖液に，低カルシウム血症予防に5 ml/kg/日程度のカルチコールを加える．全身状態，体重，尿量，電解質をみながら基本的には10 ml/kg/日の割合で水分量を増やしていく．

2) 血圧：循環動態の安定が大切で，血圧の維持に努める．ただし体血圧の変動が大きいと脳室内出血や脳室周囲白質軟化症の原因となるので注意が必要である．

① 心筋の収縮力が低下している場合はイノバン，ドブトレックスを3〜10 μg/kg/分で使用する．

② 急性期に循環血漿量の減少を考える時はvolume expanderを使用する．凝固能の低下も認められるので，新鮮凍結血漿を使用することが多い．10 ml/kg使用し，必要なら繰り返す．

③ 以上の治療で血圧の維持が困難な場合ハイドロコーチゾンを2〜5 mg/kg静注する．

3) 動脈管開存症（PDA）：肺血管抵抗の低下とともに動脈管の短絡量が増加し，PDAが顕性化する．一旦閉じても容易に再開通することがある．

① 症状：心雑音，頻脈，心尖拍動，bounding pulse，心不全徴候（尿量低下，呼吸性アシドーシス）．突然の肺出血もありうる．

② 検査：

a) 超音波断層検査：動脈管のflowの確認,左房の拡大（LA/Ao）など．

b) 胸部X線撮影：肺うっ血の増加，心拡大．

③ 治療：

a) 輸液の制限 60〜80 ml/kg/日程度．

b) カテコラミンの投与．

c) インドメタシン（インダシン）．

投与量は表17-1に示す．1クール3回投与，12時間から24時間おきに投与．RDSで人工サーファクタント投与後には，インダシンの予防投与を行う．効果を認めた時点で投与は中止する．

投与禁忌：動脈管依存性の先天性心疾患,重篤な腎機能障害,高度の黄疸，消化管出

血，血小板減少，壊死性腸炎の疑い，血液凝固障害．

副作用：乏尿，血清Kの上昇，血清クレアチニンの上昇，低血糖，消化管出血・穿孔．

　d） 結紮術

インダシン禁忌，あるいは効果がない場合は外科的結紮術を行う．

4） 非乏尿性高カリウム血症：生後次第に上昇する血清Kは，出生後24時間前後で最高値をとる．電解質を数時間おきにチェックし7mEq/lを越えるか，ECG異常（T波の増高・先鋭，QRS幅の拡大），心室性頻脈，心筋収縮力などの症状が出現したら治療を考慮する．

① 予防

　a） カルチコール持続投与 10 ml/kg/日ほど予防投与することもある．

　b） フロセミド1mg/kgを適宜使用（1日3～4回）．

② 治療

　a） カルチコール1ml/kg静注．

　b） メイロン1～2ml/kg静注（蒸留水で2倍希釈してゆっくり）．

　c） グルコース・インスリン療法（G-I療法）．

one-shot療法：インスリン0.1 IU/kgとブドウ糖0.3～0.4g/kg（G/I比 3～4）を混じて15分かけて点滴静注．

持続G-I療法：one-shot後，インスリン0.5 IU/kg/日，ブドウ糖6g/kg/日（G/I比12）で開始．血清K値が上昇するならインスリン量を1 IU/kgまで増量する．血糖値に注意し，高血糖ならG/I比を下げ（例えばグルコース量を減らしてG/I比を10に），低めの血糖ならG/I比を上げる．血清K値が6mEq/lより低くなったらインスリン量を漸減，中止する．

5） ナトリウムの変化：

① 生後早期は乏尿のことが多く，水分貯留のため低ナトリウム血症になることが多い．

② その後数日間は，利尿と著しく多い不感蒸泄量のため急激に水分が失われ，逆に脱水傾向となり高ナトリウム血症になることがある．皮膚が未熟で不感蒸泄量の多い（週数が早い）児ほどこの傾向は強い．

治療としては血清Naが上昇してきたら，水分出納をみて，適切に水分投与量を増やす．具体的には8時間で10ml/kg/日程度ずつ上げる．

③ その後，一度上昇した血清Naが高い尿中排泄のために下降し，低ナトリウム血症となる．Naの投与量は血清Na値を参考に決定するが，10mEq/kg/日に及ぶこともある．

6） 遅発性代謝性アシドーシス：生後1週から1カ月にかけて代謝性アシドーシスが進行する．pH 7.25が維持できなければ，メイロン補正を行う．

E 栄養，消化管疾患

a．哺乳

胎内では胎盤を介してさまざまな栄養素が移行している．各臓器の発育を考えると十分な栄養をできるだけ早期から与える必要がある．

1） 全身状態が落ち着いたら経管栄養を開始するが，超低出生体重児の場合，壊死性腸炎の予防も考慮し，できるだけ母乳を与える．急速に増量しすぎると壊死性腸炎の危険が高いので注意する．

2） 胃管を挿入し落下注入にするが，落ち込みのある場合には，ポンプで1回30分から2時間かけて注入する．

3） 胎便排泄のため，浣腸を積極的に行う．25％グリセリンで1回量は2ml/kg程度．排便量を見ながら1日1～3回程度

行う.

4) 慢性期に入り全身状態が安定しても, CLD などで 120〜140 ml/kg/日の水分制限が必要となることが多く, カロリー不足が起こりうる. 十分な発育がなければ, 生後1カ月以降は母乳添加剤, 未熟児用ミルクの使用, MCT オイルの添加などを考慮する.

5) 経口哺乳は, 受胎後 35 週を越えて呼吸障害がなく, 吸啜反射が十分にあれば開始できる.

b. 経静脈栄養

生後1週を過ぎても経管栄養が十分に進まないと予想される時は, 経静脈栄養を行う. 中心静脈を使用することによる一般的な合併症の他, カテーテル先端の位置によっては, 心タンポナーデ, 胸水, 塞栓症などが起こりうる.

c. 未熟児くる病

カルシウム・リンの摂取不足, ビタミンDの摂取不足・活性化障害により起こる.

1) 診断:血清 ALP 値の上昇, 血清 P 値の低下. 橈骨, 尺骨骨端の X 線写真で cupping, fraying をみる.

2) 治療: 経管栄養確立後アルファロールを 0.05 μg/kg 投与する. 骨変化がある場合には 0.1 μg/kg まで投与量を増やす. カルシウム・リンが不足しないように未熟児用ミルクや母乳添加剤で補う.

d. 壊死性腸炎 (NEC)

1) 症状:腹部膨満, 胃内残渣の増加, 嘔吐 (両者ともに胆汁や血液を混じることもある), 血便, 無呼吸, 皮膚色不良, 体温不安定, 低血圧などが認められる.

2) 腹部 X 線写真上, 時間をおいても変化しない腸管拡張像, 腸壁の肥厚が見られる. 病勢の進行とともに腸壁内ガス像, 門脈内ガスなどが, 腸穿孔すれば free air も見られる. 血液検査では CRP の上昇, 白血球増多, 血小板減少, アシドーシスなどが認められ, DIC, 敗血症も併発することがある.

3) 治療: NEC が疑われた場合, 絶食とし, 消化管の減圧を図る. 血液, 便を含めた培養をとり, アミノグリコシド系の抗生剤投与を行う. 血圧の維持も含めた全身管理を慎重に行う. 穿孔例は外科治療の対象となる.

e. 胎便栓塞症候群

超低出生体重児 (とくに IUGR) では, 腸管の運動能が低下しており, 粘稠な胎便がなかなか排泄されずイレウス状態となる. NEC との鑑別が重要である.

1) 腹部膨満が主症状で拡張した腸管を腹壁から認める. 胃内残渣 (時には胆汁を混じる) の増加も見るが, 腹満による呼吸障害を除いて, NEC のように全身状態の悪化は少ない. X-P 上腸管拡張を認めるが, 腸管壁の肥厚などの所見はない.

2) 治療はまずグリセリン浣腸を行うが, 軽快しない時には診断もかねてガストログラフィン注腸を行う. 5倍希釈から始め, 効果がなければ2倍まで濃度を上げる. 通常1日1回, 5 ml/kg 程度で行うが, 2回以上必要な場合もある. X-P 上, 胎便栓に一致した欠損像を確認する. ガストログラフィンは高浸透圧なので脱水に注意する. 穿孔や高度の閉塞時には外科治療も必要となる.

F 黄疸

成熟児に比べて長期に血清ビリルビン値が高い状態が続くことに留意する. 予防的に入院時から光線療法を行うこともある.

G 貧血

a. 急性期・呼吸障害時の貧血

Hb 12 g/dl, Ht 40% 以下で輸血を考慮す

b．未熟児貧血

貧血予防に哺乳量が 100 ml/kg/日をこえ，Hb 12 g/dl を切る頃からエリスロポエチン（エスポー）を 1 回 200 単位/kg，週 2 回投与する．血清鉄に注意し，60 mg/dl 以下は鉄補充（インクレミン 2 ml/kg/day）が必要である．

貧血による症状が発現したり，Hb が 7 g/dl を切る場合には輸血を施行する．MAP 血を 15～20 ml/kg，6 時間程かけて投与する．

H 未熟児網膜症

① 予防が重要．発症因子として未熟性，高濃度酸素投与，血中酸素分圧の変動，水分過剰投与などがいわれている．酸素療法中の児には，連続的に酸素化のモニタを行い過剰投与を避ける．

② 生後 2～3 週頃より眼科診察を定期的に行う．進行時には光凝固などが行われる．

③ 眼底検査時には，散瞳薬による徐脈や，検査自体の侵襲による落ち込みがありうるので注意が必要である．

I 感染

① 未熟な免疫能，母親からの抗体移行の少なさ，皮膚の脆弱さなどから感染に弱い．早産の場合，感染の合併がかなり高いことにも注意する．

② 重症化しやすいので早期発見，早期治療が原則である．

③ 菌交代現象も起こりやすく，長期化する感染には真菌感染も考慮する．

J 周生期脳障害

重要な予後規定因子として，脳室内出血，脳室周囲白質軟化症があげられる．予防が大切で，全身状態（とくに血圧，呼吸状態）の安定，minimal handling を徹底し，頭部超音波検査により早期発見に努める．

K 家族へのケア
a．親子関係

極低出生体重児は，出生後すぐに出産した母親から連れ去られ，また入院中長期にわたり母子分離の状態に置かれる．この時不安，ショックだけでなく，母親は小さな子を生んだことへの自責の念にもかられている．NICU では種々のチューブのついたわが子を見て驚き，良好な親子関係が得られず，ネグレクトなど虐待の問題も起こりやすい．そのため，親子関係の成立を促すような働きかけが必要となる．

タッチング，オムツ変えや哺乳など育児への参加，カンガルーケア，抱行などを児の状態に応じて積極的に導入する．

b．倫理的問題

現在優生保護法の規定は在胎 22 週未満となったが，22～23 週の児が重篤な合併症なく生存することは稀である．また，広範囲な脳室内出血 4 度など絶対的予後不良例も存在する．これらの場合，各施設の医療従事者内で蘇生や医療行為の範囲に関する意思統一を行っておくことが必要となる．

（鬼頭　修）

18．新生児黄疸

新生児期の高ビリルビン血症の原因は多様であるが，生後 1 週以内は大部分の児に生理的黄疸が見られることを念頭において，病的黄疸の診断と管理を行う．

A 新生児黄疸の主な原因疾患

a．非抱合型高ビリルビン血症
1) 新生児生理的黄疸．
2) 溶血性疾患：血液型不適合(RhD, ABO, 他の亜型の不適合), 赤血球の膜異常・酵素異常（球状赤血球症, ピルビン酸キナーゼ欠損症, G-6-P デヒドロゲナーゼ欠損症など）．
3) 多血症．
4) 出血性疾患：消化管出血, 副腎出血, 肝被膜下出血, 頭血腫, 肺出血, など．
5) 抱合能の低下：ビリルビン代謝異常（Crigler-Najjar 症候群, Gilbert 症候群）．
6) 内分泌代謝異常：甲状腺機能低下症, 母体の糖尿病など．
7) 腸肝循環の増加：消化管閉鎖, イレウス．
8) アルブミンとの結合阻害：アスピリン, スルフォナミド, 脂肪酸, 仮死, アシドーシス, 敗血症, 低体温, など．
9) 母乳黄疸．

b．抱合型高ビリルビン血症
1) 新生児肝炎．
2) 胆道閉鎖症．
3) 肝内胆汁うっ滞, 胆汁濃縮症候群．
4) 完全静脈栄養．
5) 感染症：B 型肝炎, 先天性梅毒, トキソプラズマ症, リステリア症など．
6) 遺伝性疾患, 代謝異常：ガラクトース血症, チロシン血症, Byler 病, Gaucher 病．

B 診断の要点

a．ルーチンとして
1) 高ビリルビン血症のリスクのある児は, 血清総ビリルビン濃度を測定する．
2) リスクのない児では, 経皮的黄疸計により一次スクリーニングを行い, 一定の基準以上の場合に血清総ビリルビン濃度を測定すると簡便である．

b．原因検索
1) 家族歴, 母の病歴：遺伝性疾患を含めた家族歴, 母の既往妊娠分娩歴・輸血歴・手術歴, 同胞の新生児黄疸の既往, 両親の血型, 母の間接クームス試験など．
2) 検査：児の血型, CBC, 網状赤血球数, 赤芽球数, 赤血球形態, GOT, GPT, LDH, 直接ビリルビン, 直接クームス試験．必要に応じ, 児と同型の成人赤血球を用いた間接クームス試験, 不規則抗体検査, 赤血球解離試験, 胎内感染の血清学的および細菌・ウイルス学的検査, などを行う．
3) 潜在性出血病変の検索：とくに, 頭蓋内, 消化管, 肝, 副腎．
4) 遷延性黄疸に対しては, 甲状腺機能, 肝機能, 代謝異常の検索を必要に応じて行う．

C 非抱合型高ビリルビン血症の治療

治療の目的は核黄疸の予防にあることを考慮しながら, 方針を決定する．

a．一般的管理
十分な水分摂取, 十分な経腸栄養．

b．特異的治療
第1選択として, 光線療法を行う．

1) 開始基準：光線療法の基準は, わが国では村田の基準（図18-1）を採用する施設が多い．核黄疸の危険因子がある場合は基準を1段階下げる．遊離ビリルビン値による治療基準は, 従来の総ビリルビン値にもとづく基準に代わるだけの根拠が未だ乏しく, 二重基準となるため過剰治療の傾向になる．光線療法は1方向を標準とするが, 強力な治療を必要とする場合には, 2方向以上で行う．

黄疸軽減効果は, 青色光, 青白色光, 緑色光のいずれでも問題はないが, 緑色光が

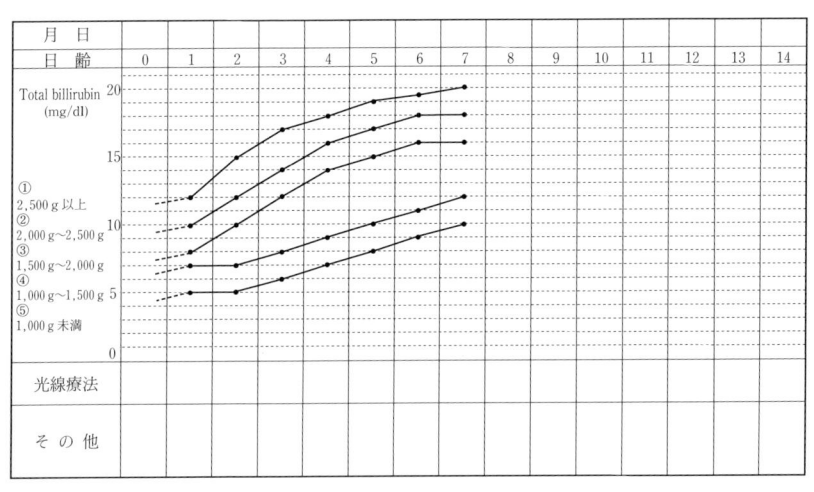

月　日															
日　齢	0	1	2	3	4	5	6	7	8	9	10	11	12	13	14
Total bilirubin (mg/dl) ① 2,500 g 以上 ② 2,000 g〜2,500 g ③ 1,500 g〜2,000 g ④ 1,000 g〜1,500 g ⑤ 1,000 g 未満															
光線療法															
その他															

図 18-1　光線療法開始基準値

注：1）出生当日を日齢0とする.
　　2）下記の因子（核黄疸危険度増強因子）のいずれかが存在するときには一段低い基準線をこえたときに光線療法を考慮する.
　　　1. 新生児溶血性疾患, 2. 仮死, 3. アシドーシス（pH≤7.25）, 4. 呼吸窮迫, 5. 低体温（≤35.0℃）, 6. 低蛋白血症（血漿蛋白≤5.0 g/dl）, 7. 低血糖, 8. 感染症.
出典：村田文也ほか：新生児高ビリルビン血症の光線療法, 小児外科・内科　5：301-11, 1973, 一部改変.

理論的にはDNAへの影響が少ない.

　2）　副作用と合併症：体温上昇, 不感蒸泄の増加, 下痢, 光線皮膚炎, ブロンズベビー症候群, 網膜障害, 松果体や性腺への影響, DNA損傷など.

c. 交換輸血

1）　開始基準：

① 溶血性疾患の場合

a）臍帯血のビリルビンが4.5 mg/dl以上で, Hbが11 g/dl以下, b）光線療法下で, ビリルビンが1 mg/dl/時以上の上昇率, c）Hbは11〜13 g/dlであるが, 光線療法下でビリルビンが0.5 mg/dl/時以上の上昇率, d）ビリルビンが, 20 mg/dl以上に上昇する見通しである, e）ビリルビンは光線療法などによりコントロールされているが, 貧血の進行が著しい場合.

② 溶血性疾患ではない場合

明らかな原因がない成熟新生児……

光線療法を行っても, ビリルビンが25 mg/dl以上

2,000〜2,500 g：18〜20 mg/dl以上

1,500〜2,000 g：15〜18 mg/dl以上

1,000〜1,500 g：12〜15 mg/dl以上

1,000 g未満：10〜12 mg/dl以上

2）　方法については, 「11. 新生児医療における手技」を参照.

d. ガンマグロブリン療法

ビリルビン産生量を評価した比較対照試験が不十分であり, 標準的な治療法とはなっていない.

（三村俊二）

19. 周産期感染症，新生児感染症

この章では新生児期に発症する細菌感染症について述べ，ウイルス等の他の病原体による感染症については他の章に譲る．

新生児感染症は感染経路別に垂直感染（経胎盤，上行性，産道）と水平感染（院内，輸血後，経胎盤）に分けられる．感染部位別では敗血症，髄膜炎，肺炎，骨髄炎，関節炎，尿路感染症，腸炎，腹膜炎，皮膚軟部組織感染症等があり，多彩である．感染症発症の危険因子としては早産児・低出生体重児，早期破水，母親の発熱・感染徴候，仮死，多胎などが挙げられる．

代表的な起因菌はB群溶連菌，大腸菌，リステリア菌，ブドウ球菌であり，これらの特徴と治療を中心に述べることとする．

A 特徴

a．B群溶連菌と大腸菌

垂直感染の起因菌として多く，敗血症・肺炎・髄膜炎を呈する．早発型では生後3日以内（大部分は日齢0）に呼吸困難やチアノーゼ等の呼吸器症状で発症し，遅発型では生後2，3週に発熱や哺乳不良等の非特異的症状で発症することが多い．

b．リステリア菌

敗血症・肺炎・髄膜炎を呈する．垂直感染の起因菌としては，B群溶連菌や大腸菌ほど頻度は多くないが忘れてはならない．

c．ブドウ球菌

水平感染の起因菌として重要な菌である．黄色ブドウ球菌（MRSAを含む）はハイリスク新生児（とくにカテーテル類使用児，人工呼吸器使用児）において重篤な感染症を起こしうる．欧米ではコアグラーゼ陰性ブドウ球菌がハイリスク新生児における菌血症の起因菌として最も多いとされており，薬剤耐性傾向も強い．

d．その他

大腸菌以外の腸内グラム陰性桿菌や緑膿菌は，垂直および水平感染のどちらも起こしうる．

B 治療

a．抗生物質

早発型敗血症に対する第一選択薬としてのビクシリンとアミノグリコシド系薬剤（アミカシン，ゲンタシン）の併用で，B群溶連菌と大腸菌とリステリア菌（セファロスポリン系薬剤に耐性）に対しては効果がある．髄膜炎であればビクシリンと髄液移行の良いセフォタキシム（クラフォラン，セフォタックス）の併用を考慮する．投与量・投与方法は「34．新生児薬用量」を参照する．

大腸菌以外の腸内グラム陰性桿菌や緑膿菌は薬剤耐性傾向が強く，早期に感受性のある抗生物質に変更する．

ハイリスク新生児で治療経過中に感染症が疑われる際には，ビクシリンとアミノグリコシド系薬剤，もしくはビクシリンと第三世代セファロスポリン系薬剤を選択する．欧米ではビクシリンの代わりにバンコマイシンを選択するためMRSAにも対応できるが，本邦では耐性菌出現阻止の目的からバンコマイシンは可能な限り第一選択薬とせず，MRSAが起因菌と判明した後に使用するべきとされている．

b．免疫グロブリン製剤

新生児感染症に対する免疫グロブリン製剤の治療併用効果に好意的な論文もみうけられるが，Cochran Systematic reviewによると死亡率を有意に下げることはできないとされている．一方，低出生体重児や早産児に対する生後早期の免疫グロブリン製

剤投与については，水平感染の罹患率を有意に減らすことができると結論されている．しかし，免疫グロブリン製剤は血漿分画製剤であり，各施設における水平感染率や児の症度に応じて投与を考慮すべきである．

c．G-CSF 製剤

新生児感染症に対する G-CSF 製剤の投与は好中球の増加への効果は期待されるが，臨床的治療効果については未だ不明である．

d．交換輸血

交換輸血はほとんど無作為比較対照試験がなされておらず，経験的に有効な治療法とされてきた．現時点では予後不良と思われる好中球減少状態の敗血症もしくはより未熟な低出生体重児における敗血症において，期を逸することなく施行すべき治療法と思われる．

C 予防

B 群溶連菌保菌妊婦と感染症発症リスクの高い妊婦に予防的に抗生物質を投与する米国のガイドラインにより，新生児の早発型 B 群溶連菌敗血症が減少したと報告されているが，遅発型やその他の菌による感染症には予防効果がみられていない．日本では施設によって対策は異なり，現時点では出生後の新生児（とくに感染症発症の危険が高い児）を注意深く観察し，できるだけ早期に治療を開始することが肝要である．

（大城　誠）

20．新生児一過性多呼吸

出生後，一過性に多呼吸，陥没呼吸，チアノーゼなどの呼吸窮迫症状を呈する疾患で，新生児一過性多呼吸 transient tachypnea of the newborn (TTN) のほか，type II RDS, wet lung disease, cesarean section syndrome などとも呼ばれる．種々の原因により胎児期の肺胞水（肺水）の吸収遅延が起こり，出生後のガス交換に支障をきたすことにより発症する．

A 疫学

成熟児や比較的大きな早産低出生体重児に多く，帝王切開分娩児や急墜分娩児に多い．

B 病因

胎児の肺胞を満たしている肺胞水（肺水）は，出生と同時に静脈血中やリンパ管中にほとんどが吸収されるが，この吸収機転が障害された場合に本症が発症する．すなわち出生時の産道での胸郭の圧迫により肺胞水（肺水）が排出されたり，分娩時に加わるストレスや陣痛に伴うストレスが，カテコラミンやステロイドを介して肺胞水（肺水）の吸収を促進するが，帝王切開分娩児ではこれらの過程が十分機能しないことなどにより発症頻度が高くなると考えられている．

また，仮死児などでは，出生後の呼吸が十分に確立しないため，肺胞水（肺水）を間質腔に押し込む吸気圧と吸い込む胸腔内陰圧が不十分で肺胞水（肺水）の吸収が遅延する．

C 症状

出生直後から呼吸窮迫症候群 (RDS) に類似の呼吸窮迫症状を呈するが，その程度は軽く，多呼吸と軽度のチアノーゼがみられ，重症例では呻吟，陥没呼吸もみられる．大部分の例では 2〜3 日で軽快する．

D 診断

臨床症状と胸部X線所見で診断する．胸部X線写真上，肺門陰影の増強，肺の過膨張，軽度の心拡大，胸膜液貯留などの所見がみられる．血液ガス所見は，軽度の低酸素血症がみられることが多いが，高炭酸ガス血症はないことが多い．肺サーファクタントの欠乏はないのでmicrobubble stability testは正常である．

E 治療

通常は酸素投与のみで1～3日で軽快する．重症例ではnasal CPAPや人工換気療法が必要なことがある．

F 予後

他の合併症がなければ一般的に予後は良好である．

（山﨑俊夫）

21. 呼吸窮迫症候群

呼吸窮迫症候群（respiratory distress syndrome；RDS）は肺の未熟性に起因する疾患で，早産低出生体重児に多い．すなわち，肺胞表面の気層と液層の接する界面に働く表面張力を低下させ，肺胞の虚脱を防ぐ役割を持つ肺表面活性物質＝肺サーファクタントは，胎生22週頃からII型肺胞上皮細胞で合成が始まり，胎生34～35週に成熟児のレベルに達するが，早産などで肺サーファクタントが欠乏した状態で出生し，肺胞が虚脱し重篤な呼吸障害を呈するものをRDSと呼ぶ．肺サーファクタントは一種のリポ蛋白で，その脂質成分はdipalmitoyl phosphatidylcholine(DPPC)を主体とし，これに数種類の特異的なアポ蛋白を含んでいる．

一方，RDSの剖検肺にエオジン好性の硝子様膜 hyaline membraneの形成がみられることから，病理学的に肺硝子膜症 hyaline membrane disease（HMD）と呼ばれることもある．

最近，肺サーファクタントの欠乏を呈する病態には，肺の未熟性に伴う産生量の絶対的欠乏による従来のRDS（一次性サーファクタント欠乏症）と，産生された肺サーファクタントが種々の阻害物質によって活性が低下し，機能的に欠乏するもの（二次性サーファクタント欠乏症）とがあることが判明している．

A 疫学

在胎32週未満，出生体重1,500g未満の極低出生体重児においてはその頻度が高くなり，とくに在胎28週未満の児では50%以上の発症頻度となる．しかし，近年の周産期管理の発達により発症頻度は減少傾向にある．

B 病因と病態生理

肺サーファクタントの一次的あるいは二次的欠乏により発症する．従って肺サーファクタントの合成に関与する種々の病態が影響する．すなわち新生児仮死，帝王切開分娩児，双胎の第2子，男児，母体の軽症型の糖尿病，母体の出血，胎児水腫などは肺サーファクタントの産生を抑制し，RDSの発症頻度を高くする．一方，肺サーファクタントの産生を促進する因子として，胎内発育不全，母体の高血圧，24時間以上のPROM（前期破水），胎内感染症，母体の重症型の糖尿病，女児，母体のヘロインやモルヒネの中毒などがあげられる．また，フィブリノーゲンなどの血漿成分は肺サーファクタントの活性を抑制するため，ショックのように毛細血管の透過性

表 21-1　呼吸窮迫症候群の X 線分類（Bomsel の分類）

	網細顆粒状陰影	肺野の明るさ	中央陰影の輪郭	air bronchogram
I度	かろうじて認められる微細な顆粒状陰影,末梢部に比較的多い	正常	鮮明	欠如または不鮮明,中央陰影の範囲を出ない
II度	全肺野に網細顆粒状陰影	軽度に明るさ減少	鮮明	鮮明,しばしば中央陰影の外まで伸びる
III度	粗大な顆粒状陰影	著明に明るさ減少	不鮮明 中央陰影拡大	鮮明,気管支の第2,第3分岐まで認められる
IV度	全肺野が均等に濃厚影で覆われる		消失	鮮明

が亢進する病態では二次性サーファクタント欠乏症をきたす.

　肺サーファクタントの欠乏は肺胞の虚脱,無気肺をきたし,換気不全がおこる.そのため低酸素血症から嫌気性解糖系が優勢となり代謝性アシドーシスとなり,高二酸化炭素血症による呼吸性アシドーシスと相まって混合性アシドーシスとなる.これらは肺血管を攣縮させ,肺の還流を障害し,換気血流不均衡をおこす.さらに肺胞膜の血管の透過性が亢進し血液成分が肺胞腔に滲出するため,換気不全が助長され,内因性のサーファクタントの産生を抑制するため悪循環がおこる.

C 症状

　4 大症状として,チアノーゼ,多呼吸,呼気時の呻吟,吸気時の陥没呼吸があげられるが,必ずしもすべてが揃うとは限らない.これらの症状は重症のものでは出生直後からみられるが,徐々に明瞭となってくる場合が多い.また,無呼吸や低血圧がみられることもしばしばある.病状の進展に伴い浮腫が出現することも多い.最近では人工サーファクタント補充療法が行われることが一般的になったため,RDS の臨床経過は大きく修飾されるようになっているが,自然経過では生後 2～3 日まで呼吸障害は増悪し,それ以後,徐々に軽減する.

D 診断

　臨床症状と特徴的な胸部 X 線所見により診断する.胸部 X 線写真では,網細顆粒状陰影と気管支透亮像がみられ,最重症例では著明な無気肺のためすりガラス様陰影を呈する.胸部 X 線所見により重症度が分類される（表 21-1）.また,出生前には穿刺した羊水を用いて,出生後には気道吸引液や胃液を用いて肺サーファクタントの欠乏を証明し,出生前診断や出生後早期の診断が可能である.これには,レシチン/スフィンゴミエリン比,サーファクタントアポ蛋白の測定,ethanol shaking test,microbubble stability test などがあるが,臨床的には microbubble stability test が最もよく用いられている.

　鑑別診断すべき疾患としては,新生児一過性多呼吸 (TTN),肺炎などがある.中でも B 群溶連菌よる早発型敗血症・肺炎は,臨床症状,胸部 X 線所見とも RDS に

類似しているため，鑑別のため血液培養を行う．

E 治療

治療の基本は呼吸管理，人工サーファクタント補充療法および全身管理である．呼吸管理は，十分な自発呼吸があり，高二酸化炭素血症がない場合には持続陽圧呼吸 (continuous positive airway pressure ; CPAP) が，重症の呼吸障害がある場合には呼気終末に陽圧 (positive endexpiratory pressure ; PEEP) を加える間欠的強制換気 (intermittent mandatory ventilation ; IMV) や高頻度振動換気 (high frequency oscillation ; HFO) が用いられる．

人工サーファクタント補充療法は，牛から抽出されたサーファクタントを調整した合成サーファクタントを経気道的に投与するものである．典型的な例では呼吸障害が劇的に改善する．

RDSには循環ショックを合併していることが多いため，volume expander やカテコラミンを投与するなどの全身管理を並行して行う．

F 予後

死亡率はおよそ10～20％であるが，臓器の未熟性に起因する他の合併症に依存する．なかでも頭蓋内出血（とくに脳室内出血），動脈管開存症，慢性肺疾患の存在は大きく予後を左右する．

(山﨑俊夫)

22. 胎便吸引症候群

胎便吸引症候群 (Meconium aspiration syndrome ; MAS) は，胎便排泄により混濁した羊水を気道に吸引することによって生じる呼吸障害の総称である．

胎児仮死による低酸素状態が排便を促し，自発呼吸により気道に達した胎便は，①気道閉塞による無気肺とチェックバルブ機構による過膨脹，②サーファクタントの不活化，③化学性肺炎，などを引き起こす．

A 症状

出生直後より認められる．陥没呼吸，多呼吸，チアノーゼ，胸郭膨隆など．

B 診断

上記症状の呼吸障害と，気管吸引液内の胎便の存在を確認する．臨床上は，仮死，羊水混濁があり，出生直後より呼吸障害を認めればMASを疑う．髪，皮膚，爪などへの胎便付着は参考所見となる．

胸部X線写真上，肺門から拡がる粗大線状・斑状・索状陰影像などを呈する．

また第一尿中の胎便由来物質を，吸光度を用いて証明する検査 (Urinary meconium index ; UMI) も参考となる．

C 予防および治療

a．出生時

胎児仮死など発症リスクのある場合には，第一啼泣前に口鼻腔吸引を行うことで予防効果がある[1]．出生後MASの疑いがあれば，喉頭展開し胎便の吸引を行う．呼吸障害の強い場合は気管内挿管を行い，生食で十分に洗浄する．軽症例では酸素吸入で改善することが多いが，酸素化が不十分あるいは高炭酸ガス血症が遷延する場合は人工換気療法を行う．

b．人工換気療法

十分な酸素化を維持できるように酸素濃度を設定する．呼吸状態以上に体動の激し

いことが多いため，必要に応じ鎮静剤または筋弛緩剤を用い換気効率を高めると同時に気胸の発症を予防する（ドルミカム100〜150 μg/kg/回，維持 1 μg/kg/分，マスキュラックス 0.1 mg/kg/回，維持 0.1 mg/kg/時）．気胸合併時あるいは高い換気条件を要する場合は高頻度振動換気（high frequency oscillation；HFO）を試みる．

c．気管内洗浄吸引

生食 2 ml/回で気管内洗浄し胎便を洗い出す．近年人工肺サーファクタントによる洗浄・気管内注入療法のMASに対する有効性が報告されている[2]（サーファクテン 1 V を生食 20 ml で懸濁．2 ml/回で合計 10 ml/kg まで洗浄した後，さらに補充療法を行う）．

d．薬剤投与

仮死に伴う心筋障害などにより血圧が維持されない場合は，カテコラミンを投与して昇圧をはかる（イノバン，ドブトレックス各 5 μg/kg/分）．また，感染症の合併が否定されるまで抗生物質を併用する．

e．治療上の要点

重要なことは，緊張性気胸，遷延性肺高血圧の回避である．SpO$_2$ など十分なモニタリングを行い，的確な治療法を選択する．

参考文献

1) Carson BS：Combined obstetric and pediatric approach to prevent meconium aspiration syndrome, Am J Obstet Gynecol 126：712-5, 1976.
2) Barbara CC Lam：Surfactant lavage for meconium aspiration syndrome：A pilot study, Pediatrics 103：1014-8, 1999.

（加藤有一）

23．空気漏出症候群

空気漏出症候群は，気道または肺胞から空気が漏出することにより生じる呼吸障害の総称であり，貯留した部位により，気胸，間質性肺気腫，縦隔気腫，心嚢気腫，皮下気腫，気腹などに分類される．とくに緊張性気胸では，急激に全身状態が悪化し，頭蓋内出血など予後を左右する合併症に関連するため，迅速かつ適切な対応が要求される．本項では主に気胸について述べる．

A 病態

新生児における病態は，ブレブを主な基礎病変とする成人の場合とは異なる．

原因としては，①吸引した胎便によるチェックバルブ機構（胎便吸引症候群），②低コンプライアンス肺に対する人工換気療法（RDS，肺低形成など），③不適切な蘇生操作などによる不均等換気，などが挙げられ，過度の圧負荷から肺胞破裂を生じる．漏出した空気は間質に進入した後，肺門方向へ進展し，縦隔あるいは胸腔内に漏出する．稀に心嚢，腹腔内にも漏出を起こす場合がある．

緊張性気胸では，肺の圧迫虚脱に加え，対側への縦隔偏位によりさらに重篤な換気障害を生じる．また，胸腔内圧の著しい上昇から静脈還流が阻害され，十分な心拍出量を維持できなくなる場合もある．

B 症状

多呼吸，チアノーゼ，努力呼吸，胸郭膨隆，胸郭運動の左右差，呼吸音の左右差，心尖拍動の移動，徐脈，低血圧．

C 診断

胸部X線検査により診断する．新生児では漏出した空気が肺前面に貯留しやすいため，クロステーブルによる側面像も診断上有用である．緊張性気胸など空気の貯留量が多い場合は透光試験による診断が容易であり，迅速な処置が可能となる．

D 治療

a．緊張性気胸

治療は緊急を要する．6〜8Frのトローカーカテーテルにて，速やかに胸腔穿刺を行う．−10cmH$_2$Oから持続吸引を開始する．なおきわめて緊急性の高い場合は静脈留置針を用いて穿刺する．

原則として人工呼吸管理とし，十分な酸素化と換気を維持する．激しい自発呼吸は病状を悪化させるため，十分な鎮静を施し換気効率を高める（ドルミカム100〜150μg/kg/回，維持1μg/kg/分）．

一般に，無気肺の合併がなければ高頻度振動換気（HFO）による管理が望ましい．

b．非緊張性気胸

酸素投与を行い，基礎疾患の治療に努める．必要に応じてHFOなど適切な人工換気療法を施行し緊張性気胸への移行を回避する．高濃度酸素吸入療法(nitrogen washing)は有効な治療であるが，とくに早産児においては，酸素毒性から忌避される傾向にある．十分な酸素化を維持する程度の吸入酸素濃度の設定（40〜60％）でよい．

経皮動脈血酸素飽和度などの十分なモニタリングは必須である．不完全な脱気，不適切な人工換気設定などにより肺高血圧に陥ることは絶対に避けなければならない．

E 予後

成熟児では予後は比較的良好であるが，早産児，とくに超低出生体重児では血圧変動に伴う頭蓋内出血を発症し予後不良となる例も多い．

（加藤有一）

24．新生児慢性肺疾患

近年の新生児医療の発展に伴い，超低出生体重児の生存率は著しく上昇しているが，同時に予後に関して未解決の問題が数多く残されている．とくに新生児慢性肺疾患（Chronic lung disease in the newborn；CLD）はその罹患率の高さに加え，施設間に発症率の違いが存在することが知られており，科学的根拠に基づいた治療指針の確立が望まれている．

A 定義

厚生省研究班により7型に分類されている[1),2)]．ポイントとなる因子は，先行疾患としての呼吸窮迫症候群あるいは子宮内感染の存在，胸部レントゲンでの典型的な気腫線維化像の有無である（表24-1）．

また，欧米においては受胎後36週の時点で酸素を必要とする児を慢性肺疾患として捉える場合が多く注意を要する．

B 病態

肺組織の未熟性を基盤とし，人工換気療法などによる酸素毒性，圧および容量変化が肺胞障害を起こす．加えて二次的な炎症反応が起こり肺胞上皮の修復過程が異常に修飾され，線維化などの異形成に至るとされる．ただし，定義の内容からもわかるようにその成因は一様ではなく，とくにⅢ型では子宮内感染に起因する強い炎症反応が主病因であり，出生前の因子である点は重要である．

C 治療

a．呼吸管理

1）酸素投与：酸素毒性を十分認識し，少なくとも経皮動脈血酸素飽和度（SpO$_2$）が100％にならぬよう，SpO$_2$ 92～98％，動脈血酸素分圧（PaO$_2$）50～80 mmHgを目安に管理する．逆に低酸素が持続することはアシドーシスや肺高血圧を助長することにもなる．

2）人工呼吸管理：急性期は，pHが7.3を維持できる程度に動脈血二酸化炭素分圧（PaCO$_2$）40～55 mmHgを目安に最大吸気圧，換気回数を調節する．適切な呼気終末圧（PEEP）の維持は不可欠であり，むしろ低い設定は肺胞の虚脱につながる．また近年，容量変化による肺損傷がより重要視されている．生後は児の肺コンプライアンスが急激に変化するため，肺過膨張に留意しつねに最適な呼吸器条件の設定に心がけることが児の予後に大きく影響することを認識しなくてはならない．

高頻度振幅換気（High Frequency Osci-lation；HFO）は容量変化が少なく肺損傷を軽減することが期待でき，急性期および慢性期ともに広く用いられている．コンプライアンスの低い肺に対して使用されることが多いが，高い平均気道内圧により静脈還流量が低下することがある．吸気努力を感知して陽圧をかけることにより，呼吸仕事量を軽減する換気方法も開発されているが，トリガー反応時間等の問題が残され，十分な効果はまだ報告されていない．また経鼻持続陽圧呼吸などを活用し早期抜管に努めることも重要である．

b．水分管理・栄養管理

急性期の過剰な水分投与は慢性肺疾患を増加させることが知られている[3]．日齢0から50-60-70-80-90 ml/kg/日と増量していくが，在胎25週未満の児では不感蒸泄

表24-1　新生児慢性肺疾患の定義

新生児慢性肺障害
　先天奇形を除く肺の異常により，酸素投与を必要とするような呼吸窮迫症状が新生児期に始まり，生後28日を越えて続くもの

新生児慢性肺疾患（chronic lung disease in the newborn）

Ⅰ型　新生児のRDSが先行する新生児慢性肺障害で，生後28日を越えて胸部X線写真上び慢性の泡沫状もしくは不規則索状，気腫状陰影を呈するもの

Ⅱ型　RDSが先行する新生児慢性肺障害で生後28日を越えて胸部X線写真上び慢性の不透亮像を呈するも，泡沫状もしくは不規則索状，気腫状陰影には至らないもの

Ⅲ型　RDSが先行しない新生児慢性肺障害で，臍帯血や出生直後の血中IgM高値，臍帯炎，胎盤炎など出生前感染の疑いが濃厚であり，かつ生後28日を越えて胸部X線写真上び慢性の泡沫状もしくは不規則索状，気腫状陰影を呈するもの

Ⅲ'型　RDSが先行しない新生児慢性肺障害で，臍帯血や出生直後の血中IgM高値，臍帯炎，胎盤炎など出生前感染の疑いが濃厚であり，生後28日を越えて胸部X線写真上び慢性の不透亮像を呈するも，泡沫状もしくは不規則索状，気腫状陰影には至らないもの

Ⅳ型　RDSが先行しない新生児慢性肺障害で，出生前感染が明らかでなく，生後28日を越えて胸部X線写真上び慢性の泡沫状もしくは不規則索状，気腫状陰影を呈するもの

Ⅴ型　RDSが先行しない新生児慢性肺障害で，出生前感染が明らかでなく，生後28日を越えて胸部X線写真上び慢性の不透亮像を呈するも，泡沫状もしくは不規則索状，気腫状陰影には至らないもの

Ⅵ型　上記のいずれにも分類されないもの

がきわめて大きく150ml/kg/日前後の水分投与が必要となることも少なくない．慢性期では120〜140ml/kg/日程度の水分量で管理する．

一方，正常な肺組織の再生には十分な栄養が不可欠である．母乳添加用粉末（HMS-1）や低出生体重児用ミルク，あるいは中鎖脂肪酸（マクトンオイル1〜3ml/kg/日）を併用し，120kcal/kg/日を目標とする．

c．薬物療法

1）利尿薬：投与により呼吸機能の改善（気道抵抗の減少，肺コンプライアンスの上昇）が得られることが知られている．低カリウムの時にはカリウム保持性の利尿薬を併用する．長期投与の際は電解質バランス，腎石灰化，聴力障害などに注意する（フロセミド；ラシックス1〜2mg/kg/日，分2〜3，スピロノラクトン；アルダクトンA 1mg/kg/日，分2〜3）．

2）気管支拡張薬：慢性肺疾患の児では細気管支平滑筋の肥厚を認め，気道抵抗が増大している．テオフィリン投与により平滑筋を拡張し，気道抵抗の減少など呼吸機能の改善がみられる．

3）副腎皮質ステロイドホルモン：早期および慢性期投与に関して多くの報告がなされているが，抜管には有効であるものの，入院期間や生存率に関しては有効ではないとする報告が多い．現時点では，長期的な副作用も危惧されており，安易に選択できる治療方法ではない．

＊ サーファクタント補充療法はCLD発症の危険度を低下させないことが知られているがRDSの診断に基づき使用することは必要である．また吸入療法に関しては，利尿薬，ステロイド剤などが試みられているが，薬物到達度が不明確であり，治療法として確立してはいない．

d．在宅酸素療法

比較的全身状態が安定しているものの，酸素化が不十分で良好な発育が妨げられる場合に考慮する．肺高血圧の予防にも効果があるほか，家族とのつながりが深まり発達促進が期待できる．しかし，在宅酸素療法に移行するには，家族の十分な理解や受け入れが必要であり，医療側も成長や肺高血圧などの十分な評価と管理が必要である．

参考文献

1) 小川雄之亮：1990年出生児における慢性肺疾患の疫学調査．平成3年度厚生省心身障害研究報告書，p.6-16, 1992.
2) 藤村正哲ほか：新生児慢性肺疾患の予防と治療に関する研究．「新生児期の疾患とケアに関する研究」報告書，39-45, 1998.
3) Tammela OK : Fluid restriction for preventing bronchopulmonary dysplasia? Reduced fluid intake during the first weeks of life improves the outcome of low-birth-weight infants. Acta Paedatr 81 : 207-12, 1992.

（加藤有一）

25．新生児遷延性肺高血圧症，胎児循環遺残症

新生児遷延性肺高血圧症（PPHN）は胎便吸引症候群，敗血症，仮死，横隔膜ヘルニア，呼吸窮迫症候群などの原因で生じた肺高血圧のため，重篤な低酸素血症を呈する病態である．

A 診断

a．臨床症状

チアノーゼや低酸素血症が特徴的で

り，体動やわずかの刺激で動脈血酸素分圧が著しい低下を示す．2，3日から数日の経過で，改善を認める．

b．検査所見

心エコー検査により，チアノーゼ心疾患を除外し，卵円孔や動脈管での右左シャントを証明する．右上肢（pre-ductal）と下肢（post-ductal）の動脈血酸素分圧または飽和度較差を証明する．

B 治療

通常，吸入酸素濃度100%下での人工換気療法を必要とする．

a．鎮静

処置は必要最低限とし，鎮静剤や筋弛緩剤を使用し，十分に鎮静を保つ．

b．過換気療法，アルカリ療法

過換気療法を行い，メイロンを投与し，$PaCO_2$を低く，pHを高めに保ち，肺血管抵抗を下げる．しかし，極端な過換気療法は慢性肺疾患や聴力障害につながる可能性が高く，$PaCO_2$は30 mmHg前後を目標とする．気道内圧を上昇させずに$PaCO_2$を低く保つために，高頻度振動換気法（HFO）を用いると有効な場合が多い．急性期を過ぎたら逆に$PaCO_2$を正常か，むしろ高めに認容し，できるだけ呼吸器条件を下げる．慢性肺疾患の合併は神経学的予後にも影響する可能性が高いため，下記の治療（c，d，e）を積極的に併用し，病初期より呼吸器設定をできるだけ低く保つことが肝要である．

c．薬物療法

体血圧低下例にはvolume expanderや昇圧薬（イノバン，ドブトレックス）を用いる．肺血管抵抗を低下させるために表25-1の血管拡張薬を投与する．

d．一酸化窒素（NO）吸入療法

NO吸入は選択的に肺動脈を拡張させ，

表25-1　PPHNに使用される主な血管拡張剤

薬品名	投与量	主な副作用
イミダリン	初回1～2 mg/kg 維持0.2～2mg/kg/h	低血圧，消化管出血，腎不全
プロスタンディン	0.02～0.2 μg/kg/m	動脈管開存症
パルクス	2～10 ng/kg/m	動脈管開存症
ミリスロール	2～10 μg/kg/m	低血圧，メトヘモグロビン血症
プロタノール	0.02→0.2 μg/kg/m	頻脈，不整脈
マグネゾール	初回250mg/kg 維持20～75mg/kg/h	低血圧，低カルシウム血症

体血圧には影響を及ぼさないことから，PPHNの治療に適したものと考えられる．認可された治療法ではないが，その有効性が確認されつつあり，施行可能な施設ならば血管拡張療法としては第一選択と考える「15．呼吸管理」を参照．

e．体外式膜型人工肺（ECMO）

施行可能な施設は限られているが，重症な症例に対しては予後の改善のために，積極的に導入すべきである（基準と方法は，「15．呼吸管理」を参照）．

（大城　誠）

26．分娩外傷

分娩外傷とは，分娩に際して新生児におこった損傷をいう．巨大児，骨盤位分娩，鉗子分娩などがリスクファクターとなる．

● 頭部損傷

A 頭蓋外出血

a. 頭血腫
頭血腫は，骨膜が剥離しておこった血腫である．予後は，良好で2～8週で自然に吸収される．無治療でよいが，閉鎖出血であるので高ビリルビン血症をきたすことがある．

b. 帽状腱膜下血腫
吸引分娩や鉗子分娩などにより帽状腱膜下に出血するもので，大量に出血すると出血性ショック，DICを合併することもある．

B 頭蓋内出血
「29.中枢神経の出血性疾患，虚血性疾患」を参照．

● 脳神経損傷

A 顔面神経麻痺
分娩時の神経損傷では，最も頻度が高い．麻痺側の眼裂は開いたままで，口角は健側に引きつられて大きく開口できない．中枢性の顔面神経麻痺と鑑別を要する．

B 反回神経麻痺
片側反回神経麻痺では，嗄声や喘鳴が主症状であるが，両側の症例では重篤な呼吸症状が現れる．

● 脊髄損傷

損傷の原因は，脊髄の過伸展によることが多い．治療に関しては，ほとんどの症例で保存的療法となる．

● 末梢神経

A 横隔神経麻痺（C3,C4,C5）
頸部過伸展が原因で，多くは腕神経叢麻痺を伴っている．呼吸障害が症状である．

B 腕神経叢麻痺

a. Erb-Duchenne麻痺（C5,C6）
肘を伸展し前腕を回内位で体側に引きつけた肢位をとる．成因典型的な肢位に加えて患側のモロー反射は減弱～消失するが，把握反射は消失しない．

b. Klumpke麻痺（C7,C8,Th1）
手関節と手指の屈筋群の麻痺であり，把握ができなくなる．

c. 全型麻痺
上肢は弛緩し，反射は消失する．

● 骨折性病変

A 鎖骨骨折
鎖骨骨折が最も頻度が多い．ほとんどの症例は無症状であり，特別の治療を必要とせずに治癒する．

B 長管骨骨折
症状は四肢の運動減少，腫脹であり，X線撮影で診断を確定する．

● 内臓損傷

A 肝被膜下出血
被膜下に限局して出血している場合は，貧血の進行のみであるが，被膜を破り腹腔内に出血が及ぶとショックとなる．診断に超音波検査が有用である．治療は，輸血や凝固因子の補充を行う．

B 副腎出血

症状は比較的軽く，非特異的なものが多い．診断は，時間が経つにつれて腹部超音波検査で出血部位が囊胞状にみえ，腹部レントゲン写真にて石灰化を確認することで，診断が容易となる．

参考文献
1) Medlock MD, Hanigan WC : Neurologic birth trauma : Intracranial, spinal cord, and brachial plexus injury. Clin Perinatol 24 : 845-58, 1997.

(早川昌弘)

27. 新生児仮死

周産期仮死は，胎児または新生児への低酸素血症，ガス交換の欠如，主要蔵器への灌流障害がもたらされた状態を示し，①臍帯動脈血のpHが7.00未満の重篤な代謝性あるいは混合性アシドーシス，②アプガースコアが0～3点の状態が5分以上持続，③出生直後の新生児期に痙攣，筋緊張低下，昏睡，低酸素性虚血性脳症などの神経症状がある，④出生直後の新生児期に多臓器にわたる機能不全を示す所見がある，以上の4項目を満たすものと定義されている．

A 仮死の診断・評価
a. アプガースコア

成熟児では新生児仮死の評価となりうる．1分値は胎児仮死の有無を反映し，5分値は神経学的予後と相関するといわれる．早産児では筋緊張や反射が弱く仮死がなくとも低い点数となるので，仮死の評価として不適当である．また，帝王切開時の全身麻酔薬や，母体への投与薬剤などにも影響される．

b. 血液検査

代謝性アシドーシス，高炭酸ガス血症を呈する．また，AST，ALT，LDH，CKなどの逸脱酵素の上昇がみられる．CK-BBやNSEの値は，神経学的予後と関連するとされる．

B 治療
a. 分娩室での蘇生

児が出生したら顔面の清拭，口鼻喉咽頭の吸引を行う．アプガースコアが7点以下の場合は体性感覚刺激を行い呼吸を促し，口元で酸素吸入を行う．その後も呼吸状態が改善しないときは，マスク&バッグ換気を行う．以上の処置を行っても改善が乏しい例は気管内挿管の適応となる．挿管し換気しても，徐脈の場合は心マッサージを行う．蘇生薬は，10,000倍ボスミン0.3 ml/kgの静注または気管内投与，炭酸水素ナトリウム(メイロン)2～3 mEq/kgの静注，カルチコール2～3 ml/kgの静注などである．

b. 入院後の管理

1) 呼吸管理：適切な酸素分圧 (60～100 mmHg) と二酸化炭素分圧(35～45 mmHg)を維持する．キサンチン製剤は脳血流を減少させるため仮死後の無呼吸に用いてはならない．

2) 循環管理：脳への灌流を維持するため，適切な血圧の維持が必要である．重症仮死の場合は，連続的に血圧をモニタし，成熟児では収縮期血圧を45～50 mmHg以上に保つ必要がある．昇圧剤は，カテコラミンが第一選択となる．ドパミン(イノバン，ドミニン)とドブタミン(ドブトレックス)の使用が一般的である．

3) 輸液管理：入院当初は水分量を40～50 ml/kgとして，その後はバランスをみ

ながら調節していく．血糖値を75〜100 mg/dlにする．仮死後の低カルシウム血症に注意する．

3) けいれん：治療については「28. 新生児痙攣」の項を参照．

参考文献

1) Committee on fetus and newborn, American Academy of Pediatrics, and Committe on Obstetirc Practice, American college of Obstercians and gynecologists : Use and abuse of the apgar score. Pediatrics 98 : 141-142, 1996.
2) Wolkoff LI, Davis JM : Delivery room resuscitation of the newborn. Clin Perinatol 26 : 641-58, 1999.

(早川昌弘)

28. 新生児痙攣

新生児の中枢神経の未熟性のため，新生児痙攣は特有の臨床像をとる．全身性強直間代発作は稀で，多くは微細発作などの非典型例である．

A 原因

新生児痙攣はさまざまな原因でおこる．主な原因を表28-1に示す．

B 発作型分類

a．微細発作

新生児痙攣の中で最も頻度が高い．
1) 眼球異常：眼球の偏位，一点凝視．
2) 口頬舌の異常運動：咀嚼様，吸啜様の運動や舌をなめまわす動き．
3) 四肢の異常運動：スイミング様，ペダルこぎ運動，ボート漕ぎ運動．

表28-1 新生児痙攣の原因

1．周産期脳障害
　低酸素性虚血性脳症，頭蓋内出血
2．代謝異常
　低血糖症，低カルシウム血症，低マグネシウム血症，低ナトリウム血症，高ナトリウム血症，アミノ酸代謝異常，尿素サイクル異常症，有機酸代謝異常症，脂質代謝異常症
3．感染症
　細菌感染症(細菌性髄膜炎)，ウイルス感染症，胎内感染症
4．中枢神経の奇形
5．薬物離断症候群

4) 自律神経発作：血圧の上昇，多呼吸，頻脈，徐脈など．
5) 無呼吸発作：無呼吸発作に加え眼球異常(一点凝視や眼球偏位)を伴うことが多い．

b．間代発作

1) 焦点間代発作：限局した間代痙攣で比較的稀である．
2) 多焦点間代発作：体の一部から始まった間代性痙攣が他の部位へ不規則に移行する．成熟児に多く認められる．

c．強直発作

1) 焦点強直発作：片側の上肢，下肢の持続性の伸展，体幹や首の強直が認められる．
2) 全身強直発作：全身性で，四肢が強直伸展位や除皮質体位などをとる．

d．ミオクロニー発作

1) 焦点ミオクロニー発作：上肢を屈曲させる発作が典型的である．
2) 多焦点ミオクロニー発作：体の数カ所で非同期性の筋の収縮が起こる．
3) 全身性ミオクロニー発作：両側上肢の屈曲が特徴である．

C 検査治療

新生児痙攣を疑ったら必ずベッドサイド

にて脳波を記録し確定診断をつける．同時に血糖，電解質，カルシウム，マグネシウム，アンモニア，血液ガスを検査し原因検索を行う．

a．低血糖

低血糖がある場合は，20％ブドウ糖 2 ml/kg を静注し，その後維持輸液を行う．

b．低 Ca 血症

低カルシウム血症の場合はグルコン酸 Ca 2 ml/kg をゆっくり静注する．難治性低 Ca 血症の場合は，低 Mg 血症の合併を考慮する．

c．低 Mg 血症

低 Mg 血症には，硫酸マグネシウムを 1 ml/kg 投与する．

d．その他

電解質異常や代謝異常以外の原因の場合には，抗痙攣薬を使用する．

参考文献

1) Volpe JJ：Neurology of the newborn 3 rd ed, p 172-207, WB Saunders, 1995.
2) Scher MS：Seizure in the newborn infant：Diagnosis, treatment, and outcome. Clin Perinatol 24：735-773, 1997.

（早川昌弘）

29．中枢神経の出血性疾患，虚血性疾患

● 出血性疾患

頭蓋内出血は，新生児医療において最も臨床的に問題となる疾患の一つである．生命予後，発達予後に大きく関わる病態であり，診断，治療を的確に行うことが必要である．

A 脳室内出血

新生児領域で最も頻度の高い出血であり，そのほとんどは極低出生体重児においてみられる．

a．成因

脳室内出血の成因には，多くの因子が加わっているが，その一つとして脳室上衣下層の存在があげられる．脳室上衣下層は非常に脆弱な組織であるために低酸素，虚血などで容易に組織の破壊をきたし，脳室内出血へ進展する．

b．診断

軽症例では無症状のこともあるが，重症例では無呼吸，痙攣，貧血，代謝性アシドーシスをきたす．診断には，頭部超音波検査がベッドサイドで繰り返して施行できる点で最も有用である．

c．予防・治療

血圧の変動などで容易に脳室内出血をきたすため，児の全身状態の安定化を心がけることが一番である．治療は脳圧亢進の治療，痙攣の治療に加えて，出血に対して輸血や凝固因子の補充を行う．出血後水頭症をきたした場合は，必要に応じて反復腰椎穿刺，薬剤の投与，脳室ドレナージを行う．

B 硬膜下出血

発症例の多くは成熟児である．主因は分娩外傷であり，分娩に伴う児頭圧迫，変形が小脳テント，大脳鎌の断裂，脳表静脈の破綻をきたし発症する．

a．臨床症状

重症例では脳圧亢進症状，意識障害，痙攣などがみられる．後頭蓋窩出血では，脳幹症状が認められる．

表 29-1　低酸素性虚血性脳症の病期分類

	1期	2期	3期
意識レベル	過敏	嗜眠または鈍麻	昏迷
神経筋支配			
筋緊張	正常	軽度低下	弛緩
姿勢	軽度の四肢屈曲	強い遠位部屈曲	間欠的除脳硬直姿勢
伸展反射	亢進	亢進	減弱または消失
分節性ミオクローヌス	あり	あり	
原始反射			
吸啜反射	弱い	弱いまたは消失	消失
モロー反射	強い, 低閾値	弱い, 高閾値	消失
眼前庭反射	正常	亢進	減弱または消失
緊張性頸反射	弱い	強い	消失
自律神経機能	交感神経優位	副交感神経優位	両神経系とも抑制
瞳孔	散瞳	縮瞳	不定, しばしば瞳孔不同, 対光反射減弱
心拍	頻脈	徐脈	不定
気管, 唾液分泌	少ない	多い	不定
消化管の運動性	正常または減少	亢進, 下痢	不定
けいれん	なし	しばしば焦点性, 多焦点性	除脳硬直以外は稀
脳波所見	正常	初期：低電位持続性デルタ波 後期：周期性パターン 発作波：焦点性1〜1.5 Hz 棘徐波	初期：平坦波を伴う周期性パターン 後期：全般的平坦波
持続期間	24時間以内	2〜14日	数時間から数週間

C　くも膜下出血

成熟児では外傷, 未熟児では低酸素状態が原因である. 成人例と違い小血管が出血源であるので重症例は少ない.

a. 臨床症状

無症状の例が多い. 症状を呈する例では痙攣が多いが, 痙攣以外には症状がなく全身状態は比較的よいことが多い.

b. 治療・予後

ほとんどの症例では, 特別な治療を要さず予後良好である.

D　小脳出血

外傷, 低酸素などが原因とされる. 脳室内出血, くも膜下出血の合併例が多い.

●── 低酸素性虚血性脳症

周産期仮死に伴う脳障害は低酸素および虚血が主因であり, その病態の後に神経症状を呈した場合が低酸素性虚血性脳症 (hypoxic ischemic encephalopathy ; HIE) である.

A　診断

病歴と臨床症状からHIEと診断できる. 成熟児のHIEにはSarnartのステージ分類 (表29-1) が有用である. 重症度の評価を行うために血液ガス分析, 血液生化学検査, 頭部エコー, 頭部CT, 脳波などの検査を行う.

B 治療

呼吸・循環の全身管理に加えて，痙攣の治療，脳浮腫対策を行う．近年，脳保護対策としてマグネシウム製剤の投与，脳低温療法が試みられている．

●── 脳室周囲白質軟化症

脳室周囲白質軟化症（periventricular leukomalacia；PVL）の原因の一つに血管構築の特殊性があげられる．在胎32週未満の胎児，新生児の脳室周囲は，脳表面から脳室へ向かう動脈と脳室周囲から白質へ向かう動脈の還流境界となっている．PVLは錐体路を傷害し脳性麻痺の原因となる．

A 診断

頭部エコーが簡便かつ非侵襲的であるため最も有力な検査である．典型例では脳室周囲高エコー域に引き続き嚢胞形成が見られる．しかしながら軽症例のばあいエコー上診断が困難なことが多い．脳波検査を行うことで受傷時期が推測できるため，ハイリスク群では出生直後からの脳波検査が望ましい．

B 予後

片側例や軽症例では運動麻痺を呈さない症例もあるが，嚢胞性PVLと診断された例の多くが脳性麻痺となる．痙性対麻痺が最も多く，ついで四肢麻痺が多くみられる．その他の神経学的後遺症として，知能障害，てんかん，視野障害，皮質盲などがある．

参考文献

1) Volpe JJ：Neurology of the newborn 3 rd ed, p. 314-463, WB Saunders, 1995.
2) Rivkin M：Hypoxic-ischemic brain injury in the term newborn：Neuropathology, clinical aspects, and neuroimaging. Clin Perinatol 24：607-26, 1997.
3) Sanat HB：Neonatal encephalopathy following fetal distress：A clinical and electroencephalographic study. Arch Neurol 33：696, 1976.

（早川昌弘）

30．新生児の貧血と多血症

新生児の貧血と多血について述べる．新生児は生理的に多血状態にあるが，これを越えると多血の症状が出現する．一方，種々の原因で貧血となる．

●── 新生児の貧血

生後7日までは静脈血Hb 13 g/dl以下，7日〜2カ月までは10 g/dl以下を貧血とする．

A 診断

a．原因

① 出血性貧血

a）産科的出血（外出血）：常位胎盤早期剝離，前置胎盤，胎盤・臍帯血管の異常．

b）閉鎖出血：胎児母体間輸血症候群，胎児胎盤間輸血，双胎間輸血症候群．

c）体内出血：頭蓋内出血，頭血腫，肺出血，肝脾破裂，消化管出血，副腎出血など．

② 溶血性貧血

a）免疫性溶血：血液型不適合，母体の自己免疫性疾患など．

b) 遺伝性疾患：赤血球の膜異常や代謝異常（球状赤血球症，G6PD欠損症など），ヘモグロビン異常症．

b．症状

皮膚蒼白，呼吸窮迫，チアノーゼ，哺乳不良，不活発，頻脈，など．慢性出血が原因の場合は黄疸や肝脾腫を伴うことがある．

B 治療

a．輸血適応基準

急性期で呼吸障害を伴う場合，中心静脈血のHct 40％，Hb 10～12 g/dlに維持する．未熟児早期貧血に対しては，呼吸障害やうっ血性心不全がなく出生体重2000 g以下，日齢28～4カ月まではHb 8 g/dl以下，あるいは頻脈，多呼吸などの呼吸障害，不活発，体重増加不良のみられる場合はHb 8～10 g/dlが適応となる（月本ら，小児輸血療法研究会のガイドライン）．

b．輸血量，使用血液

「13．輸液・電解質管理・輸血」を参照．

●―― 新生児多血症

末梢静脈血でHct 70％以上，中心静脈血や動脈血（中心静脈血のHct）で65％以上，症状があれば60％以上とする．毛細管血では5～20％高値にでるので，毛細管血60％以上は他の部位で再検の必要がある．

A 診断

a．原因

1) 胎盤を介する輸血：臍帯結紮の遅れ，双胎間輸血症候群，母体胎児間輸血．
2) 慢性子宮内低酸素による胎児造血亢進：不当軽量児，妊娠中毒症，過期産児，母体の慢性低酸素症（心疾患，肺疾患）．
3) 糖尿病母体児．

b．症状

過粘度症候群による血液循環障害にもとづく症状が主である．

1) 中枢神経系：無呼吸，哺乳不良，活動性の低下，嘔吐，易刺激性，痙攣．
2) 呼吸循環系：多呼吸，チアノーゼ，四肢冷感，頻脈，心不全．
3) 腎：血尿，蛋白尿，腎静脈血栓．
4) 血小板減少，黄疸，低血糖．

B 治療

1) 十分な授乳，水分補給．
2) 部分交換輸血：適応，方法については「11．新生児医療における手技」を参照．

参考文献

1) Cloherty JP, Stark AR (eds)：manual of neonatal care 4th ed, Lippincott-Raven, p. 453-460, 466-470, 1998.
2) 月本一郎：新生児・小児への輸血，使用血液と輸血の基準．ネオネイタルケア 9：566-570, 1996.

（鈴木千鶴子）

31．新生児出血性疾患

出生間もない新生児は，肝の凝固因子生成能の未熟なために出血しやすい．またビタミンK欠乏や血小板減少によって出血傾向をきたす．

●―― 新生児メレナ

腸内細菌叢によるビタミンK補給が少

なく，ビタミンK摂取が十分でない生後1〜3日に，消化管出血をきたす．

A 診断
a．症状
日齢1〜3に血性嘔吐，タール便，貧血，ショック．
b．検査
PT, aPTT著明延長，フィブリノーゲン正常，ヘパプラスチンテスト低値（PIVKA IIに影響されない），PIVKAII陽性．

B 予防
出生後授乳が開始され次第，早期にビタミンK（ケイツーシロップ 1 ml＝2mg）投与．

仮性メレナは，飲み込んだ母体血の嘔吐で，アプト試験で鑑別する（「10．ベッドサイド検査」を参照）．

● 乳児ビタミンK欠乏性出血症

母乳栄養によるビタミンKの摂取不足，母乳栄養児の腸内細菌叢のビタミンK合成低下などの多因子により出血を起こす症状である．

A 診断
a．症状と発症率
生後2〜4週に頭蓋内出血を主とする出血を起こす．昭和50年代には1対4,000出生であった発症率が，ビタミンKの予防内服措置により，1対50,000出生と1/10以下に減少した．
b．検査
前項の「新生児メレナ」に同じ．

B 予防
発症予防策は，出生後早期，生後1週，生後1カ月の3回，ケイツーシロップ1 ml＝2mgを内服（「厚生省研究班暫定指針」）．また，1カ月検診時にヘパプラスチンテストでスクリーニングを行う．

C 二次性乳児ビタミンK欠乏性出血症
胆道閉鎖症，新生児肝炎，母体への薬物投与（フェニトイン，ワーファリン）などによる二次的原因による出血．

● 血小板減少症

血小板数 $15 \times 10^4/\mu l$ 以下をいう．

A 原因
a．免疫性
1） 同種免疫性血小板減少症（neonatal alloimmune thrombocytopenia；NAIT）はヒト血小板抗原の不一致による．約20%に頭蓋内出血を合併．

2） 自己免疫性血小板減少症（autoimmune thrombocytopenia）はITP, SLEなどの母体由来の抗血小板抗体により母児ともに血小板減少を呈する．NAITと比較して軽症で頭蓋内出血は数%以下．
b．感染性
1） 細菌性
2） ウイルス性：TORCH症候群，とくにサイトメガロウイルス．
c．その他
遺伝性，薬剤性（キニン，サイアザイド系利尿剤），DIC, 血栓症，壊死性腸炎，早産の不当軽量児，仮死など．

表31-1 新生児DICの診断基準

1. 基礎疾患の存在	
2. 出血傾向 and/or 参考条件	
3. 検査所見	スコア(点)
1) 血小板数($\times 10^4/\mu l$)	
a.$10 < \leq 15$	1
b.≤ 10	2
2) フィブリノーゲン (mg/dl)	
a.$100 < \leq 150$	1
b.≤ 100	2
3) FDP (FDPL, $\mu g/ml$)	
a.$10 \leq < 40$	1
b.≥ 40	2
4) FDP (D-dimer, ng/ml)	
a.$500 \leq < 2,000$	1
b.$\geq 2,000$	2
4.参考条件	1.必須項目
1) pH≤ 7.2	2.必須項目
2) PaO$_2 \leq 40$ mmHg	3.3点 DIC疑い
3) 直腸温≤ 34℃	4点以上 DIC確診
4) 収縮期圧≤ 40 mmHg	

表31-2 極低出生体重児のDICの診断基準

1. 基礎疾患の存在	
2. 出血傾向 and/or 参考条件	
3. 検査所見	スコア(点)
1) 血小板数($\times 10^4/\mu l$)	
a.$10 > \leq 15$	1
b.≤ 10	2
2) フィブリノーゲン (mg/dl)	
a.≤ 50	1
3) FDP (D-dimer, ng/ml)	
a.$200 \leq < 500$	1
b.$500 \leq < 2,000$	2
c.$\geq 2,000$	3
4. 参考条件	1.必須項目
1) PH≤ 7.2	2.必須項目
2) PaO$_2 \leq 30$ mmHg	3.3点 DIC疑い
3) 直腸温≤ 34℃	4点以上 DIC確診
4) 収縮期圧≤ 30 mmHg	

B 治療

血小板輸注(「13.輸液・電解質・輸血」を参照).

同種免疫性および自己免疫性血小板減少症では,血小板減少や出血時に血小板輸注,ガンマグロブリン,プレドニンの投与が行われるが,NAITでは,母親の洗浄血小板か抗原適合血小板を用いることに注意.

●——播種性血管内凝固(Disseminated intravascular coagulation ; DIC)

重症基礎疾患をベースに,凝固系亢進,微小血管内血栓形成,凝固因子,血小板消費で出血症状を呈する症候群である.

A 診断

a. 診断基準(表31-1,表31-2)

表31-1に新生児DICの診断基準,表31-2に極低出生体重児のDICの診断基準を示した.項目1,2が必須で,スコア3点がDIC疑い,4点以上がDIC確診.

b. 原因

感染,ショック,無酸素症,NEC,腎静脈血栓症,静脈カテーテル留置など.

c. 症状

出血斑,胃腸管出血,採血部位の出血,感染,仮死,低酸素症など.

d. 検査所見(表31-1,表31-2)

血小板減少,フィブリノーゲン減少,FDP陽性となる.

表 31-3 DIC の治療

治療	投与方法
基礎疾患の治療	
ビタミン K_2	1 mg IV
AT-III製剤(アンスロビン)	30～60倍(単位)/kg/d, 30～60分で IV
メシル酸ガベキサート	1.0～1.5 mg/kg/h で開始, 2.0 mg/kg/h まで増量可
メシル酸ナファモスタット	0.06～0.2 mg/kg/h DIV
ヘパリン	30～50 u/kg 5～10 min で IV 後, 15～20 u/kg/h DIV, 25 u/kg/h まで増量可
交換輸血	重症 DIC では第一選択, 新鮮 MAP 血 150～200 ml/kg (＋FFP＋血小板)
新鮮凍結血漿	10～20 ml/kg
濃厚血小板輸血	血小板数 $2 \times 10^4/\mu l$ 以下で出血症状ある時, 0.5 u/kg(10 ml/kg)

B 治療

表 31-3 に示す.

参考文献

1) Cloherty JP, Stark AR (eds)：Manual of Neonatal Care 4 th ed, Lippincott-Raven, p. 460-466, 470-478, 1998.
2) 堵嘉之：新生児・乳児のビタミン K 欠乏性出血症の予防に関する研究. 厚生省心身障害研究昭和63年度報告書.
3) 白幡聡：周産期医学　26：1444-1448, 1996.

(鈴木千鶴子)

32. 新生児の急性腎不全

新生児期, とくに早産児においては種々の原因で尿量が不十分となることがある. ほとんどの原因は低血圧などのいわゆる腎前性であるが, 奇形などによる腎性, 腎後性の場合もある. また, この時期の乏尿あるいは無尿は, 電解質異常をはじめ体液バランスに異常をきたしやすく, とくに早産児においては予後を左右する因子にもなる.

A 診断

ほとんど100％の児(正期産, 早産ともに)では, 生後24時間以内に初回排尿が認められるが, 24時間以上続く無尿あるいは血清クレアチニン値の上昇を伴う乏尿(0.5 ml/ kg/24時間未満)がある場合, 急性腎不全と診断する.

a. 分類

1) 腎前性腎不全：脱水, 仮死, ショックなどによる低血圧, 先天性心疾患などによる.

2) 腎性腎不全：アミノグリコシド系などの腎毒性によるものなどによる.

3) 腎後性腎不全：尿路奇形などによる.

b. 腎前性および腎性腎不全の鑑別

両者の区別は以下の検査で可能.

1) 尿浸透圧 (mOsm)
　　腎前性　＞400
　　腎後性　＜400

2) FeNa＝(Urine　Na×Plasma Crea)/(Plasma　Na×Urine Crea)×100
　　腎前性　＜2.5
　　腎後性　＞2.5

3) Renal failure index＝Urine Na×Serum Crea/Urine Crea
  腎前性　＜3.0
  腎後性　＞3.0

c．検査所見

1) 血清クレアチニン値：満期産児における正常値は，日齢0では0.8〜1.0mg/dl，日齢1〜2では0.7〜0.8mg/dl，日齢3〜6では0.6mg/dl未満である．

ただし，低出生体重児では，1.6mg/dl以下を正常値とみなす．

2) BUN：15〜20mg/dl以上の場合，脱水あるいは腎機能不全と判断する．

3) 電解質：水分を相当量補っている場合，希釈性低ナトリウム血症となる．また，尿量が少なくカリウムの排出量が減少するため，高カリウム血症を生じる．後者は不整脈，心停止など致命的となることがある．

B 治療

対症療法が中心となる．

① 水分制限：体重の推移，in-out balanceを参考にする．ただし，低血圧など循環血液量の不足がある場合は，血液あるいは血漿を投与．

② 利尿剤投与

③ ドパミン（イノバン）3〜10μg/kg/分点滴．

④ 高K血症がある場合：
以下の順に治療を行う．
  a) 緊急時には，カルチコールを2倍希釈し，1〜2ml/kgをゆっくり静注．
  b) ケイキサレート1g/kgを注腸．
  c) グルコース−インスリン療法．
  d) 腹膜透析．

(肥田野洋)

33．母体の疾患，薬物による胎児・新生児の異常

A 母体の合併症による胎児・新生児の異常

a．糖尿病

1) 糖尿病合併妊娠の評価法としてWhiteの分類が有名であり，妊娠糖尿か否か，耐糖能の程度，発症年齢，罹病期間，腎や血管系の合併症などにより分類される．それにより，発症しやすい新生児合併症をある程度予測することができる．

2) よく見られる胎児・新生児の異常：
① 胎児死亡．
② 早産による出生．
③ 子宮内発育不全．
④ 胎児仮死，新生児仮死．
⑤ 巨大児：腕神経叢麻痺や鎖骨骨折などの分娩外傷や新生児仮死の危険因子となる．
⑥ 呼吸窮迫症候群：正期産でも発症することがある．また，羊水のL/S比が2.0以上でも10%程度発症のリスクがある．
⑦ 低血糖症：児の高インスリン血症が原因である．無症候性のことも多いため，生後早期から血糖の測定をルーチンに行う．
⑧ 低Ca血症．
⑨ 多血症．
⑩ 高ビリルビン血症．
⑪ 先天奇形：中枢神経系の奇形や心奇形の発生頻度が高い．
⑫ 心筋肥厚．
⑬ 腎静脈血栓症．

b．自己免疫疾患

1) 特発性血小板減少性紫斑病(ITP)：母体血中の抗血小板抗体の移行により胎児・新生児の血小板減少が惹起される．

蓋内出血の頻度は決して高くはなく，帝王切開を行っても減少しないことから，最近では産科学的適応がない限り経腟分娩が選択される．治療は，新生児特有のものはなく，急性ITPに準ずる．

2) 全身性エリテマトーデス：母体が抗SS-A抗体高値の場合のみ，新生児ループスや先天性完全房室ブロックが発症する．母体がSjögren症候群の場合も同様の機序である．

3) 重症筋無力症：児に移行した抗アセチルコリン受容体抗体により，一過性に筋無力症の症状を呈することがあり，重症例では呼吸不全をきたす．

c．甲状腺疾患

甲状腺疾患の多くは，好発年齢が妊娠の年齢と一致するため，合併頻度が高い．

1) 甲状腺機能亢進症：疾患の活動性が強い場合には，流産や胎児死亡のリスクが高い．また，甲状腺刺激抗体が高値の場合に児に一過性の機能亢進症が発症することがある．逆に，抗甲状腺剤の胎盤移行により児が機能低下となることもあるが，実際にはきわめて稀である．

2) 慢性甲状腺炎：稀に甲状腺阻害抗体の移行により児が甲状腺機能低下症をきたす．

d．心疾患

チアノーゼ性心疾患では，早産，子宮内発育不全のリスクが高い．また，妊娠末期にはうっ血性心不全が悪化するため，早期の娩出を選択する場合も多い．人工弁置換後ではワーファリンが常用されるが，胎児の奇形や出血のリスクがある．

e．腎疾患

慢性腎炎などにより腎機能不全状態にある場合は，流早産率が高い．また，妊娠の継続が腎機能をさらに悪化させるため，早期娩出を選択することがある．

f．精神神経疾患

てんかんなどの神経疾患自体が胎児に及ぼす影響はほとんどないが，抗てんかん薬や向精神薬の催奇形性や出生後の離断症候に注意する．

B 母体の薬物服用による胎児・新生児の異常

薬物により，器官発生期に作用し催奇形性のあるもの，妊娠経過に影響を与えるもの，胎児の各臓器の発達や機能に影響を与え新生児の罹病につながるもの，母乳を介した薬物の児への移行が問題となるものなど，多様である．

a．妊娠中の薬剤摂取の胎児に及ぼす影響

米国食品医薬品安全局（FDA）は，妊娠中に使用されうる薬剤について，以下のような五つのカテゴリーに分けているので，妊娠中の服用の可否や，児の異常が妊娠中に母体の摂取した薬剤によるものかどうかを判断する際に参考にするとよい[1,2]．

1) カテゴリーA：第1トリメスターでのリスクはないとされるが，第2，3トリメスターについては明らかでない．

2) カテゴリーB：動物ではリスクは示されていないが，ヒトでは十分な研究がなされていない．または，動物では副作用が明らかであるがヒト妊婦では第1トリメスターでのリスクはないとされ，第2，3トリメスターについてはリスクが明らかにされていない．

3) カテゴリーC：動物では胎児への副作用が示されているが，ヒトでは研究が不充分であり，妊婦への使用は，利益がリスクを上回る場合は容認されうる．または，動物においてもヒトにおいても十分な研究結果が得られていない．

4) カテゴリーD：ヒト胎児へのリス

クは明らかにされてはいるが,利益が上回る場合には妊婦への使用が容認されうる.

5) カテゴリーX:動物あるいはヒトでの研究結果や副作用報告から,胎児異常の原因となることが明らかで,リスクの大きさが使用による利益をはるかに上回る.

b.母乳を介した児への薬物移行が問題となるもの

抗腫瘍薬やエルゴタミンなどごく一部の薬剤を除いては,授乳禁忌となるものは意外に少ない.ただし,母体の薬物の摂取量や服薬時間と授乳時間の関係などに注意する必要があったり,児の綿密な観察が授乳の条件とされるものも多い.従って,服薬を理由にいたずらに母乳を中止するのではなく薬剤の胎児に及ぼす影響を十分に調べた上で授乳の可否を判断することが重要である.

C 薬物離断症候群

妊娠中あるいは分娩中に母体が摂取した,抗てんかん剤,催眠・鎮静剤,抗うつ剤,麻薬性および非麻薬性の鎮痛剤,覚醒剤などは,出生直後の新生児には抑制状態を,その後平均的には生後24~48時間後から離断症状をもたらすことがある.

薬物の種類により多少の違いはあるが,発熱,無呼吸,頻脈,多呼吸,不安興奮状態,振戦,痙攣,高調な泣き声,反射の亢進,嘔吐,下痢など,離断症状には共通点が多く,Finniganのスコアなどを用いて十分な観察と治療方針の決定を行う.

参考文献

1) Gomella TL:Effects of drugs and substances on lactation and breast-feeding. and Effects of drugs and substances taken during pregnancy, In Neonatology, p 599-621, Lange, 1999.
2) Briggs GG, Freeman RK, Yaffe SJ: Drugs in pregnancy & lactaion : A reference guide to fetal & neonatal risk, Williams & Wilkins, 1998.
3) American Academy of Pediatrics Committee on Drugs, The transfer of drugs and other chemicals into human milk. Pediatrics 108:776-789, 2001.

(三村俊二)

34. 新生児薬用量

アシクロビル(ACV) ゾビラックス
10 mg/kg/回,q 8 h,1~3hでDIV
(在胎<34週,腎障害,肝障害では,投与間隔を延長.脳炎時は15 mg/kg/回に増量)

アズトレオナム(AZT) アザクタム

≤29週	0~28日	30 mg/kg/回	q12h DIV
	>28	30	8
30~36	0~14	30	12
	>14	30	8
37~44	0~7	30	12
	>7	30	8
≥45		30	6

アセタゾラミド ダイアモックス
利尿 5 mg/kg/回,q 24~48 h,IV PO
尿アルカリ化 5 mg/kg/回,q 8~12 h,IV PO
髄液産生抑制 10~30 mg/kg/回,q 6~8 h,IV PO(少量から開始)
[備] 半減期4~10時間

アセチルシステイン ムコフィリン
無気肺治療 6~10 ml(10%),inh
胎便性イレウス 5~30 ml(10%),q 4~8 h,PO PR(通常量10 ml,q 6 h)

アデノシン3リン酸2ナトリウム アデホス ATP
0.05~0.25 mg/kg/回,1~2sでIV
(0.05 mg/kg/回で開始し,効果があるまで1~

アトラクリウムベシレート

0.1～0.4 mg/kg/h, DIV
[備] 半減期<10 s, 効果の持続 20～30 s
[備] 非脱分極性筋弛緩薬.国内未承認のため, 輸入が必要. 肝機能, 腎機能とは関係なく, 37℃でホフマン分解されるので, 蓄積の危険がない.

アムホテリシンB (AMPH)

ファンギゾン
初期量 0.25～0.5 mg/kg/回, 2～6h で DIV
維持量 初期量からゆっくり増量し0.5～1.0 mg/kg/回, q24～48 h, 2～6h で DIV

アルプロスタジル (PGE₁)

プロスタンディン
初期量 0.01～0.05 μg/kg/m
維持量 0.01～0.4 μg/kg/m
[備] lipo PGE₁, パルクス リプルは, プロスタンディンの約1/10の投与量

アルベカシン (ABK)　　ハベカシン

初期量 6 mg/kg/回, q 24 h, DIV
(血中濃度を測定し, 1回量の増減, 投与間隔の延長を考慮する)
[備] 血中濃度はピーク 8～12 μg/ml, トラフ<2 μg/ml

安息香酸ナトリウム

急性高アンモニア血症時
初期量 250 mg/kg, 90m 以上でDIV後, 10 mg/kg/h, DIV
維持は経口で, 最大量 250 mg/kg/日/分 3～4, PO まで
[備] 大量投与時は, 安息香酸ナトリウムによる代謝性アシドーシスに注意.

アンピシリン (ABPC)　　ビクシリン

≤29週	0～28日	50～100 mg/kg/回	q12h DIV
	>28	50～100	8
30～36	0～14	50～100	12
	>14	50～100	8
37～44	0～7	50～100	12
	>7	50～100	8
≥45		50～100	6

(髄膜炎の場合は, 150 mg/kg/回)
[備] 最大投与量 400 mg/kg/日

イソニアジド (INH)　イスコチン

予防投薬 10～15 mg/kg/日/分1, PO (9カ月間)
治療 10～20 mg/kg/日/分2～3, PO, 連日 または 20～40 mg/kg/日/分2～3, PO, 週2日

イソプロテレノール　プロタノール

0.02～0.5 μg/kg/m, DIV
(0.02 μg/kg/m から開始して, ゆっくり増量)
10,000倍溶液 0.1～0.5 ml/回, q 4～6 h, 噴霧吸入

イミペネム/シラスタチン (IPM/CS)

チエナム

<1200 g	≤28日	20 mg/kg/回	q24h DIV
	>28	20	18
1200～2000	≤7	20	12
	>7	20	12
>2000	≤7	20	12
	>7	20	8

インスリン, レギュラー　ヒューマリンR, ノボリンR

高カリウム血症
初回量 0.2 u/kg/回, IV (ブドウ糖 0.6～0.8 g/kg と同時に投与, G：I 比 3～4：1)
維持量 0.02～0.1 u/kg/h, DIV (G：I 比 8～12：1で)
高血糖 (極低出生体重児の)
　0.02～0.4 u/kg/h, DIV
未熟児のカロリー摂取増加時
　0.02～0.1 u/kg/h, DIV

インターフェロンアルファ-2b (IFNα)　イントロンA

300万 u/m²/回, q 24 h, sc
(ステロイド抵抗性の血管腫に対して)

インドメタシン　静注用インダシン

<生後48 h 0.2, 0.1, 0.1 mg/kg/回の3回投与, q 12～24 h, 1 h以上で DIV

2〜7日　0.2, 0.2, 0.2 mg/kg/回の3回投与, q 12〜24 h, 1 h以上でDIV
>8日　0.2, 0.25, 0.25 mg/kg/回の3回投与, q 12〜24 h, 1 h以上でDIV

HBワクチン　ビームゲン
0.25 ml, SC IM
HB母児感染予防に, 生後2, 3, 5カ月の3回投与.

エポエチンアルファ（rHu-EPO）
エスポー
200 u/kg/回, 2回/週, SC DIV
（点滴の場合は4〜24 hかけて行う）

エリスロマイシン（EM）　エリスロシン
< 1200 g　　　　20 mg/kg/日/分 2　PO DIV
>1200 ≦7日　 20 mg/kg/日/分 2　PO DIV
　　　　>7　　 30 mg/kg/日/分 3　PO DIV

塩化カリウム（KCl）
症候性低カリウム血症での最大投与速度
0.5〜1.0 mEq/kg/h, DIV（ECGモニタ下）
0.3 mEq/kg/h, DIV（モニタなし）
維持量　2〜4 mEq/kg/日, DIV PO

塩酸アルギニン　アルギニン
オルニチンカルバミル転移酵素欠損症, カルバミルリン酸合成酵素欠損症
急性高アンモニア血症時
初回は200 mg/kg, 90 m以上でDIV, つづいて, 200 mg/kg, DIV
維持量　100〜140 mg/kg/日/分 4, PO
シトルリン血症, アルギノコハク酸尿症
急性高アンモニア血症時
600 mg/kg, 90 m以上でDIV, つづいて経口で維持, 最大量700 mg/kg/日/分 4まで

塩酸エピネフリン　ボスミン
蘇生, 重篤な徐脈, 低血圧
10〜30 μg/kg/回, q5 m, IV（10,000倍溶液で, 0.1〜0.3 mg/kg）
気管内投与は, この2〜3倍量を用いる.
持続投与は, 0.1〜0.3 μg/kg/m, DIV（最大量 1 μg/kg/m）

塩酸ドパミン（DOA）　イノバン　ドミニン
low dose（腎血流増加）
0.5〜5 μg/kg/m, DIV
moderate dose（心拍出量増加）
5〜10 μg/kg/m, DIV
high dose（全身性に血管収縮）
10〜40 μg/kg/m, DIV

塩酸ドブタミン（DOB）　ドブトレックス
2〜10 μg/kg/m, DIV
（最大で, 40 μg/kg/mまで）

塩酸トラゾリン　イミダリン
テスト量　1〜2 mg/kg/回, 10 mかけてIV
→ 効果があれば, 0.2〜2 mg/kg/h, DIV

塩酸ナロキソン
オピオイドの拮抗剤として
0.1〜0.2 mg/kg/回, q 3〜5 m, IV
0.1 mg/kg/h, DIV
［備］　敗血症性ショックには最近はあまり用いられない.

塩酸バンコマイシン（VCM）
≦29週　　20 mg/kg/回　q24h DIV
30〜33　　20　　　　　　18
34〜37　　20　　　　　　12
38〜44　　15　　　　　　 8
≧45　　　10　　　　　　 6
［備］　血中濃度は, ピーク25〜40 μg/ml, トラフ 5〜10 μg/ml.

塩酸ヒドララウジン　アプレゾリン
0.1〜0.5 mg/kg/回, q 6〜8 h, IV
0.25〜1 mg/kg/回, q 6〜8 h, PO

塩酸プロプラノロール　インデラル
高血圧
0.01〜0.15 mg/kg/回, q 6〜8 h, IV
0.25〜2.0 mg/kg/回, q 6〜8 h, PO
不整脈
0.01〜0.1 mg/kg/回, IV
0.5〜4 mg/kg/日/分 3〜4, PO
甲状腺中毒
2 mg/kg/日/分 4, PO

塩酸ミダゾラム（MDZ）　ドルミカム
間欠投与　0.05〜0.2 mg/kg/回, q2〜4h, IV

（5 m 以上かけて静注）
持続投与　40〜60 μg/kg/h, DIV
経鼻, 舌下投与　0.2〜0.3 mg/kg/回
[備]　33週未満では薬物蓄積を避けるため, 投与開始24 h 後から投与量を半減する.

塩酸モルヒネ　モルヒネ
鎮痛, T/F のチアノーゼ発作
0.05〜0.2 mg/kg/回, q2〜4 h, 5 m 以上かけて IV
0.025〜0.05 mg/kg/h, DIV
鎮静　鎮痛の1/2の用量
薬物離断症候群　0.04 mg/kg/回, q 4 h, PO
(症状の改善があれば, 投与間隔を8 h に延長. 6〜10日間治療後, 中止をはかる)

カプトプリル　カプトリル
0.01〜0.1 mg/kg, q 8〜12 h, PO
(0.01 mg/kg から開始し, 反応に応じ増量)

カルバマゼピン（CBZ）　テグレトール
10 mg/kg/日/分 2, PO で開始.
最大量30 mg/kg/日
[備]　血中濃度は, 4〜12 μg/ml

ガンシクロビル　デノシン
6 mg/kg/回, q12 h, 1 h 以上で DIV
[備]　未熟児, 腎機能不全では投与間隔の延長を考慮する.

キサンチン→テオフィリン

グリセロール　グリセオール（10%）
0.5〜1 g/kg/回, q 6〜24 h, 30 m〜1 h かけて DIV

クリンダマイシン（CLDM）　ダラシン

≤29 週	0〜28日	5〜7.5 mg/kg/回	q12h DIV
	>28	5〜7.5	8
30〜36	0〜14	5〜7.5	12
	>14	5〜7.5	8
37〜44	0〜7	5〜7.5	8
	>7	5〜7.5	6
≥45		5〜7.5	6

グルカゴン
0.025〜0.3 mg/kg/回, IV SC（最大量 1 mg/回）
IDM では, 0.3 mg/kg/回
[備]　グルカゴン 1 mg＝1 unit

グルコン酸カルシウム　カルチコール（8.5%）
症候性低カルシウム血症　1〜2 ml/kg/回, 5〜10 m 以上で IV
心肺蘇生　1 ml/kg/回, q 10 m, IV
高カリウム血症　0.5 ml/kg/回, 5〜10 m 以上で IV
交換輸血　1 ml/クエン酸化血, 100 ml, IV
[備]　カルチコール 1 ml 中に Ca 0.39 mEq 含有. 心肺蘇生には, 最近使用されない傾向にある.

コレスチラミン　クエストラン
240 mg/kg/日/分 3, PO

ジアゼパム（DZP）　セルシン, ホリゾン
けいれん重積　0.1〜0.3 mg/kg/回, q 15〜30 m, IV
(最大量 計2〜5 mg まで)
鎮静　0.04〜0.3 mg/kg/回, q 2〜4 h, IV
　　　0.12〜0.8 mg/kg/日/分 3〜4, PO
薬物離断症候群　0.1〜0.8 mg/kg/回, q 6〜8 h, IV PO
高グリシン血症　1.5〜3 mg/kg/日/分 3〜4, PO
[備]　半減期が長いので, 持続点滴しない.

ジアゾキサイド
8〜15 mg/kg/日/分2, IV PO
[備]　国内未承認薬なので, 輸入が必要.

ジゴキシン　ジゴシン
注射用剤もあるが, 通常経口剤を用いることが多い.

	初回	維持量
<1500 g	25 μg/kg/回	5.0 μg/kg/日/分2
1500〜2500	30	7.5
>2500	35	10.0

ジドブジン（ZDV, AZT）　レトロビル
1回投与量　1.5 mg/kg/回, IV
　　　　　　2.0 mg/kg/回, PO
投与間隔　早産児＜2週　q12h
　　　　　　　　　≥2　　6

正期産児　　6
(出生後8〜12h以内に治療を開始し，8週間続ける)

シメチジン　タガメット
5〜20 mg/kg/日/分3〜4，IV　PO

臭化パンクロニウム　ミオブロック
初回量　0.03〜0.1 mg/kg，5m以上かけてIV
維持量　0.04〜0.1 mg/kg/回，q1〜4h，IV
持続投与　0.05〜0.2 mg/kg/h，DIV

臭化ベクロニウム　マスキュラックス
初期量　0.1 mg/kg/回，IV
維持量　0.05〜0.1 mg/kg/回，q1〜2h，IV
持続点滴　0.05〜0.1 mg/kg/h，DIV
[備]　腎排泄率は25%と少ないが，腎不全時はatracuriumの方が望ましい．

重炭酸ナトリウム　メイロン
蘇生　1〜2 mEq/kg，ゆっくりIV
代謝性アシドーシスの補正
HCO_3 needed (mEq) = HCO_3 deficit (mEq/l) × (0.3×body wt kg)
(通常，この1/2量を投与し，half correctとする)
腎尿細管性アシドーシス
遠位型　2〜3 mEq/kg/日
近位型　5〜10 mEq/kg/日
[備]　8.4%メイロンは，1 mEq/ml．

スピロノラクトン　アルダクトンA
1〜3 mg/kg/日/分1〜2，PO

スルバクタム/アンピシリン (SBT/ABPC)　ユナシン
敗血症など　0〜7日　100 mg/kg/日/分2，DIV
　　　　　　＞7日　100 mg/kg/日/分3〜4
髄膜炎　　　0〜7日　100〜200 mg/kg/日/分2
　　　　　　＞7日　200〜300 mg/kg/日/分3〜4
[備]　2/3がABPC，1/3がSBT

セファゾリンナトリウム (CEZ)
セファメジン

≦29週	0〜28日	25 mg/kg/回	q12h DIV
	＞28	25	8
30〜36	0〜14	25	12
	＞14	25	8
37〜44	0〜7	25	12
	＞7	25	8
≧45		25	6

セファロチンナトリウム (CET)
ケフリン

＜1200 g		20 mg/kg/回	q12h DIV
1200〜2000	≦7日	20	12
	＞7	20	8
＞2000	≦7日	20	8
	＞7	20	6

セフォタキシムナトリウム (CTX)
クラフォラン，セフォタックス

≦29週	0〜28日	50 mg/kg/回	q12h DIV
	＞28	50	8
30〜36	0〜14	50	12
	＞14	50	8
37〜44	0〜7	50	12
	＞7	50	8
≧45		50	6

(髄膜炎では，50 mg/kg/回，q6h，DIVで，14〜21日間投与する)

セフタジジム (CAZ)　モダシン

≦29週	0〜28日	30 mg/kg/回	q12h DIV
	＞28	30	8
30〜36	0〜14	30	12
	＞14	30	8
37〜44	0〜7	30	12
	＞7	30	8
≧45		30	6

セフトリアキソンナトリウム (CTRX)
ロセフィン
敗血症　50 mg/kg/回，q24h，DIV
髄膜炎　初回に，100 mg/kg，DIV投与し，以後80 mg/kg/回，q24h，DIV

チロキシン→レボチロキシンの項を参照

テイコプラニン (TEIC)　タゴシッド
早産児
初回量　15 mg/kg，DIV
維持量　8 mg/kg，q24h，DIV

正規産児
初回量 15～20 mg/kg，DIV
維持量 8～10 mg/kg，q24 h，DIV
(未熟児や腎機能低下時は，血中濃度を測定し投与間隔の延長を考慮する)
[備] 血中濃度は，ピーク25～40μg/ml，トラフ 10～15μg/ml で，ピーク値が 60μg/ml をこえないようにする．バンコマイシンより副作用は少ないが，耐性を生じやすい．

テオフィリン　ネオフィリン（アミノフィリン）
テオコリン（Cholinetheophylline）
初回量 4～6 mg/kg/回，30 m 以上で DIV
維持量 1.5～3 mg/kg/回，q 8～12 h，IV PO
[備] 治療域は，未熟児無呼吸5～12μg/ml，気管支れん縮10～20μg/ml．テオフィリン相当量は，アミノフィリン79％，テオコリン64％．

デキサメタゾン　デカドロン
BPD　0.5 mg/kg/日/分2，IV，3日間
　　→ 0.3 mg/kg/日/分2，IV，3日間
　　→ 0.2 mg/kg/日/分2，IV，3日間
　　→ 0.1 mg/kg/日/分2，IV，3日間
　　→ 0.1 mg/kg/日/分2，IV，隔日で1週間
(用法，用量は確立されていない)
気道浮腫　0.25 mg/kg/回，q12 h，IV．抜管 24 h 前に開始し，計2～4回投与．
新生児低血糖　0.25 mg/kg/回，q12 h，IV
(用法，用量は確立されていない)
生理的補充量　0.06～0.08 mg/kg/日

トリクロホスナトリウム　トリクロリール
→抱水カロラールの項を参照

ニトログリセリン　ミリスロール
2～10μg/kg/m，DIV
少量から開始し，効果をみながら漸増する

ニトロプルシドナトリウム　ニトプロ
初期量 0.25～0.5μg/kg/m，DIV
効果があるまで20分毎に増量，最大量は 2μg/kg/m

ノルエピネフリン　ノルアドレナリン
初期量 0.1μg/kg/m，DIV
効果があるまで漸増，最大量は 1.5μg/kg/m

パリビズマブ　抗RSウイルスモノクローナル抗体
RS ウイルス感染予防
15 mg/kg/回，q 1 month，IM（RS ウイルス流行期に先立ち開始し，3～5カ月間投与）
[備] 対象は，新生児慢性肺疾患による酸素依存性のあった児．

ビタミンK₂（メナテトレノン）
ケイツー
新生児低プロトロンビン血症
予防　1 mg/回，IV IM（出生直後に）
　　　2 mg/回，PO（哺乳開始後，1週，1カ月の3回）
治療　1～2 mg/kg/回，IV

ビタミンD　アルファロール（アルファカルシドール，1α-OHD₃）
未熟児くる病　0.05～0.1μg/kg/日/分1～2
[備] 液1ml＝0.5μg（1滴＝0.01μg）．

ヒドロクロロサイアザイド
ダイクロトライド
1～4 mg/kg/日/分2，PO

ヒドロコルチゾン　ハイドロコートン，ソルコーテフ
先天性副腎過形成
初期量 0.5～0.7 mg/kg/日/分3，PO
維持量 0.3～0.4 mg/kg/日/分3，PO
　　　　（朝1/4，昼1/4，夜1/2）
低血糖症　10 mg/kg/日/分2，IV PO
[備] 生理的補充量 6～8 mg/m²/日/分2～3，IV PO，ストレス時補充量 20～40 mg/m²/日/分2～3，IV PO

ピペラシンナトリウム（PIPC）
ペントシリン

≤29週	0～28日	50～100 mg/kg/回	q12 h DIV
	>28	50	8
30～36	0～14	50	12
	>14	50	8

37～44	0～7	50		12
	>7	50		8
≧45		50		6

ピリドキシン (Vit B_6) ピロミジン, ピドキサール

ピリドキシン依存性けいれん
診断的治療量 50～100 mg, IV
維持量 50～100 mg/日/分 1, PO
ピリドキシン欠乏症
2.5 mg/日/分 4, PO

ピロリン酸第 2 鉄 インクレミン

以下, AAP の勧告に従う.
正期産児 1 mg/kg/日, 2 カ月以内に投与開始
早産児 2 mg/kg/日, 2 カ月以内に投与開始
鉄欠乏性貧血 6 mg/kg/日/分 4
エリスロポエチン投与時の鉄補充 6 mg/kg/日
［備］ インクレミン 1 ml に, Fe 6 mg 含有.

フェニトイン (DPH) アレビアチン

初回量 15～20 mg/kg/回, 30 m 以上で DIV
維持量 4～8 mg/kg/回, q 24 h, IV PO
(生後 1 週以後は, 8 mg/kg/回, q 8～12 h まで投与量を必要とすることがある)
［備］ 治療域 10～20 μg/ml

フェノバルビタール (PB)

フェノバール
けいれん
初期量 20～30 mg/kg/分 1～2, IM
維持量 2.5～5 mg/kg/日/分 1～2, IM PO
(30 週未満では 1～3 mg/kg/日で開始)
薬物離断症候群
5～10 mg/kg/日/分 4, IM PO

フェンタニル フェンタネスト

鎮静 1～4 μg/kg/回, q 2～4 h, IV
0.5～1 μg/kg/h, DIV
鎮痛 2 μg/kg/回, q 2～4 h, IV
1～5 μg/kg/h, DIV
麻酔 小手術 2～10 μg/kg/h, DIV
大手術 25～50 μg/kg/h, DIV
［備］ ECMO 回路に吸着するので, 投与量の調節が必要.

ブメタニド ルネトロン

0.015～0.1 mg/kg/回, q 12～48 h, IV PO
［備］ フロセミド抵抗性の場合に使用する. mg 換算でフロセミドの約 40 倍の効果. CCr＜10 ml 以下でも利尿作用あり.

フルコナゾール (FCZ) ジフルカン

≦29週	0～14日	6 mg/kg/回	q72h	DIV
	>14	6		48
30～36	0～14	6		48
	>14	6		24
37～44	0～7	6		48
	>7	6		24
≧ 45		6		24

(点滴は, 1～2 h 以上かけて行う)

プロスタグランジン E_1 →アルプロスタジル

フロセミド ラシックス

1～2 mg/kg/回, q 12～24 h, IV
1～6 mg/kg/回, q 12～24 h, PO

ペニシリン G (PCG) 結晶ペニシリン G カリウム

1 回投与量
髄膜炎 7.5～10 万 u/kg
菌血症 2.5～5 万 u/kg
梅毒 5 万 u/kg
投与スケジュール

≦29週	0～28日	q12h	DIV
	>28	8	
30～36	0～14	12	
	>14	8	
37～44	0～7	12	
	>7	8	
≧45		6	

［備］ GBS 敗血症では 20 万 u/kg/日, GBS 髄膜炎では 40 万 u/kg/日まで増量を考慮する.

ヘパリンナトリウム

動脈および中心カテーテルの維持
0.5～1 u/ml of IV fluid
DIC 初回量 50 u/kg, IV bolus
維持量 10～20 u/kg, DIV
体外循環, 血液透析時などの全身ヘパリン化

初回量 50 u/kg, IV bolus
維持量 5～35 u/kg/h, DIV
(ACT を 150～220 s に維持)
［備］ヘパリン 100 u につき硫酸プロタミン 1 mg で中和．

ヘブスブリン（HBIG） HB グロブリン
1 ml, IM
HB 母児感染予防に，出生後 48 h 以内，生後 2 カ月の 2 回投与．

ペントバルビタールナトリウム
ネンブタール
2～6 mg/kg/回，ゆっくり IV

抱水クロラール，エスクレ
持続的鎮静 20～40 mg/kg/回，q 6～8 h, PO PR
EEG, CT など検査時の鎮静 30～75 mg/kg/回, PO PR（通常 50 mg/kg を 1 回投与し，必要に応じ 25 mg/kg ずつ追加）
［備］トリクロホスナトリウム，トリクロリールも抱水クロラールと同様に，代謝物である trichloroethanol (TCE) として作用．TCE の半減期は新生児で 30 h と長く，未熟児，肝障害，腎障害では蓄積し，呼吸抑制，低血圧などの副作用を生じる．トリクロホス 75 mg は抱水クロラール 45 mg に相当．

ポリスチレンスルホン酸 ケイキサレート（Na 塩）カリメート（Ca 塩）
1 g/kg/回, q6 h, PO
　　　　　q2～6 h, PR
［備］理論的には，ケイキサレート，カリメートは，それぞれ 1 g あたり 3 mEq, 1.5 mEq のカリウムと交換されるが，臨床的にはカリウム 1 mEq と交換されるものと考える．

マレイン酸エラナプリル レニベース
0.04～0.4 mg/kg/日/分 1
少量で開始し，反応を見ながら増量する．

マンニトール マニトン S
0.5～1 g/kg/回, q 8～12 h, 30～60 m で DIV

ミルリノン ミルリーラ
初回量 50 μg/kg, 5 m 以上で IV, 続いて 100 μg/kg, 25 m で IV

維持量 50 μg/kg/h, DIV
以上の投与により心拍出量の増加が得られなければ，さらに 25 kg/kg, IV を追加した上で 70 μg/kg/h, DIV に増量する．

ムピロシン バクトロバン
3～5 回/日，局所投与
投与期間は 10 日以内にとどめる

メチル硫酸ネオスチグミン ワゴスチグミン
重症筋無力症の診断
0.02 mg/kg/回, IV
0.04～0.15 mg/kg/回, IM SC
1 mg/kg/回, PO
重症筋無力症の治療
0.01～0.04 mg/kg/回, q 2～3 h, IV IM SC
2 mg/kg/日/分 6～8, PO
筋弛緩のリバース
0.025～0.1 mg/kg/回, IV（ネオステグミン 1 に対して，アトロピン 0.4 を同時投与）

メロペネム（MEPM） メロペン
敗血症 20 mg/kg/回, q12 h, DIV
髄膜炎，緑膿菌感染 40 mg/kg/回, q8 h, DIV

免疫グロブリン，静注（IVIG）
天然型ガンマグロブリン
重症敗血症 500～750 mg/kg/回，計 1～2 回，2～6 h かけて DIV
遅発性敗血症の予防 500～750 mg/kg/回，初回を日齢 3～7 に，以後 7～14 日毎に繰り返し同種免疫性および自己免疫性血小板減少症 400 mg/kg/日, q 24 h, DIV, 2～5 日間

ラセミ化エピネフリン ボスミン外用液
気道浮腫（抜管後など）
0.05 mg/kg/回，生食 3 ml で希釈して噴霧吸入（最大量 0.5 mg/kg/回）

ラニチジン ザンタック
0.1～0.5 mg/kg/回, q 6～8 h, IV
2～4 mg/kg/回, q8h, PO
胃出血時には，0.0625 mg/kg/h, DIV

リドカイン　キシロカイン
初期量　1 mg/kg/回, q 10 m, 5 m 以上で IV
維持量　10～50 μg/kg/m, DIV
［備］　治療域 1～5 μg/ml, 中毒域 > 5 μg/ml

リファンピシン（RFP）　リファジン, リマクタン
10～20 mg/kg/日/分 1～2
［備］　活動性結核に対して INH と併用．

硫酸アトロピン
麻酔前投薬　0.04 mg/kg/回, IV（術前 30 m～1 h）
心肺停止/徐脈　0.01～0.03 mg/kg/回, q10～15 m, IV
筋弛緩のリバース　0.01～0.04 mg/kg/回, IV（neostigmine と併用）

硫酸アミカシン（AMK）　アミカシン, ビクリン
< 7 日

≦29 週	15 mg/kg/回	q48h	DIV
30～33	14	48	
34～37	12	36	
≧38	12	24	

≧7 日
12 mg/kg/回で投与開始し，12～24 h 後の血中濃度から投与間隔を決める．
［備］　血中濃度はピーク 25～30 μg/ml，トラフ < 10 μg/ml．腎毒性はトラフ > 10 μg/ml で，聴覚器毒性はピーク > 35 μg/ml で生じる．

硫酸ゲンタマイシン　ゲンタシン

< 7 日	≦29 週	5 mg/kg/回	q48h	DIV
	30～33	4.5	48	
	34～37	4.0	36	
	≧38	4.0	24	

≧7 日　初期量　4 mg/kg/回で 12～48 h 後に血中濃度を測定し，投与間隔を決定．
［備］　血中濃度は，ピーク 5～12 μg/ml, トラフ < 2 μg/ml．

硫酸プロタミン
1 mg でヘパリンナトリウム 100 u を中和, 3～5 m で IV

硫酸マグネシウム　コンクライト Mg　マグネゾール
低マグネシウム血症に対して
初期量　0.2 mEq/kg/回, q 6 h, IV
維持量　0.25～0.5 mEq/kg/日, DIV

リン
重症の低リン血症　0.15～0.3 mmol/kg/回, IV PO
維持量　0.5～2 mmol/kg/日（16～63 mg of P/kg/日）DIV PO

レボカルニチン　エルカルチン
50～100 mg/kg/日/分 4
（50 mg/kg/日で開始し，ゆっくり増量．最大量 3 g/日）

レボチロキシン（T 4）　チラージン S
10～15 μg/kg/回, q 24 h, PO
（未熟児では，5 μg/kg/回, q 24 h で開始）

ワルファリンカリウム　ワーファリン
開始 1 日目　0.2 mg/kg/日/分 1, PO
開始 2, 3 日目　0.1 mg/kg/日/分 1, PO
以後　0.1～0.4 mg/kg/日/分 1, PO
（PT を正常の 1.5～2.5 倍に調節する）

参考文献
1) Gomella TC et al (eds)：Neonatology, 4 th ed., Appleton & Lange, 1999.
2) Cloherty JP, Stark AR (eds)：Manual of neonatal care, 4 th ed., Lippincott Raven, 1998.
3) Young TE, Mangum OB：Neofax, 9 th ed., Acorn Publishing, 1998.
4) The Northern Neonatal Network (ed)：Neonatal formulary, 3 rd ed., BMJ Books, 2000.

（三村俊二）

■7. 先天異常・染色体異常

1. 先天異常の診かた

先天異常は，広義には代謝異常や内分泌異常も含むが，狭義には出生時にみられる構造的な異常，すなわち先天奇形を意味する．ここでは後者として述べる．

先天奇形は，髄膜瘤や口蓋裂などの治療を要する大奇形と，日常生活には支障をきたさない小奇形とに大別され，前者は約2％，何らかの小奇形を有する児は14～20％とされる．個々の奇形は，発生学的にmalformation（狭義の奇形），deformation（子宮内での変形など），disrupiton（破壊），dysplasia（骨系統疾患など）のいずれかに分類される．日本人に多い外表奇形は口唇口蓋裂（約1/500），多指症（約1/700）であり，国や地域により発生頻度は異なる．日本の新生児の死亡原因のほぼ半数は先天奇形である．

A 診断

a．診察

初めに全身の観察を行う．在胎週数に対しての大きさの評価を行い（SFDや巨大児），身体各部の均整（手足の長短，頭囲の大小），筋緊張の異常，皮膚の色調などを確認する．

次に一つひとつの外表奇形を漏れなく正確に，極力定量的に記載する（表1-1）．奇形の局在，単発か多発か，奇形の組み合わせに注目する．3種類以上の小奇形が同時に存在する場合は，90％の確率で大奇形か何らかの症候群が存在するとされる．新生児，とくに低出生体重児では特徴的な所見を認識しにくいので，成長後の再評価が必要となる．診断の得られない奇形症候群については両親の承諾を得て画像記録を残すことも考慮する．

b．家族歴，妊娠分娩歴

家族歴，出生前の詳細な情報は不可欠である．流産歴（複数回の），家系内の発達遅滞，死産，高齢の母（染色体不分離），高齢の父（常染色体優性遺伝），近親婚の有無（常染色体劣性遺伝），催奇形因子への曝露（アルコールなど），妊娠初期の感染や発熱，服薬歴（抗てんかん薬など），胎動の時期，子宮内発育遅延，母胎の糖尿病合併の有無，骨盤位や双角子宮などの出生前環境についても確認する．

表1-1 小奇形のチェックリスト

1. 頭，顔一般：頭蓋変形，三角頭，顔面非対称，円形顔，三角顔，扁平な顔，老人様顔貌，前頭突出，後頭突出，後頭扁平，小下顎症，下顎後退，下顎突出，多毛，減毛，巻毛
2. 眼：両眼開離，両眼接近，瞼裂斜上，眼裂斜下，内眼角贅皮，瞼裂縮小，眼瞼下垂，眼球陥没，眼球突出，小眼球，青色強膜，虹彩欠損，斜視，角膜混濁，白内障
3. 耳：耳介低位，耳介変形，耳介聳立，大耳，小耳，耳介前皮膚垂または肉柱，耳介前皮膚洞または小窩
4. 鼻：扁平な鼻背，高い鼻背，小さい鼻，くちばし状の鼻，球根状の鼻，眉間部突出，前向きの鼻孔，鼻翼低形成
5. 口：小口，大口，口角の下がった口，魚様の口，高口蓋（歯列不正），二分口蓋垂，人中の異常
6. 頸：短頸，翼状頸，毛髪線低位
7. 胸腹部：胸郭変形，楯状胸部，漏斗胸，はと胸，胸骨短縮，乳頭隔離，腹直筋離開，臍ヘルニア，鼠径ヘルニア
8. 外陰部：尿道下裂，停留精巣，小陰茎，大陰唇低形成，二分陰嚢，陰核肥大，前位肛門
9. 四肢：小さな手，足，くも指，短指，第5指短小内彎，母指低形成，幅広い母指，母指第3指症，屈指，指趾

表1-2 FISH法で診断可能な主な奇形症候群

染色体の数的異常
　Trisomy 13, 18, 21
　Turner Syndromeなど性染色体の数的異常
微細欠失症候群
　Prader-Willi syndrome　　　　　(15 q 11.2)
　Angelman syndrome　　　　　　(15 q 11.2)
　22q11.2欠失症候群　　　　　　 (22 q 11.2)
　Miller-Dieker syndrome　　　　 (17 q 13.3)
　Smith Magenis syndrome　　　　(17 q 11.2)
　Williams syndrome　　　　　　 (7 q 11.2)
　DiGeorge syndrome　　　　　　 (22 q 11.2)
　Kallman syndrome　　　　　　　(Xp 22.3)
　Cri du chat syndrome　　　　　 (5 p 15.2)
　4p-syndrome　　　　　　　　　 (4p 16.3)

表1-3 主な情報源

OMIM (Online Mendelian Inheritance in Man)
　http://www.ncbi.nlm.nih.gov/Omim/
いでんネット（京大病院遺伝子診療相談室）
　http://www.kuhp.kyoto-u.ac.jp/idennet/
主な書籍
　Jones KL : Smith's Recognizeable Patterns of Human Malformation, WB Saunders, 1997
　梶井正他：新奇形症候群アトラス，南江堂，1998

問診に際しては，必ずしも問診項目が原因ではないことを説明し，誤解や自責感情を招かぬように配慮する．

c．検査

新生児期の診察であれば，先天感染のスクリーニングを行う．TORCHとしてToxoplasma, Rubella, CMV, HSVのほか梅毒，HIVについても考慮したウイルス学的，細菌学的な検査を行い，先天感染の疑いのある場合には，合併症の検査として中枢神経系の画像診断，聴覚，網膜の異常についてのスクリーニングを行う．

外表奇形を有する児は内部奇形の合併頻度が高く，脳室拡大，脳梁欠損，脳回異常，小脳低形成などの中枢神経奇形，先天性心疾患，腎奇形，肝脾腫の有無を確認するための画像診断を行う．骨のX線写真が診断に有用な場合もあり，骨系統疾患専門放射線科医に診断を依頼する．単一臍帯動脈の新生児は合併奇形の頻度が高いので，臍帯動脈の数の確認はルーチンとして行う．

奇形症候群診断のための検査法の中でFISH法（Fluorescence in situ hybridization法）は簡便に利用できる．毎年新たな疾患のプローブが実用化されており，商業ラボでの検査が可能となっている（表1-2）．特殊な遺伝子診断や生化学検査が可能な国内の専門施設の情報はインターネットで情報提供されている．（表1-3）

d．診断のための情報収集

すべての奇形症候群をパターン認識で診断するのは困難であり，その支援システムとして書籍，データベースを利用する．データベースは琉球大学の成富のUR-DBMSが安価で簡便に使用でき，最新情報に対応している．インターネットではMendelian Inheritance in Man (OMIN)が無料で閲覧できる．現時点で一万を越える疾患の解説，遺伝形式，最新の遺伝子情報，主な疾患の写真が掲載されており利用価値が高い．いずれのデータベースも，それを有効に活用するためには小奇形の正確な評価が肝要である．（表1-3）

B 両親への説明

先天奇形児が出生した時，その最初の説明が両親に与える影響はきわめて大きい．熟練した医師が個室で行うことが望ましく，説明は両親同時に行うことを原則とする．話の中では「遺伝性」「先天的」という言葉を不用意に用いるべきではない．原因が不明の場合でも，両親は過去の出来事や家系と関連づけて考えて苦しむ場合が少なくない．大きな外表奇形や染色体異常を

有する児の説明を受けた親の心理的な反応については，①ショック，②否定，③悲しみと怒り，④適応，⑤再起の順で変容すると説明される．医療関係者はこの心理的反応を見守りながら，再起に向かうように援助する．主治医以外の遺伝カウンセラーによる遺伝相談の機会についても言及しておくことが望ましい．

将来の母児関係の確立のためには，新生児期の母子の接触機会を増やす配慮が望まれる．診断が得られた場合や明らかな障害の合併がある場合には，公的サービスや親の会などの情報提供も重要である．

(水野誠司)

2．染色体検査

遺伝子の担体である染色体は細胞核の中にあり，細胞分裂の中期にもっとも観察しやすい形態をとる．そのために，染色体検査は細胞を分裂させる必要があり，細胞培養を行う．白血病の染色体検査では，分裂の盛んな骨髄細胞を短時間培養するが，先天異常を対象とする場合には，一般に72時間の培養を行い，その後標本を作製する．本項では先天異常の染色体検査につき概説する．表2-1に先天異常を対象とした染色体検査の適応と，それらに対して選択される分析法を示した．

A 検査法

検査材料としては，末梢血，骨髄細胞，線維芽細胞(羊水にも含まれる)などがある．一般には末梢血リンパ球が用いられる．

a．検体の採取法

ヘパリンでぬらした注射器で末梢血1～5mlをとり，必ず滅菌スピッツに入れる．当日中の培養開始が望ましいが，4℃で保存すれば数日後でも培養は可能である．

b．検査機関

ほとんどは商業ベースの検査センターへ依頼している．各会社の依頼書に必要事項(目的や推定される異常，緊急度など)を忘れずに記入する．不明な点は前もって確認してから申し込む．

c．検査法(分染法)の選択 (表2-1参照)

先天異常疾患の診断にはGバンド法が一般に用いられる．Y染色体の異常や，端部着糸点型常染色体(13～15番，21～22番)の短腕部多型の識別にはQバンド法，染色体末端部の異常を見るにはRバ

表2-1 染色体検査の適応と検査法の選択

適応	考えられる染色体異常	適した検査(分染)法
既知の染色体異常症候群の疑い	13, 18, 21トリソミー，4p-症候群，5p-症候群，ターナー症候群など	G分染法，FISH法
多発奇形と精神遅滞がある児	常染色体異常症(部分的トリソミーや欠失例)	G分染法，高精度分染法
原因不明の奇形症候群	微細な染色体構造異常	G分染法，高精度分染法，FISH法
低身長の女児	ターナー症候群	G分染法，FISH法
外性器の異常・二次性徴の遅延	性染色体異常	G分染法，Q分染法
精神遅滞(特に家族性の場合)	脆弱X症候群　微細な染色体構造異常	脆弱X染色体検査，G分染法，FISH法
隣接遺伝子症候群の疑い	Prader-Willi症候群，Williams症候群など	高精度分染法，FISH法
染色体異常がある児の両親(主に構造異常)	均衡型相互転座	G分染法，高精度分染法

表2-2 よくみられる染色体核型

核型	診断と解釈
46, XY or 46, XX	正常男性または正常女性
47, XX, +21	標準21トリソミー型のダウン症候群の女性
45, X	ターナー症候群
46, XX, der (14;21)(q 10 q 10), +21	14番長腕と21番長腕とのロバートソン型転座によるダウン症候群
47, XY, +21 [50] /46, XY [50]	21トリソミーの細胞と正常核型の細胞が50個ずつ混じったモザイク型ダウン症候群
46, XY, del(5)(p 14)	5番染色体短腕p14バンドから遠位部が欠失した猫鳴き症候群(5 p-症候群)
46, XX, t(2;5)(q 21;q 31)	2番染色体長腕q 21と5番染色体長腕q 31を切断点として互いに部分交換した均衡型相互転座
46, XY, der(2)(2;5)(q 21;q 31)mat	上記相互転座をもつ母から由来する2番染色体長腕q 21に5番染色体長腕q 31から遠位部がくっついた派生染色体がある個体, 5 q 31から遠位部のモノソミーと2 q 21から遠位部のモノソミー
46, XX, add(3)(p 24)	3番染色体短腕p 24から遠位部が由来不明の染色体部分で置き換っている
47, XY, +mar	由来不明の構造異常染色体(マーカー染色体)が余分にある
46, XX, r(14)(p 11 q 31)	環状14番染色体をもつ個体で, 切断点はp 11とq 31でそれぞれの切断点より遠位部は欠失している

注: p: 短腕, q: 長腕, der: 転座に由来する派生染色体, del: 欠失, t: 転座, mat: 母親由来, pat: 父親由来, add: 由来不明の過剰, mar: マーカー染色体, r: 環状染色体.

表2-3 診断上注意したい正常変異

核型	意味と解釈
46, XY, inv (9) (p 11 q 13)	9番染色体の動原体を挟んだ腕間逆位, 一般頻度は1〜2%
46, XX, 15 ps+	15番染色体短腕のサテライト部分が大きい, 端部着糸点型染色体(13〜15番, 21〜22番)にみられる変異
46, XX, 1 qh+	1番染色体長腕の動原体部のヘテロクロマチンが大きい 他にも9番, 16番で同じ変異がある
46, XY qh+	long Yともいわれ, Y染色体長腕のヘテロクロマチン部が大きい

ンド法が選ばれる.また近年検出可能となった微細欠失(Prader-Willi症候群での15番長腕欠失など)を調べるためには,高精度分染法やFISH法が必要である.FISH法は,分裂間期細胞を用いたトリソミーなどの迅速診断にも使用される.さらに,24本(1〜22番とX, Y染色体)の染色体を,5種類の蛍光色素の組み合わせから各々の色に染め分けるSKY法(spectral karyotyping法)は,由来不明の過剰染色体の同定に有用である.

B 検査結果の解釈

染色体検査の結果は核型として報告されるが,その記載法には一定の規約があり,それを知らないと核型の理解が難しい.表2-2によくみられる核型記載例を示した.解釈に困ったら,臨床遺伝の専門医か検査

センターの担当者に問い合わせる．解釈上問題となりやすいのは正常変異である．表2-3に正常変異と考えられる核型例を示した．正常変異個体では，臨床症状は無いのが普通であり，多くは片親に同じ変異がみられる．

C 診断とそれに伴う問題

染色体異常を診断告知する時には，できればその異常の予後，遺伝や療育の問題などについても説明する．情報収集が難しかったり，遺伝カウンセリングが必要なケースでは臨床遺伝の専門医へ紹介する．説明時に「珍しい」という表現を用いると，「重度である」と受け取られやすいため，注意が必要である．

参考文献
1) 福嶋義光・湧井敬子：臨床染色体診断法（古庄敏行監修・編集），p.207-231，金原出版，1996．
2) 大橋博文：小児科診療 59：410-414，1996．

(山中 朂)

3. 常染色体異常

ヒトの1番から22番染色体は，常染色体と名付けられ，X・Yの性染色体と区別される．分染法の進歩により微細な染色体構造異常も検出可能となり，1〜22番すべての染色体で異常が報告されている．1959年のDown症候群での染色体異常の発見後，13，18トリソミーなど古典的な異常の報告が相次いだ．近年，高精度分染法やFISH法を用いて隣接遺伝子症候群などの報告が増えている．

常染色体の異常は，多発奇形と精神遅滞

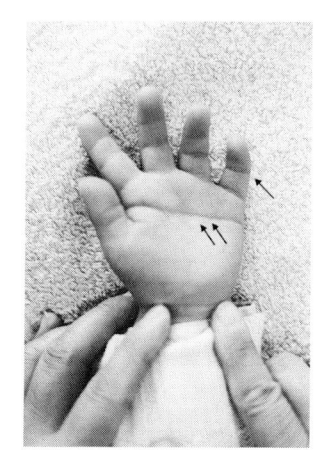

図3-1 Down症候群の猿線(↑↑)と第5指単一屈曲線(↑)

の二つの症状が主体で，性染色体異常より重度の症状を示す．

●── Down症候群

常染色体異常の中ではもっとも発生の頻度が高く，1000人に1人の割合で生まれている．21トリソミーが原因で，とくに21番長腕21q22.3部分の過剰が特徴的な症状発現に重要である．

A 診断と症状
a．診断

特徴的な顔貌（内眼角贅皮，眼瞼裂斜上，鼻根部平坦，小さな耳，舌の挺出など），筋緊張低下，特有な皮膚紋理所見（図3-1に示した猿線，第5指単一屈曲線のほか，母趾球部の脛側弓状紋など）より臨床診断は可能である．Gバンド染色体検査により確定診断される．核型別頻度は，標準トリソミー型が93〜95%，転座型4〜

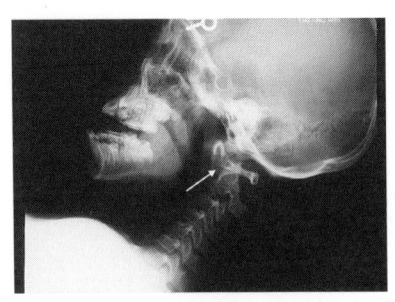

図3-2　Down症候群の環軸亜脱臼（↑）

5%，モザイク型1～2%である．標準型と転座型では症状には差はなく，正常核型細胞が混じるモザイク型は一般に症状が軽い．

b．臨床症状（合併症）

乳児期早期には，筋緊張低下，活動性の低下（あまり泣かない），哺乳不良による体重増加不良がある．十二指腸閉鎖，鎖肛，巨大結腸症などの消化管奇形が約12%に合併する．先天性心疾患が約半数にみられ，心室中隔欠損，内膜床欠損，ファロー四徴症の順に多い．肺高血圧を伴いやすく，心臓手術の時期決定に重要である．上気道や外耳道が狭く，喉頭・気管軟化症が時にみられる．白血病（約1%），類白血病反応といった血液疾患，白内障，斜視も多く，何らかの屈折異常は約90%にみられる．滲出性中耳炎や難聴（約60%），乳幼児期のてんかんが2～5%にみられる．幼児期の検査で頸椎の不安定性（環軸関節のゆるみ）が約15%にみられ，脱臼をおこすと四肢の麻痺などの症状がでる（図3-2）．

年長になると，甲状腺機能異常，肥満，脱毛症，皮膚の異常（乾燥肌，毛のう炎）なども多くなる．

c．精神発達・心理面での特徴

精神運動発達は遅れ，首座り4～5カ月，ひとり座り1歳頃，独歩は2歳頃に可能となる．言語発達では喃語は少なく，有意語は2歳頃と遅く，言語理解に比べて表出言語が一段と遅いことも特徴である．数の概念や抽象的な事柄の理解は苦手である．

性格特徴としては，陽気で人懐っこい，音楽好き，真似が上手，新しいことが苦手，几帳面で融通がきかない，頑固，感受性が豊かで精神的に脆弱などがある．近年，年長者で退行現象と表現される状態を示す人が注目されている．何らかのストレスが引き金となった適応障害と考えられている．

B　治療と予後

染色体異常の原因治療はないので，合併症の治療と児のQOLを考えた療育指導が主となる．療育を進める際には，家族が児をありのまま受容できるよう支援することが重要である．そのためには，親の会への紹介，地域の療育施設や療育方法についての情報提供が有用である．健康管理スケジュールの1例を表3-1に示した．この表からも分かるように，多くの臨床科やメディカルの密接な協力が必要である．本症候群の平均寿命は約50歳と延びており，成人後も見据えた成育医療が望まれる．

●── 18トリソミー症候群

出生頻度は3500から7000人に1人である．男児例は胎内死亡が多く，出生時の男女比は1：3となる．

A　診断

子宮内発育不全，羊水過多，小脳低形

3. 常染色体異常

表3-1 Down症候群の健康管理スケジュール

時期	チェック項目	検査項目	関連する臨床科など
新生児期	染色体異常 消化管奇形 心奇形 肝機能障害 類白血病反応 クレチン症	染色体検査 腹部X線 胸部X線，心電図，心エコー 血液生化学 血液学検査 甲状腺機能検査	遺伝科 小児外科 小児循環器科
乳児期	身体発育 心奇形の診断と手術時期 白内障，斜視 聴力障害，滲出性中耳炎 てんかん（点頭てんかん） 運動発達	身体測定 心エコー，心カテーテル検査 眼科検診 聴力検査（ABR） 脳波 各種神経反射	小児循環器科 眼科 耳鼻科 小児神経科 小児神経科，リハビリ科
幼児期	歩行の様子（矯正靴の必要性） 頸椎の不安定性 屈折異常 精神言語発達 生歯の状況	足関節，足底の診察 頸椎X線 視力検査 発達検査 歯科検診	整形外科 整形外科 眼科 言語（心理）療法士 歯科
学童期	甲状腺機能 肥満 脱毛，毛のう炎	甲状腺機能検査 身体測定 皮膚の診察	皮膚科
成人	甲状腺機能 てんかん 生活習慣病（高尿酸血症など） 歯周病 適応障害	甲状腺機能検査 脳波 血液生化学，検尿 歯科検診 頭部MRI	神経内科 歯科 精神科

成，臍帯ヘルニア，屈曲を伴った手指の特有な重なり（図3-3），踵骨突出，心奇形などにより臨床診断され，染色体検査で確定される．

B 治療と予後

生後1年以内に死亡することが多い．大奇形（横隔膜ヘルニア，心奇形など）の手術は通常は行わない．親への精神的支援とカウンセリングが必要である．

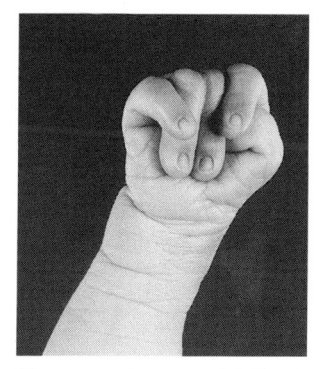

図3-3 18トリソミー症候群の特有な指の重なり

● 13トリソミー症候群

13番染色体全体の過剰（トリソミー型）と長腕全体の過剰（転座型）をいう．約20%が転座型で，ほとんどが（13 q 14 q）の転座によるが，両親どちらかの転座からのものは少ない．約2万人に1人の出生頻度である．

A 診断

口唇口蓋裂，小眼球症，全前脳症といった顔面と中枢神経症状が特徴である．また心奇形，軸後性多指症，揺り椅子状の足底などの症状からも臨床判断される．血液学検査で，多核白血球に小突起がみられ，胎児ヘモグロビン（HbF）が増加する．

B 治療と予後

生命予後は不良で，90%が1歳までに死亡する．18トリソミーと同様に保存的対症療法が主である．

● その他の常染色体異常

a．5p-症候群

従来，猫鳴き症候群と呼ばれたが，特定の動物名を付けた呼称は適当ではないので，5p-症候群とするのが妥当である．本症候群の症状発現には，5 p 15.2 より末端の欠失が必要と考えられている．頻度は2〜5万人に1人である．短腕の欠失部分が小さい時には，通常のGバンド法では検出困難であり，RバンドやFISH法による検査が必要である．

b．4p-症候群（Wolf-Hirschhorn症候群）

古代ギリシア戦士のヘルメットに似た顔貌（弓状の眉，眉間の突出，幅広く直線的な鼻など）が特徴的である．こうした特徴の発現には，4 p 16.3 の欠失が必要である．頻度は約5万人に1人とされる．先天性心疾患，てんかんの合併が多く，その治療が行われる．

● 微細な染色体欠失を伴う症候群

微細な染色体欠失により，その部位に隣接して存在する複数の遺伝子が失われ多彩な症状を呈するのが隣接遺伝子症候群である．代表的な二つの症候群について述べる．

a．Prader-Willi症候群

乳児期の著明な筋緊張低下，幼児期からの肥満，精神遅滞を三主徴として臨床診断されていたが，その原因は不明であった．高精度分染法により，15番長腕近位部の微細な欠失 del（15 q 11〜q 13）が見つかった．また欠失がある15番染色体は父親由来であること，染色体欠失がない例では15番染色体が2本とも母親由来（片親性ダイソミー）とされた．これらの所見により，母親由来の15番染色体の（q 11〜q 13）部分は，遺伝的に働いていないために症状が出ると考えられた．このように，いずれの親に由来するかで遺伝子の発現が異なることをゲノム刷り込み現象という．

本症候群の治療は，乳児期からの栄養指導と筋緊張低下への理学療法，幼児期からの肥満対策である．適度な運動と身長（cm）当たり10 kcalを目標とした食事指導が必要である．高度肥満による睡眠時無呼吸や糖尿病に注意する．

b．Angelman症候群

重度の精神遅滞，てんかん，あやつり人形様の歩行，容易に引き起こされる笑いなどの特徴ある症状を示す本症候群も15番染色体長腕（15 q 11〜q 13）の欠失が見つ

かった．ただし，欠失がみられるのは母親由来の15番染色体で，欠失のない例では父親からの15番片親性ダイソミーがあり，父親性の刷り込みを受けている．診断にはPrader-Willi症候群と同様に高精度分染法やFISH法が必要である．治療は，てんかんの薬物療法と精神遅滞に対する療育が基本となる．

(山中　勗)

4．性染色体異常

ヒトの性染色体は男性でXY，女性でXXだが，Y染色体はX染色体の半分以下の長さである．またY染色体上には精巣分化のためのSRY（sex determining region Y）遺伝子以外重要な遺伝子は存在せず，一方，X染色体上には生命維持に大切な遺伝子も多い．もし女性の2本のX染色体が普通に機能すれば，男性との間で遺伝子量に大きな差が出るはずである．この問題は，女性のX染色体の内1本はほとんど遺伝的に不活性化されている，とのLyonの仮説で解決された．また，男性の精子形成時の減数分裂では，XとY染色体の短腕の一部分は常染色体と同じように対合し，交叉もおこす．両染色体で対合する部分を偽常染色体領域といい，X染色体のこの部分は不活性化を受けない．

臨床的な性染色体異常の特徴は，内外性器の形成異常以外には奇形症状が少ないこと，また精神遅滞の頻度も常染色体異常に比べれば明らかに低いことである．

●── Turner症候群

Turner症候群は「X染色体短腕のモノソミーでY染色体を持たないもの」と定義された．しかし，その後の研究でY染色体の一部を持つものが数％にあり，表現型で男性化が目立たなければ，これらの例も本症候群に含めている．X染色体短腕のモノソミーにより，偽常染色体領域にある骨の成長に関与するSHOX（short stature homeobox）遺伝子や卵巣形成に関与する遺伝子などが1コピーになることが本症候群の原因である．出生頻度は女児の2500人に1人である．

A 診断と臨床症状（図4-1）

染色体検査による核型では，45,Xが約半数で，図に示すX長腕イソ染色体i(Xq)やX短腕欠失，環状XなどX染色体構造異常もかなりある．また種々の組み合せのモザイク例も30〜40％を占める．新生児期に頸部，手足にリンパ浮腫があり，その名残の翼状頸がみられる．

幼児期になると低身長，外反肘，色素性母斑（ほくろ）などがみられ，大動脈縮窄症や腎臓の奇形が合併することもある．その後低身長は顕著となり，−2.5SD以下のことが多い．思春期には，卵巣機能不全による二次性徴の遅れや無月経が約80％のTurner女性にみられる．女性ホルモンの分泌が悪いため骨粗鬆症もおこりやすい．

B 治療

低身長に対しては，Turner症候群の診断があれば成長ホルモン療法の適応が認められた．成長ホルモン製剤（グロウジェクト，ノルディトロピン，ヒューマトロープ）の0.35 mg/kg/週が使用される．未

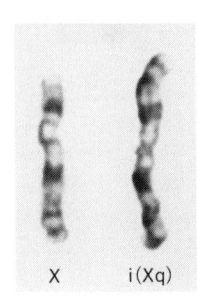

図4-1　46,X,i(Xq)の部分核型

治療者での平均身長138 cmが，成長ホルモン療法を受けた女性では145 cmに伸びている．卵巣機能不全に対しては，エストロゲンの投与（プレマリン0.0625 mg/日の少量から開始して，最終的には0.625 mg/日）がまず行われ，二次性徴の出現がみられたら黄体ホルモン（ヒスロン5〜10 mg/日）との併用治療が行われる．また核型にY染色体成分がある場合には，gonadoblastoma発生のリスクが高いので，定期的なフォローが必要である．

●── Klinefelter症候群

過剰なX染色体と1本のY染色体をもつ男性と定義される．核型は47,XXYが約80%で，残りはこれを含むモザイクである．

A 症状
精巣が小さく，無精子症のため不妊である．約半数は長身で，20〜30%で女性化乳房があり女性様体型を示す．知能は正常範囲内のことが多いが，社会的な発達面は未熟で依存性が強いとの報告もある．

B 治療
思春期に二次性徴が十分みられない場合には，デポ型テストステロン50 mgを月1回筋注から開始し，漸増して成人量は1回200 mgとする．

●── XXX女性

女児の1000人に1人の頻度である．一般には表現型に大きな異常はなく，知能は正常範囲が多い．妊孕性はあるので性染色体異常の再発リスクは理論上は高いが，実際にはほとんどが正常核型児を出産する．

●── YY男性

Y染色体を1本過剰に有する男性と定義される．発生頻度は男性の1000人に1人である．身体症状としては高身長以外に特徴はなく，発達障害などのスクリーニング染色体検査でみつかることが多い．1960年代から，YY男性と攻撃的・暴力的行動や犯罪行動との関連が報告され議論が続いている．このため，診断告知とその後の対応については慎重さが必要である．

●── 脆弱X症候群

X染色体長腕q 27.3にある葉酸感受性脆弱部位に位置するFMR 1（fragile X mental retardation 1）遺伝子の機能異常による．この遺伝子の非翻訳領域にある（CCG）の3塩基繰り返し配列が異常に伸びて，mRNAへの転写が抑制され，遺伝子発現が障害される．男性の1500人，女性の2500人に1人の頻度である．

A 症状と診断

中度の精神遅滞があり，身体症状としては巨大精巣（小児では目立たない），細長い顔，下顎と前頭部の突出，大きな耳などが特徴である．診断には，X長腕の脆弱部位を検出する染色体検査（葉酸欠乏培地で行う）とサザンハイブリダイゼーション法を用いての3塩基（CCG）の繰り返しの程度をみる方法があるが，両者による診断が望ましい．

B 治療

精神遅滞に対する幼児期からの療育が主体となる．葉酸（0.5～2 mg/kg/日）による治療が有効との報告もある．

(山中 朂)

5．その他の先天異常

原因が出生前にあって発生する異常を先天異常というが，その原因としては遺伝子・染色体異常によるものが20～25%，環境要因によるものが6～10%で，その他60～65%は不明（多因子遺伝を含む）と推定されている．

本項では，既述した染色体異常や隣接遺伝子症候群以外の先天異常（狭義の先天奇形）について述べる．

●── 奇形症候群

奇形症候群とは，特定の原因で生じる特徴ある奇形の集まりをいう．これまで原因不明のものが多かったが，近年，微細な染色体異常がみつかったり，特定の遺伝子の異常が証明されるものが増えている．しかし，現在も奇形の出現パターンからの臨床

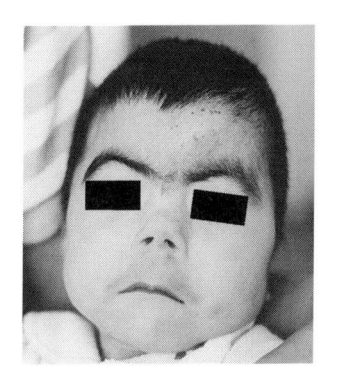

図5-1 Cornelia de Lange
症候群の幼児

診断が主であり，注意深い臨床像の観察が重要である．代表的な奇形症候群について述べる．

A Cornelia de Lange 症候群（図5-1）

Brachmann-de Lange 症候群とも呼ばれる．特徴的な症状としては，眉毛の正中部癒合があり，その他精神遅滞，成長障害，多毛，長い睫毛，前向きの鼻孔，短い四肢，小さな手足などがある．症状の軽いものでは診断が難しい．3番染色体長腕のトリソミーを示す例もあり，原因遺伝子の検索が行われている．1～5万人に1人の頻度である．

B Noonan 症候群

Turner 症候群と類似の症状をしめすが男女両性に発生し，核型は正常である．

散発例が多いが，常染色体優性遺伝の家系例もある．頻度は1000～2000人に1人といわれている．眼瞼裂斜下，眼間開離，耳介低位，眼瞼下垂などの特徴ある顔貌と短頸，翼状頸，鳩胸，外反肘などTurner症候群様症状を示す．約2/3で肺動脈狭窄

表5-1 原因遺伝子が判明したおもな奇形症候群

症候群	原因遺伝子	染色体上の局在位置
Aarskog-Scott syndrome	Faciogenital dysplasia (FGI1)	Xp 11.21
Alagille syndrome	Jagged 1 (JAG1)	20 p 11.2
Angelman syndrome	Ubiquitin-protein ligase E3A (UBE3A)	15 q 11-q 13
Apert syndrome	Fibroblast growth factor receptor 2 (FGFR2)	10 q 26
Beckwith-Wiedemann syndrome	Cyclin-dependent kinase inhibitor 1C (CDKN 1C)	11 p 15.5
Crouzon syndrome	Fibroblast growth factor receptor 2 (FGFR2)	10 q 26
Holt Oram syndrome	T-box 5 (TBX5)	12 q 24.1
Lowe oculocerebrorenal syndrome	Lowe oculocerebrorenal syndrome (OCRL)	Xq 26.1
Marfan syndrome	Fibrillin 1 (FBN1)	15 q 21.1
Pfeiffer syndrome	Fibroblast growth factor receptor-1 (FGFR1)	8 p 12-p 11.2
Pfeiffer syndrome	Fibroblast growth factor receptor-2 (FGFR2)	10 q 26
Rubinstein-Taybi syndrome	CREB-binding protein (CREBBP)	16 p 13.3
Smith-Lemli-Opitz syndrome type I	Delta-7-dehydrocholesterol reductase (DHCR7)	11 q 13
Smith-Lemli-Opitz syndrome type II	Delta-7-dehydrocholesterol reductase (DHCR7)	11 q 13
Waardenburg syndrome, type I	Paired homeotic gene 3 (PAX3)	2 p 35
WAGR syndrome	Wilms tumor (WT1)	11 p 13

がみられフォローが必要である．原因遺伝子は12番染色体長腕q 24に座位がある．

C Rubinstein-Taybi症候群

幅広い母指趾が特徴所見で，その他特有な顔貌，精神遅滞，腎奇形などを呈する症候群である．16番染色体短腕p 13.3を切断点とする相互転座例の報告から，その部位のクローニングが行われ，転写因子として働くCREBBP (cyclic AMP responsive element binding protein) 遺伝子の異常によることが判明した．cAMPの調節によって機能する多くの遺伝子の発現に影響を与え，多発奇形をおこすと考えられる．散発例が多いが，常染色体優性遺伝の家系例の報告もある．

D Sotos症候群

Sotosらの報告以来200例以上の報告があるが，実際の頻度は不明である．脳性巨人症とも呼ばれ，出生前からの過成長が特徴である．顔貌は特有で，長頭を伴った大頭，前額突出，長い顔，尖って突出した下顎，眼間開離などがある．精神遅滞があり，小児期には骨年齢の促進を伴った高身長が目立つが，成人後の最終身長は正常域と報告されている．成長ホルモンの分泌などは異常ないが，新生児〜乳児期に低血糖をおこした例もある．

E その他の奇形症候群（表5-1）

その他にも奇形症候群は多数あるが，表に原因遺伝子が判明したおもな奇形症候群を示した．

●―― 薬剤・化学物質による先天奇形

ヒトの胚子は受精後3〜8週の器官形成期には，種々の外因に対して感受性が高く，その作用によって多発奇形が生じやすい．

A 抗てんかん薬によるもの

妊娠中に抗てんかん薬を服用した母親からの出生児にみられる奇形で，フェニトイン，バルプロン酸などで発生しやすい．鼻根部扁平，眼間開離など顔面形成の異常，軽度〜中度の精神遅滞の他に神経管閉鎖不全を合併することもある．診断したら次の妊娠での再発リスクについても説明が必要である．

B 胎児性アルコール症候群

母親の妊娠中の飲酒により児に生ずる症候群で，子宮内発育遅延，眼瞼裂狭小，小頭を主徴とする．精神遅滞，多動や注意力散漫といった行動異常もみられる．顔面では薄い上口唇，浅くて長い人中も診断に有用である．欧米では，出生1000人に1人以上ともいわれている．学童期の学習障害や行動異常には療育指導が必要である．

参考文献
1) 成富研二：小児科臨床 52：2177-2187, 1999.

(山中 晶)

6. 骨系統疾患

軟骨および骨の先天性障害により全身骨に形態・構造異常を来す骨異形成症(bone dysplasia) と，単一あるいは複数の骨の奇形を主とする異骨症 (dysostosis) とがある．骨異形成症の代表疾患である軟骨無形成症と類縁疾患，並びに異骨症の代表である頭蓋縫合早期癒合症につき概説する．

なお，近年，これらが線維芽細胞増殖因子受容体 (fibroblast growth factor receptor；FGFR) の活性型点変異で生じることが明らかになった．

● 軟骨無形成症(Achondroplasia；Ach)

A 診断
a．臨床像

遺伝性低身長の原因として最も高頻度で，有病率は 0.5〜1/10,000 人程度である．出生時すでに中枢側優位の四肢短縮型低身長を認める．指が太短い三叉手，腰椎前彎の増強，前額部突出と鞍鼻を伴った特徴的顔貌を呈する．脊柱管・大後頭孔の狭窄と軽度の水頭症をしばしば合併する．知能および寿命は正常．無治療の最終身長は男が約130 cm，女が約120 cmである．常染色体優性だが約80％が突然変異による孤発例である．本疾患のホモ接合体は致死的である．

b．X線所見

四肢長管骨は，短くて幅が広く大腿骨頸部が短い．骨盤では腸骨翼の形成が不良で，短くて横径が広い方形を呈し，骨盤腔は垂直径が短縮してシャンパングラス状である．頭蓋は前頭骨が前方に突出し，頭蓋底は短縮，大後頭孔は小さい．正面像では腰椎の椎弓根間距離が上位から下位に向かって狭小化している．

c．病因遺伝子

ほとんどが 4 p 16.3 上の FGFR 3 の膜貫通部ドメインの Gly 380 Arg（1138 G → A or C）変異を認める．FGFR 3 は成長軟骨で，主に発現する軟骨成長の negative regulator である．変異受容体ではリガンドなしの自動活性化が生じるため，内軟骨性骨化が妨げられ成長障害をきたすとされている．この変異は PCR-RFLP 法で比較的容易に診断できる．

B 治療
a．合成ヒト成長ホルモン (hGH)

骨端線閉鎖前には 1 IU (= 0.35 mg)／

kg/week の 1 週間 6 〜 7 回の分割皮下注で成長率が改善するが, 骨年齢も加速し, 治療中は骨年齢の評価が必要である.

　b．骨延長術

大腿・下腿の骨を切断し専用装具で固定し, 生じた仮骨を 1 日 1 mm ずつ引き延ばす. 主に小学校 5, 6 年で下腿, 高校入学後大腿を延長し, 合計約 25 cm 延長する.

●―― 軟骨低形成症 (Hypochondroplasia)

A 診断

　a．臨床像

Ach と同様だが軽症である. 頻度は Ach の 10 人に 1 人程度. 遺伝形式は FGFR 3 の Asn 540 Lys (1620 C → A or G) 変異を有する約 60％の症例では常染色体優性である.

　b．X 線所見

Ach と同様だが軽症である. 腰椎椎弓根間距離の狭小化をほとんど認めないことが鑑別に有用. 水頭症の合併も少ない.

　c．病因遺伝子

約 60％は FGFR 3 遺伝子の点変異によって生じるが, 約 40％は原因遺伝子が不明である. 活性型変異だが, 活性化の程度が軽いため病変が軽いとされる.

B 治療

Ach に準ずる. hGH の治療効果は Ach より良好である.

●―― 致死性骨異形成症 (Thanatophoric dysplasia) I, II 型

A 診断

　a．臨床像

著明な四肢短縮を伴い出生後早期に死亡する. 特徴的所見により胎児エコー等で出生前診断可能. 常染色体優性のはずだが長期生存例がなくすべて孤発例である.

　b．X 線所見

Ach と同様だが重症. 電話の受話器のような大腿骨が診断的特徴である.

　c．病因遺伝子

FGFR 3 遺伝子の複数種類の点変異で生じ Ach より活性化の程度が高い.

B 治療

対症療法のみ.

●―― 頭蓋縫合早期癒合症 (Craniosynostosis)

頭蓋の変形, 眼球突出, 眼間解離, 鼻根部平坦, 下顎突出, 耳介低位等が共通する所見である. 代表的な 4 疾患につき述べる. 治療は頭蓋内圧亢進を起こすものでは頭蓋形成術, 合指症に対しては指の分離術を行う.

A Apert 症候群

Mitten hand と呼ばれる著明な合指症を合併し, 第 2〜4 指はつねに癒合する. 尖頭症と頭蓋内圧亢進を生じ, 約 50％で IQ が低下する. 常染色体優性だが大部分は孤発例. 約 98％が FGFR 2 の Ser 252 Trp か Pro 253 Arg の変異を有し, 前者は口蓋裂が多く, 後者は合指症が重症である.

B Pfeiffer 症候群

塔状頭蓋と軽い皮膚性合指症を合併するが, 頭蓋内圧亢進は起こさず知能は正常で

ある.常染色体優性.FGFR1の点変異により生じ,複数の変異が報告されている.

C Crouzon症候群

顔面骨の低形成と眼球突出が著明でfrog-faceと形容される.時に頭蓋内圧亢進や難聴,精神発達遅延を合併するが合指症は認めない.常染色体優性.FGFR2遺伝子の点変異で生じるが,acanthosis nigricansの合併例はFGFR3の点変異で生じる.

D Jackson-Weiss症候群

足根骨の変形癒合を生じ,第1中足骨,第1末節骨は太く,母趾は幅広い.常染色体優性.FGFR2遺伝子の2種類の点変異で生じる.

(大野泰宏)

7. 遺伝カウンセリング

遺伝カウンセリングは,米国人類遺伝学会の定義[1]では,「ある家系の遺伝疾患の発症やそのリスクに関連した,人間的諸問題を扱うコミュニケーションの過程である.訓練された者がコミュニケーション過程を通して以下の援助を行う」として,診断と医学的な理解,再発リスクの評価,その対応と選択枝,家族の価値基準の理解と方向付け,発症した場合の対応などが列挙されている.遺伝カウンセリングは一方的な助言や指導ではなく,クライアントが今後の対処について自由に意志決定ができるように導くためのコミュニケーションの過程全体を指すものである.

A 遺伝カウンセリングの概要
a. 遺伝カウンセリングの内容例

1) 家族や血縁者に遺伝性疾患や先天異常の人がいて,子どもに同疾患が現れるかが不安.

2) いとこ同士の結婚.

3) 高齢出産や妊娠中の服薬,感染の胎児への影響.

4) 家族性腫瘍など成人疾患のリスクについての相談.今後は成人疾患関連の遺伝相談も増えると推測される.

b. 遺伝カウンセリングのステップの例

1) 話を聞いてクライアントにとって何が問題かを把握する.

2) 診断の確定.

3) 詳細な家系図と症状に関する情報収集.

4) 遺伝的危険率の推定.

5) クライアントが必要とする出生前診断,保因者診断などの情報収集と提供.

6) 以上をもとにクライアントの社会的家庭的背景を理解し,取りうる選択枝と各々に起こりうる問題について伝えて意思決定の援助をする.

カウンセリングにあたっては非指示的,共感的,受容的態度が必要とされる.

B 家系図の作成

遺伝疾患の診断,再発率の推計の基礎情報として詳細な家系図を作成する.常染色体優性遺伝疾患の場合は,第1度近親者の情報が重要であり,父親の年齢情報も必要である.常染色体劣性遺伝疾患では,近親結婚の情報,出身地などが重要である.

C 再発率の推定

メンデル遺伝病では理論的再発率が算定できるが,実際には経験的再発率を加味して推定する.保因者診断や出生前診断が可能かどうかの情報も必要である.

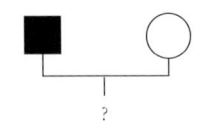

浸透率100%の場合の危険率　0.5
浸透率90%の場合の危険率　0.5×0.9=0.45

図7-1　常染色体優性遺伝病の再発率

$$1 \times \frac{1}{100} \times \frac{1}{2} = \frac{1}{200}$$

$$\frac{1}{100} \times \frac{2}{3} \times \frac{1}{4} = \frac{1}{600}$$

(一般集団の保因者頻度を1/100とする)

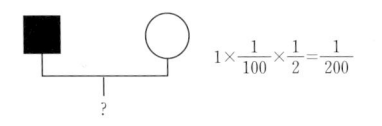

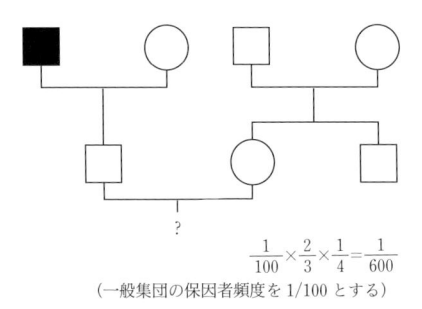

図7-2　常染色体劣性遺伝疾患の再発率

a．常染色体優性遺伝疾患（AD）の再発率（図7-1）

ADの再発率は，片親がヘテロ接合体である確率×1/2×浸透率（P）である．親が罹患していれば，片親がヘテロである確率は1であるから，1/2×浸透率となる．

親が罹患していない場合は，親が正常アレルのホモ接合体かヘテロで発病していない保因者かいずれかである．この場合の再発確率はBayesの定理を用いる．

Bayesの定理：例えば保因者か否か不明の親から出生する子の危険率を推定する場合に，その子の前に生まれた複数の同胞が非罹患であれば危険率は下がる．家族特異情報を得たことによる事後確率（帰納確率）を推計する方法（詳細は成書参考）．

b．常染色体劣性遺伝疾患（AR）の再発（図7-2）

発端者の両親はヘテロ接合体の保因者（Aa）と考えられ，次子の再発率は25％である．発端者の血縁者は一定の確率で保因者であり，血縁者が近親結婚をする場合には再発率は高くなる．頻度がまれな疾患ほど近親結婚割合が高い．浸透率は問題とはならないことが多い．

c．X連鎖劣性遺伝疾患（XLR）の再発率

母親が保因者であるか確定できない場合は，Bayesの定理により推定する．XLR疾患で親，祖先に罹患者がいない場合，突然変異により生じたものか母親が保因者であるかが不明であり，この場合もBayesの定理が利用できる．近年遺伝子診断が可能な疾患が増えている．

d．染色体異常

理論的再発率と経験的再発率の両者を理解する．トリソミー型Down症候群の経験的再発率は約0.5％であり，他のトリソミーの再発率は無視できるほど小さい．片親が均衡型転座の保因者のとき，子は正常，保因者，部分トリソミーやモノソミーの合併の可能性がある．不均衡転座となる確率は理論的に50％だが，出生時の経験的危険率は5～10％である．ほとんどの染色体異常は遺伝疾患ではないが，一般には誤解されやすい．

e．多因子遺伝病の再発率

経験的再発率が重要である．一般頻度をpとすると，患者の1度近親者（親子同胞）の発症率はおおよそ$\sqrt{p}$である．地域差，民族差があるので日本人における経験的再発率のデータを参考にする．口唇口蓋裂，二分脊椎などがこれにあたる．

f. ミトコンドリア遺伝病の再発率

ミトコンドリア遺伝病は母系遺伝する（細胞質遺伝）．父の異常ミトコンドリアは次世代には伝わらない．母の異常ミトコンドリア DNA は全子に伝えられるが，受け継がれる異常ミトコンドリア DNA の割合は一定ではなく，現時点では再発率についての正確な情報は得られない．

D 近親結婚

近親結婚とは一人以上の共通の祖先を持つ個体同士の結婚であり，日本で法的に認められているもっとも血縁の濃い関係がいとこ婚である．いとこは第3度近親で 1/8 の遺伝子を共有しており AR 疾患の発症率が増加する（表7-1）．法律用語の「親等」とは異なる（兄弟は1度近親で2親等）．

E 人類みな保因者

AR 疾患の集団中の患者頻度が Q とすると，保因者頻度は $2\sqrt{Q}$ である．4万人に一人の疾患の保因者頻度は 1/100 である．同程度の AR 疾患は 700 種類以上存在するので，誰でも7個程度の疾患の保因者であり，医師は遺伝疾患への偏見を予防する責務を持つ．

次子への再発率を推計する時代から，遺伝子診断が可能な時代に変わろうとしているが，遺伝カウンセリングは出生前診断や保因者診断のためにあるのではない．出生前診断は出生の選別を前提に行われるものであり，遺伝カウンセリングは常に倫理的諸問題を留意しなければならない．WHOのガイドラインを参考にされたい．

表7-1 近親婚

	他人結婚の場合	いとこ婚の場合
本人が保因者である確率	1/100	1/100
相手が保因者である確率	1/100	1/8
保因者同志の結婚となる可能性	1/100×1/100 =1/10,000	1/100×1/8 =1/800
保因者同志の結婚から患者が生まれる場合	1/4	1/4
患者発生率	1/40,000	1/3,200

注：罹患率が4万人に一人の AR 疾患の場合．

参考文献

1) American Society of Human Genetics : Genetic Counseling 27 : 240-242, 1975.
2) Proposed international guidelines of ethical issues in medical genetics and genetic services : http://www.who.int/ncd/hgn/hgnethic.htm.

（水野誠司）

8. 先天代謝異常

1. 新生児マス・スクリーニング（代謝）

わが国では1977年に新生児濾紙血を用いたマス・スクリーニングが導入され、現在ではフェニルケトン尿症、メープルシロップ尿症、ホモシスチン尿症、ガラクトース血症、クレチン症、先天性副腎過形成の6疾患を対象に実施されている（表1-1）。受検率はほぼ100%と良好であり、各疾患の早期発見により早期治療を開始することが可能となり、多くの実績をあげている。

表1-1 新生児マス・スクリーニングで発見された先天代謝異常症

疾患名	発見数	発見率
フェニルケトン尿症	247	1/115,155
高フェニルアラニン血症	141	1/201,726
ビオプテリン代謝異常症	17	1/1,673,140
メープルシロップ尿症	41	1/693,741
ホモシスチン尿症	28	1/1,015,836
ガラクトース血症 I 型	33	1/861,921
II 型	43	1/661,474
III 型	156	1/182,329

注：1977～1998，受検者数28,443,394名．

A 診断

原則として生後5～7日目、哺乳後2時間前後の沐浴前に、足蹠外縁部（踵から1.5～2cm）をエタノールで消毒後ランセットなどで穿刺し、採血用濾紙の4つの○印に十分しみこませる。採血濾紙はよごさないように注意し、自然乾燥させ、ビニール袋に入れて冷蔵保存し（凍結は避ける）、早期に検査センターに郵送すること。

低出生体重児、早期産児では生後1カ月または哺乳量100 ml/kgとなった時に再検する。嘔吐、痙攣、意識障害がみられるハイリスク児では直ちに採血して速達で送付し、緊急検査を依頼する。抗生剤使用時は、細菌発育阻害によりGuthrie法の結果に影響がみられることがあり、濾紙に使用の旨を記入するか、抗生物質中止数日後に採血する必要がある。

B 対応

一次スクリーニング（表1-2）の結果に異常が認められた場合、二次検査が行われる。その結果、さらに精査を要する場合は、速やかに精密検査機関に紹介する必要がある。異常が認められる場合は、表1-3のような疾患の可能性が考えられる。各疾患についての詳細は各論で述べる。治療

表1-2 一次スクリーニングの方法

	スクリーニング方法	測定物質	カット・オフ値
フェニルケトン尿症	Guthrie法，酵素法	フェニルアラニン	4 mg/dl
メープルシロップ尿症	Guthrie法，酵素法	ロイシン	4 mg/dl
ホモシスチン尿症	Guthrie法	メチオニン	1.5～2 mg/dl
ガラクトース血症	Beutler法	酵素活性*	蛍光なし
	Paigen法	ガラクトース	8 mg/dl

注：*赤血球中Gal-1-P uridyltransferase活性．

表1-3 新生児スクリーニングで陽性を示す場合

	陽性を示す場合	
	遺伝性疾患	偽陽性または一過性陽性
フェニルアラニン	フェニルケトン尿症 ビオプテリン代謝異常症 チロジン血症Ⅰ型	新生児一過性高フェニルアラニン血症 新生児一過性高チロジン血症
ロイシン	メープルシロップ尿症 高ロイシン・イソロイシン血症 リポアミド脱水素酵素（E_3） 欠損症	新生児一過性高ロイシン血症
メチオニン	ホモシスチン尿症 遺伝性高メチオニン血症 チロジン血症Ⅰ型	新生児一過性高メチオニン血症 肝障害（新生児肝炎，胆道閉鎖症） アザウリジン投与
ガラクトース	ガラクトース血症 チロジン血症Ⅰ型	新生児一過性高ガラクトース血症 肝障害（新生児肝炎，胆道閉鎖症） 門脈異常（肝内血管腫，門脈体循環シャント）

に必要な特殊ミルクは，「登録特殊ミルク申請書」を母子愛育会総合母子保健センター研究開発部特殊ミルク事務局（TEL 03-3473-8333，FAX 03-3473-1165）にFAXで申し込む必要がある．

今後の新しいマス・スクリーニング対象疾患として，ムコ多糖症，Wilson病，有機酸代謝異常症，胆道閉鎖症などが検討されている．

参考文献

1) 大和田操ほか：小児内科，30：572-596，1998．
2) 青木菊麿ほか：特殊ミルク情報，36：50-76，2000．

（梶田光春）

2．アミノ酸代謝異常症

アミノ酸代謝異常症は，新生児期・乳児期に発症し重症の精神・神経症状を呈するものが多く，マス・スクリーニングや特異的な臨床像から早期に診断・治療する必要がある．

A 診断

a．疑わせる症状

哺乳開始後に始まる嘔吐，多呼吸，嗜眠，痙攣，精神運動発達遅滞，痙性四肢麻痺，特異的な尿臭．

b．共通の検査

①尿の呈色反応，②血液生化学検査（アンモニアを含む），③アミノ酸分析（尿・血液・髄液），④障害酵素によって血液や尿に増減する代謝産物の分析，⑤肝生検組織・線維芽細胞・赤血球などを用いた酵素診断，⑥遺伝子診断．

B 治療

a．食事療法

治療用特殊ミルク，特定のアミノ酸の制限食または低蛋白食，欠乏するアミノ酸や必須アミノ酸の補充．

b．急性期

有害な蓄積物質の除去と蛋白異化の抑制

(交換輸血,血漿交換,血液透析,血液濾過透析,腹膜透析,高カロリー輸液).

　c．薬物療法

障害酵素により代謝経路を応用する特殊なものと対症療法がある.

　d．臓器移植

肝移植など.

表2-1　血中 Phe 値の維持範囲

(単位：mg/dl)

乳児期～幼児期前半	2～4
幼児期後半～小学校前半	3～6
小学校後半	3～8
中学生	3～10
それ以後	3～15

I　新生児マス・スクリーニングの対象疾患

● ── フェニルケトン尿症(PKU)

フェニルアラニン水酸化酵素の障害により血中フェニルアラニン (Phe) 値が上昇する.

A　診断

知能障害,易興奮性,痙攣,筋緊張亢進,メラニン色素欠乏症状,湿疹,かびくさい尿臭.

検査：尿中フェニルピルビン酸の定性反応.血中 Phe 値が 20 mg/dl 以上.テトラヒドロビオプテリン (BH$_4$) 負荷試験により BH$_4$ 欠損症と鑑別する.

B　治療

新生児では数日以内に血中 Phe 値を 10 mg/dl 以下にし,2～4 mg/dl まで低下するように調節する.乳児期以後は (表2-1) を参照.出生後早期に治療開始し,正常 Phe 値を保つようにコントロールできれば知能障害は少なく予後は良い.女性患者の妊娠中は母体の Phe が胎児に影響するために (maternal PKU),低 Phe 食にする必要がある.

● ── ビオプテリン代謝異常症(BH$_4$欠損症)

BH$_4$ の欠乏により高 Phe 血症と神経伝達物質の欠乏をきたす.

A　診断

筋緊張低下,痙攣,嚥下障害,甲高い泣き声.

検査：血中 Phe 値は BH$_4$ 経口負荷試験で低下.プテリジン分析 (尿・血液・髄液).

B　治療

BH$_4$,L-ドーパ,5-ヒドロキシトリプトファン (5-HTP),葉酸(ロイコボリン).

● ── メープルシロップ尿症(MSUD)

分枝鎖 α-ケト酸脱水素酵素 (BCKDH) 複合体 ($E_{1\alpha}$・$E_{1\beta}$・E_2・E_3・BCKDH に特異的なキナーゼとホスファターゼ) の障害.

A　診断

血中や尿中にロイシン,イソロイシン,バリンとそれらに由来する α-ケト酸が増加する.臨床像に基づく病型分類.

a．古典型

生後1〜2週間で重症のケトアシドーシス発作（嘔吐・痙攣など）で発症する．

b．間欠型

感染時，蛋白質の過剰摂取時にケトアシドーシス発作を起こす．通常の精神発達は正常のことが多い．

c．中間型

新生児はケトアシドーシス発作がない．発達遅滞を伴う．

d．チアミン反応型

間欠型に似るがチアミン（ビタミン B_1）の投与により改善する．

e．E_3 欠損型

ピルビン酸や α-ケトグルタル酸の代謝異常を伴い，生後数カ月で発症し予後は不良．

B 治療

分枝鎖アミノ酸の摂取制限，急性期共通の治療，チアミン投与，肝移植．

●── ホモシスチン尿症

シスタチオニン β 合成酵素の欠損．

A 診断

精神遅滞，行動異常，Marfan 症候群様症状（高身長，くも状指），水晶体脱臼，白内障，血栓症（心筋梗塞，脳血栓塞栓症）．血中メチオニン，血中・尿中ホモシスチン増加がみられる．

B 治療

低メチオニン・高シスチン食，ビタミン B_6 投与，ベタイン療法，血栓症予防の対症療法．

II 高アンモニア血症をきたす主な疾患

●── 尿素サイクル代謝異常症と関連疾患（表 2-2）

生体内のアンモニアを解毒する尿素サイクルの障害は高アンモニア血症を生じる．

A 診断

急性期には嘔吐，意識障害，痙攣など．
検査：血中・尿中アミノ酸分析，尿中有機酸分析，尿中オロット酸測定など．酵素診断や遺伝子診断により確定診断ができる．

B 治療

低タンパク食，必須アミノ酸投与，L-アルギニン投与（アルギニン血症を除く），代謝経路を利用したアンモニア処理（安息香酸ナトリウム，フェニル酢酸投与），（脂肪酸を利用して蛋白異化を抑えるために）L-カルニチン投与．急性期にはアンモニア除去の対症療法．

III その他のアミノ酸代謝異常症

●── 遺伝性高チロジン血症

① 1型（肝腎型）：フマリルアセト酢酸分解酵素の欠損．急性型は新生児期・乳児期に肝腫大，肝障害，肝腫瘍が出現し予後不良．腎尿細管障害（Fanconi 症候群）を発症．治療には 2-(2-nitro-4-trifluoromethyl-benzoyl)-1,3-cyclohexanedione（NTBC）投与や肝移植が必要．

② 2型：チロジンアミノ基転移酵素の欠損．角膜混濁，皮膚の角化症，精神遅滞

表2-2 尿素サイクル代謝異常症および関連の疾患

	欠損酵素	血中アミノ酸の変化	尿中アミノ酸の変化	遺伝子座	参考となる所見
CPS I 欠損症	CPS I	グルタミン↑ シトルリン↓ グルタミン酸↑		2 q 35	尿オロット酸低下
OTC 欠損症	OTC	グルタミン↑ シトルリン↓ グルタミン酸↑		Xp 21.1	尿オロット酸多量排泄
シトルリン血症	AS	シトルリン↑ アルギニン↓	シトルリン↑	9 q 34	成人発症II型は別
アルギノコハク酸尿症	AL	アルギノコハク酸↑ シトルリン↑	アルギノコハク酸↑	7 cen → q 11.2	肝腫大 毛髪のねじれ
アルギニン血症	ARG	アルギニン↑	アルギニン↑ リジン↑ シスチン↑	6 q 23	痙性対麻痺
HHH 症候群	オルニチン転送タンパク	オルニチン↑	ホモシトルリン↑	13 q 14	痙性対麻痺
リジン尿性蛋白不耐症	二塩基性アミノ酸転移障害	リジン↓ アルギニン↓	リジン↑ アルギニン↓	14 q 11–13	肝脾腫　骨粗鬆症

注：CPS：カルバミルリン酸合成酵素，OTC：オルニチントランスカルバミラーゼ，AS：アルギノコハク酸合成酵素，AL：アルギノコハク酸分解酵素，ARG：アルギナーゼ，HHH：hyperornithinemia-hyperammonemia homocitrullinemia，↑：増加，↓：減少．

が特徴．治療は低チロジン・低 Phe 食が有効．

③ 3型：4-ヒドロキシフェニルピルビン酸酸化酵素の欠損．精神遅滞，痙攣，失調症が出現．治療は低チロジン・低 Phe 食が有効．

●―― 非ケトーシス型高グリシン血症

グリシン解裂酵素の欠損からおこる．

A 診断

新生児期発症型は生後数日以内に痙攣，呼吸障害，意識障害が出現．乳児期発症型は痙攣や著しい精神運動発達遅滞を示す．
検査：体液中グリシン高値，尿ケトン体陰性，尿有機酸分析正常．

B 治療

安息香酸ナトリウム，NMDA 受容体拮抗薬（メジコンなど），メチレンテトラヒドロフォレイト．

参考文献
1) PKU 治療指針改定委員会：日児誌 96：1535-1539，1995．

（早川知恵美）

3．有機酸代謝異常症

有機酸代謝異常症は，酵素障害によってアミノ酸や脂肪酸などの代謝過程で生じる有機酸が増加する疾患である．多くのものは常染色体劣性遺伝形式をとる．

A 診断

a．症状

酵素欠損の高度な例では，新生時期に発症し，嘔吐，哺乳力低下，筋緊張低下，呼吸障害，意識障害，痙攣などがみられる．酵素部分欠損例では，発症が遅れたり（遅発型）感染やストレス，飢餓状態などに発作的に症状を認める（間歇型）こともある．酵素の種類により尿臭異常，頻回の嘔吐，突然死，Reye様症候群，ミオグロビン尿症をきたす例などさまざまな症状がみられるが，特異的な症状に乏しいものが多い．

b．検査所見

血液ガス分析では，強い代謝性アシドーシスが認められる．血液検査では，乳酸・ピルビン酸，血糖，アンモニア，尿中ケトン体などを測定する．発作時には，アンモニアやケトン体の増加が認められるものが多い．新生時期にはケトン体が陽性になることが少ないため，上記症状で尿中ケトン体が強陽性を示す場合は，プロピオン酸血症，メチルマロン酸尿症，イソ吉草酸血症などが強く疑われる．一方，β酸化異常症やカルニチン欠乏症では低血糖がみられるが，ケトン体は低下する．

有機酸代謝異常が疑われる時には，発作時にはガスクロマトグラフ/質量分析（GC/MS）による尿中有機酸分析を行いスクリーニングをする．血液・尿中カルニチン分画を測定し，遊離分画の減少，アシル分画の増加を認めた場合は，アシルカルニチン分析を行う．

c．確定診断

スクリーニングで化学診断した後，末梢リンパ球，培養リンパ芽球，培養皮膚線維芽細胞，肝・筋組織などを用いて酵素活性を測定するが，酵素の発現臓器を確認して検体を選ぶ必要がある．遺伝子診断が可能であれば実施する．これらの特殊検査は一部の大学など研究施設に限って行われていることが多いが，研究時期が過ぎると測定が不可能な場合もあり，最近の状況を問い合わせて依頼する必要がある．

B 治療

a．急性期

補液により脱水，電解質補正し，メイロン投与でアシドーシスを改善する．蛋白異化を抑えるため十分な糖質（10%以上）を投与しカロリーを補給する必要がある．重症例では早急に腹膜透析，交換輸血，血漿交換，持続濾過透析などを行い蓄積物質を排除する．

b．食事療法

疾患によりアミノ酸除去乳，低蛋白食などを行う．頻回の嘔吐があり，なかなか食事が進まない例では，ガスモチン0.3～0.5 mg/kg/日を分3食前投与する．

c．薬物療法

補酵素，側副経路への排泄促進剤（L-カルニチンなど）などを投与する．代謝疾患では未認可の薬品を投与せざるを得ない場合が多く，その場合は各施設における倫理委員会での承認と保護者からの承諾を要する．

d．根治療法

肝移植・骨髄移植が試みられている疾患もある．遺伝子治療は研究段階である．

● 高乳酸血症を呈する疾患

多くの原因疾患があり，症状は非特異的で意識障害，痙攣などの中枢神経症状，多呼吸，嘔吐などがみられる（表3-1）．

表3-1　先天性高乳酸血症をきたす主な原因疾患

A．ピルビン酸脱水素酵素複合体（PDHC）異常症 　ピルビン酸脱水素酵素（E_1）欠損症 　リポ酸アセチルトランスフェラーゼ（E_2）欠損症 　リポアミド脱水素酵素（E_3）欠損症 　ピルビン酸脱水素酵素ホスファターゼ欠損症 B．糖新生系酵素異常症 　ピルビン酸カルボキシラーゼ（PC）欠損症 　マルチプルカルボキシラーゼ欠損症 　ホスホエノールピルビン酸カルボキシナーゼ欠損症 　フルクトース-1,6 ビスフォスファターゼ欠損症 　グルコース-6-フォスファターゼ欠損症（糖原病Ⅰ型） C．電子伝達系・酸化的リン酸化障害 　複合体Ⅰ～Ⅳ各欠損症 　ミトコンドリア ATP 分解酵素欠損症 　その他のミトコンドリア脳筋症	D．TCA サイクル異常症 　α-ケトグルタル酸脱水素酵素欠損症 　コハク酸脱水素酵素欠損症 　フマラーゼ欠損症 E．二次性ピルビン酸代謝異常症 　プロピオン酸血症 　メチルマロン酸血症 　イソ吉草酸血症 　メープルシロップ尿症 　β-メチルクロトニルグリシン尿症 　α-メチルアセト酢酸尿症 　カルニチン代謝異常症など F．膜輸送障害 　ピルビン酸のミトコンドリア膜輸送障害 　NADH のミトコンドリア膜輸送障害 　乳酸の細胞質膜輸送障害

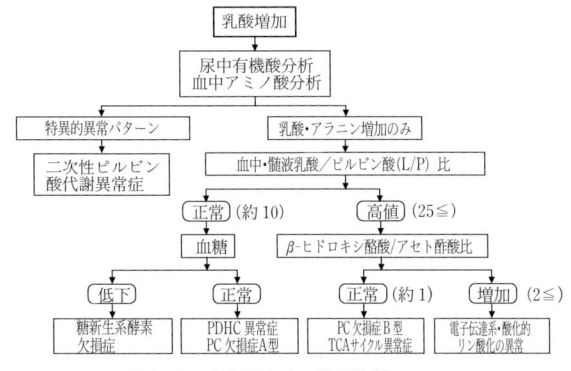

図3-1　高乳酸血症の鑑別診断

A 診断

血中乳酸値は，採血時の啼泣や長時間の駆血でも増加しうる．また，低酸素血症，心，肝，腎不全などにより二次的に増加するため，反復測定する．通常は静脈採血でよいが，確認のためには動脈血や髄液中の乳酸の増加を確認する必要がある．同時に，血糖，ピルビン酸，ケトン体分画，アミノ酸分析などを採血し，鑑別診断を進める（図3-1）．

B 治療

維持期には疾患により低炭水化物食，ピルビン酸代謝促進のためビタミン B_1，ビオチン，ジクロロ酢酸 Na，TCA サイクル活性化のためクエン酸など，電子伝達系活性化のため CoQ（ノイキノン），コハク酸，ビタミン C，K などの投与が行われる．

参考文献

1) 先天代謝異常症候群，別冊日本臨床（上巻）p.261-425, 1998.
2) 小児疾患診療のための病態生理Ⅰ，小児内科 28：267-289, 1996.

(梶田光春)

4．糖質代謝異常症

糖質代謝異常には糖質が血液中で増加する疾患（ガラクトース血症など），組織中で増加する疾患（糖原病など），尿中に増加する疾患（腎性糖尿など），消化管で吸収障害を起こし慢性下痢をきたすもの（乳糖不耐症など）がある．主な疾患をあげる．

●―― ガラクトース血症

乳糖分解で生じるガラクトースを代謝できずガラクトース等の増加をきたす疾患で，欠損酵素により3型に分類される（表4-1）．いずれも常染色体劣性遺伝．新生児マス・スクリーニングの対象．

A 診断

Ⅰ型では哺乳開始後，嘔吐・下痢をきたし，黄疸の増強と肝障害がみられる．大腸菌による敗血症をしばしば合併する．治療開始が遅れると肝硬変，尿細管障害，白内障，精神運動発達遅延をきたすため，早期発見が必要である．

Paigen 法では濾紙血中ガラクトース，ガラクトース-1-リン酸を測定する．Beutler 法ではトランスフェラーゼ活性を測定するため，Ⅰ型のみ診断される．さらに赤血球を用いて各酵素活性を測定し確定診断する．

B 治療

乳糖除去乳・食を生涯続ける．肝機能，白内障の有無を定期検査する．思春期女子では卵巣機能を検査する．

●―― 糖原病

グリコーゲン代謝異常で多くの型に分類されている（表4-2）．肝型では肝腫大，低血糖がみられる．鑑別には Fernades の試験を行うが判別できないこともあり，正確には酵素活性測定を要する．筋型では運動時に筋痛，筋力低下，ミオグロビン尿症，高 CK 血症，低乳酸血症がみられる．診断には前腕阻血試験を行う．本書では代表的なⅠa型について述べる．

表4-1 ガラクトース血症

	酵素	Locus	肝症状	眼症状	Paigen	Beutler
Ⅰ型	galactose-1-phosphate uridyltransferase	9 q 13-21	肝機能障害 黄疸，嘔吐	白内障	＋	＋
Ⅱ型	galactokinase	17 q 24	なし	白内障	＋	－
Ⅲ型*	uridine diphosphate galactose-4-epimerase	1 q 36	なし	なし	＋	－

注：＊赤血球型と全身型があり，後者ではⅠ型と同様の症状を示す．

表 4-2 糖原病の分類と症状

	疾患名	酵素	Locus	症状
I	Ia von Gierke 病	glucose-6-phosphatase (G6P)	17 q 21	肝腫大, 人形様顔貌, 腎腫大, 近位尿細管障害, Ib では好中球減少, 易感染性
	Ib	G6P translocase (T1)	11 q 23	
	Ic	Pi translocase (T2)	unknown	
	Id	glucose transporter (T3)	unknown	
II	Pompe 病	acid α-glucosidase	17 q 25.2-3	心, 筋, 肝
III	Fobes 病, Cori 病	debranching enzyme	1 p 21	肝, 筋
IV	Anderson 病	branching enzyme	3 p	筋
V	McArdle 病	myophosphorylase	11 q 13-qter	筋
VI	Hers 病	liver glycogen phosphorylase	14 q 21-22	肝
VII	垂井病	muscle phosphofructokinase	12 q 21.3	筋, 赤血球 (溶血亢進)
VIII	XR 肝型	phosphorylase kinase (αL)	Xq 22	肝
	AR 肝筋型	(γTL, β など)	16 q 12-13 他	肝, 筋
	筋型	(αM など)	Xq 12-13 他	筋
	心筋型	(心筋特異的活性低下)	unknown	心筋
0		liver glycogen synthetase	12 p 12.2	低血糖
	Fanconi-Bickel 症候群	glucose transporter 2 (GLUT2)	3 q 26.1-3	肝, 腎 (近位尿細管障害), 低身長, くる病

●―― von Gierke 病

肝・腎ミクロゾームグルコース-6-ホスファターゼ (G 6 Pase) の欠損による.

A 診断

乳児期から著明な肝腫大がみられる. 人形様顔貌, 低身長, 頻回の鼻出血がみられる. 肝機能異常, 空腹時低血糖, 乳酸, ピルビン酸, 尿酸の高値, 高脂血症を認める. まれに Fanconi 症候群を合併する. Fernades の試験ではグルコース投与により血糖上昇, 乳酸低下を示す. 日本人では約 90 % がエクソン 5 の G 727 T を示すので, 遺伝子診断で確定できれば肝生検は不要である. その結果で診断できない場合は肝生検により G 6 Pase 活性を測定する. 凍結肝, 非凍結肝ともに活性が低下していれば I a 型と診断される (I b-d 型では凍結肝では正常活性).

B 治療

低血糖予防と身体発育の正常化を目標にする. 少量頻回食 (乳糖, ショ糖, 果糖, ガラクトースは利用できないため, グルコース, 可溶性多糖類を利用する), 治療乳, 夜間持続鼻注栄養, コーンスターチ療法 (2 g/kg で 6 時間血糖維持) などを行う. 高尿酸血症にはアロプリノールを投与する. 重症例では肝・腎移植を考慮する. 乳児期死亡は稀で, 最終身長も改善しているが, 成人期には肝腺腫→癌化することがある. 腎不全の発症にも注意する.

●―― 選択的二糖類分解酵素欠損症

二糖類は小腸刷子縁にある基質特異性の

ある分解酵素によって単糖に分解され吸収される．各酵素の欠損では消化吸収障害が起こり，下痢，腹痛，腹部膨満といった不耐症状を示す．急性胃腸炎などでみられる後天的なものは二次性欠損症という．

①ショ糖-イソマルターゼ欠損症，②成人型乳糖分解酵素欠損症（最も高頻度で成人牛乳不耐症の大部分），③先天性乳糖分解酵素欠損症，④先天性乳糖不耐症（乳糖尿・アミノ酸尿を合併，まれ），⑤グルコース-ガラクトース吸収不全症などがある．

A 診断

酸性便（pH＜6.0）となる．便中に還元糖（グルコース，ガラクトース，乳糖，果糖など）が増加するとクリニテスト陽性となる．膵外分泌不全，二次性酵素欠損症を除外する必要がある．

鑑別には負荷試験を行う．二糖類では2 g/kg，単糖類では1 g/kg 空腹時に経口負荷し30分毎2〜3時間採血，正常では血糖20 mg/dl 以上上昇する．確定には小腸粘膜生検により各酵素活性を測定するが，非侵襲的検査として呼気水素試験がある．

B 治療

当該糖質を摂取しないこと．乳糖不耐症では乳糖除去食を与える．

参考文献
1) 小児疾患診療のための病態生理Ⅰ，小児内科 28：290-293, 303-321, 1996.
2) 先天代謝異常症候群，別冊日本臨床，（上巻），7-106, 1998.

（梶田光春）

5. 脂質代謝異常症

脂質代謝異常症は各種酵素欠損により，中枢神経，内臓に脂質が蓄積して発症する疾患である．個々の疾患の発生頻度は少ないが，種類が多く，日常診療において，とくに退行変性，精神発達遅延，難治性痙攣等を呈する症例では，つねに念頭におくべき疾患である．アミノ酸，糖質代謝異常症と異なり，食事療法などの確立された治療法はなく予後不良の疾患が多いが，最近では酵素補充療法，臓器移植，骨髄移植療法，遺伝子治療などが試みられ，臨床的にもある程度の効果がみられた疾患も多い．

●—— Gaucher 病

β-グルコシダーゼ（グルコセレブロシダーゼ）欠損により，グルコセレブロシドが全身の臓器に蓄積する．常染色体性劣性遺伝．以下の3型に分類される．

① 成人型（Ⅰ型）：肝脾腫，貧血，骨粗鬆症など．神経症状は認めない．

② 乳児型（Ⅱ型）：生後6カ月頃までに発達遅滞，筋緊張亢進，後弓反張などの神経症状で発症．急速に進行して2歳頃までに死亡．

③ 亜急性型（Ⅲ型）：Ⅱ型より進行は遅く5〜10歳頃まで生存する．

A 診断

白血球，培養皮膚線維芽細胞を用いた β-グルコシダーゼ活性の測定．DNA解析．骨髄中のGaucher細胞の確認．血清酸性フォスファターゼ値，アンギオテンシン変換酵素（ACE）の上昇．

B 治療

神経症状のないⅠ型に対して骨髄移植，肝移植などが試みられ，ある程度の効果が得られた例もある．現在，酵素補充療法としてセレザイム輸注で肝脾腫の縮小，貧血の改善など臨床的に効果が得られた例も多い．Ⅱ型，Ⅲ型については効果的な治療法はない．

●―― Fabry 病

α-ガラクトシダーゼ欠損により，全身性（とくに神経細胞，血管壁，腎糸球体，腎上皮細胞）に糖脂質であるセラミドトリヘキソシドが蓄積し，多彩な症状を呈する．伴性遺伝．男子は重症．保因者である女性も発症することが多い．

A 診断

思春期以後に四肢末端の激痛，無汗，知覚障害などで発症し，皮疹（被角血管腫）が体幹，大腿上部，陰嚢に出現．進行して高血圧，心筋障害などの循環器症状，腎障害（慢性腎不全から透析にいたる），角膜表層，眼底血管周囲の混濁．

検査：リンパ球，培養皮膚線維芽細胞を用いた酵素活性測定．DNA 診断．尿中セラミドトリヘキソミドの排泄増加．

B 治療

対症療法．思春期の四肢末端の疼痛に対してはカルバマゼピンが有効．現在酵素補充療法が治験中である．

●―― GM 1-ガングリオシドーシス

ライソゾーム酵素の一つである酸性 β-ガラクトシダーゼの欠損により，GM 1-ガングリオシドがライソゾーム内に蓄積する．常染色体性劣性遺伝．3 型に分類される．

① 乳児型（Ⅰ型，全身性ガングリオシドーシス）：出生後すぐに発達遅滞を認め，筋緊張低下，四肢麻痺，全身痙攣などの症状が出現し，除脳硬直状態となり，1 歳前後で死亡する．またガルゴイル顔貌，全身の骨変化（dysostosis multiplex），肝脾腫，眼底の cherry-red spot，末梢血中空胞細胞，骨髄中泡沫細胞の存在．

② 幼児型（Ⅱ型）：生後 9～10 カ月頃から退行変性，精神運動発達遅延，筋緊張低下，全身痙攣，四肢麻痺などが進行し，5～10 歳で死亡．

③ 若年～成人型：学童期を過ぎてから知能障害，運動失調などで発症し進行性．

A 診断

特徴的な顔貌，臨床症状（全身性骨変化，退行変性），肝脾腫，リンパ球空胞化，酵素診断，尿中オリゴ糖分析，骨髄中泡沫細胞，眼底の cherry-red spot．

B 治療

有効な治療法はない．

●―― GM 2-ガングリオシドーシス

定型的な神経症状，眼底の cherry-red spot．β-ヘキソースアミニダーゼ A（α，β サブユニット，GM 2 活性化蛋白より成る）および B の活性測定で診断．常染色体性劣性遺伝．

① 乳児型 GM 2-ガングリオシドーシス

a) Tay-Sachs 病（α サブユニット異

β-ヘキソースアミニダーゼAの欠損. 6カ月頃まで正常に発達するが, その後, 退行変性し無気力, 筋緊張低下, 全身痙攣, 視力障害, 巨頭症, 球麻痺による喘鳴などの多彩な神経症状を呈し, 1～2歳で寝たきり, 除脳硬直状態となり, 反復する気道感染, 進行性の神経麻痺により3～5歳で死亡.
　b) Sandhoff 病 (βサブユニット異常症)

β-ヘキソースアミニダーゼAおよびBの欠損により, ライソゾーム内にGM2-ガングリオシドその他の脂質が蓄積する. Tay-Sachs病と同様の神経症状を呈する. 肝脾腫を認めることがある. 有効な治療法はない.

② 若年～成人型GM-2ガングリオシドーシス

独歩, 単語を話す程度まで発達し, 2～5歳で発症, 精神運動発達遅滞, 人格変化, 言語の不明瞭化, 四肢とくに上肢のアトーゼ運動, 運動失調, 眼底網膜色素変性などを主症状とする. 徐々に退行し, 歩行困難から寝たきりの状態になる.

●—— Niemann-Pick 病

スフィンゴミエリナーゼの欠損などにより, 全身の臓器にスフィンゴミエリンが蓄積する. 常染色体性劣性遺伝. 酸性スフィンゴミエリナーゼ欠損によるⅠ型 (ⅠA-急性型, ⅠS-亜急性型, ⅠC-慢性型) と病因不明で二次的にスフィンゴミエリンの蓄積がみられるⅡ型 (ⅡA-急性型, ⅡS-亜急性型, ⅡC-慢性型) に分類される.

ⅠA型が最も多く6カ月までに肝脾腫, 運動発達遅滞, 退行変性, 痙攣, 筋緊張亢進あるいは低下などの症状で発症し, 易感染性を示し, 3歳頃までにほとんど死亡する. 眼底に cherry-red spot を認め, 骨髄中に Niemann-Pick 細胞を認める. 肺に Niemenn-Pick 細胞の浸潤が見られることもある.

A 診断

スフィンゴミエリナーゼ活性の欠損, 骨髄中 Niemann-Pick 細胞の証明.

B 治療

効果のある治療法はない. スフィンゴミエリナーゼの補充療法が試みられているが効果は不明.

●—— Krabbe 病 (GLD ; グロボイド細胞白質ジストロフィー)

ライソゾーム酵素であるガラクトセレブロシド-β-ガラクトシダーゼの欠損により, ガラクトセレブロシドの分解が障害され, 高度の脱髄が起こる. 常染色体性劣性遺伝.

A 診断

生後3～6カ月頃までに不機嫌, 哺乳力低下, 痙攣, 精神運動発達遅延, 退行変性などの症状で発症. 進行性に四肢緊張亢進, 視神経萎縮を呈し, 除脳硬直状態となり, 2歳頃までに死亡する.

検査: 末梢白血球, 血清, 培養皮膚繊芽細胞などで酵素活性欠損の証明. 特徴的な臨床経過. 進行性の末梢神経障害.

B 治療

根本的治療法はない.

●――家族性高コレステロール血症 IIa 型

家族性高リポ蛋白血症 I～V 型のなかで最も発症頻度が多く，臨床的に重要である．肝細胞 LDL レセプターの先天的障害により，細胞内へのコレステロール取り込みができないことが原因で，高コレステロール血症を呈する．LDL のみ増加する IIa 型，LDL と VLDL が増加する IIb 型に分類される．常染色体性遺伝．

A 診断

幼少時より著明な高コレステロール血症を呈し，結節性の黄色腫を認める．虚血性心疾患，動脈硬化症を早期から認め，予後は悪い．

検査：血中総コレステロール値，LDL コレステロール値の著明な増加，特徴的な黄色腫，若年性動脈硬化症および虚血性心疾患．

B 治療

a．食事療法

摂取カロリー，とくに脂肪エネルギー，コレステロール摂取の制限．食事中の飽和脂肪酸の減少，多価不飽和脂肪酸の比率の増加．野菜，海藻類，穀類，豆類で十分な食物繊維を摂る．

b．薬物療法

①胆汁酸再吸収阻害剤（コレスチラミンなど）が最も有効であるが，②コレステロール合成阻害剤（プロバスタチン，シンバスタチンなど）なども併用される．その他，③コレステロール吸収阻害剤，④胆汁酸排泄促進剤，⑤リポ蛋白排泄促進剤などが有効である．

c．肥満の予防
d．保因者診断

血中総コレステロール値，LDL コレステロール値測定による．

参考文献
1) 小児疾患診療のための病態生理 I，小児内科　28：329-332，373-394，1996．

（水谷直樹）

6．ムコ多糖症

ムコ多糖は，細胞外マトリックスの構成蛋白質の一つである．その構造には柔軟性がなく多量の水分を保持することで生体組織の構造を維持している．ムコ多糖症はリソソーム酵素であるムコ多糖分解酵素の異常で引き起こされる，遺伝性の代謝異常症であり，全身に蓄積したムコ多糖が多臓器に構造・機能障害をきたす．欠損酵素の種類，重症度により臨床亜型が知られている（表 6-1）．全体の発症頻度は約 26,000 人に 1 人である．

A 診断

a．臨床症状

同じ酵素の異常でも遺伝子変異の多様性を反映して，軽症から重症までさまざまである．代表的なものとして特異顔貌（ガルゴイル顔貌），低身長，各関節の運動制限，多毛，肝脾腫，心障害，難聴，角膜混濁，精神運動発達遅滞，手骨管症候群などがある．

b．臨床検査

1) 一般血液，尿検査：基本的には異常を認めない．末梢白血球の空胞形成は診断の手がかりになる．
2) X 線検査：軟骨内骨化障害を反映

表6-1 ムコ多糖症の分類と症状

名称		欠損酵素	蓄積物質	遺伝形式	角膜混濁	知能障害
IH	Hurler				+	+
IH/S	Hurler/Scheie	α-L-iduronidase	DS, HS	AR	+	±
IS	Scheie				+	−
II	Hunter（重症型）	Iduronate-2-sulfatase	DS, HS	XR	−	+
	Hunter（軽症型）				−	−
IIIA	Sanfilippo A	Heparin sulfamidase	HS	AR	−	+
IIIB	Sanfilippo B	α-N-acetylgalactosaminidase	HS	AR	−	+
IIIC	Sanfilippo C	acety-CoA：α-glucosaminide N-acetyltransferase	HS	AR	−	+
IIID	Sanfilippo D	N-acetylgalactosamine-6-sulfate sulfatase	HS	AR	−	+
IVA	重症型 (Morquio)	N-acetylgalactosamine-6-sulfate sulfatase	KS, CS6	AR	+	−
	軽症型				±	−
IVB		β-galactosidase	KS	AR	+	−〜+
VI	Maroteaux-Lamy	N-acetylgalactosamine-4-sulfate sulfatase	DS	AR		
	重症型				+	−
	軽症型				+	−
VII	Sly	β-glucuronidase	DS, HS, CS4, CS6	AR	−〜+	−〜+

注：DS；デルマタン硫酸，HS；ヘパラン硫酸，KS；ケタラン硫酸．CS4；コンドロイチン4硫酸，CS6；コンドロイチン6硫酸．

して全身の骨に変形が起こる．I，II型では頭蓋冠肥厚，トルコ鞍のJ状変化，オール状肋骨，卵円状椎体，腸管窩のflaring，橈骨・尺骨遠位端の斜形化，棍棒状手指骨等の変化が，IVA型では加えて椎体の扁平化，側弯，第2頸椎歯状突起の形成不全などが特徴的である．

3）頭部MRI：水頭症変化の他に，とくにII型では大脳白質，脳梁，基底核などにT1，T2延長のhoney comb-like spotを認める．血管外周囲の蓄積した酸性ムコ多糖を含む小嚢胞性病変に対応するといわれている．

4）尿中ムコ多糖の定量定性：尿中ムコ多糖の増加を証明する．その電気泳動パターンからある程度亜型の推定が可能である．本症の早期診断，治療を目的に尿を検体としたマス・スクリーニングが現在検討されている．

5）酵素活性の測定：通常，末梢白血球か培養皮膚線維芽細胞を用いて，欠損が予想された酵素の活性を測定する．保因者診断には適さない．

6）出生前診断：絨毛細胞，羊水細胞を用いて酵素診断，遺伝子診断が行われている．

7）病因遺伝子解析：IIIc型を除いた亜型でその欠損酵素の遺伝子座とゲノム構造が明らかにされており，患者における数々の変異が報告されている．基本的に変異型は多様であり，臨床型との関連はまだ不明な点が多い．

B 治療
a．対症療法
年々進行する各臓器の障害に対し，各診療科の総合的な診療体制が必要である．とくに生命予後を左右する水頭症，心障害，環軸椎脱臼等には注意する必要がある．

b．骨髄移植療法
欠損酵素をドナー由来の骨髄からの産生で全身へ供給しようとするもので，1980年以来，これまでに世界で160を超える症例に施行され，肝脾腫，顔貌異常，運動制限，難聴などに対する効果が報告されている．早期に施行されたものほど効果が期待できるが，高度な知能障害や骨変化には効果は乏しく，適応症例の選択には慎重を要する．また重症II型における中枢神経障害予防効果は症例数不足で，まだ判定には至っていない．

c．酵素補充療法
I型では臨床試験がすでに開始されており，運動能力の改善などQOLの著明な向上が報告されている．II型，VI型でも現在準備されており，リスクの大きい骨髄移植に替わる治療法として期待が大きい．

参考文献
1) 祐川和子ほか：小児内科 28：399-406, 1996.
2) 祐川和子ほか：小児科診療 p.62, 1999.

(青嶋　努)

7．プリン・金属・色素代謝異常症

I　プリン・ピリミジン代謝異常

欠損酵素により神経症状，尿路結石，免疫不全など多彩な症状がみられる（表7-1）．

●——Lesch-Nyhan 症候群

ヒポキサンチン-グアニン ホスフォリボシルトランスフェラーゼ（HPRT）の欠損により高尿酸血症をきたし，舞踏病・アテトーゼ様運動や自傷行為がみられる．HPRT遺伝子はXq 26-27にあり，伴性劣性遺伝形式をとる．発症頻度は数十万男児に1人とされる．

A 診断
生後1ヵ月頃からオムツにオレンジ色の尿酸塩が付着する．大多数に不機嫌・不眠がみられ，次第に運動発達遅延，不随意運動，深部腱反射亢進，痙性四肢麻痺などが明らかになる．1歳半頃より自分の手指や口唇などを発作的に噛む自傷行為がみられる．血中・尿中尿酸値が増加する．尿路結石や尿路感染症を反復することもある．確定診断は赤血球HPRT活性を測定し，必要に応じ遺伝子診断を行う．

B 治療
対症療法が主体である．高尿酸血症に対しアロプリノール（ザイロリック，アロシトール）10 mg/kg/日，ベンズブロマロン（ユリノーム）6～8 mg/kg/日を経口投与する．水分は大量に摂取する．本症の予後は重症心身障害児と同様の経過をたどり，肺炎・誤嚥などによる窒息死などの転帰をとる．

表7-1 主なプリン・ピリミジン代謝異常症

	酵素	活性	Locus	遺伝様式	症状
HPRT	Hypoxanthine-guanine phosphoribosyltransferase	完全欠損 不完全欠損	Xp 26-27	XR XR	Lesch-Nyhan症候群 痛風
APRT	Adenine phosphoribosyltransferase	欠損	16 q 24.3	AR	尿路2,8-ジヒドロキシアデニン結石
XO	Xanthine oxidase	欠損	2 p 23	AR	尿路キサンチン結石
ADA	Adenosine deaminase	欠損	20 q 13.11	AR	重症複合免疫不全症,軟骨・骨異形成
PNP	Purine nucleoside phosphorylase	欠損	14 q 13.1	AR	複合不全型免疫不全症,神経症状
Type A Type B	Molybdenum cofactor	欠損	6 p 21.3 5 q 11	AR	難治性痙攣, 低尿酸血症, 尿亜硫酸増加
P5N	Pyrimidine-5'-nucleotidase	欠損	?	AR	溶血性貧血, 赤血球好塩基性斑点
DPD	Dihydropyrimidine dehydrogenase	欠損	1 q 22	AR	無症状〜神経症状 5-FUなどで副作用

II 金属代謝異常症

銅代謝異常として低銅血症を示すものにWilson病, Menkes病およびその亜型としてOccipital horn症候群がある. ここではWilson病について述べる.

●── Wilson病

WD遺伝子 (13 q 14.3) の異常によりP-type ATPase関連銅輸送膜蛋白(ATP-7B)の機能が低下し, 肝セルロプラスミン (Cp) 合成障害と胆汁中への銅排泄障害がおこり, 銅が肝や脳などの組織中に過剰に蓄積する疾患. 常染色体劣性遺伝. 発症年齢は5〜40歳と幅があり, 若年者は肝症状, 思春期以降は神経症状が多い.

A 診断

肝症状は急性肝炎, 慢性肝炎, 肝不全など多彩であり, 確実に肝硬変となる. 神経症状はジストニア, アテトーゼ, 振戦, 構音障害などがみられ, 頭部CTでは両側基底核に低吸収域を認める. 眼症状ではKayser-Fleischer角膜輪がみられるが, 思春期前は肉眼的に観察できずスリットランプで確認する必要がある. 腎炎様の症状や尿細管障害により二次性Fanconi症候群を合併することがある. 劇症肝不全型 (腹部型) では遊離銅増加のため溶血性貧血を合併しやすく, 予後不良である.

検査では血清Cp低値, 血清銅低値, 尿中銅増加が特徴である. 肝機能異常の程度はさまざまである. 血清尿酸値は著明に低下する. 肝生検により銅含有量が200 μg/g乾重量以上あれば確定するが, 遺伝子診断により肝生検は不要となる可能性がある.

表7-2　ポルフィリン症

病型		欠損酵素	遺伝 Locus	増加物質 尿	増加物質 血液	増加物質 便	発症時期	神経症状	皮膚症状
肝性	δ-ALAD欠損性 (急性)	δ-Aminolevurinate dehydratase	AR 9 q 34	ALA UP CP	PP	—	幼児期	++	—
肝性	急性間歇性 (急性)	Porphobilinogen deaminase	AD 11 q.24.1-2	ALA PBG	—	—	思春期以降	+++	—
肝性	遺伝性コプロ (急性)	Coproporphyrinogen oxidase	AD 3 q 12	ALA PBG CP	—	CP	思春期以降	++	±〜+
肝性	異型 (急性)	Protoporphyrinogen oxidase	AD 1 q 22	ALA PBG UP CP	—	CP PP	思春期以降	++	+
肝性	晩発性皮膚 (皮膚)	Uroporphyrinogen decarboxylase	AD 1 q 21	UP Hepta	—	—	中年以降	—	++
肝性	肝性骨髄性 (皮膚)	Uroporphyrinogen decarboxylase	AR/ homo	UP Hepta	PP	CP	幼児期	±	+++
骨髄性	先天性骨髄性	Uroporphyrinogen III cosynthetase	AR 11 q 25.2-26.3	UP CP	UP CP	CP	新生児期	—	+++
骨髄性	骨髄性プロト	Ferrochelatase	AD 18 q 21.3	—	PP	PP	幼児期以降	—	+

注：ALA；δ-Aminolevurinic acid, PBG；Porphobilinogen, UP；Uroporphyrin, CP；Coproporphyrin, PP；Protoporphyrin.

B　治療

除銅のためD-ペニシラミン（メタルカプターゼ）を投与する．5〜10 mg/kg/日で投与を開始し，発熱，嘔吐，発疹などに注意しつつ，数日ごとに増量し維持量15〜25 mg/kg/日とする．ビタミンB_6 10〜30 mg/日を併用し，1日3回食間空腹時に内服する．血清銅10〜20 μg/dl，尿中銅100 μg/日以下（非内服にて）を目標にする．維持期で銅が陰性バランスとなる場合は，5投5休，4投3休など休薬が必要になる．白血球減少，ネフローゼ，SLEなどの重篤な副作用により投与不可能な場合は塩酸トリエンチン（メタライト）40〜50 mg/kg/日を投与する．硫酸亜鉛300〜600 mg/日を併用で，発症前や維持期には代用薬として用いるのもよい．

肝症状，神経症状には対症療法を行う．劇症型では，劇症肝炎の治療に準じて，D-ペニシラミンの経口，または経管投与する．

食事は低銅食とし，1日銅摂取量は1 mg以下，症状が消失したら1日2 mg程度（7歳以下は1/2）を目安とする．薬物・食事療法は生涯続ける必要があるが，怠薬により死亡する場合もあるため，厳重

に管理すべきである．

III 色素代謝異常症

　ポルフィリン症の一覧を表7-2に示す．急性ポルフィリン症では嘔気，嘔吐，腹痛，下痢，便秘，イレウスなどの消化器症状，排尿困難，筋緊張低下，呼吸不全，感覚ニューロパチー，痙攣などの神経症状，精神症状など多彩な症状がみられる．誘因となる薬剤（抗てんかん薬，解熱薬，バルビタール系薬剤，エストロゲン製剤）を避ける必要がある．

参考文献

1) 先天代謝異常症候群，別冊日本臨床（上巻）429-512，（下巻）121-191，1998．
2) 小児疾患診療のための病態生理Ｉ，小児内科　28：339-343，350-357，435-438，1996．

（梶田光春）

9. 内分泌疾患

1. 視床下部・下垂体疾患

脳下垂体は重量約0.6g（成人）の小さな組織であるが，ここで合成分泌される種々の下垂体ホルモンにより，生命の維持，調節が行われきわめて重要な器官である．

下垂体前葉からは成長ホルモン（GH），プロラクチン（PRL），甲状腺刺激ホルモン（TSH），副腎皮質刺激ホルモン（ACTH），卵胞刺激ホルモン（FSH），黄体（化）ホルモン（LH）が分泌される．GH，TSH，ACTHは，それぞれ視床下部ホルモンであるGHRH，TRH，CRHによる分泌刺激を受けている．下垂体後葉からは抗利尿ホルモン（ADH）が分泌されている．これらのホルモン分泌不全により種々の病態を呈するが，小児ではGH分泌不全性低身長症および下垂体性尿崩症が臨床的に重要である．

●── 成長ホルモン分泌不全性低身長症（下垂体性小人症）

内分泌異常により小児期における成長障害（低身長）を来す代表的な疾患である．視床下部・下垂体の何らかの異常により小児期における成長ホルモン（GH）の分泌が慢性的に低下し，著明な低身長を呈する．下垂体前葉細胞でGH分泌のみ低下する場合（成長ホルモン単独欠損症）と，GH以外にPRL，TSH，LHあるいはFSH，ACTHなどの分泌も低下する場合（下垂体ホルモン複合分泌不全症）がある．

本疾患は約5,000〜8,000人に一人の割合で発症する（男女比では男児に多い）．成人期に達してからGHなど下垂体ホルモン分泌低下がみられる場合，下垂体機能低下症と呼ばれる．

A 診断

a．症状

1）低身長（−2SD以下）：多くの症例では乳幼児期以降に成長障害が認められるが，遺伝性GH分泌不全では1歳前に著明な低身長を呈する．低身長は著明であるが体の均整は良好である．

2）骨成熟の遅滞：骨年齢が暦年齢の80％以下となる．

3）その他の症状：GHおよび他の下垂体ホルモン分泌不全により種々の症状がみられる．

低血糖症：一部の症例で低血糖症状を認める．

甲状腺機能低下症：TSH分泌不全合併例でみられる．

副腎機能低下症：ACTH分泌不全合併例でみられる．

性腺機能低下症：LH，FSH分泌不全合併例でみられる．

b．病型分類

GH分泌不全性低身長症はその病因により次の三つに分類される．

1）特発性：間脳下垂体系の機能的異常によるもので，大部分の症例がこれに属する．骨盤位分娩などで出生し仮死のある症例は特発性に分類されていたが，MRIにより下垂体茎の断裂が認められることがある．

2）器質性：正中線奇形症候群，下垂体形成不全などに伴うGH分泌不全は先天的要因によるもので，頭蓋咽頭腫もこれに

表 1-1　GH 分泌負荷試験で用いられる薬剤

薬剤	商品名	用量（最大）	用法・注意
L-dopa	ドパストン教	10 mg/kg（500 mg）	経口
Arginine	アルギニン注（モリシタ）	5 ml/kg（300 ml）	30 分かけて点滴
Clonidin	カタプレス	0.15 mg＝1 錠/m²（0.15 mg）	経口
Insulin	速効性インスリン	0.05〜0.1 単位/kg	負荷による低血糖に注意深い観察が必要である
GHRH	GRF（住友）	1 μg/kg（100 μg）	顔面紅潮がみられる

属する．後天的要因としては下垂体腫瘍，Langerhans 細胞組織球症，結核性髄膜炎によるものがある．外傷による間脳下垂体の障害によるものが稀にみられる．

3) 遺伝性：一部の症例で家族性発症がみられる．遺伝性成長ホルモン単独欠損は成長ホルモン遺伝子（GH-1）異常により発症し，その遺伝形式によりI型（常染色体劣性），II型（常染色体優性），III型（伴性劣性）に分類される[1]．また GHRH 受容体遺伝子異常による GH 単独欠損家系が報告されている．Pit-1 遺伝子異常による GH，PRL，TSH 欠損家系も知られている．

c．問診および検査

1) 在胎週数，出生体重，分娩時仮死の有無，両親の身長などをきく．

2) 既往歴：アレルギー性疾患，腎疾患など慢性疾患の有無を確認する．

3) 成長曲線の作製：男，女別に出生時，乳幼児期から初診時までの身長および体重を成長曲線に記入する．

4) GH 分泌能の評価：各種負荷試験（表 1-1）を行い，下垂体からの GH 分泌能を評価する．GH 頂値が 10 ng/ml 以下の場合，GH 分泌不全と診断される．

5) 骨年齢の評価：左手または両手根骨の X 線撮影を行い骨年齢を判定する．日本人標準骨成熟アトラス[2]，Greulich & Pyle 法または Tanner-Whitehouse（TW 2) 法を用いる．

6) 頭蓋内病変：頭部単純 X 線あるいは頭部 CT，MRI で脳腫瘍などの有無をチェックする．

d．診断基準

低身長（-2 SD 以下）のみられる例で，骨成熟の遅れが認められ，GH 分泌低下が証明されれば GH 分泌不全性低身長症の診断は確定する．厚生省間脳下垂体機能障害調査研究班による診断の手引きを表 1-2 に示す．

B 治療

ヒト成長ホルモン製剤（遺伝子組み換え）の皮下または筋注による治療を行う（表 1-3）．投与量は 0.5 単位/kg/週または 0.175 mg/kg/週で，週 6〜7 回に分けて自宅で通常就寝前に皮下に自己注射を行う．ペン型注射器を用いて年少児では臀部，年長児では大腿部に注射することが多い．通常 5〜6 歳頃までに治療を開始すれば良好な最終身長が得られる（低血糖を伴う場合は乳幼児期からの治療が必要となる）．治療中は月に 1 回身長，体重を測定し，3 カ月に 1 回程度，IGF-I の他，血液，生化学，尿検査など副作用の有無をチェックする．6 カ月に 1 回程度骨年齢（手根骨）を測定する．遺伝子組み換えによる GH 製剤を表 1-3 に示す．TSH 分泌不全合併例では甲状腺ホルモン（チラー

表1-2 成長ホルモン分泌不全性低身長症診断の手引き(1999年,筆者により一部改変)

I. 主症候
1. 成長障害があること
   身体のつりあいがとれ,身長は標準身長の-2.0 SD以下,または年間の成長速度が2年以上にわたって-1.5 SD以下であること
2. 乳幼児で低身長を認めない場合であっても,成長ホルモン分泌不全が原因と考えられる症候性低血糖がある
3. 頭蓋内器質性疾患や他の下垂体ホルモン分泌不全があるとき

II. 検査所見
以下の分泌負荷試験で下記の値が認められること
インスリン負荷,アルギニン負荷,L-dopa負荷,クロニジン負荷,グルカゴン負荷においては,血中GH濃度の値が10 ng/ml以下

III. 参考所見
1. あきらかな周産期障害がある
2. 24時間あるいは夜間入眠後(3〜4時間)20分毎に測定した血中GH濃度の平均値が低値である.または腎機能が正常で,2〜3日間測定した24時間尿または夜間入眠から翌朝起床までの尿中GH濃度が低値である
3. 血中IGF-I値や血清IGFBP-3値が正常値に比べ低値である
4. 骨年齢が歴年齢の80%以下である

診断の基準
成長ホルモン分泌不全性低身長症
1. 主症候がI-1を満たし,かつ2種以上の分泌刺激試験で,IIの検査所見を満たすもの
2. 主症候がI-2をあるいはI-1とI-3を満たし,IIの1種の負荷試験において検査所見を満たすもの

成長ホルモン分泌不全性低身長症の疑い
1. 主症候がI-1またはI-2を満たし,かつIIIの参考所見の4項目のうち3項目以上を満たすもの
2. 主症候がI-1を満たし,IIの1種の負荷試験の検査所見およびIIIの参考所見のうち,2項目を満たすもの
3. 主症候がI-1とI-3を満たし,かつIIIの参考所見のうち2項目以上を満たすもの

注意事項
次のような状態ではGH分泌が低反応を示すことがある
・甲状腺機能低下症:甲状腺ホルモンによる治療中に検査する
・中枢性尿崩症:DDAVPによる治療中に検査する
・成長ホルモン分泌に影響を与える薬物(副腎皮質ホルモンなど)投与中:可能な限り投薬を中止して検査する
・慢性的精神抑圧状態(愛情遮断症候群など):精神環境改善などの原因除去後に検査する
・肥満:体重コントロール後に検討する

表1-3 遺伝子組み換えによるヒト成長ホルモン製剤

製品名	mg/バイアル
ヒューマトロープC	6, 12
ノルディトロピンS注	5, 10
グロウジェクトBC	8
ジェノトロピン	5.3
サイゼン注	1.33, 8

注:成長ホルモンの力価は従来,生物学的活性として国際単位(IU)が用いられていたが,現在mg表示が採用されている(1単位=0.33 mg).

ジンS),ACTH分泌不全合併例では副腎皮質ホルモン(コートリル)の内服が必要となる.LH,FSH分泌不全合併例では思春期年齢以降,性腺ホルモン補充療法が行われる.

治療開始にあたって,成長科学協会への届け出(ヒト成長ホルモン治療適応判定依頼)が望ましい.また小児慢性特定疾患による治療費の公費負担も必要となる.両者による適応判定基準に若干の差があるので

●──下垂体性尿崩症

下垂体後葉から分泌される抗利尿ホルモン（ADH）の欠乏，または作用の異常による尿の濃縮障害のため多尿となる疾患が尿崩症（diabetes insipidus；DI）と呼ばれる．ADH 分泌不全によるものは下垂体性尿崩症と呼ばれ，原因により，①特発性，②続発性，③遺伝性に分類される．脳腫瘍（鞍上部胚細胞腫，頭蓋咽頭腫など），あるいは Langerhans 細胞組織球症，外傷などによる続発性（器質性）が約50％でみられる．近年遺伝子異常（AVP-NP 遺伝子）による症例（常染色体優性，伴性劣性遺伝）も報告されるようになった[3]．ADH の受容体（V_2）異常によるものは伴性劣性遺伝形式をとり腎性尿崩症と呼ばれる．

A 診断

a．症状

口渇，多飲，多尿が主な症状である．小児では1日尿量が3 l/m^2（体表面積）以上で多尿と判定される．続発性では脳腫瘍による症状（頭痛，嘔吐，眼症状）や，下垂体前葉機能低下による症状（低身長など）を伴う．ACTH 分泌不全例では尿崩症の症状が明らかでないことがある．厚生省間脳下垂体機能調査研究班による診断基準を表1-4に示す．

b．検査

尿は低比重（1.005以下）で，尿浸透圧はつねに血漿浸透圧より低く，300 mOsn/kg 未満である．1日尿量は3 l/m^2 を超える．血清電解質は正常であるが，脱水になると高 Na 血症となる．水制限試験

表1-4 ADH 分泌低下症（中枢性尿崩症）の診断法

I．主症状
  1．多尿
  2．口渇
II．検査所見
  1．尿量は1日3,000 ml 以上
  2．尿浸透圧 300 mOsm/kg 以下
  3．高張食塩水負荷試験または水制限試験では尿量が減少せず，尿浸透圧は 300 mOsm/kg を超えない
  4．バゾプレッシン負荷試験では尿量は減少し，尿浸透圧は 300 mOsm/kg を超えて上昇する
III．参考所見
  1．原疾患が確定していることが続発性尿崩症の診断上の参考となる
  2．約半数の症例で全身倦怠感と食欲低下とを認める
  3．血清ナトリウム濃度は正常域の上限に近付く
  4．血漿 ADH 濃度は高張食塩水負荷あるいは水制限試験で原則として 1.0 pg/ml を超えない
  5．T1強調 MRI 画像における下垂体後葉輝度の低下を認める

〔診断基準〕
確実例　IとIIを満たすもの
病型分類
  1．特発性尿崩症：IとII以外には，画像上の異常を視床下部・下垂体系に認めないもの
  2．続発性尿崩症：IとIIに加えて，画像上の異常を視床下部・下垂体系に認めるもの
  3．家族性尿崩症：家族内に同疾患があるもの

注：1998年，筆者により一部改変．

（4時間，7時間，長時間）で尿浸透圧が血漿浸透圧を超えることがない．外因性 ADH（ピトレッシン）注射で尿浸透圧および尿量が有意に増加する．また高張食塩水負荷で ADH の分泌障害を確認する．頭部 CT，MRI などで脳腫瘍の有無を検索する．家族性の症例には遺伝子診断が行われる．鑑別診断として腎性尿崩症，心因性多飲，糖尿病，高カルシウム血症などがあ

B 治療

持続性の抗利尿効果を有するバゾプレッシン誘導体のDDAVP（デスモプレシン：100μg/ml）が第一選択薬である．初期投与量（1回）は幼児で2.5μg（0.025ml），学童で5μg（0.05ml）とする．通常1日2回点鼻を行うが，軽症例では1日1回の点鼻でコントロール可能である．初期投与量から効果を確認しながら徐々に増量することが必要である．水中毒に注意を要する．また，鼻炎がある場合は吸収量が減弱し，効果が十分でないことがある．

●── 周期性 ACTH・ADH 放出症候群

佐藤らは周期性ACTH・ADH放出症候群という疾患概念を提唱した．この疾患は主に日本人で報告され，視床下部傍室核周辺のCRHおよびADHニューロンを含む中枢神経系の周期性過敏状態に起因すると考えられている．

A 診断

a．症状

くり返す嘔吐，高血圧発作が特徴で，これに精神症状（うつ状態）や自律神経症状が合併する．かなり強い嘔吐発作を呈するが間欠期にはまったく正常である．

b．検査

発作時に血中ACTH，ADHが高値で，血中コーチゾールも増加する．ADH高値にもかかわらず低Na血症を認め，いわゆるSIADHの状態である．尿中ケトン体は陰性であるが経過とともに陽性となる．約25％の症例で脳波異常がみられる．器質的疾患の診断のため頭部CTまたはMRI，消化管X線検査が必要となることがある．

B 治療

まず補液による脱水の予防，治療を行うが，発作中は水中毒の状態にあるので注意深い観察が必要である．薬物治療として抗てんかん薬，抗不安薬であるフェニトイン，ジアゼパム，バルプロ酸などが用いられ，約50％の症例で有効である．抗セロトニン受容体拮抗薬が有効との報告もある．長期的には精神，心理面のカウンセリングが必要となる．

参考文献

1) 小川正道・上條隆司：医学のあゆみ，165：306-310, 1993.
2) 骨成熟研究グループ：日本人標準骨成熟アトラス，金原出版，1993.
3) 大磯ユタカ：ホルモンと臨床 42：1031-1035, 1994.

（上條隆司）

2．甲状腺疾患

小児の代表的な甲状腺疾患は先天性甲状腺機能低下症（クレチン症），甲状腺機能亢進症，甲状腺炎，甲状腺腫などである．先天性甲状腺機能低下症は主として甲状腺の形成異常やホルモン合成障害などが原因（表2-1）で先天的にホルモン不足状態となり，成長障害や知能障害をもたらすため，早期診断と早期治療が必要である．

甲状腺機能亢進症を来すものの中ではバセドウ病が最も多い．バセドウ病の好発年齢は思春期で，女児の発症率が高い．

甲状腺炎では慢性甲状腺炎，急性化膿性甲状腺炎，亜急性甲状腺炎，無痛性甲状腺

炎がある．慢性甲状腺炎は自己免疫性甲状腺炎と位置づけられ，思春期女児に発症しやすい．急性化膿性甲状腺炎はグラム陽性菌による細菌感染である．亜急性甲状腺炎はウイルス感染により発症する．無痛性甲状腺炎は自己免疫の機序の関与が考えられ，バセドウ病に先行するかまたはその経過中に発症することが多い．

甲状腺腫は単純性甲状腺腫がほとんどであるが，まれに甲状腺癌があることを忘れてはいけない．

A 診断

a．臨床像

クレチン症は近年ほとんどがマススクリーニングで発見されるが，早期診断されないと活動性の低下，便秘，黄疸の遷延，臍ヘルニアなどの臨床像がみられる．

バセドウ病の臨床像は多岐にわたる．精神症状は多動，情緒不安，集中力低下．心血管系症状は頻脈，動悸．消化器症状は食欲亢進，下痢．全身症状として体重減少，散熱，発汗，脱毛過多，強い疲労感，筋力低下，学業成績低下などがみられる．また眼球突出，甲状腺腫などは特徴的である．新生児甲状腺機能亢進症は甲状腺機能亢進症の母体から出生し，多くは低出生体重児で頻脈と心不全，多血症，体重増加不良が見れる．

急性化膿性甲状腺炎は有痛性で発赤を有する甲状腺腫大，発熱を示す．亜急性甲状腺炎は夏に多く，有痛性で硬い甲状腺腫，発熱，一過性の甲状腺ホルモン高値がみられる．無痛性甲状腺炎は無痛性で硬度軟の甲状腺腫大，甲状腺機能亢進症状で発症する．その後の甲状腺機能は低下から正常へと回復する．

慢性甲状腺炎は甲状腺機能低下症のさまざまな症状を示す．小児期では甲状腺腫と

表2-1 先天性甲状腺機能低下症の病因

1. 甲状腺形成異常
   ① 甲状腺欠損または形成不全
   ② 異所性（甲状腺の下降異常）
2. 甲状腺ホルモン合成障害（甲状腺腫性）
   ① ヨード濃縮障害
   ② ヨード有機化障害
   ③ ヨードチロジン脱ヨード化障害
   ④ サイログロブリンおよびヨードサイロニンの合成障害
       a. ヨードチロジンの縮合障害
       b. サイログロブリンの欠損
       c. サイログロブリンの構造異常
3. 地方性
4. 下垂体性　TSH 単独欠損症など
5. 視床下部性　TRH 単独欠損症など
6. その他
   ① TSH 不応症
   ② 甲状腺ホルモン不応症
   ③ 医原性

成長障害で発見されやすい．

単純性甲状腺腫と甲状腺癌はともに甲状腺腫を認めるが，単純性甲状腺腫の甲状腺腫は無痛性で硬度軟で小さい．甲状腺癌の甲状腺腫はその部が硬い．

b．検査所見

1) クレチン症：血清 TSH（↑），Free T3（↓），Free T4（↓），TBG（正常），総コレステロール（↑），CK（↑），大腿骨遠位端 X 線撮影（骨核形成不全）．

2) バセドウ病：甲状腺超音波（びまん性甲状腺腫），TSH（↓），Free T3（↑），Free T4（↑），TSAb（↑），抗サイログロブリン抗体，抗 TPO 抗体（時に陽性），心電図（洞性頻脈），心超音波（時に僧帽弁逸脱），^{99m}Tc 甲状腺シンチグラム（びまん性甲状腺腫）．

3) 新生児甲状腺機能亢進症：TSH（↓），Free T3（↑），Free T4（↑），

TSAb（↑），心電図（洞性頻脈），心超音波，抗サイログロブリン抗体，抗TPO抗体．

4) 急性化膿性甲状腺炎：白血球増多，血沈亢進等の急性炎症反応を認める．

5) 亜急性甲状腺炎：Free T3（↓一過性），Free T4（↑一過性），^{123}I甲状腺摂取率（↓極度），ウイルス抗体価の検索（主としてエンテロウイルス）．

6) 無痛性甲状腺炎：Free T3（↑），Free T4（↓），TSH（↓極度），^{123}I甲状腺摂取率（↓）．甲状腺機能はいずれも数カ月で回復．

7) 慢性甲状腺炎：甲状腺機能低下時—Free T4（↓），Free T3（↓），TSH（↑），抗サイログロブリン抗体，抗TPO抗体（陽性）．

甲状腺機能正常時—末梢甲状腺ホルモン正常，抗サイログロブリン抗体，抗TPO抗体（陽性）．

8) 単純性甲状腺腫：甲状腺超音波（びまん性甲状腺腫）．

9) 甲状腺癌：^{123}I甲状腺シンチグラム（欠損像）．

c．診断基準

1) クレチン症：TSH 30μU/ml以上であれば，クレチン症として受診当日から直ちに治療する．TSHが15〜30μU/mlでは機能低下症が疑われたり，大腿骨遠位骨端核が出現していないような場合は治療を開始するが，TSHが軽度高値で血中甲状腺ホルモンが正常ならば，無治療で経過を慎重に追う（乳児一過性高TSH血症）．クレチン症の病型診断は1歳過ぎに，甲状腺剤投与を中止して行う．Free T3，Free T4，TRH負荷試験，甲状腺超音波，必要なら^{123}I甲状腺摂取率，ロダンカリ放出試験，シンチグラムを施行する．

2) バセドウ病：臨床症状および血中甲状腺ホルモン高値より診断．TSH受容体抗体(TBⅡまたはTRAb)，あるいは甲状腺刺激抗体（TSAb）が陽性であれば診断は確定する．

3) 新生児甲状腺機能亢進症：Free T3とFree T4の異常高値とTSHの異常低値．心不全徴候，母体のバセドウ病で診断する．

4) 急性化膿性甲状腺炎：有痛性甲状腺腫大と急性感染症の検査結果で診断はつく．鑑別診断として炎症が消えてから食道造影を行い，咽頭梨状窩瘻の有無を確認することが大切である．

5) 亜急性甲状腺炎：有痛性甲状腺腫大と一過性甲状腺ホルモン高値，^{123}I甲状腺摂取率の極度の低下で診断できる．

6) 無痛性甲状腺炎：バセドウ病に先行するか，あるいはその経過中に発症するが，甲状腺機能亢進状態が軽く，^{123}I甲状腺摂取率が低値で診断できる．

7) 慢性甲状腺炎：臨床症状と甲状腺ホルモン検査の結果から，甲状腺機能低下の発症は容易に診断できる．

8) 単純性甲状腺腫：甲状腺腫以外に異常が見られない．

9) 甲状腺癌：画像および生検で病理学的に診断する．

B 治療

a．クレチン症

L-サイロキシン（チラージンS）を5〜10μg/kg/日（重症例12〜15μg/kg/日）投与する．甲状腺機能亢進症状の出現に注意しながらTSHを0.5〜5μU/ml（10μU/ml以下ならよい）に保つようにする．測定検査は最初は1カ月毎で次第に間隔をあける．病型診断時にはチラージンSを1/量のリオチオニン（チロナミン）×3/日に変更し，4週間投与し，その後7〜10日間

休薬してから検査を行う．維持投与量は乳児期5～10 μg/kg/日 分3，幼児期5～7 μg/kg/日 分2～3，学童期3～5 μg/kg/日．

b．バセドウ病

初期投与量はMMI（メルカゾール5 mg/錠）1 mg/kg/日（最大60 mg/日），またはPTU（プロパシール50 mg/錠）10 mg/kg/日（最大600 mg/日）を1～3カ月投与し，その後甲状腺ホルモンが正常化したら投与量を2/3に減量し，2～3カ月はこの量を続ける．以後甲状腺ホルモンが正常範囲内ならさらに徐々に減量を続ける．維持量はMMI 5～10 mg/日，PTU 50～100 mg/日．初期治療中に甲状腺機能低下が生じたらチラージンSの併用を行う．MMI，PTUともに副作用（無顆粒球症，薬疹，肝障害など）に注意する．重篤な副作用が出現したり，これらの薬剤に反応しない場合は外科的療法（甲状腺亜全摘）を考慮する．

c．新生児甲状腺機能亢進症

1%ルゴール液を1回1滴1日3回と抗甲状腺剤としてMMI 0.5～1 mg/kg/日，またはPTU 5～10 mg/kg/日を分3で投与する．頻脈にはインデラール1～2 mg/kg/日を分3で投与する．一般に3～12週位で症状は消える．

d．急性化膿性甲状腺炎

抗生剤の投与を行う．咽頭梨状窩瘻が確認されたら瘻管の切除を行う．

e．亜急性甲状腺炎

症状が重ければステロイド剤の投与を行う．

f．無痛性甲状腺炎

一般には無治療．甲状腺機能亢進状態が強いときはインデラールを投与する．

g．慢性甲状腺炎

L-サイロキシン（チラージンS）分1～2/日を投与する．投与量はクレチン症の項目参照．

h．単純性甲状腺腫

無治療で経過観察する．

i．甲状腺癌

外科的治療を要する．

（矢沢　武）

3．副甲状腺疾患

小児の代表的な副甲状腺疾患は副甲状腺機能低下症と偽性副甲状腺機能低下症である．

● ── 副甲状腺機能低下症（Hypoparathyroidism）

PTHの産生・分泌の欠乏により起きる代謝障害で，原因として特発性の他，発生の異常，家族性，自己免疫によるものがある．

A 診断

a．症状

テタニー，痙攣，意識障害の他，歯芽萌出遅延，脱毛，脳基底核石灰化などがみられる．Trousseau徴候とChvostek徴候が認められる．また白内障がみられることがある．

b．検査所見

低Ca血症（血清Ca 8.0 mg/dl以下），高P血症，血清ALP正常，血清クレアチニン正常，血清尿素窒素正常を示す．血中PTHの値は必ずしも一定しないが，正常下限のことが多い．

表3-1 偽性副甲状腺機能低下症の病型

	低Ca血症	Ellsworth-Howardテスト		赤血球Gs活性	AHO
		尿中c-AMP	尿中P		
PHP Ia	+	反応低下	反応低下	低下	+
Ib	+	反応低下	反応低下	正常	−
II	+	増加	反応低下	正常	−

注：AHO：Albright骨異栄養症.

B 治療

a. 初期治療

活性型ビタミンDとして1α(OH)D3（アルファロールまたはワンアルファー）0.1μg/kg/日 分1～2．乳酸Ca2～5g/日．血清CaとPが正常範囲となればCa剤は中止する．

b. 維持治療

活性型ビタミンDの1α(OH)D3を0.05～0.2μg/kg/日，思春期前後は0.05μg/kg/日を投与する．

c. 低Ca血症の急性期治療

テタニー発作時，8.5%グルクロン酸カルシウム（カルチコール）を新生児は1～2ml/kgゆっくり静注．続いて3～4ml/kg/日を希釈持続点滴．幼児・学童は0.5～1ml/kgゆっくり静注．続いて1～2ml/kg/日を希釈持続点滴．

●── 偽性副甲状腺機能低下症(Pseudohypoparathyroidism；PHP)

腎でのPTHに対する不応性により低Ca，高P血症を呈する疾患で，四つの病型に分類される（表3-1）．

A 診断

a. 症状

テタニー，Albright遺伝性骨形成異常症（AHO-低身長，肥満，円形顔貌，中手骨と中足骨の短縮，皮下骨腫），皮下石灰化，精神発達遅延，歯牙低形成などがみられる．Trousseau徴候とChvostek徴候が陽性となる．

b. 検査所見

低Ca血症，高P血症を呈し血中PTH高値の時，本症を疑う．さらにEllsworth-Howardテストにより確定診断を行う．

B 治療

本症では活性型ビタミンDの必要量は副甲状腺機能低下症に比べて少なく，幼児・学童でアルファロール0.01～0.05μg/kg/日（分1～2）である．

参考文献

1) クレチン症マススクリーニング・ガイドライン作成委員会：日児誌 102：817-819，1998．
2) 田苗綾子他編：専門医による小児内分泌疾患の治療，医学書院，1998．

（矢沢 武）

4．副腎疾患

副腎は両側腎の上方に接し，扁平な約5～6g（成人）の組織である．副腎皮質は球状帯，束状帯，および網状帯の3層より構成される．副腎髄質はカテコールアミン顆粒細胞に富んでいる．副腎皮質からは糖

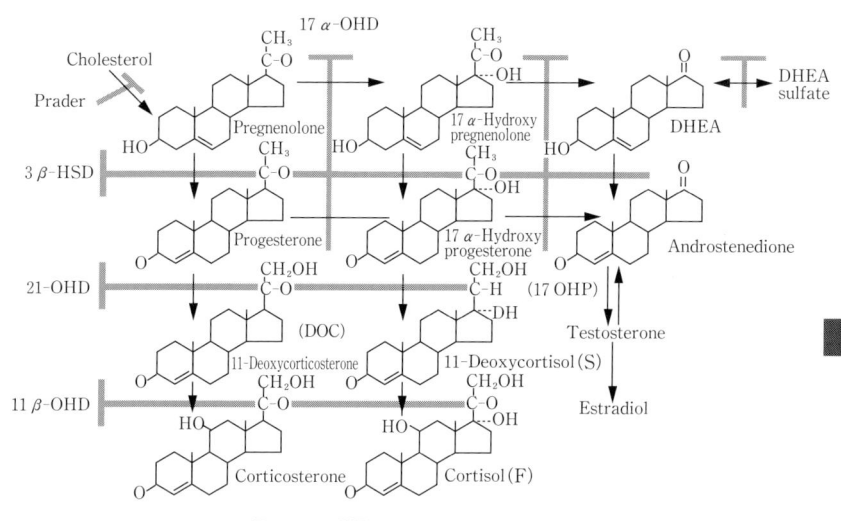

図 4-1 副腎におけるステロイド生合成

質コルチコイド，鉱質コルチコイドおよび男性ステロイドが分泌されている．これらステロイドホルモンはコレステロールより副腎皮質での種々の代謝を経て合成され，下垂体からの ACTH により分泌調節されている（図 4-1）．

●——先天性副腎過形成(congenital adrenal hyperplasia；CAH)

副腎皮質ステロイド生合成に必要な各種の酵素の先天的欠損によりコーチゾールの分泌が低下する．二次的に下垂体からのACTH 分泌過剰がおこり，副腎の過形成がみられる．常染色体劣性遺伝形式をとり，① 21 水酸化酵素欠損症が最も頻度が高く，CAH の約 85％を占める．その他，② 3β-OH steroid 脱水素酵素欠損，③リポイド過形成症（Prader 病），④ 11β水酸化酵素欠損，⑤ 17α水酸化酵素欠損などの 5 病型がある（表 4-1）．

A 診断

a．症状

①ではアルドステロン欠乏のため塩類喪失による脱水症状，コーチゾール欠乏によるショック症状，アンドロゲン過剰による女児の男性化（外性器異常），男児では陰茎肥大が，さらに色素沈着などがみられる．臨床的には塩喪失型（SW 型）と単純男性化型（SV 型）に分類される．②では①と同様の症状の他，テストステロンの合成ができないため，男児で潜伏睾丸，尿道下裂などが，女児では DHEA 過剰のため軽度の陰核肥大がみられる．塩喪失型と遅発型がある．③では脱水，ショック症状は①②と同様であるが，副腎ともに性腺での性ステロイドの合成も障害されているため，XY 男児が精巣は有するが外性器は女

表4-1　先天性副腎過形成の病型と理学・内分泌所見

病型		外陰異常		血中ステロイド				酵素	遺伝子
		女児	男児	17-OHP	DOC	DHEA	Testosterone		
塩喪失型	21-OHD	+	−	↑↑	↓	↑	↑	P 450 C 21	CYP 21 B
	3β-HSD	+	+[1]	↓	↓	↑↑	↓	3β-HSD	3β-HSD II
	Prader病	−	+[2]	↓	↓	↓	↓	StAR	StAR
高血圧型	11β-OHD	+	−	↑	↑	↑	↑	P 450 C 11	CYP 11 B 1
	17α-OHD	−	+[3]	↓	↑	↓	↓	P 450 C 17	CYP 17

注：1) 停留睾丸，尿道下裂など外性器発育異常．
　　2) 精巣は存在するが外性器は女性型．
　　3) 精巣は存在するが外性器は女性型または中間型．

表4-2　糖質コルチコイドの投与量

	ヒドロコーチゾン（コートリル）		
	初期量	維持量	
新生児乳児	維持量の3〜5倍量	30〜40	mg/m²/日
幼児	−	25〜35	
学童	−	20〜30	

性化する．④ではDOC過剰のため高血圧を呈し，女児の男性化もみられる．⑤では高血圧の他，性ホルモン合成障害による性腺機能不全（男児で女性型外性器，女児で性腺機能低下症）がみられる．

b．検査

血清電解質の異常（Na, Cl低値①②③，Na, Cl高値④⑤）を認める．内分泌学的にはコーチゾール低値，ACTH高値を認める．①では17-OH-progesterone（17-OH-P）高値，テストステロン高値，②では17-OH-P低値でDHEAは高値，④ではDOC高値が特徴的である．⑤ではDOC，コルチコステロンが高値である．③⑤では染色体分析が必要となる．21水酸化酵素欠損は新生児期にスクリーニング（17-OH-Pの測定）が行われ，出生18,000人に1人発見される．

B 治療

a．急性期治療

塩喪失型の新生児，乳児は脱水症状になっているため，まず生食水で補液を開始し，糖質コルチコイドは生理量の3〜5倍量を静注する．同時に鉱質コルチコイドのフロリネフ（0.1 mg/錠）100〜500 μg/日の経口投与を開始する．

b．継続療法

急性期を過ぎたら糖質コルチコイド（コートリル10 mg/錠）を1日2〜3回に分けて経口投与する．乳児期までは1〜2 g/日程度のNaClが必要なことが多い．フロリネフ内服も必要である．コートリルの投与量を表4-2に示す．糖質コルチコイドの内服は生涯にわたって必要である．

c．その他の治療

女児で外陰が男性化著明な場合，形成外科的治療—外陰形成術が必要となる．高血圧を呈する病型（④，⑤）では，それに対する治療を要することがある．

●── 先天性副腎低形成（adrenal hypoplasia congenita；AHC）

病理学的に成熟した副腎皮質は存在せず，胎児副腎皮質の残存のみを認め，近年

遺伝子異常（DAX-1）によることが明らかとなった．伴性劣性遺伝形式をとり，X染色体上の隣接遺伝子の複合欠損としてグリセロールキナーゼ欠損症（GKD）やDuchenne型筋ジストロフィー（DMD）を合併する例も報告されている．本邦では約12,500人出生に1人の割合で発症する．

A 診断

臨床的には先天性副腎過形成塩類喪失型の症状を示す．尿中17-OHCS, 17 KS低値の他，血中コーチゾール，アルドステロン，DHEA-S低値が認められる．血中ACTHは高値である．また高度に低ゴナドトロピン性性腺機能不全を合併する．

B 治療

糖質コルチコイドと鉱質コルチコイドの補充が基本となる．性腺機能不全を合併する症例ではhCG-hMG療法などを要する．

── Cushing 症候群

糖質ステロイドのコーチゾールが慢性的に過剰に分泌された結果，種々の代謝異常を来す疾患である．原因は①，下垂体からのACTH分泌増加によるもの（Cushing病），②副腎皮質腫瘍によるもの，③異所性ACTH産生腫瘍によるものがある．

A 診断
a．症状

中心性肥満，満月様顔貌，皮膚線条などが認められる．多毛や女性では月経不順や男性化がみられることが多い．高血圧，低K血症も高頻度にみられる．その他耐糖能異常，筋力低下，精神症状などが認められることがある．

b．検査

血中コーチゾル値高値，尿中17-OHCS高値が認められる．血中ACTHは低値であるが，Cushing病や異所性ACTH産生腫瘍では高値となる．デキサメゾン抑制試験で，翌朝の血中コーチゾール値および尿中17-OHCSが正常者では抑制されるが，患者では抑制されない．副腎シンチグラフィー，副腎静脈造影により画像診断を行う．

B 治療

外科的に副腎腫瘍の摘出を行う．摘出後，副腎皮質ホルモンの補充療法が必要となることが多い．癌腫による転移例では，ステロイド合成阻害剤などを投与する．Cushing病では下垂体摘出，あるいは照射の他薬物療法（レゼルピン）が行われる．異所性ACTH産生腫瘍の多くは悪性で，ステロイド合成阻害薬などが用いられる．

── 原発性アルドステロン症

副腎原発の病変，主として腺腫からのアルドステロン分泌亢進により高血圧などを来す疾患である．高血圧症の約1%を占め，主として成人にみられる．副腎皮質以外の疾患が原因となってアルドステロン分泌が亢進する場合，続発性アルドステロン症と呼ばれる．

A 診断
a．症状

高血圧，低K血症の他，四肢麻痺，多飲・多尿，テタニーなどの症状を呈する．高血圧と低K血症のみがみられる症例も少なくない．尿路感染症を時に併発する．

b．検査および鑑別診断

低K血症の他に内分泌検査として，①アルドステロン分泌の亢進，②レニン-アンギオテンシンの抑制，③尿中17-OHCS，17-KS正常の確認が本態性高血圧症やCushing症候群との鑑別にも重要である．デキサメサゾンの試験的投与を行い，糖質コルチコイド反応性アルドステロン症との鑑別をする．副腎シンチグラムにより腺腫の診断を行う．特発性アルドステロン症では，腺腫が認められない．

B 治療

外科的に副腎腫瘍を摘出する．抗アルドステロン剤（アルダクトンA）による治療も行われる．

参考文献
1) 木下英一：小児内科 31：1291, 1999.
(上條隆司)

5．性腺疾患

男，女ともに一定の年齢（思春期）に達すると下垂体でのLH，FSH合成・分泌が亢進し，それぞれの性腺を刺激する．性腺より分泌される男性ホルモン（テストステロン）あるいは女性ホルモン（エストロゲン）および副腎性アンドロゲンの作用により二次性徴（乳房の発達，恥毛の出現，睾丸の増大など）が出現する（巻末の資料参照）．

●―― 性の分化とその異常

未分化性腺は本来卵巣に分化するが，Y染色体（SRY遺伝子）が存在すると精巣に分化する．男性（XY）では精巣を有し内，外性器共に男性形となり，女性（XX）では卵巣を有し内，外性器共に女性形となる．同一個体で精巣，卵巣を有する場合，真性半陰陽と呼ばれる．性腺の内，外性器が一致しない場合は仮性半陰陽と呼ばれる．染色体がXXで男性外性器を有する場合，女性仮性半陰陽と診断される．XYで女性外性器を有する場合，男性仮性半陰陽と診断される．

●―― 思春期早発症（性早熟症）

思春期は第二次性徴の出現より長管骨の骨端線の閉鎖時までと定義される．

思春期早発症とは，何らかの原因により二次性徴が異常に早く出現することをいう．真性思春期早発症（ゴナドトロピン依存性）と仮性思春期早発症（ゴナドトロピン非依存性）に分類される．原因として女児では特発性が多く，男児では脳腫瘍などの器質性が多い．

A 診断

思春期早発症の診断には，厚生省研究班の診断基準（表5-1）が参考となる．この基準はややきびしく設定されており，実際の診療において，原因疾患の発見や，低身長児で最終身長が低くなると予想される場合には，もう少し緩やかな観点で考えてよい場合がある．原因として鑑別すべき疾患を表5-2に示した．診断のために，身長，体重，理学所見の他に問診で家族歴の聴取（母親の初潮年齢など），外因性の薬剤の有無を確認する．性成熟度の判定（Tanner stage Ⅰ-Ⅴ［巻末の資料参照］)，身長増加（成長曲線），骨年齢の判定を行う．血中ホルモン（LH，FSH，テストス

5. 性腺疾患

表 5-1 中枢性思春期早発症の診断

I. 主症候
   男児の主症候
  1. 9歳未満で精巣, 陰茎, 陰嚢等の明らかな発育が生じる
  2. 10歳未満で陰毛発生をみる
  3. 11歳未満で腋毛, ひげの発生や声変わりをみる
   女児の主症候
  1. 7歳未満で乳房発育が起こる
  2. 8歳未満で陰毛発生, または小陰唇色素沈着などの外陰部早熟, 腋毛発生が生じる
  3. 9歳未満で初経をみる

II. 副症候：発育途上で以下の所見を認める
  1. 身長促進現象：身長が標準身長の 2.0 SD 以上, または年間成長速度が 2 年以上にわたって標準値の 1.5 SD 以上
  2. 骨成熟促進現象：骨年齢が暦年齢より 2 歳 6 カ月以上の高値を示す
     または, 暦年齢 5 歳未満では骨年齢/暦年齢＞1.6 を満たす
  3. 骨年齢/暦年齢＞1.5 を満たす場合

III. 脳の器質性病変の存在
   脳の器質性病変が画像診断やその他の臨床所見で明らかに証明される

IV. 検査所見
   下垂体性ゴナドトロピン分泌亢進と性ステロイドホルモン分泌亢進の両者が明らかに証明される

V. 除外規定
   副腎性アンドロゲン分泌過剰状態 (未治療の先天性副腎皮質過形成, 副腎腫瘍など), 性ステロイドホルモン分泌性の性腺腫瘍, McCune-Albright 症候群, テストトキシコーシス, hCG 産生腫瘍, 性ステロイドホルモンや性腺刺激ホルモンの長期投与中, 性ステロイド含有量の多い食品の大量長期摂取中などをすべて否定する

診断の判定規準 (いずれの場合でも除外規定は必ず満足する必要がある)
確実例
  1. Iの2項目以上を認めるもの
  2. Iの1項目を認め, かつIIの2項目以上を認めるもの
  3. Iの1項目を認め, かつIIIを認めるもの
  4. Iの1項目を認め, かつIVを認めるもの

注：厚生省研究班の診断基準.

テロン, エストラジオール, DHEA-S 副腎性アンドロゲン, hCG) 測定, 尿中 17-KS, 17-OHCS, 17-KGS 測定, LH-RH 負荷テストなどを行う. 器質的疾患の鑑別のために頭部 CT や MRI, 腹部や卵巣の超音波検査などが必要となる.

部分的思春期早発症では思春期の一部の症状が早発するが, 他の性早熟の所見は伴わない. ①早発乳房――2 歳までの女児に多い. 多くは FSH, LH, E2 のレベルは正常で骨成熟も伴わず, 数年以内に乳房腫大も縮小する. しかし卵巣嚢胞などが存在することもあり, 注意深い経過観察が重要である. ②早発恥毛――女児に多く, 副腎性アンドロゲンの早期の機能亢進による. DHEA-S が高値となる. 良性のものであるが, 副腎皮質腫瘍や先天性副腎過形成などとの鑑別を要する.

表5-2 思春期早発症の原因

I. 真性思春期早発症
　特発性
　中枢神経系病変；視床下部過誤腫，脳腫瘍，水頭症，頭部外傷
　甲状腺機能低下症（無治療で経過した場合）

II. 仮性思春期早発症

（女児）
・同性化
　McCune-Albright症候群
　卵巣嚢腫
　卵巣あるいは副腎のエストロゲン分泌腫瘍
　Peutz-Jeghers症候群
　外因性エストロゲン
・異性化
　先天性副腎過形成
　副腎腫瘍
　卵巣腫瘍
　コーチゾル不応症
　外因性アンドロゲン

（男児）
・同性化
　先天性副腎過形成
　中枢神経系，中枢神経外腫瘍；hCG産生腫瘍，teratoma, germinoma
　副腎皮質腫瘍
　Leydig細胞腺腫
　家族性テストトキシコーシス
　コーチゾル不応症
　外因性アンドロゲン
・異性化
　副腎腫瘍（女性ホルモン分泌性）
　精巣腫瘍（Peutz-Jeghers症候群）
　外因性エストロゲン投与

III. 部分的思春期早発症
　早発乳房
　早発恥毛
　早発月経

注：Nelson Textbook of Pediatrics より一部改変．

B 治療

中枢性思春期早発症に対しては，二次性徴の進行を抑制して心理的社会的な問題を解決し，骨年齢の促進を抑えて最終身長を正常化する目的で，下垂体—性腺系を抑制する治療を行う．現在，LH-RHアナログ剤が第一選択で，持続的なLH-RH刺激により下垂体の減感作（desensitization）をおこし，下垂体—性腺系を抑制する．LH-RH誘導体マイクロカプセル型徐放剤がよく使用される．

処方例：酢酸リュウプロレリン（リュープリン 1.88 mg/バイアル）．30 μg/kg　4週毎皮下注（効果をみて 90 μg/kg まで増量可）

副作用としては，治療開始して約1週間後に性器出血を認めることがある．投与中止時期は，思春期年齢に達するころをめどに，最終身長，社会心理的影響を考慮して決める．従来，酢酸シプロテン（アンドロクール）が用いられてきたが，LH-RHアナログ剤に比べ効果が弱いうえに，肥満，疲労感などの副作用や，また高容量で肝臓ガンの報告もあり，特殊な症例に限るべきである．

脳腫瘍などの器質的疾患がある症例では，その治療を優先する．視床下部過誤腫では圧迫症状がないかぎり手術適応ではない．

●── 思春期遅発症

 思春期遅発症とは，思春期年齢を過ぎても二次性徴の発来が起こらない場合，または思春期の徴候が出現してから5年以内に外陰部の成熟が完了しない場合をいう．原因により，体質性（特発性）と内分泌異常によるものに分類される．後者はさらにLH，FSH分泌動態により視床下部－下垂体障害による低ゴナドトロピン性，性腺障害による高ゴナドトロピン性に分類される．

 体質性のものは，いわゆる狭義の思春期遅発症と呼ばれ，思春期の発来は遅れるがいずれは正常な性成熟をとげる．男児に多く，家族歴が濃厚である．

A 診断

 身長，体重測定のほか家族歴，性成熟度の判定（Tanner stage Ⅰ-Ⅴ［巻末の付録参照］），成長曲線の作成，骨年齢の判定，染色体検査などを行う．血中LH，FSH，性ステロイドの測定，LH-RH負荷テスト（場合によってはLH-RH連続負荷試験），HCG負荷試験などにより，視床下部－下垂体－性腺機能の評価と，どのレベルでの障害かを鑑別する．中枢神経系の器質的疾患が疑われる際は，頭部CTやMRIを行う．

B 治療

 原因が，視床下部－下垂体性の場合は，二次性徴の発現とともに妊孕性の獲得を目標とした治療（LH-RH間歇皮下注療法，HCG-HMG療法）をまず主体に行う．原発性性腺機能不全症（Klinefelter症候群やTurner症候群など）では妊孕性の獲得は困難であるため，精神的心理的な効果を得るために，性ホルモンの補充療法を行って二次性徴を発来させる．

a．LH-RH間歇皮下注療法

 視床下部性の性性腺機能低下症に対し適用される．自動間歇注入ポンプを用い生理的分泌間隔に合わせた方法であるが，手技が煩雑で，無効例もある．

 処方例：LH-RH（ヒポクライン治療用注射液）　10～20μgを90～120分毎皮下注．

b．HCG-HMG療法

 男児の視床下部－下垂体性性腺機能低下症に対し，妊孕性の獲得の目的で行われる．

 処方例：hCG（ゴナドトロピン注射用）1500～5000単位/回，週2回，筋注．
hMG（ヒュメゴン注射用）75～150単位/回，週2回，筋注．

 女性に対する妊孕性の獲得のための本治療は，卵巣過剰刺激症状など重篤な副作用を伴うことがある．

c．性ホルモン補充療法

 Klinefelter症候群などの男性原発性性腺機能不全症では，思春期年齢に達したらテストステロン療法を開始する．デポー型テストステロンの筋肉注射が用いられる．急激な骨成熟を防ぐために少量より開始し漸増する．

 Turner症候群の性発育不全に対しては，エストロゲン補充療法を行う．Turner症候群の中には二次性徴が自然に発来する例があり，また早期に開始すると骨成熟を早めて低身長を来すことがあるので注意が必要である．初期にごく少量から投与すれば身長の伸びに影響がないという意見もある．性器出血を認めたら，さらに月経様の性器出血を誘発するために周期的エストロゲン・プロゲステロン療法（Kaufmann療法）を行う．

 処方例：

A. 二次性徴の誘導：①から②へ移行．

① プレマリン（0.625 mg/錠）1錠 隔日投与．

② プレマリン（0.625 mg/錠）1〜2錠 分1 連日投与．

B. 周期的療法：①，②を周期的に内服．

① プレマリン（0.625 mg/錠）1〜2錠 分1（月の1〜21日まで内服）．

② プロベラ（2.5 mg/錠）2〜4錠 分1〜2（月の10〜21日まで内服）．

参考文献

1) 厚生省特定疾患間脳下垂体機能障害調査研究班：平成10年度総括研究事業報告書，p.27-40, 1999．
2) 田苗綾子ほか編：専門医による小児内分泌疾患の治療，医学書院，1998．
3) 矢野公一・奥野晃正：小児科臨床 52：2313, 1999．

〔立松　寿〕

■ 10. 代謝性疾患・栄養障害

1. 糖尿病

糖尿病の病型分類には研究の進歩により概念の変遷がみられる．アメリカ糖尿病学会（ADA）は1997年に，WHOは1998年に病因に基づく新しい分類を発表した．これを受け，わが国でも日本糖尿病学会が1999年に新しい分類と診断基準を発表した（表1-1）．これにより従来のIDDMやNIDDMの名称は廃止され，1型と2型糖尿病に名称が統一された．

小児期の糖尿病は主に1型糖尿病（従来のIDDM）と2型糖尿病（従来のNIDDM）に分けられる．1型糖尿病は膵ランゲルハンス島のβ細胞の破壊による絶対的インスリン欠乏と定義される．グルカゴンを分泌するα細胞は障害されない．1型の発症機序の多くは自己免疫によるものである．1型糖尿病小児のケトアシドーシスの診断は，救急疾患として念頭におくことが必要であり，治療を遅らせないことが強調される．2型糖尿病はインスリン分泌低下およびインスリン抵抗性によるものと定義される．インスリン治療には患者教育が重要である．近年，強化インスリン療法や超速効型のリスプロインスリンによる持続皮下インスリン療法（CSII）など治療法に格段の進歩がみられる．

診断

a．1型糖尿病の診断および検査所見

日本糖尿病学会の1999年の新しい診断基準によると，随時血糖値が200 mg/dl以上，または早朝空腹時血糖126 mg/dl以上を満たせば糖尿病型と判定できる．1型糖尿病の場合，経口ブドウ糖負荷試験

表1-1　糖尿病の病型分類

1. 1型（β細胞の破壊，通常は絶対的インスリン欠乏に至る）
  ① 自己免疫性
  ② 特発性
2. 2型（インスリン分泌低下を主体とするものと，インスリン抵抗性が主体で，それにインスリンの相対的不足を伴うものなどがある）
3. その他の特定の機序，疾患によるもの
  ① 遺伝因子として遺伝子異常が同定されたもの
  ② 他の疾患，条件に伴うもの
4. 妊娠糖尿病

出典：日本糖尿病学会，1999．

(O-GTT) はケトアシドーシスを誘発するので，禁忌である．

乳児期発症の症状は，哺乳力不良，発熱，嘔吐など非特異的な症状から始まり，診断時には，意識障害や痙攣など重篤な症状をきたしていることが多い．糖尿病を疑わせる症状（多飲，口渇，多尿，夜尿，激しい疲労感，体重減少）は通常は急激に発症する．しかし，緩徐発症型（slowly progressive type 1 diabetes）は数年の経過で進行するので，検尿で偶然発見される例がある．

糖尿病性ケトアシドーシスは，小児においては，激しい腹痛と白血球増加を引き起こすので，急性腹症との鑑別を要することがある．Kussmaul呼吸（深い呼吸）と呼気中のアセトン臭が参考になる．ケトアシドーシス診断確定にはケトン尿，血中ケトン体上昇，高血糖（>300 mg/dl）血漿pH低下（通常 pH<7.35）の存在を証明する必要がある．

自己免疫のマーカーとして，膵島細胞抗体（islet cell antibody ; ICA）は，発症早期には約8割の症例に陽性を示す．グル

タミン酸脱炭酸酵素（GAD）抗体は，発症早期に6～7割の症例で陽性であり，一般にGAD抗体はICAと比べて陽性の時期が長い傾向にある．1型糖尿病はHLA-DR_2表現型と強い相関がある（表1-2）．

HbA1c値（基準値4.3～5.8％）は過去1～2カ月にわたる血糖状況を反映するのでコントロールの指標として有用で6.0％以下が望ましい．フルクトサミンの測定は検査前1～3週間の血糖コントロールを反映するので短期間のコントロール状態の判定に有用である．

b．2型糖尿病の診断

空腹時血糖126 mg/dl以上または随時血糖200 mg/dl以上で，診断できる．O-GTTを施行すれば，インスリン，Cペプチドの分泌能もチェックできる．判定基準は厚生省小児糖尿病判定基準にて行う（表1-3）．小児負荷量は最大100gであり，体重当たり1.75gのブドウ糖を負荷する．75 gO-GTTでは1999年日本糖尿病学会の判定基準による（表1-4）．境界型を示しても，HbA1cが6.5％以上であれば糖尿病と診断できる．グルカゴン静注試験では，6分値血中Cペプチドが3 ng/ml以上であり，インスリン分泌がない1型糖尿病と鑑別ができる．2型糖尿病では自己抗体は出現しないので境界例では，鑑別診

表1-2　糖尿病の主な臨床型の特徴

特徴	1型糖尿病	2型糖尿病
発症年齢	乳幼児～学童	学童以降
肥満の合併	なし	非常に多い
ケトアシドーシス	あり	なし
インスリン治療	必要	不要
内因性インスリン分泌	なし	あり
特異的HLA抗原	あり	なし
診断時の膵島細胞抗体	あり	なし

表1-3　厚生省心身障害小児慢性疾患研究班基準
（負荷量，小児1.75 g/kg，最大100 g）

血糖	0分値		60分値		120分値		180分値	
検体	実測値	点数	実測値	点数	実測値	点数	実測値	点数
毛細管全	≧110 mg/dl	1	≧170 mg/dl	1	≧140 mg/dl	2	≧120 mg/dl	1
血または	101～109	0.5	161～169	0.5	121～139	1	111～119	0.5
静脈血漿	≦100 mg/dl	0	≦160	0	≦120	0	≦110	0
	≧110 mg/dl	1	≧160 mg/dl	1	≧130 mg/dl	2	≧120 mg/dl	1
静脈全血	101～109	0.5	151～159	0.5	121～129	1	111～119	0.5
	≦100 mg/dl	0	≦150	0	≦120	0	≦110	0

注：合計点数が　≧3.5点⇒糖尿病型　3.0～1.5点⇒境界型　1.0～0点⇒正常型．

表1-4　75 gO-GTTにおける判定区分と判定基準

	血糖測定時間		判定区分
	空腹時	負荷後2時間	
グルコース濃度（静脈血漿）	126 mg/dl以上	そして/または　200 mg/dl以上	糖尿病型
	糖尿病型にも正常型にも属さないもの		境界型
グルコース濃度（静脈血漿）	110 mg/dl未満	そして　140 mg/dl未満	正常型

注：日本糖尿病学会，1999年の基準による．

として有用である.

糖尿病の一部は,常染色体優性遺伝のある非肥満の若年発症する MODY (maturity onset diabetes of the young) があり,単一遺伝子異常の糖尿病である. MODY のように遺伝子異常の糖尿病は,日本糖尿病学会の新しい分類 (1999) では,その他の特定の機序によるものとして分けられ,2型糖尿病から外された.

B 治療

糖尿病の治療は薬物療法,食事療法および運動療法の三つの柱がある.

a. インスリン療法

インスリン自己注射は,患者および家族への教育が重要である.症例(約半数)により発症から数カ月以内にインスリン必要量が極端に減少する時期がある.これを寛解期という.この時期は通常1年以内で終了するので少量のインスリン投与を継続する.初期段階は中間型インスリンの1日1回皮下注でもよい.安定期になると0.5単位～1.2単位/kg/日を必要とする.すべての患者は,血糖の自己測定をし,インスリンの必要量の調節を行う.

インスリン製剤は作用時間により,速効型,中間型(混合型),遅効型に分けられる.

超即効型リスプロインスリンは吸収が迅速なため,食事と同時に投与することが可能である.インスリン注射は従来1日2回法で行われていたが,強化インスリン療法の方が,合併症の発症予防により有効であることが報告され,年長児では,1日4回法が推奨される(図1-1).インスリン持続皮下注入(CSII)療法は血糖自己測定を併用し,可能な限り血糖コントロールを目指す方法であるが,専門医の管理下で,患者が治療に対して理解が十分ある年長児が対象となる.

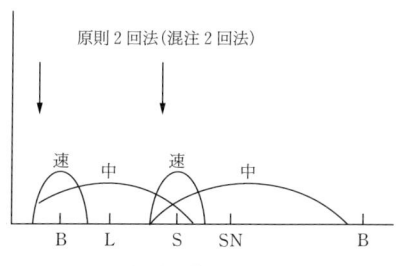

原則2回法(混注2回法)

1日インスリン量の約2/3を朝に約1/3を夕に
速効性と中間型の場合は1:2を目安にする

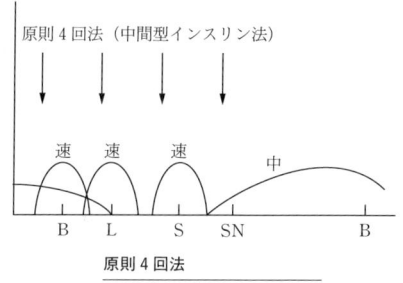

原則4回法(中間型インスリン法)

原則4回法

朝食前	速効型 (20～15%)
昼食前	速効型 (20～10%)
夕食前	速効型 (20～10%)
就寝前	中間型
	または遅効型 (40～60%)

カッコ内はインスリン量の目安

図1-1 インスリン投与方法の種類

ケトアシドーシスの治療(表1-5)は,体液バランスの是正,生理食塩水の補給およびインスリンの静脈内持続注入である.初期輸液は生理的食塩水を,循環不全を改善する目的で行う.速効型インスリンを0.1単位/kg 静注後,0.1単位/kg/時の持続点滴静注を別ルートで行う.血糖が300 mg/dl 以下になったら0.05単位/kg/時の持続点滴に変更する.重炭酸(メイロン)の投与は通常は行わない.血糖の急速な低下(100 mg/dl/時以上)は脳浮腫が起こ

表1-5 糖尿病性ケトアシドーシスの治療

時間	輸液	電解質組成	糖	速度のめやす	インスリン療法
0〜1	初期輸液 ↓ 排尿確認	生理的食塩水 乳幼児はソリタT1		6 ml/M²/分 (30 kgで360 ml/時間)	0.1単位/kg初期静注 持続静注 0.1単位/kg/時 (別ルートで)
1〜8	脱水の補正 低K血症の防止	ソリタT1またはソリタT2 低K血症持続すればKCL加える	血糖<300 mg/dlとなったら輸液にブドウ糖を加える	5〜7 ml/kg/時	血糖<300 mg/dlとなったら0.05単位/kg/時以後,血糖値を100〜200 mg/dlに維持する
8〜24	完全利尿出現	ソリタT2 500 ml +1M KCL 10 ml	ブドウ糖 (+20%60 ml)	3〜4 ml/kg/時	0.01〜0.05単位/kg/時 血糖値を100〜200 mg/dlに維持するように調節

りうるので注意が必要である.

インスリン治療中に発熱,下痢,嘔吐をきたし,または食欲不振のために食事ができないときをsick dayとよぶ.sick dayの対応として,著しい高血糖を起こすので,食事がとれなくても,嘔吐がなければ同じ量のインスリン注射を続けることを原則とする.

2型糖尿病の経口薬療法としては,まずα-グルコシダーゼ阻害薬を使用する.それでもコントロールが悪い場合は,スルフォニール尿素薬,またはビグアナイド薬を追加する.症例によってはごく少量でも低血糖を起こすこともあり,患者に対しては低血糖への対応の指導を十分に行う.薬物療法は一時的な治療と考え,食事・運動量のみで管理できることをめざすことが重要である.

b.食事療法および運動療法

食事療法と運動療法は,糖尿病のタイプにかかわらず,糖尿病治療の基本であり,出発点である.1日総摂取エネルギー量は1000+(年齢×100)kcal栄養のバランスは炭水化物:蛋白:脂肪=5:2:3とする.患者教育に際しては「食事交換表」についての知識と理解が必要である.

運動の種類は,いつでも,どこでも,一人でもできる運動,なわとびや歩行が最適である.ただし尿ケトン中等量陽性時では,運動は制限したほうがよい.

2型糖尿病の肥満患者においては,減量をもたらす食事療法は非常に重要である.

c.合併症

1型2型とも,糖尿病性網膜症,腎症,神経障害などの,慢性障害がある.網膜症の早期発見のため,年に1度は眼科を受診させる.通常,罹病期間が10〜20年後に出現する.尿中微量アルブミンの測定を思春期以後定期的に測定し,腎症の早期発見に努める.アンギオテンシン変換酵素(ACE)阻害薬カプトプリルは腎症発症を予防する.神経障害の診断は理学的所見で深部腱反射と深部知覚の低下をみるか,年に1度神経伝導速度(NCV)を測定する.

参考文献

1) 日本糖尿病学会(編):糖尿病治療ガイド,1999.
2) 日比逸郎,松浦信夫他:子どもの糖尿病ガイドブック,形成社,1992.

(森 理)

2. 低血糖症

低血糖症は,全血中のグルコースが40 mg/dl以下を示した時と定義される.生後72時間までは早産児・低出生体重児では20 mg/dl以下,成熟児では30 mg/dl以下とされていたが,40 mg/dl以下で治療すべきとする意見も多い.

低血糖を来す原因は,代謝疾患(肝酵素障害などによりグルコース供給が減少)と内分泌疾患(インスリンなど血糖を調節するホルモンの異常)などに分類される.小児期低血糖症の分類を表2-1に示す.

A 診断

a. 症状

低血糖の症状は,急激な血糖低下時に副腎髄質からエピネフリンが過剰に分泌して生じる交感神経刺激症状(蒼白,発汗,頻脈など)と,長時間低血糖が持続するために認められる中枢神経抑制症状(思考力低下,易刺激性,異常行動,痙攣,昏睡など)に大別される.こうした症状は非特異的であるため,これらの症状が認められる際には血糖値の測定が重要である.

b. 診断

1) **血糖値の測定**:Glucose oxidase法による測定が主流である.全血では血漿より10〜15%低値を示すことに注意する.

2) **発作時に必要な血液・尿検査**:低血糖にはさまざまな原因があるため,なかなか系統的に原因診断を行うことが困難である.高度な低血糖が認められ,とくに反復・持続する際には発作時に測定する必要がある主な項目を表2-2,診断手順を図2-1に示す.

低血糖がみられる時に尿中ケトン体が陰性である場合は,高インスリン血症かβ酸化異常症が考えられる.乳児ではIRIが15μ U/ml以上であれば,絶対的高インスリン血症の可能性が高い.高インスリン

表2-1 小児低血糖症の分類(新生児一過性を除く)

ホルモン異常	代謝異常	その他
A. インスリン過剰症 　膵島細胞症 　(nesidioblastosis) 　β細胞過形成 　β細胞腺腫 　Beckwith-Wiedemann症候群 　ロイシン過敏性 　家族性(SUR, K_{IR}6.2異常など)など B. ホルモン欠乏症 　汎下垂体機能低下症 　成長ホルモン単独欠損症 　ACTH欠損症 　コルチゾール欠乏症 　(アジソン病など) 　グルカゴン欠損症 　エピネフリン欠損症 　など	A. ケトン性低血糖症 B. 糖原病 　肝型(I, III, VI, VIII型) 　グリコーゲン合成酵素欠損症 C. 糖新生系異常 　ピルビン酸カルボキシラーゼ欠損症 　フルクトース-1,6-ジフォスファターゼ欠損症 D. 糖・アミノ酸・有機酸 　ガラクトース血症I型 　遺伝性果糖不耐症 　メープルシロップ尿症 　β酸化異常症 　種々のカルニチン欠乏症 　など	A. 薬物中毒 　サリチル酸 　エタノールなど B. 肝疾患 　Reye症候群など C. 全身疾患 　敗血症 　悪性腫瘍など D. 医原性 　インスリン過剰投与

表 2-2 低血糖の発作時に実施すべき主な検査

	基 質		ホルモン	
血中	グルコース	>40 mg/dl	インスリン	<5 μU/ml
	3-ヒドロキシ酪酸	1〜5 mM	コーチゾール	>12 μg/dl
	乳酸	1〜2 mM	成長ホルモン	>7 ng/ml
	ピルビン酸	0.1〜0.2 mM	T4	>4.5 μg/dl
	遊離脂肪酸	0.5〜3.0 mM	グルカゴン	>50 pg/ml
	アラニン	0.2〜0.4 mM		
	グリセロール	0.1〜0.3 mM		
尿中	ケトン体	(−)	エピネフリン	0.5〜8.0 μg/日
	還元糖	(−)		

注：数値は空腹時正常値．

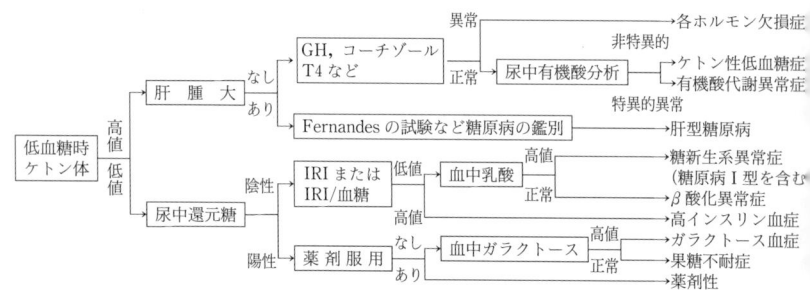

図 2-1 低血糖症の鑑別診断

血症であっても発作時にインスリン値（IRI）が必ずしも高値でない場合もある．その際，IRI/血糖比が 0.4 以上（正常 0.3>）であれば，相対的高インスリン血症の可能性が高い．

3）代謝疾患が疑われる時：肝腫大の有無など基礎疾患にみられる所見をチェックする．発作時には血液ガス分析（静脈血でよい），アンモニア，アミノ酸分析，カルニチン分画，アシルカルニチン分析，尿中有機酸分析，負荷試験（空腹試験，ロイシン負荷試験他）などを必要に応じて行う．

B 治療

a．急性期

グルコースの静注・持続点滴を行い血糖値 50 mg/dl 以上を保つ必要がある．これで血糖値を保てない場合はコルチゾール投与（5 mg/kg 静注，1 日 2〜3 回）を行う．グリコーゲンの貯蔵が十分である場合はグルカゴン投与（0.3 mg/kg，最高 1 mg 筋注または皮下注）が有効であるが，ケトン性低血糖症，糖原病Ⅰ，Ⅲ型には無効である．低血糖の原因疾患が判明している場合はその治療を併行する必要がある．なお，高濃度のグルコース持続点滴を急に中止すると反射性低血糖をきたすので注意する．

b．高インスリン血症の治療

ジアゾキサイド（diazoxide；市販薬ではなく，ジアゾキサイド事務局〔シェリング・プラウ社内〕で管理）10〜25 mg/kg/日 分3〜4を経口投与する．また最近では長時間作動性ソマトスタチンアナログ（サンドスタチン）1〜2 μg/kg/日 分2〜3皮下注が試みられている．それでも血糖維持が困難な場合は，迷わず膵亜全摘術など外科治療を行うべきである．

c．予防

高炭水化物食を頻回に投与する．また，症例によっては血糖簡易測定キットを使用し自宅で血糖値をモニターさせ，低下が認められた場合は糖分を摂取させ，不可能な場合は早期に受診するよう指導する．

d．予後

高度な低血糖症では中枢神経障害が高頻度に発生し，痙攣，精神運動発達遅滞など後遺症をきたす．予後改善のためには迅速な診断と適切な治療が大切である．

参考文献

1) Sperling MA : Nelson Textbook of Pediatrics. 16 th ed.(ed. by Behrman et al), p 439-450, W.B. Saunders, 2000.
2) 前坂機江：小児内科　28：417-481，1996.
3) 重松陽介：小児内科　32：705-710，2000.

(梶田光春)

3．アセトン血性嘔吐症

幼児，学童に好発し，頻回の嘔吐，ケトーシスを主徴とし，不規則に反復する原因不明の症候群で，「周期性嘔吐症」「自家中毒症」とも呼ばれている．ストレス・空腹時などにホルモン・自律神経のバランスが崩れ，脂肪酸β酸化が急速に行われる結果，ケトン体が産生されアセトン血症がおこる．小児は成人に比して，肝グリコーゲンの貯蔵量が少なく，代謝は活発であることなどからケトーシスを起こしやすい．

A 診断

a．臨床像

2〜10歳に好発し，やせた神経質な小児に多い．早朝に発生しやすく，冬季に多い．前駆症状として，腹痛，頭痛，全身倦怠感を訴えることが多く，ついで嘔吐発作が起こる．嘔吐は頻回にみられ，吐物に胃液，胆汁を含む液やコーヒー残渣様の血液が混じることもある．顔貌は無欲状で，顔面蒼白，頻脈，Kussmaul呼吸を示し，呼気にアセトン臭を認める．発熱，下痢はない．重症例では低血圧，チアノーゼ，痙攣，昏睡がみられる．

b．診断

嘔吐・ケトーシスを示す疾患を除外する必要がある．とくに初回や年少児では慎重に診断するべきである．

1) 尿中ケトン体の増加：試験紙Ketostikにより定性的に調べる．
2) 血中ケトン体の増加：血中ケトン体分画定量またはケトフィルム（3-ヒドロキシ酪酸を迅速に測定可能）により判定する．
3) その他：ガス分析（静脈血でよい）では代謝性アシドーシスを示す．血中遊離脂肪酸は増加し，血糖は正常である．Na，Clは低下，K，BUN，WBC，Htは増加することが多い．
4) 重症例・頻回例では鑑別診断が必要．

B 治療

a．初期
ジュースを少量ずつ頻回に与える．不安・興奮の強い場合ジアゼパムを投与する．

b．頻回嘔吐例
ソリタT3Gによる輸液を行う．鎮吐剤は適宜使用．重症例では入院させソリタT1から輸液し，高度アシドーシス例ではメイロンにより補正する．尿中ケトン体が陰性化するまで輸液を続ける．嘔吐がおさまったら水分から摂取させる．

c．予防
なるべくストレスを避ける．過保護を避け，心身の鍛練をはかる．偏食や夕・夜の高脂肪食の摂取を避ける．

(梶田光春)

4. ビタミン欠乏症・過剰症

●―― ビタミン欠乏症

A ビタミンA
現在わが国ではほとんどみられないが，栄養障害，慢性脂肪吸収障害の結果として欠乏症状があらわれる．夜盲症，粘膜角化障害，重症では失明にいたる．

治療
ビタミンA（チョコラA）5,000単位/日・経口投与

B ビタミンD
ビタミンDの欠乏では骨の石灰化が障害され，くる病となる．早期産児，胆道系疾患，脂肪吸収障害，腎不全などにおいて，骨皮質の菲薄化，低カルシウム血症，低リン血症，血清アルカリフォスファターゼ上昇などがみられる．

治療
$1,25(OH)_2D_3$（ロカルトロール）を$0.01 \sim 0.05 \mu g/kg/$日，または$1\alpha(OH)D_3$（アルファロール）$0.02 \sim 0.1 \mu g/kg/$日を投与，尿中Ca/クレアチニン比が$0.08 \sim 0.3$になるように投与量を調節する．

C ビタミンE
胆道系疾患，脂肪吸収障害（無β-リポ蛋白血症は典型的），また肝細胞質中のビタミンE結合蛋白の分子異常であるビタミンE単独欠損症等において，溶血性貧血，神経症状（小脳失調症，末梢神経障害，眼筋麻痺）等がみられる．

治療
α-トコフェロール（ユベラ）を症状に応じて$5 \sim 200$単位/kg/日を経口投与する．無効例では$5 \sim 15$ mg/kg/週を筋注する．

D ビタミンK
生後2，3カ月の乳児に突然，貧血，痙攣，意識障害などの頭蓋内出血にともなう症状を引き起こす乳児ビタミンK欠乏症で注目された．胆道系疾患，脂肪吸収障害，母乳栄養，抗生物質の長期使用はリスクファクターである．

治療
成熟新生児では生後1週，1カ月時に予防的にK_2（ケイツー）シロップ2 mgを経口投与する．

E ビタミンB_1
脚気は米を主食とするわが国でビタミン欠乏症の主役であったが，昭和30年代より順調に発生件数の低下がみられる．食事摂取障害，吸収障害，糖質摂取過多（とくに清涼飲料水），偏食（インスタント食品，白米）などが原因となり，しびれ，下肢

よび全身倦怠, 食思不振, 深部腱反射消失, 心拡大などの症状がみられる.

治療

チアミン (ビオタミン) 1～30 mg/日を経口投与する.

F ビタミンB_2

口角炎, 舌炎, 口唇発赤, 結膜炎, 性格変化などが症状であるが, わが国では典型的な欠乏症はない.

治療

リボフラビン (フラビタン) 5～20 mg/日を経口投与あるいは静注する.

G 葉酸

巨赤芽球性貧血, 神経障害, 腸機能不全等の症状がみられる. 最近欧米で注目されているのは葉酸欠乏の妊婦からの神経管欠損児 (二分脊椎症, 無脳症, 脳脱症, 兎唇, 口蓋裂) の出生である. 妊娠前からの葉酸の補給が推奨されている.

治療

葉酸 (フォリアミン) 5～10 mg/日を経口投与するか, ロイコボリンを2～5 mg/日静注する.

H ビタミンB_{12}

厳格な菜食主義者以外は胃, 回腸切除者に発生する. 巨赤芽球性貧血, 末梢神経炎, 発育障害等が症状である.

治療

メコバラミン (メチコバール) 1 mg/日を, 筋注・経口投与する.

I ビオチン

皮膚炎, 脱毛, 疲労感, 筋肉痛, 知覚異常などがビオチンを含まない高カロリー輸液の長期使用でみられる.

●── ビタミン過剰症

基本的には不適切な大量摂取が原因で発生する. 尿から排泄されない脂溶性ビタミンにおいて主に問題となるが, ビタミンE, ビタミンKでは中毒症は確定していない. 治療は原因ビタミン投与の即中止である.

A ビタミンA

急性症状としては摂取後12時間前後におこる脳圧亢進症状 (頭痛, 嘔吐) があり, 慢性症状は四肢痛, 骨肥大, 皮膚剥脱, 脱毛など多岐にわたる. またレチノイン酸症候群として, ARDS様の病態すなわち呼吸不全, 四肢浮腫, 胸水, 腹水, 低血圧, 腎不全が報告されている.

B ビタミンD

高カルシウム血症状に起因する病態である. 例えば腎臓に沈着したカルシウムは腎不全を招く. 症状としては食思不振, 体重減少, 頻尿, 不機嫌などがあり, ビタミンDの大量長期摂取時は血中, 尿中のカルシウム濃度をつねにモニターする必要がある.

参考文献
1) 美濃眞:日本臨床 57:177-182, 1999.

(青嶋　努)

5. 微量元素欠乏症

微量元素は金属酵素の補因子として重要な役割を果たしているが, 臨床上問題になるのは亜鉛, 銅, セレンである. これらの欠乏症は早期産児などにおける長期完全静脈栄養の普及に伴い注目されてきたが, そ

れ以外に微量元素の吸収を阻害する食物繊維やフィチン酸，カルシウム，鉄の大量摂取が原因となったり，吸収障害や過剰喪失，必要量の増加で引き起こされるケースがある．

A 診断

a．臨床症状

1) 亜鉛欠乏症：DNA・RNAポリメラーゼ，アルカリフォスファターゼ，アルドラーゼは亜鉛酵素であり，欠乏症では核酸・蛋白合成，骨代謝，糖代謝障害などが起こる．
   - 急性症状：口周囲・四肢末端・外陰部の皮疹・びらん，脱毛，口内炎．
   - 慢性症状：成長障害，食欲低下，免疫不全．

2) 銅欠乏症：血清銅は90％がセルロプラスミンとして存在し，銅の運搬，造血機能に関与している．ATP産生に関与するチトクロームCオキシダーゼ，エラスチン・コラーゲン合成に関与するアミンキオシダーゼなどは銅酵素である．

貧血，白血球減少，骨病変，毛髪・皮膚の色素減少，筋緊張低下，精神発達遅延などがみられる．

3) セレン欠乏症：セレンはグルタチオンペルオキシダーゼの成分でビタミンEと共に脂質の過酸化を防止し，細胞・ミトコンドリア・ミクロソームの膜の恒常性を保つ．欠乏症では筋肉痛，心筋症（克山病）などが引き起こされる．

b．検査

1) 亜鉛欠乏症：血清（65μg/dl以下は欠乏）・赤血球・尿・毛髪中（80μg/dl以下は欠乏）の亜鉛測定，亜鉛の負荷試験，アルカリフォスファターゼの低下などで判断する．

血清亜鉛濃度は乳児期に低い傾向があり，欠乏状態でも血清値は正常の場合もあるので注意を要する．

2) 銅欠乏症：血清（70μg/dl以下は欠乏），赤血球・尿・毛髪中の銅測定，血清セルロプラスミン測定，白血球減少，貧血，骨X線（くる病，骨粗鬆症）等で判断する．血清値は乳児期に高い．

3) セレン欠乏症：血清セレンの低下（60ng/dl以下は欠乏），血清・赤血球グルタチオンペルオキシダーゼ活性の低下がみられる．血清セレン濃度は乳児期に低い．

B 治療

硫酸亜鉛，硫酸銅，亜セレン酸ナトリウムなどの経口投与を臨床症状の改善と血清レベル値の正常化を治療の指標としながら行う．栄養性の欠乏症の場合予後は一般に良好であるが，セレン欠乏症の心筋障害などは不可逆とする報告もある．長期の亜鉛・銅投与に伴い，他の微量元素の吸収障害が，また最適濃度幅の狭いセレンでは中毒症（消化器の過敏症状，爪脱落，脱毛など）がみられるので注意を要する．

参考文献
1) 東明正：小児内科 28, 1996.

（青嶋　努）

6．電解質・酸塩基平衡異常

この章では電解質・酸塩基平衡異常をきたす疾患に対する鑑別診断を中心に述べ，疾患の詳細は各論に譲る．

A 低Na血症

a．診断（図6-1参照）

浮腫の有無および尿量，血液生化学検査

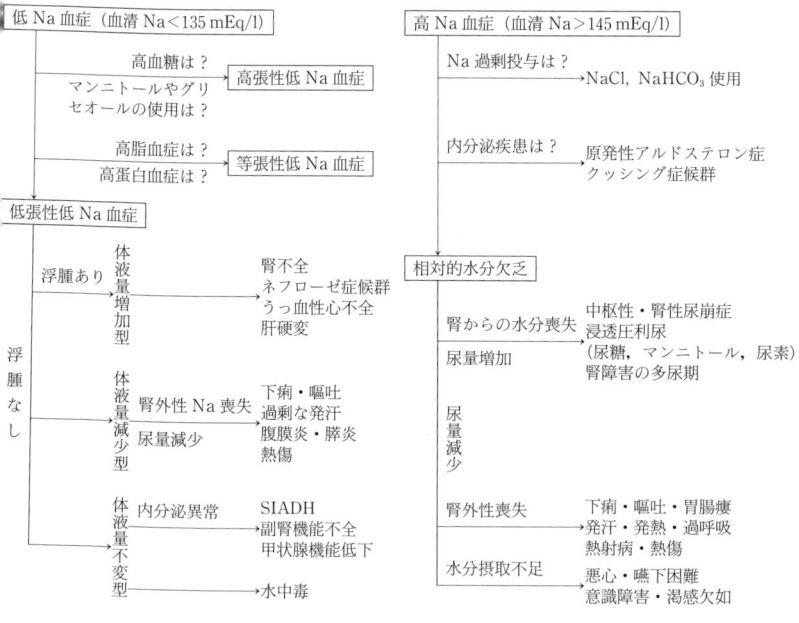

図6-1 低Na血症および高Na血症の鑑別診断

低Na血症（血清Na＜135 mEq/l）
- 高血糖は？ マンニトールやグリセオールの使用は？ → 高張性低Na血症
- 高脂血症は？ 高蛋白血症は？ → 等張性低Na血症
- 低張性低Na血症
  - 浮腫あり／体液量増加型：腎不全、ネフローゼ症候群、うっ血性心不全、肝硬変
  - 浮腫なし／体液量減少型
    - 腎外性Na喪失・尿量減少：下痢・嘔吐、過剰な発汗、腹膜炎・膵炎、熱傷
  - 体液量不変型
    - 内分泌異常：SIADH、副腎機能不全、甲状腺機能低下
    - 水中毒

高Na血症（血清Na＞145 mEq/l）
- Na過剰投与は？ → NaCl, NaHCO₃使用
- 内分泌疾患は？ → 原発性アルドステロン症、クッシング症候群
- 相対的水分欠乏
  - 腎からの水分喪失・尿量増加：中枢性・腎性尿崩症、浸透圧利尿（尿糖、マンニトール、尿素）、腎障害の多尿期
  - 尿量減少
    - 腎外性喪失：下痢・嘔吐・胃腸瘻、発汗・発熱・多呼吸、熱射病・熱傷
    - 水分摂取不足：悪心・嚥下困難、意識障害・渇感欠如

値などを参考に鑑別する．

b．治療

基礎疾患の治療に加え，対策を行う．

1) 低張性低Na血症：

① 体液量増加または不変型：水分制限．

② 体液量減少型：急性かつ高度の低Na血症（＜120 mEq/l）に対しては，3% NaCl液を1〜2 ml/kg/時（最大4〜6 ml/kg/時）で神経症状が消失するか，血清Na濃度が120 mEq/lに達するまで点滴静注する．安全な補正速度には議論があり，成人では急速に補正すると橋底部髄鞘崩壊症が出現しうるので，速度は血清Na濃度で0.5 mEq/l/時以下で補正するとされているが，小児ではこれ以上の速度でも問題なかったとの報告もある．慢性もしくは軽度の低Na血症では24〜48時間かけて補正するように調節する．

2) 等張性・高張性低Na血症：基礎疾患の治療を優先する．

B 高Na血症

a．診断（図6-1参照）

尿量，検査値などを参考に鑑別する．

b．治療

基礎疾患の治療に加え，対策を行う．

1) Na過剰投与：治療内容の検討，5%ブドウ糖輸液と利尿剤投与．

2) 内分泌疾患：基礎疾患の治療．

3) 水分喪失．

水分必要量(l) ＝ [(実測血清Na/目標血清Na) − 1] × 体重(kg) × 0.6

軽症であれば経口的な水分補給で対処す

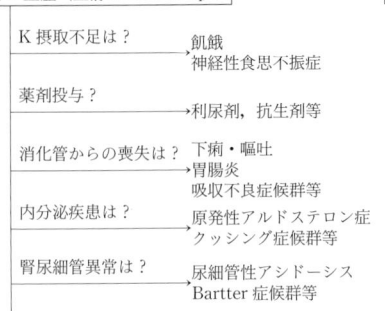

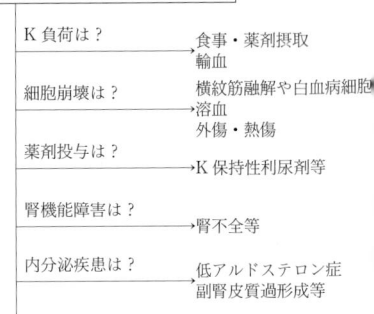

```
┌─ 低K血症（血清K＜3.5 mEq/l）─┐         ┌─ 高K血症（血清K＞5.5 mEq/l）─┐

K摂取不足は？                                K負荷は？
            → 飢餓                                      → 食事・薬剤摂取
              神経性食思不振症                            輸血

薬剤投与？                                  細胞崩壊は？
            → 利尿剤，抗生剤等                          → 横紋筋融解や白血病細胞
                                                          溶解
消化管からの喪失は？                                       外傷・熱傷
            → 下痢・嘔吐
              胃腸炎                        薬剤投与？
              吸収不良症候群等                            → K保持性利尿剤等

内分泌疾患は？                              腎機能障害は？
            → 原発性アルドステロン症                      → 腎不全等
              クッシング症候群等
                                            内分泌疾患は？
腎尿細管異常は？                                        → 低アルドステロン症
            → 尿細管性アシドーシス                         副腎皮質過形成等
              Bartter症候群等
```

薬剤（インスリン等）投与   薬剤（ジギタリス等）投与
アルカローシス   アシドーシス
低K性周期性四肢麻痺   インスリン欠乏
（細胞外から細胞内へのK移動）   （細胞内から細胞外へのK移動）

図 6-2 低K血症および高K血症の鑑別診断

るのが望ましい．経口が不可能であれば5%ブドウ糖液もしくは低張液（1/4または1/2生食水）を用い，上記の水分量に維持量も加味して投与する．血清Na濃度の補正が1 mEq/l/時となるように投与速度を調節する．中枢神経への適応の問題から，とくに慢性的に経過した症例では血清Na濃度の補正が0.5 mEq/l/時以下となるようにより緩徐に投与する．

C 低K血症

a．診断（図6-2参照）

臨床症状，検査値などを参考に鑑別する．

b．治療

緊急性は少ないので，アスパラK，KCl，スローケーなどの経口薬を投与する．点滴静注にて補正する場合は尿排出が十分であることを確認し，緊急時においては成人では20〜40 mEq/時の速度まで可能である．小児では3〜4 mEq/kg/日の補正量とされているが，緊急時の安全な補正速度については不明であり，心電図でモ

ニタリングしながら，血清濃度を参考に投与する．

D 高K血症

a．診断（図6-2参照）

臨床症状，検査値などを参考に鑑別する．

b．治療

基礎疾患の治療に加え，対策を行う．

1) 血清K濃度＞7 mEq/lもしくは心電図異常を伴う場合．

① カルチコール0.5〜1 ml/kgを緩徐に静注する．

② メイロン1〜2 mEq/kgを緩徐に静注する．

③ 20%ブドウ糖液2.5 ml/kgに速効型インスリン製剤を糖1 gあたり0.3単位の量で混ぜ，30分以上かけて点滴静注．

④ 透析療法．

2) 血清K濃度＜7 mEq/lで緊急でない場合：イオン交換樹脂製剤（カリメート，ケイキサレート）1 g/kgを同量以

```
Ca濃度異常 ──→ 血清P・Mg・アルブミン・PTH
                    尿中Ca・Pを測定
```

低Ca血症（血清Ca＜8.5 mg/dl）

- Mg過剰投与 / Mg欠乏症
- Mg正常
  - PTH高値
    - P高値: 偽性副甲状腺機能低下症, P過剰投与, 腎不全
    - P低値: ビタミンD欠乏症, 膵炎
  - PTH低値〜正常: 副甲状腺機能低下症, 甲状腺摘出後, DiGeorge症候群等

高Ca血症（血清Ca＞11 mg/dl）

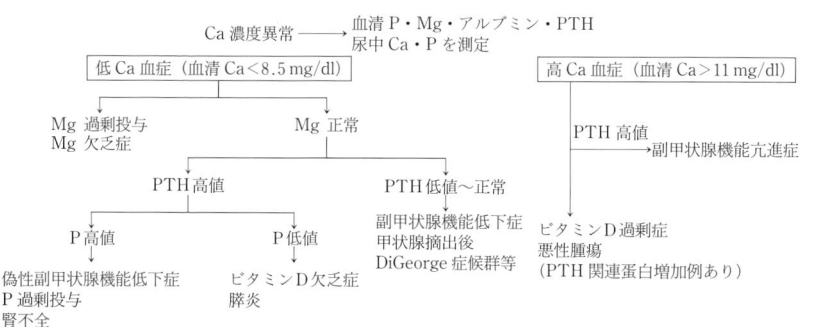

- PTH高値 → 副甲状腺機能亢進症
- ビタミンD過剰症, 悪性腫瘍（PTH関連蛋白増加例あり）

図6-3　低Ca血症および高Ca血症の鑑別診断

の水または5％ブドウ糖液に懸濁し，経口または注腸投与．

E 低Ca血症

a．診断（図6-3参照）
血液生化学及び内分泌検査値などを参考に鑑別する．

b．治療
基礎疾患に対する治療が必要である．テタニー症状，中枢神経症状（痙攣，易刺激性，精神異常），低血圧，徐脈，心電図異常を伴う場合は心電図をモニタリングしながら，カルチコール（0.5〜1 ml/kg）を緩徐に静注する．

F 高Ca血症

a．診断（図6-3参照）
血液生化学および内分泌検査値などを参考に鑑別する．

b．治療
生理食塩水による輸液とラシックスによるCa利尿で経過をみる．カルシトニン製剤および悪性腫瘍による場合にはビスホスフォネート剤の投与効果が期待できるが，小児での経験は十分でない．

G 代謝性アシドーシス

a．診断（図6-4参照）
血清電解質および血液ガス検査値などを参考に鑑別する．

b．治療
基礎疾患の治療に加え，呼吸循環動態に影響している場合はメイロンで補正する．

必要量(mEq)＝(15−現在の濃度)(mEq/l)×体重(kg)×0.5〜0.6

であるが，通常は半量を時間をかけて静注し，経時的に血液ガス検査結果を参照して後に追加投与量を調節する．

H 代謝性アルカローシス

a．診断（主な原因）
1) 細胞外液からの酸の喪失：嘔吐や胃液の吸引，肥厚性幽門狭窄症，利尿剤使用，低K血症，Bartter症候群，先天性クロール下痢症，アルドステロン症など．
2) 細胞外液におけるHCO_3^-の貯留：メイロンの過剰投与．

b．治療
基礎疾患の治療が必要である．

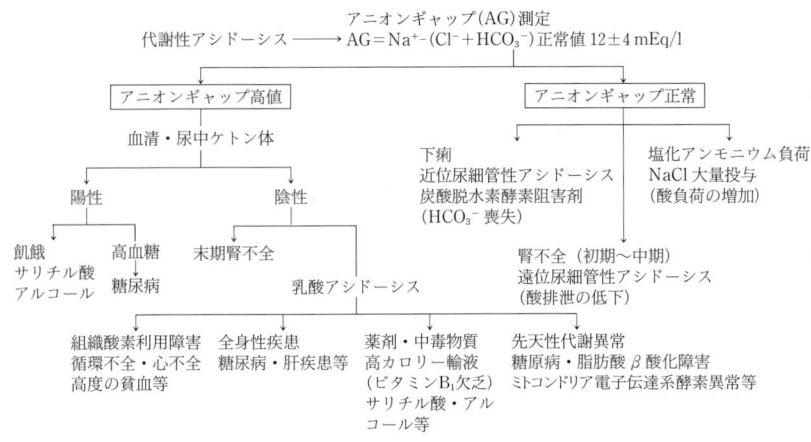

```
                                  アニオンギャップ(AG)測定
代謝性アシドーシス ──→ AG＝Na⁺−(Cl⁻＋HCO₃⁻) 正常値 12±4 mEq/l
         ┌────────────────┴────────────────┐
   アニオンギャップ高値                アニオンギャップ正常
         │                                  │
   血清・尿中ケトン体              ┌─────────┼─────────┐
     ┌───┴───┐                    下痢                塩化アンモニウム負荷
    陽性    陰性                 近位尿細管性アシドーシス   NaCl大量投与
     │    ┌──┼──┐              炭酸脱水素酵素阻害剤      (酸負荷の増加)
     │   高血糖 末期腎不全       (HCO₃⁻喪失)
     │   糖尿病
     │         乳酸アシドーシス     腎不全（初期～中期）
  飢餓                              遠位尿細管性アシドーシス
  サリチル酸                        (酸排泄の低下)
  アルコール
```

組織酸利用障害　　全身性疾患　　薬剤・中毒物質　　先天性代謝異常
循環不全・心不全　糖尿病・肝疾患等　高カロリー輸液　糖原病・脂肪酸β酸化障害
高度の貧血等　　　　　　　　　　　（ビタミンB₁欠乏）ミトコンドリア電子伝達系酵素異常等
　　　　　　　　　　　　　　　　　サリチル酸・アル
　　　　　　　　　　　　　　　　　コール等

図 6-4　代謝性アシドーシスの鑑別診断

I 呼吸性アシドーシス

a．診断（主な原因）

1) 呼吸中枢の抑制：脳炎・脳症，脳腫瘍，無酸素性脳症，肥満，鎮静剤等の薬剤使用など．

2) 上気道閉塞：クループや喉頭炎，誤飲，舌根沈下，扁桃肥大など．

3) 各種肺疾患：肺炎，細気管支炎，気管支喘息，気胸，膿胸，乳糜胸，無気肺，肺水腫，新生児期呼吸器疾患（「新生児」の章参照）など．

4) 神経筋疾患：Werdnig-Hoffmann病，Guillain-Barré症候群，重症筋無力症，各種ミオパチーなど．

5) 胸郭異常：側彎症，漏斗胸など．

b．治療

基礎疾患の治療と共に，急性の呼吸不全に対しては気道を確保することが先決である．低酸素血症があれば酸素投与を行うが，換気量を増加させるためには人工換気療法を行う．

J 呼吸性アルカローシス

a．診断

主な原因を以下に列挙する．

1) 呼吸中枢の刺激：過換気症候群，発熱，甲状腺機能亢進症，脳炎・脳症，脳腫瘍など．

2) 低酸素血症：各種肺疾患や心不全など．

b．治療

基礎疾患の治療が第一である．過換気症候群の場合には紙袋を鼻と口を覆うようにあてがったり，鎮静剤を投与する．

（大城　誠）

■11. 免疫異常・膠原病

1. 免疫機能検査法

易感染症児の免疫機能スクリーニングに用いられる検査法につき概説する．

A リンパ球系の検査

a. 血清免疫グロブリン値（表1-1）

2歳以降でIgGが200 mg/dl以下なら免疫不全症の疑い強く，200以上400未満なら特異抗体価のチェックなどが必要となる．

b. IgGサブクラス

中耳炎を反復する児などにIgG2欠乏症が診断される場合がある．30 mg/dl以下なら確診，30以上80 mg/dl以下なら，さらに肺炎球菌に対する特異抗体価の低下を確認して診断する．現状ではIgG 3，IgG 4低下の病的意義は明確でない．

c. 特異抗体価

抗A，抗B抗体などの自然抗体価の低下は，IgM産生能の低下を示唆し，明らかな感染後やワクチン接種後にも抗体価が上昇しなければ抗体産生不全が疑われる．

d. リンパ球サブセット

蛍光抗体法により，リンパ球表面抗原（CD抗原）陽性細胞を測定して，リンパ球サブセットの割合や，絶対数を計測する（表1-2）．

表1-1　血清IgG, IgA, IgM値

年齢	IgG (mg/dl)	IgA (mg/dl)	IgM (mg/dl)
新生児(月)	504～2513	0	8～30
0～3	412～1109	9～80	14～134
4～6	236～1104	17～43	16～169
7～9	455～1015	14～84	35～183
10～12	357～989	27～85	29～190
13～18	516～990	21～140	42～159
19～24	424～1173	41～171	43～174
2歳	493～1364	34～159	35～224
3～4	638～1536	50～254	32～216
5～6	761～1552	82～296	53～164
7～9	775～1567	104～331	55～227
10～12	822～1940	145～329	57～193
13～18	846～2009	180～393	53～284
成人	821～2099	133～475	44～264

出典：鳥羽剛ほか：臨床病理　23：763, 1975, より改変．

表1-2　リンパ球サブセットの基準値

	新生児	1週～2月	2～5月	5～9月	9～15月	15～24月	2～5歳	5～10歳	10～16歳	成人
リンパ球	700-7300	3500-13100	3700-9600	3800-9900	2600-10400	2700-11900	1700-6900	1100-5900	1000-5300	1000-2800
T細胞(CD3+)	600-5000 (28-76%)	2300-7000 (60-85%)	2300-6500 (48-75%)	2400-6900 (50-77%)	1600-6700 (54-76%)	1400-8000 (39-73%)	900-4500 (43-76%)	700-4200 (55-78%)	800-3500 (52-78%)	700-2100 (55-83%)
T細胞(CD4+)	400-3500 (17-52%)	1700-5300 (41-68%)	1500-5000 (33-58%)	1400-5100 (33-58%)	1000-4600 (31-54%)	900-5500 (25-50%)	500-2400 (23-48%)	300-2000 (27-53%)	400-2100 (25-48%)	300-1400 (28-57%)
細胞(CD8+T)	200-1900 (10-41%)	400-1700 (9-23%)	500-1600 (11-25%)	600-2200 (13-26%)	400-2100 (12-28%)	400-2300 (11-32%)	300-1600 (14-33%)	300-1800 (19-34%)	200-1200 (9-35%)	200-900 (10-39%)
B細胞(CD19+)	40-1100 (5-22%)	600-1900 (4-26%)	600-3000 (14-39%)	700-2500 (13-35%)	600-2700 (15-39%)	600-3100 (17-41%)	200-2100 (14-44%)	200-1600 (10-31%)	200-600 (8-24%)	100-500 (6-19%)
NK細胞 (CD16, 56+)	100-1900 (6-58%)	200-1400 (3-23%)	100-1300 (2-14%)	100-1000 (2-13%)	200-1200 (3-17%)	100-1400 (3-16%)	100-1000 (4-23%)	90-900 (4-26%)	70-1200 (6-27%)	90-600 (7-31%)

出典：Comans-Bitter WM et al：J Pediatr　130：388, 1997, より改変．

e．リンパ球芽球化能

ポリクローナルなリンパ球活性化物質（T細胞マイトージェン；PHA, ConA, PWM, B細胞マイトージェン；SAC）あるいは特異抗原による刺激後のリンパ球の増殖をDNA合成能を指標に検出する．感度は低いので，異常が認められる場合は，大幅な免疫低下が示唆される．

f．サイトカイン産生能，血中濃度

さまざまな病態で血中サイトカイン濃度の異常が報告されており，試験管内でも，刺激後に培養上清中に分泌されるサイトカイン量の測定が試みられているが，基本的には未だ研究室段階と言える．

g．皮内反応（遅延型過敏反応）

PPD, Candida, DNCB (2,4-dinitrochloro benzene) 等の皮内テストやパッチテストで，ヘルパーT細胞機能を見ることができる．in vivo の検査として重要ではあるが，乳児は皮内反応が弱く（DNCBの感作成立は2/5），陰性でも病的とは言えない．

h．NK細胞機能検査

NK細胞は，末梢血リンパ球の10%程度を占める大型の顆粒リンパ球で，感作を必要とせず，ウイルス感染細胞やがん細胞を障害する．伴性型重症複合免疫不全症，Chédiak-Higashi症候群，家族性血球貪食性リンパ組織球症などで，低下ないし欠損する．

i．in vitro 抗体産生能

マイトージェン（PWM, SAC+IL 2）によりポリクローナルにB細胞を活性化し，in vitro で抗体産生を誘導することが可能で，研究室レベルであるが，各種抗体産生異常におけるB細胞分化の障害位置の推測に用いられる．

B 好中球系の検査

a．遊走能

白血球と走化因子をフィルター（Boyden法）あるいはゲル（寒天法）で隔て，実際に遊走させて測定する．高IgE症候群，白血球粘着異常，Chediak-Higashi症候群，線毛運動不全症候群，なまけもの白血球症候群などで低下する．

b．殺菌能

貪食した微生物の細胞内殺菌に重要な活性酸素の産生能を測定する．NBT還元試験が有名であるが，現在では，産生された活性酸素により酸化されると蛍光を発するDCFH-DA (dichlorofluorescin diacetate) 等の色素を用いて，フローサイトメーターで計測する方法が簡便で広く用いられている．慢性肉芽腫症で低下する．

C 補体の検査

a．補体価（CH 50）

補体系の各コンポーネントの欠損ではCH 50が大幅に低下する．ただし，C9欠損では低下は軽度のため，C9の欠損症が疑われる場合は，直接C9の蛋白量を測定する．

（柘植郁哉）

2．原発性免疫不全症

原発性免疫不全症とは，先天的に細胞性免疫能・液性免疫能・食細胞機能あるいは補体系など，生体防御機構に障害があり，細菌・ウイルス・真菌・原虫などの病原体に対して易感染性を示す疾患の総称である．日常診療では，中耳炎・呼吸器感染・下痢などの反復や遷延化で気付かれる例が多く，家族歴も参考となる．

WHO分類では，40種以上の疾患があ

り，きわめてまれな疾患が多い．1947年に発足した厚生省特定疾患「原発性免疫不全症候群」調査研究班には現在（2001年1月1日）までに，1193例が登録されている．ここでは，重症複合免疫不全（男82/女24），伴性無ガンマグロブリン血症（男122/女0），分類不能型（男106/女58），IgA欠損症（男58/女50），慢性肉芽腫症（男148/女21）など100例以上登録されている疾患について概説する．

A 重症複合免疫不全（severe combined immunodeficiency；SCID）

細胞性・液性免疫能をともに先天的に欠き，骨髄移植などの根治療法が奏功しない限り，2歳までに致死的感染で死亡する．「T・B細胞をともに欠くSCID」とB細胞を有するSCID」に分類される．

a．病因

「T・B細胞をともに欠くSCID」は，常染色体性劣性遺伝で，T細胞レセプター免疫グロブリン遺伝子のDNA再構成に必須の酵素であるRAG1，RAG2遺伝子の異常によりT・B細胞初期分化が障害されて起こる．「B細胞を有するSCID」は，サイトカインIL2，4，7，9，15レセプターに共通のγ鎖異常（伴性劣性遺伝型）あるいはJak3酵素異常（常染色体性劣性遺伝型，きわめてまれ）によってシグナル伝達が障害されることにより起こる．

b．診断

生後6カ月頃から目立つ頑固な鵞口瘡，下痢，体重増加不良，呼吸器感染で気付かれる．「T・B細胞をともに欠くSCID」では，末梢リンパ球数が減少する例もあるが，リンパ球数正常は，SCIDを否定する根拠にはならない．CD3陽性細胞は著減する．血清IgG，A，Mともに著減する（ただし，生後まもなくは経胎盤移行した母由来IgGによって隠蔽される）．「B細胞を有するSCID」ではCD19・Ig陽性細胞数は正常または増加する．いずれも，PHAやアロリンパ球刺激に対するT細胞芽球化能は欠いており，カンジダなどの皮内テストも陰性である．

c．治療

造血幹細胞移植が絶対適応である．診断後できる限り速やかに，HLA一致同種骨髄移植あるいは他の幹細胞ソースを用い幹細胞，あらゆる方法で骨髄移植を実施するべきである．カリニ肺炎治療あるいは予防としてのST（Sulfamethoxazol-Trimetprim）合剤のほか，抗真菌剤・抗生剤・抗ウイルス剤（Aciclovir，Ganciclovirなど）が用いられる．γ-グロブリン補充療法も行われる．予防接種はすべて禁忌である．

B 伴性無ガンマグロブリン血症（X-linked agammaglobulinemia；XLA）

a．病因

チロシンキナーゼであるBruton's agammaglobulinemia tyrosine kinase＝*btk*遺伝子の異常によりB細胞初期分化が障害されて起こる．伴性劣性遺伝形式をとる．

b．診断

乳幼児期から，中耳炎，副鼻腔炎，肺炎など呼吸器感染を反復する．末梢リンパ球数は正常だが，B細胞（細胞表面Ig陽性細胞）を欠き，血清IgG，A，Mのすべてが著減し，各種抗体を欠く．T細胞機能は正常である．確定診断および保因者診断は，単核球を用いた*btk*分子の蛍光抗体法による解析と*btk*遺伝子異常のDNA解析による．

c．治療

γ-グロブリン補充療法を行う．定期的

(1〜4回/月)に,静注用ガンマグロブリンを投与して,全身的感染を予防する.長期予後,呼吸機能の検討などから,血清IgG値を400〜500 mg/dl以上に保つべきだと考えているが,WHO報告(2000年)では,400〜500 mg/kg/月を推奨している.また同報告によれば,BCG,ポリオ,麻疹,ムンプス,風疹などの生ワクチンは接種すべきでないとしている.わが国でも,ポリオ生ワクチンは同胞への投与も避けるべきとされている.

C 分類不能型低ガンマグロブリン血症
(Common variable immunodeficiency)

a．病因
不明．B細胞分化障害ばかりでなくT細胞機能異常を伴うものも含まれており,今後,病因・病態の解明に伴い,再分類されていくであろう．

b．診断
XLAと同様,中耳炎,副鼻腔炎,肺炎など呼吸器感染を反復するが,症状が目立ってくる時期が,より遅く,年長となる傾向がある．男女ともに罹患する．末梢リンパ球数はほぼ正常,Ig$^+$細胞(B細胞)数は低下〜正常．T細胞数は正常だが,T細胞機能異常を伴う例もある．血清IgG,A,M値は低下〜著減する．男児については btk 遺伝子異常のないことを確認すべきであろう．

c．治療
XLAと同じく,定期的にγ-グロブリン補充療法を行う．

D IgA欠損症

a．病因
不明．

b．診断
アトピー性皮膚炎などの食物アレルギーや,反復性下痢などを呈する例もあり,自己免疫疾患を合併する例もあるが,多くは無症状である．たとえば供血者を検査した結果,白人では700人に1人,日本人では18,500人に1人がIgA欠損であったという．末梢リンパ球・T細胞・B細胞数正常．細胞表面IgA陽性細胞数が減少している例も多い．血清IgG,IgM値は正常,IgAは5 mg/dl以下と著減する．

c．治療
下痢やアレルギー,自己免疫疾患など合併例についてはそれぞれの治療を行うが,IgA欠損に対する特別な治療はない．γ-グロブリン補充療法は原則として行わない．むしろ,抗IgA抗体によるアナフィラキシーショックの危険があるため,ガンマグロブリン,FFP,輸血は禁忌ではないが,きわめて慎重に行うべきである．患者本人および同居同胞へのポリオ生ワクチン投与は,禁忌である．

E 慢性肉芽腫症

a．病因
NADPHオキシダーゼ系の酵素異常により,O_2^-(スーパーオキサイド)などが産生できず,好中球の殺菌能が障害されることにより起こる．このためカタラーゼ産生菌や Aspergillus による感染を反復し遷延化する．伴性劣性遺伝型は cytochrome b 558 91 kDa鎖 (gp 91 phox),常染色体性劣性遺伝型は,cytochrome b 558 2 kDa鎖あるいは,p 47, p 67 cytosol factor の障害による．わが国では,伴性型が80％を占める．

b．診断
年少では Staphylococcus, E.coli, Serratia などカタラーゼ産生菌による重症細菌感染を反復し,年長では Aspergilus 感染が,反復,遷延化する傾向があ

る．リンパ節，肝，肺などの慢性肉芽性病変が特徴．末梢血を用いた NBT 還元能，化学発光（chemiluminescence）能，カタラーゼ産生菌の殺菌能などで診断する．確定診断，病型分類はモノクローナル抗体による蛋白分子の測定と，遺伝子 DNA 解析による．

c．治療

重症例で，HLA 一致ドナーがあるなど条件によっては，造血幹細胞移植を行う場合もあるが，成功率は必ずしも高くない．ST 合剤による感染予防のほか，インターフェロン γ，G-CSF の有用性も報告されているが，いずれも不完全で，治療法は確立されていない．

(松岡　宏)

3．若年性関節リウマチ

若年性関節リウマチは，慢性の滑膜の炎症と関節外症状を呈する原因不明の疾患の総称で，日本での 16 歳以下人口 10 万人あたりの有病率は約 10 人と推測されている．病因を異にする多様な疾患の総称であり，ここでは，普及しつつある ILAR (International League of Association for Rheumatology) の分類に基づいて解説するが，欧州，米国，日本で別々の基準が用いられてきた経緯があり，未だ確定しているとは言い難い．

再燃を繰り返しても，多くは長期の寛解が期待できるから，急性増悪期に関節の破壊，変形を来さぬような十分な治療を行うことが肝要である．

A　診断基準

日本では，表 3-1 に示した厚生省研究班の診断基準が用いられることが多い．

表 3-1　若年性関節リウマチ診断の手引き（厚生省研究班）

1. 6 週間以上続く多関節炎
2. 6 週間未満の多関節炎（または単関節炎，少関節炎）の場合には次の 1 項目を伴うもの
    a. 虹彩炎
    b. リウマチ疹
    c. 朝のこわばり
    d. 弛張熱
    e. 屈曲拘縮
    f. 頸椎の疼痛または X 線像の異常
    g. リウマチ因子陽性
3. 下記疾患と確定したものは除外し，鑑別不能の場合は「疑い」とする．リウマチ熱，全身性エリテマトーデス，多発性動脈炎，皮膚筋炎，進行性全身性硬化症，白血病，敗血症，骨髄炎，感染性関節炎，川崎病

注意すべき点
1) 関節炎は移動性でなく固定性であること
2) リウマチ疹とは，直径数 mm～1 cm の鮮紅色の紅斑で，発熱とともに出現し，解熱時に消退することもある
3) 弛張熱とは，日差が 3～4 ℃ で，解熱時は平熱，またはそれ以下となることがあり，1 週間以上続くこと
4) リウマチ因子（RA テスト）は，肝疾患や他の自己免疫疾患でも陽性となることがある

ILAR は，6 週間以上持続する原因不明の小児関節炎を若年性特発性関節炎として，以下の病型に分類している．

B　症状・病型

若年性関節リウマチ自体が病因を異にする多様な疾患の総称と考えられ，病型毎に症状，予後とも大いに異なる．

a．全身性関節炎

1) 定義：2 週間以上続く発熱を伴う関節炎で，その内少なくとも 3 日は毎日熱（Quotidian fever；同日内に 39 ℃ 以上から 37 ℃ 以下までを上下する熱が毎日反復する）の熱型を示し，以下のうち少なくとも 1 項目が該当する．

① すぐに消退し，容易に場所を変えて出現する紅斑（発熱時に出現し，サーモンピンクと形容される）．
② 全身性リンパ節腫大．
③ 肝腫大ないし脾腫大．
④ 漿膜炎（心膜炎が多い）．

2) 頻度：若年性関節リウマチの約10％．性差はない．

3) 検査所見：血沈亢進，CRP強陽性，白血球増多，血小板増多，フェリチン増加．抗核抗体（ANA），リウマチ因子（RF）陰性．

4) 経過：単峰性で終わるもの，全身症状を伴う増悪を繰り返すもの，次第に多関節炎のみになっていくものがあり，多関節炎移行例の関節予後は不良である．

b．少関節炎

就学前の女児に膝や足関節の腫脹で発症する場合が多い．抗核抗体陽性でブドウ膜炎の合併頻度が高い．

1) 定義：発症後6ヵ月以内に4ヵ所以下の関節に関節炎がみられる．6ヵ月以降も4関節以下の障害に留まる持続性少関節炎と発症後6ヵ月以降に5ヵ所以上に進展していく進展性少関節型（15〜20％）に細分される．

2) 除外項目
① 1〜2親等以内に乾癬患者が存在．
② 1〜2親等にHLA-B27関連疾患患者が存在．
③ リウマチ因子陽性．
④ 全身性関節炎．

3) 頻度：4〜5歳の女児に好発．

4) 検査所見：血沈は多くは正常，70％が抗核抗体陽性．

5) 合併症：ブドウ膜炎の合併が高率（約10％）．中でも2歳以下で抗核抗体陽性だと95％．

6) 予後：眼症状を除けば予後良好で数年の経過で寛解するものが多いが，進展性では関節破壊に至るものもある．

c．多関節炎（リウマチ因子陰性）

1) 定義：発症後6ヵ月以内に5ヵ所以上の関節に持続する関節炎がみられるが，リウマチ因子は陰性．除外診断により残された病型の色彩が強く，多様．今後，より明瞭な分類が期待される．

2) 除外項目：① RF陽性，②全身型関節炎

3) 頻度：約10％，女児に多い．

d．多関節炎（リウマチ因子陽性）

1) 定義：発症後6ヵ月以内に5ヵ所以上の関節に持続する関節炎がみられ，かつ，3ヵ月以上間隔をあけて2回リウマチ因子が陽性．

2) 除外項目：
① 3ヵ月以上間隔をあけて2回リウマチ因子が陰性．
② 全身型関節炎．

3) 頻度：若年性関節リウマチの約10％，思春期の女児に多い．

4) 予後：関節破壊が進行し，5年以内に約半数が関節機能障害に陥る．

e．乾癬性関節炎

1) 定義：
① 関節炎と乾癬の合併．
② 関節炎と以下の内2項目を満たす．指炎，または，爪の点状陥没や離床症，または，1〜2親等以内の親族に乾癬患者．

f．靭帯付着部炎関節炎

HLA-B27と関連する，年長男児に多い関節炎で，大人と異なり強直性脊椎炎より，非対称性の下肢の関節炎を起こす．

1) 定義：関節炎と靭帯付着部炎あるいは関節炎か靭帯付着部炎で下記の二つ以上を伴うもの．
① 仙腸関節に圧痛あるいは炎症性の脊椎痛（脊椎の安静時痛で朝の脊椎のこわは

② HLA-B 27 陽性.
③ 1～2 親等以内に HLA-B 27 関連の疾患が存在.
④ 前房性虹彩炎.
⑤ 8 歳以降の男児に発症した関節炎.
2) 除外項目
① 1～2 親等以内の親族に乾癬患者.
② 全身性関節炎の存在.

g. その他の関節炎
1) 定義：6 週以上続く原因不明の関節炎で，他のカテゴリーの基準を満たさないか，二つ以上を満たしてしまう．

C 治療

a. 薬物
比較的副作用の少ない非ステロイド系抗炎症薬（NSAIDs）で治療を開始し，無効なら疾患修飾性薬剤（DMARDs）やステロイド，免疫抑制薬を追加するピラミッド療法が行われるが，関節破壊の進行を防ぐため難治が予測される症例では，初期よりDMARDs を併用することが多くなってきている．

1) 全身性関節炎
① NSAIDs（表 3-2）.
② ステロイド（プレドニゾロン（プレドニン）1～2 mg/kg）.
適応：
a) NSAIDs に反応せず全身症状が重篤.
b) 心嚢炎，心筋炎の合併.
c) 局所療法に不応の虹彩炎，網様体炎.

表 3-2 若年性関節リウマチ治療に用いられる薬剤

一般名	商品名	用量
NSAIDs（副作用のため，現在はアスピリンは第 1 選択と考えられない）		
イブプロフェン	ブルフェン（顆粒 20%，錠 100 mg）	30～50 mg/kg 分 3
ナプロキセン	ナイキサン（細粒 20%，錠 100 mg）	10～15 mg/kg 分 2
トルメチン	トレクチン（錠 100, 200 mg）	15～30 mg/kg 分 3
アスピリン		50～100 mg/kg 分 3
DMARDs・免疫抑制剤（ペニシラミン，経口金剤，抗マラリア薬は若年性関節リウマチに対する有効性が示されていない）		
サラゾスルファピリジン	サラゾピリン（錠 500 mg）	50 mg/kg 分 3
金チオリンゴ酸ナトリウム	シオゾール（注 10.25 mg/1 ml/A）	
メトトレキサート	ソウマトレックス（カプセル 2 mg）	0.3～0.6 mg/kg 1 回/週
免疫抑制剤		
ミゾリビン	ブレディニン（錠 25, 50 mg）	3 mg/kg 分 3
プレドニゾロン	プレドニン（錠 5 mg）	1～2 mg/kg/日

d) 治療に抵抗する関節炎.
2) 少関節炎
① NSAIDs.
② 関節内ステロイド.
③ (進展性少関節炎で) メトトレキサート (MTX) (メソトレキセート) 15～20 mg/m²/週.
④ ステロイド：上記.
3) 多関節炎 (リウマチ因子陰性)
① NSAIDs.
② MTX 10 mg/m²/週.
4) 多関節炎 (リウマチ因子陽性)
① NSAIDs.
② 金チオリンゴ酸ナトリウム (シオゾール) 5 mg より開始し, 週1回筋注 2.5～5 mg づつ増量して 0.75～1 mg/kg まで.
③ MTX 10 mg/m²/週.
④ 少量ステロイド (プレドニゾロン 5 mg).
5) 靱帯付着部炎関節炎
① NSAIDs.
② サラゾスルファピリジン (サラゾピリン) 50 mg/kg.
6) 乾癬性関節炎
① MTX 10 mg/m²/週.

b．理学療法

1) 初期：全身症状が強い時期には安静.
2) 体温が下降し, 関節症状が進行性でなければ, 侵襲関節を含めてすべての関節の全可動域にわたっての運動を1日数回行って, 拘縮や強直を防止する.
3) 関節運動時に伴う疼痛に対しては温熱療法が有効で, 運動前に温湿布をすると可動域が増す.

c．日常生活指導

重症な全身症状がなければなるべく早く登校させる. 登校の方法, 学校での生活, 登下校時刻, 帰宅後の安静度などについては, 患児それぞれに対して医師が細かく指導し, 学校, 家庭など患児を取り巻く人々の協力が得られるよう努力する.

d．ブドウ膜炎のチェック

関節症状が落ち着いていても, 眼科受診が必要.
少関節型：3～4カ月に1回.
多関節・全身型：6カ月に1回.

参考文献

1) Petty RE et al：Revision of the proposed classification criteria for juvenile idiopathic arthritis：Durban, 1997. J Rheumatol 25：1991-1994, 1998.
2) Malleson PN：Management of childhood arthritis. Part 2：chronic arthritis. Arch Dis Child 76：541-544, 1997.
3) Woo P et al：Juvenile chronic arthritis. Lancet 351：969-973, 1998.

〈柘植郁哉〉

4．全身性エリテマトーデス

全身性エリトマトーデス (systemic lupus erythematodes；SLE) は, 核内抗原に対する自己抗体産生と免疫複合体形成の結果, 多彩な全身の炎症症状を呈する疾患で, 再燃を繰り返し慢性の経過をとりやすい. 15～45歳の女性に多く, 小児患者は全症例の20％以下である. 免疫異常には遺伝的要因や性ホルモン, ウイルスの関与が推測されている. 小児患者は低補体をきたしやすく, 重症腎炎や臓器障害が多いという特徴がある.

4. 全身性エリテマトーデス

表4-1 SLEの診断基準

1. 蝶型紅斑
2. 円板状紅斑
3. 光線過敏症：患者の病歴あるいは医師の診察
4. 口腔内潰瘍：通常無痛性
5. 関節炎：二つ以上の非びらん性関節炎
6. 漿膜炎　a．胸膜炎
　　　　　b．心膜炎
7. 腎障害　a．持続性蛋白尿：0.5 g/日以上または3＋以上
　　　　　b．細胞性円柱
8. 神経障害　a．痙攣
　　　　　　b．精神障害
9. 血液異常　a．溶血性貧血
　　　　　　b．白血球減少症：4,000/μl未満が2回以上
　　　　　　c．リンパ球減少症：1,500/μl未満が2回以上
　　　　　　d．血小板減少症：100,000/μl未満
10. 免疫異常　a．抗DNA抗体：native DNAに対する抗体
　　　　　　b．抗Sm抗体
　　　　　　c．抗リン脂質抗体：抗カルジオリピン抗体
　　　　　　　　ループスアンチコアグラント
　　　　　　　　梅毒反応偽陽性
11. 抗核抗体

注：1．観察期間中に，同時に，または時を隔てても，11項目中4項目が存在するとき，SLEであるといってよい．
　　2．小児では，上記11項目に血清補体価の低下を加えた12項目中4項目が存在するとSLEの可能性が高い[1]．

出典：米国リウマチ協会，1982改訂．

表4-2 SLE活動性判定基準[2]

1. 発熱
2. 関節痛
3. 紅斑（顔面以外も含む）
4. 口腔潰瘍または大量脱毛
5. 赤沈亢進（30 mm/h以上）
6. 低補体血症（CH50 20 U/ml以下）
7. 白血球減少（4,000/μl以下）
8. 低アルブミン血症（3.5 g/dl以下）
9. LE細胞またはLEテスト陽性

注：9項目中3項目陽性であれば，活動性ありと判定する．

A 診断

a．症状

初発症状は発熱，蝶型紅斑，関節痛，浮腫，蛋白尿，レイノー症状，リンパ節腫脹，貧血，出血症状，精神神経症状などである．腎臓（ループス腎炎），心臓（心膜炎，心筋炎），肺（胸膜炎，急性肺胞出血，間質性肺炎），中枢神経（CNSループス）などに臓器症状が出現する．時に血球貪喰症候群，抗リン脂質抗体症候群を合併する．

b．検査所見

白血球（とくにリンパ球）減少，貧血，血小板減少，高γ-グロブリン血症があり，多くは血清補体価，C3の低下を認める．赤沈は亢進するが，CRPは陰性～軽度高値である．ほぼ全例に抗核抗体陽性を認め，抗DNA抗体（抗dsDNA抗体，抗ssDNA抗体），抗Sm抗体，抗$β_2$-GPI抗体，抗SS-A抗体，抗SS-B抗体，抗RNP抗体，抗ヒストン抗体などが陽性となる．抗dsDNA抗体と抗Sm抗体には疾患特異性がある．活動期に半数以上がLE細胞陽性となる．

c．診断基準

小児では米国リウマチ協会によるSLE診断基準（表4-1）に血清補体価，C3の低下を加えて診断する．

d．疾患活動性

SLE活動性判定基準（表4-2）によるが，その他，血中免疫複合体，抗dsDNA抗体価，免疫グロブリン値が指標となる．

表 4-3　SLE の病変部位別臨床症状と重症度分類[3]

部位	軽症	中等症	重症
皮膚	皮疹, 脱毛, 口腔潰瘍	皮膚潰瘍	
血管	レイノー症状	深部静脈血栓症	全身性血管炎* 多発動静脈血栓症
関節	関節炎, 筋痛		
血液		溶血性貧血* 血小板減少症*	
腎	尿沈渣異常 間歇的蛋白尿	持続性蛋白尿*	ネフローゼ症候群* 急性腎不全*
中枢神経	頭痛	脳神経障害 髄膜炎* 精神症状	痙攣* 意識障害* 器質的精神病*
肺	胸膜炎(少量貯留液)	胸膜炎(多量貯留液) 間質性肺炎*	肺胞出血* 肺高血圧* 肺梗塞

注：* はしばしば mPSL パルス療法が適応となる病態.

B　治療

上記の疾患活動性と臓器重症度(表 4-3)によって治療を選択し，炎症と免疫異常を抑制する．十分な初期治療で早期の寛解導入をはかり，注意深く徐々に減量し，再燃をおこさない最少量で寛解を維持する．感染症や薬物の副作用に注意が必要である．

a．薬剤選択方針

1) 軽症：ごく軽症例はステロイド外用や非ステロイド性抗炎症薬を投与するが，通常はプレドニゾロン（PSL：プレドニン）0.5～1.0 mg/kg/日（最大 30 mg）を投与し，寛解後漸減維持する．

2) 中等症：PSL 1～2 mg/kg/日(最大 60 mg)の 2～6 週間経口投与か，メチルプレドニゾロン（mPSL：ソル・メドロール)パルス療法を毎週（～隔週で）1～3 クール施行後，PSL 1（～2）mg/kg/日を経口で投与する．寛解後は毎週～隔週毎に 10％程度減量し，維持量として 0.2 mg/kg/日以下を目指す．反応不良時は免疫抑制薬併用を考慮する．

メチルプレドニゾロンパルス療法は，mPSL 15～30 mg/kg/日（最大 1 g）を 2～3 時間で連日（～隔日）3 日間点滴静注を 1 クールとする．ヘパリン，ワーファリン，抗血小板薬，ウロキナーゼなどを併用して血栓症を予防する．

3) 重症：凝固亢進病態である場合を除き，mPSL パルス療法 1～3 クール施行後 PSL 2 mg/kg/日経口投与にて寛解導入をはかる．血漿交換や免疫吸着療法の併用も検討する．治療抵抗性の場合，シクロフォスファミド（CPM：エンドキサン）パルス療法を検討する．反応が不十分な場合には免疫抑制薬を併用する．

b．免疫抑制療法

1) CPM パルス療法：mPSL パルス療法不応性の CNS ループスや重症ループス腎炎，劇症型抗リン脂質抗体症候群などの適応と副作用（発癌性，性腺機能不全など）を慎重に考慮して実施する．

初回 0.5 g/m² を 1～2 時間で点滴静注

し，投与2週後の白血球数が $2,000/\mu l$ 以下にならなければ，翌月 $0.75\,g/m^2$，3回目以降 $1.0\,g/m^2$（最大 $1.0\,g/$回）として毎月投与し，半年後からは3カ月に1度として2～3年継続する．副作用の出血性膀胱炎と悪心・嘔吐の予防のため十分な輸液とメスナ，セロトニン受容体拮抗薬の投与を行う．

2) CPMとアザチオプリン（AZA：イムラン）：1～2 mg/kg/日をPSLと併用すると，腎炎改善や再燃防止に有用である．CPMの副作用（出血性膀胱炎，骨髄抑制，発癌性，性腺機能不全など）に注意が必要である．

3) ミゾリビン（MZR：ブレディニン）：ループス腎炎に保険適用がある．作用は穏やかだが，副作用が少ないのでステロイド節減効果を期待して，成人で100～200 mg/日，小児では 2.5～5 mg/kg/日投与される．

4) シクロスポリンA（CYA：サンディミュン，ネオーラル）：血小板減少やループス腎炎に有効とされ，PSLで効果不十分な症例，CPMの不妊作用が懸念される症例などに用いる．3～5 mg/kg/日をトラフ値をみながら投与する．副作用として腎障害，多毛，高血圧，頭痛，肝障害などがあり，1年以上の投与では腎組織像の確認が必要である．

c．その他の治療

1) γ-グロブリン大量静注療法：難治性の抗血小板抗体による血小板減少に 0.4 g/kg/日を5日間投与する．

2) 血漿交換療法，免疫吸着療法：急速進行性腎炎を伴うループス腎炎やCNSループスに行われる．抗DNA抗体，抗カルジオリピン抗体吸着カラムが開発されている．

d．予後

10年生存率は90%以上である．腎合併症への治療が進歩したため，死因の第1位は感染症（抗酸菌，真菌，サイトメガロウイルス，カリニ原虫による日和見感染）である．

参考文献

1) 渡辺言夫：小児膠原病の診断・治療に関する研究．厚生省心身障害小児慢性疾患の診断・治療・管理に関する研究班昭和59年度研究報告書，p 31-37, 1985.
2) 横張龍一：SLE活動性判定基準．厚生省特定疾患自己免疫疾患調査研究班昭和60年度研究報告書，p 50-57, 1986.
3) 橋本博史ほか：全身性エリテマトーデスの病型分類に関する全国調査結果について—各種臨床病態別による転帰と治療法の解析．リウマチほか 32：27-38, 1992.

（水野愛子）

5．川崎病：（急性熱性皮膚粘膜リンパ節症候群：MCLS）

日本での発生状況は，1970年から行われている15回の全国調査により把握されている．当初は年々患者数が増加し，3回の大流行を経験した．その後，流行はないが毎年6000人前後の発生があり，出生数の漸減からするとゆっくり漸増していると考えられる．諸外国でも本症は増加しており，白人より東洋人とくに日系人に多く見られる．好発年齢は1歳をピークにし4歳以下で80%を占め，男女比は約1.5：1と男児優位である．最近の致命率は0.3～0.5%でほとんどが心合併症（主に冠動

表 5-1　川崎病（MCLS，小児急性熱性皮膚粘膜リンパ節症候群）診断の手引き

A．主要症状
 1．5日以上続く発熱
 2．四肢末端の変化：（急性期）手足の硬性浮腫，掌蹠ないしは指趾末端の紅斑
　　　　　　　　　（回復期）指先からの模様落屑
 3．不定型発疹
 4．両側眼球結膜の充血
 5．口唇，口腔所見：口唇の紅潮，いちご舌，口腔咽頭粘膜のびまん性発赤
 6．急性期における非化膿性頸部リンパ節腫脹
 六つの主要症状のうち五つ以上の症状を伴うものを本症とする
 ただし，上記6の主要症状のうち，四つの症状しか認められなくても，経過中に断層心エコー法もしくは，心血管造影法で，冠動脈瘤（いわゆる拡大を含む）が確認され，他の疾患が除外されれば，本症とする

B．参考事項
 以下の症候および所見は，本症の臨床上，留意すべきものである
 1．心血管：聴診所見（心雑音，奔馬調律，微弱心音），心電図の変化（PR・QTの延長，異常Q波，低電位差，ST-Tの変化，不整脈），胸部X線所見（心陰影拡大），断層心エコー図所見（心膜液貯溜，冠動脈瘤），狭心症状，末梢動脈瘤（腋窩など）
 2．消化管：下痢，嘔吐，腹痛，胆囊腫大，麻痺性イレウス，軽度の黄疸，血清トランスアミナーゼ値上昇
 3．血液：核左方移動を伴う白血球増多，血小板増多，赤沈値の促進，CRP陽性，低アルブミン血症，$\alpha 2$ グロブリンの増加，軽度の貧血
 4．尿：蛋白尿，沈渣の白血球増多
 5．皮膚：BCG接種部位の発赤，痂皮形成，小膿疱，爪の横溝
 6．呼吸器：咳嗽，鼻汁，肺野の異常陰影
 7．関節：疼痛，腫脹
 8．神経：髄液の単核球増多，痙攣，意識障害，顔面神経麻痺，四肢麻痺

注：1984年9月改訂4版．

脈障害）によるものである．再発は2～3％に，同胞例は1～2％に見られる．

病因は感染説と非感染説の諸説があるが未だに不明である．感染症と膠原病の中間に位置づけられる疾患であると思われる．

A　症状と診断

原因不明の症候群であるので，症状の組み合わせで診断する．（表5-1）．

診断基準を満たさないものは"不全型"とする．6カ月以内の乳児では"不全型"でも冠動脈障害を合併することがあるので注意が必要である．

a．発熱（94～100％）

38℃以上の発熱で5日以上つづくことが多く，抗生物質を使用しても不応である．ほとんどが初発の症状であるが，時に頸部リンパ節腫脹に引き続いて起こることもある．γ-グロブリン治療が始まる前は1～2週間続き，中には3～4週間持続することもあったが，この治療が始まり期間は短くなっている．川崎病の炎症反応の持続の良い指標である．

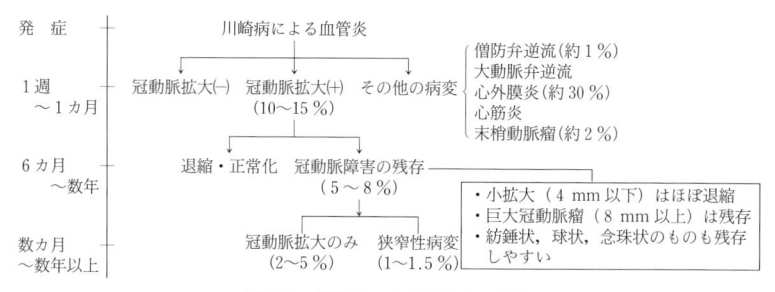

図5-1 川崎病の心血管病変と推移

```
発症 ──┬── 川崎病による血管炎
       │
1週    │   冠動脈拡大(−)  冠動脈拡大(+)  その他の病変 ──┬─ 僧帽弁逆流(約1%)
～1カ月│                  (10～15%)                      ├─ 大動脈弁逆流
       │                                                  ├─ 心外膜炎(約30%)
       │                                                  ├─ 心筋炎
       │                                                  └─ 末梢動脈瘤(約2%)
6カ月  │   退縮・正常化   冠動脈障害の残存
～数年 │                  (5～8%)         ┌─────────────────────────────┐
       │                                  │・小拡大(4mm以下)はほぼ退縮  │
数カ月 │   冠動脈拡大のみ  狭窄性病変      │・巨大冠動脈瘤(8mm以上)は残存│
～数年以上│   (2～5%)      (1～1.5%)      │・紡錘状、球状、念珠状のものも残存│
       │                                  │  しやすい                   │
                                          └─────────────────────────────┘
```

b．四肢末端の変化（94～95%）

発症後数日して起こることが多く、手のひらや足のうらが真っ赤になることや手足（手背、足背など）が硬く腫れ光沢を帯び硬性浮腫を呈する。また急性期を過ぎた頃より手足の先端・爪と皮膚の移行部から膜様の落屑が起こる。診断的価値は大きい。

c．不定形発疹（91～92%）

発症数日後に出現し、多形紅斑様・蕁麻疹様・麻疹様・猩紅熱様など多様であり、日々変わることが特徴である。色素沈着や掻痒、水疱は見ない。BCG接種をうけた直後の児では接種部位の紅斑が起こる。

d．両側眼球結膜の充血（86～90%）

発症数日後に出現する。眼球結膜の毛細管が拡張したため充血して見えるもので、結膜炎とは異なり眼脂はないかわずかである。

e．口唇・口腔所見（90%）

発症数日後に口唇が充血し、真っ赤になってくる。亀裂ができ出血することもある。舌は苺舌になり、咽頭は全体に強く発赤する。口唇の発赤は比較的長く続くことが多い。

f．頸部リンパ節腫脹（65～70%）

発熱と同時あるいは先行して起こる。多くは片側、時に両側性である。有痛性で熱感や発赤はなく化膿しないことが特徴である。

g．その他の検査

以下の検査結果が診断上参考になる。急性期に強い炎症反応としてCRP陽性、赤沈値の亢進、白血球とくに好中球増多が見られる。その他貧血や血清蛋白とくにアルブミンの低下があることが多い。回復期に血小板の増多が見られる。

B 心血管病変の推移と診断（図5-1）

a．冠動脈障害

心血管病変の中で最も重大なのは冠動脈障害である。川崎病初の強い血管炎が冠動脈におよび、脆弱化した血管壁が内圧によって拡張することによって起こる拡大性病変として始まる。発症1～2週で起こることが多いため治療はおそくとも10病日以前に開始すべきであると言われている。この拡大性病変はγ-グロブリン治療が行われるようになる前は20～30%程度みられるとされていたが、施行されるようになってからは10～15%に減少していると思われる。拡大性病変は断層心エコー法により観察可能であり、急性期症状が続いている間はできるだけ頻回にすくなくても週2回は行うべきである。心エコーは急性期以後も入院中は週1回は行うことが望ましい。

冠動脈の拡大を来した場合も，6カ月から数年の経過で約半数が退縮・正常化し，冠動脈障害の残存する例は5〜8％程度と思われる．冠動脈径4 mm以下の小径のものはほぼ退縮し，8 mm以上の"巨大冠動脈瘤"は残存，その中間の径のものでも紡錘状・球状・念珠状のものは残存しやすい．残存した冠動脈障害のうちの一部（全体の1〜1.5％）が数カ月から数年以上の経過で狭窄性病変に進展する．これは冠動脈瘤内の血栓形成やひきつれに起因して発現するもので，狭心症や心筋梗塞につながりえるものである．虚血性心疾患や心不全で死亡する例は当初は2〜3％の発生率であったが，治療法の進歩に伴い，現在は0.2〜0.3％になっている．

冠動脈障害の観察は，日常的には心エコー検査で行われるが，この検査では冠動脈中枢側の拡大性病変の把握は可能であるが，末梢側は見えず狭窄性病変は正確にはとらえられない欠点があるため，正確な評価には冠動脈造影検査が必要になる．急性期の心エコー検査で，4 mm以上の拡大や紡錘状・球状・念珠状などの形状をしたものが適応になる．施行時期としては，急性期直後の1〜2カ月に行う場合と6カ月から1年で行う場合がある．

外来での狭窄性病変の観察は単一の検査では困難であり，心エコー・心電図・運動負荷心電図・負荷心筋シンチなどを組み合わせて行うべきである．とくに8 mm以上の巨大冠動脈瘤を急性期に形成した例では注意が必要であり，検査上の僅かな変化や少しの症状に対しても見逃さず検査を進めるべきである．

b．その他の心血管病変

冠動脈障害ほど多くはないが，僧帽弁逆流，大動脈弁逆流，心外膜炎，心筋炎，末梢性動脈瘤などがみられる．僧帽弁逆流は弁膜炎により急性期から見られるものと，冠動脈障害からの乳頭筋不全によって急性期以後に起こるものがある．急性心不全になり，抗心不全療法が必要になることがある．心外膜炎の多くは，自然に消退する軽いものであるが，なかには心タンポナーデから心嚢穿刺が必要になるものがある．末梢性動脈瘤は腋窩動脈や腸骨動脈に好発し，この末梢性動脈瘤が見られると，冠動脈病変の合併は必発と言われている．

C 急性期の治療

川崎病病初の血管炎をいかに有効に早期に抑えるかが，冠動脈病変の発生を防止することになるため，この時期の治療が最も大切である．抗炎症剤・抗血栓剤として，当初からアスピリンが使用されている．そのうち γ-グロブリンの有効性が証明され，その大量療法・超大量療法が主流になっている（表5-2）．

a．アスピリン療法

川崎病の診断が行われたら，抗炎症効果・抗血小板効果をねらってアスピリンの30（〜50）mg/kgの経口投与を開始する．北米では大量投与が勧められているが，肝機能障害などの副作用も多く，日本では中等量投与が行われている．肝機能障害を認めた場合，アスピリンの隔日投与やフルルビプロフェンまたはジピリダモールに変更する．

急性期がすぎれば5〜10 mg/kgに減量する．冠動脈障害を合併しない場合発症後2カ月程度で中止し，合併する場合継続使する．長期投与では2〜3 mg/kgの少量投与が可能である．慢性期にインフルエンザや水痘罹患の時はReye症候群を避けるため，アスピリンを休薬するか他の抗血小板薬に変更する．

表5-2　川崎病と治療薬

1. 抗血小板薬		
アスピリン		30～50 mg/kg/d（急性期）
		5～10 mg/kg/d（慢性期）
フルルビプロフェン（フロベン）		4～5 mg/kg/d（急性期）
		2 mg/kg/d（慢性期）
ジピリダモール（ペルサンチン・アンギナール）		5 mg/kg/d
チクロピジン（パナルジン）		2～5 mg/kg/d
2. 抗凝固薬		
ワーファリン		1～5 mg/d
＊トロンボテストやINRを参考に調節		
3. γ-グロブリン		
スルホ化（ベニロン）	大量療法	400 mg/kg/d×3～5日
ポリエチレングリコール処理	超大量療法	1 g/kg/d×2日または
（ヴェノグロブリンI，グロベニンI）		2 g/kg/d×1日
4. ウリナスタチン（ミラクリット）		5000 U/kg/回を1日3～
		6回　解熱まで投与
5. ステロイドパルス療法		
メチルプレドニゾロン（ソルメドロール）		30 mg/kg/d×3日
＊ヘパリン		100～200 U/kg/dを併用

b．γ-グロブリン療法

抗炎症効果・抗免疫効果をねらいにした大量γ-グロブリン療法は北米ではほぼ全例に使用しているが，日本では高熱・ショックなどの副作用や感染の危険性を考え必要な症例にのみ限定して使用しようする考えが強い．厚生省川崎病研究班のガイドライン（原田のスコア）（表5-3）が簡便・実践的で広く使われている．このスコアとともにできるだけ心エコーを行い冠動脈の輝度上昇や軽度拡大も加味して適応を決めるべきである．

使用するγ-グロブリンは完全分子型であるものを選択し，大量療法として400 mg/kg・3～5日間は必要と思われる．北米で2 g/kgの超大量療法が推奨され，わが国でも2 g/kg・1日や1 g/kg・2日間の投与が増加してきている．高熱・ショックなどの副作用もあるため，初回投与では頻回の血圧測定を含めた観察や緩徐な投与が望まれる（2 g/kgでは24時間，

表5-3　厚生省研究班ガイドライン（原田のスコア）

以下の7項目中，4項目以上を満足したものにγ-グロブリンを投与する（9病日以内に判断する）
1. 白血球数　　12,000/mm³以上
2. 血小板数　　35×10⁴/mm³未満
3. CRP　　　　3+以上
4. Ht　　　　　35%未満
5. アルブミン　3.5 g/dl未満
6. 年齢　　　　12カ月以下（13カ月未満）
7. 性　　　　　男児

1 g/kgで12時間など）．発症から5～10日以内で冠動脈拡大が認められる前に使用すべきであるが，それ以後でも発熱などの炎症所見がある場合は使用が勧められる．

c．γ-グロブリン不応例の治療

γ-グロブリン使用にもかかわらず発熱が続き，冠動脈病変の合併も疑われる例がある．γ-グロブリン2 g/kgまたは1 g/kgを解熱や好中球の減少程度を見ながら使い続ける方法，好中球エラスターゼ阻害薬の

ウリナスタチンの併用，ステロイドのパルス療法などが提唱されている．

D 急性期以後の治療と管理

急性期に冠動脈病変の有無によってその後の治療・管理は異なってくる．

γ-グロブリンを使用したものは6カ月間は予防接種が無効になることがあるため，7カ月以降にすべきである．

a．冠動脈障害の認められなかったものや一過性のもの

発症後2カ月または冠動脈障害が正常化するまでアスピリンなどの抗血小板剤を服用し，以後は通常の生活が可能であり，運動制限は不要である．定期検診は，間隔を延ばしながら1〜3年に1回，中学あるいは高校卒業まで続ける．川崎病既往者の冠動脈は内膜肥厚が残ることが多く，将来動脈硬化の危険因子になりうるとの報告があり，喫煙・肥満など他の動脈硬化の危険因子を避けるように指導する．

b．冠動脈障害の続いているもの

軽度または中等度の拡大性病変のみの例は，冠動脈造影で確認したあと，アスピリンや他の抗血小板薬を服用し，1〜3カ月毎に心エコー，心電図をとり外来診察を続ける．数年後または症状や検査での変化を認めた場合，再度冠動脈造影が必要になる．日常生活・学校生活での制限は不要である．

巨大冠動脈瘤や紡錘状・球状・念珠状の冠動脈瘤は，狭窄性病変に進展する可能性があるため十分注意が必要である．投薬もアスピリンおよび他の抗血小板薬との併用や重症例では，抗凝固薬であるワーファリンの併用も必要となる．毎月の定期検診と数年毎の冠動脈造影を行う．虚血性変化を示唆する症状や検査所見を認めた場合は，ただちに冠動脈造影を含めた精査・治療を行う．日常生活・学校生活は病変の程度によっては突然死もありうるので，個々に決められるべきである．

c．虚血性心疾患合併への治療

循環器疾患「7．川崎病後遺症」を参照．

参考文献
1) 川崎富作：川崎病（川崎富作ほか編），p 112-137，南江堂，1988．
2) 原田研介：Prog Med 10：23-27, 1990．
3) Dajani AS et al：Circulation 87：1776-1780, 1993．

（松島正氣）

6．アレルギー性紫斑病

本症は全身の細小血管の炎症により，皮膚症状，腹部症状，関節症状をきたす疾患である．上気道感染や，虫刺症，薬剤アレルギー，食物アレルギーが関係するといわれるが，原因が確認されないことも多い．多くは self limited の経過をとるが，外科的合併症や，急速に進行する腎炎に注意が必要である．

A 診断

特徴的な発疹（紫斑），関節症状，腹痛がそろえば診断は容易であるが，腹部症状のみが先行する場合は診断が難しい．血液検査では，診断を確定する特別な所見はない．急性炎症の一般的な所見である，白血球増多，CRP陽性，血沈亢進を認める．血小板薬や，凝固機能（プロトロンビン時間や，部分トロンボプラスチン時間）は正常であるが，血液凝固因子の一つであるXIII因子の低下を見ることが多い．

Rumpel-Leede 現象は約半数で陽性である．ときに血小板凝集能の亢進，血中 FDP 値上昇，プラスミノーゲン低下を認める．腹痛を訴える場合は，便潜血が陽性になることが多い．先行感染による場合は，溶連菌に対する抗体，抗マイコプラズマ抗体，種々のウイルス抗体などの上昇を認め，病因との関連を疑わせる．血清 IgA 値は増加することが多い．また，血清 IgE 値，抗原特異性 IgE などの上昇をみとめることもある．皮膚生検を行うと，真皮細血管の周囲に好中球浸潤とその核破壊を認める．好酸球やリンパ球の浸潤，赤血球や血漿成分の漏出も認める．免疫組織的には，IgA の沈着を認める（C 3，Fibrin，IgG の沈着を認めることもある）．

B 症状

a．皮膚症状

中心に点状出血を認める紅斑性丘疹に始まり，次いで皮膚からやや膨隆した斑状になり，赤色──→暗赤色──→暗紫色と経日的に変化する．点状出血が混在することもある．好発部位は，下腿伸側で，下肢から殿部，上肢，体幹にも左右対称的に広がることが多い．

b．血管神経性浮腫（Quincke 浮腫）

真皮深層または粘膜下層の小血管の透過性亢進に由来する一過性の急性浮腫が認められる．腫脹の大きさは，種々であり，軽度の熱感，搔痒感，有痛性を伴う．頭部，顔面が多発部位であるが，手足が広範囲に腫脹することもある．また，腫脹が数時間で消失し，皮膚の色調も正常のことが多いが，腫脹消失後，紫斑が残ることもある．

c．関節症状

関節周囲軟部組織の浮腫による関節痛を認めるが，熱感，発赤は少ない．膝や足関節に多いが肘腕関節，肩関節にも認める．

d．腹部症状

消化管壁の血管炎により，仙痛性腹痛，嘔吐，下血，血便が出現する．消化管出血の好発部位は十二指腸下部で，鮮血便やタール便をきたし，大量出血でショックに陥ることもある．腸閉塞，腸重積，壊死性腸炎，膵炎，多発性潰瘍や，穿孔，虫垂炎などを合併し，外科的処置を必要とすることもある．

e．その他

中枢神経合併症として，頭痛，痙攣，精神状態の変化が見られ，脳波異常を認めることがある．末梢神経炎が合併することもある．また，陰囊，陰茎の腫脹をきたしたり，まれに睾丸捻転のため手術を要することもある．

C 治療

新しい紫斑が出ているときや，関節痛があるときは，安静にさせる．食事が原因で発症することはまれであるが，病初期は抗原性の高い食品を避け，消化のよいものを与える．嘔気，嘔吐，腹痛，下血などの症状がある場合は，輸液が必要になる．大量下血のため輸血が必要になることもある．溶連菌感染が疑われるときは，抗生剤を使用する．

① 処方例　AMPC（パセトシン）30 mg/kg/日

紫斑に対し，止血薬，抗プラスミン薬，血管強化剤，抗ヒスタミン薬，抗アレルギー薬を投与するが，劇的な効果はあまり期待できない．また，病初期から抗血小板薬を併用すると，腎炎の発症の頻度が減少するという報告もある．

② 処方例
1. アドナ　　　　2 mg/kg/日
　　トランサミン　25 mg/kg/日
2. ザジテン　　　0.06 mg/kg/日

3. アタラックスP　2 mg/kg/日
4. アンギナール　5 mg/kg/日

関節症状に対し,経口鎮痛剤や,座薬,貼付剤などを使用する.

③　処方例　1. ポンタール　6 mg/kg

腹部症状が軽度であれば,鎮痛薬や,鎮痙薬(ブスコパン)で様子を見てもよいが,1日3回以上要する場合や,血便,下血など症状が激しければステロイドを使用する.

④　処方例　1. ブスコパン0.5mg/kg/回 (IV)

また,関節痛,腹痛に対しては,血液凝固因子の一つであるXIII因子が90%以下に低下しているのを確認後,XIII因子製剤(フィブロガミンP)を,12〜20 ml/日3日間使用する.XIII因子静注のみで腹部症状が軽快しない場合は,外科的合併症の予防のためにも,時期を失うことなくステロイドを使用する.

ステロイドの使用方法;プレドニン1〜2 mg/kg/日で開始し,症状消失後も3日間は同量を使用し,以後漸減中止する.内服不可能な場合には静注する.神経症状に対しても,対症療法とともにステロイドを使用する.

ステロイドについては,病初期からの使用により腎炎の合併頻度の低下を認めた報告がある.腎炎を合併した場合は,腎炎の重症度に応じた治療をする.腸重積,腸穿孔,壊死性腸炎などの合併症に注意をし,必要な場合は,外科的処置をとる.

D　経過と予後

おおむね良好であり,数週で回復する.年少児のほうが後遺症が少ない.病初期の腹部症状が激しく,CRP高値の症例に合併症や後遺症が多い.皮膚症状の再発を見た場合は,病因として巣感染や食物,薬物アレルギーも考え検索を行ったり,自己免疫疾患の一症状である可能性も考えるべきである.腎障害の予後は,急性期の組織病変の程度による(紫斑病性腎炎の項を参照).

参考文献

1) 津留徳ほか:Schölein-Henoch 紫斑病―多彩な臨床症状と合併症.小児科臨床 43:2367-2375, 1990.
2) 福井弘也:小児 Henoch-Schönlein purpura に対する pasteurized factor XIII concentrate の臨床評価.小児科臨床 41:2076-2084, 1988.
3) Mollica F et al:Effectiveness of early predonisone treatment in preventing the development of nephropathy. Eur J Pediatr 151:140-144, 1992.

(月舘千寿子)

■ 12. アレルギー疾患

1. アレルギー疾患の診断と検査法

アレルギー疾患は，外来抗原（アレルゲン）に対する，免疫学的反応によって引き起こされる過敏反応と定義される．アレルギー疾患は，表1-1に示すごとく標的臓器別とアレルゲン別に分類される．診断の方法には，病歴，理学的所見，検査があり，標的臓器別アレルギー疾患の診断，アレルギー素因・アトピー素因の診断，アレルゲンの同定，関与する免疫学的機序の決定を目的に行われる．

A 標的臓器別アレルギー疾患の診断

標的臓器別分類に列挙される疾患の診断は，個々の疾患の診断基準に基づいてなされる．主なアレルギー疾患の診断については各疾患を参照．

B アレルギー素因・アトピー素因の診断

発症要因の一つであるアレルギー素因あるいはアトピー素因の有無を明らかにするためには，病歴聴取で，アレルギー疾患の家族歴，既往歴，合併症の有無の聴取，理学的所見で他のアレルギー疾患の合併，検査で血清総IgE値，特異的IgE抗体，好酸球（必要に応じて末梢血，鼻汁，便を検体とする）を調べる．血清総IgE値や好酸球数が高値だからアレルギー疾患が存在するとは限らず，寄生虫疾患や一部の悪性疾患などの他疾患との鑑別が必要である．

C アレルゲンの同定

アレルギー疾患の治療の基本が原因アレルゲンや増悪因子の除去・回避であることから，アレルゲンの同定は必須の作業である．まず第一に行うことは，病歴聴取である．患者のアレルギー症状と関連するアレルゲンや増悪因子が環境（衣食住，動物）中に存在しないか詳細に聴取する．日記も良い手段である．症状の出現時間は免疫学的機序の推測に有用である．検査には in vitro と in vivo の検査がある．これらの検査も，免疫学的機序の判定にも有用である．

a. in vitro 検査

1) 血清特異的IgE抗体（I型アレルギー）：多項目を同時に測定でき，安全な検査．抗ヒスタミン薬や抗アレルギー薬の影響を受けない．つまり，検査前に薬剤の

表1-1 アレルギー疾患の分類

A 標的臓器別分類
　1．呼吸器：アレルギー性鼻炎，気管支喘息，過敏性肺臓炎，アレルギー性気管支肺アスペルギルス症
　2．消化器：消化管アレルギー，口腔アレルギー症候群
　3．皮膚：蕁麻疹，アトピー性皮膚炎，紫斑病，接触性皮膚炎
　4．眼：アレルギー性結膜炎
　5．全身：アナフィラキシー，食物依存性運動誘発アナフィラキシー
B アレルゲン別分類
　1．昆虫：ヒョウヒダニ，ゴキブリ，蚊等
　2．動物：ネコ，イヌ，ハムスター，モルモット等
　3．食物：鶏卵，牛乳，小麦，大豆，魚介類，野菜，果物など
　4．植物：ラテックス，花粉（スギ，カモガヤ，ブタクサなど）等
　5．真菌：アスペルギルス，アルテルナリア等
　6．金属：ニッケル，コバルト，クロム等
　7．薬剤：ペニシリン等
C 免疫学的機序別分類
　1．即時型過敏反応：I型（IgE抗体関与）
　2．非即時型過敏反応：III型（免疫複合体型），IV型（遅延型），IgE抗体依存性遅発型反応

中止期間をおく必要がない．結果に偽陽性，偽陰性がある．特異的IgE抗体陽性は単に感作成立を意味し，必ずしも過敏反応とは一致しない．検査キットの違いで結果が異なることがある．

2) ヒスタミン遊離試験（I型アレルギー）：好塩基球上の特異的IgE抗体の存在を意味し，生体での反応に近い現象をみることができる．結果に偽陽性，偽陰性がある．抗ヒスタミン薬や抗アレルギー薬の影響を受けるので，検査前にこれらの薬剤の約1週間のwash outが必要．

3) 沈降抗体（III型アレルギー）：結果に偽陽性，偽陰性がある．市販キットがない．

b. in vivo 検査

1) 皮膚試験：

① プリックテスト・スクラッチテスト（I型アレルギー）：前腕屈側皮膚をアルコール綿で消毒後，乾燥させ，アレルゲン液を滴下した部位の皮膚を軽く圧迫し，プリック針を回転させて傷をつける．15～30分後に判定．陽性は膨疹径5mm以上（あるいは陰性コントロールの膨疹径の2倍以上）あるいは発赤15mm以上．小児を対象とした奥間らの膨疹径3mm以上または発赤径10mm以上を陽性という基準もある．スクラッチテストは27Gの注射針の先で2～3mmの傷をつけ，その部位にアレルゲン液を滴下する．いずれも出血させないこと．結果に偽陽性，偽陰性がある．抗ヒスタミン薬や抗アレルギー薬の影響を受けるので，検査前にこれらの薬剤をwash outする．検者による差が出る恐れがある．

② 皮内テスト（I型）：27Gの注射針で0.02mlを前腕屈側皮内に注入する．15分後に判定，膨疹径9mm以上または発赤径20mm以上を陽性とする（石崎らの基準）．結果に偽陽性，偽陰性がある．時に，重篤な過敏反応を伴う（ソバの皮内テストは禁忌）．

③ パッチテスト（貼布試験）（IV型アレルギー）：接触性皮膚炎の診断に有用．Finn chamber, Scanpor tape あるいはトリイ絆にアレルゲンをのせ，皮膚（背部，前腕屈側）に貼布，48時間後に除去し，30分後，2時間後と翌日（貼布後72時間）に判定．72時間後の判定の方が重要．

2) 抗原除去・負荷試験：吸入誘発試験，食物除去・経口負荷試験，点眼試験，鼻粘膜誘発試験などがある．原因アレルゲンの同定方法としては最も信頼性が高いが，生体で行う検査であり，重篤な過敏反応を誘発する恐れがある．その適応と実施には十分な注意が必要．①アナフィラキシーが予測される症例には行わない．このような症例では，病歴だけで原因アレルゲンの決定可能なことが多い，②必要性と危険性を説明したうえで，同意書をとる，③救急医薬品・器具の準備，④少量からの投与開始，⑤医師の監視下で行う．

（宇理須厚雄）

2．アレルギー疾患治療の原則

アレルギー疾患（喘息，アトピー性皮膚炎，アレルギー性鼻炎，蕁麻疹，食物アレルギー，アナフィラキシーなど）の治療は大きく分けて，①原因アレルゲンの回避，②免疫療法（抗原特異的免疫抑制療法），③長期管理の手段としての抗炎症薬療法（抗アレルギー薬，副腎皮質ステロイド薬），④対症療法（有事使用薬）に分類することができる．

原因アレルゲンの回避と免疫療法は，基礎的な病態を制御するという意味から基

的な治療である．長期管理を目標にして行われる抗炎症薬療法は，抗原抗体反応の結果としてあらわれる症状を抑える治療であり，重症化や後遺症を予防するための二次，三次予防としての意義がある．対症療法は一時的に症状を和らげる治療であり，患者のQOLの改善に果たす役割が大きい．そこでこれらの治療を用いたアレルギー疾患に共通した治療の原則について述べる．

A 原因アレルゲンの回避

環境アレルゲンでは，ダニ，カビ，ペットなどのようにゼロにはならないまでも減らすことが可能なものと，花粉のように特定の地域に転地しなければ回避できないものまである．

食物アレルゲンに関しても完全に除去することは難しいことが多い．そこで環境アレルゲンに関しては暴露量をできるだけ減らす努力は必要であるが，洗顔，洗眼，うがい，鼻洗浄などにより，臓器における原因アレルゲンの残存期間をできるだけ短くする努力も有効である．

B 免疫療法

アレルギー疾患は免疫系あるは炎症反応の過剰反応と考えることができるので，これを調整するための免疫療法が基本的治療として重要である．従来免疫療法として行われてきたのが，粗アレルゲンエキス，時に精製アレルゲンエキスを用いた特異的減感作療法である．これは長期管理療法の一つとして実施されてきたが，その効果に関する科学的根拠が不十分なこと，時には副反応が現れることがあること，長期管理薬として各種抗アレルギー薬が開発されてきたことなどから，最近ではあまり行われなくなった．

将来の展望としては主要アレルゲンを含む精製した治療用エキスの開発も必要であるが，現在ではすでにT-cellに寛容を誘導するためのペプチド療法，経口免疫寛容を誘導するための経口免疫療法，Th2からTh1へ誘導するという機序が考えられているDNA療法や核酸成分（oligodeoxynucleotide）を用いた免疫療法などの検討が進められつつある．

C 長期管理

長期管理は炎症の慢性化を防ぐことによる二次・三次予防ばかりでなく，QOL改善にも大きな役割を果たす．

a．抗アレルギー薬（表2-1）

抗アレルギー薬には表2-1に示すようなものがある．

第二世代以降の抗アレルギー薬として，ロイコトリエンcysLT1受容体拮抗薬（オノン，シングレア，キプレス）とTh2サイトカイン拮抗薬（アイピーディー）が小児喘息の治療に用いられている．これらの薬剤は吸入ステロイドの減量効果や，病初期の投与による気道炎症の慢性化の抑制効果が期待されている．

b．副腎皮質ステロイド

アレルギー疾患は炎症性疾患であるので，わが国で抗アレルギー薬といわれているものの多くは欧米では抗炎症薬として位置づけられている．ステロイドは最も強い抗炎症薬として喘息，アトピー性皮膚炎，アレルギー性鼻炎などに吸入薬，皮膚外用薬，点鼻薬，内服薬として用いられる．喘息では第一選択として吸入薬が用いられるが，この治療はQOLの改善ばかりでなく，二次予防，三次予防の役割が大きい．

表2-1 市販の抗アレルギー薬とその適応

I. 塩基性（第一世代）

薬剤（商品名）＼適応症	ザジテン	アゼプチン	セルテクト	ニポラジン ゼスラン	トリルダン	レミカット ダレン	アレジオン
気管支喘息	成人・小児	成人・小児	小児	成人・小児	成人	成人	成人
アレルギー性皮膚炎	○	○	○	○	○	○	○
アトピー性皮膚炎	○	○	○	○	○	○	○
蕁麻疹	○	○	○	○	○	○	○

II. 非塩基性（第一世代）

薬剤（商品名）＼適応症	インタール	リザベン	ソルファ	ロメット	ケタス	タザノール タザレスト	アレギザール ペミラストン
気管支喘息	成人・小児	成人・小児	成人	成人	成人	成人	成人・小児
アレルギー性皮膚炎		○	○				
アトピー性皮膚炎	（食物アレルギー）	○					
蕁麻疹							

III. 第二世代以降

薬剤（商品名）＼適応症	第二世代 脂質メディエーター拮抗		第二世代 産生阻害	その他	
	ベガドメナン	オノン	キプレス シングレア	プロニカ	アイピーディー
気管支喘息	成人	成人・小児	成人・小児	成人	成人・小児
アレルギー性皮膚炎				○	
アトピー性皮膚炎				○	
蕁麻疹					

c．気管支拡張薬（β-交感神経刺激薬，キサンチン製剤）

喘息の対症療法としてばかりでなく，長期管理薬としても用いられる．その根拠として，抗アレルギー薬やステロイドよりは劣るが，抗炎症効果を有することが指摘されている．

D 対症療法

一時的に症状を和らげる治療であり，QOLの改善に果たす役割が大きい．抗喘息薬，点鼻薬，点眼薬，皮膚外用薬，抗ヒスタミン薬，副腎皮質ステロイドなどがある．抗喘息薬としては気管支拡張薬（β-交感神経刺激薬，キサンチン製剤など）が主な薬剤であり，重症例では副腎皮質ステロイドの点滴静注，時にステロイドの短期間内服も行うことがある．点鼻薬としては抗アレルギー薬（インタール，ザジテンなど），粘膜浮腫をとるための血管収縮薬が最もよく用いられるが，重症例では副腎皮質ステロイドが用いられる．点眼薬としては抗アレルギー薬（インタール，ザジテン，リザベンなど）がしばしば用いられるが，重

症例には副腎皮質ステロイドの点眼薬，眼軟膏が用いられることがある．皮膚外用薬としては非ステロイド抗炎症薬，副腎皮質ステロイドが用いられる．アナフィラキシー症状に対してはアドレナリン，副腎皮質ステロイドが用いられる．

免疫療法は基本的な治療であるが，現状ではまだ多くの問題点がある．現在のわが国では抗アレルギー薬を用いる長期管理が主流であるが，また，喘息ではステロイドの吸入療法が用いられ，難治性喘息の治療に効果を発揮している．長期管理の手段としては薬物療法ばかりでなく栄養・食生活，運動なども含めた生活習慣の改善も必要である．

(鳥居新平)

3．気管支喘息

『小児気管支喘息治療・管理ガイドライン 2000』（日本小児アレルギー学会）を基調として，小児喘息の診断，治療・管理について概説する．

小児喘息は，発作性に笛声喘鳴を伴う呼吸困難を繰り返す疾病であり，発生した呼吸困難は自然ないし治療により軽快，治癒する疾患である．その病理像は，気道の粘膜，筋層にわたる可逆性の狭窄病変と，持続性の炎症からなるものと考えられており，臨床的には，類似症状を示す肺・心臓・血管系の疾患を除外する必要がある．

呼吸困難とは，不快感あるいは苦痛を伴った努力呼吸のことを指すが，自覚症状を訴え得ない喘息児については不快感あるいは苦痛を推測させる他覚症状を認めるものを含める．また，喘鳴と呼吸困難を伴わず，慢性持続性咳嗽を主症状とする咳型喘息 (cough variant asthma) は，喘息への移行型，または亜型と考えられている．

A 喘息の基本病態

①重症度によらず気道の慢性炎症性疾患であり，気道上皮の広範な傷害・剝離，気道壁への好酸球とTリンパ球の浸潤が特徴的な病理所見とされている，②こうした気道炎症は気道過敏性，気流制限を伴う，③気流制限は主に急性の気管支収縮，気道壁の腫脹，慢性的な粘液栓形成，気道壁のリモデリングによって生じる．したがって，Ⅰ型アレルギーは喘息の基本病態の成立や進展に重要な役割を果たすが，Ⅰ型アレルギーを制御するだけでは喘息の気道病変を解消することはできない．

喘息の基本病態がこのように解明されつつある一方で，喘息が多様な病型を有する疾患であることも事実であり，一層の病態解明が必要である．

B 急性発作に対する対応

a．家庭での対応（発作重症度は表3-1参照）

個々の患者，保護者または親に対し，発作時にどのように対処するかを医師が具体的に文書で指示を与える．発作の出現時には，まず楽な姿勢をとらせ，できれば腹式呼吸や水分摂取を行いつつ安静を保つよう指導する．改善傾向が認められない場合，β_2刺激薬の吸入または経口を行う．30分以内に症状の改善が見られた場合はそのまま自宅療養とする．症例によっては発作予防目的で徐放性テオフィリン剤を服用する．

以下の場合には，直ちに救急外来を受診する，①喘息発作の重症度にかかわらず，安静を保持できない時，②上記治療にても

表3-1 発作の程度の判定基準

	呼吸の状態	生活の状態				参考事項	
		遊び	睡眠	機嫌	食事	SpO_2	PEF[2]
小発作	軽い喘鳴があり,軽い陥没呼吸を伴うこともある	普通	普通	普通に話をする	普通	?	60%以上
中発作	明らかな喘鳴と陥没呼吸,呼吸困難を認める	やや困難	ときどき目を覚ます	やや不良,話しかければ返事をする	やや不良	92〜95%以上	30〜60%
大発作	著明な喘鳴,呼吸困難,起坐呼吸を呈し,時にチアノーゼを認める	不能またはそれに近い状態	不良またはそれに近い状態	不良,話しかけても返事ができない	不良またはそれに近い状態	91%以下	30%以下

注:1) 呼吸不全徴候(著明な呼吸困難,チアノーゼ,呼吸音減弱,疼痛に対する反応の減弱,興奮や意識低下をはじめとする意識障害)は危険な兆候である.
2) PEF は β_2 刺激薬吸入前の予測値または自己最良値に対する%.
3) 発作の程度は上記の臨床症状で決定される.小児の場合,呼吸機能と臨床症状とは必ずしも一致しないが,本ガイドラインでは,治療の選択の一応の目やすとして併記することとした.現在,小児については呼吸機能に付する各種標準値が明示されておらず,あくまで参考値である.今後の再評価が必要であろう.治療に当たっての重症度の判断についても,臨床症状が優先されることはもちろんである.

症状が改善しない時—吸入 β_2 刺激薬を使用する場合,初回吸入で明らかな改善傾向が認められれば,20〜30分後に β_2 刺激薬を吸入して追加効果を判定してもよい,③ 上記治療で一時的に症状が改善したが,再び症状が増悪してきた時.これに加えて,これまでに経験したことのないレベルの発作を認めた時,また,長期管理薬として吸入または経口ステロイドを要するもの,過去に重症発作を経験したもの,急速に進展する発作型を有するもの,1カ月以内に発作入院をしたものは,発作が比較的軽度であっても速やかな外来受診が必要である.

b. 医療機関での対応

1) 小・中発作に対する治療:

① ステップ1——まず β_2 刺激薬をネブライザーで吸入し,15分程度の経過観察の後,発作を再評価する.効果が不良または無効例は次のステップに移る.なお,そこそこの効果が認められる場合は,β_2 刺激薬を再度吸入することも可能である.

反応良好例は翌日までの慎重な経過観察を指導する.

② ステップ2——ステップ1の治療を続けながら,血管を確保した上でアミノフィリン4〜5 mg/kgに20%ブドウ糖または維持液20 mlを加え,20分以上の時間をかけて静注ないし点滴静注する.最低60分の観察の後,発作の再評価を行う.治療に対して明らかな症状の改善を見ない症例については,β_2 刺激薬のネブライザーによる吸入を繰り返し,以後アミノフィリンは持続点滴静注に移行する.

喘息発作時のアミノフィリン投与量の目安は,a) あらかじめ経口投与されていない場合:年齢2〜15歳—初期投与4〜6 mg/kg,維持量0.8〜1.2 mg/kg/h,年齢15歳以上—初期投与4〜6 mg/kg,維持量0.7〜0.9 mg/kg/h,b) あらかじめ経口投与されている場合:年齢1〜15歳—初期投与3〜4 mg/kg,維持量0.8〜1.2 mg/kg/h,年齢15歳以上—初期投与3〜

4 mg/kg, 維持量 0.7〜0.9 mg/kg/h である.

一般的にはテオフィリンの有効血中濃度は 5〜15 μg/ml と考えられており，これを目安に投与量を調整する．しかし，てんかんおよび痙攣性疾患の既往のあるもの，発熱しているもの，6 カ月未満の乳児への投与量は，副反応（痙攣の誘発など）を引き起さないために血中濃度を低値に設定するなどの慎重な対応が必要である．

2) 大発作に対する治療：

大発作の治療に対する反応性は個体差が大きく，症例によって治療方法が異なることが多い．したがって，治療をステップ 1 から始め，無効を確かめながら，順を追って高度なものとするか，途中のステップを適宜スキップするかについては，症例の過去の治療経験を基準として決定される．

① ステップ 3 —— β_2 刺激薬の吸入，およびアミノフィリンの点滴静注で十分な反応が見られなかった患児に対して，また呻吟，意識混濁など，呼吸困難の症状がきわめて強く，全身状態の不全が見られる患児，ないし過去の発作に際して必ずステロイド薬の大量投与を必要とした患児には，直ちに高単位ステロイド剤の静注（ヒドロコルチゾン 5〜7 mg/kg，プレドニゾロン〜2 mg/kg，メチルプレドニゾロン 1〜2 mg/kg を 4〜6 時間ごと）を行い，その後，β_2 刺激薬を反復吸入する．ステロイドが著効し症状の軽快が認められる患児には，症状の改善に応じてステロイド薬を減量，中止する方針で治療を進める．ステロイドに無反応なもの，またはかえって悪化するものはステップ 4 に移行する．

ステロイドは主に抗炎症作用を介して喘息発作の改善をもたらす．したがって，気管支拡張薬を使用しても十分に改善しない喘息発作に対しては，重症度にかかわらずステロイドを投与すべきとする考えもある．「ガイドライン」の喘息発作治療に関する記述には，大発作以外の喘息発作に対するステロイドの適応がほとんど示されていない．しかし，喘息発作治療薬としてのステロイドの役割は，喘息発作の増悪傾向の予防，早期回復，再燃予防という点からも十分に評価されるべきだと思われる．

② ステップ 4 —— 通常の大発作治療にもかかわらず，患児の呼吸状態が改善しないときは，気管内挿管，人工呼吸が必要となる．人工呼吸適応基準として，a) 呼吸状態が改善しないにもかかわらず，呼吸努力が低下する，b) 意識状態が悪化し，傾眠状態になる，c) 十分な酸素を吸入させても，PaO_2 が 60 torr 未満，d) $PaCO_2$ が 65 torr 以上，または 1 時間に 5 torr 以上上昇する．

なお人工呼吸法については，患児の呼吸状態に応じて，以下の一つを選ぶ．a) マスク，酸素による補助呼吸を行う．b) 硫酸アトロピン（0.01 mg/kg）およびジアゼパム（0.2〜0.5 mg/kg）を投与のうえ挿管する．c) 気管内挿管後しばらく T ピースによる用手換気を行う．d) 患児の胸の動きに即した換気パターンを探りつつ人工呼吸器による換気を行う．

ステップ 3 が無効な場合，ステップ 4 にすぐ移行できる体制の下で，イソプロテレノール持続吸入療法を行うことがある．イソプロテレノールの吸入は，0.5% アスプール 2〜10 ml（またはプロタノール L 20〜60 ml）を 500 ml の生理食塩水に溶解し，インスピロン，ジャイアントネブライザーを用いて，酸素 5〜10 l/分でフェイスマスク，または酸素テント内で持続吸入を行う．本療法中は血圧，心拍数，呼吸数，酸素飽和度などをモニターする必要がある．30 分の経過観察で脈拍数が減少した

場合，そのまま発作が治まっていくことが多い．この治療法については，その適用，方法についてさらに検討する必要がある．

C 長期管理に関する薬物療法プラン

小児喘息の治療目標は，①軽いスポーツも含め日常生活を普通に行う，②昼夜を通じて症状がない，③β_2刺激薬の頓用が減少または必要がない，④学校を欠席しない，⑤肺機能がほぼ正常，⑥ピークフローが安定していることである．

病型（喘息重症度）は「ガイドライン」に従って以下の四つに分類する．①間欠型―発作のない時期はまったく正常の生活を営むが，運動の際や時に（季節の変わり目など）咳き込み，喘鳴，軽度の呼吸困難が

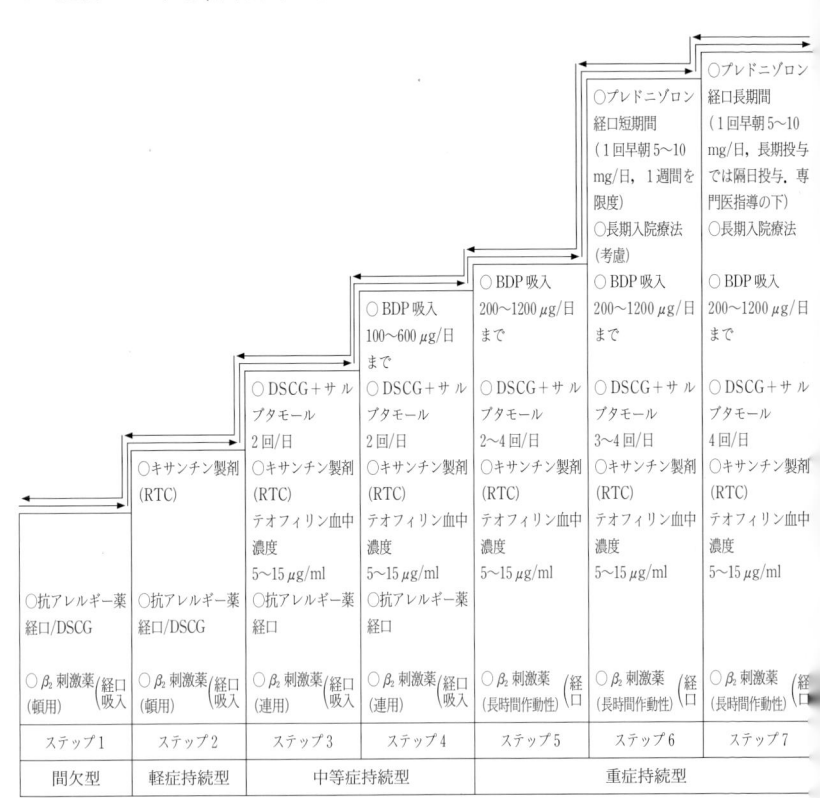

	ステップ1	ステップ2	ステップ3	ステップ4	ステップ5	ステップ6	ステップ7
プレドニゾロン						経口短期間（1回早朝5〜10 mg/日，1週間を限度）○長期入院療法（考慮）	経口長期間（1回早朝5〜10 mg/日，長期投与では隔日投与．専門医指導の下）○長期入院療法
BDP吸入				○BDP吸入 100〜600 μg/日まで	○BDP吸入 200〜1200 μg/日まで	○BDP吸入 200〜1200 μg/日まで	○BDP吸入 200〜1200 μg/日まで
DSCG+サルブタモール			○DSCG+サルブタモール 2回/日	○DSCG+サルブタモール 2回/日	○DSCG+サルブタモール 2〜4回/日	○DSCG+サルブタモール 3〜4回/日	○DSCG+サルブタモール 4回/日
キサンチン製剤		○キサンチン製剤(RTC)	○キサンチン製剤(RTC) テオフィリン血中濃度 5〜15 μg/ml	○キサンチン製剤(RTC) テオフィリン血中濃度 5〜15 μg/ml	○キサンチン製剤(RTC) テオフィリン血中濃度 5〜15 μg/ml	○キサンチン製剤(RTC) テオフィリン血中濃度 5〜15 μg/ml	○キサンチン製剤(RTC) テオフィリン血中濃度 5〜15 μg/ml
抗アレルギー薬	○抗アレルギー薬 経口/DSCG	○抗アレルギー薬 経口/DSCG	○抗アレルギー薬 経口	○抗アレルギー薬 経口			
β_2刺激薬	○β_2刺激薬 経口/吸入（頓用）	○β_2刺激薬 経口/吸入（頓用）	○β_2刺激薬 経口/吸入（連用）	○β_2刺激薬 経口/吸入（連用）	○β_2刺激薬 経口/吸入（長時間作動性）	○β_2刺激薬 経口/吸入（長時間作動性）	○β_2刺激薬 経口/吸入（長時間作動性）
病型	間欠型	軽症持続型	中等症持続型	中等症持続型	重症持続型	重症持続型	重症持続型

図 3-1 小児喘息の長期管理に関する薬物療法プラン

注：① BDP：ベクロメタゾン，RTC；round the clock，DSCG；disodium cromoglycate.
② 製剤の併用に当たっては，単に積み重ねていくのではなく，症例ごとに無効薬剤の整理をしていくことが大切である．
③ 抗ロイコトリエン作用を有する経口抗アレルギー薬の重症持続型に対する効果は不明である．

現れたり，あるいはしばしば，とくに夜間に短時間の咳き込みや喘鳴が現れる．②軽症持続型―週2回以上の喘鳴，軽度の呼吸困難あり，しばしば咳，喘鳴を発生する．③中等症持続型―週2回以上の中発作がある．これは，時に大発作に及び，その後症状の消失に7日以上かかることがある．したがって，しばしば入院治療を必要とすることがある．④重症持続型―症状が持続し，毎日の日常生活が障害される．しかも発作は夜間しばしば増悪し，眠れないだけでなく，救急外来を訪れ入退院を繰り返す．

a．長期管理に関する薬物療法の進め方

図3-1を参照．これまでの喘息重症度に対応した治療を行うが，これによっても治療目標が達成されない場合にはステップアップを行う．また，発作が十分に抑制されたらステップダウンを行うが，数週から数カ月の観察期間をもつこと，また，症状以外にも肺機能(ピークフロー，フローボリュームカーブなど)の改善を評価することに留意する．

b．ステロイド吸入療法の位置づけ

喘息が慢性炎症性疾患であるというコンセンサスに基づいて，成人喘息の治療にステロイド吸入薬が病初期から用いられるようになり，著しい治療効果を示している．小児喘息の病態の特殊性やステロイドの副反応の可能性を勘案すべきではあるが，少なくとも中等症持続型以上のもの，長期罹患者，それに吸入ステロイドが著効するものに対しては成人喘息と共通した基本病態を想定した治療が必要である(表3-2)．すなわち，ガイドラインの示すステロイドの適用範囲を拡大して喘息治療にあたる必要があると思われる．ただし，長期管理，発作治療目的でステロイドを使用する患者に対しては，定期的な外来管理を行うこと

表3-2 喘息に対する段階的治療法

ステップ1	必要に応じてβ_2刺激薬の吸入投与
ステップ2	低用量の抗炎症薬の吸入投与 (ステロイド剤/クロモグリケート)
ステップ3	高用量の吸入ステロイド剤の投与
ステップ4	気管支拡張薬の追加投与 (持続性のβ_2刺激薬の吸入 経口テオフィリン剤/β_2刺激薬 抗コリン薬の吸入)
ステップ5	経口ステロイド剤での維持療法

が前提である．

参考文献
1) 日本小児アレルギー学会：小児気管支喘息治療・管理ガイドライン2000．
2) 厚生省免疫・アレルギー研究班：喘息予防・管理ガイドライン1998．
3) 米国NIH・NHLBI：Guidelines for the diagnosis and management of asthma p.59-79, NIH Publication, 1997．

(坂本龍雄)

4．アトピー性皮膚炎

アトピー性皮膚炎は増悪・寛解を繰り返す，掻痒のある湿疹を主病変とする疾患であり，患者の多くはアトピー素因を持つ．アトピー素因とは，①家族歴・既往歴(喘息，アレルギー性鼻炎・結膜炎，アトピー性皮膚炎など)，または②IgE抗体を産生し易い素因をいう．発症機序として，生理学的機能異常を伴った皮膚に，多彩な非特異的刺激あるいは特異的アレルゲンの刺激が関与し，慢性の炎症性湿疹病変が形成さ

| 乳児～2歳 | 3歳～12歳 | 13歳～成人 |

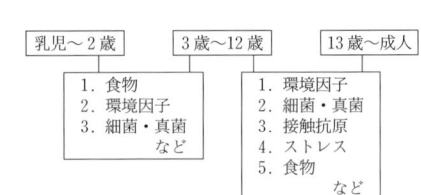

- 1. 食物
- 2. 環境因子
- 3. 細菌・真菌
  など

- 1. 環境因子
- 2. 細菌・真菌
- 3. 接触抗原
- 4. ストレス
- 5. 食物
  など

図4-1 原因・悪化因子

注：患者によって原因・悪化因子は異なるので，個々の患者においてそれらを十分確認してから除去対策を行う．

表4-1　スキンケア
（異常な皮膚機能の補正）

---

1. 皮膚の清潔
   毎日の入浴，シャワー
   - 汗や汚れは速やかにおとす
   - 石鹸・シャンプーを使用するときは洗浄力の強いものは避ける
   - 石鹸は残らないように十分にすすぐ
   - 強くこすらない
   - 痒みを生じるほどの高い温度の湯は避ける
   - 入浴後にほてりを感じさせる沐浴剤・入浴剤は避ける
   - 患者あるいは保護者には皮膚の状態に応じた洗い方を指導する
   - 入浴後には，必要に応じて適切な外用剤を塗布する
2. 皮膚の保湿
   保湿剤
   - 保湿剤は皮膚の乾燥防止に有用である
   - 入浴・シャワー後は必要に応じて保湿剤を塗布する
   - 患者ごとに使用感のよい保湿剤を選択する
   - 軽微な皮膚炎は保湿剤のみで改善することがある
3. その他
   - 室内を清潔にし，適温・適湿を保つ
   - 新しい肌着は使用前に水洗いする
   - 洗剤はできれば界面活性剤の少ないものを使用する
   - 爪を短く切り，掻破による皮膚の傷害を避ける

れると考えられている．

A 診断

a．症状

1) 掻痒
2) 特徴的皮疹と分布

① 湿疹病変

1) 急性病変：紅斑，湿潤性紅斑，丘疹，漿液性丘疹，鱗屑，痂皮．
2) 慢性病変：浸潤性紅斑，苔癬化病変，痒疹，鱗屑，痂皮．

② 分布

左右対側性．好発部位：前額，眼囲，口囲口唇，耳介周囲，頸部，四肢関節部，体幹．

③ 年齢による特徴

a）乳児期：頭，顔に始まりしばしば体幹，四肢に下降．紅斑，丘疹，耳切れ．

b）幼小児期：頸部，四肢屈曲部の病変．紅斑，丘疹，耳切れ，苔癬化，乾燥性皮膚，粃糠様落屑を伴う毛孔一致性角化性丘疹．

c）思春期・成人期：上半身（顔，頸，胸，背）に皮疹が強い傾向．頸部さざ波様色素沈着，びまん性紅斑．

3) 慢性・反復性経過（しばしば新旧の皮疹が混在する）：乳児では2ヵ月以上，その他では6ヵ月以上を慢性とする．

b．重症度のめやす

1) 軽症：軽度の皮疹が体表面積の10％未満．
2) 中等症：軽度の皮疹が体表面積の10％以上50％未満，かつ強い炎症を伴う皮疹が10％未満．
3) 重症：軽度の皮疹が体表面積の50％以上，かつ強い炎症を伴う皮疹が10％以上，30％未満．
4) 最重症：強い炎症を伴う皮疹が体表面積の30％以上．

4. アトピー性皮膚炎

軽症	中等症	重症	最重症
外用薬 乳児〜成人 　ステロイドを含まない外用薬 必要に応じて 　ステロイド外用薬 　（マイルド以下）	外用薬 乳児〜2歳 　ステロイド外用薬 　（マイルド以下） 3〜12歳 　ステロイド外用薬 　（マイルド以下） 13歳〜成人 　ステロイド外用薬 　（ベリーストロング以下）	外用薬 乳児〜2歳 　ステロイド外用薬 　（マイルド以下） 3〜12歳 　ステロイド外用薬 　（ベリーストロング以下） 13歳〜成人 　ステロイド外用薬 　（ベリーストロング以下）	外用薬 乳児〜2歳 　ステロイド外用薬 　（ストロング以下） 3〜12歳 　ステロイド外用薬 　（ベリーストロング以下） 13歳〜成人 　ステロイド外用薬 　（ベリーストロング以下）
内服薬 必要に応じて 　抗ヒスタミン薬 　抗アレルギー薬	内服薬 　抗ヒスタミン薬 　抗アレルギー薬	内服薬 　抗ヒスタミン薬 　抗アレルギー薬	内服薬 　抗ヒスタミン薬 　抗アレルギー薬 　ステロイド 　（必要に応じて一時的に） （原則として一時入院）

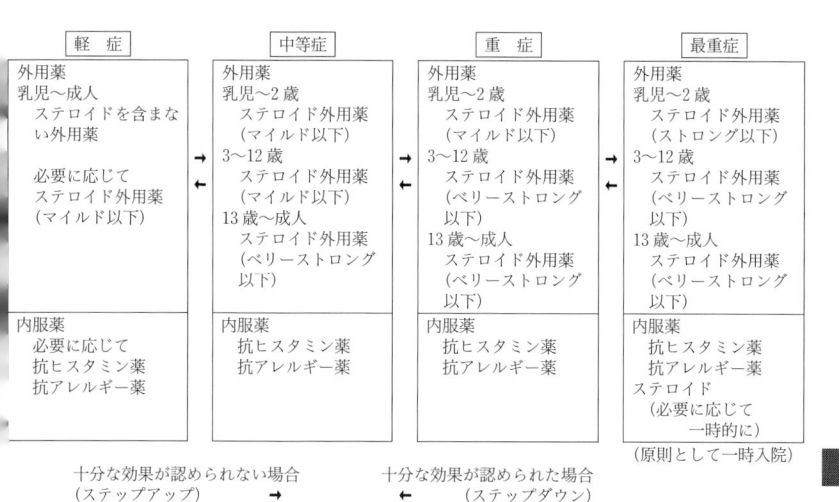

十分な効果が認められない場合　　　　十分な効果が認められた場合
（ステップアップ）　→　　　　　←　（ステップダウン）

図 4-2　薬物療法の基本例

（軽度の皮疹：軽度の紅斑，乾燥，鱗屑主体の病変．強い炎症を伴う皮疹：浮腫，浸潤等を伴う紅斑，丘疹，びらん，小水疱，痒疹結節，苔癬化などをみる病変）

c．検査
「1．アレルギー疾患の診断と検査法」，「8．食物アレルギー」の項参照．

d．鑑別診断
接触皮膚炎，単純性痒疹，汗疹，皮膚真菌症，皮脂欠乏症湿疹，脂漏性皮膚炎，疥癬，魚鱗癬，手湿疹，Wiskott-Aldrich症候群，高IgE症候群，皮膚筋炎，SLEなど．

3　治療

a．原因・悪化因子の検索と対策
各患者にかかわる原因・悪化因子は多岐にわたるため，各患者ごとにそれらを把握し，除去等の対策が必要である（図4-1）．

b．スキンケア
本症患者には，水分保持能の低下，痒みの閾値の低下，易感染性などさまざまの皮膚機能異常があり，それらが皮膚炎の発症および増悪に深くかかわることが知られている．これらの皮膚機能異常の補正のために適切なスキンケアが必要である（表4-1）．

c．薬物療法（図4-2）
薬物療法の基本は，①外用薬の種類，強度，剤型は重症度に加え，個々の皮疹の部位と性状および年齢に応じて選択する，②顔面にはステロイド外用薬はなるべく使用しない．用いる場合，可能な限り弱いものを短期間にとどめる，③必要に応じて抗ヒスタミン薬，抗アレルギー薬を使用する，④1週間をめどに重症度の評価を行い，治療薬の変更を検討する．

d．経過中注意すべき合併症
眼病変（白内障，網膜剥離など，とくに顔面の重症例），外用薬による接触皮膚炎，

カポジ水痘様発疹症，伝染性軟属腫，伝染性膿痂疹，皮膚真菌症，外用ステロイドによる副作用など．

参考文献
1) 厚生科学研究班：アトピー性皮膚炎治療ガイドライン2001．
2) 日本皮膚科学会編：アトピー性皮膚炎治療ガイドライン，2000．

(土井　悟)

5. アレルギー性鼻炎・結膜炎

アレルギー性鼻炎・結膜炎を主訴として小児科を受診する子どもは多くはない．多くは，風邪と思って受診するか，喘息やアトピー性皮膚炎の合併症として診断される．主として吸入性アレルゲンによるⅠ型アレルギー反応によるが，食物抗原が関与する場合もある．幼児で5％程度，思春期では15％以上の有病率がある．喘息発作に先行して鼻炎，結膜炎が悪化する例は多く，アレルゲン暴露や治療効果の指標として鼻炎，結膜炎症状を認識することは，喘息のコントロールにも有用である．

A 診断
a．症状
水性鼻漏，くしゃみ，鼻閉を3大主徴とする．鼻咽頭，眼，耳の掻痒感のため無意識に擦っている．夜間不眠，集中力の低下を伴い，学校生活に支障をきたす可能性も高い．通年性と季節性のタイプがあり，前者はダニ，カビ，ペットなど，後者は花粉がアレルゲンであることが多い．

b．所見
鼻鏡，あるいは光源の強いペンライトで鼻粘膜を観察すると，鼻粘膜の蒼白な浮腫性肥厚が見られる．眼瞼結膜の充血，眼球結膜との境界部位にゼリー状の浮腫を認める．鼻粘膜への血流増加と眼瞼の浮腫を反映して，「眼の下の隈（allergic shiner）」が出現する．

c．検査
鼻汁好酸球陽性，IgE RAST あるいは皮膚プリックテストで有意なアレルゲンが証明される．

d．鑑別診断
血管運動性鼻炎は鼻閉を主徴とした鼻炎であるが，鼻汁好酸球やアレルゲンが証明されない．急激な温度変化や乾燥などによって症状が誘発される．鼻茸（鼻ポリープ）は鼻腔を閉塞するポリープで容易に観察できる．アスピリン喘息の合併に注意．

e．合併症
副鼻腔炎，急性中耳炎，滲出性中耳炎の合併が多い．疑った場合は顔面レントゲンや耳鏡で観察を行い，必要であれば耳鼻科に紹介する．

B 治療
a．アレルゲンの除去
室内や寝具のダニアレルゲンの除去，ペットの回避，花粉暴露の回避などにつき生活指導を行う．

b．鼻洗浄
生理食塩水を点鼻薬の空き容器に入れて鼻腔内を洗浄する．しっかり施行できれば薬物療法以上に効果を発揮する．

c．薬物療法
1) 抗ヒスタミン薬，抗アレルギー薬：経口，点鼻，点眼で使用．合併したアレルギー疾患やコンプライアンスを考慮して選択する．
2) 血管収縮薬：鼻閉に即効性があるが，2歳未満は禁忌，6歳未満も使用しないことが望ましい．4日以上の連続使用後

中止すると，鼻粘膜腫脹が増悪する場合がある．

3) 吸入ステロイド：ベクロメサゾン（ベコナーゼ，アルデシン）は効果が高いが，長期使用には注意．

4) 外科的治療：鼻茸や鼻閉が重篤な場合は外科的治療の適応についてコンサルトするが，根治的な治療ではないことを念頭に置く必要がある．

参考文献

1) Philip Fireman：J Allergy Clin Immunol 105：616-621, 2000.

（伊藤浩明）

6．アナフィラキシー

アナフィラキシー（anaphylaxis）とは，PortierとPichetにより提唱された概念で，イソギンチャクの毒素を繰り返し注射された犬がショック症状を起こしたことから防御（phylaxis）の反対（ana-）の意味で命名された．アナフィラキシーショックは同義語のように使われている．

A 診断

a．病型

主にIgE抗体を介するI型アレルギー反応によるアナフィラキシーと，IgE抗体を介さず原因物質が直接ケミカルメディエーターを遊離するアナフィラキシー様反応があるが，臨床症状からは区別できない．いずれもマスト細胞や好塩基球の脱顆粒によって放出されたケミカルメディエーターによって血管拡張と血漿漏出が生じてhypovolemic shockを引き起こす．

b．症状

前駆症状として，口内や唇の異常感，喉

表6-1 アナフィラキシーおよびアナフィラキシー様反応の主な原因物質

アナフィラキシー （IgE抗体を介する）	アナフィラキシー様反応 （IgE抗体を介さない）
食物	運動誘発性
抗生物質	物理的因子（寒冷，日光など）
異種蛋白	抗生物質
（虫刺，蜂毒，インシュリン，各種ホルモン製剤，ラテックスなど）	アスピリン
	非ステロイド系抗炎症剤
運動誘発性	ガンマグロブリン
	デキストラン
	造影剤
	血液製剤
	プロタミン化合物
	透析膜

頭狭窄感，しびれ，胸部不快感，悪心，めまい，腹痛，便意・尿意などの自覚症状があり，他覚症状としては，初期にくしゃみ，咳，蕁麻疹，血管運動性浮腫など，さらに進むと嘔吐，下痢，血圧低下，呼吸困難，意識障害，気道閉塞による窒息や循環不全で死亡することもある．

c．原因物質（表6-1に記す．「8．食物アレルギー」や「9．薬物アレルギー」の項も参照）

d．検査

急激な経過をたどるので，すべてに治療が優先する．診断確定のためだけでなく，ショック症状が遷延した場合の治療や原因検索のためにも，血管確保と同時に採血を行い血清を保存しておくのがよい．

B 治療

詳細は「3．救急処置の3．ショック」の項を参照されたいが，基本的にはバイタルサインのチェックを行い，呼吸困難と循環不全の阻止を念頭に迅速な対応をする．

a．血管確保

アナフィラキシーを疑ったら，軽い症状でも速やかな輸液と薬物投与のために必ず

行う．

b. 気道確保

仰臥位にして前頸部を引き上げ舌根沈下を防止する．口腔内の吸引を行い，上気道閉塞が強ければ，細めの挿管チューブで気道確保を行う．

c. 薬物療法

1000倍希釈エピネフィリン（0.1％ボスミン）を皮下注（0.01 mg/kg）し，注射部位をよく揉む．hypovolemic shockに対する循環血液量確保のため，ソリタT_1液または乳酸リンゲル液などを急速輸液（10〜20 ml/kg/hr）する．気道の狭窄に対しては気管支拡張薬の投与を中心に喘息の治療と同様に行う．ハイドロコーチゾン（ソル・コーテフ）10〜100 mg/kgは速効性はないが，アナフィラキシー症状の反復や遷延化の防止になる．

C 予防

過去のアレルギー歴，薬物使用歴，食物による異常や接触蕁麻疹などの既往歴をよく聞き出して原因物質の摂取を控える．疑わしいものは，皮膚テストによる予知を行ったり，投与後30分ほどの観察を行うなど慎重な対応が必要である．また，不可避の薬剤や暴露物質などは，可能であれば減感作療法も考慮する．

（大矢幸弘）

7．蕁麻疹

蕁麻疹は，掻痒を伴う紅斑と膨疹として出現する限局性，一過性の皮疹で，一般的には数時間後には自然消退する．その出没の継続期間によって急性蕁麻疹と慢性蕁麻疹に分類されるが，本邦では1カ月以上に及ぶものを慢性とすることが多い．

大多数の蕁麻疹は皮膚のマスト細胞などから遊離されたヒスタミンによる血管拡張や血管透過性亢進によって起こる．これはIgE抗体が関与するⅠ型アレルギー反応によるものと，IgE抗体を介さないでマスト細胞に作用してヒスタミンを遊離させる非アレルギー反応によるものとがある．ヒスタミンが中心的役割を担っているが，他のケミカルメディエーターの関与も指摘されている．

A 診断

蕁麻疹という診断は臨床像から容易であるが，原因検索は容易ではない．まず詳細な問診を行い，繰り返す場合には日誌をつけさせるなどして原因の絞込みを行い，鑑別を試みる．

a. 食物や薬物による蕁麻疹

IgE抗体を介するアレルギー性のものと非アレルギー性のものがある．前者の診断は血清特異的IgE抗体の検出，ヒスタミン遊離テスト，皮膚テストなどが参考になる．食品添加物，抗生物質，造影剤，解熱鎮痛薬などで後者の機序によるものは，除去試験や負荷試験によらなければ診断できないことも多い．しかし負荷試験ではアナフィラキシーを誘発する危険性がある．

b. 吸入抗原による蕁麻疹

アレルギー性が多い．

c. 接触蕁麻疹

接触した部位から原因物質が皮内に入ることで起きる．近年，ラテックスアレルギーによるものが増加している．

d. 寒冷蕁麻疹

寒冷暴露により誘発される．氷塊や氷水を入れた試験管を皮膚に4分ほど当て10分ほど観察する．感染や環境変化，ストレスなどが誘因になることもある．

e．機械性蕁麻疹（人工蕁麻疹）

圧迫や皮膚を強くこすると出現する（皮膚描記症 dermatographism）

f．コリン性蕁麻疹

発汗する運動負荷や温熱負荷，精神的ストレスなどが誘因となる．周囲に紅斑を伴う粟粒大の膨疹が特徴的である．必ずしもアセチルコリンの皮内注射で誘発されないが，患者の汗の皮内テストが陽性になることが多いという報告もある．

g．日光蕁麻疹

日光に暴露した部位に蕁麻疹が生じる．暴露中に生じることが多いが，時間差がある場合や日陰に入ってから生じる場合もあり，作用波長の個人差や作用差がある．

h．特発性慢性蕁麻疹

慢性蕁麻疹の多くは原因の特定が不可能なものが多い．

上記のほかに血管神経性浮腫（Quincke 浮腫）やＣ１インヒビターの欠損による遺伝性血管運動神経性浮腫も蕁麻疹に含める場合がある．また，抗 IgE 自己抗体や抗 IgE レセプター自己抗体によるもの，あるいは自己免疫疾患や悪性腫瘍に合併する蕁麻疹もある．よく見られる疾患で鑑別が必要なものに多型滲出性紅斑がある．

B 治療

a．原因（増悪因子）の除去

原因がわかれば除去するのがあたりまえであるが，非アレルギー性蕁麻疹の場合には，疑わしい原因物質の除去を試みながら診断をつけていくという根気の要るプロセスが必要になることも少なくない．

b．薬物療法

1) 抗ヒスタミン薬：シプロヘプタジン（ペリアクチン）やヒドロキシジン（アタラックス）など H_1 ブロッカーが中心であるが，H_2 ブロッカーが有効な場合もある．症状が完全に消失して２週間ほどしてから漸減する．

2) 抗アレルギー薬：抗ヒスタミン作用のあるものとないものとがある．抗ヒスタミン作用のないものでも，ヒスタミン以外のケミカルメディエーターが関与している場合は単独あるいは抗ヒスタミン薬との併用が効を奏することがある．

3) その他：グリチルリチン製剤，ノイロトロピン，ヒスタミン加ヒト免疫グロブリン製剤などが有効な場合もある．

c．心理療法と生活指導

特定の心理療法が有効であると言う evidence はない．心因を特定する作業よりも，無理のない生活やリラクゼーションを勧めて心身の全般的な疲れをとるほうが治療としてのストレス対策としては優れている．

（大矢幸弘）

8．食物アレルギー

A 診断

食物アレルギーは，病歴聴取，特異的 IgE 抗体価，皮膚テスト，経口負荷試験を年齢と症状に応じて行い判断する．

最近，95％の患者が経口負荷試験陽性となる食物特異的 IgE 抗体価（ファルマシア CAP 法）が示された（表8-1）．この数値以上であれば，経口負荷試験を実施しないで，除去の指導を行うべきであり，その数値以下であれば，経口負荷試験で原因食物か否かを確定する．

経口負荷試験は最も信頼性が高い検査法であるが，過敏症を惹起する危険性もある．詳細な病歴，特異的 IgE 抗体価，皮膚テストなどの結果を総合して，必要な症例だけに行うべきである．１歳以下の低年

表 8-1 CAP system で測定した特異的 IgE 抗体価と経口負荷試験

	Sampson						宇理須		
経口負荷試験 (抗原)	鶏卵	ミルク	ピーナッツ	魚	大豆	小麦	凍結乾燥卵白	加熱卵白	冷結乾燥卵白
特異的 IgE 抗体価 (抗原) (CAP system)	卵白	ミルク	ピーナッツ	魚	大豆	小麦	卵白		オボムコイド
95%以上の患者が 負荷試験陽性に なる値(UA/ml)	6	32	15	20	(−)*1	(−)*1	10.5	62.1	6.22
95%以上の患者が 負荷試験陽性に なる値(UA/ml)	(−)*2	0.8	(−)*2	0.9	2	5	(−)*2	0.6	(−)*2

注：加熱卵白 95℃，60分加熱．

*1：特異的 IgE 抗体価 100 UA/ml（クラス 6）以上でも負荷試験陰性となる症例が存在するため，抗体価を求めることができない．

*2：特異的 IgE 抗体価 0.35 UA/ml（クラス 0）未満でも負荷試験陽性となる症例が存在するため，抗体価を求めることができない．

齢児には，野菜，果物，米以外の経口負荷試験は病歴や特異的 IgE 抗体価から陰性が予想される症例を除いて行うべきではない．

B 治療

食物アレルギー治療の基本は，原因食物の除去である．しかし，症状を惹起する原因食物には，卵，牛乳，魚介類，大豆，小麦，米など日常生活には欠かせない食物が多い．したがって，安易に食物除去を開始するのではなく，正しく診断を行い，除去食物の数を必要最小限にすること，除去の指導だけではなく，具体的に摂取可能な食品や調理法などの栄養指導が大切である．その際，低アレルゲン化食品などの代替食品による補充も有用である．

C 各論

a．卵

乳幼児期の食物アレルギーの中では，最も頻度が高い．卵白の経口負荷試験は，加熱卵白（100℃，60分）で実施すること．生卵で過敏症状が出る症例でもその約半数は加熱卵なら摂取可能である．また，卵黄はアレルゲン性が低い．

b．牛乳

乳幼児期に母乳が不足する場合，あるいは，人工栄養に頼らざるを得ない場合の牛乳アレルギー児は，低アレルゲン化粉ミルクの適応となる．

代替粉ミルクには牛乳を低アレルゲン化した①カゼイン加水分解乳（ニュー MA-1，エピトレス，ペプデイエット）がある．②乳清蛋白加水分解乳（のびやか）は湿疹や下痢などの副反応があるため注意する．③アミノ酸混合乳（エレメンタールフォーミュラー）は加水分解乳に対しても過敏反応を呈する症例に使用できる．④乳清タンパク質を加水分解したペプチドミルク「E赤ちゃん」は牛乳アレルギー児には使用できないが，特異的 IgE 抗体陽性でも経口負荷試験で無症状な症例で，予防的に使用出来る，⑤牛乳を原料としない大豆乳（ボ

ンラクトi, ソーヤミール) を, アレルギー素因の強い症例に連日与えると, 大豆アレルギーを引起こす危険がある.

c. 穀類

1) 大豆：大豆アレルギーの約半数は他の豆類による経口負荷試験が陰性である. つまり, 他の豆科でも陰性を確認すれば代替食品として使用できる. 納豆, みそ, 醬油は, 大豆そのものと比べるとアレルゲン性は低いが, 発酵によりヒスタミンの含有量は増加している. 代替食品の non 大豆みそ・醬油は, 麦が使用されているため, 麦アレルギー症例には注意を要する.

2) 小麦：特異的IgE抗体陽性でも無症状なことが多い. 陽性の場合, 代替食品として米や雑穀 (ひえ, あわ, とうもろこし) で無症状であることを確認して使用する. しかし, 連日摂取するとアトピー性皮膚炎が悪化する症例もあるので慎重にする.

3) 米：特異的IgE抗体が陽性でも, 経口摂取で即時型過敏症状を認める症例はほとんどなく, 安易な除去は避けるべきである. アレルゲン低減化米を試みる症例もアトピー性皮膚炎の悪化症例に限る. アレルゲン低減化米として酵素処理米 (ファインライス・ケアライス), 超高圧処理米 (Aカット米) がある.

4) ソバ：主食として摂取することは少ない. ソバアレルギーの症状は少量で激烈であるので, むしろ菓子類・麺類などへの混入にも注意するなど徹底的な除去が必要である.

参考文献
1) 宇理須厚雄：小児内科 32：830-843, 2000.
2) 宇理須厚雄：Allergology Jan 9：80-88, 2000.

(山田一恵)

9. 薬物アレルギー

薬物アレルギーとは, 生体に投与された薬物, またはその代謝産物を抗原としたアレルギー反応をいう. また, 小児 (とくに乳幼児) においては薬物に含まれる卵 (塩化リゾチーム製剤など), 牛乳 (タンニン酸アルブミンなど), ゼラチン (抱水クロラール坐薬など) などの成分に対してアレルギー反応を起こすことがあり, 注意が必要である.

A 診断

臨床的に予測されない発熱, 発疹などが起こった場合に, 薬物アレルギーの存在を疑うことから始まる. 問診は最も大切かつ有用である. 薬物負荷後, 症状発生までの潜伏時間, 症状および経過, 以前の薬物の使用状況などを丁寧に問診する. 薬物継続投与中の症状の経過も重要な所見となる. また, 多くの薬物アレルギーの症状は原因となる薬物の中止により早期に消退傾向を示し, 診断の裏づけとなる場合も少なくない.

a. 症状

全身性の症状としてはアナフィラキシー反応, 過敏性血管炎, 血清病様反応, 薬物熱などがあげられる. 皮膚・粘膜, 血液, 呼吸器, 肝臓など各臓器にも症状が見られるが, 発生頻度からいうと80％以上が皮膚を反応の場とすると言われている. 入院患者の約2.2％に薬疹が発生したという報告もあり, 薬疹の型としては94％が播種状紅斑丘疹型, 5％が蕁麻疹型であった. 原因薬としてはアモキシシリンなどの抗菌薬によるものが多かった.

b．検査所見

血液，組織中の好酸球の増加が参考になることはあるが，増加がなくても薬物アレルギーを否定できない．*in vivo* の検査としては皮内テスト，プリックテスト，パッチテストなどがある．経口投与された薬物の場合，最も確実な診断法は，疑わしい薬物を患者に少量投与（通常投与量の1/20以下）する負荷誘発テストであるが，危険を伴うことも多いため，その実施については慎重でなければならない．*in vitro* の検査としては薬物によるリンパ球刺激試験（DLST，保険適応なし），IgE-RASTなどがあるが何れも確立された方法ではない．

B 治療

患児の状態によるが，ショック状態であればその処置が優先される．薬物アレルギーを疑った時には，原因と思われる薬物の中止が必要である．Stevens-Johnson症候群のように重症化すれば，ステロイド剤の投与も考慮する．点滴投与中の薬物に起こったアナフィラキシー反応であれば，点滴ルートを変更して治療にあたるなどの配慮も必要である．薬物アレルギーの回避のために，十分とは言えないが皮内テストが重要になる．普段から使っている薬物（とくに抗生物質の点滴など）でもショック状態を起こし得るからである．

（菊池　哲）

13. 感染症

1. 感染症の診断と検査

近年新たな病原体の出現，免疫不全宿主の増加，社会の変化に伴い，感染症は多様化・重症化し，的確に診断・治療することが必要となった．感染症診断で重要なことは，感染巣および起因病原体の同定，重症度の判定である．

A 徴候

a．主訴

小児期の感染症に最も一般的な主訴は発熱である．しかし，新生児・乳児は必ずしも発熱を呈さないこと，重症感染症ではむしろ低体温・ショックをきたしていることに留意する．また，年少児の感染症は，何となく元気がない，食欲がないなどの非特異的徴候で発症することもしばしばである．特異的徴候として，髄膜炎の頭痛・嘔吐，気道感染の咳嗽・呼吸困難，尿路感染症の頻尿・排尿時痛，消化管感染の腹痛・下痢が挙げられるが，小児の感染症では定型的な症状が認められることは少ないと考えた方が無難である．

b．臨床所見

発疹，リンパ節腫脹，項部硬直，背部叩打痛などの有無，および胸部聴診，腹部触診（肝脾腫の有無），眼球・眼瞼結膜，口腔内所見を見る．口腔内は咽頭・扁桃所見は言うまでもなく，口頬部（コプリック斑など），歯肉部（歯肉口内炎）までくまなく検索することが重要である．乳児では大泉門の膨隆を見落とさないようにする．乳幼児ではしばしば中耳炎が合併しているので鼓膜所見を取ることも怠らないようにする．

B 検査所見

表1-1に感染巣の同定，重症度判定に有用な検査法を列記した．これらの検査を，年齢，症状，重症感に応じて，適宜選んで行う．但し6カ月未満の乳児では，徴候のみで感染巣を推定するのが困難なこと，髄膜炎・敗血症など重症感染症である確率が高いことなどから，一通りの検査を行うのが望ましい．とくに3カ月未満の乳児では入院とした上で，血液培養・髄液検査を含めたすべての一次検査を行うべきである．

表1-1 感染症を疑った時に施行すべき検査

一次検査
　血算・血液像
　末梢血一般生化学
　CRP，赤沈
　尿沈査・尿生化学
　胸部X線撮影
　髄液細胞数・生化学
　病原体同定のための検査（細菌培養検査など，表1-2参照）
二次検査
　患者の免疫能/一般状態を把握するための検査
　　免疫グロブリン
　　血清補体価
　　血清蛋白分画
　ウイルス/細菌感染の鑑別に有用な検査
　　ハプトグロビン
　　$2',5'$-AS
　　血清アミロイドA (SAA)
　高サイトカイン血症検索のために有用な検査
　　フェリチン
　　sIL2レセプター
　　β2ミクログロブリン
　その他
　　エンドトキシン
　　ツベルクリン反応
各種画像検査
病原体同定のための検査（表1-2参照）

表1-2 起因病原体同定のための検査

- 細菌・真菌培養（血液，髄液，咽頭拭い液，喀痰，尿，便）
- ウイルス分離（血液，髄液，咽頭拭い液，喀痰，尿，便）
- 塗抹検査：結核菌（Ziehl-Neelsen染色；喀痰）
  細菌・真菌性髄膜炎（グラム・墨汁染色；髄液）
- 細胞診：（サイトメガロウイルスによる巨細胞封入体；気管洗浄液）
- 抗原検査
    細菌：A群β溶血連鎖球菌（咽頭）
          B群溶血連鎖球菌（腟分泌液・尿）
          化膿性髄膜炎（髄液）
    真菌：β-D-グルカン定量（血液）
          アスペルギルス抗原（血清）
          カンジダ抗原（血清）
          クリプトコッカスネオフォルマンス抗原（血清）
    クラミジア：クラミジアオトラコマティス（分泌物）
    ウイルス：HBs抗原，HBe抗原（血液）
              単純ヘルペス1型・2型（水疱）
              水痘・帯状疱疹ウイルス（水疱）
              サイトメガロウイルス抗原血症（血液）
              ロタウイルス（便）
              アデノウイルス（結膜，咽頭，便）
              RSウイルス（鼻汁吸引液）
              インフルエンザ（咽頭，鼻汁）
- 核酸診断法
    polymerase chain reaction（PCR）法
          結核菌，HCV，HIV，クラミジアトラコマティス
    DNAプローブ法
          HBV-DNA，HCV
- 抗体診断
    中和抗体法（NT）
    補体結合反応（CF）
    赤血球凝集阻止反応（HI）
    蛍光抗体法（FA）
    酵素抗体法（EIA/ELISA）

一般に細菌感染症であれば好中球，とくに桿状白血球を中心とした白血球増加が認められ，CRPの陽性化，赤沈が亢進する。一方，ウイルス感染症では白血球は減少することが多く，また増加したとしてもリンパ球優位である。赤沈の亢進は認められず，CRPも陰性もしくは軽度上昇が見られる。その他，ウイルス感染症ではハプトグロビンや2-5Aなどの上昇が特徴的である。但し，例外も多くこれらの検査所見のみで細菌/ウイルス感染症の鑑別はできない。

CRPや赤沈は感染症の重症度と比例することが多く，また治療効果判定としても有用である。CRPは感染後12～24時間以内に上昇するが，赤沈はこれより遅く（24～36時間），また正常化も遅いので急性感染症の活動性を見るのはCRPの方が適している。

表1-2に起因病原体を同定するために施行すべき検査を示した。起因病原体の同定の原則は病原体を病巣から検出することである。髄液・血液などから検出されれば有意であるが，便，咽頭などでは常在菌との鑑別を要する。またウイルス感染症にても起因病原体の検出が重要で，近年，ウイルス抗原検出法が増加している。ウイルスの検出が現実的でない場合は，抗体価の測定が行われるが，同法は間接的な検査であることを忘れてはならない。ただ1回の検査では，感染の有無は判定不能で，急性期と回復期にしかるべき定量性のある方法で有意な上昇を見たとき（4倍以上）関連ありと判定できる。IgM抗体が検出されたときは初感染である可能性は高いが，偽陽性もありうるため確定診断とはならない。

（木村　宏）

2. 麻疹

麻疹は麻疹ウイルスの初感染による急性熱性発疹性疾患である。麻疹ウイルスは

ンベロープを持つ直径120〜250 nmの一本鎖RNAウイルスで,パラミクソウイルス科に属している.

麻疹は最も感染力の強い病原体の一つであり,感受性者が侵襲を受けたとき無症状で経過することはほとんどない.しかし,生後6カ月位までは母体由来の移行抗体によって感染は防御される.麻疹ワクチンが世界中で接種されており,その根絶も理論上可能だが,まだ接種率がその域に達していない.現在わが国では,数年毎の小流行が発生している.

A 診断

本症は飛沫および空気感染により経気道に感染,10〜11日の潜伏期の後に突然の発熱,悪感戦慄で発症する.発症24時間以内に鼻汁,眼脂,咳嗽などのカタル症状が出現する.これらの症状は徐々に重症度を増し,発疹が出現しはじめる第4病日には最も強くなる.また,発疹出現前後には,臼歯に面する頬粘膜に特徴的な白斑(Koplik斑)が認められる.Koplik斑は症例の90％以上に存在し,診断的価値はきわめて高い.発熱は約1週間持続する.発疹は毛嚢一致性の小紅斑点として生じ,それは次第に大きくなり幾分隆起する.次いで互いに融合するが,その間に健常な皮膚を残し,網目状になる.初期には鮮紅色であるが次第に暗調を帯び,解熱とともに色素沈着を残して回復する.これらの一連の経過により,感染者はほぼ終生免疫を獲得する.発症数日前から発症後約1週間は感染源となると考えられている.

ウイルス学的検査として,通常血清抗体価測定が行われ,HI(赤血球凝集抑制反応),NT(中和反応),EIA(酵素免疫測定法)またはCF(補体結合反応)法が用いられる.麻疹罹患は,急性期および回復期に採取したペア血清での抗体陽転または4倍以上の抗体価上昇で診断する.特異IgM抗体(EIA)の確認は単一検体で済み,診断的意義も高い.しかし,近年分離される野外ウイルス株の遺伝子レベルでの変化が指摘されており,その血清抗体価に与える影響が懸念されている.前述のウイルス分離やPCRを利用したウイルスRNAの検出も診断的意義は高いが,現時点では保険適用外である.

B 治療

a. 対症療法

麻疹は基本的には自然治癒する疾患で,合併症がない場合は対症療法が中心となる.安静臥床を基本とし,経口電解質液などにより十分量の水と電解質を補給する.発熱にはアセトアミノフェンやメフェナム酸,咳嗽には鎮咳薬,鼻汁には抗ヒスタミン薬を投与するが,十分な効果は期待できず自然経過によらざるを得ない.

b. ビタミンA補充療法

ビタミンAの投与は,麻疹重症度の軽減,死亡率低下に有効と考えられている[1].また,わが国においてもビタミンA欠乏によると思われる失明例[2]が散見されている.WHO(世界保健機構)は,ビタミンA欠乏が常在し麻疹の死亡率が1％以上の国では,すべての麻疹患児に対しビタミンAを投与すべきであると提唱している.しかし,その投与量は通常補給量の100〜200倍であり,頭蓋内圧亢進(大泉門膨隆,頭痛,嘔吐)などの副作用の出現に注意しなくてはならない.わが国では,麻疹罹患時のビタミンA投与が一般化されてはいない.

c. 合併症の治療

1) 中耳炎:中耳炎は麻疹合併症として最もよく知られる.発熱が通常経過と異な

り持続する場合には,本合併症を念頭に置いて鼓膜所見を観察する必要がある.耳鼻科的処置とともに適切な抗菌薬を投与する.

2) 肺炎:呼吸器合併症は頻度が高く,死亡原因となることもある.本病態は,麻疹ウイルスが直接関与するものと細菌の二次感染によるものがあるが,その鑑別は必ずしも容易ではない.入院治療を原則とし,起因細菌に対する抗菌薬を投与する.麻疹ウイルスの直接侵襲に対してリバビリン投与の有効性が検討されており,その研究成果が期待される.

3) 脳炎:急性脳脊髄炎は自然麻疹の約0.1%に発症し,その15%が死亡,25%が中枢神経系後遺症を残すとされる重篤な合併症である.発疹出現後に好発し,経過はきわめて多彩である.治療は対症療法になり,水と電解質の補正,痙攣重積の抑制,脳浮腫に対する脳圧降下療法が重要であるが,グルココルチコイドによる治療については賛否両論がある.100,000例に1例の割合で発症するとされるSSPE(亜急性硬化性全脳炎)は,有効な治療法を持たずきわめて予後不良であるが,ワクチン接種率の向上により著しく減少すると思われる.

C 予防

a.弱毒麻疹生ワクチン

麻疹の根絶をめざし,弱毒生ワクチンが世界的に接種されている.わが国では,予防接種法により生後12〜90カ月に1回の接種が定められている.最近,自然麻疹患者との接触機会が減少したため追加免疫効果(ブースター効果)が期待できず,予防接種による獲得抗体価の低下の影響(修飾麻疹など)が新たな問題となっている.

b.免疫グロブリン

潜伏期前半に免疫グロブリン投与することにより,麻疹を予防または修飾することが可能である.患者に接触後5〜6日以内に,免疫グロブリンを筋注(15〜50 mg/kg)する.

参考文献
1) Barclay AJG et al:Br Med J 294:294-296, 1987.
2) 須賀定雄ほか:小児科 30:223-226, 1989.

(尾崎隆男)

3.風疹

起因ウイルスはトガウイルス科に属する風疹ウイルスである.ワクチンにより予防可能である.

風疹ウイルス感染症には,急性感染症としての風疹と胎内感染による先天性風疹症候群(congenital rubella syndrome;CRS)の二つの病態がある.

A 診断

a.臨床症状

経気道飛沫感染により伝播し,潜伏期間は14〜21日である.発疹,発熱,リンパ節腫脹が主な症状である.約30%は不顕性感染である.発疹は径3 mm程の淡紅色の斑丘疹で,顔,頸部,体幹,四肢の順に出現し,この順に3日前後で消退する.孤立性で癒合傾向は少なく色素沈着や落屑を伴わない.発熱は軽度で発疹出現と前後してみられ,2〜3日で解熱する.リンパ節腫脹は発疹数日前より出現し,後頭部,後頸部,耳介後部に目立ち圧痛を伴う.

b.検査

白血球減少,比較的リンパ球増加,異型

リンパ球の出現，血小板減少などが認められる．

c．ウイルス学的診断

風疹ウイルスの分離およびウイルスRNAの検出は診断に有用だが，技術的な面から実用的ではない．通常，確定診断は急性期と回復期のペア血清により赤血球凝集抑制試験（HI）を行い，HI抗体価の有意な上昇を証明する．風疹特異的IgM抗体（EIA）の検出も参考になる．

d．合併症[1)]

1）関節炎

年長児や成人にみられる．発疹出現後2～3日に関節の疼痛や腫脹をみる．通常2週間以内に自然軽快する．

2）血小板減少性紫斑病

3,000例に1例の頻度で発症する．症状は風疹発病後2～14日に出現する．数週間後には自然軽快するが，重症例では免疫グロブリンやステロイド剤の投与，血小板輸注を必要とすることがある．

3）脳炎

頻度は6,000例に1例である．発疹出現後2～7日に発症する．一般に予後は良好だが，死亡例の報告もある．

B 治療

治療は対症療法が行われる．風疹に有効な抗ウイルス薬はない．合併症の治療として関節炎にはアスピリンが有効である．脳炎には急性期の脳浮腫対策として脳圧降下剤，ステロイド剤の投与が行われる．

C 予防

わが国では1977年から中学生女子に対する風疹生ワクチンの接種が行われてきたが，1994年に予防接種法が改正され，生後12～90カ月の幼児を対象とした定期接種が開始された．

D 先天性風疹症候群

妊娠初期の妊婦が風疹に罹患すると胎児の持続感染を引き起こし，先天性風疹症候群と呼ばれる多彩な先天異常が生じる．罹患した妊娠週数により症状や程度は異なる．妊娠12週以前に母親が風疹に罹患した場合，胎児異常の発生頻度は約20％である．主な症状として眼症状（白内障，緑内障，色素性網膜症など），先天性心疾患，難聴が知られている．その他に低出生体重，紫斑，脾腫，黄疸，小頭症，精神遅滞などをみる．

先天性風疹症候群の発生予防には，ワクチン接種により風疹流行を阻止することが重要である[2)]．

参考文献

1) 門屋亮：小児内科 27：971-975, 1995.
2) 宮崎千明：臨床とウイルス 26：124-128, 1998.

（西村直子）

4．ムンプス

マイナスセンス一本鎖RNAをゲノムとして保持するパラミキソウイルス科のムンプスウイルスの感染によって引き起こされる疾患で，耳下腺腫脹を主体とするが，顎下腺，舌下腺，脳脊髄膜，性腺，膵臓，内耳なども侵されうる全身感染症である．

A 感染経路

ウイルスの侵入門戸は咽頭と考えられ，所属リンパ節で一次増殖した後，ウイルス血症を経て全身臓器に感染が広がり発症する．潜伏期はおおむね16～18日位と報告されていて，発症前2日から発症後5日頃

までが感染性が強いといわれている．

B 臨床症状

不顕性感染が30%程度あるが，大部分は両耳下腺，両顎下腺の腫脹と発熱を主訴とする．4カ所とも同時に腫脹してくる場合ばかりではなく，2，3カ所のみの腫脹で終わってしまう場合も多い．腫脹部は発赤，熱感を伴うことは少なく，7日前後で軽快する．発病者の60%に髄液細胞増多が認められるとの報告があるように髄膜炎を起こしやすいが，頭痛なども含めた何らかの髄膜刺激症状が認められるのは10%ぐらいである．

C 合併症

合併症として，髄膜炎，精巣炎，髄膜脳炎，卵巣炎，膵炎，聾が認められる．思春期以後の感染では男性の30%以上に精巣炎の合併が認められるとの報告があるが，両側に発症しても不妊にはなりにくい．聾は2～20万人に1人の頻度で発症するといわれている．20%が両側性であり，稀ではあるが重篤な後遺症である．

D 診断と治療

複数の唾液腺腫脹と2～3週間前の接触既往で臨床診断はある程度可能だが，厳密には抗ムンプスIgM抗体の検出やHI抗体価などの4倍以上の上昇を確認することが必要である．他のウイルスや細菌感染による腫脹や反復性耳下腺炎，腫瘍などが鑑別診断の対象になる．ムンプスウイルスに特別有効な抗ウイルス薬はないので，治療は対症療法のみである．

E 予防

予防にはワクチンのみが有効である．唾液腺腫脹の前からウイルスは排泄されているので，発症後に隔離をしても集団の流行を阻止することは難しい．患者との接触後のワクチン緊急接種やガンマグロブリン製剤の使用による有効性は確立していない．

参考文献
1) Feigin RD：Textbook of pediatric infectious diseases, 2075-2083, Saunders, 1998.
2) 木村三生夫ほか：予防接種の手びき，198-203, 近代出版, 2000.

(成瀬　宏)

5．水痘，帯状疱疹

●── 水痘

ヒトヘルペスウイルスα亜科の水痘・帯状疱疹ウイルス, varicella-zoster virus (VZV) の初感染による．幼児, 学童期前半に多く, 冬から春に流行, 夏から初秋には減少する．10歳までに感染し成人の抗体陽性率は90～95%に達する．伝染力は麻疹に次いで強く, 家族内感染発症率は90%以上, 不顕性感染は少ない．自然感染により終生免疫を獲得する．児は母体からの移行抗体により感染防御されるが, 抗体価が低ければ発病することもある．感染源は患児の気道, 水疱内容で, 発疹出現1～2日前より水疱が痂皮化するまで伝染力があるとされる．空気感染により伝播し潜伏期間は14～16日だが10～21日の幅がある．

ウイルスは侵入後, 局所のリンパ節で増殖, 血中に侵入（第一次ウイルス血症），肝臓, 脾臓などの網内系臓器に到達する．そこでさらに増殖し強いリンパ球付随性の第二次ウイルス血症を生じ, 全身にひろか

り皮膚の感染，水疱形成をみる．水痘治癒とともにウイルスは水疱部位の知覚神経末端から求心性に，あるいはウイルス血症の際，血行性に神経節に侵入，潜伏する．

A 診断

a．臨床像

軽い発熱，倦怠感，発疹で発症．発疹は紅斑から始まり，2～3日のうちに水疱，膿疱，痂皮の順に急速に進行する．3日程発疹が新生するため，これらの皮疹が同時に存在するのが特徴である．全身の発疹数は200～300，家族内二次感染例はこの約2倍といわれる．好発部位は躯幹，顔面で四肢には少なく，求心性に分布する．皮疹は皮膚の炎症部位（おむつかぶれ，日焼け等）に密集する傾向がある．頭部有髪部位にも出現し，口腔には粘膜疹も認められる．眼球結膜，角膜に出現して潰瘍を作ることもある．皮疹は搔痒感が強い．細菌性二次感染を起こさなければ瘢痕を残さない．

b．検査

一般検査所見に特有のものはないが病初期，白血球減少，血清トランスアミナーゼ値の上昇が見られる．

c．診断基準

約14日前の水痘，帯状疱疹患者との接触歴，各発育段階の皮疹が躯幹，顔面に混在することなどの確認で正確な臨床診断が可能である．鑑別すべき疾患としては小児期の全水疱形成疾患，とくに手足口病，単純ヘルペス，小児ストロフルス，伝染性膿痂疹などが挙げられる．

診断をウイルス検査で確定するにはウイルス分離，ウイルスDNAあるいは抗原の証明による．抗体検査では間接蛍光抗体法，ELISAなどがあり，ペア血清での抗体陽転，抗体の有意上昇あるいはIgM特異抗体の証明などで感染の確認を行う．VZVの細胞性免疫検査用に皮内テスト抗原液（田辺製薬）が市販されており，24～48時間後に判定でき5 mm以上の発赤径を陽性とする．翌日には判定でき免疫の有無をみるのに便利である．

B 治療

対症療法として，搔痒には石炭酸亜鉛華軟膏の塗布，抗ヒスタミン薬の内服あるいは外用を用いる．インフルエンザ同様，Reye症候群との関係のためアスピリンを解熱に用いない．

水痘の原因療法として抗ウイルス剤のゾビラックス顆粒剤が用いられている．用法は20 mg/kgを1日4回，5日間投与，1回量の上限は800 mgとされている．皮疹数，発熱，搔痒感など諸症状所見の軽減，罹病期間の短縮が認められ，問題となる副作用は報告されていない．本邦では水疱出現3日以内の投与が勧められているが，できるだけ早期に投与すれば効果がより期待される．ちなみに米国では発病24時間以内の投与と投与対象として重症化の予測される慢性疾患，皮膚疾患，12歳以上の患児，家族内感染などが指示されている．免疫不全児（白血病，骨髄移植，新生児など）の重症水痘にはできるだけ早期に静注用ゾビラックスを用いる．用法は10 mg/kgを1日3回，8時間おきに，1時間かけて，7日間あるいは皮疹の新生が見られなくなるまで使用する．新生児では血清クレアチニン値に注意する．

C 予後

健康小児では一般に経過良好．免疫低下・免疫異常状態では重症化することがあり予後は良くないことがある．

D 合併症・続発症

① 重症水痘：悪性腫瘍，ネフローゼ症候群など抗癌剤，ステロイドホルモン使用中の免疫抑制状態の患児，臓器移植後，先天性細胞性免疫不全症，エイズの患児の罹患では，出血性，進行性，全身性，播種性水痘になり，死亡することもある．

② 成人水痘：成人のVZV初感染は重症化傾向があり，肺炎の合併が多い．

③ 先天性水痘症候群：妊娠初期のVZV初感染により，胎児に多彩な所見（瘢痕性皮膚病変，四肢低形成，白内障，脈絡網膜炎，小眼球症などの眼異常，小頭症，精神発達異常などの中枢神経系異常）を生ずる．頻度は約2%で妊娠8〜20週に危険性が高い．

④ 新生児水痘：分娩前4日から分娩後2日間の母体の水痘発病により，児は生後5〜10日頃水痘を発病，重症化し，死亡率も高い（約30%）．これ以外では通常の臨床経過を示す．重症度は移行抗体の多寡に関係する．

⑤ 皮疹部二次性細菌感染症：ブドウ球菌，A群溶連菌による．

⑥ 脳炎：髄膜脳炎の症状，所見や小脳性運動失調症を呈する．

E 予防

登園，登校はすべての皮疹が痂皮化するまで禁止する．

わが国では水痘の予防に，1987年から岡株水痘生ウイルスワクチンが用いられている．1歳以上を接種対象とする．抗体陽転率は92〜95%で問題になる副作用は認められない．ワクチン接種後の水痘罹患は6〜12%に認められるが，症状，所見の軽いことが特徴とされる．ワクチン接種後の感染防御，免疫の持続性は20年まで確認されている．また帯状疱疹の多発，重症化も認められていない．

感染後の発病防止，軽症化：感染後早期の水痘予防に米国ではハイリスク児にvaricella zoster immune globulinを96時間以内に筋注し発病防止，疾患軽症化を図っている．またわが国では家族内の二次感染発病予防のため72時間以内にワクチンを接種することが行われている．最近，アシクロビルを家族内感染例の潜伏期後半に投与することにより発病防止，症状軽減効果などが認められている．

●── 帯状疱疹

知覚神経節中に潜伏感染しているウイルスは，VZV特異的細胞性免疫が低下する状況下で再活性化され，炎症を伴いながら神経線維に沿い遠心性に皮膚に到達，神経支配領域に帯状の水疱疹を生じ帯状疱疹，herpes zoster, shinglesとなる．

A 診断

潜伏期は不明．知覚神経分布領域に知覚異常，痛みが生じ，2〜3日後，紅斑性丘疹が帯状に現れる．顔面，躯幹に多く，片側性に出現，正中を越えない．水疱，膿疱，痂皮形成の順に進行し，2〜3週の経過で治癒する．成人と違い疱疹後神経痛を残すことはほとんどない．

一般検査所見に特有のものはない．血清ウイルス学的診断は水痘と同様．皮疹など特徴的な所見により臨床診断は容易である．

B 治療

対症的に治療するが，ゾビラックスを投与（内服）する場合もある．免疫不全児では水痘同様，ゾビラックス（静注）で治療

する．水疱には細菌性二次感染防止のため，抗生物質を含む軟膏を塗布する．疼痛には鎮痛薬を投与する．

C 予後

健康小児では一般に経過良好で急性期に痛みを伴うことも少なく，高齢者では問題になる疱疹後疼痛も認められない．免疫低下・免疫異常状態では重症化することがある．

D 合併症・続発症

免疫不全児では症状，所見の重症化，経過の遷延化を認めることがある．ウイルス血症を生ずれば汎発性帯状疱疹になり，肺炎，肝炎，脳炎，DIC を併発することがある．外耳道，耳介の皮疹，顔面神経麻痺とともに耳鳴，難聴，めまいなど内耳神経症状を合併するものを Ramsay Hunt 症候群という．そのほか，眼 (ophthalmic zoster)，中枢神経系 (髄膜炎，横断性脊髄炎) にも合併症が知られ，多彩な病像を呈する．

E 予防

水痘ワクチンを高齢者に用い，細胞性免疫の賦活により帯状疱疹を予防する試みもされている．

(浅野喜造)

6．単純ヘルペス

起因ウイルスはヘルペスウイルス科に属する単純ヘルペスウイルス (HSV) 1 型，2 型である．

単純ヘルペスウイルス (HSV) は初感染後，潜伏感染・再活性化するという特徴を有し，年齢・免疫機能の状態に応じ，新生児ヘルペス，単純ヘルペス脳炎，急性歯肉口内炎などさまざまな疾病を生じる．

A 診断

各疾患別にその症候と診断法について述べる．

a．新生児ヘルペス

HSV の経産道感染による新生児感染症である．HSV が血行性に全身に播種される全身型は最も重篤で致命率が高い．非特異的感染徴候，劇症肝炎・DIC を伴って発症することがあるので注意を要する．脳炎症状を示す中枢神経型は生命予後は良いが，高率に神経学的後遺症を残す．皮膚・眼・口に限局した表在型以外は，必ずしも水疱などの皮疹を伴わないことに留意する．確定診断はウイルス分離・抗原検出法・PCR 法などにより HSV を検出することである．

b．単純ヘルペス脳炎

側頭葉，前頭葉が好発部位で，発熱，意識障害，痙攣，性格変化などで発症する．髄液細胞数の増加，CT や MRI により脳内に巣状の病変を認めることが多い．適切な治療が行われないと 7 割が死亡し，治癒しても神経学的後遺症を残す．確定診断法は PCR 法により髄液中に HSV-DNA を検出することである．

c．ヘルペス性歯肉口内炎

乳幼児が HSV に経口的に初感染した際にヘルペス性歯肉口内炎を発症する．発熱，口唇・口腔内のアフタ様口内炎と歯肉の腫脹・出血が特徴である．通常臨床診断可能である

d．カポジ水痘様発疹症

アトピー性皮膚炎など皮膚病巣がある児に HSV が経皮的に散布され生じる．湿疹部位に多数の小水疱を認める．水疱所見から診断可能であるが，伝染性膿痂疹との鑑

表6-1 HSV感染症に対する抗ウイルス剤の投与方法

疾患	薬剤	投与量/経路	期間
新生児ヘルペス	ゾビラックス	10 mg/kg点滴静注を8時間毎（重症例には15〜20 mg/kg）	14〜21日
単純ヘルペス脳炎	ゾビラックス	10 mg/kg点滴静注を8時間毎	14〜21日
	アラセナA	10〜15 mg/kg 2〜4時間かけてゆっくり点滴静注を24時間毎	14日
急性歯肉口内炎およびカポシ水痘様発疹症	ゾビラックス	成人量として1回200 mg経口を1日5回，小児は体重に応じて減じる 重症例・免疫不全患者には5 mg/kg点滴静注を8時間毎	5〜7日 7〜14日

別が必要．

B 治療

HSV感染症に対する処方例について表6-1にまとめた．新生児ヘルペスや単純ヘルペス脳炎では，臨床的に本疾患が疑われた時にはウイルス分離やPCR法の結果を待たずに直ちに治療を開始するのが原則である．

（木村　宏）

7．突発性発疹症（突発疹）

ヒトヘルペスウイルスβ亜科のヒトヘルペスウイルス6，human herpesvirus 6（HHV-6）にはA型とB型があり，突発疹はB型の初感染により生ずる熱性発疹症である．ヒトヘルペスウイルス7，human herpesvirus 7（HHV-7）も類似した病型を示すが，初感染時期はHHV-6より遅い．全世界の乳幼児が罹患，季節的流行はない．生後6カ月から1歳までに発症のピークが見られ，本邦では2歳までにほとんどの小児が感染を受ける．HHV-6既感染成人唾液中に含まれるウイルスの水平感染が考えられている．移行抗体の消失する乳児期後半に集中発生する．母乳感染は否定的．約半世紀前のヒト感染実験から潜伏期は約10日と推定されている．突発疹患児が感染源になるか否かは不明だが臨床的には否定的である．

A 診断

a．臨床像

突然，高熱を認め3〜4日前後持続，解熱とともに斑丘疹性（麻疹様，風疹様）皮疹が出現する．下痢を伴うことも多い．経過中，患児の機嫌は一般的に良好である．浮腫状の眼瞼，頸部リンパ節腫大，永山斑（病初期口蓋垂の根元両側に認められる粟米粒大の隆起）などを認めることが多い．また有熱期に大泉門膨隆や痙攣を認めることもある．稀に脳脳症，肝炎などの合併があり死亡例も報告されている．

b．検査

病初期に白血球数，好中球数増多を認めるが，第3病日以降白血球数は減少し比較的リンパ球増多に移行する．CRPの強陽性が持続することはない．トランスアミナーゼ値は軽度上昇することが多い．

c．診断基準

好発月齢と発熱，解熱後の発疹の確認で正確な臨床診断が可能．急性期（有熱期）末梢血単核球からのウイルス分離，ペア血清での抗体陽転，4倍以上の抗体価上昇を確認すれば診断は確定する．ただしHHV

6はHHV-7と交叉反応があるため血清診断には注意が必要．鑑別すべき疾患としては，乳幼児期の高熱を伴う疾患，乳幼児期の熱性発疹症などがあり，化膿性髄膜炎，ヘルペス脳炎など早期診断と薬物療法により治癒可能な重症感染症との鑑別にはとくに注意する．

B 治療

多くは生後初めての高熱のため両親の不安は大きい．現在のところHHV-6に有効な抗ウイルス薬はない．発熱の意味，病気の経過をよく説明し，対症療法を行う．発熱に対してはアセトアミノフェンを用いることもあり，下痢は軽度のため整腸薬程度で良い．高熱，下痢の際には経口電解質補液剤をほしがるだけ飲ませる．痙攣は反復することが少ないため，通常抗痙攣薬は用いない．ミルクや離乳食はとくに制限しない．有熱期の入浴は控える．

C 予後

一般に良好と考えてよい．

(浅野喜造)

8. EBウイルス感染症

EBウイルスは主として唾液を介して感染する．乳幼児では不顕性感染もしくは非特異的な感染徴候に終わることが多いが，年長児，特に思春期では伝染性単核球症として発症する．以下に伝染性単核球症を中心にEBウイルス感染症の診断・治療について述べる．

A 診断

a. 症状

発熱，リンパ節腫脹，咽頭・扁桃炎，眼瞼浮腫，皮疹，肝脾腫などが認められる．扁桃炎は白苔を伴うことが多く特徴的とされる．

b. 検査所見

リンパ球を中心とした白血球・異型リンパ球（10%以上）の増加が認められることが多い．異型リンパ球はEBウイルス特異的な活性化T細胞の存在を示しているが，伝染性単核球症のみに認められる所見ではない．肝逸脱酵素の上昇がしばしば見られる．

診断は血清学的にEBウイルス初感染を示すことである．通常初感染では蛍光抗体法（FA）によるVCA IgG，EA-DR IgGが陽性で，EBNAが陰性である．VCA IgGは初診時すでに陽性で，経過中上昇することが多い．VCA IgM，EA-DR IgMは必ずしも陽性とはならないが，陽性の時は診断的意義が高い．欧米の教科書ではIgM抗体の検出が必須とされているが，本邦では必ずしも陽性とならないこと，とくに乳幼児では陰性のことが多いことに注意する．

c. 合併症

重症肝炎，間質性肺炎，脾破裂，心膜炎・心筋炎，中枢神経系合併症（髄膜炎・脳炎），血球貪食症候群などがある．EBVがT細胞に侵入し高サイトカイン血症が生じる血球貪食症候群では，早期診断・治療が迫られる．稀な疾患として，EBウイルス初感染後，発熱，リンパ節腫脹，肝脾腫が持続する慢性活動性EBウイルス感染症が知られている．NK細胞に侵入したものでは，蚊アレルギー，種痘様水疱症などの特徴的な徴候を示す．

血球貪食症候群・慢性活動性EBウイルス感染症では定量PCR法により，血中のウイルス量を経時的に測定することが，診断・治療効果の判定に役立つ．

B 治療

伝染性単核球症の治療は原則として対症療法である．発熱に対しては解熱鎮痛剤を，肝障害が著しいときには肝庇護剤を用いる．二次感染が疑われる時には抗生物質も必要となるが，皮疹を悪化させるペニシリン系のものは避ける．

重症の合併症（扁桃肥大による上気道閉塞，心および中枢神経系合併症）を伴う時はステロイドが適応となる．血球貪食症候群が生じたときには高サイトカイン血症に対する適切な治療を行う．本症に対して抗ウイルス薬の有効性は確かめられていないが，重症例についてはゾビラックス，アラセナAなどが考慮される．

（木村　宏）

9．エンテロウイルス感染症

エンテロウイルス属に分類されているウイルスは，ヒトに対して病原性を有し，主として腸管で増殖する．エンテロウイルス属は，5群（1.ポリオウイルス，2.コクサッキーウイルスA群，3.コクサッキーウイルスB群，4.エコーウイルス，5.エンテロウイルス）に分けられ，血清型により67種類が命名されている．

これらのウイルスによる感染症は，6月から10月にかけて多く，感染経路は，経口感染が最も多い．臨床像としては，基本的に不顕性感染が多いが，①ポリオおよびポリオ様麻痺，②無菌性髄膜炎・脳炎などの中枢神経系の疾患，③手足口病やヘルパンギーナなどの発疹性疾患，その他，流行性筋痛症，心筋・心膜炎，結膜炎などに大別される．便，咽頭ぬぐい液および髄液検体からのウイルス分離あるいは血清ペア抗体によりウイルス感染を診断する．

本項では，小児科領域で重要と思われる，ポリオおよびポリオ様麻痺，手足口病，ヘルパンギーナを取り上げる．

●── ポリオおよびポリオ様麻痺

ポリオ（急性灰白髄炎）は，ポリオウイルスによって脊髄の前角細胞が損傷を受けて発病する，弛緩性麻痺を呈する疾患である．経口ポリオワクチンの普及により，現在，国内での野生株ポリオウイルスによる麻痺は認められない．しかし，世界的には流行地が残っており，予防接種による集団防衛は依然として必要である．

A 診断

a．症状

潜伏期間は，7～21日間で，以下の病型が存在する．

1) 不顕性感染（95％）

2) 不全型（4～8％）：夏かぜ様症状を呈する．

3) 無菌性髄膜炎型（1～5％）：不全型の症状の出現後に髄膜炎様の症状を呈する．

4) 麻痺型（0.1～2％）：発熱が1～5日間続いた後，解熱とともに下肢または上肢の片側に弛緩性麻痺が出現する．深部腱反射は低下ないし消失し，四肢筋肉の拘縮などの後遺症を残す．呼吸筋の麻痺や脳神経症状を呈することがある．

ポリオ以外でのエンテロウイルス感染でもポリオ類似の弛緩性麻痺を呈することがあるが，臨床症状は一般に軽症で永続する麻痺を認めることはほとんどない．Guillain-Barré症候群とFisher症候群との鑑別診断が必要である．

b．検査

1) ウイルス分離：咽頭ぬぐい液，便，尿および髄液から分離可能であり，発症後14日以内の検体が望ましい．便が最も分離しやすく，髄液からは通常は分離されない．

2) 血清抗体価：ペア血清抗体価の有意な上昇により診断できる．

B 治療

a．治療

1) 特異的な治療法はなく，対症療法を行う．呼吸筋麻痺のため，人工呼吸管理を必要とする場合がある．患肢を良肢位に保ち，回復期にはリハビリテーションを行う．

2) 予防接種：経口生ワクチンを乳幼児期に2回接種する．副作用は，接種者の440万回に1回程度，接種をうけた人の周囲の人は580万回に1人程度の確率でポリオ様麻痺を生じるとされる．

b．予後

麻痺型では，麻痺は永続する．

●── 手足口病

A 診断

a．原因

コクサッキーウイルスA 16，エンテロウイルス71，コクサッキーウイルスA 10などによる．近年では，流行年により，コクサッキーウイルスA 16またはエンテロウイルス71のいずれかが多数を占める．感染経路は急性期の飛沫感染が中心．

b．症状

1) 口腔粘膜・四肢末端にあらわれる水疱性の発疹が主症状．発疹は，肘，膝あるいは臀部周辺に多数見られることもある．夏を中心に流行し，乳幼児に多く発症する．発疹初期に一部の症例で軽度の発熱をみる．水痘およびヘルパンギーナが鑑別診断としてあげられる．臨床症状により診断するが，原因ウイルスの特定が必要な場合には咽頭ぬぐい液，糞便からウイルスを分離同定するか，ペア血清抗体（HI法）の上昇を確認する．

2) 合併症：コクサッキーウイルスA 16による無菌性髄膜炎や脳炎などの中枢神経系合併症が知られている．しかし，近年，マレーシア，大阪，台湾などからの報告により，①手足口病の経過中には急死例があること，②肺水腫および脳幹脳炎などの中枢神経系合併症が見られること，③エンテロウイルス71がその原因の一部となっている可能性があること，が報告された．手足口病の症状の変化には注意が必要と思われる．

B 治療

a．治療は対症療法

基本的に予後良好で，数日間に自然治癒する．口腔病変のため，経口摂取が不良な場合には補液をする．

b．学校保健法による取扱いの概要

いわゆる夏かぜの範囲に入るポピュラーな軽症疾患と考えられ，急性期に3〜4日間程度は学校などを休んだ方がよいが，一律に登校停止などを行う必要はないものと考えられる．保育園などでは，おむつの取扱いなどに注意が必要．

●── ヘルパンギーナ

A 診断

a．原因

ポリオウイルスを除くエンテロウイルス

が原因となる．流行型はコクサッキーウイルスA群，散発型はコクサッキーウイルスB群，エコーウイルスなどが病原体となる．流行年毎に複数のウイルスが分離されている．

　b．症状

　1）口腔内粘膜に現れる水疱性発疹と発熱を特徴とする．口蓋弓前部，軟口蓋から口蓋垂にかけて水疱疹が散在する．水疱疹は間もなく浅い潰瘍を形成し，疼痛を伴う．夏を中心に流行し，乳幼児に多く発症する．臨床症状により診断するが，原因ウイルスの特定が必要な場合には咽頭ぬぐい液，糞便からウイルスを分離同定するか，ペア血清抗体（HI法）の上昇を確認する．単純ヘルペスによる口腔内病変，アフタ性口内炎との鑑別が必要．

　2）合併症；無菌性髄膜炎の合併に注意する．

B 治療

　a．治療は対症療法

　基本的に予後良好で，数日間に自然治癒する．口腔内病変のため，経口摂取が不良な場合には補液をする．

　b．学校保健法による取扱いの概要

　手足口病と同じ．

感染症情報センターのホームページで当該年のエンテロウイルスの流行状況などを詳しく知ることができる（http://idsc.nih.go.jp/index-j.html）．

参考文献

1) Morag A et al：Nelson Textbook of Pediatrics (16 ed), p. 956-964, W.B. Saunders Company, 2000.
2) 倉繁隆信ほか：領域別症候群，別冊日本臨床 25：111-114, 1999.
3) 岡部信彦：小児科 40：1342-1350, 1999.

（伊藤嘉規）

10．無菌性髄膜炎

無菌性髄膜炎とは，発熱，髄膜刺激症状，髄液の細胞増加を示すが病原細菌が検出されない病態の総称で，多くはウイルスによるものだが，時に化学物質，薬剤（ガンマグロブリンなど）や，川崎病でも同様な病態をとることがある．ここではウイルス性髄膜炎について述べる．

A 診断

　a．起因ウイルス（表10-1）

　夏風邪の原因であるエンテロウイルスと，ムンプスウイルスの頻度が高い．エンテロウイルスの中ではエコーウイルスの多くの型，コクサッキーBのほとんどの型，エンテロ71型が多い，毎年夏に流行するエンテロウイルスの感染情報が役に立つ．ムンプス髄膜炎はムンプスの予防接種後でも時には合併する．

　b．症状

　ウイルスの種類にかかわらず症状は同じで，年長児では発熱，頭痛，嘔吐が3大主

表10-1 無菌性髄膜炎の主な原因ウイルス

エンテロウイルス	エコー　3, 4, 6, 7, 9, 11, 18, 30
	コクサッキーA　2, 4, 7, 9, 10, 16
	コクサッキーB　1, 2, 3, 4, 5
	エンテロ　71
ムンプスウイルス	
まれなウイルス	単純ヘルペス，水痘帯状疱疹ウイルス
	EBウイルス　日本脳炎ウイルスなど

要症状であるが, 新生児では, 哺乳力低下, 発熱, 呻吟など, 乳児では発熱, 不機嫌だけのこともある. 髄膜脳炎では痙攣や意識障害を呈する. 診察所見としては乳児では, 大泉門膨隆, 年長児では項部硬直, Brudzinski 徴候, Kernig 徴候など髄膜刺激症状を認めることもあるが何ら所見がない場合も多い. エンテロウイルス感染に伴うものではウイルス特異的な発疹や手足口病を, ムンプスに伴うものでは耳下腺の腫脹をみる.

c. 診断

確定診断には腰椎穿刺を行い髄液所見を確認する. 髄液細胞数は通常 100/3〜3000/3/μl でリンパ球および単球が主体で, 蛋白量は正常から 100 mg/dl までの軽度上昇, 糖も正常範囲に保たれることが多い, しかしながら細菌性髄膜炎でも病初期の細胞数は無菌性髄膜炎と同程度のこともあり, 髄液所見からは正確な鑑別は難しい. 髄液培養から菌が検出されれば化膿性髄膜炎であるが, 抗生剤投与を受けている児では培養は陰性のこともあり無菌性髄膜炎と誤るので注意を要する. 血液検査上白血球数や CRP 値は正常から軽度上昇のことが多い. 髄液や便のウイルス分離やウイルス抗体価による原因診断も可能だが, 早期診断には有効でない.

d. 鑑別診断

最も鑑別すべき疾患は化膿性髄膜炎であるが, 病初期に症状および検査所見から両者を区別することは必ずしも容易でない. 特に結核性髄膜炎との鑑別が必要になるが BCG 歴および家族内の結核患者の有無は参考になる.

3 治療

対症療法が主体で, 入院し安静を保ち脱水の改善を目的に補液法をおこなう. 入院後脳炎症状が主体となる例もあり, 意識状態や痙攣には注意を要する. 化膿性髄膜炎との鑑別が困難な場合は, 確定診断まで化膿性髄膜炎治療量の抗生物質を使用する. 予後は脳炎を合併しない場合は良好である. 新生児無菌性髄膜炎の長期観察では, 脳の軽度萎縮, 発達の軽度の遅れがみられたとの報告もある.

(西川和夫)

11. インフルエンザ

インフルエンザは他の感冒性疾患に比べて全身症状が強いのが特徴で, 小児科領域では冬季の重要な入院の原因である. 近年は, A ソ連型と A 香港型, B 型が, 交互にまたは混合して毎年流行を引き起こしているが, 世界的大流行を起こす "新型" のウイルスが登場する可能性を常に考えておかなければならない.

A 診断

a. 症状

1) 通常 1〜3 日の潜伏期間の後, 突然の発熱で発症し, 悪寒戦慄, 頭痛, 倦怠感, 筋痛, 咳や鼻汁などの呼吸器症状, および下痢, 嘔吐, 腹痛などの消化器症状を伴う. 乳幼児や基礎疾患を有する者を中心に, 肺炎などの呼吸器系合併症や脳症などをはじめとする神経学的合併症がみられ, 臨床上重要である. テオフィリンの血中濃度の上昇には注意が必要である.

2) 肺炎: 細菌混合型肺炎および続発性細菌性肺炎が多く, ①インフルエンザ菌, ②肺炎球菌, ③ブランハメラが多い.

3) 脳症: 厚生労働省研究班の報告によれば, 1998〜99 年インフルエンザシーズン中に 217 例の当該例が報告され, このう

ち80％以上が5歳以下の乳幼児であった．予後は不良で58例の死亡が報告されている．

b．検査

ウイルス分離：咽頭ぬぐい液または鼻汁吸引液からのウイルス分離や血清抗体価の上昇によりウイルス感染の有無を証明できるが，早期診断はできない．迅速抗原検出キットにより，咽頭ぬぐい液または鼻汁吸引液からベッドサイドで診断できる．感度・特異度ともウイルス分離よりやや劣るとされるが，抗ウイルス薬の投与を考慮する場合には必要な検査と考えられる．A型のみを診断できるものや，A型，B型とともに，あるいは別々に診断できるキットが市販されている．

B 治療

対症療法が中心である．解熱剤としてアスピリン，メフェナム酸，ジクロフェナクナトリウムは原則禁忌である

a．抗ウイルス薬：塩酸アマンタジン（シンメトレル）はA型インフルエンザにのみ有効で，投与量は，1～9歳；5mg/kg/日（150mg/日まで），分2：10歳以上：1４mg/kg/日（200mg/日まで），分2で，投与期間は3～5日である．発病後48時間以内に投与すると症状が1日程度短縮される．不眠，嘔気，集中力低下などが数％程度認められる．健康小児では，予防内服はすべきではない．成人を対象に使用され始めたノイラミニダーゼ阻害薬は，A型，B型ともに有効であり，副作用が少なく，新型ウイルスにも効果が期待できる点が利点である．リレンザ（ザナミビル）は吸引剤であり，15歳以上を対象に用いられる．タミフル（オキセタノビル）は経口のノイラミニダーゼ阻害薬であり，37.5kgの小児・成人に対して1日2カプセル（75mg）を分2で投与する．近年，1歳以上を対象にドライシロップ製剤も開発され，4mg/kg/日，分2，5日間使用する．

b．抗生物質：細菌性の中耳炎，副鼻腔炎および肺炎などを予防・治療するために用いられる．

c．予防接種：日本では不活化ワクチンが使用されており，約70％の有効率がある．2000～01年シーズンから13歳以上には1回接種が可能となった．乳幼児には従来通り11～12月に2回接種をすることが必要である．

C 予後

健康小児では基本的に予後良好であるが，重症合併症や基礎疾患のある"ハイリスク"群では，生命に関わる．
感染症情報センター：http://idsc.nih.go jp/index-j.html や米国CDC：http://www.cdc.gov/ncidod/diseases/flu/fluvirus.htm で流行状況などを詳しく知ることができる．

参考文献

1) 菅谷憲夫：小児内科 32：249-253, 2000.
2) 清水英明ほか：感染症学雑誌 72：827-832, 1998.
3) Pickering LK et al：2000 Red book (25 ed), 351-359, American Academy of Pediatrics, 2000.

（伊藤嘉規）

12．HIV感染症

HIVウイルスに感染すると次第に免疫機能が障害され，後天性免疫不全症候群

(acquired immunodeficiency syndrome；AIDS) を発症する．HIV をめぐる診断，治療法の進歩は目覚ましく，抗HIV 薬の多剤併用療法の導入によりHIV 患者の予後は大きく改善したとの報告は記憶に新しい．しかし，現在，根治療法のめどはたっておらず，依然として人類に対する脅威であることに変わりはない．わが国は諸外国に比べて感染報告者数は少ないが，献血者における抗体陽性率などから，実際の感染者数は，もっと多いと考えられている．

さらに，注目すべきは，最近の HIV に対する関心の低下と，先進国の中で，HIV 感染者数が増加傾向を示している数少ない国の一つであるという事実である．わが国では，その規模の大小は不明であるが，今後，HIV の感染のピークが訪れると予想されている．現在，血液製剤による感染は予防されているので，小児の HIV 感染はほとんど母子感染によって起こると考えてよい．

A 診断

a．臨床像

潜伏期は感染後 2〜4 週間．発症後は，急性感染期，無症候期，AIDS（後天性免疫不全症候群）期と大きく 3 つに分けられる．

1) 急性感染期：発熱，リンパ腺腫大，咽頭炎，発疹および筋肉・関節痛の頻度が高い．通常，数週間の後に完全に回復する．周産期に HIV 感染した小児では，一般に成人よりも発症が早く，進行も速いとされ，乳幼児の感染者では，哺乳不良，体重増加不良，運動発達遅滞で発症することも多い．

2) 無症候期は，平均 10 年程度持続する．この間，血漿中のウイルス量がゆっくり増加し，一方，HIV の主な標的細胞である CD 4 陽性 T リンパ球は，ゆっくりと減少する．この時期の長さは個人差がある．

3) CD 4 陽性 T リンパ球数が，$200/\mu l$ 以下になると，細胞性免疫不全の状態が顕著となり，種々の日和見感染を併発しやすくなる．この状態が，AIDS である．無治療の場合，2 年程度で死亡に至る．

b．検査

1) 血漿中HIV-RNA検査 (RT-PCR)：急性 HIV 感染が疑われる場合に行う．初回検査が陽性の場合は速やかに第 2 回目の検査を行う．感染後 6 カ月経過すると，末梢血中の血中 HIV-RNA 量はほぼ一定となる．この量がその後の予後と関連があるとされる．

2) 抗体検査：感染後 3〜12 週間すると検出できるようになる．経過を見ながら，感染の確認のために必ず施行する．

HIV 感染した母親から生まれた新生児は，①生後 48 時間以内，②生後 1〜2 カ月目，③生後 3〜6 カ月目に RT-PCR（またはPCRまたは培養）を実施する．臍帯血は検査に用いない．ウイルス学的検査が陽性の場合には確認のための検査を速やかに行う．生後 2 週間で，感染児の 93％が診断可能である．これらがともに陰性の場合，母子感染はかなり否定的である．①生後 18 カ月目に抗 HIV 抗体が陰性，②感染兆候がない，③ウイルス学的 HIV 検査が陰性，をもって児の HIV 感染を否定できる．

B 治療

a．治療（基本戦略）

1) 現在は，早い時期から強く HIV の増殖を抑制することがより有効な手段と考えられるようになった．治療に用いられて

いる逆転写酵素阻害薬やHIVプロテアーゼ阻害薬は，HIVの増殖サイクルを阻害する薬剤である．これらのうち，逆転写酵素阻害薬2剤とプロテアーゼ阻害薬を組み合わせた併用療法は，多剤併用療法（HAART）と呼ばれ，初回治療として最も推奨されている治療法である．

HIV感染小児に対する治療開始時期の指標は，①臨床症状の出現，②CD4陽性Tリンパ球の絶対数および総リンパ球に対する比の低下，③年齢が12カ月未満である．④年齢が1歳以上で，免疫能が正常，無症候の小児の場合は①，直ちに治療を開始するか，もしくは，上記の①②が出現あるいは血中HIV-RNA量が多い場合に治療を開始するかを選択，となっている．

抗HIV治療の原則は小児，成人に共通である．しかし，剤型や味などにより小児に投与できる薬剤は数が限られる．とくに，HAARTはコンプライアンスが悪ければ，耐性ウイルスを確実に生むため，服薬指導と監視が肝要となる．実際に，小児に投与する場合には，厚生省エイズ治療薬研究班（連絡先；東京医科大学臨床病理学教室，http://www.iijnet.or.jp/aidsdrug-mhw/）から分与を受ける必要がある．

2）治療の効果判定は，HIV-RNA量とCD4陽性リンパ球数や百分率を指標とする．乳児では，特有の傾向があり，2歳未満では5倍，2歳以上では3倍以上の変化を臨床的に有意と考える．

3）抗レトロウイルス療法は，①病勢が進行する場合，②服用遵守が不良の場合，③新療法の出現の場合，などに変更が必要である．非定型抗酸菌症，結核，サイトメガロウイルス網膜炎などを併発した患者では，抗HIV治療開始後にそれらの症状が悪化することがあり，そちらの治療を優先する場合もある．

b．治療（母子感染）

HIVに感染した母親から生まれたすべての子どもは，生後4～6週でカリニ肺炎の予防（バクタ顆粒）を開始する．HIV感染が否定されるまでは継続する．

c．予後

HAARTにより，血中HIV-RNA量が検出限界以下になることが報告されているが，生涯にわたり発症を抑制することは期待できない．根治療法および実用化ワクチンのめどはたっていない．

d．母子感染予防

小児の感染者を減じるには母子感染予防が最も重要である．基本戦略は，①妊婦へのジドブジン投与（妊娠14週以降に開始），②選択的帝王切開，③出生時における児の洗浄，④母乳遮断，⑤児へのジドブジン投与（出産後8～12時間までに経口投与を開始し，6週間投与）である．これらにより，感染率は2％程度に抑えられる．ただ，現在，妊婦に対してのHAARTが評価されており，プロトコールは早晩変更される可能性が高い．

e．針刺し予防ガイドライン

HIV陽性血液の付着した針を誤って刺した場合の感染率は0.3％程度と考えられる．針刺し事故後の有効な予防のためには，第1回目の抗HIV薬の服用が最も大事で，少なくとも，1～2時間以内にレトロビル，エピビル，クリキシバンの3剤を服用する．服用期間は1カ月間である．このためには，施設であらかじめ対策がとられていなければならず，またその内容を各人が確認しなければならない．

HIVに対する治療戦略は，新しい知見が得られた場合に速やかに更新されるため，米国HIV/AIDS治療情報サービスhttp://www.hivatis.org/などで新しい情

参考文献

1) 岩本愛吉ほか：平成10年度抗HIV治療ガイドライン．
2) 髙山直秀：小児科診療　73：1037-1043, 2000．
3) 井村総一：小児科　41：1537-1543, 2000．

(伊藤嘉規)

13. 化膿性髄膜炎・敗血症

● 化膿性髄膜炎

1990年代になり，インフルエンザ菌と肺炎球菌による症例が増加，とくに耐性菌の増加が著しい．前者では60％がアンピシリン耐性菌で，その中に β-ラクタマーゼ非産生アンピシリン低感受性（BLNAR）の存在が確認されている．後者では50％がペニシリン耐性肺炎球菌（PRSP）．PRSPは感性株に比し死亡率が高く，今後の治療上の問題になっている．

A 診断

本症の治療開始は一刻を争うため，疑ったら迷わず髄液検査を行う．

a．症状

重症感，高熱，意識障害，痙攣，項部硬直，大泉門膨隆，哺乳力低下，呼吸障害等．ただし新生児や幼若乳児では本症特有の症状に乏しく，平熱，低体温のこともある．元気がない等少しでもおかしいと感じたら，本症を疑って腰椎穿刺を行う．

b．髄液検査

1) 一般：通常多核球優位の細胞数増多，蛋白増加，糖減少（同時に測定した血糖値と比較）．新生児や病初期には必ずしも異常所見を示さない．

2) 髄液沈渣のグラム染色：初期治療の薬剤選択の参考になる．グラム陽性で連鎖球菌はA群，B群溶連菌，腸球菌．双球菌は肺炎球菌．房状二連単在球菌はブドウ球菌．桿菌はリステリア菌．グラム陰性で双球菌は髄膜炎菌．長短不同の小桿菌はインフルエンザ菌．大型桿菌は大腸菌，その他の腸内細菌を考える．

3) 抗原迅速診断：ラテックス凝集反応．判定は20分ほどで可能，先行化学療法がなされており，培養陰性あるいはグラム染色不能な検体からも検出可能である．対象菌種は肺炎球菌，B群溶連菌，インフルエンザ菌type b，髄膜炎菌A，B，C群．K1抗原陽性大腸菌．

4) 培養：詳細な同定と感受性検査を行うのに必要である．

c．血液検査

血算，電解質（SIADHに注意），CRP，血糖値，同時に血液培養を行う．

d．その他

鼻咽腔，尿，感染巣等の培養を行う．

B 治療

グラム染色や迅速抗原検査を参考に抗菌薬を選択するが，きわめて重篤かこれらの検査ができない時は髄液採取後結果を待たずに原因菌を推定し抗菌薬を選択する．薬剤の髄液濃度は原因菌に対する最小殺菌濃度（MBC）の10倍以上必要である．

a．主要原因菌

新生児，1～3カ月はB群溶連菌と大腸菌（リステリア菌も考慮）．3～6カ月はこれらにインフルエンザ菌と肺炎球菌が加わり，6カ月以上はこの2菌種が主体．6歳以上では髄膜炎菌も考慮する．髄液シャント感染による時は表皮ブドウ球菌，

表13-1 小児敗血症の原因菌および菌判明前の選択薬

I. 感染病巣不明の場合の主要原因菌		選択薬（代表的な薬剤）
新生児	大腸菌，黄色ブドウ球菌*，B群溶連菌（その他リステリア菌）	
	・早発型：72時間以内の発症，胎内・産道感染が主，B群溶連菌が多い	CTX＋ABPC
	・遅発型：72時間以内の発症，生育環境由来の菌が多い，表皮ブドウ球菌，黄色ブドウ球菌，エンテロバクター，緑膿菌，腸球菌	CTX＋AMK 早期新生児以外ではCTXのかわりにCTRXも可
1～3カ月	大腸菌，黄色ブドウ球菌*，B群溶連菌（その他リステリア菌）	新生児期と同様
3～6カ月	黄色ブドウ球菌*，大腸菌，肺炎球菌，インフルエンザ菌	CTX, CTRX, PAPM/BP（PRSPの可能性大の時）
6カ月～6歳	インフルエンザ菌，肺炎球菌，黄色ブドウ球菌*	
6歳以上	黄色ブドウ球菌*，緑膿菌，クレブシエラ，サルモネラ等のグラム陰性桿菌，真菌（白血病等のCompromised hostの発症例が多い）	CAZ＋AMK（GM），カルバペネム系薬
II. 感染病巣からの二次的敗血症の主要原因菌		
髄膜炎	新生児：大腸菌，B群溶連菌，リステリア菌	CTX＋ABPC（新生児），CTRX＋ABPC
	年長児：インフルエンザ菌，肺炎球菌，髄膜炎菌	PAPM/BP＋CTX, PAPM/BP＋CTRX**
肺炎膿胸	肺炎球菌，黄色ブドウ球菌*，インフルエンザ菌	CTM, CTX, CTRX, カルバペネム系薬
骨髄炎	黄色ブドウ球菌*，インフルエンザ菌，溶連菌，肺炎球菌	カルバペネム系薬
尿路感染症	大腸菌，クレブシエラ，プロテウス等グラム陰性桿菌	CTX
心内膜炎	緑連菌，腸球菌，黄色ブドウ球菌*，表皮ブドウ球菌	ABPC＋VCM, カルバペネム系薬
血管カテーテル感染	黄色ブドウ球菌*，表皮ブドウ球菌，アシネトバクター，セラチア，緑膿菌	CAZ＋AMP, カルバペネム系薬 VCM＋AMK ABK＋SBT/ABPC ｝MRSAの可能性大の時
尿管カテーテル感染	緑膿菌，大腸菌，セラチア等	CTX, CAZ

注：＊全年齢で黄色ブドウ球菌が多い．新生児では院内感染，5歳までは肺炎，皮膚軟部組織感染症に伴う敗血症．5歳以上はCompromised hostでの起炎菌として重要．MRSAの多い施設での院内発症例では，新生児はVCM＋AMK，それ以後ではVCM＋カルバペネム系薬，ABK＋SBT/ABPCを使用する．
＊＊PRSPを考慮し，PAPM/BP＋CTX，あるいはPAPM/BP＋CTRXで開始．

黄色ブドウ球菌，脳外科手術後では緑膿菌，表皮ブドウ球菌を考慮する．

b．菌判明前の選択薬（表13-1）

これまではCTX（セフォタキシム）とABPC（アンピシリン：リステリア菌に対応）の併用，あるいはCTRX（セフトリアキソン：早期新生児は除く）とABPCの併用が中心であったが，PRSPに対応不十分なため新生児以降ではPAPM/BP（パニペネム/ベタミプロン：髄膜炎のインフルエンザ菌には不十分）とCTRXの併用あるいはPAPM/BPとCTXの併用で開始する．髄液シャント例ではMRSAを考慮，VCMを併用する．脳外科手術後にはCAZとアミノ配糖体で開始する．

c．菌判明後の選択薬

投与量，投与方法については敗血症の項参照．可能ならワン・ショット静注で行

表13-2 小児敗血症，髄膜炎における菌判明後の選択薬（代表的薬剤）

		第一選択薬	第二選択薬	髄膜炎での選択薬
黄色ブドウ球菌 表皮ブドウ球菌	ペニシリン感性 ペニシリン耐性 MRSA	PCG, ABPC MCIPC, CEZ VCM (+カルバペネム系) カルバペネム系 (+FOM)[1)] ABK (+SBT/ABPC)	FOMX, カルバペネム系 CTM+カルバペネム系 FMOX+FOM[1)] TEIC, REP	PAPM/BP (+FOM, AMK) VCM (+PAPM/BP)
化膿レンサ球菌, B群溶連菌		PCG, ABPC	CTX, CTRX	ABPC, CTX, CTRX
緑連菌		PCG, ABPC	VCM, カルバペネム系	
肺炎球菌	ペニシリン感性 ペニシリン耐性	PCG, ABPC CTX, カルバペネム系	VCM	PAPM/BP[2)]
腸球菌		ABPC	カルバペネム系, VCM	VCM
リステリア菌[3)]		ABPC	カルバペネム系	ABPC
髄膜炎菌		PCG, ABPC		ABPC
インフルエンザ菌	ペニシリン感性 ペニシリン耐性	ABPC CTX, CTRX	カルバペネム系	CTX, CTRX[4)]
大腸菌, クレブシェラ属		CTX	カルバペネム系	CTX, CTRX, PAPM/BP
インドール陽性プロテウス, エンテロバクター, セラチア シトロバクター		CTX, AZT, CAZ	AZT+AMK (GM) CAZ+AMK (GM) カルバペネム系	CTX, CTRX, PAPM/BP
緑膿菌		CAZ (+TOB)	PIPC+AMK (GM) AZT+AMK (GM) カルバペネム系	CAZ+AMK PIPC+AMK PAPM/BP
サルモネラ菌		ABPC, FOM	ST, CP	

注：1) FOM は1時間の先行使用．
2) PRSP を考え PAPM/BP で開始．感受性試験で MIC 0.1 μg 以上ならそのまま続行．
MIC 測定不能なら Oxacillin 1 μg/ml のディスクで，阻止円径が19 mm 以上なら ABPC に変更可能．
3) セフェム系薬は無効．
4) BLNAR(β-lactamase 非産生ペニシリン耐性インスルエンザ菌)に対しては，今のところ最も有効．
PCG：ペニシリンG（ペニシリンG），ABPC：アンピシリン（ビクシリン），MCIPC：クロキサシリン（メトシリンS），PIPC：ピペラシリン（ペントシリン），CEZ：セファゾリン（セファメジン），CTM：セフォテアム（パンスポリン），FMOX：フルモキセフ（フルマリン），CTX：セフォタキシム（セフォタックス），CTRX：セフトリアキソン（ロセフィン），CAZ：セフタジジム（モダシン），AZT：アズトレオナム（アザクタム），PAPM/BP：パニペネム/ベタミプロン（カルベニン），AMK：アミカシン（硫酸アミカシン），GM：ゲンタマイシン（ゲンタシン），TOB：トブラマイシン（トブラシン），ABK：アルベカシン（ハベカシン），RFT：リファンピシン（リマクタン），VCM：バンコマイシン（塩酸バンコマイシン），CP：クロラムフェニコール（クロロマイセチン），OFLX：オフロキサシン（タリビット），TEIC：テイコプラニン（タゴシッド），ST：スルファメトキサゾール・トリメトプリム（バクタ），SBT/ABPC：スルバクタム/アンピシリン（ユナシンS）．

う．投与量の上限を投与する．

d．補助療法

1) 輸液量は SIADH，脳浮腫予防のため通常の7〜8割とする．

2) デキサメサゾンの投与（0.15 mg/kg×4/日，4日間）．リバウンドによる発熱がある．

3) 抗痙攣薬の投与．

4) γ-グロブリンの投与．

5) 頭蓋内圧亢進に対する治療．

6) 酸素投与，過換気．

7) DIC，細菌性ショックに対する治療

表13-3 主な注射剤の投与量，投与回数，投与方法

薬剤		1回投与量 (mg/kg)	投与方法	1日投与回数			
				0〜3日	4〜7日	8日以後	乳幼児以後
Penicillin G	(PCG) ペニシリンG	2.5〜5万U (7.5〜10万U)	静注	2	3	4	4〜6
Cloxiacillin	(MCIPC) メトシリンS	25〜30	静注	2	2	3	4
Ampicillin	(ABPC) ビクシリン	25〜30 (50〜75)	静注	2	3	4	4
Piperacillin	(PIPC) ペントシリン	50〜75 (75〜100)	静注	2	3	4	4
Cefazollin	(CEZ) セファメジン	20〜40	静注	2	2	3	3〜5
Cefotiam	(CTM) パンスポリン	20〜40	静注	2	3	4	4
Cefmetazole	(CMZ) セフメタゾン	20〜40	静注	3	3	3	3〜4
Cefotaxime	(CTX) セフォタックス	20〜40 (50)	静注	2	3	4	4
Ceftoriaxone	(CTRX) ロセフィン	20〜40 (50)	静注	1	1〜2	1〜3	1〜4
Ceftazidime	(CAZ)* モダシン	20〜40 (50)	静注	2	3	4	4
Aztreonam	(AZT)* アザクタム	20〜40	静注	2	3	4	4
Latamoxef	(LMOX) シオマリン	20〜40	静注	2	2〜3	3〜4	3〜4
Flomoxef	(FMOX)* フルマリン	20〜40	静注	2	3	4	4
Imipenem/Cilastatin	(IPM/CS) チエナム	10〜20	点滴 静注	2	3	4	4
Panipenem/Betamiprom	(PAPM/BP) カルベニン	10〜20 (30〜40)	点滴 静注	2	3	4	4
Gentamicin	(GM) ゲンタシン	2.5 (2.5)	点滴 静注	2	3	4	4
Amikacin	(AMK)* アミカシン	6 (7.5)	点滴 静注	1〜2	2	2〜3	2〜3
Tobramycin	(TOB) トブラシン	2〜3	点滴 静注	2	2	3	3
Arbekacin	(ABK) ハベカシン	2〜3	点滴 静注	2	2	2	2
Vancomycin	(VCM)* バンコマイシン	10〜15 (15)	点滴 静注	2	3	4	4
Chloramphenicol	(CP) クロロマイセチン	15〜25 (25)	静注	1	1	2	3〜4
Fosfomycin	(FOM) ホスミシン	25〜50	静注	—	—	—	3〜4

注：＊新生児，未熟児に対する用法・用量の記載のある抗菌剤．
　（　）内は髄膜炎の場合の投与量．

を行う．

e．経過の観察と抗菌薬の中止時期

菌消失まで連日間髄液検査を実施する．例外を除いて24時間以内に菌は消失する．72時間経過しても消失しないときは抗菌薬を変更する．治療中止は CRP 陰性，解熱を目安とする（約10〜21日）．治療開始10〜14日目の発熱は薬剤熱の可能性がある．硬膜下膿瘍の合併に留意する．治療中止に先立つ減量や経口薬への変更は無意味である．

● ── 敗血症

感染ルートは，①中耳炎，肺炎，腎盂炎などの感染巣，②カテーテル，シャント挿入部，③抜歯などの外科的処置，④感染防御能低下症例での上気道，腸管粘膜の常在菌叢の破綻．わが国では原因菌にブドウ球菌が多いが，先行治療されている新生児や日和見感染患者は腸内細菌，MRSA が多い．

A 診断

a．症状

年長児では悪寒戦慄，高熱．新生児では何となく元気がない，哺乳力低下，不定の発熱あるいは低体温も，無呼吸など．

b．検査

1) 血液培養：大腿動静脈が肘動静脈より検出率が高い．α連鎖球菌など増殖しにくい菌は動脈血で行う．複数回の実施で検出率が上がる．夜間等検体提出不能な時は37℃で保温する．

2) 補助診断：血算，CRP，ラテックス凝集反応，鼻咽腔，尿，便，髄液，膿などの培養（新生児では定期的な監視培養が役立つ）を行う．

B 治療

a．主要原因菌および菌判明前の選択薬（表13-1）
b．菌判明後の選択（表13-2）
c．投与量，投与方法（表13-3）
d．補助療法

γ-グロブリン投与，DIC の治療，血漿交換，交換輸血，G-CSF の投与を行う．

参考文献

1) 砂川慶介，生方公子：化膿性髄膜炎・全国サーベイランス，速報 No.1.
2) 春田恒和：髄膜炎．抗微生物薬の使い方．小児科診療 11：359-364, 2000.
3) 目黒英典：化膿性髄膜炎；特集小児科感染症と化学療法．化学療法の領域．p. 8-5, 1992.
4) 岩井直一：患者管理の実際；細菌感染症に対する抗菌薬の使い方．小児看護 p. 22-2, 2000.
5) 佐藤吉壮：敗血症（新生児を含む）；特集小児の感染症 II．小児科診療 52：p. 757-762, 1999.
6) 市橋信雄：小児敗血症，とくに初期抗生剤治療法．細菌感染症の化学療法と補助療法．小児科 p. 33-19, 1992.

（中村はるひ）

14．黄色ブドウ球菌感染症

黄色ブドウ球菌は常在細菌であり，表皮や粘膜から侵入し，あらゆる臓器の感染症を起こす．その薬剤耐性株であるメチシリン耐性黄色ブドウ球菌（MRSA）は院内感染症，菌交代症の起因菌となりやすい特徴もあるが，最近では市中感染症の原因としても増加しつつあることが警鐘されている．

A 診断

a．主な病態

1) 何らかの損傷のある皮膚や粘膜に局所の化膿性炎症を起こす．
→ 皮膚・軟部組織の炎症，創傷感染など．

2) 表在から深部に侵入し，感染症を起こす．とくに人工呼吸器使用時は危険性が高い．
→ 肺炎，膿胸など．

3) 血液中に侵入して菌血症を起こし，二次性の転移病巣を形成する（最近の研究では血管内皮細胞がブドウ球菌の温床となっていることが難治性の一因と考えられている）．とくに血管内留置カテーテル使用時や人工関節，人工弁等の装着時は危険性が高い．
→ 骨髄炎，関節炎，髄膜炎，感染性心内膜炎など．

4) 菌体外毒素による多彩な症状を起こす．
→ エンテロトキシンによる食中毒や腸炎．
→ TSST-1 (toxic shock syndrome toxin-1) によるTSSや新生児TSS様発疹症（NTED）．
→ 剥脱性毒素によるブドウ球菌性熱傷様皮膚症候群（SSSS）．

b．検出方法

1) 通常の細菌分離培養・同定検査により，黄色ブドウ球菌を検出する．感受性試験等により，MRSAと判定する．
→ 欠かすことのできない確定的な診断方法であるが，2日以上を要する．

2) PCR法による第二世代のMRSA遺伝子同定キット（ジーンカラー—mecA・spa；ロッシュ・ダイアグノスティック）を用いてMRSAを判定する．
→ 4～5時間で判明するが，必ず培養検査は併用する．施行可能な検査室は限られる．

B 治療

a．原則

1) 検出された黄色ブドウ球菌（MRSA）が起因菌か保菌かを判断し，前者のみを治療対象とする．

2) 早期に診断し，感受性のある抗菌薬を適切に投与することが肝要である．

3) 可能であればカテーテル等の異物の抜去，ドレナージを積極的に行う．

b．治療薬（とくにMRSAに対する）

1) MRSA感染に承認されている治療薬を表14-1に示す．

2) ST合剤（バクタ，バクトラミン），ニューキノロン剤（バクシダール，タリビッド）は経口剤だけであり，軽症で感受性のある場合に限られる．

3) ミノサイクリン（ミノマイシン）は小児では使用が制限されており，他の選択肢がない場合と考える．

4) リファンピシン（リマクタン）は感受性がある場合があるが，結核以外の感染症に対しては認められない．

5) イミペネム/シラスタチン（チエナム）とβ-ラクタム剤，ホスホマイシン（ホスミシン-S）とβ-ラクタム剤，アミノ配糖体剤とβ-ラクタム剤などの併用療法の有用性が議論されていたが，耐性株が残る可能性があり，その使用は慎むべきである．

6) 腸炎にはVCMの経口剤を用いる．

c．治療の実際

感染症に対してはβ-ラクタム剤を第一選択とすることが多く，通常の黄色ブドウ球菌には効果が期待できる．仮にMRSAが疑われても，VCMなどはMRSAが同定できるまでは使用を控え，むしろ早期診

表 14 - 1 MRSA 感染に承認されている薬剤

薬品名	投与量・投与方法	備考
バンコマイシン VCM	1 回 10 mg/kg を 1 日 4 回 60 分以上かけて点滴静注	副作用は腎障害,聴覚障害,血管炎,red-man syndrome 目標血中濃度はピーク値が 20〜40 μg/ml,トラフ値が 10 μm/ml 未満に グラム陰性菌には無効 中等度耐性株が報告された
テイコプラニン TEIC (タゴシット)	成人には初日 400 or 800 mg を 2 回に分け,以後 1 日 1 回 200 or 400 mg を 30 分以上かけて点滴静注	グリコペプチド系薬であり,VCM と同様な副作用は少ないが,血小板減少の報告がある. 目標血中濃度はピーク値が 40 μg/ml 以上,トラフ値は 5〜10 μg/ml(重症であれば 20 μg/ml 以上に) グラム陰性菌には無効
アルベカシン ABK (ハベカシン)	1 回 2〜3 mg/kg を 1 日 2 回 30 分かけて点滴静注	副作用は腎障害,聴覚障害 目標血中濃度はピーク値が 12 μg/ml 未満,トラフ値が 10 μg/ml 未満に 耐性株あり

断に努める(上記の遺伝子診断を用いるなど).ただし,1997 年の米国感染症学会ガイドラインによれば,好中球減少時の発熱で表14-2 に示す限定された症例に VCM を投与することを勧めている.

MRSA が判明した時点で,承認されている上記 3 剤から選択するが,小児では VCM か ABK の中から感受性を考慮して選択する(欧米では VCM が第一選択).VCM および ABK の殺菌力や副作用は濃度依存性である場合があり,長期使用例や腎機能障害患者には血中濃度をモニタリングし,投与量を調整することが望ましい.

d.保菌者対策

MRSA の鼻腔保菌者(易感染患者,易感染患者から隔離困難な入院患者,易感染患者に接する医療従事者)に対してはムピロシン(バクトロバン)を 1 日 3 回鼻腔内に 3 日間程度投与することが有用である.耐性菌が出現しやすいため,漫然と長期に投与せず,鼻腔などの皮膚以外に使用してはならない.

(大城 誠)

表 14 - 2 好中球減少時の発熱で empirical に VCM を投与すべき症例

・血管カテーテル感染が疑われる
・化学療法による皮膚粘膜の損傷が考えられる
・ニューキノロンによる予防投薬を受けていた
・MRSA やペニシリン耐性肺炎球菌(PRSP)の保菌が認められていた
・血液培養の途中経過で「グラム陽性球菌陽性」と報告された

15. A 群溶血性連鎖球菌感染症

A 群溶血性連鎖球菌(group A streptococcus;GAS)は,小児科領域における細菌感染症の原因として最も一般的かつ重要なもののひとつである.感染症新法においては,4 類感染病に位置し,小児科定点における届け出が義務づけられている.GAS の主な感染部位は上気道と皮膚である.GAS による咽頭扁桃炎は日常診療において遭遇する機会は多く,迅速な診断と適切な抗生物質の投与によりほとんどが管

理可能である．しかし一方で，壊死性筋膜炎・筋炎などの重症の軟部組織侵襲性感染症，敗血症，streptococcal toxic shock-like syndromeと呼ばれる重症全身感染症など，激烈な症候も起こしうる．また，軽微な前駆感染であっても，リウマチ熱や急性糸球体腎炎などの重篤な続発症状を起こすことがある．

感染経路は主に感染者・保菌者よりの上気道よりの飛沫感染であるが，皮膚感染巣からの直接播種や，汚染された食料・飲料の経口摂取により上気道に感染することもある．発症年齢のピークは幼児から学童低学年，好発時期は冬〜春季である．上気道炎の潜伏期間は2〜5日，皮膚化膿症は健常皮膚への接種後7〜10日にて発症する．

A 診断

a．臨床像

最も多い臨床像は咽頭炎・扁桃炎である．自覚症状としては発熱，咽頭痛，咳嗽，鼻汁などの感冒様症状のみならず，全身倦怠感，腹痛，嘔気・嘔吐，頭痛などの非特異的症状の訴えも多い．典型例では，咽頭・扁桃の充血様発赤・扁桃への白苔付着（軽度なことが多い），扁桃腫脹，苺舌など，口腔内所見は特徴的である．外表所見として，ざらざらした紙ヤスリ状の皮膚や発赤疹（いわゆる猩紅熱），口囲蒼白などにも遭遇する．皮膚化膿症として最も多いのは膿痂疹である．しかしさらに深部の感染もあり得る（蜂窩織炎，筋膜炎）．とくに水痘に合併したGAS皮膚化膿症は重症化する．また，肛門周囲炎や膣炎を引き起こすこともある．適切な初期治療が行われなかった場合，副鼻腔炎，急性中耳炎，頸部リンパ節炎，後咽頭・扁桃周囲膿瘍，肺炎などの化膿性合併症が起こり得る．血行性に全身散布された場合は，敗血症，骨髄炎，化膿性関節炎などもあり得る．非化膿性の後遺症として，糸球体腎炎（他項参照），リウマチ熱がある．

b．検査

- 細菌培養
- 市販キットによる迅速抗原検出

いずれの検査も上気道よりの検体採取時は咽頭後壁，扁桃粘膜をしっかりと擦過する．検出感度は培養の方が優れているが，診断確定までempiricに抗生物質を投与する必要がある．迅速キットは通常20分くらいで結果が得られるが，偽陰性のこともままあり注意が必要．症状や流行状況から強く疑われる場合にはGAS感染症としての治療，経過観察をするべきである．

- 血清抗体価の測定：ASO，ASK．
- 糸球体腎炎早期発見のため，発症後2〜4週目での検尿．

B 治療

第一選択はペニシリン（PC）系（サワシリン，パセトシン40 mg/kg日 分3〜4）．現在までPC耐性のGASの報告はない．セファロスポリン（セフェム）系も同等の効果がある（セフゾン10 mg/kg/日 分3）．PCに対する薬剤アレルギーの既往のある者に対してはマクロライド系を選択（エリスロシン50 mg/kg/日 分3）．最低10日間が必要．セフェム系は5日間でもよいとの米国からの報告もある．後発合併症の発生率を下げるためにも，十分な服薬指導が大切である．抗生物質投与開始から24時間以内は集団生活から隔離する．24時間以降は服薬がしっかりでき，症状が消失していれば登園，登校は許可される．抗生物質投与後は速やかに臨床症状が消失することがほとんどである．重症例や服薬困難例に対しては経静脈的抗生物質投与（PC系，セフェム系）を

考慮．深部軟部組織感染，重症全身感染症が疑われる場合には一刻の猶予もなく対応する必要があり，抗生物質投与以外にも強力な併用療法も要する．

C 予防

予防に関しては一定の見解はないが，例えば家族内でGAS感染症が発生した場合，地域内で流行していない限りは無症状の兄弟などに対してのGAS検出検査は必ずしも必要ではない．また，無症候に咽頭にキャリアしている児の後発合併症発生率，他者への伝播のリスクは非常に低いと言われる．重症GAS感染症患者では家族などの濃厚接触者に対しては，予防を考慮する．

D リウマチ熱について

心炎，多関節炎，舞踏病，皮下結節など多彩な症状を特徴とし（Jonesの診断基準参照）[2]，心炎に起因する心臓弁膜症が大きな予後左右因子となる．最近では国内での発生はほとんど報告がないが，1990年代，米国の複数の地域で流行したこともあり今後も注意が必要である．

参考文献

1) James K : Todd. Group A streptococcus. In : Richard E. Behrman, Robert M. Kliegman and Hal B. Jenson ed; Nelson textbook of pediatrics. 16 th ed. p. 802-810, B. Saunders Company, 2000.
2) Robert R Tanz : Convenient schedules and short course treatment of acute streptococcul pharyngitis. Pediatr Infect Dis J 19 : 569-570 2000.

（田中直子）

16. 百日咳

百日咳は，グラム陰性小桿菌である百日咳菌（Bordetella pertussis），パラ百日咳菌（B.parapertussis）による急性呼吸器感染症である．菌が産生するさまざまな毒素（百日咳毒素；pertussis toxin；PT，線維状赤血球凝集素；filamentous hemaglutinin；FHAなど）が複合的に原因となって症状が引き起こされる．

感染症新法第4類感染症であり，小児科定点把握が義務づけられている．感染経路は発症者からの気道分泌物の飛沫，接触による．潜伏期間は6日から20日，通常は7〜10日．主な発症者は三種混合ワクチン接種前の乳児および接種もれ者である．ワクチンや自然罹患後も終生免疫は得られないため思春期以降の感染・発症もある．罹患者をみた場合は感染源となっている年長者が周囲にいないか注意が必要である．

A 診断

a．臨床像

①通常の感冒と区別のつかないカタル期，②特有の咳発作を示す痙咳期，③回復期，の三つの病期に分類される．いずれも2週間前後の経過をとる．痙咳期には，発作性・連続性の咳と，急激に吸気に移行するために生ずる笛声音（whooping）を反復（レプリーゼ）する．夜間に発作が著明になることが多い．通常は胸部聴診上異常を認めず，咳がないときには無症状なことが多い．母体からの移行抗体が有効でないため，新生児，乳児期早期にも罹患重症化し，咳を呈さずに無呼吸・チアノーゼ・痙攣など非定型的な症状を突然示すことがあり注意が必要．2次感染，脳症など重篤な合併症も併発しやすい．

b．検査

1) 細菌分離：軟らかく細いスワブで鼻咽頭分泌物を採取するか，咳発作の時にディッシュ培地を直接口の前でかざし飛沫を直接塗布する．特殊な培地・技術を要するので普段から細菌検査室と連絡を取り，準備しておく．

2) 血清抗体価：①東浜株と山口株に対する凝集抗体価．東浜株はワクチン原料株であり，自然罹患後は山口株に対する抗体価がより上昇する傾向がある，②抗PT，抗FHA抗体価（EIA）．コマーシャルラボに依頼が可能である．

3) 血液検査：白血球・リンパ球増多（70％以上，数万以上$/\mu l$に及ぶこともあり）．合併感染のない限りCRP上昇，血沈亢進はない．

B 治療

乳児期早期や基礎疾患のある児はほとんどの場合入院加療，厳重な経過観察が必要である．

a．抗生物質

早期の抗生剤投与により症状軽減，罹病期間短縮が期待できる．最も評価が定まっているのはエリスロマイシン（エリスロシン）40〜50 mg/kg，2週間経口投与である．クラリスロマイシン（クラリス，クラリシッド 10 mg/kg，1〜2週間），アジスロマイシン（ジスロマック 10 mg/kg，3日間）なども有効との報告があり．適切な抗生物質投与がされた場合は投与開始より5日間，されなかった場合は特有の咳を呈し始めてから3週間は感染力があり，患者の隔離が必要である．

b．ガンマグロブリン製剤

抗PT抗体を高力価に含む場合には中和作用が期待できる．

C 予防

a．予防接種

予防接種の項参照．

b．罹患児との接触者に対する発症予防

年齢，予防接種歴，症状に関わらず家族，保育施設などで密に接触した人に対しては治療に準じた抗生物質を投与する．

参考文献

1) American Academy of Pediatrics. Pertussis：In：Pickering LK, ed. 2000 Red book：Report of the Committee on Infectious Diseases. 25 th ed. p. 435-448. Elk Grove Village, IL, American Academy of Pediatrics, 2000.

2) Sarah S Long：Pertussis (Bordetella pertussis and B. parapertussis). In：Richard E. Behrman, Robert M. Kliegman and Hal B. Jenson ed. Nelson textbook of pediatrics. 16 th ed. p. 838-842, W. B. Saunders Company, 2000

3) 加藤達夫：百日咳，小児科臨床　52：539-540，1999.

（田中直子）

17．結核

抗酸菌であるMycobacterium tuberuculosisにより起こる感染症である．小児で主に見られる病型は初期変化群の悪化（肺門リンパ節結核）だが，それ以外に胸膜炎・肺外リンパ節炎，重症型として結核性髄膜炎・粟粒（全身播種型）結核・骨関節結核がある．1997年には全患者数が38年ぶりに前年より増加し，再興感染症として重要性が増している．感染経路は，排菌患者から放出される飛沫の吸引による．

稀ながら先天感染もある（血行性と経羊水性）．結核は，細菌学的・免疫学的特徴から，感染成立は必ずしも発症とは結びつかない．感染様式には大きく分けて，①初感染結核（一次結核，乳幼児型結核），②再活動性結核（二次結核，成人型結核）の二通りがあり，小児ではほとんどが①のタイプである．特異免疫が未成立の乳幼児では，初感染後の結核菌が迅速に全身性に散布され，粟粒結核や髄膜炎などの重症型結核を発症する危険が高い．②の再活動性結核は，初感染後潜伏状態であった菌が再活性化して発症するタイプで，肺結核症の場合，空洞形成が典型的である．

A 診断

小児科医が結核診断の必要に迫られる場合は，主に次のケースに分けられる．

①ツベルクリン反応（ツ反）自然陽転者，②接触者健診，③有症状で結核が疑われる，④画像所見から結核が疑われる，⑤学校検診におけるツ反強陽性者．以下の各項目を参考にケース・バイ・ケースで対処する．

a．ツ反

発赤の長径9 mm 以下が陰性，10 mm 以上で硬結・二重発赤のないものは弱陽性，硬結のあるものは中等度陽性，硬結と，二重発赤，水疱，壊死があるものは強陽性と判定する．実際の感染例では中等度以上陽性，48時間以降も発赤・硬結が残る，などの所見が参考になる．一方で，重症型の場合は，アネルギーのため，また乳幼児の場合は細胞性免疫の未成熟のため感染成立後もツ反が陽性とならないことも多い．麻疹やマイコプラズマ感染時なども同様．またツ反が陽性化するまで感染後2〜10週間かかるため，疑わしい例では間隔を空けて繰り返して施行する．

b．感染源との接触歴，感染源の排菌の度合い

感染のリスクは，感染源との接触濃厚度と感染源の排菌量（＝ガフキー（G）号数）に左右される．小児の場合，主な感染源は家族であり濃厚な感染を受ける場合が多い．

c．BCG 歴

BCG は小児粟粒結核，髄膜炎に対する予防効果が認められているのみで，初期変化群肺結核に対する効果は不定であることに注意．管針跡が18個中15個以上見られる場合は有効な接種と言われる．

d．菌検査

連続3日間の喀痰（もしくは早朝胃液）培養，検鏡．そのうち最低1回はPCR法にも検体を提出する．小児結核の培養陽性率は40％，塗抹陽性率は数％しかないことに注意．現在は液体培地による迅速培養，PCR法による迅速診断が可能となっている．

e．画像所見

一般的な治療への反応が不良で胸部X線写真上何らかの所見がある場合，結核は鑑別の対象となる．感染初期では極軽微な所見しか得られない場合が多い．X線写真で描出できない縦隔の陰に隠れた傍気管・気管支リンパ節腫脹や微細な肺内病変の描出に造影CTが有用である．

B 治療

診断後2日以内に保健所に届け出る（結核予防法）．重症型や胸膜炎患者以外にも排菌者（塗抹陽性者）は原則として隔離・入院加療する．1カ月程度で菌が陰性化すれば集団生活に戻してよい．排菌陰性の患者は原則として外来管理とする．ピラミナジド（PZA）の登場により短期療法が可能となったが，副作用のため乳幼児では使

表 17-1　主な抗結核薬の種類と副作用，処方例

薬品名	商品名	使用量	副作用
INH イソニアジド	イスコチン，ヒドラジッド スミフォン	10〜20 mg/kg　分 1〜2 最大 500 mg　経口	肝障害 末梢神経障害
RFP リファンピシン	リクタマン，リファジン アプテシン	10〜20 mg/kg　分 1　食前 最大 600 mg　経口	肝障害，尿赤染，胃腸障害 白血球障害
PZA ピラジナミド	ピラマイド	20〜40 mg/kg　分 2 最大 1,200 mg　経口	肝障害，高尿酸血症，関節炎 関節痛，胃腸障害
SM ストレプトマイシン	硫酸ストレプトマイシン	20〜30 mg/kg　分 1 筋注週 2 回，症状により連日 最大 1,000 mg	眩暈，運動失調，聴力障害 顆粒球減少，発疹
EB エタンブトール	エプトール， エサンプトール	10〜15 mg/kg　分 1 最大 750 mg　経口	視神経炎，胃腸障害

処方例（PZA を用いた短期療法）

1) 肺結核・肺門リンパ節結核

```
         2 カ月   30 mg/kg/日   分 2
PZA ←――――――→
         6 カ月   10 mg/kg/日   分 1
RFP ←――――――――――→
         6 カ月   10 mg/kg/日   分 1
INH ←――――――――――→
            2 カ月    SM 20 mg/kg/日  筋注 1 回
SM ないし EB ←―――→   EB 15 mg/kg/日  分 1       症状，耐性菌の頻度
                    4 カ月                       に応じて併用
EB  ←―――――――――→
```

2) 結核性髄膜炎　他の重症結核もこれに準ずる．

```
         2 カ月   30 mg/kg/日   分 2
PZA  ←―――――→
         2 カ月   20 mg/kg/日   筋注 1 回
SM   ←―――――→
         2 カ月＋10 カ月   10 mg/kg/日   分 1
RFP  ←――――――――――――→
         2 カ月＋10 カ月   10 mg/kg/日   分 1
INH  ←――――――――――――→
         1 カ月   1 mg/kg/日
プレドニン ←―→
```

用しにくい．表 17-1 に主な抗結核薬をあげた．病型により治療法が異なるが，具体的投与法は参考文献を参照のこと．治療完了後も定期的なチェックが必要である．

C　予防投薬

感染が確認された児に対しては発症予防のための投薬を行う．初感染者として届け出が必要である．感染源と明らかな接触がある例では，感染が確認されなくても初期予防を始めた上で経過を追うのが安全であ

表 17-2 初感染結核に対する INH 予防内服の適用基準

1. 中学生以下の者に対する基準(厚生省結核・感染症対策室長通達,平成元年)

塗抹陽性患者との接触状況		BCG 未接種	BCG 既接種
塗抹陽性患者との接触状況	あり	ツ反発赤 10 mm 以上	ツ反発赤 10 mm 以上
	なし	ツ反発赤 30 mm 以上(再検査では 20 mm 以上)	ツ反発赤 40 mm 以上

既往に化学療法がなく,X線上学会分類Ⅳ型あるいはⅤ型の所見を認める者の一部

2. 義務教育終了後29歳以下の者に対する基準

原則として結核集団感染で感染が疑われる者とする.

但し,感染源と疑われる患者が塗抹検査で大量の菌(ガフキー3号以上)を排菌しており,激しい咳を続け,かつ当該年齢層の密接な接触をしており,結核感染が強く疑われる場合には,結核集団感染の場合以外であっても,対象とすることが望ましい.

処方例

INH 予防投与の際は,定期的な肝機能のチェックを行う.
予防投薬終了後も6カ月後,1~1年半後のフォローを行う.

A. 感染源あり,ツ反自然陽転,画像所見異常なし
 イスコチン 10 mg/kg/日 6カ月間

B. 感染源あり,ツ反陰性,画像所見異常なし
 一時予防,イスコチン,10 mg/kg/日 2カ月間
 その後ツ反再検,陰性なら BCG 接種
 陽性なら イスコチン 10 mg/kg/日 にて二次予防4カ月続行

C. 感染源なし,画像所見異常なしで,適用基準に当てはまる症例
 イスコチン 10 mg/kg/日 6カ月間
 * 但し,中学生では感染を認めない者でも BCG 既接種者ではツ反発赤長径 40 mm 以上となる者は稀ではない.集団感染が疑わしい場合を除いては注意深い経過観察でも可(数カ月間隔の胸部 X-P 撮影,最低1年間)

る(表17-2).予防は,INH で行うのが通常である.

●── 非定型抗酸菌感染症

頻度は非常に少ないが,多くはツ反が陽性となり結核との鑑別が必要となる.ツ反と同時に行う非結核性抗酸菌抗原による皮膚反応が診断の参考になる.菌の分離,薬剤感受性試験が重要である.菌によっては高度薬剤耐性を持ち,治療が困難である.臨床材料から主に分離されるのは $M.$ $avuim$-$intercellulare$ $complex$(MAC),$M.$ $kansasii$, $M.$ $scrofulaceum$, $M.$ $marinum$ など.PCR 法等による遺伝子診断も可能.免疫不全がない小児で主に見られるのは頸部リンパ節炎と皮膚化膿症である.外科的な病巣切除が第一選択であるが,十分に切除できなかった場合には化学療法を併用する.RFP,INH,EB,SM

のうち3〜4薬を12〜18カ月併用する。MACなど高度耐性菌の場合はSMもしくはKMをEB, RFP, INHに加えて4剤併用する。最近ではクラリスロマイシンにRFPもしくはEBを加えて2剤で治療する方法も推奨されている。

参考文献

1) Jeffery R Starke et al：Tuberculosis. In：Richard E. Behrman, Robert M. Kliegman and Hal B. Jenson ed. Nelson textbook of pediatrics. 16 th ed. p. 885-897, W. B. Saunders Company, 2000.
2) 伊部正明ほか：抗酸菌（2）その他（非結核），小児科臨床　52：485-487, 1999.

（田中直子）

18. クラミジア感染症

クラミジアで人に感染症を起こすものは *Chlamydia pneumoniae*, *C. psittasi*, *C. trachomatis* の3種がある。いずれも細胞内寄生細菌であり、細胞壁を持たないためペニシリン、セファロスポリン系の抗生物質が無効で、テトラサイクリン系またはマクロライド系の投与が必要である。

生物学的には同属に属し、いずれも肺炎など呼吸器感染を起こす点は共通しているが、主な感染経路はそれぞれ市中感染、人畜共通感染症（zoonosis）、性行為感染症およびその垂直感染としての新生児感染症と異なる。

A 臨床像

a. *C. pneumoniae*

市中感染しマイコプラズマとならぶ肺炎の起因菌とされる。動物のリザーバーは知られておらず、人から人への感染で集団発症の報告例もある。潜伏期間はおよそ3週間である。臨床像は異型肺炎で症状、レントゲン所見からマイコプラズマ肺炎と鑑別することは困難である。咽頭炎、中耳炎の原因ともなり、不顕性感染やマイコプラズマとの重感染も少なくない。

オウム病の起因菌である *C. psittasi* の自然宿主は鳥類でzoonosisである。潜伏期間は1〜2週間で、人から人への感染はないかあってもきわめて稀である。そのため鳥との接触のない環境での集団発生は考えにくく、そのような場合はむしろ *C. pneumoniae* やマイコプラズマの感染を疑うべきである。とくに抗体検査は特異的なものでも属共通抗原による交差反応が見られるため、慎重な解釈が必要である。

症状としては発熱、咳、頭痛などがあるが、頭痛は時には髄膜炎と間違える程強い場合がある。レントゲンは特徴的な所見はないが、時に胸水の貯留を認める。血液検査所見では軽度の白血球増多や時に肝機能障害が認められる。

b. *C. trachomatis*

成人においては性行為感染症であり、その垂直感染として新生児感染症がある。失明の原因となるトラコーマはこれらとは異なり、繰り返す目への水平感染で感染と治癒を繰り返すうちに結膜が瘢痕化し睫毛が内反し角膜を持続的に傷つけることにより二次的に失明する。新生児期の感染は感染した母体からの分娩時の産道感染で、約50％の児へ感染するとされている。若年の妊産婦や複数の性交渉相手を持つ妊産婦はクラミジア感染のハイリスクである。産道感染では児の複数の部位へ感染が成立するが多くは鼻咽頭部に感染し、この時期の結膜炎、肺炎の原因となる。結膜炎は生後数

日から2週間頃までの発症が多く，その程度は軽いものから膿性の眼脂や偽膜を形成するものまでさまざまである．肺炎は通常高熱は伴わず，咳や多呼吸が緩徐に進行する．細気管支炎のような喘鳴は稀で百日咳のようなスタッカートを呈することがある．血液検査所見は好酸球増多を認め，レントゲン所見は浸潤影よりも過膨張が目立つ．生後1～3カ月頃までの発症が多いが新生児期の感染は3歳以降にも持続することがあるので，幼児においても肺炎の原因となり得る．

C. trachomatis は，性行為感染症であり淋菌と並ぶ尿道炎，頸管炎の起因菌であるが，思春期以前の小児において性器への感染が認められた場合は，性的虐待が考慮されなければならない．しかし他方で新生児期の感染が長期間持続することもあり，その診断は慎重でなくてはならない．*C. trachomatis* のうちリンパ好性の強い血清型ものは Lymphogranuloma venereum (LGV) の原因となる．この疾患は有痛性のリンパ節炎を特徴とするが非常に稀な疾患である．

3 診断

いずれのクラミジアに対しても培養検査は菌体のみならず，剥離した細胞も採取しないと培養が成立しないなど，技術的な問題も多くほとんど行われることはない．抗体検査は，ペア血清で4倍以上の上昇があれば確定できる．近年はEIAやFA，MFIを用いた種特異的なIgG，IgM，IgAの検査が行えるようになり，一時点での検査においても診断が可能である．いずれの場合も属共通の抗原が存在し交叉反応が見られるため臨床像とあわせて解釈することが重要である．

また早期に抗生剤治療を行うと抗体反応が抑制されることも注意が必要である．新生児感染は抗体診断は難しく抗原の検出が中心となる．近年は抗原の迅速検出キットやPCR法や in-situ hybridyzation 法による核酸の検出も行えるようになってきて保険適用も通っている．

C 治療

いずれのクラミジアもマクロライド系抗生物質またはテトラサイクリンが有効である．ペニシリン，セファロスポリンは無効でキノロンも年長児に対しては有効である．クラリスロマイシン，アジスロマイシンといった新しいマクロライド抗生物質もいずれのクラミジアにも有効である．

C. pneumoniae による肺炎は遷延することが多く，少なくとも1～2週間におよぶ治療が必要である．オウム病にはテトラサイクリン系の抗生物質が第一選択である．効果は劣るがマクロライドは学童以前の乳幼児などテトラサイクリンが使えない場合に適応となる．いずれの場合も，少なくとも解熱後10～14日におよぶ長期の投与が必要である．

新生児の *C. trachomatis* による結膜炎，肺炎は経口マクロライドによる全身投与が必要である．*C. trachomatis* の多くが鼻咽頭にコロナイズしているため抗生物質の局所投与は無効である．感染が確認されている母体または感染のハイリスクの母体から出生した児に対しては予防的な抗生物質治療の必要性については議論があるが，少なくとも十分なフォローアップが必要である．無治療の母親から出生した児は予防的な治療の対象となるとの見解もある．性行為感染症としてのクラミジアの治療は成人を対象とした成書に譲るが，妊産婦に治療する場合はテトラサイクリンは禁忌でエリスロマイシンが第一選択であること，およ

び母親の治療を行う場合は, 性交渉のパートナーも同時に治療すべきである.

(星野 洋)

19. マイコプラズマ感染症

マイコプラズマは, 当初ウイルスと考えられ Eaton agent と呼ばれていたが, 最小の自己増殖を持っている細菌であることが明らかとなった. その増殖には宿主細胞との接触が必要でそこから核酸, 脂質などの供給を受けなくてはならない.

マイコプラズマは, 小児期から若年にかけての肺炎の最も重要な起因菌の一つで, すべての肺炎に占めるマイコプラズマの割合は, 5〜9歳の33%, 9〜15歳の70%である. 乳児においても罹患率は高いが, 年長児のような肺炎を起こすことは比較的稀である. 感染後の潜伏期間は1〜3週と細菌感染症としては長く, 家族内や集団生活のように密な接触のもとでは数カ月かけてほぼ100%が感染を受ける. 感染免疫は長くは続かず再感染の頻度は高い. 成人では4〜7年後に再感染することがあり, 周期的な流行の原因の一つになっていると考えられている.

A 臨床象

感染症としての発症は肺炎, 気管支肺炎が主であるが, 病初期においては微熱, 頭痛など非特異的な症状が先行する. 約20%に発疹を伴う. 上気道炎, 扁桃炎, 中耳炎, クループといったウイルス性の疾患と区別が困難な病状を呈することもあるが, いわゆる鼻風邪のような症状は稀でこの場合はむしろウイルス性のものを考えるべきである.

肺炎, 気管支炎の場合は咳は次第に増加し, 時に約1カ月以上続く. 激しい咳はしばしば不眠などQOLを損なう原因となる. ラ音などは病期の後半にならないと現われないことが多く, 激しい咳やX線所見の重症度にくらべ理学的所見が乏しいことは診療上注意が必要である. 呼吸器の合併症としては, 胸水貯留があるが, その他の細菌の混合感染は少ない.

B 合併症

呼吸器以外では Stevens-Johnson 症候群はしばしば認められ, Guillain-Barré 症候群や髄膜脳炎などの神経症状, 心筋炎, 心膜炎, 不整脈, 関節炎などが頻度は高くないが認められる. 寒冷凝集素による軽度の溶血も感染後2〜3週で一過性に認められることがある. その他 Down 症候群, 免疫不全, 慢性心・肺疾患の児においては肺炎は重症化することが知られている.

C 検査・診断

マイコプラズマ感染の診断は血清学的, 細菌学的に行われるが, 培養は分離率も低く特殊培地が必要な上, 結果を得るまでに1週間以上かかるため臨床現場での有用性は高くない. 血清学的にはマイコプラズマ抗原を用いた CF 法, PA 法があり急性期と回復期で4倍以上の増加または減少が認められれば感染を診断できる. 抗体価は感染後数カ月から数年にわたり陽性が続くため, ペア血清が得られない場合は診断価値が乏しい.

しかし CF 法で急性期に32倍以上であれば, 臨床症状と併せてマイコプラズマ感染の可能性が高いと考えられる. 寒冷凝集素の上昇は他の疾患でもみられ非特異的であるが, 臨床症状と併せて急性期に6倍以上であれば診断価値がある. 寒冷凝集素はより重症の症例で高い傾向があり, そ

の意味での有用性は高い．近年マイコプラズマの抗原やPCR（PCR法）で核酸を検出する検査法が利用でき保険適応もあるが，急性感染後長期間にわたりマイコプラズマの排出が続くことから分かるように，疑陽性が多く診断価値は高くない．一般検査では白血球数は正常値からやや減少することが多く，しばしば好酸球の増加を伴う．CRPは陰性〜弱陽性が多く経験するところであるが，時に強陽性の症例もある．肺炎，気管支炎の診断は胸部X線写真による．所見は非特異的であるが，下肺野に肺門部を中心とした片側性のスリガラス様の浸潤影が一般的である．大葉性の肺炎は通常呈しない．

診断のための検査はいろいろあるが，学童が肺炎になった場合それだけでマイコプラズマを疑う所見としては十分であり，その他の年齢においても咳が著明であり，地域の流行状況や家族内にマイコプラズマの感染を疑わせる患者がいるかどうかなどから，本疾患の可能性について推察できる．

D 治療

マイコプラズマに対してはマクロライド系，テトラサイクリン系の抗生物質が有効である．細胞壁を持たないためペニシリン，セファロスポリンは無効である．第一選択の経口剤としてはエリスロマイシン30〜50 mg/kg（力価）分2〜3（エリスロシン，アイロタイシン），クラリスロマイシン10 mg/kg（力価）分2〜3（クラリス，クラリシッド），などが挙げられる．ミノサイクリン2〜4 mg/kg（力価）分2（ミノマイシン）は，乳幼児で骨，歯の形成異常を来すため学童未満には投与しない．アジスロマイシン（ジスロマック）などのニューマクロライド系経口剤も，マイコプラズマに対し強い抗菌力を持つ．注射薬としてはクリンダマイシン（ダラシン），ミノサイクリン（ミノマイシン）などが利用できる．肺炎，中耳炎は抗生物質にて治療されるべきであるが，上気道炎，気管支炎は自然療法ができることが，抗生物質の適応は症状や感染の伝播の可能性を考慮した上で症例毎に判断されるべきである．

追補 Genital Mycoplasmas *Mycoplasma hominis* と *Ureaplasma urealyticum* はしばしば性行為感染症として尿道炎などの原因となる．妊婦からの検出率は40〜90%とされ産道感染などによる垂直感染は25〜60%で認められる．このため新生児においてGenital Mycoplasmasの検出率は高く，とくに早期産児において感染率が高いが未熟児での病気との関連や，児の予後，慢性肺疾患との関連などは明らかにされていない．しかし新生児の肺炎や中枢神経疾患で細菌培養が陰性で，かつ通常の治療に反応せず症状が進行する場合は，感染を考慮するべきかもしれない．

（星野　洋）

20. スピロヘータ・原虫感染症

スピロヘータによる疾患としては，梅毒，レプトスピラ症，ライム病などがある．レプトスピラ症はzoonosisで鳥類，蛇類，ラットなどさまざまな動物が感染源となる．汚染された土壌を介して感染するため，農業や下水工事の関係者およびその家族は感染のリスクがある．症状は非特異的で，多くは一過性の発熱を伴うものであるが，髄膜炎や肝機能障害，筋痛などを伴うものもあり，黄疸を伴う重症型がワイル病である．ライム病はノミにより媒介されるzoonosisで発熱，関節痛などを伴う．わ

が国では稀な疾患である．

原虫による疾患としては，アメーバ腸炎・脳炎，トキソプラズマ症，カリニ肺炎，ランブル鞭毛虫症などがあげられる．アメーバ脳炎以外はAIDSの合併症として重要であり，白血病などの化学療法による免疫不全状態でも発症する．わが国では稀であるがこのほかにマラリア，トリパノソーマ，リーシュマニアなどが原虫疾患である．スピロヘータ，原虫は多くがzoonosisであるため，感染経路となりうるような生活暦，海外渡航歴，ペットの飼育歴などがあるかを常に疑いを持って問診することが重要である．

A 診断

a．梅毒

小児科領域で梅毒が問題となるのは主に先天梅毒である．母親が無治療の梅毒の場合はほぼ100％，治療を受けても不適切，不十分な時は先天梅毒となる可能性がある．エリスロマイシンなどペニシリン以外の薬剤や治療から出産までの期間が1カ月に満たない場合，または治療が適切に行われていても治療後の脂質抗原検査（STS；ガラス板法，VDRLテスト，梅毒凝集反応など）で低下が悪いもの（治療前の4分の1以下にならない場合）または治療後も高い価が続く場合，フォローの検査がなされなかった場合も母体治療は不適切であったとみなす．前述のSTSは病勢のモニタリングには適するが，疑陽性が多く診断には適さない．

他方トレポネーマ抗原検査（TPHA，FTA-ABS，TPAテストなど）は特異性，感受性ともに高いが長期間陽性が続くため，治療のモニターには用いない．早発型先天梅毒は通常2歳までには肝腫大，鼻炎，皮疹，リンパ節腫大，骨病変，溶血性貧血や血小板減少などが見られる．感染した児が無治療で経過した場合は，新生児期の症状の有無に関わらず2年ほど経て後期の症状として，中枢神経症状，骨・関節病変，歯牙，皮膚，眼病変が出現する．遅発型としては上記に加え，ゴム腫や10歳頃に内耳性難聴が，実質性角膜炎は5〜20歳に出現する．

b．アメーバ

赤痢アメーバは熱帯・亜熱帯に多いが，世界中に分布する．下痢や腹痛などの症状はほとんど無症状なものから激烈なものまでさまざまである．イチゴゼリー状の粘血便が特徴的であるが，炎症反応や白血球増多などの血液検査上の変化は軽微である．

無治療の場合，慢性・遷延性下痢症となり体重減少，貧血，低栄養の原因となる．腸管から侵入すると門脈系の血流に乗り，肛門周囲，肝，肺，脳に膿瘍を形成する．原発性アメーバ性髄膜脳炎は湖沼や河川の水との接触で，鼻の粘膜よりアメーバが直接侵入し，急性経過で死亡する予後不良の疾患であるが，早期の診断治療により後遺症なく治癒したとの報告もある．コンタクトレンズの使用と関連したアメーバ性角膜炎も重要である．

c．トキソプラズマ症

トキソプラズマの終宿主はネコで，その糞便中に感染性のオーシストが排出される．小児科領域で問題となるのは，妊婦が初感染を起こし経胎盤的に児が感染する先天性トキソプラズマ症である．トキソプラズマの感染防御には液性免疫が重要であるため，既感染妊婦では起こらないとされる．

TORCHの一つに数えられる本症は，網脈絡膜炎，水頭症，脳内石灰化，リンパ節腫大，肝脾腫，低出生体重児などが症状である．後天性感染は通常不顕性感染であ

るが，AIDS など免疫不全患者では慢性感染となり，その結果として脳炎，肺炎などの原因となる．

d．ランブル鞭毛虫

腸管，胆管，胆のう粘膜に寄生する．潜伏期間は 2～8 週で主症状は下痢でさまざまな程度で腹痛，肝機能異常などを伴う．汚染された水，食器，野菜などを介し感染し，東南アジアなどからの旅行者下痢症の原因となっている．

e．カリニ肺炎

AIDS を含む免疫不全や，白血病などの抗癌剤治療での免疫不全の合併症として重要である．ST 合剤（バクタ，バクトラミン）の予防投与により罹患率，予後ともに著しく改善しているが一部には劇症型として発症するものもある．

B 治療

先天梅毒は確定診断症例のみでなく，疑い症例も治療の対象となる．新生児期には水性結晶ペニシリン G を 10～15 万単位/kg/日 分 2，またはプロカインペニシリン 5 万単位筋注を 10～14 日間投与する．STS（ガラス板法，VDRL テスト，梅毒凝集反応など）は治療効果を反映し 6 カ月以内に陰性化するため，治療後は 1 カ月に検査を行い，低下を確認する．髄液も 6 カ月ごとに STS を検査し，低下が悪い時または 2 年を過ぎても陽性の場合は再治療が必要である．

赤痢アメーバ，ランブル鞭毛虫にはメトロニダゾール（フラジール；5mg/kg分3）7 日間，侵襲性の場合は30～50mg/kg/日分 3，最大 1 回 500～700 mg）が用いられる．先天性トキソプラズマ症の治療はピリメサミン（ファンシダール），ロイコボリンの併用を 1 年間行う．カリニ原虫は ST 合剤（バクタ，バクトラミン）に感受性が高く，予防投薬としては 0.07～0.1 g/kg/日（TPM として 5～8 mg，SMX として 25～40 mg/kg/日）を週 3 日間投与，また治療には同剤を 0.2～0.25 g/kg/日 分 4（TPM として 15～20 mg，SMX として 75～100 mg/kg/日），またはピリメサミン（ファンシダール）やペンタミジンで治療する．

（星野　洋）

21．真菌感染症

真菌の中で人への病原性が問題となるのは，主にカンジタ，クリプトコッカス，アスペルギルスの 3 種である．

A 病理と臨床像

a．カンジダ

健常児にも皮膚感染症やカテーテル感染症の原因となるが，侵襲的な感染症は新生児か免疫不全患者で起こる．

b．クリプトコッカス

免疫不全，とくに T 細胞の機能不全状態で発症する．AIDS 患者では最も重要な合併症の一つである．呼吸器感染を始め，中枢神経，敗血症，眼病変などさまざまな感染症をおこす．AIDS 患者の肺炎では炎症が起こらず，血液ガス分析が異常でも X 線では所見がなく最終的には剖検で菌体が証明される例もある．また *Cryptococcus* は CNS への親和性が高く，亜急性または慢性の髄膜炎を呈することがある．

c．アスペルギルス

菌体抗原に対するアレルギー反応によるもの，侵襲，非侵襲的な感染症とがある．侵襲的アスペルギルス症は好中球減少症や AIDS，白血病の化学療法中や骨髄移植などでみられる．非侵襲的なものとしては副

鼻腔炎などがある．

診断はフォーカスがあればその部位からのサンプルを直接検鏡したり，組織を病理診断したり，または分離培養する方法がとれる．近年は血清を用いて真菌に特異的なβ-Dグルカンやカンジダ抗原を検出する方法も利用できる．

B 治療

カンジダによる表在性真菌症である，鵞口瘡，おむつ皮膚炎への重感染は局所の清潔およびピオクタニンの塗布で治療可能である．おむつ皮膚炎は，1日数回の微温湯での石鹸を用いた洗浄と乾燥する期間を与えることが重要とされる．

ステロイド含有の外用薬で，おむつ皮膚炎が悪化した場合はカンジダの感染が疑われる．重症例，難治例に対しては外用抗真菌薬（マイコスポールクリーム，アスタットクリームなど）が用いられる．

鵞口瘡に対しても重症例ではファンギゾンシロップが投与される．このシロップは経口投与されてもほとんど吸収されない．綿棒などで口腔内の病変部に塗布するように指導する．

深在性の真菌症に対してはカテーテル感染が疑われるときは，直ちに抜去する．抗真菌薬としてはアンフォテリシンB（ファンギゾン）が効果が高いが，腎毒性が強いため投与にあたっては投与量，投与スピードなど十分な注意が必要である．具体的な投与方法は成書に譲るが少量から時間をかけてはじめ，以降は尿量，腎機能検査，電解質などに異常がないことを確認しながら増量する．

副作用が出現したときは速やかに減量するか一旦投与を中止する．本剤はアミノグリコシド系抗生物質など腎機能障害を起こしうる薬剤との併用で，副作用は増強される．その他注射薬としては，フルコナゾール（ジフルカン），ミコナゾール（フロリード）がある．ジフルカンはアスペルギルスに対する抗菌力が比較的弱いのでファンギゾンで治療する．

（星野 洋）

22. 寄生虫症

近年，寄生虫症は臨床現場で遭遇する頻度は多くないが，食文化の多様化や海外渡航の普及などで寄生虫疾患の重要性は決して低いものではない．寄生虫症のアプローチは感染の機会となるような生活歴，動物との接触歴，海外渡航歴などがあるかを問診することが重要である．そのためには，日頃から寄生虫疾患を鑑別診断の一つとして念頭に入れた診療を行う必要がある．

寄生虫症特有の疾患形態として，自家感染や幼虫移行症がある．自家感染は人が固有宿主または中間宿主の場合，寄生した虫体が排出した虫卵が宿主に再度感染し，寄生虫体数が増加したり重症化することである．糞線虫，蟯虫などで起こる幼虫移行症は，人が非固有宿主である場合，成虫になれない幼虫が体内を迷走し，皮膚や内臓に浸潤する．幼虫移行症は皮膚にミミズ腫れのような発疹を起こす皮膚爬行症（犬鉤虫，顎口虫など）と，内臓幼虫移行症（犬蛔虫，アニサキスなど）に分けられる．内臓幼虫移行症は脳，肝，肺，眼球などにおこる．人が非固有の中間宿主である場合，自家感染にて再感染した寄生幼虫が成虫になれないまま，幼虫移行症となることもある．

A 疾患と臨床像

a．蟯虫症

農業に人糞を使用していた時代は珍しくなかった疾患である．虫体は盲腸部に寄生し，夜間に肛門より脱出し周囲に産卵するため同部に刺激症状を来したり，時に肛門より虫体が目撃される．お尻に強い掻痒がある場合は鑑別の対象となる．保育園や幼稚園での集団検診で発見される例も少なくない．

b．条虫症

わが国では日本海裂頭条虫による場合である．感染体はサクラマスやカラフトマスなどの筋肉に存在するため，刺身，ます寿司などから感染する．ます類での感染状況は30〜40％と高率であり，鮮魚の輸送法の発達とともに都市部での発症が増えている．症状は腹痛と下痢が主であるが無症状の場合も多い．多くの患者は便中に混在する白色の片節に気付き来院する．治療が不十分で頭節が残るとそこから再度虫体が伸長してくるため，治療後に頭節の排出を確認することが重要である．

c．アニサキス

本症は海生哺乳類に寄生する蛔虫であるが，サバ，アジ，タラなどが中間宿主である．本症はこれらの魚類を生食した場合に発症する．症状は摂食後6〜12時間後に始まる激しい腹痛，嘔吐でその激烈な症状は急性腹症として誤って外科治療されることもある．診断は内視鏡にて虫体を確認することで同時に摘出できれば治療となる．人はアニサキスにとって非固有宿主であるため腸管をこえて皮膚や他の臓器に迷入すると幼虫移行症となることも忘れてはならない．

d．包虫症

北海道でのキタキツネから感染する多包虫症がエキノコッカス症として有名であるが，単包虫症は九州や西日本に多い疾患である．多包虫症も本州からの報告もあり地域性をもって本性を否定することはできない．人は非固有宿主であるため成虫になれない虫体が肝，脳，骨，肺，腎などに単発または集塊の嚢胞を形成する．治療は外科的切除が基本である．

e．その他

上記以外に土壌から感染するものとして蛔虫，鉤虫（ズビニ鉤虫，アメリカ鉤虫），鞭虫，糞線虫が，淡水または淡水の魚介類からは顎口虫（有棘顎口虫，剛棘顎口虫），吸虫（肝吸虫，横川吸虫，肺吸虫，住血吸虫など），ブユやヤブカからフィラリア症が，牛肉から無鉤条虫が，豚肉からは有鉤条虫が感染する．

B 診断

診断は蟯虫，蛔虫，日本海裂頭条虫など腸管内寄生虫の多くは，セロファン厚層塗沫法で虫卵を確認する．他方で虫卵が便中にあるものは便中の虫卵検査が必要で，遠心沈澱集卵法，浮遊法，培養法などが用いられる．虫卵を確認しても形態的に種の同定が行えない場合は，蛍光抗体や免疫沈降を利用する．吸虫症は腸管内寄生虫でないが，便に虫卵を確認できれば診断できる．幼虫移行症の場合は，直接虫体を摘出して確認する．また単包虫症では，穿刺を行うと漏出した包虫液でアナフィラキシーショックを起こすことがあるので注意を要する．

C 治療

寄生虫症の治療は，物理的治療（包虫症の外科的切除，アニサキスの内視鏡的摘出など）と薬物治療がある．薬物治療は腸管内に寄生する場合と臓器内に寄生する場合で薬物の使い方が異なる．腸管内寄生の場

合は，寄生虫が完全に死ななくとも一時的に麻痺すれば下剤や腸管の運動で排出されることもある．他方，腸管以外の寄生虫症は薬物治療が不十分であると寄生虫が蘇生するため量的にも時間的にも十分な治療が必要である．また完全に殺しても，死亡した虫体が体内に留まり症状が起こることがある．

　主な寄生虫に用いる治療薬を以下に例をあげる．

　蛔虫症，蟯虫症，鉤虫症，毛様線虫：ピランテルパモエイト（コンバントリン）10 mg/kg 1回頓用（ただしアメリカ鉤虫は2日間連用が好ましい）．日本住血吸虫，肝吸虫，肺吸虫：ビルトリサイド 50 mg/kg を 2 日間（肺吸虫は 2〜3 日間）．横川吸虫，肺吸虫：ビチオノール（ビチン）を 30〜40 mg/kg 分 2 を隔日で 5 日間（横川吸虫）または 10 日間（肺吸虫）．日本海裂頭条虫，無鉤条虫，有鉤条虫条虫症：ビチオノール（ビチン）を 30〜40 mg/kg 分 2 を空腹時に 30 分間隔で 2 回内服し，さらに 90 分後に塩類下剤を投与する．

　また条虫症は，ガストログラフィンを X 線透視下で 100 ml づつ投与することで，虫体の排泄を試みる方法もある．その他の寄生虫としては，アニサキスは内視鏡的摘出，包虫症は外科的切除が必要である．

（星野　洋）

■ 14. 呼吸器疾患

1. 呼吸器疾患の診断

A 呼吸器系の小児における脆弱性

胸郭は低年齢ほど深呼吸状態であり浅く頻回の呼吸を繰り返すことになり，容易に低酸素になる．気道粘膜も未発達で線毛運動も弱く，気道浄化機能も未熟で，免疫能も成人に比べ弱い．気道が体格に比し短く太いことは呼吸を楽にしてはいるが，刺激物や病原体の侵入を容易にし，感染が簡単に起きる．

B 問診・理学所見の重要性（成人と異なるのは疾患徴候の捉え難さ）

a. 症候

1) 咳嗽：生理的には気道内の貯留分泌物・侵入物質を排除する目的で反射的あるいは意識的に起こる急激な呼気のことである．気道が細く線毛運動の弱い小児では閉塞が起こりやすく，咳嗽が多いのは当たり前である．咳嗽の主な原因は表1-1に，咳嗽の分類は表1-2に示す．

2) 喀痰：小児は痰をほとんど嚥下してしまうため喀出は少ない．湿性の咳嗽が同意義の症状と考えるべきである．原因病原体の同定も喀痰採取が困難なため不確実となる．

3) 呼吸困難：主観的症状のため，年長児以外はハッキリ訴えることはできない．努力呼吸（起坐呼吸・陥没呼吸・鼻翼呼吸・首振り呼吸）・呼吸不全徴候があればそう判断する．呼吸困難の原因は表1-3に示す．

4) チアノーゼ：還元ヘモグロビンが5 g/dl以上になると出現する．一般には低酸素血症を示す．多血症・メトヘモグロビン血症では低酸素血症がなくても出現する．一方，貧血・一酸化炭素中毒では低酸素血症があっても出現しない．

表1-1 小児の咳嗽の原因

- 正常範囲の貯留分泌液排除
- 呼吸器の感染，炎症：咽頭，喉頭，気管，気管支，肺，胸膜，縦隔炎
- 気道の物理的刺激：分泌物流入，圧迫，異物，乾燥
- 胸膜，横隔膜の物理的刺激：胸膜腔貯留液，腹部膨満，胸壁腫瘍など
- 化学的刺激：刺激性ガス，塵埃吸入
- アレルギー性：気管支喘息，喉頭浮腫
- 心・血管性：肺浮腫，塞栓，肺高血圧
- 神経性：反回神経圧迫，外耳道刺激
- 精神性：チック，ヒステリー，習慣性

表1-2 咳の分類

- 乾性咳嗽：上気道炎，気管支喘息，胸膜炎，縦隔疾患，横隔膜疾患，神経症，心疾患
- 湿性咳嗽：気管支炎，肺炎，気管支喘息，気管支拡張症，膿胸，肺水腫
- 犬吠様咳嗽：喉頭炎（クループ），上気道異物，喉頭浮腫
- 痙攣性咳嗽：百日咳，細気管支炎，気管・気管支異物

表1-3 小児の呼吸困難の原因

- 気道閉塞：鼻閉，気道感染（喉頭蓋炎，喉頭炎，細気管支炎），気道奇形（後鼻腔閉鎖，気管・気管支狭窄），気道嚢腫瘍（甲状舌管嚢胞，乳頭腫），気道内異物，他臓器による圧迫・狭窄（舌根沈下，血管輪，心肥大），気管支痙攣
- 肺実質の硬化，変質，減少：肺感染，肺浮腫，肺気腫，無気肺，肺出血，肺圧迫（胸腔貯留液，気胸，横隔膜ヘルニア，腹部膨満）
- 循環器系障害
- 血液障害
- 神経筋肉疾患
- 代謝性疾患
- 環境性：低酸素空気吸引，有毒ガス吸引
- 心因性：過呼吸症候群

表1-4 喘鳴の分類と原因

1. 吸気性,呼気性ともに高音性,低音性に,ラ音も湿性と乾性に分類されるが小児では混在することが多い.
2. 吸気性
   - 気道感染:喉頭炎,喉頭蓋炎,咽頭後膿瘍,気管炎,仮性クループ
   - 先天性因子:喉頭無力症,気管無力症,喉頭・気管奇形
   - 喉頭気管嚢腫瘍:甲状舌管嚢胞,乳頭腫
   - 神経性:反回神経麻痺,分娩麻痺
   - 他臓器による気道狭窄:巨舌症,頸部腫瘍
   - 喉頭浮腫:血管神経性,機械的刺激,全身浮腫
   - 喉頭痙攣:テタニー,機械的刺激
   - 喉頭・気管異物
3. 呼気性
   - 気道感染:気管支炎,細気管支炎
   - 先天性因子:気管支無力症,気管支狭窄
   - 他臓器による圧迫:血管輪,縦隔腫瘍,リンパ節腫大
   - アレルギー性:気管支喘息
   - 気管支異物
4. 吸気・呼気性:小児ではこのタイプが多く分類不可能なことが多い.

表1-5 嗄声の原因

- 喉頭炎症:喉頭炎,仮性クループ
- 物理的声帯運動阻害:先天奇形,喉頭異物,外傷,嚢腫瘍,声帯の酷使
- 化学的刺激
- 神経性:反回神経麻痺,分娩麻痺
- 生理的:声変わり
- 代謝性:テタニー
- アレルギー性:喉頭浮腫

5) 喘鳴:呼吸の気流を阻害する物質が存在すれば起こる.小児では気道が細く気道壁が脆弱で,分泌物を喀出しずらいため生理的にも起こりうる.喘鳴の分類と原因を表1-4に示す.

6) 喀血:小児では比較的稀な症状である.上気道や口腔内の出血が原因であることが多い.

7) 胸痛:気道・胸膜・胸壁・縦隔・骨などの痛みを感ずる.上部消化管の炎症でも起こり,年長児では特発性の場合がある.

8) 嗄声:声帯の動きの阻害で起こる.進行すると無声となる.原因を表1-5に示す.

9) 撥(ばち)指:指趾末梢の静脈拡張と間質性浮腫で生ずる.

10) 肺性呼吸障害:狭義では二酸化炭素蓄積により生ずる意識障害(CO_2ナルコーシス)のこと.状態が悪い時には積極的にガス分析が必要である.

b.理学所見

1) 視診:診察室に患児が入ってきた時から診察は始まっている.児の機嫌・呼吸・チアノーゼなどの全身状態をよく把握し,可能な限り脱衣させ全身をよく観察することが必要である.口腔粘膜・舌・咽頭・喉頭・鼻腔所見も重要である.上下気道感染に中耳炎の合併することが乳幼児では多いので,鼓膜所見もみる必要がある.

2) 聴診:成人に比べ呼吸音は捉えやすい.しかし,呼吸音減弱や喘鳴・ラ音を詳細に聴取する必要がある.泣かれると聴取しずらいので,いかに泣かれないようにするかが重要である.

3) 打診:胸水貯留・腫瘤などの濁音,気腫性肺を示す鼓音・反響増大音があり鑑別診断として重要である.

4) 触診:頸部・鎖骨上・腋窩の触診は必ず必要である.

C 検査

a.X線検査(撮影は必要最小限にとどめるべきである)

1) 胸部単純:正しい撮影条件で撮影されているかを確認し読影することが必要である.肺野だけでなく軟部組織・骨・気管

表 1-6 胸部 X 線異常陰影

(1) 肺野の陰影
- 孤立性浸潤性：肺結核，細菌性肺炎，マイコプラズマ肺炎
- 孤立性限局性：良性腫瘍
- 多発性浸潤性：細菌性肺炎，マイコプラズマ肺炎
- 粟粒状，細網状：ウイルス性肺炎，間質性肺炎，肺結核
- 肺葉性肺区域性：細菌性肺炎，ウイルス性肺炎
- 無気肺：空洞，気管支拡張症
- 含気性囊胞：囊胞，偽囊胞，横隔膜ヘルニア
- 透過性亢進：肺気腫，気胸

(2) 肺門リンパ節腫大：結核，リンパ腫，サルコイドーシス，白血病，真菌症

(3) 肺門周囲陰影：先天性心疾患，急性肺水腫，尿毒症

位置・上縦隔・心陰影・横隔膜・肺門・葉間列溝なども確認すること．胸部 X 線異常陰影については表 1-6 に示す．

2) CT スキャン診断：高速マルチスライスヘリカルスキャンが実用化され，気管支造影などの侵襲的検査の必要性は少なくなってきている．

b. 肺機能検査

正確な結果を得るのは 5 歳以下では無理である．ピークフローメーターは安価で 3 歳くらいから測定可能．小児では閉塞性障害，混合性障害を示すことが多く，拘束性障害は少ない．

D 年齢による疾患変化

年齢により頻度が高い感染症が存在する．RS ウイルス感染は 6 カ月未満児，アデノウイルス，パラインフルエンザウイルスは 6〜12 カ月児，3 歳以上はマイコプラズマが多い．

(山田政功)

2．急性上気道炎

通常，咽頭以上の気道の炎症をいい，これには鼻咽頭炎および炎症が咽頭に限局した咽頭炎があり，感冒はこれに含まれる．4〜7 歳の小児に最もよくみられ，年間に 3〜8 回罹患するといわれる．80〜90％はウイルス感染症である．そのうち，ライノウイルス，コロナウイルスの占める率（60％以上）が高く，そのほかアデノウイルス，コクサッキーウイルス，RS ウイルスなどがある．細菌として最も多いのは A 群溶連菌であり，二次感染の原因菌としてインフルエンザ菌，肺炎球菌，ブドウ状球菌などがある．さらにマイコプラズマ，クラミジアによるものもあるといわれる．

A 徴候

a．ウイルス感染症

多くはくしゃみ，鼻汁，鼻閉からはじまり，咽頭痛，咳，頭痛，筋肉痛，発熱が出現する．咳は後鼻漏により生じることが多く，夜間に多い．5〜7 日で治癒する．合併症としては中耳炎，副鼻腔炎，肺炎に進行することもある．一方，主として夏季にみられるウイルス感染症に夏かぜ症候群がある．特徴のあるものとして，①咽頭結膜熱：咽頭発赤，結膜炎，発熱を主症状とする（アデノウイルス），②ヘルパンギーナ：咽頭発赤，発熱さらに咽頭に粘膜疹，小潰瘍を認める（コクサッキーA 群ウイルス），③手足口病：咽頭に口内炎があり，さらに手，足，臀部，膝など圧迫される部位に小水疱をともなう発疹を生じ，まれに脳炎や心筋炎を合併する（コクサッキーA 16，エンテロ 71 ウイルス）．

b. 細菌感染症

白血球増多, 好中球の核左方移動, CRP陽性を示すが, ウイルス感染では一定しない. A群溶連菌の場合, 約10分で判定できる迅速診断があり有用であるが, 陰性でも疑わしい場合は培養すべきである. 口腔咽頭所見は, 咽頭発赤の他, 扁桃肥大, 粘膜疹, 膿栓などの所見を認めるが, A群溶連菌感染症では著明な発赤, 浸出物, 出血点, 苺舌, 皮疹をみることが多い.

B 治療

対症療法を行う. 薬剤として解熱薬, 抗ヒスタミン薬, 去痰薬, 鎮咳薬がある. 発熱は生体防御反応といわれ, 解熱薬は高熱の時のみアセトアミノフェン (アルピニー, アンヒバ坐薬) 10～15 mg/kg, イブプロフェン (ユニプロン坐薬) 10 mg/kg を投与する. アスピリン (バファリン) はインフルエンザに使用した場合に, Reye症候群を発症するおそれがあるため用いない. 鼻汁に対しては抗ヒスタミン薬 (ペリアクチン, タベジール) を使用するが, 痙攣閾値を低下させるおそれがあるため注意が必要である. 鎮咳薬は咳がひどいときのみ使用する. 抗生物質の濫用による耐性菌の増加が問題となっており, 抗生物質は細菌感染が疑われる時にだけ使用する. A群溶連菌感染症の場合, ペニシリン (サワシリン, パセトシン) を10日間経口投与する.

(宮田隆夫)

3. 扁桃炎・扁桃肥大

扁桃炎は口蓋扁桃の急性炎症で一般に咽頭扁桃炎の形を取る. 扁桃は発赤腫脹し, このうち扁桃窩に小膿栓を認めるものを腺窩性アンギーナという. 多くはウイルス性でアデノウイルス, コクサッキーウイルス, エコーウイルス, EBウイルスなどが原因となる. 細菌性では主な起因菌はA群溶連菌で, この他ブドウ球菌, 肺炎球菌, インフルエンザ菌によるものがある. ジフテリアでは偽膜性扁桃炎を起こす.

A 診断

扁桃炎では発熱, 倦怠, 咽頭痛, 顎下リンパ節腫脹などの症状を伴う. まずウイルス性か細菌性かを鑑別する. EBウイルスによるものは脾腫, 肝炎, 異型リンパ球増加など伝染性単核球症の症状を示す. アデノウイルスによるものは発赤が強く, 結膜炎を伴うことがある (咽頭結膜熱). 溶連菌性扁桃炎では苺舌, 全身皮膚の瀰漫性発赤が見られ, 咽頭培養やA群溶連菌迅速検査で確定診断する. 扁桃の炎症が周囲に波及すると扁桃周囲膿瘍を起こし, 強い咽頭痛, 嚥下障害, 開口障害を伴う. 多くは一側性に起こる. 幼児では咽後リンパ節に炎症が及んで咽後膿瘍を起こすことがある. 扁桃炎を習慣的に繰り返す場合には, 扁桃は肥大するよりもむしろ萎縮瘢痕化により埋没型となり, 血尿や掌蹠膿疱症など病巣感染の原因となる.

口蓋扁桃, 咽頭扁桃は咽頭にあってWaldeyer咽頭輪を構成し, 感染防御に重要なリンパ組織である. 咽頭扁桃は4～5歳で最大となり, 一方口蓋扁桃はそれよりやや遅れて6～7歳で最大となり, 学童期以後は退縮を始める. 咽頭扁桃肥大はアデノイドとも言われ, 上咽頭の高圧X線撮影またはファイバースコピーで診断する. 口蓋および咽頭扁桃肥大により鼻閉, 口呼吸, いびきなど, 呼吸障害や嚥下障害を起こす. とくにアデノイドでは耳管が圧迫され難聴を来たし, 注意力散漫となることもあ

B 治療

ウイルス性扁桃炎には対症療法を行う.溶連菌による場合は,ペニシリン系を中心にセフェム系,マクロライド系などの抗生物質を除菌を目的として,少なくとも7日間は服用する.治療が不十分だとリウマチ熱,急性腎炎,アレルギー性紫斑病を合併することがある.治療前後に検尿を繰り返し行い,急性腎炎の合併をチェックする.腎炎を起こす場合でも,原因となった扁桃炎が見過ごされるほど軽症の場合がある.

年に4～5回以上扁桃炎を繰り返す慢性型の場合でも,そのつど抗生物質できちんと治療しているうちに一定の年齢に達すると寛解することが多い.寛解傾向がなく,または病巣感染の原因となっている場合は摘出手術の適応となる.

扁桃肥大では,呼吸障害または嚥下障害があるときに手術の適応となる.とくに口蓋扁桃肥大では,口蓋帆の正中線を超えて突出しているもの,または両側の扁桃腺が正中で接触している場合(いわゆるマッケンジー分類のⅢ度)は,絶対的適応である.

(佐々木明)

4. クループ

喉頭部の狭窄による吸気性喘鳴,咳嗽,嗄声,呼吸困難をクループ症候群と総称する.ジフテリア菌による真性クループは減少したが,細菌性の急性喉頭蓋炎,アレルギー性の痙性クループや喉頭浮腫など,急速に進行し緊急処置を要する病態は,つねに念頭に置く必要がある.

A ウイルス性急性喉頭気管炎(仮性クループ)

乳幼児に好発する.感冒症状が先行し,嗄声,犬吠様咳嗽,吸気性喘鳴が進行し,陥没呼吸や起座呼吸,チアノーゼを呈することもある.パラインフルエンザウイルスが約70%を占める.インフルエンザウイルス,アデノウイルス,RSウイルス,麻疹ウイルスも原因となる.診断は喉頭部正面のX線で声門下狭窄を示す steeple sign (wine bottle appearance) を認める.側面像で喉頭蓋の腫脹の有無を確認する.喉頭鏡または喉頭ファイバーで声門の炎症を評価する.治療は軽症の場合は加湿,蒸気吸入を指導する.数日以内に軽快することが多い.塩酸エピネフリン(ボスミン)0.1～0.3 ml を生食2 ml に混じて,ネブライザーで吸入する.リン酸デキサメタゾン(デカドロン)1～2 mg 吸入, 0.3～0.6 mg/kg 静注または筋注も有効である.低酸素血症を伴う場合は酸素投与を行い,急激な進行に対して気管内挿管の時期を逃さないように観察する.

B 急性喉頭蓋炎

1～5歳に好発し,前駆症状なく高熱と共に吸気性喘鳴と呼吸困難が発症する.数時間で気道閉塞に陥る危険がある.インフルエンザ桿菌b型が90%以上を占め,肺炎球菌,溶連菌がそれに次ぐ.喉頭蓋は赤く腫れ上がり,側面X線が参考になる.咽喉頭に偽膜形成をみた場合は,ジフテリアを考える.白血球増多,炎症反応が見られ,咽頭,血液培養で原因菌を同定する.治療は,急激な症状の進行を見たらまず気管内挿管の準備をし,診断のために時間を浪費してはならない.気管切開も考慮し,可能であれば手術室で麻酔科医あるいは耳鼻科医と共に行う.薬剤耐性インフルエンザ桿菌を念頭に置き,新世代のセフェム系抗生

物質を使用する．

C 痙性クループ，喉頭浮腫

アナフィラキシーショックの一部として起こる気道症状で，処置が遅れると致命的である．塩酸エピネフリン（ボスミン）0.01 ml/kg（最大 0.3 ml）の皮下注射を直ちに行い，気道確保，ステロイド全身投与を行う．

D 鑑別診断

気道異物，咽後膿瘍，血腫や腫瘍による圧迫，細菌性気管炎，声帯麻痺などが鑑別の対象となる．

参考文献
1) Nelson Textbook of Pediatrics 16th ed., 1275-1278.

（伊藤浩明）

5．急性細気管支炎

本症は，日常診療の中で経験する乳児の重症呼吸不全の代表的な原因疾患のひとつである．とくに，先天性心疾患（左右短絡があり，肺血流が多いもの），新生児慢性呼吸障害などの基礎疾患を有する場合，また，3カ月未満の乳児では急激に状態が変化しやすく，時には致死的な増悪をする場合もあり注意が必要な疾患である．原因はRSウイルス感染を主としたウイルス感染であり，2歳未満（とくに生後6～12カ月）に多く，11月から3月の冬期に流行する．病態としては，気管支喘息と似ているが，細気管支領域を中心とした気道閉塞病変である．肺胞低換気から低酸素血症，高炭酸ガス血症となり，ショック状態（アシドーシス）にもなりうる．

A 診断

喘鳴，発熱などの臨床症状と好発年齢，好発時期を考慮する．免疫酵素法による鼻咽頭分泌物からのRSウイルス抗原検出（RSウイルステストパック，Abbot社製）を用いる．ただし，2歳未満の乳幼児で入院例のみ保険適応がある．血清中の補体結合（CF）抗体の上昇を確認する．ただし，乳児の初感染例では抗体上昇が十分でない時がある．

B 治療

a．支持療法

1) 酸素療法：パルスオキシメーターなどによる酸素化の指標をモニターしながら，酸素化を改善させる．

2) 輸液療法：ADH分泌異常症候群の合併に注意して，電解質バランスやアシドーシスの補正を行う．

3) 人工換気療法：適応としては，呼吸困難の増悪，臨床症状の悪化，低酸素血症，高炭酸ガス血症，無呼吸，徐脈出現時もしくは予測される時である．

b．薬物療法

1) 気管支拡張薬：本症における気管支拡張薬の有用性については，いまだ定説はないが，通常の吸入療法やインスピロンを使用した持続吸入療法などは使用する価値はあると考える．

2) ステロイド：抗炎症薬という見地から使用する場合が多いが，有効性を示唆する報告は少ない．しかし，わが国の日常臨床では使用する場合が多い．

3) 抗ウイルス薬：リバビリンはRSウイルス感染症に対する治療薬で，抗ウイルス薬として欧米では広く使用され有効性は高いとされている．しかし，わが国では発売されていない．

4) インターフェロン：非特異的抗ウ

イルス剤として吸入投与した報告はあるが、詳細は不明である。

5）γ-グロブリン：作用機序は不明であるが、受動免疫の目的で時に使用される。1997年、米国小児科学会は、RSウイルスに対する高力価抗体含有静注用免疫グロブリンの予防投薬の基準に関する勧告を出した。対象は、BPDを有する2歳以下の小児で、最近6カ月以内に酸素吸入をしたことのある小児とし、投与期間はRSウイルスが流行する2シーズン、それより軽い肺の疾患の場合には1シーズン毎月1回静注するとしているが、治療や健康小児に関しての評価ではない。

6）テオフィリン製剤：気管支拡張作用を期待して使用されるが、効果に関しては評価が定まっていない。有効血中濃度領域が小さいことや他の薬剤との相互作用にて痙攣などの副作用が生じることを考えると、年少児には使用をひかえたくなるのが現状である。

以上のごとく本疾患に特異的な治療法はなく、気管支喘息に準じた対症療法が主体で、基礎疾患のある児では死亡する例もあり、今後、抗ウイルス剤、気管支拡張剤も含め、治療指針の確立が望まれる疾患である。

(木戸真二)

6. 肺炎

肺に起こる炎症を総称して肺炎という。臨床症状と理学的所見、胸部X線写真の異常所見の組み合わせから診断する。①原因により感染性肺炎、非感染性肺炎、②侵襲部位により大葉性肺炎、区域性あるいは小葉性肺炎、気管支肺炎、間質性肺炎、③感染機会により市中肺炎、院内肺炎に分類される。幼若乳児の細菌性肺炎や、心肺疾患、免疫不全など基礎疾患のある小児では、重篤な経過をとることがある。肺炎が反復する場合や、陰影が消失しない場合には、先天異常や免疫不全、気道異物などの基礎疾患の検査が必要である。

A 診断

a. 臨床症状

発熱、咳嗽、喀痰、胸痛、呼吸困難について聴取する。他覚的所見として呼吸数、脈拍、脱水の有無が重要な徴候である。見た目の重篤感、低酸素血症やショックなどの全身症状、横隔膜刺激症状としての消化器症状にも注意する。斑状発疹はマイコプラズマの診断上の手がかりとなる。聴診所見では、呼吸音の減弱・増強、断続性ラ音 (crackles) に注意する。

b. 胸部X線

参考となる所見はあるが、細菌性肺炎と非細菌性肺炎を区別することは困難であり、特異性に欠ける。

c. 原因微生物の検索

喀痰培養や後鼻咽腔の拭い液を細菌培養の検体としている。グラム染色標本を鏡検し、好中球やマクロファージの存在、貪食像に注目する。手技が容易で短時間で判明する利点がある。しかし、原因菌の検索は困難なことが多く、培養された微生物が上気道の常在菌かも知れないこと、グラム染色で染色されない菌による感染症かも知れないことに注意する。薬剤感受性検査がそのまま $in\ vivo$ の状態を示しているわけではないことにも注意する。血液や胸水から細菌が培養されれば、最も信頼性の高い所見である。また、血清学的検査や抗原検査を補足的に実施する。

B 治療

a．入院の適応
①経口摂取が困難，②外来での経口薬治療では不十分，③幼若年齢児，④呼吸困難や全身の重篤感，⑤酸素吸入が必要，⑥基礎疾患の存在，⑦社会的適応．

b．抗菌薬の選択

1) 原因菌の検索は困難なことが多いため，初期治療は見込みに基づいての治療 (empiric therapy) となる．考慮すべき事項として，①年齢，疫学，重症度，宿主の基礎疾患，グラム染色所見に基づいて起炎菌を推定し抗生物質を選択する，②乳幼児における主要な肺炎の病原体はウイルスで，RSウイルス，パラインフルエンザウイルス，インフルエンザウイルスが多い，③3カ月未満児の肺炎では *Chlamydia trachomatis* も考慮する，④学童になると *Mycoplasma pneumoniae* と *Chlamydia pneumoniae* が主要な起炎菌となる，⑤細菌性肺炎の主要な起炎菌は肺炎球菌，インフルエンザ菌，黄色ブドウ球菌である．黄色ブドウ球菌の頻度は減少しているが，乳児期には重症例があり，注意が必要である，⑥重篤でない症例の初期治療として，肺炎球菌，インフルエンザ菌を考慮してABPCとβ-ラクタマーゼ阻害剤の合剤を使用する，⑦小児の市中肺炎に *Mycoplasma pneumoniae* と *Chlamydia pneumoniae* が大きく関与しており，両菌に有効な抗菌薬を empiric therapy に加えることが望ましいとの意見がある．

2) 起炎菌判明後の治療：ウイルス性の場合，対症療法が主体だが，細菌感染が否定できないときや細菌感染を合併したときには抗菌薬を必要とする．細菌性の場合，肺炎球菌には，①ペニシリン感受性：アンピシリン（ビクシリン），②ペニシリン中等度耐性：①と同様だが増量する，③ペニシリン耐性：セフォタキシム（クラフォラン），パニペネム（カルベニン），耐性が高度の場合，保険適応外だがバンコマイシンが必要となることもある．インフルエンザ菌には，①ABPC感受性：アンピシリン（ビクシリン），②β-ラクタマーゼ産生：スルバクタム・アンピシリン（ユナシンS），③β-ラクタマーゼ非産生アンピシリン耐性インフルエンザ菌（BLNAR）：ペニシリン耐性肺炎球菌と同様．黄色ブドウ球菌には，①メチシリン感受性：ペニシリナーゼ耐性ペニシリンであるアンピシリン・クロキサシリン（ビクシリンS），②MRSA：バンコマイシン．マイコプラズマやクラミジアでは，8歳未満の小児にはマクロライド系抗菌薬が第一選択である．8歳以上の小児でマクロライド系抗菌薬の効果が不十分な場合，テトラサイクリン系抗菌薬を投与する．

3) 耐性菌の問題：起炎菌確定後は最も抗菌スペクトラムの狭い抗生物質を使うのがポイントで，安易に広域スペクトラムの抗生物質を使わない．

4) 効果判定：2～3日以内に治療効果を判定し，改善がなければ治療法を変更する．改善しない要因として診断の誤り，不十分な治療，耐性菌感染症，合併症，基礎疾患を検討する．

5) 投与期間：解熱後3日間は投与する．ほとんどの細菌の場合5～10日間，マイコプラズマやクラミジアは2週間を目安とする．

c．対症療法
①去痰薬，気管支拡張薬，吸入療法，②体位排痰法：従来の軽打法や振動法よりも侵襲が少なく，より効果的に痰を移動する方法としてsqueezingが推奨されている．

d．全身管理
輸液，酸素，呼吸管理．

参考文献

1) John G. Bartlett:メルクマニュアル第17版日本語版, 福島雅典(監修), p.604-619, 日経BP社, 1999
2) オーストラリア治療ガイドライン委員会:抗生物質治療ガイドライン, 医薬品・治療研究会(編訳), p.164-180, 医薬ビジランスセンター, 1999

(宮崎 清)

7. 胸膜炎・膿胸

胸膜における炎症を総称して胸膜炎という。胸水貯留を認めたとき滲出液か漏出液かを区別し、基礎疾患の鑑別を進める。肺炎の影響で胸膜に炎症が起こり、滲出性の胸水が貯留する状態を parapneumonic effusion といい、細菌やウイルスが原因となる。parapneumonic effusion を有する患者で、感染症が生体防御を凌駕したとき、胸腔内に膿性滲出液が貯留する。この状態を膿胸という。

A 臨床症状

胸部X線により発見されることが多い。胸痛・咳嗽・呼吸困難・発熱について聴取する。胸膜性の胸痛は呼吸運動・咳で増強するが、胸水が増加すると軽減、消失する。聴診所見は胸膜摩擦音が特徴的で、呼吸音は減弱する。打診所見の濁音、視診での呼吸運動の左右差に注意する。

B 検査所見

胸部X線で胸水の有無をみる。少量の胸水では立位正面像ではわからない場合があり、患側を下にした側臥位撮影や超音波検査で確認する。胸部CTで肺実質の病変をみる。

C 胸水検査

胸水貯留を示す胸膜炎の確定診断には胸水の検査が必要である。

a. 胸水の色調、細胞数とその種類、pH、糖、蛋白、LDHを測定

結核を疑う場合はアデノシン・デアミナーゼ高値が参考になる。

b. 細菌学的検査

塗抹標本でグラム染色を行い起炎菌を推定する。嫌気性菌も含めた細菌培養を行う。

D 治療

原疾患の治療を原則とする。胸水が多量で呼吸困難が強い場合、胸腔ドレナージで症状が改善される。膿胸の場合、高用量の抗生物質投与と胸腔ドレナージにより治療する。胸腔ドレナージの適応は、膿性、またはグラム染色で陽性なら持続ドレナージを行う。上記以外では胸水のpH、LDH、糖を参考にする。①pH<7.20または糖<40 mg/dl ならば持続ドレナージ、②pH>7.20、糖>40 mg/dl、LDH<1000 IU/l をすべて満たせば保存的に経過を見る、③上記の基準を満たさなければ、臨床状況から判断して12〜24時間後に再検査する。およそ1週間施行し、排液がなくなれば終了する。

抗生物質は年齢、疫学、重症度、宿主の基礎疾患、グラム染色所見に基づいて起炎菌を推定し抗生物質を選択する。経静脈投与を原則とする。薬剤選択は肺炎の項を参照。投与期間は最低14日間必要で、黄色ブドウ球菌の場合は3〜4週間必要。対症療法として輸液、酸素、胸痛に対する鎮痛薬を考慮する。

参考文献

1) Gordon L. Snider:メルクマニュアル

第17版日本語版,福島雅典(監修), p. 643-649, 日経BP社, 1999.
2) Geoffrey Kurland : Gellis & Kagan's Current Pediatric Therapy, p. 533-535, W. B. Saunders Company, 1999.
3) David M. Orenstein : Nelson textbook of pediatrics 16th ed., p. 1329-1331, W.B. Saunders Company, 2000.

(宮崎　清)

8．気胸

気胸とは，何らかの原因で体側胸膜と臓側胸膜で構成される胸腔内に空気が貯留した状態である．気胸で問題となるのは，罹患側肺が虚脱して換気容積が減少するだけでなく，気胸によって胸腔内圧が上昇し心への静脈環流が障害され，心拍出量の減少をきたすことである．

気胸は自然気胸と外傷性気胸に分類される．自然気胸はさらに気腫性肺嚢胞の破裂によって起こる原発性自然気胸と，何らかの肺疾患に続発して起こる続発性自然気胸に分けられる．外傷性気胸は胸壁損傷や肋骨骨折などの外傷性のもの，胸腔穿刺や肺生検の際に生じる医原性のものなどに分けられる．

A 診断

a．症状

突然に胸痛，呼吸困難，チアノーゼ，乾性咳嗽が出現する．理学的には患側の呼吸運動の減少，打診上の鼓音，呼吸音の減弱が認められる．

b．検査所見

確定診断は胸部X線診断による．虚脱した肺とその周囲のX線透過性亢進と肺紋理の欠除である．患側肋間腔は拡大傾

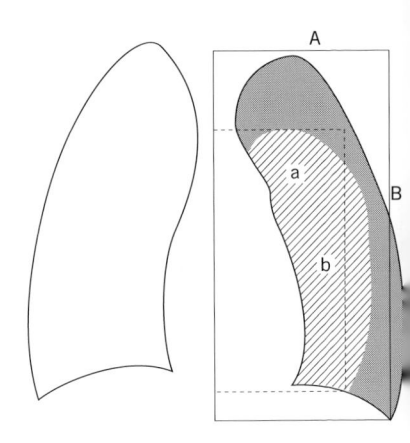

図8-1　Kircherの虚脱度計算式

$$虚脱度 = \frac{AB - ab}{AB} \times 100$$

向を示し，緊張性気胸では縦隔陰影が健側に偏位し，患側肋骨横隔膜角の下降がみられる．

c．鑑別すべき疾患

巨大肺嚢胞，肺葉性肺気腫，横隔膜ヘルニア．

B 治療

初発か再発か，基礎疾患の有無，肺虚脱の程度，緊張性か否かにより決定する（図8-1）．

a．安静

軽症（肺虚脱30%以下），非進行性で基礎疾患のない場合は安静にて酸素吸入を行う．

b．脱気療法

肺虚脱の程度が中等度以上（肺虚脱30%以上），経過観察にて再膨張不全の時，緊張性気胸など緊急を要する場合に行う．

c．外科的治療

気腫性嚢胞の切除．

d．胸膜癒着術

胸腔内にピシバニール等を注入し，人為的に胸膜炎を起こさせて癒着により治療する．

(家田訓子)

9．気道異物・その他

気道異物（以下異物）症は乳幼児に多く，部位では主気管支部に多く，左右の頻度差はない．異物が自然に排出されるのは5％以下にすぎず，異物を見逃して時間を経た例では，気管支閉塞肺に無気肺，気管支拡張症など非可逆的病変をきたし，肺葉切除を余儀なくされる場合がある．早期の適切な診断，耳鼻咽喉科医による治療が必要である．

A 診断

異物症の診断には，誤嚥の状況・時期，異物の種類・性状・大きさなどの十分な問診が最も重要である．

a．臨床症状

まず激しい痙攣性の咳発作がみられ，閉塞の程度に応じて，また声門痙攣も加わって，呼吸困難，顔面蒼白，チアノーゼを呈する．声門下に嵌入すれば，窒息死する場合がある．初期の窒息を免れれば，異物の種類・性状・大きさ・介在部位により多少の違いはあるが，咳嗽，喘鳴，呼吸困難，胸部痛を認める．異物吸引時の痙攣性の咳発作は短時間で，ついで比較的平穏な時期に移行し，この無症状期は，数時間から数週間続く．無症状であったものが，急激な体位の移動で咳嗽，喘鳴，呼吸困難，胸部痛などが再発する場合には，声門下腔から気管分岐部までの気道異物が考えられ，この部位では，呼気と吸気に異物が上下に移動し，声門下に嵌入し窒息する危険がある．

b．理学的所見

胸郭の動きの左右差や，打診による患側の鼓音に注意し，気管支異物の場合，聴診にて患側の嵌入部位から末梢の呼吸音の著明な減弱が認められる．呼吸音の左右差がない気道異物の場合，閉口させて呼吸音を聴取すると呼気時に異物が声門下に衝突する「ピッシャ」という平手打ち様音が聴取される．

c．X線診断

異物の内訳では，X線透過性異物が80％を占めるため，単純X線撮影のみでは診断は容易ではない．これが気道異物症を肺炎，気管支炎，喘息，百日咳などの他の疾患と誤診する原因である．抗生物質，消炎剤で胸部所見が改善しなければ，気道異物症を疑う必要がある．

X線透過性異物の場合に，深吸気時と深呼気時での胸部X線撮影が診断の一助となる．気管支異物が存在する場合に，深呼気時と比較し，深吸気時に心臓縦隔陰影が患側に移動するHolzknecht signを認める．ただし，異物が気管に存在したり，魚骨のように全周性に狭窄を作らない場合にはHolzknecht signは認めない．乳幼児など患児の協力が得られず，深呼気，深吸気時撮影が難しい場合には，撮影時に大泣きをさせ，泣く間の息をつぐ直前に深呼気像，息をついだ直後に深吸気像を撮影するとよい．

また透視下での検査や，心窩部を圧迫したり，側臥位にして低位側に強制的に呼気状態をつくるのも有効な方法である．このほかに患側の横隔膜の動きは乏しく，透視下では，横隔膜のparadoxical movementを認める．

高圧撮影によるair bronchogramの断

85%以上で気管食道瘻を合併している．

A 診断
a．症状
①妊娠中，羊水過多，②口腔内分泌物の貯留，③哺乳時の嘔吐などがあるが，哺乳開始前に診断をつけることが重要である．

b．検査
鼻腔より挿入したカテーテルが口側食道盲端部で coil up することを X 線で確認する．

c．病型分類
A〜E型（図1-1）．C型が多い．

B 治療
小児外科にて緊急手術．術前は，経口投与不可，持続吸引を行い分泌物の誤嚥を防ぐ．

（柴田元博）

2．急性胃腸炎

急性胃腸炎は種々の病原体の感染が原因で起こる腸管感染症である（表2-1）．その原因は細菌，ウイルス，原虫であり，感染症新法ないし食中毒予防法に指定された病原体が含まれている（表2-2）．2類感染症の入院治療は指定医療機関で行われる．

A 診断
下痢の発症機序から分類すると，下痢の病態は表2-3に示すように，①小腸を主な感染部位とし水様便が主体の型，②大腸を主な感染部位とし粘血便となることの多い型，③下痢よりも発熱などの全身症状を主体とする型に大別される．小腸型の病原体は，ウイルスとエンテロトキシンを産生する細菌である．大腸型は細菌性で，細菌の産生するサイトトキシンや細菌の腸管粘膜上皮細胞への侵入により組織障害をおこし，粘血便となる．腸チフスのような全身型では，腸管から侵入した細菌が菌血症を起こし，全身症状が中心となる．下痢便の

表2-1 急性胃腸炎の原因

1. 細菌
 サルモネラ：チフス性，非チフス性
 カンピロバクター：C.jejuni, C. coli
 病原性大腸菌：腸管出血性大腸菌，腸管侵入性大腸菌，毒素原性大腸菌，腸管病原性大腸菌，腸管付着性大腸菌
 エルシニア：Y. enterocolitica
 エロモナス：Aeromonas hydrophila
 ビブリオ：V. parahemolyticus, V. cholerae O 1/O 139
 赤痢菌：S. sonnei, S. flexneri など
 黄色ブドウ球菌（毒素型食中毒）
 クロストリジウム：C. difficile（偽膜性腸炎）
2. ウイルス
 ロタウイルス
 腸管アデノウイルス
 カリシウイルス（ノロウイルス）
 アストロウイルス
3. 原虫
 クリプトスポリジウム

表2-2 感染症新法と食中毒

1. 感染症新法（感染症の予防および感染症の患者に対する医療に関する法律）
 2類：コレラ（O 1, O 139），細菌性赤痢，腸チフス，パラチフス（S.paratyphi A）
 3類：腸管出血性大腸菌（O 157）感染症
 5類：感染性胃腸炎（各種細菌，ウイルス），クリプトスポリジウム症など
2. 食中毒予防法
 細菌：サルモネラ（非チフス），腸炎ビブリオ，病原性大腸菌（腸管出血性大腸菌以外），カンピロバクター，エルシニア，エロモナス，黄色ブドウ球菌など
 ウイルス：ノロウイルス

表 2-3　感染性下痢症の発症病態

	小腸型	大腸型	全身型
発症メカニズム	細菌のエンテロトキシンまたはウイルス感染による腸管絨毛の障害	細菌の浸入ないしサイトトキシンによる組織障害	腸管粘膜上皮より細菌が組織侵入→感染の全身への拡大
感染部位	小腸	大腸	回腸
便性	水様便	粘血便	下痢より発熱など全身症状が強い
便中白血球	なし	あり（好中球）	あり（単核球）
主な病原体	コレラ菌 毒素原性大腸菌 黄色ブドウ球菌 ロタウイルス カリシウイルス クリプトスポリジウム	赤痢菌 サルモネラ菌 組織侵入性大腸菌 カンピロバクター C.difficile 腸炎ビブリオ	腸チフス エルシニアエンテロコリティカ

出典：文献1) より改変引用.

性状（血便の有無）や便中白血球の有無などの臨床所見からこれらの病型を区別することで，原因病原体を絞りこむことが可能である．

a．症状

原因別の症状，感染経路，潜伏期，好発季節などを表2-4にまとめた．

1) 下痢：水様便，粘血便などの便の性状を詳しく問診する．実際に下痢便を見ることが大切である．細菌性の下痢では初期に水様便で，その後粘血便となることも多い．ロタウイルス下痢症では，クリーム色〜白色の下痢便がしばしばみられる．

2) その他の症状：発熱，腹痛，嘔気，嘔吐，脱水症状などを確認する．ロタウイルス下痢症では，下痢の前に発熱・嘔吐が先行することが多い．

b．診察

1) 全身所見：顔つき・顔色，脱水所見（皮膚 turgor，粘膜乾燥，体重の変化），発疹，貧血，黄疸，出血斑など，全身を診察する．

2) 腹部所見：腹部膨隆・陥凹，腫瘤の触知，肝脾腫，腸雑音，打診音など．

3) 感染性腸炎に伴う合併症：菌血症，骨髄炎，髄膜炎，溶血性尿毒症症候群などに注意する．

4) 除外診断：急性虫垂炎，腸重積症，その他の急性腹症の可能性を忘れないこと．

c．検査

急性胃腸炎の原因微生物の診断，重症度・合併症の判定，他疾患との鑑別のため表2-5に示すような検査が用いられる．患者の年齢，臨床所見，季節，感染症の流行状況を参考に検査項目を選ぶ．

B 治療

a．脱水の治療

下痢のため脱水を起こしている時には，下痢の原因検索を進めると同時に，点滴を開始し脱水を改善しておく（「4．症候の14．脱水」の項（p.92）を参照）．

b．整腸剤，止痢剤

感染性下痢では止痢剤の使用は出来るだけ控え，ビオスミンなど乳酸菌製剤を投与する．

c．抗菌薬

細菌性腸炎に対する抗菌薬投与の適応は，原因菌の種類・重症度・患者年齢など

表2-4 主な感染性下痢症の臨床像

	原因	季節	感染経路	潜伏期	下痢の性状	随伴症状
ウイルス	ロタウイルス	冬季〜早春	糞口感染 飛沫感染	1〜3日	多量の水様便 クリーム色〜白色便	嘔吐が先行 発熱,脱水
	カリシウイルス	晩秋〜冬季	糞口感染 飛沫感染 食品,水	12時間〜4日	水様便	嘔吐,発熱,腹痛
	アデノウイルス	通年（夏>冬）	糞口感染 飛沫感染	7〜8日	水様便（遷延）	発熱,嘔吐,脱水
細菌	サルモネラ（非チフス性）	春〜夏	食品,水 動物,糞口感染	6〜72時間（平均24時間）	水様便,粘血便	発熱,腹痛,嘔吐 菌血症
	カンピロバクター	通年	鶏肉などの食品,糞口感染	1〜7日（平均3〜5日）	水様便,粘血便	発熱,腹痛,嘔吐
	腸管出血性大腸菌	春〜夏	食品,水 糞口感染	3〜4日(8日)	水様便→血便（出血性腸炎）	腹痛(疝痛),発熱(1/3程度) 溶血性尿毒症症候群の合併
	腸管侵入性大腸菌	春〜夏	食品,糞口感染	1〜5日	水様便,粘血便	発熱,腹痛(疝痛),テネスムス
	エルシニアエンテロコリティカ	通年	食品,水 動物	4〜6日	水様便,粘血便	発熱,腹痛（右下腹部）
	エロモナス	春〜夏	食品,水	6〜12時間	水様便,粘血便	腹痛,発熱,嘔吐
	腸炎ビブリオ	夏季	食品	5〜92時間（平均23時間）	水様便,時に血便	腹痛,嘔気,嘔吐,発熱
	赤痢菌	通年（春〜夏）	糞口感染 食品,水	1〜5日（通常2〜4日）	水様便→粘血便	発熱,腹痛,テネスムス
	黄色ブドウ球菌	通年	食品	1〜3時間	水様便	腹痛,嘔気,嘔吐
	クロストリジウムディフィシル			抗菌薬投与中または投与後	水様→粘血便（偽膜性腸炎）	発熱,腹痛
原虫	クリプトスポリジウム		水 糞口感染	2〜14日	水様便	腹痛,発熱 免疫不全宿主（HIV感染など）で重症化

によって異なってくる（表2-6）.

1) サルモネラ:

① 非チフス性のサルモネラ感染:抗菌薬投与によりサルモネラ菌の排泄が遷延する可能性があるが,重症例や3歳以下の症例,基礎疾患のある症例に対しては抗菌薬が投与されることが多い.抗菌薬としては,ホスホマイシン(経口)と一部のニューキノロン薬(バクシダールなど)が保険適応をもつ.小児ではホスホマイシンが第一選択で,5〜7日間投与する.入院が必要な例では菌血症などの合併症を考慮

表 2-5 急性胃腸炎診断のための検査

A. 一般検査
1. 血液検査：白血球数,赤血球数,血小板数,血清電解質,肝機能検査,尿素窒素,クレアチニン,血清蛋白・アルブミンなど
2. 尿検査：潜血, 糖, 蛋白, アセトン
3. 腹部レントゲン, 腹部エコー
4. 便：潜血, 便白血球（粘液部分をスライドグラスに塗沫, 染色・鏡検する
   強拡大で一視野に5以上の白血球が見られれば,炎症が存在）

B. 細菌学的検査
1. 便中の病原体, 病原体毒素などの検出
   1) 菌培養
   2) 各種抗原検出
      ウイルス抗原：ロタウイルス, 腸管アデノウイルス
      細菌抗原・毒素：病原性大腸菌 O 157 LPS 抗原, ベロ毒素, クロストリジウム・ディフィシル抗原
   3) 原虫 oocyte の鏡検
2. 血液培養：サルモネラ感染,エルシニア感染では菌血症の合併がある.
3. 血清抗体価の測定：病原性大腸菌（O 157 など）LPS 抗原, ベロ毒素などに対する抗体価を測定（急性期, 回復期）

表 2-6 細菌性腸炎の抗菌療法

A. 抗菌療法の適応
1. 抗菌薬の適応となる感染症
   赤痢, コレラ, 腸チフス, パラチフス
2. 患者の病状, 年齢, 基礎疾患の有無などにより抗菌薬を使用する感染症
   サルモネラ（非チフス）, カンピロバクター, 病原性大腸菌, エルシニア, クロストリジウムディフィシル
3. 通常, 抗菌薬は不要な感染症
   腸炎ビブリオ, エロモナス, ブドウ球菌

B. 主な抗菌薬
1. ホスホマイシン（ホスミシン）内服 40〜120 mg/kg/日 3〜4回分服
2. マクロライド
   クラリスロマイシン（クラリス, クラリシッド）10〜15 mg/kg/日 2〜3回分服
   リカマイシン 20〜30 mg/kg/日 3回分服
3. ニューキノロン
   小児に保険適応のあるのは バクシダール（50 mg）錠のみ 6〜12 mg/kg/日 3回分服
4. βラクタム
   セフォタキシム（セフォタックス, クラフォラン）20〜40（菌血症）mg/kg/回 1日3〜4回静注
   セフトリアキソン（ロセフィン）20〜40（菌血症）mg/kg/回 1日2回静注

し, βラクタム剤（ABPC, CTX, CTRX など）を感受性に従い投与する.

② 腸チフス：保険適応のあるのはクロラムフェニコール（CP）と ST 合剤. βラクタム剤も用いられる.

2) カンピロバクター：患者の状態により抗菌薬を投与. クラリスロマイシンまたはホスホマイシンが保険適応をもち, 5日間投与する. ニューキノロンは耐性化しやすい.

3) 病原性大腸菌：ホスホマイシンが第一選択となる. 腸管出血性大腸菌感染では, 抗菌薬投与例で溶血性尿毒症症候群の合併率が高くなるとの報告があるが, 日本での調査ではホスホマイシンの早期投与が有用とされている.

4) エルシニア：病状により, ニューキノロンを使用する. 菌血症では, セフェム系の注射薬を使用する.

5) 腸炎ビブリオ, エロモナス, ブドウ球菌：通常抗菌薬は不要である.

参考文献

1) Guerrant RL : Principles and practice of infectious diseases (Mandell GL.) p. 945-962, Churchill Livingstone, 1995.

（柴田元博）

3. 消化性潰瘍

消化性潰瘍は，胃壁や十二指腸壁に対する攻撃因子と防御因子のバランスが崩れることによって生じる寛解と再発を繰り返す慢性難治性の疾患であるが，*Helicobacter pylori* 陽性の十二指腸潰瘍の場合は，除菌により再発を阻止できることがわかってきた．

A 診断

a．臨床像

小児では，十二指腸潰瘍が多く胃潰瘍は少ない．主体はいずれも小中学生である．主訴は腹痛，吐き気，嘔吐，吐下血，食欲不振，体重減少，めまい，易疲労感などである．痛みは持続性の鈍痛で心窩部に多いが，時に前胸部，右側腹部，背部へ放散する．胃潰瘍では摂食によって痛みの増悪が，十二指腸潰瘍では空腹時に痛みの増悪がみられることが多い．とくに十二指腸潰瘍ではしばしば就寝後2〜4時間で強い痛みを感じ，眠れないことがある．吐血はコーヒー残渣様のことが多く，便はタール便である．

b．検査

1) 血液検査：軽度の貧血や BUN 高値を示すことがある．

2) 便検査：便潜血検査で陽性反応を示すことが多い．

3) 上部消化管内視鏡：内視鏡検査の利点は，活動性潰瘍か瘢痕かの判断が可能なことと，組織の生検が可能であり，*Helicobacter pylori* の培養と薬剤感受性検査が行えることにある．ただ，患児にとってはつらい検査であり，初回より *Helicobacter pylori* の除菌療法を必要とするような出血性潰瘍や，頻回再発例・難治例が適応となるであろう．

B 治療

a．薬物療法

攻撃因子である胃酸分泌の抑制を目的に H_2 受容体拮抗薬ファモチジン（ガスター1 mg/kg/day　分2）もしくはシメチジン（タガメット 20 mg/kg/day　分2）を投与する．十二指腸潰瘍ではとくに夜間の胃酸分泌抑制が重要で，また服薬コンプライアンスの点からも投与回数は1日2回（朝食後，就寝前）とする．内服期間は，胃潰瘍で4週間，十二指腸潰瘍で8週間が目安である．

b．内視鏡的止血術

活動性出血性潰瘍の場合に行われる．クリッピング法やエタノール局注法などがある．

c．Helicobacter pylori の除菌療法

成人の慢性胃炎や消化性潰瘍の発症の一部に *Helicobacter pylori* 感染が関与していることが明らかになり，胃酸分泌抑制薬に抗菌薬を加えた除菌療法がすでに行われている．小児においても，消化性潰瘍，とくに十二指腸潰瘍には *Helicobacter pylori* 感染の関与は濃厚であり，除菌療法のガイドラインが公表されている．

1) Helicobacter pylori 感染の診断：

① 侵襲的検査法（内視鏡使用）：胃粘膜生検法：培養・病理組織検査・ウレアーゼ検査

② 非侵襲的検査法：血清診断（抗 H. pylori IgG 抗体・IgA 抗体）^{13}C-尿素呼気試験．

③ H.pylori の除菌判定（治療終了後4週以降に行う）：培養・病理組織検査・^{13}C-尿素呼気試験・(PCR)

2) 除菌療法の適応疾患：H. pylori 感染が証明された胃潰瘍，十二指腸潰瘍

① 再発例.
② 初回例でも合併症（活動性出血，穿孔，巨大潰瘍や狭窄）を伴うもの.
③ 従来の抗潰瘍薬に対し抵抗性を示す症例.

H. pylori 陰性の胃十二指腸潰瘍に対しては従来どおり H_2 ブロッカーや PPI（プロトンポンプ阻害薬）など胃酸分泌抑制薬を中心とした治療を行う.

3）除菌療法：
① PPI＋AMPC＋CAM 7もしくは14日間 分2（朝食後，夕食後）
② PPI：オメプラゾール 1.0 mg/kg/day（最大40 mg/day），もしくはランソプラゾール 1.5 mg/kg/day（60 mg/day）.
③ AMPC：アモキシシリン 50 mg/kg/day（2000 mg/day）.
④ CAM：クラリスロマイシン 20 mg/kg/day（800 mg/day）.

4）除菌療法の問題点
① H. pylori の抗菌薬に対する耐性：クラリスロマイシンは，耐性株出現率10%以下ではあるが，微増傾向にある．また，アモキシシリンには耐性株の報告が散見されはじめた．
② 除菌後の再感染：成人では除菌治療後の再感染率は1%以下だが，小児（5歳未満）では60%以上である．
③ 服薬コンプライアンスが除菌の成否の大きな要因である．

参考文献
1）日本小児栄養消化器病学会雑誌 12：77-78, 1998.

（高橋昌久）

4．胃食道逆流症

胃食道逆流症という病名は，逆流に基づき種々の症状を呈する各種疾患の総合的名称として使用される．つまり，逆流は食道胃接合部の機能不全ではあるものの，ある程度は生理的に認められ，それのみでは臨床上問題になることはない．なんらかの症状や合併症の原因となっている場合にのみ，病的とみなされ診療の対象となる．

A 診断

a．臨床像

臨床的には，消化器症状，栄養障害，呼吸器症状に大きく分けられる．

1）逆流による症状：嘔吐，体重増加不良．乳児期に問題となり，噴門弛緩症や裂孔ヘルニアなどが原因のことが多い．吐物は胆汁を含まず，嘔吐後直ちに食欲を示す．

2）食道炎による症状：胸やけ，心窩部痛，食欲低下，吐血，下血（タール便），貧血．逆流が慢性化した年長児にみられ，繰り返す食道潰瘍は瘢痕収縮によって食道狭窄の原因となる．

3）逆流物の誤嚥による症状：咳嗽，喘鳴，反復性の上気道感染・肺炎．慢性呼吸器疾患患児には胃食道逆流が高頻度にみられる．

b．検査

1）上部消化管造影：乳児では生理的にHis角が大きいなどの理由から逆流が起こりやすく，透視中に逆流がみられてもただちに病的とはいえない．また，被曝による制約のため長時間の観察は不可能である．少ない検査時間を有効に使うためにビデオ撮影を行っておくと便利である．

先天性食道狭窄，胃軸捻転症，幽門狭

窄，十二指腸狭窄，腸回転異常などを造影で除外する．食道炎による食道潰瘍・瘢痕収縮，2次的な狭窄，His角の異常が確認できる．また，反復性肺炎患児では，逆流直後に気管内への造影剤の流入が認められることがある．

2) 下部食道持続pHモニタリング：最も胃食道逆流の診断率が高いとされている検査で，下部食道がどの程度胃液にさらされているか，24時間単位で量的に検討する．反復性肺炎患児では，嘔吐がみられず，本検査によりはじめて胃食道逆流が明らかになる例がある．

3) 食道内圧検査：胃食道接合部の機械的，機能的状態を知る検査である．食道胃接合部の内圧を圧トランスデューサーで測定する．ただし，小児では麻酔または鎮静薬投与下に行われ，必ずしも生理的状態を再現しているとはいえない．

4) 食道内視鏡：胃食道逆流による食道粘膜の障害の程度を視認しうる．また，2次性の狭窄の診断が可能である．ただし，苦痛を伴うこと，もしくは麻酔が必要なことが欠点である．

5) シンチスキャン：胃内に非吸収性の放射性物質を投与し，シンチグラムで持続的に放射活性の分布を観察する方法．胃内容の逆流の証明には診断率が高く，ある程度量的な評価もでき，比較的簡単で患児への侵襲も少ない．pHモニタリングで得られない，食道のどの位置まで逆流したのかや，気管内への誤飲を評価できる．しかし，わずかな逆流や長時間の記録は不可能である．

B 治療

嘔吐はあるものの，体重増加が良好で，呼吸器症状などがなければ経過観察とする．嘔吐以外の症状を伴っているときに，検査治療を必要とする．一般的には，病態に応じた内科的治療をまず試みる．内科的治療の期間は2～4週間程度で，改善がない場合，改善しても中止すると症状が再発する場合や，裂孔ヘルニアを伴ったり，食道狭窄をきたしている場合などは手術的治療を考慮する．

a．保存的治療

上体高挙：乳児では授乳後一定時間半坐位（30～60°）とする，少量頻回の哺乳，粘稠性を高めたミルクの投与などを与える場合もあるが，胃排出が遷延し逆流が悪化するという意見もある．

b．薬剤治療

胃排出を促進し噴門圧を上昇させる目的で，ドンペリドン（ナウゼリン1～2 mg/kg/day 分3）を投与する．また，逆流性食道炎に対しては，H_2受容体拮抗薬ファモチジン（ガスター1 mg/kg/day 分2）もしくはシメチジン（タガメット20～40 mg/kg/day 分4）や，プロトンポンプ阻害薬ランソプラゾール（タケプロン30 mg/day 分1）が用いられる．

c．外科的手術

2～4週の保存的治療に反応しない例や，年長児の滑脱型ヘルニア，食道狭窄の合併例などは手術の適応である．Nissen法およびその変法，Filler-Boerema法が広く行われている．

参考文献

1) 戸谷拓二：小児外科学ノート，へるす出版，1985．

（高橋昌久）

5．肥厚性幽門狭窄症

肥厚性幽門狭窄症は幽門部輪状筋が異常

に肥厚し、通過障害を来す疾患で、1カ月前後の乳児によくみられる。先天性肥厚性幽門狭窄症ともいわれるが、出生直後からの嘔吐が少ないことや、発症前には腫瘤が触知できないことから真に先天性かどうか疑いがもたれる。ただ、男児に多く、男女比は4:1、第1子に多いのが特徴であり、0.1〜0.05％の頻度でみられることなど、発生に一定の規則性があることは、先天性起因を示唆している。

A 診断

a．臨床像

1) 嘔吐：生後1〜3週ころからみられる。初めはミルクが少量もれ出る程度であるが、次第に増強する。無胆汁性・噴水状の嘔吐で、嘔吐後も機嫌はよく、すぐにミルクを欲しがる。嘔吐が頻回になれば胃粘膜の損傷、逆流性食道炎を起こして、吐物がコーヒー残渣様になることがある。

2) 胃蠕動波：哺乳直後、心窩部に左上方から右下方に向かう胃蠕動波が観察される。

3) 体重減少：ミルク摂取不能、脱水により体重減少や低栄養状態となる。

4) 黄疸：飢餓、肝の未熟性により黄疸をきたすと考えられている。黄疸は幽門筋切開後速やかに消退する。

b．検査

1) 腫瘤触知：弾性硬、表面平滑な腫瘤として、右季肋部に肥厚した幽門筋を触知する。この腫瘤の触知により、診断は確定的になる。腫瘤が触れにくいときは、腹壁の緊張をとるために、一度胃内容を吸引排除し、ミルクを与えながら触診する。

2) 腹部超音波検査：胃を空虚にして、生理食塩水を胃内に注入して検査を行う。肥厚した幽門筋がドーナッツ状に描出される（doughnut sign）。

3) 上部消化管透視：1) 2) の検査で確定できないときのみ行う。造影剤は嘔吐・誤嚥を考慮して、水溶性のものを用いる。十二指腸への排出遅延のみでは確定診断とはならず、幽門管の延長と狭小化をあらわす string sign や十二指腸へ突出した幽門像である umbrella（または mushroom）sign を描出する。

4) 臨床検査：脱水・低クロール・低カリウム血症がみられる。また、代謝性アルカローシスをきたす。

c．鑑別診断

胃食道逆流や食道狭窄症、幽門部膜型狭窄症、腸回転異常症などの消化器疾患や、感染・中枢神経疾患・頭蓋内出血、先天性副腎過形成症などがある。

B 治療

a．内科的治療法（アトロピン療法）

患児に脱水徴候がみられた際、まず、水および電解質の補正を行う。患児の状態が改善され、①吐乳が1日数回以内であること、②体重増加が横ばいかあるいは軽度の減少であること、③幽門腫瘤が比較的小さい、④全身状態が比較的よいこと。①〜④に含まれる患児に関しては、アトロピン療法を試みる。硫酸アトロピン 0.25〜0.5 mg/day を8回に分けて、哺乳20分前に服用させる。嘔吐の有無をよく観察しながら漸増し（0.25〜1.25 mg）、経過が順調であれば約1カ月続け、以後嘔吐なく体重増加がよければ漸減していく。

b．外科的治療法（幽門筋切開術）

保存的療法が無効の場合、もしくは保存的療法で通常量の哺乳となるのに長期間を要し、発育に対する影響が無視できない場合は、期を失せず手術を行う。術前管理としてアルカローシス・脱水の補正や低蛋白症・貧血の改善を行う。手術は粘膜外幽門

筋切開術がもっとも安全かつ効果的であり，手術翌日からの授乳が可能であり術後4〜5日で退院できる．

参考文献
1) 戸谷拓二ほか：小児外科学ノート，へるす出版，1985．

（高橋昌久）

6．腸重積

乳幼児にみられる急性腹症のうち最も頻度の多いもので，早期の診断により手術の必要なく保存的に治療できる反面，診断の遅れは腸管の壊死ひいては患者の死亡につながる．

腸重積とは，口側腸管が肛門側の腸管の内側に嵌入し戻らなくなった状態をいう．回腸が結腸に重積することが最も多いが，回腸—回腸などの形もある．多くは原因が見つからないが，乳児以後に発症のものや再発を繰り返す例では，先進部にメッケル憩室，ポリープ，悪性リンパ腫，紫斑病などの異常を認めることがある．通常は3カ月〜3歳までに発症するが，1歳6カ月までが全体の3/4を占める．

A 症状

3大症状として腹痛，嘔吐，血便がある．腹痛は間歇的腹痛が特徴である．突然顔色が変わり，体をエビのように曲げ激しく泣くと思うと，痛みが収まりうそのように顔色もよくなり，また泣くことを繰り返す．ときに嘔吐を伴うことがある．血便の自然排泄のこともある．胃腸炎などが先行するとまぎらわしいが，ある時から下痢が止まり間歇的腹痛が始まる点に注意する．

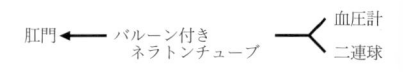

図6-1 空気整復のための装置

B 診断

触診で右季肋部にソーセージ様の可動性腫瘤を触れることや，右下腹部に盲腸がないため空虚な触診所見（Dance 徴候）がみられることもある．診断のための十分量の浣腸でトマトをつぶしたような血と粘液の血便がみられるが，初期には正常の便の排泄のみのこともある．疑わしいときは浣腸を繰り返すか，腹部エコーを行う．エコー検査では重積部の横断面で target sign が，縦断面で腎臓様所見（pseudo-kidney sign）が見られる．

C 治療

治療は，発症後24時間以内では直腸より逆行性に結腸内を加圧する手術によらない非観血的方法が取られる．ここでは二つの方法を示す．

バリウム注腸整復では，4倍に稀釈したバリウムを500 ml のイルリガートルにいれ，バルーンカテーテルを通して注腸造影する．カニの爪像が見られれば確定診断できる．そのまま100〜120 cm 水中の圧で加圧し嵌入部を押し戻し，回盲部より口側数十 cm 逆流すれば整復と見なせる．

空気注腸整復では，図6-1に示すように，バルーン，血圧計，2連球を接続し，2連球より加圧する．加圧は80〜120 mmHg を目安に行う．透視下でカニの爪像が見られ，バリウム注腸整復同様に嵌入部が押し戻される所見が見られる．整復終了時には，空気が非常な速度で小腸内に流入し腫瘤が消失する，と同時に児は痛みを

訴えなくなる．

整復時の注意事項としては，3名以上のスタッフで行い，1名は児の全身状態に気を配る．万一にそなえ必ず血管ルートは確保しておく．発症24時間以後や，麻酔を必要とする場合は，外科医の立ち会いを要請する．穿孔の危険があるので圧は上げすぎない．以上で整復できないときは手術を行う．

(西川和夫)

7．虫垂炎

虫垂炎は，虫垂の内腔が何らかの原因で閉塞し，炎症機転が発生したものである．好発年齢は10歳前後であるが，2歳以下でも発症するので注意を要する．

本疾患は小児の緊急手術を要する腹部疾患の中でもっとも頻度が高いものであるが，年齢が小さいほど，また発症初期ほど診断が困難で容易に穿孔，腹膜炎をおこす．

A 症状

自覚症状は腹痛，悪心，嘔吐，発熱，下痢，便秘などであるが，これらを主訴で来院する患者で虫垂炎の占める割合はわずかである．発症のしかたは，必ずしも腹痛とは限らず，嘔吐，熱，下痢のこともあり，幼若児では不機嫌，ぐずりのこともある．

腹痛の多くは上腹部痛や臍周囲の腹痛ではじまり，炎症の進行にともない右側腹部の限局痛になる．診察室へ腰をかがめて入って来たり，軽くジャンプし，着地のとき疼痛が走るので見逃さないようにする．発症初期には嘔吐をみることがある．炎症が骨盤腔に及ぶときは下痢を伴う．

発熱は37℃台に留まることが多いが，炎症が波及するに従い高熱となる．

B 診断

自覚症状の3徴候である腹痛，発熱，悪心・嘔吐で疑う．腹部の触診では，最も痛みから遠い部位，すなわち心窩部や左側より始め，筋性防御，圧痛の有無，部位を調べる．年長児では腹部の圧痛点（McBurney, Lanz），筋性防御，Blumberg 徴候（痛みの部位を徐々に圧迫し，急に手を離すと痛みが著明となる）や直腸指診が診断の決め手となるが，触診に非協力的な場合は画像診断に頼らざるを得ない．浣腸は虫垂炎の穿孔をもたらす危険があるが，他の疾患との鑑別上必要なこともある．年長児で進行したものでは，血液検査上，白血球数，CRPが増加するが，胃腸炎でも上昇し決め手とならない．腹部単純X線検査では，右下腹部に糞石や疼痛による側彎を認めることがある．エコー検査では，圧痛の最強点に一致し管腔内容に動きのない（圧迫してもつぶれない）腫大した管腔（虫垂）やそこに acoustic shadow を伴う糞石をみることがあり，確定診断に至る．エコー検査で診断が難しい場合は，造影CT検査を行う．鑑別診断として腸管膜リンパ節炎を起こすエルシニア腸炎，また紫斑の出現前のアレルギー性紫斑病などがある．

以上のように決定的診断法がなく，乳幼児では虫垂炎の穿孔率は高いので，虫垂炎が否定されない場合は，入院させ慎重に経過を観察することが大切である．一般的に抗生物質投与に拘わらず症状，検査所見が増悪する．

C 治療

小児の虫垂炎では脱水症状を伴っていることが多いので，それらを補正後，開腹術を行う．非穿孔例では穿孔性腹膜炎を合併

した例より術後合併も少なく，入院期間も短くできるので，早期診断に心がける．

(西川和夫)

8．炎症性腸疾患

●──クローン（Crohn）病

原因不明で主として若い成人にみられる疾患で，線維化や腫瘍を伴う肉芽腫性病変からなる．消化管の口腔から肛門にいたる広範囲に病変が生ずるのが特徴である．小児では比較的まれで，10歳以上の発症が多い．病因は不明．急性期治療で症状が軽快しても，寛解・再燃を繰り返す．

A 臨床症状

a．消化器症状

腹痛，下痢，下血，腸狭窄，悪心，嘔吐，脂肪便など．

b．全身症状

全身倦怠感，発熱，食欲不振，体重減少，成長障害，二次性徴の遅れなど．

c．腸管外症状

ぶどう膜炎，アフタ性口内炎，結節性紅斑，ばち指，関節炎，肛門（瘻孔，腫瘍）など．

B 診断

注腸造影，大腸内視鏡，腸管生検が必要である（表8-1参照）．

C 治療

入院が原則．栄養療法は成分栄養剤などの経口または経鼻胃チューブによる投与か，中心静脈栄養を実施する．成分栄養は0.5kcal/mlから開始．1～2週で1.0kcal/mlへ増やす．

表8-1 潰瘍性大腸炎とクローン病の鑑別

		潰瘍性大腸炎	クローン病
症状	（大量）下血	多い	まれ
	下痢	高度	軽い
	腹痛	まれ	多い
	食欲不振	軽度	高度
	体重減少	中等度	高度
	成長障害	軽度	高度
主病変	上部消化管	ない	しばしば
	回腸	ない	多い
	結腸	90％以上	しばしば
	直腸	90％以上	しばしば
	肛門	まれ	多い
X線所見	潰瘍	表在性	匐行状
	ハウストラ消失	ある	ない
	腸管短縮	ある	ない
病理	病変の広がり	連続性，びまん性	限局性
	病変部	粘膜	全層
	サルコイド様肉芽腫	ない	多い

1) 薬物療法：小腸が主病変の時，プレドニゾロン（1～2 mg/kg/日）経口，大腸が主病変の時はサラゾピリン（30～50 mg/kg/日）またはメサラジンの投与が有効である．その他アザチオプリン，6-メルカプトプリンなどの免疫抑制剤を用いることもある．

2) 寛解期の食事指導：高エネルギーかつ低脂肪・低残渣の食事療法が必要で，家族を含めた食事指導が必要になる．腸管狭窄，閉塞，腸瘻，大出血がある例では外科的治療が必要である．

●──潰瘍性大腸炎

直腸および結腸の非特異的炎症性疾患で，病変は粘膜に限局し，粘膜下組織に波及することは少ない．小児の発病の多くは10歳以上で病因は不明である．

A 症状

a. 消化器症状
下痢, 下血.

b. 全身症状
発熱, 貧血, 食欲不振, 体重減少, 成長障害, 二次性徴の遅れ.

c. 腸管外症状
ぶどう膜炎, 結膜炎, アフタ性口内炎, 甲状腺炎, 肝機能異常, 腎障害, ばち指, 関節炎などがある.

本症の経過には, 急性劇症型, 持続型, 再燃と寛解を繰り返す型などがある.

B 診断

注腸造影, 大腸内視鏡, 腸管生検が必要. とくに注腸造影による結腸のハウストラの消失が重要である.

鑑別診断：クローン病, 細菌性下痢, 偽膜性腸炎, ポリープ, ベーチェット病, Meckel憩室など.

C 治療

a. 栄養療法
原則として低残渣食, 成分栄養などを与える. 生野菜, 果物, 牛乳などは禁ずる. 重症例では高カロリー輸液を行う. 腹痛, 下痢に対しては対症療法を行う. 精神的ストレスの緩和も大切である.

b. 薬物療法
1) 軽症：サラゾピリン (50～100 mg/kg/日) またはメサラジンの経口投与, ステロイド (ステロネマ 50～100 ml/回) の注腸.
2) 中等ないし重症：ステロイド (プレドニゾロン) の経口投与, あるいはメチルプレドニゾロンのパルス療法を併用.

c. 外科的療法
原則として手術はできるだけ避けるが, 中毒性巨大結腸症, 穿孔, 大出血, 重症・劇症型で内科的治療が無効な場合は, 緊急手術の適応となることがある. 将来, 癌化の危険があり, そのフォローも大切. 癌合併症例や前癌病変を有する場合は, 手術の絶対的適応となる.

(森島恒雄)

9. ウイルス性肝炎

ウイルス性肝炎は, 急性肝炎と肝障害が6カ月以上持続する慢性肝炎に大別される. 急性肝炎が長引くとき, 遷延性肝炎と呼ばれることもある. ウイルス性肝炎はA型, B型, C型肝炎ウイルスなどによって生ずることが多いが, 近年, サイトメガロウイルスやEBウイルスなどさまざまなウイルスによって肝障害が起きることが分かっている (表9-1).

●——A型肝炎 (HA)

A ウイルス学および疫学

A型肝炎は, ピコルナウイルスに属するA型肝炎ウイルスHAVの経口感染で感染する. 腸管で増殖し, 便中に大量のウイルスが排泄されていく. A型肝炎は急性肝炎として発症するが慢性化はしない. また, 一般的に予後がよい. HAVに対する抗体保有率は, 40歳代後半以降は過半数以上が抗体を保有するが, 30歳代以下では10%未満の抗体保有率しかない. したがって小児が発病したとき, 両親を含めた家族内感染への対応が重要である.

潜伏期は2～6週間, 春から夏にかけての発病が多い. 幼稚園などで流行が拡大することもある. 発病数週間前から便中には感染性ウイルスが存在する.

B 診断

IgM-HA抗体が最も重要で、発病時すでに陽性となることが多い。IgG-HA抗体は発病後、1〜2週で陽性化し、その後上昇する（表9-2）。

C 臨床経過

乳幼児では不顕性感染が多いが、年長児ではしばしば顕性発症する。すなわち発熱、腹痛や下痢などの消化器症状、黄疸などがみられる。ASTやALTも高値を示すことが多い。経過は良好で、約1カ月で治癒する。発症初期の劇症化や急性腎不全に注意する。家族内や施設での水平感染も多く、二次感染に対する注意が必要である。

表9-1 ウイルス性肝炎の概要

	A型肝炎	B型肝炎	C型肝炎
病因ウイルス潜伏期	ピコナウイルス（RNA） 2〜6週間	ヘパドナウイルス（DNA） 1〜2カ月	フラビウイルス（RNA） 1〜数カ月
感染経路	経口感染	輸血・母子感染など	輸血・母子感染など
急性肝炎	あり	あり（劇症肝炎あり）	軽微
慢性肝炎	なし	あり（母子感染に多い）	高頻度
症状	顕性（黄疸、発熱、消化器症状）	ときに顕性	小児期は無症状
肝癌への進展	なし	あり	あり（高頻度）
治療	保存的	インターフェロン*	インターフェロン**
予防	HAワクチン、筋注用グロブリン	HBワクチン、HBIG	なし

注：インターフェロンと逆転写酵素阻害剤（*）またはリバビリン（**）の併用療法が考慮されるが、小児での使用経験は少ない。

表9-2 各種肝炎ウイルスマーカー

肝炎ウイルスマーカー	意義
HA抗体	HA感染の既往あり
IgM型HA抗体	HA感染急性期
HBs抗原	HBVキャリア
HBs抗体	HBV感染の既往、ワクチンの抗体獲得
HBc抗体	HBV感染
HBc抗体低値	HBV感染の既往
HBe抗原	HBV増殖が活発、強い感染力
HBe抗体	HBV増殖が弱い、感染性粒子の減少
HBV-DNAポリメラーゼ	HBV増殖が活発、強い感染性
HBV-DNA（定量）	HBVウイルス量の評価
HCV RNA（定性）	HCVキャリア
HCV RNA（定量）	HCVウイルス量の評価
HCV抗体（第2, 3世代）	HCV感染の有無
HCV抗体低値	疑陽性または過去の感染
HCVコア抗体	HCV感染の有無
HCVコア抗体低値	HCV増殖の低下または終息
HCVゲノタイプ（セロタイプ）	インターフェロンの治療効果に差

D 治療

糖分を主にした輸液を行う．また，各種ビタミン剤も投与する．

E 予防

予防として不活化ワクチンが任意接種可能である．3回のワクチン接種で約10年以上続く感染予防効果が期待できる．また，ウイルス暴露後の発症予防には γ-グロブリンの筋注 ($0.1\sim0.2\,\mathrm{ml/kg}$) が有効である．暴露後，早い時期に使用するほど予防の確率が高い．

● ── B 型肝炎

A ウイルス学および疫学

HBV は DNA ウイルスのヘパドナウイルス科に属する．現在，わが国の HBV キャリアーは全人口の1～2％とされるが，近年，低下傾向が顕著である．HBV では，一過性感染と持続感染（キャリアー状態）がある．持続感染は3歳以下の幼少期に感染し（主に母児垂直感染で起きる），慢性肝炎，肝硬変，肝癌へと進展することもある．一過性感染は3歳より大きい児に感染した場合に起こり，急性肝炎を発症するが，一般に予後は良好で，1～2カ月で治癒するが，まれに劇症化することもある．

感染ルートは血液を介して感染は広がるが，とくに輸血や性行為，母子垂直感染などが主なものである．また，針刺し事故など院内感染の危険も高い．

B 診断

HB の診断は血液中の HBs 抗原の検出，gM HBc 抗体の出現などにより診断する．ただし，劇症肝炎では HBs 抗原が出現しないこともある．また，劇症肝炎の際，問題となる変異株では HBe 抗体陽性かつ DNA 量が多いプレコア変異株が重要となる．一般に HBe 抗原陽性から e 抗体陽性へのセロコンバージョンが起きれば，ウイルスの増殖は鎮静化し，やがて治癒へと向かう（表9-2）．

C 治療

a．インターフェロン（IFN）

保険診療上の適用は，HBe 抗原陽性かつ HBVDNA-ポリメラーゼ陽性の B 型慢性活動性肝炎および，C 型慢性活動性肝炎で，ウイルス血症の減少または消滅により，肝障害を改善させる．IFNα，遺伝子組み換え IFNα，IFNβ などの製剤がある．

b．B 型慢性肝炎における IFN 療法

患者の HBV の状態により対応は異なる．

1) HBe 抗原陽性，HBVDNA および HBVDNA-ポリメラーゼが高値：ウイルス量が多く IFN 療法の効果はすぐには期待できないので，肝機能異常に対応した保存的治療が中心となる．

2) HBe 抗原陽性，e 抗体陽性，HBVDNA および HBVDNA-ポリメラーゼが低値または陰性：e 抗原/e 抗体セロコンバージョン後の治癒過程にある可能性が高いので，抗ウイルス療法をせずに経過をみる．

3) HBVe 抗原陰性，e 抗体陽性，HBVDNA および HBVDNA-ポリメラーゼが高値：HBV 変異株が存在している可能性が高い．この場合しばしば肝障害は高度化し遷延するので，積極的な IFN 療法の対象となる．

(投与法)

IFN（オーアイエフ，スミフェロン，キ

ャンフェロン）10万単位/kg　1日1回皮下注．最初の2週は連日，その後約5週間，週3回．

B型慢性肝炎では計28回の投与が保険上認められる．

D 予防

現在，HBVの母子感染予防は，保険適用が通り，HBグロブリン（生後24時間以内に投与する）とHBワクチン（2ヵ月，3ヵ月，5ヵ月）の併用がきわめて有効で，感染予防効果は95%以上に認められる．また，家族内にキャリアのいる家庭や，HBVの浸淫度が高い地区へ長期間行く場合は，同様にワクチン接種が望まれる．

●──C型肝炎

A ウイルス学および疫学

HCVはフラビウイルス科に属するRNAウイルスである．現在の日本ではキャリアの比率は約1.5%と考えられる．主に血液を介して感染するが，1989年，このウイルスが発見され，1991年，抗体測定が可能となって以来，輸血後肝炎は激減した．

一方，血液製剤などに混入したウイルスによる感染も報告されている．現在，残された最大の感染ルートは母子感染である．C型肝炎による急性肝炎の症状は軽微であるが，非常に高率に慢性化する．ウイルスの感染は持続し，慢性肝炎〜肝硬変〜肝癌へと進行する．現在の肝癌の約70%は，C型肝炎によるものと推定されている．

B 臨床症状

C型肝炎の臨床症状は，一般にきわめて軽く小児ではほとんど無症状である．したがって感染を疑ったときには血液検査による診断が必須である．

C 診断

HCVの診断は，抗体測定を先ず行う．抗体が陽性の時HCVRNAを測定し，陽性なら，たとえ肝機能がそのとき正常でも，フォローアップの対象となる．

肝機能は中等度の上昇に留まることが多い．経過をみるためには，HCVRNA定量が有用である．また，IFNの有効性をみるためには，ウイルスのゲノタイプやセロタイプを確認する必要がある（表9-1）．

D 治療

a．C型慢性肝炎におけるIFN療法

C型慢性肝炎の治療としては，現在IFNが唯一の抗ウイルス効果を持つ．米国では，リバビリンとの併用でさらに効果があると報告されている．

1) HCV母子感染：IFNの治療効果が良好で，著効は約70%に認められる．ただし一過性の感染も約1/3にみられ，また0〜2歳では治療による副作用として熱性痙攣などが起こりやすいため，早くとも3歳頃からの治療開始が望ましい（表9-3）．

2) 免疫的に正常な患者：心臓手術などで感染を受けた症例のIFN著効率は約50%である．したがって積極的に治療を進めてよい．

3) 免疫抑制状態にある患者：IFNの著効率は約30%以下と低い．したがってこの治療効果率を患者および家族に十分説明し，同意を得た上で治療を進めていく．

4) 血液中HCVウイルス量が多い患者：効果が低いため，ある程度ウイルス量が減るまで待つこともある．

(投与法) インターフェロンα（オーアイエフ, スミフェロン, キャンフェロン）(10万単位/kg) 1日1回 皮下注.
最初の2週, 連日, その後22週, 週3回.
ただし, 投与開始12週の時点で, HCVRNA陽性（定性PCR法）が続くとき, 無効としてIFNを中止する.

● 肝炎の一般的治療

a. 急性肝炎の一般的治療

急性肝炎は一般に予後は良好で, 急性期の食欲不振, 嘔吐, 下痢, 全身倦怠感に対する対症療法が主になる. しかし, 一部に劇症肝炎になることを絶えず念頭に置いて, 注意深く臨床的観察をすることが大切である.

劇症化を予知するためプロトロンビン時間, ヘパプラスチンテスト, コリンエステラーゼ, D-Bil/T-Bil<0.5, アルブミンを参考にして, 基準値より低下するならば, 1日に1～2回測定する. また黄疸, 倦怠感, 嘔吐, 意識レベルの低下などの症状を観察する. 病初期には糖質を主にした輸液を行う.

b. 慢性肝炎の一般的治療

慢性肝炎の病因はウイルス性がほとんどである. ウイルス性肝炎の治療における目標は, ウイルスの排除による肝障害の正常化である. ウイルス排除あるいは増殖の抑制ができれば, 肝病変の進展例においても肝組織学異常は改善する. また病態によっては, 保存的治療のみでウイルスが減少し, やがて治癒に向かうことも多い.

c. 生活指導

1) 安静：日常生活および学校生活における運動量とトランスアミナーゼの数値や変動を考慮していく. 一般的には大きな負荷がかかるマラソンや遠泳, 運動クラブの激しい練習などは原則として禁止とする.

2) 良質のタンパク質やビタミン類を含み栄養のバランスがとれていれば, 特別な食事療法の必要はない.

d. 漢方製剤

数々の柴胡剤があるが, 一般的には小柴胡湯が使用されている. 慢性肝炎におけるトランスアミナーゼの改善作用が認められているが, 効果を認めるまで長期間投与が必要である. 副作用は少ないが, 間質性肺炎（インターフェロンとの併用時に多い）, 高血圧, 浮腫, 低K血症, 偽アルドステロン症に注意する.

e. 肝臓用薬

1) 強力ネオミノファーゲンC（強ミノC）：グリチルリチン, L-システイン, グリシンを含む注射製剤であり, 肝細胞膜強化によるトランスアミナーゼの鎮静化作用を有する. トランスアミナーゼが非常に高値を示す症例では, 1日1回, 点滴静注,

表9-3 IFNの副作用

発症頻度	自覚症状	他覚症状
≧50%		37.5℃以上の発熱 (93%)
		38.5℃以上の発熱 (84%)
40～49%	頭痛	
30～39%	倦怠感, 食欲低下	鼻出血
20～29%	嘔気・嘔吐	5%以上体重減少, 脱毛*
10～19%	掻痒, 悪寒, 腰痛, 関節痛	発疹, 口内炎, 下痢, 痙攣**
≦9%	筋肉痛, 頭部痛	点状出血, 顔面紅潮, アトピー性皮膚炎の増悪, 注射部の掻痒・腫脹・紅斑, 歯肉出血・発赤

出典：柳瀬ほか：日本小児科学会雑誌, 1996より一部変更.
注：*とくに化学療法施行例にみられる.
**1歳前後に多い.

表9-4 強ミノCの投与量

～2歳	3～6歳	小学生	中学生以上
5～10	10～20	20～30	30～60 ml/日

連日投与で開始する．多くの症例では投与5日目頃よりトランスアミナーゼは改善しはじめる．連日投与から急に中止するとリバウンドが起こるので，数週間かけ漸減していく（表9-4）．

2) ウルソデスオキシコール酸（ウルソ）：ビリルビン排泄量増加，肝血流量増加，脂肪吸収促進などにより胆汁うっ滞のみられる症例に効果を認める．胆道閉鎖や劇症肝炎では禁忌．

● ── その他のウイルスによる肝炎

最近，G型肝炎ウイルス（HGV）やTTウイルス（TTV）などが，肝炎を起こすことが示唆されている．しかし，小児の肝障害におけるこれらのウイルスの役割については，まだ不明である．

一方，乳幼児の肝障害としてはサイトメガロウイルスやHHV-6による肝炎の頻度が高い．一部は慢性肝炎となるが，多くは2～3歳までに無治療で治癒する．

EBウイルスやパルボウイルスB19による肝炎は幼児期以降にしばしば認められる．とくに伝染性単核症にみられる肝障害や慢性活動性EBウイルス感染症ではしばしば重篤となる（詳細については「13. 感染症」参照）．

(森島恒雄)

10. 胆道閉鎖症

妊娠末期から出生直後，または生後1カ月前後において，肝外胆管の一部または全部が何らかの原因により閉塞し，胆汁を腸管に排泄できない状態となった疾患である．10,000人に1人の割合で発生し，これは人種的に見ても大差がない．男女比は約1：2で女児に多い．合併奇形は20%程に見られるが，大きな異常としては多脾症候群，腸回転異常が多い．遺伝性は確認されていない．古くは先天性胆道閉鎖症と呼ばれていたが，明らかに出生後に発生した例がみられることや，胆管の閉塞が二次的，または後天的な炎症によるものであると考えられる例が大部分であるため，先天性という冠詞をつけず単に胆道閉鎖症（biliary atresia）（以下本症）とのみ呼ばれている．

発生原因に関しては器官発生異常説，血行障害説，胆汁酸障害説，膵胆管合流異常説，ウイルス説，免疫異常説，ductal plate malformation説などが提唱されたが，いずれの説も現在のところ十分な合意が得られてはいない．本症の多くの例で肝外胆道系が存在することや，半数以上の例で生後しばらくは黄色便を呈する症例が存在することからも，胆管発生は正常に行われるが，胎生後期に発症して生後に胆道の閉塞が完成するものと考えられる．組織学的には肝内胆汁醟滞と肝線維化が，また，門脈域では増生胆管と呼ばれる多数の微小胆管と小円形細胞浸潤のみられることが特徴である．

わが国には総胆管，総肝管，肝門部胆管の形態を基にした詳細な分類がある．基本型分類のⅠ型は総肝管と肝内胆管との連続性が見られるもので，この型の手術成績は

良好であるが，本症のわずか11.5％程に過ぎない．基本型分類II型は肝管の閉塞であり，基本型分類III型は肝門部閉塞を示すものである．本症の約86％がIII型であり，III型の成績はI型に比して明らかに不良である．

A 診断

臨床的には閉塞性黄疸の状態を示し，新生児期から生後2カ月頃に黄疸，灰白色便，肝腫大がみられたらまず本症を念頭に置く必要がある．日本胆道閉鎖症研究会全国集計結果（1989〜1998）では，黄色便であった例が29.4％と約1/3の例では黄色便を呈しているので注意する．肝は肋骨弓下から心窩部にかけてやや固く触知する．ビタミンKの吸収障害に伴う出血傾向のために頭蓋内出血・痙攣で発症する例もある．腹圧の上昇により鼠径ヘルニアや臍ヘルニアの合併がみられることが多い．

鑑別診断としては，生後早期に黄疸を呈するすべての疾患が対象となるが，とくに新生児肝炎や肝内胆管形成不全との鑑別が重要である．血清総ビリルビンは，平均9.3 mg/dlと高値を呈し，ALPやγ-GTPなどの胆道系逸脱酵素の上昇も著明であるが，AST，ALTなどの肝逸脱酵素は上昇がみられるものの著しく高値を示す例は稀である．リポプロテインXがほぼ全例に陽性となる．

十二指腸液検査で胆汁排泄があるか否かを検索することは意義がある．超音波検査で胆嚢が描出されない場合は，本症である可能性が高く，たとえ胆嚢が描出されてもその辺縁が不整な場合にも本症の可能性が高い．肝門部の結合織塊がechogenicに描出される徴候（triangular cord sign；TC sign）も参考になる．肝胆道シンチグラムは肝からの排泄がみられないが，この

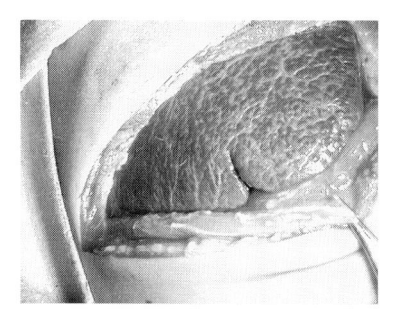

図10-1 胆道閉鎖症の肝表面

所見は肝炎との鑑別にはあまり有用でない．

ERCPは有用な検査法ではあるが，侵襲も強くかつ熟練を要するために一般的ではない．これらの検査でも診断ができない場合には，躊躇せず診断的開腹術を施行すべきである．発見の遅れが本症の予後に決定的な影響を及ぼすからである．開腹すると本症の肝臓は表面に小血管やリンパ管が著明に発達しており，肝炎などとは一見して鑑別可能である（図10-1）．

B 治療

放置しておくと胆汁性肝硬変・慢性肝不全が進行して，2〜3歳までにはほぼ全例が死亡する．治療法としては肝門部腸吻合術（葛西手術）と肝移植がある．わが国ではまず葛西手術が施行されるが，近年，葛西手術を行わずに直接肝移植が行われる例も見られるようになった．しかし，まずは葛西手術により経過を見た上で，肝硬変の進行や肝不全となった例に対して肝移植が施行されることが多い．近年では手術方法の改良や術後管理が向上し，日本胆道閉鎖症研究会全国登録の結果によると57％程の例で黄疸消失が得られている．ただし，生後60日以内に手術を受けないと，その成績は有意に低下する．

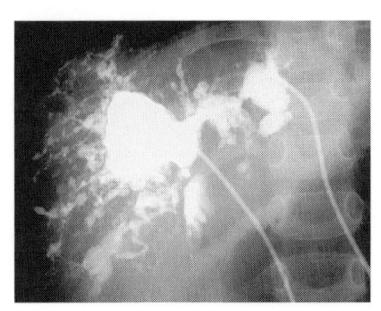

図10-2 bile lake と肝内胆管

本症の肝内胆管は黄疸消失例においても正常な形態を示さず，胆管辺縁はすべての領域にわたって不整であり，また，肝門部において狭窄が認められる．このため，bile lake と呼ばれる胆管の破綻による胆汁の溜まりや発熱，白血球増加，CRP 上昇などを特徴とする上行性胆管炎が容易に生じる（図10-2）．上行性胆管炎は黄疸の再上昇をもたらして肝細胞を破壊し肝障害の進行を早めるため，発熱のみられる例に対しては直ちに入院させて十分な補液を行わねばならない．黄疸が完全に消失した例においても AST，ALT などの肝逸脱酵素の高値が続く例が多く，上行性胆管炎を繰り返しながら肝硬変が進行して門脈圧亢進症を来たし，食道静脈瘤の破裂による吐下血を来す例も少なくない．内視鏡的硬化療法や結紮術で止血できない場合には脾腎静脈シャント術，場合によっては肝移植の適応となる．

血清総ビリルビン値が持続的に5 mg/dL を越えるようになった場合や，肝不全に陥った場合は勿論，門脈圧亢進に伴う食道静脈瘤からの出血がコントロールできない場合，腹水や低アルブミン血症や病的骨折の繰り返しなど肝障害のために QOL が著しく損なわれた場合，あるいは－4 SD 以下の成長障害がみられ，肝移植によりそれが改善されると判断された場合などが肝移植の適応となる．肝移植の成績は良好であり，約80％の5年生存率が得られている．

参考文献

1) 大井龍司：標準小児外科学（鈴木宏志，横山穣太郎，岡田正編），p.169，医学書院，1995年.
2) Ando H et al：A new hepatic portoenterostomy with division of the ligamentum venosum for treatment of biliary atresia. J Pediatr Surg 32：1552-1554, 1997.

（安藤久實）

16. 循環器疾患

1. 循環器疾患の診断

小児循環器疾患には重症例や予後不良の疾患が少なくない。先天性心疾患のほか後天性心疾患も重要である。小児期から準備される生活習慣病の予防の必要性も増している。

A 病歴

風疹ウイルス、アルコール、リチウム製剤、母親の糖尿病や膠原病など妊娠中の特定の催奇形因子との在存は、特定の心疾患の発生と関係することがある。ショック、心不全、呼吸不全、チアノーゼなどの症状の出現時期は病型によって異なるが、出現時期が早いものほど重症と考えてよい。一方、症状が乏しいものでも突然死に結びつく疾患群（肥大型心筋症、QT延長症候群など）が存在する。

染色体異常、遺伝子異常を伴う心疾患（表1-1）が、分子遺伝学の進歩に伴い増加している。

表1-1a 先天性心疾患を伴う主な染色体異常

症候群名	主な合併先天性心疾患
13トリソミー	VSD, PDA, ASD
18トリソミー	PVD, VSD, PDA
21トリソミー	ECD, VSD, ASD, TOF
Turner症候群 (XO)	CoA, AS, ASD
22q11.2欠失症候群	TOF, VSD, DORV, IAA
Williams症候群	SVAS, PPS, PS

表1-1b 先天性心疾患を伴う主な遺伝子病

症候群名	主な合併先天性心疾患
（体染色体劣性）	
Ellis-van Creveld症候群	ASD, VSD
Jervell-Lange-Nielsen症候群	LQT
（体染色体優性）	
Holt-Oram症候群	ASD, VSD
Marfan症候群	annulo-aortic ectasia, AR, MVP, MR
Romano-Ward症候群	LQT (1〜6)
Noonan症候群	PS, HCM, ASD
家族性錯位症候群	無脾症、多脾症
Brugada症候群	VT, VF

注：VSD：心室中隔欠損、PDA：動脈管開存、ASD：心房中隔欠損、PVD：多弁異形成、ECD：心内膜床欠損、TOF：ファロー四徴、CoA：大動脈縮窄、AS：大動脈狭窄、DORV：両大血管右室起始、IAA：大動脈弓離断、SVAS：大動脈弁上狭窄、PPS：末梢性肺動脈狭窄、PS：肺動脈狭窄、LQT：QT延長、AR：大動脈弁逆流、MVP：僧帽弁逸脱、MR：僧帽弁逆流、HCM：肥大型心筋症、VT：心室頻拍、VF：心室細動.

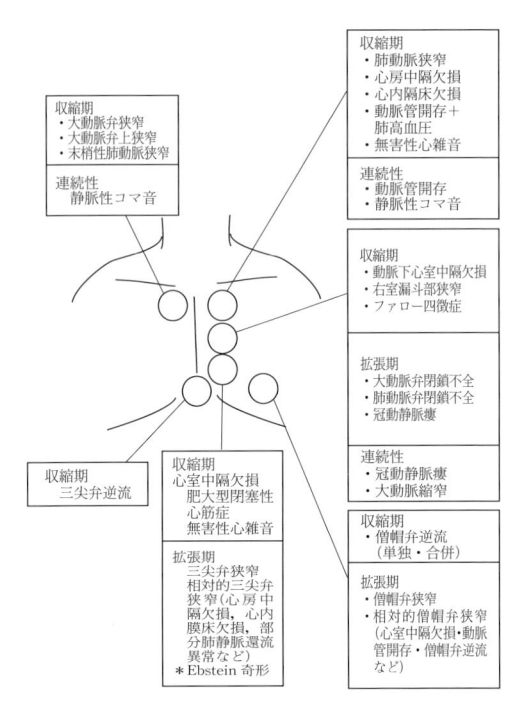

```
                                    収縮期
                                    ・肺動脈狭窄
                                    ・心房中隔欠損
                                    ・心内隔床欠損
                                    ・動脈管開存＋
                                      肺高血圧
                                    ・無害性心雑音

     収縮期
     ・大動脈弁狭窄
     ・大動脈弁上狭窄                     連続性
     ・末梢性肺動脈狭窄                    ・動脈管開存
                                    ・静脈性コマ音
     連続性
       静脈性コマ音
                                    収縮期
                                    ・動脈下心室中隔欠損
                                    ・右室漏斗部狭窄
                                    ・ファロー四徴症

                                    拡張期
                                    ・大動脈弁閉鎖不全
                                    ・肺動脈弁閉鎖不全
                                    ・冠動静脈瘻

  収縮期    収縮期                     連続性
  三尖弁逆流  心室中隔欠損                 ・冠動静脈瘻
          肥大型閉塞性                 ・大動脈縮窄
          心筋症
          無害性心雑音                 収縮期
                                    ・僧帽弁逆流
          拡張期                     （単独・合併）
          三尖弁狭窄
          相対的三尖弁                 拡張期
          狭窄(心房中                 ・僧帽弁狭窄
          隔欠損，心内                 ・相対的僧帽弁狭窄
          膜床欠損，部                 （心室中隔欠損・動脈
          分肺静脈還流                 管開存・僧帽弁逆流
          異常など)                  など）
          ＊Ebstein 奇形
```

図 1-1 心雑音の最強点からみた病型
＊前収縮期雑音

B 理学所見

a．視診

Down 症候群，Noonan 症候群，Williams 症候群，22q11.2 欠失症候群などでは特徴的な顔貌などから診断できる．肺血流増加群では汗が多く痩せ気味で，多呼吸，陥没呼吸，前胸部突出などを伴うことが多い．ファロー四徴などの肺血流減少群では一般にこれらを欠き，チアノーゼを認める．チアノーゼはまず口唇や爪床にあらわれ，眼球結膜が充血することもある．慢性化すると太鼓バチ指を認める．動脈管依存性の大動脈縮窄・離断症候群では下半身（完全大血管転位を伴うときは上半身）にチアノーゼが目立つ．重症児ほど身長の伸びは悪いが，Marfan 症候群では背が高く指趾が著しく長い．

b．触診

まず左右上下肢の脈を触れてみる．心不全があると手足が冷たく脈は触れにくく頻脈となる．大動脈縮窄・離断症候群では下肢の脈が触れにくい．中等度以上の動脈管開存，大動脈弁逆流では bounding pulse となる．Levine IV度以上の心雑音では最強点と一致して thrill を触れることが多い．右心不全では頸静脈怒張を認め肝腫を触れる．肝は心房臓器正位では右に，逆位では左に触れ，錯位では水平肝となる．

表 1-2　小児心電図心室肥大判定のめやす（生後 30 日以下は除く）

右室肥大
1) 右側胸部誘導の右室肥大パターン
2) 高い RV_1 と深い SV_6

右室肥大疑
　高い RV_1 または深い SV_6 のいずれか

上記の内容は下記のとおりである
(1) 右側胸部誘導の右室肥大パターン：
　① V_1（V_4R および V_3R）で qRS, qR または R 型
　② V_1 の T 波が陽性で，かつ R＞|S|（3 歳未満）
(2) 高い RV_1：
　① $RV_1 \geq 2.0\,mV$
　　　　$\geq 1.5\,mV$（12 歳以上の女児）
　② V_1 が R＞|S| で $RV_1 \geq 1.5\,mV$（3 歳以上）
　　　　$\geq 1.0\,mV$
　　　　　　（12 歳以上の女児）
　③ V_1 が R＜R′ で $R'V_1 \geq 1.5\,mV$（3 歳未満）
　　　　$\geq 1.0\,mV$（3 歳以上）
(3) 深い SV_6
　① $|SV_6| \geq 1.0\,mV$
　② V_6 が $R \leq |S|$ で $|SV_6| \geq 0.5\,mV$

左室肥大
1) 左側胸部誘導（V_5 または V_6）ST-T の肥大性変化
2) 高い RV_6, 大きな（$|SV_1|+RV_6$）および深い QV_6 のうち二つ以上の所見

左室肥大疑
　高い RV_6, 大きな（$|SV_1|+RV_6$）または深い QV_6 のいずれか

上記所見の内容は下記のとおりである
(1) 左側胸部誘導 ST-T の肥大性変化：
　V_5 または V_6 で, 高い R 波を認め, T 波が陰性または 2 相性（－～＋型）
(2) 高い RV_6：
　$RV_6 \geq 2.5\,mV$（3 歳未満および 12 歳以上の女児）
　　　　$\geq 3.0\,mV$（3 歳以上）
(3) 大きな（$|SV_1|+RV_6$）：
　$|SV_1|+RV_6 \geq 4.0\,mV$（3 歳未満および 12 歳以上の女児）
　　　　$\geq 5.0\,mV$（3 歳以上）
(4) 深い QV_6：
　$|QV_5|＜|QV_6|$ かつ $|QV_6| \geq 0.5\,mV$（3 歳以上）

両室肥大
1) 両心室の肥大
2) 一方の心室の肥大と他の心室の肥大疑

両室肥大疑
　両心室の肥大疑

出典：1) 小児心電図専門委員会：小児心電図心室肥大のめやす．日小循誌　3：282, 1987．
　　　2) 大国真彦：小児不整脈の管理基準の改訂．日小循誌　4：307, 1988．

c. 聴診

心拍数, 不整, 心音の性状（亢進, 減弱, 分裂）, 過剰心音, 心雑音に注意を払いながら聴診する. 原則として臥位で聴診するが, 僧坊弁逸脱では坐位での聴診が優れている. 心雑音の最強点は診断上有用である（図 1-1）. 心雑音の強さは心疾患の重症度と比例しない. とくに新生時期には心雑音のない重症心疾患が少なくない. 小児では拡張期雑音の診断的価値が高い. 正確な聴診は超音波診断に劣らず鋭敏である.

C 検査所見

a. 心電図

小児期の心電図は, 新生児の右室優位から成人の左室優位へと大きく変化する. T 波形は診断的価値が大きい（表 1-2）[1]. 不整脈, Δ 波, QT 時間に注意する. 不整脈では運動負荷心電図, Holter 心電図が

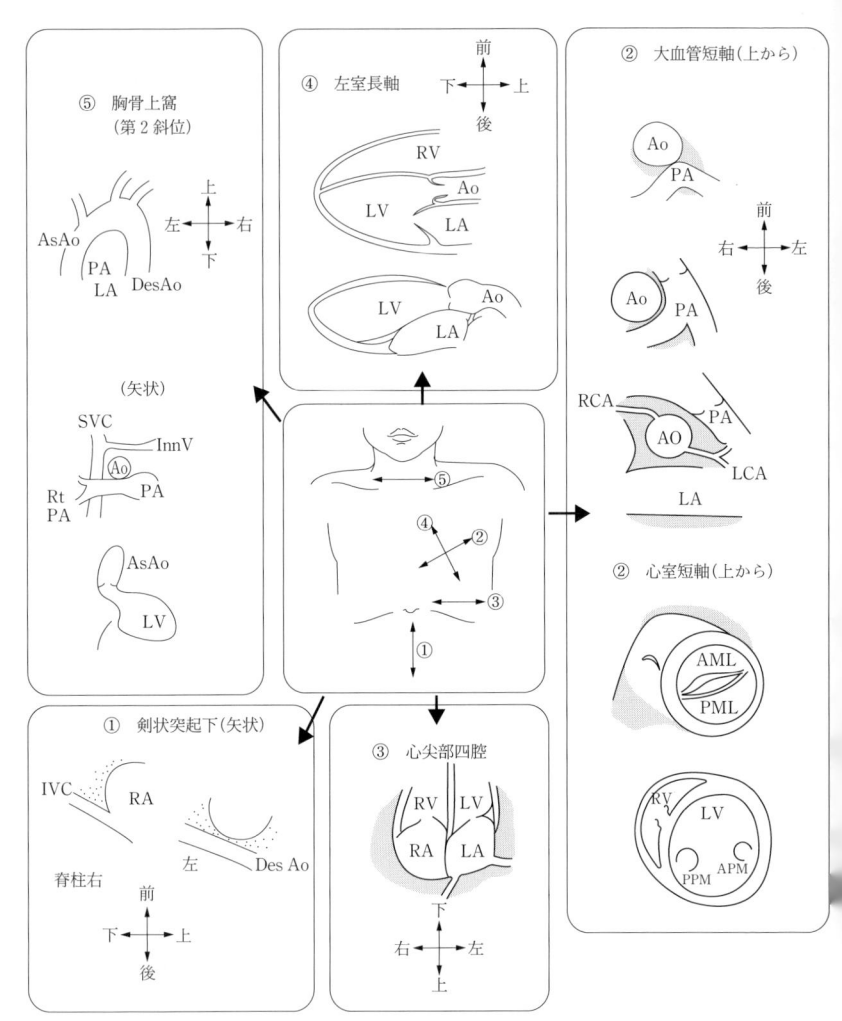

図 1-2 標準心エコー図断層面(羽田野より)

Ao：大動脈, AsAo：上行大動脈, Des Ao：下行大動脈, AML：僧帽弁前尖,
PML：僧帽弁後尖, APM：前乳頭筋, PPM：後乳頭筋, InnV：無名静脈
IVC：下大静脈, LA：左房, RA：右房, LCA：左冠動脈, RCA：右冠動脈,
LV：左室, RV：右室, PA：肺動脈.

有用となる．運動負荷には二階段試験，トレッドミルや自転車エルゴメーターを用いる方法があるが，心拍数が 150/分以上上昇する負荷法が望ましい[2]．

b．胸部レ線像

肺血流増加群と減少群とは管理治療が相反することから，心拡大とともに肺血管陰影の増減が重要である．心臓の位置，胃泡の位置，気管支の分岐も確認する．心房臓器正位では胃泡は左に，逆位では右に認め，錯位では不定で気管支分岐が左右対称となる．ファロー四徴の木靴型，完全大血管転位の卵形，総肺静脈還流異常上心臓型の雪だるま型など特徴的な心陰影を呈することがある．

c．心エコー検査

きわめて有用な検査法である．主に心エコー法は形態診断に（図1-2），ドプラー法は血行動態の評価に用いられる．圧較差を ΔP，連続波ドプラー法で得られた最大流速を V とすると，簡易 Bernoulli 式 $\Delta P = 4V^2$ を用いて，狭窄病変の圧較差や房室弁逆流から心室圧が推定できる．心エコー法は川崎病の冠動脈病変の日常的評価にも用いられる．

d．心臓カテーテル検査

小児では心臓カテーテル法を省いて心エコードプラー法のみで診断する機会が増えている．現在では肺血管抵抗などの血行動態の正確な評価やカテーテル治療に伴って行われている．

参考文献
1) 小児心電図専門委員会：小児心電図心室肥大のめやす．日小循誌 3：282，1987．
2) 大国真彦：小児不整脈の管理基準の改訂．日小循誌 4：307，1988．

(田内宣生)

2．循環器疾患の治療

循環器疾患の治療は，心不全，低酸素血症，肺高血圧，不整脈の治療など多岐にわたるが，肺高血圧や不整脈は別項で述べられるので，本項では先天性心疾患を中心に前二者の治療について概説する．

治療というと薬物治療を考えがちであるが，安静の保持，貧血の補正，発熱の治療など，心負荷を増悪させる因子を改善することも大切である．また心疾患児とくに左右短絡の多い患児では多呼吸，呼吸困難のために十分な哺乳ができず，そのために空腹感も相まって安静が保持できないことも多い．従って哺乳が障害されるような場合は，早めの経管栄養も適応となる．先天性心疾患は何らかの心内奇形を有し，そのための心負荷が心予備力を凌駕する時に症状を現す．

従って，基本的にはその心内奇形を修復しなければ根本的な治療とはなり得ないのであるが，心負荷の増悪因子を改善すること，心拍出量，酸素運搬能を高めて体内の酸素需要に見合った供給を維持することによって状態が安定し，よりよい条件での外科治療が可能になることも多い．

A 心不全増悪因子の改善

安静の保持は肺血流量減少性の疾患における無酸素発作の予防のみでなく酸素需要を軽減する意味でも重要である．そのために，とくに乳児においては環境温や衣服についての注意も必要である．部屋の温度は 18〜22℃で，衣服は汗ばまないように気を付ける．手足が冷たくなる季節では靴下や手袋を用いて，末梢が冷えて血管が収縮しないような配慮も必要である．不穏状態になり安静が保持できない場合には，鎮静薬

表 2-1 主な治療薬

	薬品名	投与量	投与法	副作用
1. 鎮静薬	塩酸モルヒネ (塩酸モルヒネ)	0.05〜0.2 mg/kg/回	皮下, 筋, 静注	呼吸抑制
	塩酸ペチジン (オピスタン)	1.0〜1.5 mg/kg/回	皮下, 筋, 静注	呼吸抑制
2. 強心薬	ジゴキシン (ジゴシン, ジゴキシン)	新生児:0.008〜0.01 mg/kg/日 乳幼児:0.01〜0.015 mg/kg/日 学童:0.01 mg/kg/日	経口	嘔吐, 視覚異常, 不整脈
	塩酸ドパミン (イノバン, カタボン)	3〜15 μg/kg/分	点滴静注	頻脈, 不整脈
	ドブタミン (ドブトレックス)	3〜15 μg/kg/分	点滴静注	狭心痛, 不整脈
	イソプロテレノール (プロタノールL)	0.01〜0.05 μg/kg/分	点滴静注	頻脈, 不整脈
3. 利尿薬	フロセミド (ラシックス, ラドンナ)	1〜3 mg/kg/日 1〜2 mg/kg/回	経口 静注	脱水, 電解質異常, 難聴
	スピロノラクトン (アルダクトンA)	2〜3 mg/kg/日	経口	高カリウム血症
4. 血管拡張薬	ニトログリセリン (ミリスロール)	0.05〜0.1 μg/kg/分より開始	点滴静注	低血圧, 頻脈, 低拍出
	ニフェジピン (アダラート)	0.25〜1.0 mg/kg/日	経口	めまい, 体液貯留, 低血圧
	塩酸ヒドララジン (アプレゾリン)	0.5〜1.5 mg/kg/日 0.1〜0.2 mg/kg/回	経口 筋, 静注	頻脈, 吐き気, 頭痛
	塩酸プラゾシン (ミニプレス)	5 μg/kg/日, 分2〜3(初期) 20〜150 μg/kg/日(維持)	経口	めまい, 低血圧, 失神
	マレイン酸エナラプリル (レニベース)	0.1〜0.4 mg/kg/日, 分1〜2	経口	血管浮腫, 間質性肺炎
	アルプロスタジル (パルクス, リプル)	5〜10 ng/kg/分	点滴静注	発熱, 呼吸抑制

の使用が適応となる.

乳児期は生理的に貧血となり易い時期であり,放置すると心不全の誘因となる.従って日常の経過観察時には貧血の有無に気を付け,鉄分が不足する場合には早めに鉄剤を投与する.とくにチアノーゼを来す血行動態の心奇形のある場合は,貧血がマスクされやすいので注意が必要である.心不全を発症した患児に貧血がみられる場合には,注入速度に注意しながらの濃厚赤血球の輸注が必要となる.

発熱は酸素需要を高め,末梢血管を収縮して心仕事量を増大させるので,心疾患児では早めの対応が必要である.胸や鼠径部など体幹部分の冷却や解熱薬の使用を行う.

B 心不全の治療

心室収縮力の低下,循環血液量の増加(前負荷の増加),末梢血管収縮による血管抵抗の増加(後負荷の増加)により体内の需要に応じた拍出量を心臓が供給できない

状態が心不全と定義できる．

心室収縮力が低下している場合には，陽性変力作用を持ったジギタリス剤やカテコラミン剤が用いられる．心拍数が増加して酸素需要が高まっている場合には，陰性変時作用のあるジギタリス製剤や，心拍数に対する影響の少ない塩酸ドブタミンが適応となる．利尿効果を併せて期待したいうっ血性心不全の場合は，腎血管拡張作用が期待される塩酸ドパミンが適応となる．ただし塩酸ドパミンの場合は，使用量が10ng/kg/分を越えると末梢血管収縮性に作用すること，心拍数増加に働くことを注意せねばならない．末梢血管が収縮して後負荷の増加を伴っている場合，徐脈傾向を伴っている場合には，心拍数増加および末梢血管の拡張作用を併せ持った塩酸イソプロテレノールが適応となる．これらの薬剤は，小児においては吸収や効果が個体によって変動が大きいので血行動態をモニターしながら，その効果を逐次評価しながら用いることが大切である．

前負荷や後負荷の増大が心不全の主因と考えられる場合には，利尿薬や血管拡張薬が適応となる．利尿薬で良く用いられるのは，ループ利尿薬のフロセマイド，K保持性利尿薬のスピロノラクトンなどである．血管拡張薬としては，静脈拡張に働くニトログリセリン，細動脈拡張に働くカルシウム拮抗薬，ヒドララジン，動静脈拡張に働く α遮断薬，ACE阻害薬などが用いられる（表2-1）．

C 低酸素血症の治療

低酸素血症の治療としては酸素投与を行うことになるが，左右短絡の多い血行動態の場合は，肺血管抵抗が下がり心不全を増悪することもある．治療効果の判断が重要である．

新生児期早期の肺血流量を動脈管依存している疾患において低酸素血症が進行する場合には，動脈管拡張に働くプロスタグランジン製剤が用いられる．酸素投与は動脈管収縮性に働くので，動脈管依存性疾患においては禁忌である．

参考文献
1) Moss and Adams : Heart disease in infants, children, and adolescents including the fetus and young adult, 366-388, Williams & Wilkins, 1995.
2) 柳澤正義・福室憲治：新小児薬用量，診断と治療社，1999．

（木村　隆）

3．非チアノーゼ型心疾患

●── 心室中隔欠損症

心室中隔の一部が欠けて左右心室が交通する奇形である．部位により，①漏斗部（肺動脈弁直下，円錐部中央），②膜様部周辺，③膜様部と流入部（心内膜床欠損型），④筋性部にわけられ，単独の先天性心疾患の中では最も多い．

A 診断

a．病態生理と症状・臨床所見

左右短絡の結果，逆流性汎収縮期雑音を聴取する．短絡量は欠損孔の大きさと肺・体血管抵抗のバランスで決定される．

1) 大欠損：大動脈弁口以上の大きさで，左右心室圧がほぼ同じ，II音が亢進している．乳児期早期に心不全を生じ，多呼吸，哺乳不良，体重増加不良，皮膚蒼白などを示す．咳嗽，喘鳴などがひどく，肺炎として治療開始されることもある．太い肺

動脈に気管支が圧迫されて呼吸困難発作から死に至る場合もある．心不全を生き延びても，肺血管閉塞病変が進行する．2歳以後にはEisenmenger化が始まるので，1歳までに手術を行う．

2) 中欠損：大欠損の半分くらいをいい，心不全症状は軽く，肺血管抵抗は正常範囲にある．僧帽弁を流れる血流量が増えて，心尖部に拡張期ランブルが聴かれる．

3) 小欠損：Roger雑音など心雑音以外に症状がない．自然閉鎖もある．

　b．検査所見

1) 胸部X線写真：中欠損以上では心拡大，肺血流増加が認められる．高肺血流を伴う大欠損では，気管支が圧迫され肺気腫・無気肺も見られる．

2) 心電図：中欠損では左室肥大，時に左房負荷を呈し，大欠損では右室肥大が加わる．

3) 心エコー：左房左室が拡大し，大欠損孔は断層エコーで観察でき，小欠損も膜様部中隔瘤を伴って見られることがある．カラードプラーで短絡血流から欠損部位を同定し，連続波ドプラーで流速から右室圧や肺動脈圧を推定できる．

4) 心臓カテーテル：右室内の酸素飽和度が上昇する．左右短絡率，肺動脈圧，肺血管抵抗などの評価と合併症の検索目的に行う．心室中隔欠損そのものの診断は心エコーで十分である．

　c．診断と鑑別診断

心室中隔欠損の部位と重症度，合併奇形が，予後や手術術式に関係する．重症の心室中隔欠損では，大動脈縮窄，僧帽弁閉鎖不全，動脈管開存，心房中隔欠損などの合併が多い．心エコーで心室中隔欠損を見たとき，それに終わらず，合併奇形の有無を必ず確認する．胸骨左縁に収縮期雑音を聴取する疾患は，他に大動脈弁狭窄，肺動脈弁狭窄，僧帽弁閉鎖不全などがあるが，いずれも心エコーにて鑑別可能である．また筋性部中隔欠損のきわめて心尖部寄りのものはエコービームが入りにくく見落とす可能性があるので注意が必要である．

B 治療と外科手術

大欠損は機を失せず手術する必要がある．心不全を認めたら強心利尿薬で治療を始め，早期の外科治療を準備する．待機的にも1歳までには手術を行う．中欠損は右室流出路狭窄，左室右房交通症などの合併，軽快傾向がない例，小欠損は右ないし無冠尖の逸脱を合併する例が，手術適応とされる．

●──── 心房中隔欠損症

左右心房を隔てている心房中隔が欠損している奇形をいう．欠損部位によって，①二次孔欠損型，②一次孔欠損型（心内膜床欠損にも含まれる），③静脈洞型（上位，下位，冠静脈洞の各欠損型），④単心房型に分類される．成人で発見される先天性心疾患では最多で，2〜3：1で女性に多い．

A 診断

　a．病態生理と症状・臨床所見

心房間の左右短絡により右房右室の容量負荷を認める．小児期はほぼ無症状だが，時に乳児期に心不全を起こす例も見られる．聴診上，II音の幅広い固定性分裂が特徴的だが乳幼児期は不明瞭なことが多い．短絡量増加に伴って，相対的肺動脈弁狭窄と三尖弁狭窄のため，胸骨左縁第2〜3肋間で駆出性雑音，下部に拡張期ランブルが聴かれる．ランブルがあれば手術適応を考え

てさらに検査を進める．欠損孔そのものを通過する雑音は聴かれない．

b．検査所見

1) 胸部 X 線写真：軽度の心拡大，肺血流増加による左 2 号の突出を認めることが多い．

2) 心電図：20〜30％に右房負荷を認める．QRS 軸は，大多数が正常または軽度右軸偏位（＋95〜＋170 度）を示すが，時に左軸をとる．胸部右側誘導では rsR′, rsr′型の不完全右脚ブロックを，II，III，aVF，V 4 誘導で陰性 T を示すことが多い．

3) 心エコー：右心系の容量負荷を示す右房右室の拡大，心室中隔が収縮期右室側（前方）に運動する奇異性運動，僧帽弁前尖の収縮期前方運動がみられる．断層エコーで中隔の断裂を明確に描出，カラードプラーで短絡血流を確認して診断する．欠損を描出できなくとも，他の右心容量負荷所見から本症を推定したら，さらに検査を進める．

4) 心臓カテーテル：心エコーで診断できれば必須ではない．合併奇形や肺体血流比の診断を目的に行う．血液酸素飽和度は右房内から上昇する．

c．診断と鑑別診断

心奇形のない不完全右脚ブロック，肺動脈狭窄症，心内膜床欠損症，部分肺静脈還流異常症などの鑑別が必要である．

B 治療

非可逆的な肺高血圧症がなく，肺体血流比が 2.0 以上のとき手術適応があるとされる．小児期に手術を受けると，ほぼ健康成人と同じ生活が送れるが，成人期の場合は一部に残遺症（遺残短絡，僧帽弁逸脱），続発症（不整脈）が見られる．最近では大きくない二次孔欠損に経カテーテル的治療が試みられている．

●── 心内膜床欠損症

心室中隔流入部の低形成のため心内膜床が不完全に癒合，その結果房室弁が形成不全となり，同時に種々の程度の心房心室間交通が残存する疾患群である．共通房室孔残遺とも呼ばれるが，欧米では房室中隔欠損症（Atrioventricular Septal Defects）が最も一般的な呼称である．完全型と不完全型がある．Down 症候群に見られる心疾患のうち，約 40％を本症が占める．

A 診断

a．病態生理と臨床所見

不完全型では，心房間の左右短絡による右心の容量負荷に，僧帽弁前尖の裂隙による僧帽弁閉鎖不全が加わり，心不全を起こしやすい．通常症状は軽度で二次孔心房中隔欠損に類似する．聴診では幅広い 2 音の固定性分裂，胸骨左縁第 2 肋間の収縮期駆出性雑音，僧帽弁閉鎖不全による心尖部の逆流性汎収縮期雑音を聴取する．

完全型は，通常心室中隔欠損孔が大きく，心房心室位で大量の左右短絡を生じ，乳児期早期から心不全症状を呈するものが多い．肺血圧は体血圧とほぼ等しく，6 カ月ころから肺血管病変が進行する．聴診では胸骨左縁下部の汎収縮期雑音と II 音の亢進を認める．

b．検査所見

1) 胸部 X 線写真：不完全型は心房中隔欠損と同様で心拡大と肺血流増加を認める．房室弁閉鎖不全を合併すると心拡大は著明で肺うっ血を呈する．完全型は通常肺血流増加が目立ち，房室弁閉鎖不全でさらにうっ血が強く心拡大も著しいものにな

2) 心電図：診断的価値が高い．心室中隔流入部の欠損によって房室結節とHis束が後下方に偏位するため，左軸偏位，PQ間隔の延長，不完全右脚ブロックを特徴とする．

3) 心エコー：診断と治療に必要な情報のほとんどが得られる．四腔断面像で流入部心室中隔が短縮して一次孔の欠損が見られ，左右の房室弁が心尖方向に落ち込んで，同じレベルで心室中隔の頂上に付着している．結果，両房室弁の逆流ジェットは互いに交差するように対側の心房に向かいやすい．左室短軸面で房室弁の形態を明らかにし，カラードプラーを併用して房室弁逆流の位置と重症度を見て，手術の術式を検討する．

4) 心臓カテーテル：肺高血圧や房室弁逆流の程度，短絡率などを判定する．左室造影で，goose neck sign，左室から右房方向への逆流，左室流出路狭窄の合併などをみる．

c．診断

cleftを伴う心室中隔欠損や，一側房室弁閉鎖との鑑別が難しいことがある．Down症，無脾症候群に高率に合併することを念頭において診断を進める．

B 治療

不完全型は心不全がなければ，長じてから一次孔のパッチ閉鎖とcleftの修復を行う．

完全型では，肺血管抵抗の低下が短絡増加と弁輪拡大を伴って，心不全を重症化するので早期の手術が必要となる．房室弁逆流が高度の場合肺動脈絞扼術は効果が少ない．一次孔と心室中隔欠損をパッチで閉鎖，房室弁の修復をおこなう．

●── 動脈管開存症

Botallo管開存症ともいう．正常新生児では生後72時間内に動脈管は機能的に閉鎖する．これが新生児期以後まで収縮不全で開いている場合を動脈管開存症とよぶ．未熟児の動脈管は収縮が遅れがちだが，数カ月で閉鎖することが多く，先天性心疾患としての動脈管開存と区別してdelayed closure of ductus arteriosusともよばれる．先天性風疹症候群では動脈管の炎症により収縮不全になるとされる．

A 診断

a．病態生理と臨床所見

動脈管開存では，大動脈から肺動脈へ拡張期にも連続的に血流を生じる左右短絡となり，左房左室の容量負荷となる．脈圧が大きくなり，bounding pulseを呈する．太い動脈管では乳児期早期に心不全を生じる．胸骨左縁に粗い収縮期雑音と亢進したII音を聴取する．収縮期雑音はやがてII音を越えて連続性雑音となり拡張期ランブルも聞かれる．肺血管抵抗が高くなると再び雑音は短くなり，さらにEisenmenger化すると肺動脈弁閉鎖不全によるGraham-Steell雑音が聞かれる．肺高血圧のない動脈管開存では胸骨左縁第2肋間中心に連続性・輪転様雑音をきく．

b．検査所見

1) 胸部X線写真：左右短絡量に応じた肺血流増加と心拡大をみる．

2) 心電図：中等症では左室肥大，肺高血圧を合併すると両室肥大を呈する．

3) 心エコー：Mモード，断層エコーで，左房左室の拡大がみられ，カラードプラーでは肺動脈内に大動脈から吹き込む短絡血流が認められる．連続波ドプラーで短絡血流速度を測って，肺体血圧差を推定する．

4) 心臓カテーテル：肺動脈内で酸素飽和度の上昇が見られる．カテーテルを動脈管に通し，大動脈造影で形態を確認して，可能ならカテーテル治療することが多い．

c．診断

連続性雑音の鑑別では，第2肋間胸骨左縁で聴取されることが特徴的とされる．静脈コマ音は体位による変化から区別できる．大動脈中隔欠損や総動脈管残遺などは心エコーなどで鑑別できる．

B 治療

細い動脈管でも細菌性心内膜炎を起こす可能性があるので，治療の対象となる．未熟児ではインドメタシンがしばしば有効であるが，内科的治療に反応の悪いときは早期の手術が望ましい．

最近，心臓カテーテルを用いたコイルによる塞栓治療が広まりつつある．経カテーテル治療が困難なときは外科的結紮もしくは離断術を行う．いずれの治療も数％の残存短絡，再開通，その他の合併症がある．

●── 肺動脈弁狭窄症

左右心室間の交通を伴わない肺動脈狭窄症には肺動脈弁・弁下・弁上の各型がある．弁下・弁上狭窄は他心奇形に合併することが多く，単独ではまれである．最も多い弁性狭窄は，肺動脈弁の肥厚あるいは癒合による狭窄で，特殊な型として肺動脈弁異形成がある．

A 診断

a．病態生理と臨床所見

肺動脈弁尖は癒合し，円錐型あるいはドーム状を呈して細い流出路を形成し，多くの場合狭窄後拡張を形成する．弁異形成では，可動性のない粘液腫様の肥厚した弁尖で狭窄を生じ，Noonan症候群などに多い．右室収縮期圧50mmHg─体血圧程度の中等症でも，年少の頃は無症状である．

重症乳児例では多呼吸，哺乳困難，肝腫大など心不全症状があり，突然の蒼白，チアノーゼの増悪など発作があれば治療を急ぐ．胸骨左縁第2～3肋間で収縮期駆出性雑音を聴取する．時に収縮期クリック駆出音を聴取し，重症化するにつれ雑音は長く，ピークが後ろにずれる．II音の分裂は広くなり，肺動脈成分が不明瞭となる．

b．検査所見

1) 胸部X線写真：肺動脈主幹部の狭窄後拡張のため左第二弓の突出を見る．軽症─中等症では多くは正常範囲である．重症の場合に肺血流の低下，心拡大を見る

2) 心電図：狭窄の程度が強くなると右軸偏位の度合いが増し，V1のR波が高くなる．軽症は軽度の右室肥大まで，中等症は軽度の右軸偏位，右室肥大，T波が平坦または陽転し始め，重症はV1でqR，R型で，ST-Tはstrain patternを示すようになる．

3) 心エコー：断層エコーで，可動性の低下した肺動脈弁のドーム形成と，狭窄後拡張を見る．連続波ドプラーで三尖弁逆流から右室圧を，肺動脈血流から右室肺動脈圧差を推定する．

4) 心臓カテーテル：狭窄の有無，右室圧，圧差を評価し合併奇形を診断，さらに経皮的バルーン弁形成術を目的に行う．

c．診断と鑑別診断

鑑別には，心房中隔欠損，特発性肺動脈拡張，大動脈（弁）狭窄，機能性雑音，心室円錐部中隔欠損などが対象とされる．

B 治療

新生児期の重症例ではプロスタグランジ

ンで動脈管を開存させて肺血流を維持し，純型肺動脈閉鎖に準じる．典型的な弁性狭窄例では，圧差 50 mmHg 以上を適応に，経皮的バルーン弁形成術が有効である．弁異形成など内科的治療の無効ないし不適応例に，Brock 手術や直視下弁切開術が行われる．

●── 大動脈（弁）狭窄症

部位によって，大動脈の弁上狭窄，弁性狭窄，弁下狭窄に分けられる．この内二尖弁による大動脈弁性狭窄が最も多い．弁下狭窄は左室流出路大動脈弁直下に膜様，または繊維筋性組織が存在する．弁上狭窄は valsalva 洞より遠位の狭窄で，Williams 症候群に見られることが多い．本項では頻度の多い弁狭窄について述べる．

A 診断

a．病態生理と臨床所見
新生児期重症例は，生後まもなく心不全で死亡するものや，動脈管が閉鎖し始めてから低心拍出症状を呈するものがある．四肢の脈は弱く，胸骨上縁に駆出性収縮期雑音を聞く．中等症までの多くは，幼児学童期無症状で，まれに運動時，呼吸困難，胸痛，失神を訴える．また，胸骨上窩に thrill を触れる．

b．検査所見
1) 胸部 X 線写真：乳児期までの発症例では心拡大を認めることが多い．弁狭窄では上行大動脈の狭窄後拡張を見る．
2) 心電図：新生児・乳児期症例では右室肥大を呈することもある．左室肥大所見が著明でない場合も strain pattern（ST 低下，T 陰転）は多い．年長児は左室肥大所見が認められ，運動負荷時有意の（1 mm 以上の）ST 低下を認めるときは中等度（左室大動脈圧差 50 mmHg 以上）の狭窄を考える．
3) 心エコー：断層エコーで大動脈弁のドーム形成，弁尖の不均等，狭窄後拡張などをみる．カラードプラーでは弁上で乱流をみるが，逆流シグナルもよく伴う．連続波ドプラーで最高流速を計測，圧差を推定する．
4) 心臓カテーテル：重症度判定と治療の目的で行う．左室大動脈引き抜き圧差を測定，左室造影や大動脈造影で弁の形態，逆流の程度を見る．50 mmHg 以上の圧差が認められれば，治療を考慮する．

c．診断と鑑別診断
心内膜線維弾性症，僧帽弁異常，左室低形成，大動脈弁輪狭小の合併や，肺動脈狭窄症，心室中隔欠損症，閉塞を伴う肥大型心筋症などが鑑別の対象となる．

B 治療
新生児・乳児期発症例では，速やかに循環呼吸管理とプロスタグランジンの投与で全身状態を改善し，頸動脈からカテーテル治療を試みる．年長児では，左室に肥大，虚血性変化の現れる前に治療を開始する．不適応でなければカテーテルによる治療を試みる．外科的には，交連切開，人工弁置換，弁輪の小さい場合の今野，Ross 手術などがある．

●── 大動脈縮窄症

大動脈峡部と下行大動脈の移行部，大動脈の動脈管接続部に生じる限局性の狭窄である．動脈管の上にある乳児型（管前型で瀰漫性管状狭窄）と，下にある成人型（管後型で限局型）に分類される．重い心奇形

に合併すると大動脈縮窄複合，しない場合は単純大動脈縮窄とよばれる．Di George症候群や，Turner症候群に合併することもある．

A 診断

a．病態生理と臨床所見

心室中隔欠損，動脈管開存を合併する大動脈縮窄複合では，動脈管の閉鎖時期に下半身への血流が減少し，動脈管の収縮とともにショック（ductal shock）を起こすことがある．

動脈管血流がある程度保たれていても，合併奇形の症状を前面に出しながら，心不全，肺高血圧症を発症する．合併奇形のない場合，乳児期に心不全を呈する例は少数で，幼年期以後，高血圧やわずかな収縮期または連続性心雑音を胸骨左縁上部や背中に聴かれて，気づかれることが多い．

b．検査所見

1) 胸部X線写真：乳児期には，心拡大，肺うっ血を示し，合併奇形による所見を呈する．年長児では，正面像で下行大動脈上部に3の字の形がみられ，肋骨下縁に肋骨浸食像が顕著になる．食道造影でE型の圧迫像がみられる．

2) 心エコー：新生児乳児では形態診断ができる．上肢高血圧に応じ左室壁が厚くなる．年長児での心エコーで，左室壁の肥厚を疑ったら必ず，下行大動脈のドプラー波形を確認しておく．血流速度から重症度判定もできる．

3) 心臓カテーテル：新生児乳児期には，左撓骨動脈から逆行性に縮窄部位が造影できる．年長児では治療を兼ねて逆行性左心カテーテル検査が行われることがある．

c．診断と鑑別診断

本症の過半は重篤な心疾患に合併するので，新生児乳児の心不全では必ず下肢の脈を良く触れ，否定できなければ，心エコーで下行大動脈血流波形を確認しておく．大動脈離断症との鑑別も心エコーと左撓骨動脈造影で診断できる．

B 治療

新生児期複合型では，プロスタグランジンにより動脈管を開存させて状態を改善し，撓骨動脈造影にて診断確定，左鎖骨下動脈をフラップに使って，大動脈峡部と縮窄を拡大する方法が用いられる．幼児期以後は端々吻合やパッチ拡大を行う．術後の再狭窄に対してバルーンによる拡大術が安全に行われ，さらに単純型縮窄症の初回治療としてもバルーン治療が用いられつつある．

参考文献
1) 高尾篤良ほか編：臨床発達心臓病学，中外医学社，1997．
2) 清野佳紀ほか編：NEW小児科学，1999．

（羽田野為夫）

4．チアノーゼ型心疾患

チアノーゼ性心疾患には大きく分け肺血流減少型と肺血流増加型がある．肺血流増加では酸素は肺血流を増加させ心不全を悪化させる可能性があるので，その適応には慎重であるべきである（表4-1）．診断には個々の疾患の形態と血行動態を理解し，聴診を含めた診察所見，胸部X線，心電図，心エコー図などを組み合わせて総合的に行うべきである．心エコー図はとくに有用であるが，それだけでは誤った診断になる危険性もあるため注意が必要である．

表 4-1 チアノーゼを呈する先天性心疾患

(1) 肺血流減少型―チアノーゼ強い
  ファロー四徴症
  完全大血管転位Ⅲ型
  純型肺動脈閉鎖
  〈肺動脈狭窄・閉鎖を合併した以下の疾患〉
  三尖弁閉鎖
  単心室
  両大血管右室起始
  修正大血管転位
  無脾症候群・多脾症候群
(2) 肺血流増加型―チアノーゼが軽いことが多い
  完全大血管転位Ⅰ型・Ⅱ型
  総肺静脈還流異常症
  総動脈幹遺残症
  〈肺高血圧を合併した以下の疾患〉
  三尖弁閉鎖
  単心室
  両大血管右室起始
  左心低形成症候群
  無脾症候群・多脾症候群

チアノーゼ性心疾患で最多の疾患はファロー四徴症である．それに次いで多い疾患として新生児期早期に診断し，適切な時期に手術をすれば救命の可能性の高い完全大血管転位症，総肺静脈環流異常症，純型肺動脈閉鎖症がある．以上4疾患を中心に述べる．

A ファロー四徴症(tetralogy of Fallot; TOF)

チアノーゼ性心疾患の中で最も頻度が高く先天性心疾患中4～8％をしめる．心室中隔欠損，肺動脈狭窄，大動脈騎乗，右室肥大を合わせ持つものである．本態は発生上大動脈中隔の漏斗部中隔が前方に偏位することにあり，大動脈と心室中隔がずれ，心室中隔欠損となり，大動脈は心室中隔上に騎乗し，前方の肺動脈は狭くなる．心室中隔欠損は大きく，通常自然閉鎖することはない．肺動脈狭窄はほとんどの例で弁下・漏斗部や弁性の狭窄があり，弁上部にも伴うこともある．狭窄の程度により症状や重症度が決まる．

チアノーゼは，肺動脈狭窄による肺血流の減少と右室から大動脈への右・左短絡により生じる．生直後はチアノーゼがなく，数カ月でチアノーゼが顕在化・増強するものが多い．漏斗部の筋性狭窄の増強による無酸素発作は重大であり，死亡に至ることもある．特殊型として肺動脈閉鎖を伴い，新生時期からチアノーゼの強いものや，肺動脈弁欠損を伴い呼吸障害の強いものもある．

a．診断

心雑音は肺動脈狭窄により，胸骨左縁第2～3肋間に駆出性収縮期雑音を聴取する．狭窄が強くなると減弱・短縮する．無酸素発作中，心雑音は減弱する．胸部X線写真では原則として心拡大はなく，肺動脈の低形成による左第2弓の陥凹と右室肥大のため心尖挙上による"木靴型"を呈する．

肺野は肺血流減少のため明るくなる．心電図は右軸偏位・右室肥大を示す．心エコーは重要な検査である．四腔断面や左室長軸断面で心室中隔欠損と拡大した大動脈の騎乗を認め，大血管の短軸断面や右室長軸断面で肺動脈狭窄を認めれば診断される．

肺動脈狭窄は当初は軽く，その後，進行してくる例も多い．大動脈騎乗が強い場合，両大血管右室起始症との鑑別が問題となるが，大動脈弁と僧帽弁との間に線維性結合があればファロー四徴症と診断される．

b．治療

手術以外は根治は不可能である．1～2歳で行われる心内修復術に向けての治療・管理が重要である．チアノーゼが比較的軽

く，肺動脈の発育も良い場合，そのまま心内修復術が可能である．チアノーゼが強く次第に増強する場合には，無酸素発作を避ける管理が必要になる．無酸素発作は啼泣やいきみなどをきっかけとした交感神経作動により肺動脈弁下漏斗部の狭窄が強まり，肺血流が減少し右室・大動脈の右左短絡が増えることにより起こる．日常生活上激しく泣かせないこと，いきみの原因になる便秘を避けることなどを指導する．チアノーゼが増強し，息が荒くなる，不機嫌に泣き続けるなどの発作の前兆の症状があれば，β-遮断剤を投与する．インデラル1～2 mg/kg/分3，またはミケラン（小児用細粒）0.2 mg/kg/分2を使用する．ミケランのほうが強力であるが，低血糖発作の副作用や，心内修復術後のカテコールアミンの効果減弱の作用があるため，まずインデラルを使用し効かない場合ミケランを使用している．

下痢・嘔吐などで糖分不足になったとき，低血糖への注意が必要である．感冒時使用されるβ-刺激剤は漏斗部狭窄を増強し発作を誘発するので，使用禁忌である．ファロー四徴症に気管支喘息が合併する場合，β-刺激剤の使用ができず手術を早める必要がある．貧血が強いと発作を誘発するため，貧血のチェックや鉄剤投与や輸血も必要になる．

上記の服薬でもチアノーゼの改善や発作の予防ができない場合で，心内修復術を行うことが困難な場合，体肺動脈短絡手術を行う．例えば年少すぎる，肺動脈が細い，左心室が小さい，冠動脈の起始異常がある場合などで，短絡手術によりチアノーゼを軽くし無酸素発作を予防すると共に，肺動脈の発育を促し，心内修復術を可能にするものである．現在の短絡手術は左または右の鎖骨下動脈と肺動脈を人工血管（EPTFEグラフト）でつなぐmodified Blalock-Taussig手術が多い．ときに反対側の短絡手術を追加することもある．

1～2歳での心内修復術は人工心肺下に心室中隔欠損をパッチ閉鎖し，右室流出路（肺動脈狭窄）解除を行う．手術後の心機能温存や肺動脈逆流などの合併症の予防のため，可及的に弁輪切開をせず弁下筋層の切除やパッチ拡大，肺動脈の弁上部のパッチ拡大を別々に行うよう努力する．弁輪自体が狭い場合，弁つきパッチを使用して拡大している．

1) 無酸素発作：発作が起きた場合鎮静がまず大切であるため，胸膝位に近いかたちで抱き，症状により鎮静剤：塩酸モルヒネ0.1～0.2 mg/kgやペンタゾシン（ソセゴン）0.1～0.3 mg/kgを筋注または緩徐に静注する．症状が治まらなければインデラル0.1 mg/kgを10分以上かけて静注する．さらに悪化が認められれば緊急短絡手術をする必要がある．

2) 肺動脈閉鎖を伴うファロー四徴症：肺動脈血流を動脈管経由のみで保証されていることが多いため，たまたま動脈管開存を合併しているもの以外は新生児期にプロスタグランジンの投与が必要になる．リポPGE 1（リプル，パルクス）5 ng/kg/minを使用し，効果がない場合PGE 1・CD（プロスタンジン）5 ng/kg/minに変更する．約1カ月使用し短絡手術を行う．

心内修復術の方法や時期は肺動脈の形態により異なる．肺動脈と右室流出路が近接していれば，1～2歳で自己組織どうしをつなぎ，弁付きパッチをあてて修復可能である．中心肺動脈が発育しているが右室と離れている場合，弁付き導管を使ったラステリ手術になる可能性があり，太い導管の使える4～5歳以上の手術となる．中心肺動脈は低形成で主要体肺側副動脈が豊富に

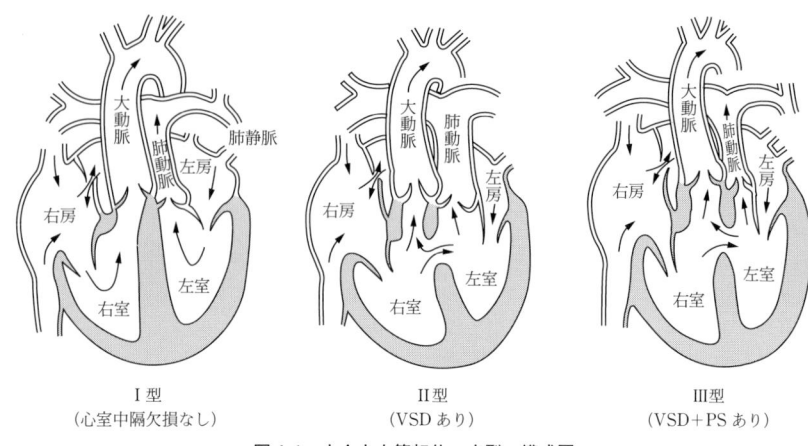

図 4-1 完全大血管転位の病型の模式図

I型（心室中隔欠損なし）
II型（VSDあり）
III型（VSD＋PSあり）

見られる場合，左右の中心肺動脈や主要体肺側副動脈の直接吻合や人工導管への吻合により統合する unifocalization をそれぞれ段階的に行い，Rastelli 手術を行う．2歳頃に開始し4～5歳での完了をめざす．

B 完全大血管転位症（transposition of the great arteries；TGA）

主要な大血管である大動脈と肺動脈がそれぞれ別の心室から起始している疾患（大動脈―右室，肺動脈―左室）で，胎児期は動脈血を胎盤経由で受けているため安定しているが，出生後新生児循環になることによりチアノーゼを生じ，早期の適切な治療が必要になる．病型分類は重要であり，心室中隔欠損と肺動脈狭窄の有無で分類する．I型は両方ないもの，II型は心室中隔欠損だけあるもの，III型は両方認めるものである（図4-1）．

a．診断

症状としてはチアノーゼと多呼吸・哺乳困難などの心不全症状の組み合わせで，I型では動脈血と静脈血の混和部位が少な く，生直後からチアノーゼが強いことが多い．II型ではチアノーゼは比較的軽いが心不全症状を認めることが多く，III型ではチアノーゼはあるが安定していることが多い．しかしどの型でも動脈管開存の有無や肺血管抵抗の程度などの他の要素により症状は変わりうるものである．

聴診ではII音の単一・亢進があり，I型では雑音なし，II型では弱い収縮期雑音が多く，III型では明確な収縮期雑音が聞かれる．胸部X線では心陰影は「卵形」を呈し，肺血流量によって心拡大や肺血管影は変化する．心電図では右軸偏位，右室肥大を呈する．心エコーは有用で特殊例を除き確診が得られる．四腔断面では四腔はほぼ均等な大きさで，大血管の短軸断面で大血管は右前・左後の関係を呈する（正常大血管は左前・右後の関係）．左室長軸断面では両血管は並列して出ており，前方の血管は右前の右室から出て，後方の血管は左後の左室から出ている．その他心室中隔欠損と肺動脈狭窄の有無も判断し病型診断をする．治療方針のため動脈管や卵円孔の状態

も診断する．

以上の所見より完全大血管転位症が疑われた場合，迅速で適切な時期の治療・管理が必要であるため，専門病院に送るべきである．胎児期の心エコーでも二つの大血管が別々の心室より平行して起始することより診断可能であり，母体搬送も考慮すべきである．

b．治療

I型・II型に関しては，大血管を本来の心室から起始するようにスイッチし，冠動脈を旧大動脈から新大動脈（旧肺動脈）に移植するJatene手術をめざした管理となる．この手術では血管抵抗の低い肺動脈に駆出していた左室が急に血管抵抗の高い大動脈に駆出するようになるため，術前の左室圧が右室圧に対して等圧か，8割程度であり，左室後壁厚も薄くないことが必要である．

I型では，生後数週で肺血管抵抗が落ち左室圧が低下するため，生後1～2週でJatene手術を行う必要がある．低酸素状態に対してはPGE1の使用（使用薬と量はファロー四徴症の項を参照），バルーンカテーテルによる心房中隔欠損作成術（BAS）を行う．診断時にすでに左室圧が低下している例には肺動脈絞扼術と短絡術を行い，左室を鍛えてからJatene手術を行う．II型では心室中隔欠損を合併しているため左室圧は低下せず新生児期早期に行う必要はない．しかし肺高血圧の進行は早いため，新生児期にBASを行って混和をよくし，生後1～2カ月頃にJatene手術を行う．I型・II型でも冠動脈の異常走行などでJatene手術を行えない場合，心房内血流転換術であるSenning手術やMustard手術を行う．

III型ではJatene手術を行えないので，心室中隔欠損孔ごしに左室から大動脈への心内通路を形成し，結紮した肺動脈には右室から弁付きの人工血管をつなぐRastelli手術をめざして管理する．新生児期にはBASにて動静脈血の混和をよくし，低酸素状態が強ければ短絡術を行う．

C 総肺静脈環流異常症（total anomalous pulmonary venous connection (return)；TAPVC, TAPVR）

肺静脈からの動脈血を左房に導くすべての肺静脈が体静脈系に環流するものである．早期に肺鬱血や心不全を来たし，手術を緊急・準緊急に行うことが多い心疾患である．Darling分類は，診断上や手術法の選択の点で重要である（図4-2）．

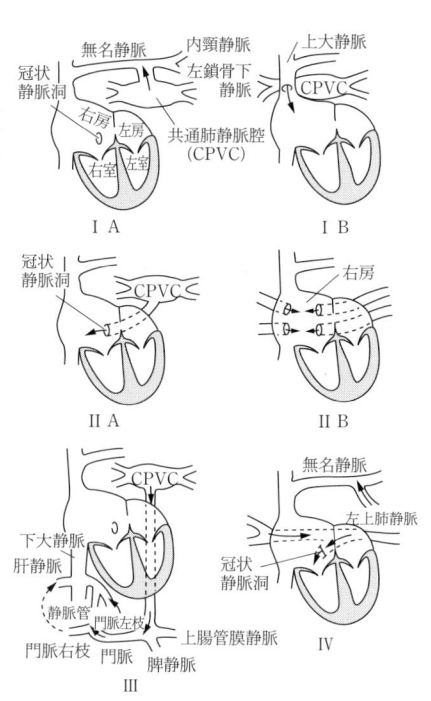

図4-2 総肺静脈還流異常症の分類

① ⅠA型：上心臓型は最多で，左房の後方にある共通肺静脈から上方にのびる垂直静脈が無名静脈につながり上大静脈に環流しているもので，肺鬱血の進行が比較的遅いものが多いが，時に垂直静脈が肺動脈の背側を通り気管支との間で挟まれ早期に肺鬱血が進むものもある．

② ⅡA型：傍心臓型は肺静脈が冠状静脈洞を介して直接右房に環流するものでⅠAに次いで多い．

③ Ⅲ型：下心臓型は垂直静脈が下行し，横隔膜を越えて門脈系を経て下大静脈に環流するもので，早期に悪化し易い．

④ Ⅳ型：混合型は上記の組み合わせである．

a．診断

症状は一方で肺静脈狭窄の程度により多呼吸などの呼吸障害やチアノーゼを示し，他方で右心系にすべての血液が集まることからの右心負荷や，卵円孔から左心系にまわる血液が少ない低心拍出量の症状が見られる．胸部X線では肺静脈狭窄の程度により肺鬱血の所見を示す．心電図は右軸偏位・右室肥大を呈する．

心エコー検査でほぼ正確に診断でき，心臓カテーテル検査なしに手術を行うことが多い．心尖部や肋骨弓下の四腔断面で右房・右室の拡大，心房間の右・左短絡，肺静脈は左房に環流せず，左房の後の共通肺静脈を認めたときこの疾患を疑う．さらにⅠA型では無名静脈が拡大しており（大動脈弓の径より大きい）垂直静脈から環流している所をカラードプラーで捉える．ⅡA型では拡大した冠動脈洞に肺静脈が流入し右房に環流するところを，Ⅲ型では肋骨弓下の長軸で下行大動脈と下大静脈以外にもう1本下降する血管があり，肝臓内に入るところを見ると確定する．共通肺静脈に4本の肺静脈が入っていることを見るが，確認できない場合Ⅳ型も考える．

b．治療

この疾患は手術でしか治せないし，早期に手術が必要になることが多いため，疑われればできるだけ早く専門施設に送るべきである．

肺鬱血が強く，チアノーゼも強い場合や，元気がなく哺乳もできない場合は生直後や生後数日であっても手術が必要になる．症状が比較的軽い場合，手術自体の危険性を減らすため，厳重な観察の下に待つこととなる．その間は強心剤・利尿剤などの抗心不全療法を行うが，肺血管を拡張させるような酸素投与・カテコールアミン投与などは禁忌である．症状の進行を認めれば直ちに手術を行う必要がある．

手術はどの型でも人工心肺を使った心内修復術を行う．ⅠA型・Ⅲ型は心臓を上方に脱転させ垂直動脈を結紮し，共通肺静脈の前面と左房の後面をそれぞれ切開し縫合する方法で行う．ⅡA型は拡大した冠動脈洞と卵円孔の間を切開し，右房側から両者をおおうようにパッチをあてることで冠動脈洞に入った動脈血を左房に導く．

D 純型肺動脈閉鎖症 (pure pulmonary atresia ; PPA)

右心室と肺動脈の間が閉鎖しており心室中隔欠損がないもので，大血管転位はなく通常右室低形成を伴う．血行動態としては右房に集まった静脈血は右室から肺動脈には入れず，卵円孔から左房に流入し肺静脈からの動脈血と混合して左室から大動脈へと流れる．肺動脈へは動脈管からが唯一の経路である．胎内では問題はないが，出生後動脈管が閉じてくるに従いチアノーゼが出現し，早期の治療が必要となる．右室の低形成の程度，三尖弁の大きさ，卵円孔の大きさ，類洞交通の有無と太さ，冠動脈狭

窄の有無により治療方針が変わってくる．

a．診断

症状としては，通常生後数時間から数日にかけておこる動脈管の閉鎖により，チアノーゼが出現し進行する．心雑音は動脈管開存があれば連続性雑音があり，三尖弁逆流があれば収縮期雑音が聞かれる．胸部X線で心拡大は当初ないが，動脈管開存，三尖弁逆流の程度により出現する．肺血管影は減少する．心電図では右軸偏位または正軸，左室肥大で右室低形成を示す．

心エコーでは四腔断面で低形成の右室と三尖弁，大血管の短軸像や右室流出路長軸断面で肺動脈弁の閉鎖を認めることにより診断できる．さらに動脈管の開存状態，肺動脈閉鎖は膜性か筋性か，右室の低形成の程度，肺動脈，三部分（流入部，筋性部，漏斗部）あるか，三尖弁の大きさ，卵円孔の大きさを判断し治療方針の参考にする．胎児心エコーでも右室低形成，右室流出路で血流シグナルをひろわないなどの所見により診断可能である．

b．治療

チアノーゼが増強し動脈管の閉塞や狭窄が確認されれば，PGE 1 の投与を行う（投与薬や量についてはファロー四徴症の項を参照）．この疾患が疑われチアノーゼが強ければ，PGE 1 を投与しながら専門機関に搬送すべきであるが，副作用である呼吸抑制に注意する必要がある．

右室低形成が軽度の場合（肺動脈の膜性閉鎖，右室三部分あり，右室容量や三尖弁径が正常の70～80％以上，太い類洞交通を認めないなどを条件に），新生児期に肺動脈弁裂開術を行う．いままでは経右室または経肺動脈で用手的に裂開する手術であるBrock術が行われていたが，最近ガイドワイヤーなどで膜性閉鎖弁を裂開し，さらにバルーンカテーテルで段階的に拡げてゆくカテーテル治療ができるようになってきた．右室低形成が高度の場合，右室の発育が期待できないので，体肺動脈短絡術やBAS（バルーンカテーテルによる心房中隔欠損作成術）を行い，肺動脈の発育を促し，2～4歳以上で行うFontan型手術をめざす．

E　その他のチアノーゼ性心疾患

上記の心疾患ほど頻度は高くないが，チアノーゼを示す疾患として，三尖弁閉鎖・単心室・無脾症候群・多脾症候群など表4-1に示した疾患がある．これらの疾患も頭に置き鑑別診断すべきであり，疑われれば専門機関に送ることが望まれる．

このなかで無脾症候群では脾臓がないために免疫能の低下があり，肺炎球菌やインフルエンザ桿菌などの莢膜のある細菌に感染すると，急激に進行し敗血症性ショックを起こし容易に死に至ることを経験する．予防的にペニシリンを服薬させたり，肺炎球菌への予防接種（ニュウモバックス）をする必要がある．高熱・蒼白・低血圧など，少しでも変であれば重症管理を行うべきである．

参考文献

1) 門間和夫：臨床発達心臓病学，p.481-488，完全大血管転換（門間和夫ほか編），中外医学社，1998．
2) 里見元義：臨床発達心臓病学，p.348-354，総肺静脈環流異常（門間和夫ほか編），中外医学社，1998．

（松島正氣）

5. 心筋炎, 感染性心内膜炎, 心外膜炎

心筋炎は炎症細胞の浸潤と心筋障害によって特徴づけられる心筋の炎症性疾患である。その発生機序は感染, 中毒, 自己免疫などであるが, もっともしばしばみられるものは感染性のものである。細菌, マイコプラズマ, ウイルスなど, あらゆる種類の病原体が心筋炎の原因となり得るが, コクサッキーBウイルスをはじめとするエンテロウイルスによるものがもっとも多い。

感染性心内膜炎は心内膜, 弁膜, 血管内膜などの感染による炎症性疾患である。小児ではほとんどが先天性心疾患およびその術後にみられ, 基礎心疾患を伴わない感染性心内膜炎はまれである。本疾患は外傷, 熱傷, 感染巣, 歯科処置などによって生じた菌血症に引きつづいて発症する。もっとも多い起炎菌は口腔連鎖球菌であり, ついでブドウ球菌である。

心外膜炎のほとんどは全身疾患の一部としてあらわれるものであるが, その原因は, 感染（ウイルス, 細菌, 真菌など）, 免疫（心外膜切開後症候群, 膠原病など）, 腫瘍, 尿毒症, 外傷, 照射, 薬物など, 多岐にわたる。

A 診断

a. 臨床像

心筋炎の多くは, 上気道感染症や消化器感染症などの先行感染症のあと数日してから発症する。その初発症状は, 全身倦怠感, 哺乳力低下, 不機嫌, 呼吸困難などの非特異的なものであることが多いが, 心室性不整脈, けいれん, ショック, 時には突然死のような劇症型の発症で始まることもある。

感染性心内膜炎の3大症状は発熱, 塞栓症状, 心雑音であるといわれているが, 小児において, このような症状がそろってみられることはむしろまれである。小児感染性心内膜炎の症状はむしろ, 発熱, 倦怠感, 不機嫌, 哺乳力低下, 四肢の痛みなどの非特異的な症状であることが多い。また, Osler結節のような皮膚症状も小児では比較的まれである。合併症として, 弁膜の破壊による心不全や塞栓症状が重要である。とりわけ右左短絡疾患をもつ患者や左心系に発生した感染性心内膜炎では中枢神経に塞栓が生じることがあり, しばしば致命的となる。

心外膜炎の主症状は胸痛である。これは吸気時に増強し, 前かがみの姿勢により軽減する。聴診上, 特徴的な心膜摩擦音が聴かれる。心囊液貯留に伴う拡張能の低下により静脈還流が減少し, 著しい心拍出量の低下に至った場合を, 心タンポナーデという。

b. 検査所見

1) 胸部X線写真：心筋炎では短時間に進行する心拡大, 間質性肺水腫, 肺静脈うっ血像がみられる。心外膜炎では通常, 心囊液貯留による心拡大を認める。この場合, それぞれの弓の形が不明確となり,「水瓶型」とよばれる形態を呈する。また, 心拡大の程度に比して, 肺うっ血像は軽度であることが特徴的である。

2) 心電図：心筋炎では, 洞性頻拍, ST-T異常, 房室ブロック, 心室期外収縮などがみられる。これらは心筋炎に特異的なものではないが, 心疾患への疑いを持たせるきっかけとなり得る。心外膜炎ではST部分の上昇, 低電位などがみられる。

3) 心エコー：心筋炎では, 心拡大, 房室弁逆流, 乳頭筋断裂, 心囊液貯留, 収縮能および拡張能の低下などを認める。弁感

染性心内膜炎に特徴的な疣贅の検出において心エコー検査はきわめて有用であり，これが認められれば感染性心内膜炎の診断はほぼ決定的となる．しかし，疣贅の認められないことは決して感染性心内膜炎を否定する根拠にはならないので，注意が必要である．

また，ドプラー心エコーにより，新たな弁逆流の出現をとらえることができる．心外膜炎では，心臓後部の echo-free space が特徴的である．

4) その他：心筋炎では白血球増多，赤沈亢進，CRP 上昇などのほか，心筋壊死の程度を反映して，GOT，LDH，CK などの異常高値がみられる．また，咽頭ぬぐい液や便中からのウイルス分離，ペア血清による血中ウイルス抗体値の上昇，PCR 法によるウイルスゲノムの検索などは，起炎ウイルスの同定に有用である．感染性心内膜炎患者の多くは不明熱として来院し，白血球増加，核左方移動，貧血，赤沈亢進，CRP の陽性などの非特異的な所見がみられる．また，リウマチ因子が陽性になることがあり，不明熱として来院した際に診断を誤らないように注意しなければならない．血液培養は本疾患の診断，起炎菌の同定，抗生物質の選択，治療効果の判定に不可欠である．動脈採血は，静脈採血に比して検出率がよいわけではなく，必ずしも必要ではない．

B 治療

いずれの疾患においても，抗心不全療法，抗不整脈療法が重要となる．心筋炎では免疫抑制療法が有効なことがあるが，逆に宿主の免疫防御反応を低下させ，さらに重症化させる恐れもある．劇症型心筋炎で，循環不全，ショックに陥った場合には速やかに補助循環を開始すべきである．劇症型の心筋炎では拡張型心筋炎への移行が少ないので，急性期を補助循環でのりきった場合の予後はよい．

感染性心内膜炎では，殺菌的作用をもつ抗生物質を，MIC の 5〜10 倍の血中濃度で十分に長い期間（通常 6〜8 週間）にわたって使用する．内科的コントロールが困難になった場合には外科的治療も考慮する．また，本疾患では菌血症の予防が重要である．予防が必要となるのは心房中隔欠損症や軽度の肺動脈弁狭窄症を除くほとんどの根治術前先天性心疾患，人工弁や人工血管などの人工補填物を使った心疾患術後，僧帽弁逆流を伴う僧帽弁逸脱症候群などである．これらの症例においては，出血を伴う歯科処置などの外科的処置の前後に抗生物質の予防投薬をおこなう．通常はアモキシシリンを処置前 1 時間に 50 mg/kg，処置後 6 時間にその半量投与する．なお，乳歯の自然抜歯の際に予防投薬は不要である．

心外膜炎では，基礎疾患に対する治療のほか，心膜切除，心嚢穿刺が必要になる場合がある．

（馬場礼三）

6. 心筋症（肥大型，拡張型，拘束型）

心筋症は"心機能障害を伴う心筋の疾患"と定義できる．1995 年に改訂された WHO と ISFC の心筋疾患委員会の分類によると，心筋症は肥大型，拡張型，拘束型，および不整脈源性右室心筋症に分類されている．さらに，この改訂分類には高血圧性心筋症，虚血性心筋症のような二次的に生じた心筋症（specific cardiomyopathy）も含まれるようになった．

肥大型心筋症は左室または右室心筋の肥大によって特徴づけられる．肥大は通常左室後壁よりも心室中隔に著明であり，収縮期に左室流出路狭窄が生じることがある．左室容量は正常または減少する．しばしば家族性に発生し，常染色体優性遺伝の形をとることが多い．組織学的には，肥大した心筋細胞が錯綜した配列を示す．

拡張型心筋症は左室または両方の心室の拡張と収縮力低下を特徴とする．原因はさまざまで，特発性，遺伝性，ウイルス性，アルコール性，虚血性，高血圧性などのものがある．

拘束性心筋症は心室壁の硬化に伴う心室拡張能の低下を特徴とする．収縮能はほぼ正常であり，心筋の肥大は認めない．特発性のもののほか，アミロイドーシスなどに伴う場合もある．

不整脈源性右室心筋症は主として右室心筋にみられる進行性の繊維脂肪化を特徴とする．しばしば家族性に発生し，不整脈による突然死に至ることが多い．

A 診断

a．症状

いずれの病型においても軽症の場合，無症状であることが多く，心臓検診などではじめて発見される場合がある．進行するにつれて運動耐容能の低下，呼吸困難，動悸，胸部圧迫感，胸痛などを訴えるようになる．左室流出路狭窄を有する肥大型心筋症ではめまいや失神を呈することがある．しばしば不整脈による突然死をひきおこす．

b．身体所見

肥大型心筋症ではしばしば第3ないし第4肋間胸骨左縁から心尖部にかけて収縮期雑音が聴かれ，左室流出路狭窄を有する場合にはとくにこれが著しい．左室駆出時間の延長によってⅡ音の奇異性分裂が聴かれることがある．Ⅲ音やⅣ音もしばしば聴取する．拡張型心筋症では房室弁輪拡大に伴う房室弁逆流による収縮期雑音がしばしば聴かれ，静脈圧上昇に伴う肝腫大，浮腫，頸静脈怒張もみられる．

c．胸部X線写真

肥大型心筋症では，心拡大はあっても軽度であることが多い．認められる場合には左室肥大を反映して，左第4弓の突出がみられる．拡張型心筋症では全体的な心拡大が著明である．

d．心電図

ST-T異常，異常Q波，左室肥大などの異常所見がほとんどの場合でみられる．心室期外収縮などの不整脈もしばしばみられる．ホルター心電図，運動負荷心電図などによって危険な不整脈の出現を診断することが重要である．

e．心エコー検査

肥大型心筋症では左室心筋，とくに著明な心室中隔の肥大が特徴的である．肥大した心室中隔によって収縮期に左室流出路内圧較差が認められることがある．若年者の左室肥大ではしばしばスポーツ心臓との鑑別が重要になるが，中隔厚/後壁厚比が1.3以上，異常な左室流入波形などがあれば肥大型心筋症である可能性がつよい．拡張型心筋症では拡張した左室腔と，収縮能および拡張能異常が認められる．

B 治療

肥大型心筋症に対しては，β遮断薬，Ca拮抗薬が不整脈の治療，突然死の予防などの目的で使われる．左室流出路狭窄に対して外科的治療や，心房同期心室ペーシングが試みられている．拡張型心筋症では，心不全に対して従来から利尿剤やジギタリス製剤が用いられてきたが，最近では

アンギオテンシン変換酵素阻害薬やβ遮断薬が用いられることが多くなった．また，外科的治療として，部分的心筋切除術が心臓移植までの橋渡しとして注目されている．

(馬場礼三)

7．川崎病後遺症

川崎病の管理が初期に比べて進歩し，合併症を含めた予後が改善しているが，後遺症症例は蓄積されてきている．第15回川崎病全国調査[1]によると，心血管後遺症をもつ例は約7％で，内訳は巨大冠動脈瘤0.55％，冠動脈瘤3.15％，冠動脈拡大15.51％，狭窄0.05％，急性心筋梗塞0.05％である．また，急性期では，20％程度に心障害が認められた（「11．免疫異常・膠原病の5．川崎病」参照）．

A 診断

a．冠動脈病変

急性期は，主に心エコーにて行い，外来での経過観察では，心エコー，心電図，胸部X線などの検査を行い，心筋の虚血の評価として，運動負荷心電図，核医学的検査などを適宜施行している．われわれは，急性期に一過性でも冠動脈の拡大，瘤を認めたものでは，発症6カ月から1年後に冠動脈造影を行っている．冠動脈病変の残存する症例では，1～3年ほどの間隔で繰り返し冠動脈造影を行っている．

b．非冠動脈病変

急性期には，心膜炎，心筋炎，僧帽弁逆流，大動脈弁逆流が認められることがあるが，後遺症として残ることは少ない．末梢動脈瘤は，後遺症として残ることもある．

B 治療

a．軽，中等度の拡大病変のある例

最大冠動脈内径が4mm未満の軽度拡大例では，アスピリンの少量（2～10 mg/kg）投与を行う．日常，学校生活の制限は不要である．

b．巨大冠動脈瘤を認める例

基本的には，瘤内に血栓形成を防止するための治療を行う．アスピリンの少量投与を中心に，ジピリダモール（ペルサンチン，アンギナール，2～5 mg/kg），パナルジン（2～5mg/kg）の単独または併用療法が行われる．また，ワーファリン（0.08～0.12mg/kgを目安に，トロンボテストにて調整する）を併用する場合もある．

c．冠動脈狭窄病変の認められる例

上記と同様に血栓形成防止の治療を行う．労作性の狭心症，あるいは，起こしそうな症例に対し，心筋酸素消費を減らす目的でインデラル（1～2 mg/kg）が投与される場合がある．また，ニトロールR（0.5～1 mg/kg），フランドルテープ（0.5～1枚）も使用される．また，冠動脈のスパスムの関与も否定できない場合には，ニフェジピン（セパミット，アダラート，1 mg/kg）が，使用されることもある．

心筋梗塞を予防するための，血栓溶解療法，カテーテルインターベンション（冠動脈拡張術（PTCA），ステントなど）は，川崎病において，その効果は確立されておらず，慎重に対応する必要がある．

冠動脈バイパス術は，左主幹部狭窄，2・3枝病変の症例などで適応となるが，小児では，再開通や側副血行ができやすいことや，内胸動脈や冠動脈が細いことを考慮して判断する必要がある．

d．心筋梗塞に対する治療

急性心筋梗塞を起こした際の症状は，年少児では，ショック，顔色不良，強い不機

嫌，腹痛，嘔吐などの非特異的症状である場合が多いが，4歳以上になると胸痛，腹痛を訴えるようになる．

治療の基本は，モニター，酸素投与，ルート確保，ヘパリン投与，鎮痛薬投与，心不全治療，不整脈治療である．ショックであれば，蘇生の順序に従い行う．診断のため，心電図，心エコーなどを行う．

急性心筋梗塞発作が確定されれば，ウロキナーゼ（ウロキナーゼ，ウロナーゼ2000単位/kgを30分で点滴静注），アルテプラーゼ（アクチバシン，グルトパ 29〜43.5万単位/kgの10%を1〜2分で，残りを60分で点滴静注）の全身投与を行う．また，状態が許せば，冠動脈造影を行い，冠動脈内血栓溶解療法（PTCR）も試みられている．

参考文献
1) 厚生省川崎病研究班（柳川洋ほか）：小児科診療 63：121-132, 2000.

（小川貴久）

8. 原発性肺高血圧症

原発性肺高血圧症（PPH）は，原因不明の稀な疾患で，診断から死亡までが平均3年と予後は不良である．稀に自然治癒例の報告はあるが，進行性で治療困難な疾患である．

A 病態

原因不明の肺高血圧症であり，安静時平均肺動脈圧が25 mmHg以上である．

最も多い病型は，肺血管の叢状病変で，おそらく，肺血管（主に肺小動脈）の収縮により肺動脈圧が上昇し，次第に器質的な肺動脈閉塞病変になる．その他，肺動脈の血栓，塞栓による病型，肺静脈のびまん性閉塞による病型がある．

B 診断

a．症状，身体所見

小児では，男女ともにあり，各年齢にみられる．症状は，運動など労作時の息切れがあり，疲労感，胸痛，動悸，失神，眩暈などである．末期には，喀血，嗄声，腹痛，チアノーゼなどを生じる．

身体所見では，脈拍がやや小さい，手足が冷たいなどの心不全の症状を示すことがある．心不全が進行すると，肝腫大，浮腫，チアノーゼがみられるようになる．聴診所見では，II音の肺動脈成分の亢進がみられ，肺動脈弁閉鎖不全，三尖弁閉鎖不全が出現すれば，それぞれ，拡張期，収縮期雑音が聴取される．

b．胸部X線所見

右室肥大，主肺動脈と肺門部の拡大所見がある．

c．心電図所見

右室の圧負荷による右室肥大と右軸偏位，右房負荷がみられる．

d．心エコー図所見

他の心疾患との鑑別をまず行う．そして，肺高血圧症による所見としては，心室中隔の直線化，右房，右室，肺動脈の拡大，肺動脈弁の systolic time interval，右室流出路加速時間などの指標の異常があり，三尖弁閉鎖不全の最大血流速度を測定することにより，右室圧が推定できる．

e．心臓カテーテル検査所見

肺動脈圧は上昇しており，時として，収縮期血圧は体血圧と同等かそれを凌駕している．肺血管抵抗は，高値を示し，心拍出量は低下している．

f．鑑別診断

先天性心疾患として，Eisenmenger症候群，末梢性肺動脈狭窄，僧帽弁狭窄な

表8-1 薬物治療

A．慢性期
　a．経口プロスタグランジンI2
　　　ベラプロスト（ドルナー，プロサイリン1～2 μg/kg/day）
　b．Ca拮抗剤
　　　ニフェジピン（アダラート，セパミット 0.5～2 mg/kg/day）など．
　c．抗凝固療法
　　　ワーファリン（0.08～0.12 mg/kg/day）
　　　ジピリダモール（ペルサンチン，アンギナール，2～5 mg/kg/day）
　d．利尿剤
　　　ラシックス（1～2 mg/kg/day）
　　　アルダクトンA（1～2 mg/kg/day）
B．急性増悪期
　a．カテコラミン
　　　ドブトレックス（3～5 μg/kg/min）
　b．ホスホジエステラーゼIII阻害剤
　　　ミルリーラ（0.25～0.75 μg/kg/min）
　c．プロスタグランジンE1
　　　プロスタンジン（10～30 μg/kg/min）
　　　lipo PGE1（リプル，パルクス 2～5 ng/kg/min）
　d．静注プロスタグランジンI2
　　　フローラン（2～10 ng/kg/min）
　e．一酸化窒素吸入（5～20 ppm）

ど，呼吸器疾患としては，上気道狭窄や，睡眠時無呼吸を鑑別する必要がある．

C 内科的治療

酸素投与，厳重な運動制限の他に表8-1に示すような，薬物治療がある．

D 肺移植（生体部分肺移植）

最終的な治療法であるが，現段階では，国内では施行できず，海外での施行による治療法である．

参考文献
1) 市田蕗子：小児科診療 62：261-263, 1999.

（小川貴久）

9．起立性調節障害

起立性調節障害（orthostatic dysregulation；OD）は，小学校高学年から中，高校生にみられる自律神経障害の最も代表的なものであり，基本病像は起立性低血圧と考えられ，その症状は起立不耐症状が中心となる．しかし，他の自律神経系の機能異常に関連する症状（不眠，乗り物に酔いやすい，疲れやすい，頭痛，腹痛，食欲不振，苛立ちなど）がさまざまに組み合わさって伴うことも多い．

診断に際しては，ODの診断基準をみたすものに関しても他の器質的疾患との慎重な鑑別が必要である．

A 臨床像

治療を要するODは学童の約3％にみられるとされ，女児にやや多く，発症年齢は10歳以降が大部分である．春から初夏にかけて症状の増悪をみることが多い．

家族歴で母親の約半数にOD症状をもつものが見られるとの報告もある．循環器症状（起立不耐症状）が強いものと，他の自律神経症状が強いものに大別され，それぞれで使用される薬剤も異なる（表9-1）．

B 診断

OD診断基準に基づいて診断する（表9-2，表9-3）．ほとんどが自覚症状で構成されており，的確な診断，および鑑別診断のためには詳細かつ具体的な問診（とくに症状の内容，出現しやすい状況，持続期間，頻度など）が重要である．その際，家族と患児の訴えが相違する場合もあり注意

表9-1 症状の診断基準

(大症状)
　A－しばしば：そっと立つ例も含める
　　　ときどき：1週に1度
　　　たまに：それ未満
　B－しばしば：1週に1度
　　　ときどき：1カ月に1度
　　　たまに：2カ月に1度
　C－しばしば：入浴ごとまたは熱い湯に入らず、ぬるま湯に入る
　　　ときどき：入浴回数の半分以上
　　　たまに：2カ月に1度
　D－しばしば：少し動いた時の2/3以上
　　　ときどき：少し動いた時の半分
　　　たまに：2カ月に1度
　E－しばしば：1週に3回以上
　　　ときどき：1週に1～2回
　　　たまに：それ未満
(小症状)
　a～e－（大症状のEと同じ）
　　　しばしば：1週に3回以上
　　　ときどき：1週に1～2回
　　　たまに：それ未満
　f－しばしば：乗車ごとまたは車に乗れない例も含める
　　　ときどき：乗車回数の半分以上
　　　たまに：2カ月に1度

以上のうちA，Bは「たまに」以上を陽性とする．C，D，Eおよび小症状は「ときどき」以上を陽性とする．またこれらの症状が最近2カ月以内に起こっていることが必要．g～jに関しては，悪心・嘔吐により起立試験に耐えられない時は，起立試験陽性とする

を要する．

起立試験は，まず安静臥位数分間の後，起立位を10分間とり，その間の血圧，脈拍を測定する（自動血圧計使用が便利）．マンシェットは心臓の高さに保つ．起立中に低血圧発作，ふらつき，だるさ，動悸，気分不良など出現したら中止する．その場合は，起立試験に耐えられないと判断し小症状g～jは陽性とする．OD診断基準をみたす場合も，診断の確定には下記に述べる疾患との鑑別が必要である．

C 鑑別診断

めまい，ふらつき，失神，易疲労性，顔色不良，頭痛，消化器系不定愁訴をきたす器質的疾患との鑑別が必要である．このうち，起立不耐症状の強いODと神経調節性失神とは，鑑別上重要である．消化器症状，精神神経症状などが主体のODと鑑別上重要なものは，①上部消化管潰瘍・過敏性腸症候群，②悪性腫瘍・血液疾患，甲状腺機能異常（亢進・低下），一部の脳腫瘍などの器質的疾患初期，③いわゆる「宵っ張りの朝寝坊」である睡眠相後退症候群，睡眠覚醒スケジュール障害，④抑うつ状態またはうつ病などの精神障害，⑤学校生活，家庭環境での精神的葛藤，適応障害による心身症，不登校などである．また，これらとODとが合併してみられることもあり，診断上注意を要する．

表9-2 症状と使用薬剤

循環器症状の強いもの	たちくらみ・脳貧血 朝起き不良	昇圧薬	メトリジン・リズミック ジヒデルゴット・エホチール
自律神経不安定症状の強いもの	腹痛・易疲労性	自律神経調整薬	ハイゼット
頭痛の強いもの	血管性頭痛 筋緊張性頭痛		ジヒデルゴット メトリジン

9. 起立性調節障害

D 治療

思春期の多くの小児にODと同様の傾向の症状がみられるということ、成人年齢に近づくにつれ自然に症状の軽減、消失が期待できること、症状の軽減のために日常生活の改善（夜更かしを避ける、適度なスポーツの励行など）、薬物療法が有効であること、症状が消失、軽減してもまた同じ季節になるとくりかえす場合があることなどをまず家族と患児に対し説明し、ODに関して十分な理解を促し不安感の軽減に努める。

それぞれの病態に応じた一般に推奨される薬剤選択を表9-3に示した。薬剤の選択が的確ならば、2～3週間内に症状の改善がみられる。治療は1～2カ月間で終了できる場合が多い。改善が得られない場合は、薬剤選択および診断の妥当性につき再検討がのぞましい。自律神経鍛錬を目的に、乾布摩擦、入浴時の下腿部などの冷水刺激や漢方薬も有効といわれる。

実際の治療においては、腹痛などの消化器症状、睡眠障害、易疲労性といった起立性低血圧症状（起立不耐症状）以外の不定愁訴が中心となる場合は、それぞれ過敏性腸症候群、睡眠覚醒スケジュール障害、神経症、またはその近縁疾患などと位置づけて治療法を考えることが勧められる。

a．治療例

1) 起立直後の立ちくらみや、遷延性低血圧が問題となる例（12歳）：起立する時は数十秒かけてゆっくりと行い、その後動き出すように指導する。下肢ストッキングの着用も有効な場合がある。
（処方）
① 塩酸ミドドリン（メトリジン）4 mg（2錠）分2（起床時、夕食前各1錠ずつ）。

② メチル硫酸アメジニウム（リズミック）20 mg（2錠）分2（起床時、昼食前または夕食前各1錠ずつ）。

③ メシル酸ジヒドロエルゴタミン（ジヒデルゴット）2 mg（2錠）分2（起床時、昼食前各1錠ずつ）。

④ 塩酸エチレフリン（エホチール）15 mg（3錠）分2（起床時2錠、昼食前1錠）。

＊ ①～④の処方は併用しないこと。

2) ODの診断基準にあてはまるが起立性低血圧症状があきらかでないもの：こうした病態（または状態）をODと解釈するかどうかについては議論がある。鑑別診断の項で示した③④⑤の可能性とともになんらかの身体的疾患の前段階の可能性も考慮し、薬剤などを開始する前にある期間慎重に経過を観察することが勧められる。

表9-3 OD診断基準

〈大症状〉
A．たちくらみあるいはめまいを起こしやすい
B．たっていると気持ちがわるくなる、ひどくなると倒れる
C．入浴時あるいはいやなことを見聞すると気持ちが悪くなる
D．少し動くと動悸あるいは息切れがする
E．朝なかなか起きられず午前中調子が悪い

〈小症状〉
a．顔色が悪い
b．食欲不振
c．臍仙痛（強い腹痛）をときどき訴える
d．倦怠あるいは疲れやすい
e．頭痛をしばしば訴える
f．乗り物に酔いやすい
g．起立試験で脈圧狭小化16 mmHg以上
h．起立試験で収縮期血圧低下21 mmHg以上
i．起立試験で脈拍数増加1分21以上
j．起立試験で立位心電図T IIの0.2 mV以上の減高、その他の変化

大3以上、大2小1以上、大1小3以上あり、他の器質性疾患を除外すればODと診断する

参考文献

1) 大国眞彦:起立性調節障害.現代小児科学体系,10 D,中山書店,p.397-407,1984.
2) 長嶋正實:起立性調節障害.今日の小児の治療指針第10版,医学書院,p.433-434,1993.

(奥村直哉)

10. 不整脈

不整脈は健康児にもしばしば見られ,まったく放置しておいてよいものから,重症で死亡(突然死を含む)に至るものもあるので,その診断,重症度および治療の必要性の判定が最も重要である.抗不整脈薬の投与量を表10-1にまとめて示す.

●―― 洞(機能)不全症候群

洞結節の刺激生成異常や洞房伝導障害に基づく不整脈で,著明な洞徐脈,洞停止,洞房ブロックなどを呈する.若年者では副交感神経緊張亢進に起因する症例もある.心房粗動,上室頻拍などの頻脈と洞停止,洞房ブロックなどの徐脈を繰り返すこともある(徐脈・頻脈症候群).

基礎疾患が明らかでない症例もあるが,先天性心疾患(とくに多脾症候群),心疾患術後(とくに心房の広範な切開を必要とする手術後)にも見られる.

ホルター心電図では著明な徐脈,長い心停止が,電気生理学的検査で洞結節回復時間や洞房伝導時間の延長,薬物学的自律神経遮断による内因性心拍数の低下などを認める.

症状があるものにはペースメーカーの植え込みを行う.

●―― 上室期外収縮

機序としてリエントリ,triggered activity,異常自動能などがある.健康な小児にも認められるが,血行動態に大きな影響を及ぼすことはない.まれに洞不全症候群や上室頻拍などが潜在している.心疾患術後の症例では心房切開による心房筋の変性や伝導遅延,途絶などと関連している.

ブロックされた上室期外収縮や変行伝導を伴う場合には鑑別診断に注意を要する.多源性,頻発性,連発性にはホルター心電図や運動負荷検査を行う.

治療は不要.散発性期外収縮は放置してもよい.

●―― 上室頻拍

A 発作性上室頻拍

機序として,副伝導路をリエントリ回路に含む房室回帰性頻拍(AVRT)が最も多く,次いで房室結節回帰性頻拍(AVNRT)である.術後症例では切開創が伝導遅延や伝導途絶部となりその周囲を旋回するリエントリ回路が形成される.

a. 急性期治療

1) 迷走神経手技:息ごらえ,Ice bag,顔面浸水,頸動脈洞マッサージを行う.
2) 房室結節伝導抑制のためATPの急速静注を行う.
3) Ca拮抗薬(ベラパミル)を発作停止までゆっくり静注(新生児,乳児は禁忌),またはジギタリス静注を行う.
4) 副伝導路の伝導を抑制するためにNaチャネル遮断薬(プロカインアミド,

表 10-1 抗不整脈薬の投与量

抗不整脈薬	投与法	投与量	副作用や注意点
リドカイン	静注	1 mg/kg を希釈静注 有効ならば 25〜50 γ/kg/分を持続点滴	過量で痙攣 洞房ブロック，房室ブロックなど
メキシレチン	静注	2〜3 mg/kg を 5〜10分で希釈静注 効果あれば 0.4〜0.6 mg/kg/時間で持続点滴静注	血圧低下 消化器症状
	経口	5〜15 mg/kg，分 3〜4	
プロカインアミド	静注	5〜15 mg/kg を希釈して 5 分以上でゆっくり静注 頻拍が停止すれば中止	低血圧に注意，心不全 SLE 症状
	経口	10〜30 mg/kg，分 3〜4	
ジソピラミド	静注	1〜2 mg/kg を 5 分以上で希釈静注	抗コリン作用に注意
	経口	5〜15 mg/kg 分 3	キニジン様作用に注意
キニジン	経口	試験投与 1〜2 mg/kg を投与し副作用があれば中止 15〜30 mg/kg，分 4〜5 回．維持量 5〜15 mg/kg	QT 延長，Tdp に注意し心電図を持続的に監視
プロパフェノン	経口	5〜10 mg/kg，分 3	Tdp，洞停止 ペーシング閾値の上昇
フレカイニド	静注	1〜2 mg/kg，10 分間で希釈静注	Tdp 房室ブロック
	経口	1〜4 mg/kg，分 2	他の抗不整脈薬との相互作用があり，血中濃度が上昇
ベラパミル	静注	0.1 mg/kg 5 分以上で希釈静注	新生児は慎重に投与，心不全
	経口	3〜6 mg/kg，分 3	
ソタロール	経口	1〜2 mg/kg から始め，8 mg/kg まで増量，分 2	QT 延長に注意．β 遮断作用あり 陰性変力作用
アミオダロン	経口	初期投与量は 10 mg/kg，分 1〜2，1〜2 週間 維持量は 5 mg/kg，分 1〜2	Tdp，肺線維症，甲状腺機能異常，角膜色素沈着，半減期が長い 抗不整脈薬の血中濃度を上昇する
プロプラノロール	静注	0.05〜0.1 mg/kg をゆっくり静注	喘息，うっ血性心不全，低血圧，低血糖などに注意
	経口	1〜3 mg/kg，分 3〜4	
ATP	静注	0.1〜0.3 mg/kg を原液のまま急速静注	頭痛，不快感，徐脈，悪心 静注後，生食または 5% 糖で後押し
ジゴキシン	静注	乳幼児 0.04 mg/kg の急速飽和 学童 0.03 mg/kg の急速飽和	急速飽和ではまず飽和量の半量を投与し，8 時間後にそれぞれ飽和量の 1/4 を投与
	経口	乳幼児 0.01 mg/kg（維持量） 学童 0.0075 mg/kg	経口では 0.04〜0.05 mg/kg/日 維持量はその 1/4 量/日
硫酸マグネシウム	静注	10〜20 mg/kg を 1〜2 分で静注 維持量は 50〜300 γ/kg/分を持続静注	

注：Tdp；Torsade de pointes.

ジソピラミド，フレカイニドなど）を発作停止までゆっくり静注する．

5) 血行動態が不安定なときには直流通電を行う．

b．発作の予防

1) WPW 症候群では Na チャネル遮断薬（プロカインアミド，ジソピラミド，フレカイニド，プロパフェノンなど）を投与するが，ジギタリス，Ca 拮抗薬では注

意して使用する.
   2) WPW症候群でない場合はジギタリス, Ca拮抗剤, Naチャネル遮断薬などをする.
   3) 頻回の発作にはアブレーションが適応となる.

B 非発作性上室頻拍または異所性心房頻拍

成因は心房筋の異常自動能やtriggered activityによる. 長時間持続し, 治療に抵抗することが多く, 頻拍が長時間持続すると心不全になる (tachycardia-induced cardiomyopathy) ため心エコー検査で心機能を検討する必要がある.

a. 頻拍の停止, 予防

異常自動能にはβ-遮断薬 (プロプラノロール), triggered activityにはβ-遮断薬, Ca拮抗薬, ATP, Naチャネル遮断薬. 難治性の場合にはKチャネル遮断薬 (アミオダロン, ソタロール) を用いる.

b. 心室数のコントロール

β-遮断薬, Ca拮抗薬, ジギタリスなどの単独または併用投与を行う.

c. 薬剤抵抗性で心機能低下例

カテーテルアブレーションが有効なことがある.

●── 心房粗動

心房内の回帰性頻拍. 房室伝導比が高い (1:1または2:1) と頻拍になるので, 心室拍数のコントロールと心房粗動の停止, 予防を行う.

a. 心室拍数のコントロール

ジギタリス, Ca拮抗剤など.

b. 心房粗動の停止, 予防

Naチャネル遮断薬, アミオダロン. 薬剤抵抗性にはカテーテルアブレーションの適応となる.

血行動態が不安定なときには直流通電で心房粗動の停止をはかる.

●── 心室期外収縮

機序としてリエントリ, triggered activity, 異常自動能などがある.

学校検診で偶然発見される例では基礎心疾患もなく, 長期間の観察でも予後良好な場合が多い. 術後や心筋症などがある場合にはその原因や予後, 治療の必要性について検討を要する.

期外収縮が2種類以上 (多形性) 出現したり, 二連発や三連発以上 (心室頻拍) には注意を要する.

多くは運動負荷で減少・消失することが多い. 逆に運動負荷で心室頻拍, 多形性心室不整脈が出現する場合は, 基礎疾患の有無については検査を行う.

明らかな基礎心疾患がなく, 運動負荷で期外収縮が増加しなければ, 治療や運動制限は不要で, 経過観察のみでよい. 心室頻拍が見られる場合には心室頻拍の項を参照.

●── 心室頻拍

数個の期外収縮の連続と正常洞調律を繰り返す非持続性心室頻拍と, 30秒以上または100発以上連続する持続性心室頻拍がある.

学校検診で偶然発見される症例では基礎心疾患もなく, 長期間の観察で予後良好なものが多く, 無症状や軽い動悸しか訴えない場合も多い. 運動負荷検査やホルター心

電図検査で確認する．

心室拍数が多いもの，持続性心室頻拍，運動誘発性心室頻拍，多形性心室頻拍などには注意が必要．術後症例や心筋症，不整脈源性右室心筋症などの基礎心疾患がある場合には原因や予後，治療の必要性などについて検討を要する．

基礎疾患がなく運動負荷で心室頻拍や期外収縮が著しく減少・消失すれば厳しい運動制限は不要である．持続性心室頻拍，運動誘発性心室頻拍，多形性心室頻拍，術後症例，心筋症などを合併する症例などは抗不整脈薬による治療が必要となる場合が多い．

a．急性期の治療，特に持続性心室頻拍

1) 緊急に治療を要する時には直流通電を行う．
2) 血行動態が不安定でない場合には解離速度の速いNaチャネル遮断薬（リドカイン，メキシレチン）の静注を行う．
3) 無効な場合は中間型解離速度をもつNaチャネル遮断薬（プロカインアミド）の静注を行う．
4) 右脚ブロック＋左軸偏位型ではCa拮抗薬の静注，左脚ブロック＋右軸偏位型ではATPの静注．効果がなければβ-遮断薬，解離の遅いNaチャネル遮断薬（ジソピラミド，フレカイニド）の静注を行う．

b．頻拍予防

1) 右脚ブロック＋左軸偏位型ではCa拮抗剤，効果がなければNaチャネル遮断薬（ジソピラミド，プロカインアミド，フレカイニド）を投与する．
2) 左脚ブロック＋右軸偏位型ではβ-遮断薬，効果がなければプロパフェノンやCa拮抗薬，解離の遅いNaチャネル遮断薬を用いる．
3) 運動誘発性心室頻拍ではβ-遮断薬やCa拮抗薬を投与する．
4) 以上の薬剤に抵抗性の心室頻拍にはアミオダロンやソタロールが有効な場合がある．
5) アブレーションが有効な症例もある．難治性心室頻拍には植え込み型除細動器（ICD）の適応を考慮する．

●── 1度房室ブロック

運動負荷でPR時間が正常化する場合には器質的な伝導障害はなく自律神経の関与が大きい．正常化しない場合でも血行動態に大きな影響を及ぼすことはないが，高度房室ブロックへの進展に注意する．

安静時，または睡眠時にしばしばWenckeback型2度房室ブロックを認める．治療は不要．

●── 2度房室ブロック

Wenckeback型2度房室ブロックは機能的な房室伝導抑制が多く，中・高校生の運動選手にしばしばみられる．安静時，睡眠時に出現する散発性の2度房室ブロックは血行動態に影響を及ぼすことはなく，運動負荷で正常房室伝導になる．

Mobitz II型はきわめてまれで，器質的な障害の可能性がある．進行的に高度または完全房室ブロックに移行することもあるので経過観察を要する．

治療は無症状であれば不要．

●── 3度（完全）房室ブロック

接合部が下位中枢となればQRS時間は

正常範囲内であるが，ヒス束以下であれば幅広いQRS波になる．

運動時も心室拍数の増加は少なく，最大拍数は80〜100/分程度．著しい徐脈やtorsade de pointes型心室頻拍を合併するとめまい，意識消失，痙攣，突然死などの危険がある．

先天性完全房室ブロックは母親の膠原病と関連することがある．先天性心疾患に合併する場合もある．後天性のものは原因不明なものの他に膠原病，心室中隔欠損閉鎖術後の伝導障害が原因となる．

ホルター心電図，運動負荷検査，必要に応じて電気生理学的検査を行う．運動制限は心室拍数と運動中の心室拍数の増加程度，運動中の心室不整脈の発生，基礎心疾患などによる．

治療は症状があればペースメーカーの植え込みを行う．

● —— WPW症候群

合併症として発作性上室頻拍（AVRT）を認める．学校検診で発見されるWPW症候群のうち発作性上室頻拍を引き起こす症例は10数％．まれであるが心房細動を起こすと偽心室頻拍となり，突然死の原因になる．

運動中上室頻拍が誘発されることがある．疑わしい場合には運動負荷検査を行う．基礎心疾患としてエプスタイン奇形や肥大型心筋症がある．

治療は上室頻拍の項を参照．

● —— QT延長

QT延長症候群では精神的，肉体的ストレスによってtorsade de pointes型心室頻拍を引き起こし，失神，突然死の原因になる．

学校検診でQTc＞0.46秒以上の無症候性QT延長がしばしば発見されるが，多くの症例は予後良好である．低カルシウム血症，抗不整脈薬（キニジン，ジソピラミド，プロカインアミド，アミオダロン）やある種の薬剤でQT時間が延長する．

a．torsade de pointesの治療
1) β-遮断薬，リドカイン，メキシレチンなどのの静注を行う．
2) Ca拮抗薬の静注を行う．
3) 硫酸マグネシウムの静注を行う．
4) 一時ペーシング．

b．torsade de pointesの予防
1) β-遮断薬の投与が一般的．
2) β-遮断薬だけでは有効でないときにはメキシレチンを併用する．
3) 薬剤抵抗性で頻回のtorsade de pointes→心室細動に対してはICDの植え込みを行う．

参考文献
1) 長嶋正實ほか：小児不整脈治療のガイドライン—薬物治療を中心に．日本小児循環器学会雑誌　16：967-972，2000．

（長嶋正實）

17. 血液・リンパ節疾患

1. 鉄欠乏性貧血

1日の食事に含有される鉄は30〜40 mgで、そのうち1〜2 mgが吸収される。鉄の摂取不足や喪失過剰によって需要供給のバランスが負になると鉄欠乏状態に陥る。鉄貯蔵量の低下した前潜在的鉄欠乏症（第1期）、血清鉄の低下した潜在的鉄欠乏症（第2期）を経て、鉄欠乏性貧血（第3期）へと進行する。最近では貧血の原因としてのみでなく、精神発達への影響についても注目されている。

A 診断
a. 症状

貧血の症状として、動悸や息切れ、頭痛、易疲労感などの症状が認められる。顔色は蒼白となり、匙状爪、舌炎や口角炎、鼻粘膜の萎縮による異臭症をともなうこともある。貧血を認めなくても鉄欠乏状態のみで、記憶力や認知力の低下、いらいら感をともなったり注意力が散漫になることが報告されている。

b. 検査所見

正常なヘモグロビン濃度は、年齢や性によって異なるが、10〜11 g/dl以下を貧血とする場合が多い。鉄欠乏性貧血の診断は、小球性低色素性貧血があり、血清鉄、血清フェリチンの低値、総鉄結合能や不飽和鉄結合能の上昇がみられれば容易である。小球性低色素性貧血の診断には、末梢血液像の鏡検のほか、平均赤血球容積（MCV）や平均赤血球血色素（MCH）などの赤血球指数を参考にする。貧血を繰り返す時には便潜血反応や消化管の画像診断を行い、消化管からの慢性失血の有無を確認する必要がある。

B 治療
a. 食事療法

鉄分の多い食物として、ひじき、レバー、あさり、うなぎ、魚肉、牛肉、ほうれん草などがある。

b. 薬物療法

鉄剤の経口投与が基本であり、一日の補充量は鉄として3〜6 mg/kgを必要とする。治療期間は、貧血の改善のみでなく鉄の備蓄を目的とし、ヘモグロビン値が正常化しても3カ月以上、血清フェリチン値が20 mg/dl以上になることを目標に投与を継続する。一般に投与開始2週間後には網状赤血球やヘモグロビン値の増加がみられ、治療効果が確認できる。経口摂取ができない特殊な場合には、注射用鉄剤を使用することがある。静注製剤の投与量は下記の式で行う。

総投与量$(mg) = [2.2(16-x)+10] \times$ 体重(kg)

xは治療前のヘモグロビン値（g/dl）

(宮島雄二)

2. 溶血性貧血

赤血球の破壊の亢進により赤血球寿命が短縮し、貧血が認められる。先天性溶血性貧血は主として赤血球自体の異常が原因であり、遺伝であることが多い。後天性溶血性貧血の多くは赤血球以外に原因がある。年少児では感染や薬剤服用が発症のきっかけになる場合が多いが、年長児では全身性エリテマトーデスなどの自己免疫疾患の1症状である場合もある。

表 2-1 主な溶血性貧血と特殊検査

I 赤血球自体の異常によるもの
　① 赤血球膜異常症
　　1 遺伝性球状赤血球症（浸透圧脆弱試験）
　　2 遺伝性楕円赤血球症
　② 赤血球酵素異常症
　　1 ピルビン酸キナーゼ欠乏症（赤血球酵素活性の測定，遺伝子診断）
　　2 グルコース6リン酸脱水素酵素欠乏症（赤血球酵素活性の測定，遺伝子診断）
　③ ヘモグロビン異常症
　　1 不安定ヘモグロビン症（熱変性試験，イソプロパノール試験，ヘモグロビン電気泳動，遺伝子診断）
　　2 サラセミア（ヘモグロビン電気泳動，遺伝子診断）
　④ 発作性夜間血色素尿症（ハム試験，ショ糖水試験，フローサイトメトリーによる血球表面のCD55, CD59の欠損の証明）
II 赤血球以外の原因によるもの
　① 自己免疫性溶血性貧血（直接間接クームス試験）
　② 同種免疫性溶血性貧血
　　1 新生児溶血性貧血（血液型）
　　2 血液型不適合輸血（血液型）

A 診断

a．症状

顔色は不良で黄疸を認める．脾腫大は通常認められ，時に肝腫大も伴う．高度な貧血を急激に発症した症例では循環不全となり，頻脈や多呼吸，意識障害がみられることがある．軽症の場合には，赤血球造血能の亢進によって代償され，黄疸のみが認められる．以下の合併症がみられることがある．

1) 無造血発作（aplastic crisis）：亢進していた赤血球造血が感染などで停止するために，急激に貧血が進行する．網状赤血球数は著減する．パルボ B19 ウイルス感染が原因として多く，伝染性紅斑の流行時には注意する．

2) 溶血発作（hemolytic crisis）：ウイルス感染などによって急激に貧血の進行が認められることがある．脾臓での網内系の機能亢進が原因と考えられている．G6PD 欠乏症では，抗マラリア薬やサルファ剤，ソラマメ摂取により溶血発作が起こる．

3) 胆石：高ビリルビン血症のために結石が生じやすい．黄疸が強く胆石の可能性が強い症例では脾臓摘出も考慮する．

b．検査所見

ヘモグロビンの低下のほか，①網状赤血球の増加，②間接ビリルビン，LDH の上昇，③ハプトグロビンの低下があれば溶血の存在を考慮する．溶血性貧血は一般に正球性正色素貧血を示すが，サラセミアは小球性低色素性貧血を示すので注意が必要である．各病型に特有な診断に必要な検査は表に示す（表 2-1）．

B 治療

a．先天性溶血性貧血

貧血が強くコントロールが不良な症例では，脾臓摘出を通常 5 歳以上になってから行う．脾臓摘出後の肺炎球菌による重篤な感染症を予防するため，肺炎球菌多価ワクチンを術前に接種し，術後 1 年間はペニシリン系抗生剤の予防内服を行う．

高度な貧血がみられる症例では，慢性貧血による発育障害を防ぐ目的でヘモグロビン値を 6〜8 g/dl に保つことが必要である．輸血による鉄過剰症を避けるために輸血回数は極力減らし，デスフェラールによる除鉄を行う．

b．自己免疫性溶血性貧血

治療の第 1 選択としてはプレドニゾロン 2 mg/kg を投与開始し，ヘモグロビン値が安定したら 2 カ月以上かけてゆっくり減量する．初期反応不良例ではメチルプレドニゾロンのパルス療法も試みられている．

大量ガンマグロブリン療法が有効な症例もある．

上記が無効な場合にはアザチオプリンやサイクロフォスファミドなどの免疫抑制剤が用いられる．薬剤で貧血のコントロールができない時や長期に大量のステロイドが必要な症例には，脾臓摘出を行うこともある．自己免疫性溶血性貧血では，輸血をしても溶血反応をおこす可能性が高いので，ショック状態，またはそれに近い場合以外は，できるだけ輸血を行わない．どうしても輸血が必要な場合には，患者血清との凝集反応が最も弱い洗浄赤血球を用いる．

(宮島雄二)

3．再生不良性貧血

再生不良性貧血（再不貧）は，骨髄低形成と汎血球減少を特徴とする疾患群である．わが国では，小児例については，小児血液学会で患者登録が行われており，年間70～100人の新患が報告されている．再不貧は，単一の病因によるものでなく疾患群と考えられている．Fanconi貧血やDiamond-Blackfan貧血など先天性再不貧が10%を占め，他は後天性である．後天性再不貧の多くは原因不明で，特発性再不貧に分類される．わが国では二次性再不貧の大部分が肝炎後で，原因ウイルスについてA型からG型まで検討されているが，その関与は否定されている．

再不貧の治療開始にあたっては，病気の重症度の判別が必要である．（表3-1）．小児では，骨髄移植や免疫抑制療法を必要とする重症や中等症の患者が大部分である．

表3-1 再生不良性貧血の重症度分類

I）厚生省造血障害研究班の分類
重症：骨髄が低形成で，少なくとも下記の2項目を満たす
好中球　　　<0.5×10⁹/L
血小板　　　<20×10⁹/L
網状赤血球　<20×10⁹/L
中等症：少なくとも下記の2項目を満たす
好中球　　　1.0×10⁹/L
血小板　　　<50×10⁹/L
網状赤血球　<60×10⁹/L
軽症：それ以外のもの
II）Camittaの分類
重症：下記の2項目以上を満たし，かつ骨髄細胞密度<25～50%，造血細胞比率<30%のいづれかを満たす場合に重症再不貧とする
好中球　　　<0.5×10⁹/L
血小板　　　<20×10⁹/L
網状赤血球　<1%

A 診断

a．症状

汎血球減少にもとづくさまざまな症状の出現がみられる．3系統の血球減少の出現時期が異なる場合もあり，とくに血小板減少のみが先行し，血小板減少性紫斑病と診断された後に，貧血や白血球減少が出現し，再不貧と診断される場合もよくみられる．血小板数が2万/μl以下に減少した場合には，頭蓋内出血を含めて重篤な出血がみられることもあるが，慢性に経過した症例では，血小板数の低下が1万/μl以下と高度でも明らかな出血症状がみられないことも多い．とくに好中球数が200/μl以下の例は，真菌症を含め重症感染症に罹患しやすい．

Fanconi貧血では，皮膚の色素沈着，低身長，先天奇形の合併が高頻度にみられる．

b．検査所見

末梢血での汎血球減少に加えて，骨髄穿

刺で骨髄の低形成像があれば，再不貧の診断は容易である．骨髄細胞密度の検討には，生検あるいはクロット標本による評価が必要である．汎血球減少を示す他の疾患を除外する必要があるが，とりわけ骨髄異形成症候群（MDS）や発作性夜間血色素尿症（PNH）との鑑別が必要である．

MDSとの鑑別には，骨髄染色体検査が，PNHを除外するためには，ハム試験，ショ糖水試験やフローサイトメトリーによる血球のGPIアンカータンパク検査が必須である．またFanconi貧血の一部には，身体奇形をともなわない病型もあることから，末梢血リンパ球による染色体脆弱試験を行い，同疾患を除外することも必要である．

B 治療法

a．支持療法

貧血に対しては，ヘモグロビン値を6.0 g/dl以上に保つように赤血球輸血を行う．血小板数が$1 \times 10^4/\mu l$以下で出血傾向があれば血小板輸血を行う．輸血時には，白血球除去フィルターを用い，血液製剤には，放射線を照射する．好中球数が$500/\mu l$以下では，重症感染症を合併する危険が高く，38℃以下の発熱時には，咽頭，尿，便，血液などの細菌培養を行った後に，広範囲のスペクトラムを持ち，殺菌作用のある抗生剤の投与を開始する．解熱傾向がみられなければ，抗真菌剤も併用する．顆粒球コロニー刺激因子（G-CSF）を投与すれば，多くの場合好中球数の増加が得られ，合併する感染症の治療に有用である．

b．同種骨髄移植

血縁者間にHLA一致同胞が得られれば，同種骨髄移植が治療の第1選択である．重症例の場合は，血縁者間でHLA検査を行い，HLA一致ドナーが得られれば，すみやかに骨髄移植が可能な施設に紹介するのが望ましい．HLA一致血縁者間における小児同種骨髄移植は良好な治療成績が得られており，1991年から1998年の間にわが国で移植された156例の5年生存率は94％である．

移植前治療に，以前は放射線照射が併用される場合が多かったが，現在はサイクロフォスファマイドと抗胸腺リンパ球グロブリン（ATG；リンホグロブリン，サイモグロブリン）の併用が標準的である．移植片対宿主病（GVHD）の予防には，シクロスポリン（サンデュミン）やメソトレキセートを併用する．

c．免疫抑制療法

免疫抑制薬としては，ATGやシクロスポリンが用いられている．わが国では，小児再不貧治療研究会による全国規模のプロスペクティブなプロトコール研究が行われている．

重症例には，ATGとシクロスポリンの併用療法が標準的である．ATGは15mg/kg/日を点滴静注で12時間以上かけて5日間投与する．シクロスポリンは6 mg/kg/日を経口で投与開始し，血中濃度のトラフ値が$100 \sim 200 \mu g/ml$に維持されるように投与量を調整する．これまでに同プロトコールによって治療された症例の5年生存率は最重症例で80％，中等症〜重症例は90％と有望な治療成績が得られている．

d．軽症・中等症の治療

中等症例についても，現在小児再不貧治療研究会で，プロトコール研究が行われている．輸血が不要な症例では，無治療あるいは蛋白同化ホルモンの投与で経過観察することが多い．

e．非血縁者間骨髄移植の位置づけ

再不貧に対する非血縁者間骨髄移植は，生着不全や急性GVHDなど致死的な合併

表3-2 小児再生不良性貧血に対する造血細胞移植の適応

重症度	造血細胞移植の種類			
	HLA一致血縁	HLA一致非血縁	HLA1座不一致血縁	非血縁臍帯血 HLA 2, 3座不一致血縁
初回治療例				
重症	D	NR	NR	NR
中等症	NR	NR	NR	NR
*免疫抑制療法不応例				
重症	D	R	R	CRP
中等症	CRP	NR	NR	NR

注:* 免疫抑制療法への反応は6ヵ月の観察期間の後に判定.
D ; definite indication
R ; in routine use for selected patients
CRP ; to be undertaken in approved clinical research protocols
NR ; not generally recommended

症はみられるものの,血縁者間にHLA一致ドナーが得られず,免疫抑制療法に反応がみられなければ,適応とかんがえられる.わが国の小児再不貧に対する非血縁者間同種骨髄移植の5年生存率は79%(64例)と,諸外国と比較して優れた成績が得られている.

f. 重症再不貧における治療選択

血縁者間でHLA適合ドナーが得られれば,表現型一致を含めて同種骨髄移植が選択される(表3-2).HLA適合ドナーが得られなければ,免疫抑制療法を選択する.6ヵ月にわたっても免疫抑制療法に反応がみられない症例には,救済療法として非血縁者間やHLA不適合血縁者間移植も選択される.

(小島勢二)

4. 好中球減少症

好中球減少症は一般に末梢好中球数が1,000/μl未満の状態を示すが,実際遭遇する症例は好中球数が100/μl以下と著減している場合が多い.好中球数減少の原因としては,①産生障害,②骨髄から循環血液中への動員障害,③末梢での好中球の破壊の亢進が考えられている.原発性と2次性に大別できるが(表4-1),小児期の好中球減少症の90%以上は慢性良性好中球

表4-1 小児期にみられる好中球減少症

I. 原発性の好中球減少症
 1. 家族発生あるいは遺伝性のある病型
  ① 先天性好中球減少症 (congenital neutropenria : Kostmann型)
  ② 周期性好中球減少症 (cyclic neutropenia)
  ③ 膵機能不全を伴う好中球減少症 (Shwachman型)
  ④ 免疫不全を伴う好中球減少症
  ⑤ チェディアック東症候群 (Chediak-Higashi syndrome)
  ⑥ 先天性角化異常症
 2. 家族発生のない病型
  ① 慢性良性好中球減少症 (chronic benign neutropenia)
  ② なまけもの白血球症候群 (lazy-leukocyte syndrome)
  ③ Myelokathexis
II. 二次性好中球減少症
  ① 薬物
  ② 放射線
  ③ ウイルス感染
  ④ 自己免疫疾患
  ⑤ 脾機能亢進症

減少症（CBN）で，他の病型はきわめて稀であるので，本項は CBN についてのみ述べる．

A 診断

a．臨床症状

乳児期に好発し，しばしば感染症を頻回に繰り返す．感染に罹患すると好中球数は反応性に増加することから，好中球減少の程度の割に肺炎などの重症感染症は少ない．感染症の種類としては，上気道炎のほか中耳炎やリンパ節炎の頻度が高い．

b．検査所見

白血球数は正常であるが，白血球分画における桿状核球や分節核球の割合は 0 ～数％と著減する．一方，好酸球数や単球数は増加している．骨髄では顆粒球系細胞の過形成や桿状核球まではみられるが，分節核球は著減し，いわゆる成熟停止像が特徴的である．

本疾患は，NA 系抗原など好中球表面抗原に対する自己抗体が原因で，好中球の末梢血での破壊が亢進した結果おこると考えられている．確定診断は血清中の抗好中球抗体の検出によるが，コマーシャルベースでは行われていない．

B 治療

大部分の症例において，7～24 カ月以内に自然治療が期待できるため，感染症発症時の抗生剤の投与のみで十分な場合が多い．感染症を繰り返す症例には，ST 合剤の予防内服や顆粒球コロニー刺激因子（G-CSF），γグロブリンの投与などが行われている．

(小島勢二)

5．血友病および類縁疾患

血友病は代表的な先天性出血疾患で，伴性劣性遺伝により男性に発症する．わが国での血友病の発生率は，男児出生人口 10 万あたり 12～22 人で，血友病 A と B の比率はおよそ 5：1 である．この他，比較的よくみられる類縁疾患としては von Willebrand 病がある．血友病 A は，第Ⅷ因子遺伝子の，血友病 B は第Ⅸ因子遺伝子の変異による．von Willebrand 病は血液凝固止血因子である von Willebrand 因子（vWF）遺伝子の変異によるが，その遺伝形式は優性遺伝，劣性遺伝の双方がみられる．

A 診断

a．症状

血友病の出血の特徴は，受傷直後に気づかれるのではなく，微量の血液が蓄積し，時がたってから気づかれることにある．打撲した部位に，1～2 日たってから血腫が出現するような場合にはまず血友病を考える．血友病児では関節内や筋肉内出血の頻度が高い．

頭蓋内出血は，死亡原因のひとつで，乳幼児期にささいな打撲や転倒後にみられる．腸腰筋出血は，腹痛が主症状で，虫垂炎などと間違えられることもあり，注意を要する．特別な誘因もなく血尿や消化管出血がみられることがある．軽症患者では自然出血は少なく，外傷後や手術後に止血困難で気づかれることが多い．

vWF は，血管内皮に血小板が粘着するために必須な接着因子である．そのため，vWF が欠乏すると血小板止血機構が働かず，鼻出血や歯肉出血など粘膜出血を主体とした出血傾向が出現する．

表5-1 血友病A，血友病B および von Willebrand 病の鑑別

	血友病A	血友病B	von Willebrand 病
遺伝性	伴性劣性	伴性劣性	常染色体優性，劣性
出血症状	関節・筋肉内出血	関節・筋肉内出血	粘膜・皮下出血
プロトロンビン時間	正常	正常	正常
活性化部分トロンボプラスチン時間	延長	延長	延長～正常
出血時間	正常	正常	延長
血小板停滞率	正常	正常	低下
血小板リストセチン凝集	正常	正常	低下
第Ⅷ因子活性	高度～中等度低下	正常	軽度～中等度低下
von Willebrand 因子抗原	正常～やや増加	正常	低下
リストセチンコファクター	正常～やや増加	正常	低下
第Ⅸ因子活性	正常	低下	正常

表5-2 凝固因子製剤

製剤名	供給元	凝固因子	規格（単位）	備考
クロスエイトM	日本赤十字社	Ⅷ因子	250, 500, 1,000	
コンファトF	化血研	Ⅷ因子	250, 500, 1,000	von Willebrand 因子を含む
コンコエイト-HT	吉富製薬	Ⅷ因子	250, 500	von Willebrand 因子を含む
コージネイト	バイエル	Ⅷ因子	250, 500, 1,000	リコンビナント製剤
リコネイト	バクスター	Ⅷ因子	250, 500, 1,000	リコンビナント製剤
ノバクトM	化血研	Ⅸ因子	250, 500, 1,000	
コンコエイト-HT	吉富製薬	Ⅸ因子	400, 1,000	
PPSB-HT	日本製薬	Ⅸ因子	200, 400	プロトンビン複合製剤

b．診断

関節や筋肉内出血などの深部組織の出血が男児にみられた場合には，血友病を疑い凝固系の検査を行う．プロトロンビン時間（PT）は正常であるが，活性化部分トロンボプラスチン時間（APTT）が延長していれば血友病を疑い第Ⅷ，第Ⅸ因子活性を測定する．欠乏している凝固因子の血漿レベルから重症（<1%），中等症（1～5%），軽症（5%）に分類される．von Willebrand病との鑑別には，出血時間の測定，vWFの定量（vWF活性，抗原定量）が必要である．表5-1には三つの疾患の鑑別点を示す．

B 治療

表5-2には国内で市販されている第Ⅷ因子，第Ⅸ因子製剤を示す．第Ⅷ因子製剤は体重1kg当たり1単位を静注すると因子活性は2%上昇する．半減期は約12時間である．第Ⅸ因子製剤は体重1kg当たり1単位投与すると因子活性は1%上昇し，その半減期は約20時間である．頭蓋内出血では凝固因子活性を80%以上，関節内出血では20～40%，筋肉内出血であれば40～50%に上昇させる．関節内出血では10～25単位/kgの製剤を1回投与すれば，出血症状の改善がみられる．それまでみられていた止血効果がみられなくなった時はインヒビターの出現を考慮する．鼻出血や歯肉出血などの粘膜出血の際や抜歯時には抗線溶薬（トラネキサム酸）の併用が有効である．

von Willebrand病では，第Ⅷ因子/vWF

複合製剤（コンファクトF，コンコエイトHT）を通常20〜80単位/kg投与する．投与量のめやすとしては出血時間が正常化し，第Ⅷ因子活性およびリストセチンコファクターが50％以上となるようにする．酢酸デスモプレシンは血管内皮細胞内に貯えられたvWFを放出する作用があり，投与前値の3〜5倍程度の血中vWF活性の増加が期待できる．通常0.2〜0.4μg/kgを静注あるいは点鼻する．

（小島勢二）

6. 播種性血管内凝固症候群

播種性血管内凝固症候群（DIC）では，種々の基礎疾患の存在下に，凝固系の活性化がおこり，細小血管内に血栓を多発する．その際に血栓の材料となる血小板や凝固因子が消費され消耗性凝固障害を呈する．また血栓形成による循環障害によって虚血性の多臓器障害をきたすほか，二次的な線溶能の亢進の結果，高度な出血傾向がみられる．

A 診断

a．症状

高度な出血症状がみられる．出血は血小板や凝固因子の消費，二次線溶の亢進に基づき，広範囲な皮膚の点状出血，皮下出血から鼻出血，歯肉出血，血尿，消化管出血までを含む．大量の消化管出血，頭蓋内出血，肺出血は致死的となることが多い．微少血栓による塞栓や血栓症状の結果，種々な程度の臓器不全症状を示すこともある．

このようにDICは出血症状と臓器不全症状が重なり，その症状は複合的である．DICでは，まず凝固系が活性化され，次いで線溶能の亢進がみられるが，その程度はさまざまである．線溶優位型のDICでは出血症状は著明であるが，血栓による臓器不全はみられない．この型のDICは急性白血病や固型がんの一部にみられる．凝固優位型のDICの典型は感染症に合併したDICにみられ，出血症状は軽度であるが，循環障害による臓器不全が重篤である．

b．検査所見

DICを診断するにあたっては，まず基礎疾患の存在が必須である．DICをおこしやすい基礎疾患としては，急性白血病などの血液病や悪性腫瘍，敗血症，新生児疾患などがある．とくに新生児は血栓の制御に必要なアンチトロンビンⅢ，プロテインCやプロテインSが成人と比較して少なく，アシドーシス，末梢循環不全，敗血症などDICを生じやすいエピソードも多い．表6-1には厚生省研究班のDICの診断基準を示す．実際的には基礎疾患の存在下に，血管内凝固を直接に反映するFDPの増加と，血管内凝固をより鋭敏に反映する血小板数の低下があればDICと診断してよいであろう．

B 治療

DICの治療は，①基礎疾患に対する治療，②抗凝固療法，③補充療法からなるが，まずはDICをひきおこす原因疾患に対する治療が最も重要である．従来はDICに血小板や凝固因子を輸注するとますます凝固能が亢進し，血栓形成を促進するので補充療法はすべきでないと考えられていた．しかし抗凝固療法を併用しながら補充療法をおこなえば，DICの悪化がみられることは稀である．一般に出血症状が強い場合には，基礎疾患に対する治療や抗凝固療法のほか，濃厚血小板血漿（PRP）や新鮮凍結血漿（FFP）を補充すること

表6-1 DICの診断基準

I．基礎疾患　　　　　あり1点，なし0点
II．臨床症状
　1）出血症状　　　　あり1点，なし0点
　2）臓器症状　　　　あり1点，なし0点
III．検査成績
　1）血清FDP値（μg/ml）
　　　$40\leq$　3点，$20\leq\cdot<40$　2点，$10\leq\cdot<20$　1点，$10>$　0点
　2）血小板数（$\times 10^3/\mu l$）
　　　$50\geq$　3点，$80\geq\cdot>50$　2点，$120\geq\cdot>80$　1点，$120<$　0点
　3）血漿フィブリノーゲン濃度（mg/dl）
　　　$100\geq$　2点，$150\geq\cdot>100$　1点，$150<$　0点
　4）プロトロンビン時間（時間比，正常対照値で割った値）
　　　$1.67\leq$　2点，$1.25\leq\cdot<1.67$　1点，$1.25>$　0点
IV．判定
　　7点以上：DIC，6点：DICの疑い，5点以下：DICの可能性少ない
V．診断のための補助的検査所見
　1）可溶性フィブリンモノマー陽性
　2）Dダイマーの高値
　3）トロンビン・アンチトロンビンIII複合体の高値
　4）プラスミン・αプラスミンインヒビター複合体の高値
　5）病態の進展に伴う得点の増加傾向の出現，とくに数日内での血小板数あるいはフィブリノーゲンの急激な減少傾向，ないしFDPの急激な増加傾向の出現
　6）抗凝固療法による改善

注：厚生省血液凝固異常症調査研究班

が必要である．

a．濃厚血小板血漿（PRP）

血小板数が2万/μl以下で出血症状があれば血小板輸注を行う．血小板数を5万/μl以上に上昇させるためには，体重3kgあたり1単位以上のPRPを投与することが必要である．

b．新鮮凍結血漿（FFP）

フィブリノーゲン値が100μg/dl以下，あるいはAT III値が正常の70%以下の場合はFFPを輸注する．FFPを10 mg/kg投与すると血漿フィブリノーゲンは20～40 mg/dl上昇する．

c．ヘパリン・AT III製剤

ヘパリンは30～50単位/kgをワンショットで静注し，その後は10～20単位/kg/時間で持続静注する．血漿中のAT III活性が低下すると，ヘパリンの抗凝固作用が低下することから血漿AT III値が70%以下の場合には，ヘパリンの持続点滴のもとにAT III製剤を投与する．AT III製剤を1単位/kg投与するとAT III活性は約1%上昇する．

d．メシル酸ナファモスタット（フサン），メシル酸ガベキサート（FOY）

フサンやFOYなどの合成抗トロンビン剤は，トリプシンやプラスミン，トロンビンなどに対し阻害作用をもつ蛋白分解酵素阻害剤である．抗凝固作用はヘパリンに劣るが，出血症状を増悪させることがないので使用しやすい．フサンは0.1～0.2 mg/kg/時間，FOYは1～2 mg/kg/時間で持続静注する．

（小島勢二）

7. 特発性血小板減少性紫斑病

血小板に対する自己抗体による血小板の破壊を主体とする疾患である。6カ月以内に治癒する急性型と6カ月以上遷延する慢性型に分類される。急性特発性血小板減少性紫斑病（ITP）のほぼ半数に何らかのウイルス感染症が先行する。また，風疹やムンプスなどの予防接種後にITPを発症することがある。50～80％に抗血小板自己抗体が検出されるという報告があるが，抗血小板自己抗体の検索は一般的には行われない。抗体は主にglycoprotein IIb/IIIaに対するものである。ITPの小児のおよそ70％は6カ月以内に治癒する。6カ月以上血小板減少の続く慢性ITPにおいても40～60％が何らかの治療で血小板数は正常化する。

A 診断

a．症状

血小板減少に由来する出血症状がみられる。出血症状としては体幹や四肢にみられる点状出血斑が主であるが，血小板減少が高度な場合には鼻出血，歯肉出血，血尿，下血などの粘膜出血がみられることもある。中枢神経系の出血（1％）はまれであるが，致命的あるいは後遺症を残すことがありとくに重大である。

b．検査所見

末梢血液所見で血小板数の単独の減少がみられる。末梢血液像では，凝集塊の有無（EDTAによる偽性血小板減少症や採血時の問題），血小板の形態異常の有無（巨大血小板，極小血小板など），赤血球，白血球の形態異常の有無（再生不良性貧血，May-Hegglin anomalyの鑑別，骨髄異形成症候群など悪性疾患の除外）に注意する。血小板関連IgG（PAIgG）の測定は血小板減少をきたす他の疾患でも増加することが多いため，診断的価値は少ない。また骨髄検査上，巨核球数は正常ないし増加していることが多いが，初診時の検査としては骨髄穿刺は必要がないとする意見も多い。しかし，白血病などが否定できず，ステロイドを投与する場合や慢性ITPに対しては骨髄穿刺を行うことが望ましい。

c．鑑別疾患

1) 先天性の血小板減少性疾患：巨大血小板を呈するものでは，May-Hegglin anomalyとの鑑別に好中球形態異常が重要となる。最近，Wiskott-Aldrich症候群の遺伝子診断が可能となり，慢性ITPとして経過観察されている症例のなかに混在していることが明らかとなった。平均血小板サイズが小さい症例や（平均血小板容積＜5.0 fl），湿疹や感染症の合併が多い症例は本疾患を疑う。

2) 二次性の血小板減少性疾患：脾機能亢進症（門脈圧亢進症など），薬剤性血小板減少症（アスピリンなど），ウイルス感染に続発するもの，膠原病（全身性エリテマトーデス）などがある。

3) その他：再生不良性貧血や骨髄異形成症候群の一部は病初期には血小板減少のみを呈するものがある。また逆に，鉄欠乏性貧血にITPを合併した場合は，再生不良性貧血と紛らわしいことがある。

B 治療

a．急性ITP

急性ITPは基本的に自然治癒を期待しうる疾患である。一般的に血小板数30000/μl以上の症例で，重篤な出血のみられない症例は無治療で経過観察する。また，血小板数が10000/μl未満の症例は積極的な治療の対象となる。治療開始の基準となる

臨床所見のひとつとして，粘膜出血の有無がある．

1）ガンマグロブリン大量療法：400 mg/kg を5日間，ないし1g/kg を2日間投与する．250 mg/kg を2日間でも有効であったとする報告もある．プレドニンよりも血小板増加作用は早く，投与48時間で血小板数が50000/μl 以上に達する．副作用として，アナフィラキシーや無菌性髄膜炎，溶血性貧血などがある．

2）ステロイド：プレドニン2 mg/kg を14日間から21日間経口投与し，その後漸減する．4 mg/kg を7日間投与して3週間で漸減終了する方法もある．長期に投与する場合，感染症，高血圧，糖尿病，緑内障，成長障害などの副作用の発現に注意する．

3）抗 D 抗体：Rh（D）＋の患者が対象となる．25〜50 mg/kg を2日間投与する．ガンマグロブリンよりも副作用が少なく，コストの面でも有利であると報告されている．日本では保険適応の問題もあり，一般的には使用されていない．

4）血小板輸血：通常は必要ないが，頭蓋内出血のある患者や，手術時など，一時的に血小板輸血を行う場合がある．同時にガンマグロブリンやステロイドを併用する．効果の認められない時は緊急摘脾術を行うことがある．

b．慢性 ITP

現在のところ慢性 ITP に対して，確立された治療法は存在しない．慢性 ITP の治療目標は，血小板数の改善ではなく，出血のエピソードを減らし，とくに頭蓋内出血などの重篤な出血を予防することにある．血小板数に関しては，急性型と同様にステロイド，ガンマグロブリン，抗 D 抗体などを使用することである程度の効果を認める場合があるが，一過性のことが多い．治療が長期にわたるため，できる限り副作用の少ない治療が望ましい．

1）デキサメサゾン大量療法：成人に対し，40 mg を4日間投与，28日毎に6カ月間続けることで，90％に効果が認められた．しかし，小児での奏効率は部分寛解を含めて30％以下に過ぎない．

2）脾摘：脾摘の有効率は60〜90％である．無効な場合は，副脾の存在を疑う．術後の出血や敗血症が問題となる．肺炎球菌，髄膜炎菌，Haemophilus influenzae などが敗血症の原因となるため，術前にこれらのワクチンを接種すべきである．術後は免疫不全状態となるため，5歳以下の年少児には一般的には行わない．

3）サイクロフォスファマイド：骨髄抑制，二次がんなどの副作用の出現を考慮すると，脾摘が無効ないし対象外となる症例に限って使用することが望ましい．1〜2 mg/kg を経口で3カ月間投与する．骨髄抑制に合わせて投与量を減量する．

このほか，アスコルビン酸，セファランチン，漢方製剤（加味帰脾湯，小柴胡湯，人参栄養湯）などの有効例が報告されている．

（松本公一）

8．組織球性壊死性リンパ節炎

1972年菊地によって報告された疾患で，Kikuchi-Fujimoto disease，あるいは亜急性壊死性リンパ節炎（subacute necrotizing lymphadenitis）とも呼ばれる．何らかの感染に引き続いて発症する免疫異常によるリンパ節炎である．病変の主体は，リンパ球ないし組織球の増殖で，好中球などの炎症性細胞の浸潤を認めず，二次

的にT細胞のアポトーシスがみられるとされている．病因は不明であるが，EBウイルスやHHV-6などとの関連が示唆されている．10歳から30歳代に好発し，男女比はおよそ1：2である．

A 診断

a．臨床像

持続する38℃以上の発熱がみられる．リンパ節腫脹は疼痛を伴い，頸部に認められることが大部分である．

b．検査所見

検査所見として，CRP，フェリチン，sIL-2Rの上昇があるが，一般的に血球貪食リンパ組織球症にみられるほどの上昇はない．白血球数は減少する症例が多いが，逆に増加する症例もある．異型リンパ球の出現もみられる．末梢血リンパ球サブセットではCD4/CD8比の減少が病初期に認められ，回復期には正常化する．確定診断はリンパ節生検による．病変部は大型化ないし芽球化したリンパ球や組織球の増生をみる．同時に核崩壊産物や貪食像も認め，壊死の著明な症例もある．悪性疾患との鑑別のためには，骨髄検査を含めて全身検索を行う必要がある．

c．鑑別疾患

1) ウイルス関連血球貪食リンパ組織球症（VAHS）．

2) 悪性リンパ腫．

3) 猫引っかき病：Bartonella henselaeというグラム陰性桿菌による感染症である．受傷部位の所属リンパ節が腫脹するため，片側の腋窩部に多いが，頸部の腫脹を認めることがある．猫との接触歴が参考になる．血清抗体価の測定が有用である．リンパ節生検の病理組織像は特徴的ではない．

4) Castleman病：縦隔やリンパ節の腫脹がみられ，病理学的にリンパ濾胞の過形成を特徴とする疾患．hyaline vascular type（HV型）とplasma cell type（PC型）に分類される．PC型は発熱，高γグロブリン血症，急性期蛋白の増加などを認める．IL-6の異常産生が多彩な臨床症状に関連している．診断はリンパ節生検による．

B 治療

発症後2～3週間で自然治癒が期待できる疾患である．発病初期は抗生物質に反応しない高熱が続くことが多く，このことが本疾患を診断する端緒となる．アセトアミノフェンやメフェナム酸などで症状の軽快がえられないときにはステロイド治療（プレドニゾロンを1～2mg/kgを2～3週間投与し，以後漸減する），あるいはγグロブリン大量療法が行われることもある．リンパ節生検を契機として，解熱することもある．また5％の症例には症状の再燃が報告されている．

（松本公一）

9．Langerhans細胞組織球症

Langerhans細胞組織球症（LCH）は，免疫調節系の何らかの異常により，Langerhans細胞が反応性に増殖した病態と考えられていたが，近年単一細胞由来のクローン性増殖が証明されたことより，腫瘍性増殖である可能性も指摘されている．従来，HistiocytosisXと呼ばれていたLetterer-Siwe病，Hand-Schüller-Christian病，好酸球性肉芽腫の3病型をまとめてLCHと総称している．

浸潤臓器と病変部位によりsingle system-single site (SS), single system-multi

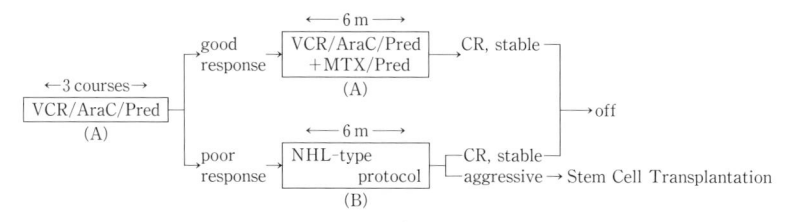

```
                          ←―― 6 m ――→
                    ┌─────────────────────┐
              good  │   VCR/AraC/Pred     │
            ┌──────→│      +MTX/Pred      │──CR, stable─┐
            │response│        (A)         │             │
←3 courses→ │        └─────────────────────┘             │
┌─────────┐ │                                            │
│VCR/AraC/│─┤                                            ├→off
│  Pred   │ │        ←―― 6 m ――→                         │
│   (A)   │ │        ┌─────────────────────┐             │
└─────────┘ │  poor  │     NHL-type        │──CR, stable─┘
            └──────→ │     protocol        │
             response│        (B)          │──aggressive→Stem Cell Transplantation
                    └─────────────────────┘
```

図9-1 JLSG-96プロトコールの概要

VCR：vincristine, AraC：cytarabine, Pred：prednisolone
MTX：methotrexate

sites (SM), multi system-multi sites (MM) に分類され, 再燃を繰り返すものの生命予後は比較的良好である.

A 診断

a．臨床症状

Letterer-Siwe病は最重症型で乳幼児に発生し, 脂漏性湿疹, 黄色腫などの皮疹, リンパ節腫脹, 肝脾腫などを特徴とする. Hand-Schüller-Christian病は骨融解像, 眼球突出, 尿崩症を3主徴とし, 好酸球性肉芽腫は主として年長児にみられ骨融解像が主要所見である. 貧血, 呼吸障害, 肝機能障害など臓器障害の有無が予後に関係する.

b．検査所見

病変部位を知るためには, 全身骨のX線撮影により, 骨融解像, 長管骨や椎体の病的骨折の有無を検索する.

診断には侵された組織の生検が最も重要である. 確定診断には免疫組織染色でのS100蛋白や抗CD1a抗体陽性, 電子顕微鏡において, Birbeck顆粒の証明が必要である.

B 治療

LCHの生命的予後は悪くないので, その治療目標は原疾患の完治をめざすほか, 原疾患あるいは治療による後遺症をおこさないことにある. 病変が限局したSS型では, 掻爬術あるいはステロイドの局注が行われる. 病期が進んだSM/MM型は化学療法やシクロスポリンなどの免疫抑制剤による治療の対象である.

化学療法剤としては, 副腎皮質ホルモン, 6メルカプトプリン, メソトレキセート, ビンクリスチン, サイクロフォスファミド, エトポシドなどが選択される. 最近はJapan LCH Study Groupによる全国規模のプロトコール研究が行われている（図9-1, 2002年改訂予定）. 尿崩症に対しては, 合成バゾプレッシンの点鼻による補充療法を行う.

参考文献

1) 今宿晋作ほか：小児外科 32：862-867, 2000.

（工藤寿子）

10. 血球貪食リンパ組織球症

Perforin遺伝子の突然変異が原因と考えられている一次性のもの (familial hemophagocytic lymphohistiocytosis；FHL) と悪性リンパ腫や自己免疫疾患などの基礎

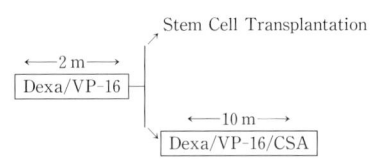

```
                          ┌─→ Stem Cell Transplantation
            ←—2 m—→       │
           │ Dexa/VP-16  │
                         │ ←——10 m——→
                         └→ Dexa/VP-16/CSA
```

Dexa：dexamothasone, VP-16：etoposide, CSA：cyclosporine

図 10-1　HLH-94 プロトコールの概要

疾患をもつ二次性のものとがあるが，わが国の小児では EB ウイルスをはじめとするウイルス感染後に発症するタイプ (virus-associated hemophagocytic lymphohistiocytosis) が最も頻度が高い．何らかの原因で活性化された T リンパ球が産生するサイトカインによりマクロファージが活性化され，貪食像を示すとともに高サイトカイン血症による多彩な臨床像を呈する．

A　診断

a．臨床症状

高熱の持続，肝脾腫，出血傾向を示す．中枢神経の症状として意識障害や痙攣がみられることもある．多臓器不全の症状を示す症例は予後不良である．

b．検査所見

汎血球減少と肝機能障害があり，骨髄で血球貪食像がみられれば本症を疑う．フェリチンや sIL-2 R も著明な増加がみられる．そのほか，IFN-γ，IL-6，TNF-α などのサイトカインも高値を示す．高トリグリセリド血症や低フィブリノーゲン血症もみられる．

B　診断

治療は活性化した T リンパ球やマクロファージを制御する目的で，ステロイドやシクロスポリンなどの免疫抑制薬や VP-16 などの抗腫瘍薬が用いられる．高サイトカイン血症や合併する播種性血管内凝固症候群に対し血漿交換を行うこともある．重症例には多剤併用化学療法が試みられており，国際的な共同治療研究も行われている（図 10-1，2002 年改訂予定）．FHL は幹細胞移植以外の治療法では治癒は望めず，また他のタイプにおいても治療抵抗例には造血幹細胞移植が行われている．

参考文献

1) Imasyuku S et al：Int J Hemetol 72：1-11, 2000.

（工藤寿子）

■ 18. 腫瘍性疾患

1. 小児がん治療の考え方

A 小児がん治療の現状

世界におけるいくつかの治療研究グループによる予後因子解析，最適な各種薬剤の治療量，投与方法，組み合わせに関する研究や造血幹細胞移殖療法，優れた抗生物質，制吐剤，G-CSFなどのサイトカイン，中心静脈栄養などの開発は，着実に小児がんの治療成績を向上させている．さらに微小残存腫瘍（MRD）の解析研究は骨髄，末梢血中の腫瘍細胞検出を可能とし，治療や経過観察に重要な地位を築きつつある．これらの結果，小児がんはかなり多くが救命可能となってきている．従って小児がん患児の治癒率をより高めるには専門医や高度な先進医療技術と設備を有する専門施設において治療はなされるべきと考えられる．

一方で同一疾患でありながら現在のところまだきわめて予後不良なグループが存在することも事実である．小児がんはもともと年間小児人口1万人におよそ1人という少ない発症頻度であるので，これら予後不良疾患の治癒率向上には国内や国際間での多施設共同研究が必然的に重要となり，現在はその方向に進んでいる．また各小児がん疾患の治癒率向上や解明に向けて，今後は染色体や遺伝子解析の研究が重視されるであろう．そのためには数少ない貴重な検体，試料を効果的に研究に活かす必要があり，現在検体保存に関する法的整備も整えられつつある．

B 治療法の選択

a．化学療法

抗がん剤は既存の薬剤でも使用方法を工夫することで確実に治癒率を向上させている．化学療法は小児がん治療において白血病以外の多くの疾患でも現在重要な地位を占めるに至っている．

b．手術療法

固形腫瘍では外科的切除が第一であることに変わりはなく，転移巣に対しても抗癌剤が有効な疾患にあっては積極的な切除方針が重要である．しかしながら近年，腫瘍が大きい場合，一期的ではなく抗がん剤を先行させて腫瘍縮小をはかり，治癒率のみならず機能温存をも考慮した二期的腫瘍全摘出術（delayed primary operation）が行われるようになった．その結果外科的介入は初診時生検を含め，いつの時期に行うかが問題視されるようになった．

c．放射線療法

放射線治療は集学的治療において重要な地位を占めているが，疾患によりその比重は異なる．白血病における予防照射，末期における症状緩和のための照射，術前照射によるdelayed primary operationの誘導，術中照射による後遺症の軽減と腫瘍床からの再発防止などの工夫がなされている．現状では手術後，化学療法との併用による術後照射が最も一般的である．

C quality of life（QOL）と告知

小児がん治療にあたってこれからは，予後因子分析を基本に治療に伴う後遺症をも含め患児将来のquality of life（QOL）を視野に入れたきめ細かい治療戦略を考えてゆかねばならない時期にきている．同時に治療方法や方針の複雑化により，今後は文

書によるインフォームド・コンセントがますます重要視されることになろう．

患児はつらい治療と長期間に及ぶ入院を余儀なくされるため，心身にわたるサポートは重要である．良好な友人関係の確立には院内学級の存在，チャイルドライフスペシャリストのサポートが大切である．さらに医師，ナースのみならずソーシャルワーカー，医療心理士の援助も必要である．

病名告知は近年小児にも正確に告げる風潮にある．その際，救命率の高いがんが再発した場合や，進行がんあるいは難治性がんで救命がなかなか難しいケースなどの対応をどうするかも考えて告知に臨む必要がある．告知にあたっては本人の希望のもとに最低限両親の同意を得，いつの時期に行うべきか両親を交えよく吟味せねばならない．時として病名告知とまではいかず病態説明に留まる場合もあるが，大切なことは，嘘はつかないで患児にも理解できるような言葉で話すよう心がけねばならない．

ターミナルケアにあたっては主治医，関連医療スタッフ，患児，家族の間で密なコミュニケーションがとられ，疼痛をはじめとする苦痛緩和を積極的に行うと共に，可能性のある希望は極力実現に努めることが大切である．

(松山孝治)

2. 造血幹細胞移植の適応

A 造血幹細胞移植の種類とその適応

今日造血幹細胞移植は白血病，固形腫瘍等の悪性疾患のみならず再生不良性貧血などの骨髄機能不全症や先天性疾患(免疫不全症，代謝異常症，好中球減少症および機能異常症)，さらには自己免疫疾患などにまで広く施行されている．その移植方法の種類は以下のようであり，腫瘍性疾患では自家，同種ともに実施されるが再生不良性貧血や先天性疾患では同種移植のみ実施される．またそれぞれ病型および病期によってその選択がなされている．

① 自家造血幹細胞移植
　a．自家骨髄移植
　b．自家末梢血幹細胞移植
② 同種造血幹細胞移植
　a．同種骨髄移植
　b．同種末梢血幹細胞移植
　c．同種臍帯血移植

①の自家造血幹細胞移植は自己の骨髄もしくは末梢血幹細胞を用いるため，主として悪性疾患において腫瘍細胞が最小量である時期，すなわち第一もしくは第二寛解期に実施され，移植後の同種免疫反応がないため移植関連合併症の頻度は低いが，再発のリスクがやや高くなる．この中で自家骨髄移植は主として急性リンパ性白血病の第一，二寛解期もしくは急性骨髄性白血病の第一寛解期に実施されることが多い．また自家末梢血幹細胞移植は固形腫瘍に実施されることが多く，移植後の血液学的回復が上記の方法の中では最も早く，移植関連合併症が低いことが特徴である．

②の同種造血幹細胞移植は血液悪性腫瘍の悪性度が高い場合の第一寛解期および進行期や再生不良性貧血等の骨髄機能不全症候群，先天性疾患に対して実施される．この中で血縁者にHLAの6/6または5/6一致者が得られる場合は血縁者間移植がなされるが，得られない場合は非血縁者間移植がなされる．従来，血縁者間移植は骨髄移植が主流であったが近年末梢血幹細胞移植も実施されており，後者は血液学的回復が早い反面，慢性GVHDの頻度が高いとの報告も多い．また，血縁者ドナーが得られず緊急的移植が必要な場合は非血縁者間臍

帯血移植が実施され，小児においては臍帯血移植が非血縁者間の造血幹細胞移植中約半数を占める．しかしHLA不一致でも移植可能であるという利点の反面，移植後の感染症の頻度が高いことや血液学的回復が遅いため，適応は慎重であるべきである．

B 疾患別の適応

① 急性リンパ性白血病（ALL）

a．第一寛解期

ALLにおいては化学療法による成績の向上がめざましく，第一寛解期での移植適応は減少傾向にあるが，一部の難治性ALLすなわちMLL（＋）の乳児ALL，Ph陽性ALLなどでは化学療法の成績が不良のため寛解導入後早期の移植が望ましい．

b．第二寛解期

再発がALLの発症後早期か後期か，また骨髄を含む再発と髄外再発とでは対処が異なるが，骨髄を含む早期（通常発症から2年以内を指す）の再発では移植が望ましい．髄外単独再発および晩期の再発では，化学療法との成績に明らかな差がないとする報告が多い．

c．第三寛解期以降

非寛解期および寛解導入不能例の場合，同種移植の絶対適応であり種々の幹細胞源を考慮に入れて速やかに対処することが望ましい．

② 急性骨髄性白血病（AML）

国内でのAML 99プロトコールでは，化学療法での成績を基にして移植適応が前方視的に検討されており，Low risk群（白血球数5万未満で寛解導入し得たt (8；21) 症例，寛解導入し得たinv (16) 症例，high risk因子を持たない2歳未満の症例）では化学療法のみとし，High risk群（monosomy 7, 5q-, t (16；21), Ph陽性など）では同種移植の絶対適応とし，それ以外のIntermediate risk群に属する症例は移植と化学療法のみの無作為割付を行っている．

これによって国内での移植適応が明らかになると期待される．また第一寛解期以外の症例では速やかな同種移植が望ましい．

③ 悪性リンパ腫

非Hodgkinリンパ腫，Hodgkinリンパ腫ともに，速やかに第一寛解が得られた症例では移植適応とする根拠に乏しいが，第二寛解期以降はALLと同様な移植適応が考慮されるべきである．

④ 骨髄異形成症候群

RAを除き全例が同種移植の適応である．

⑤ 慢性骨髄性白血病

全例が同種移植の適応である．

⑥ 固形腫瘍

a．神経芽腫

1歳以上のstage IV症例のすべて，もしくは乳児期であってもN-myc増幅等の遺伝子マーカーで予後不良と判断された症例では，移植適応があり，いずれも第一寛解期での移植が望ましい．

a．その他の固形腫瘍

Wilms腫瘍，肝芽腫，横紋筋肉腫，脳腫瘍等においてはいずれも成績は不良であるが，造血幹細胞移植が試みられており，今後の治療成績向上のためにさらなる検討が加えられるべきと考えられる．

〔加藤剛二〕

3. 急性リンパ性白血病

急性リンパ性白血病（ALL）は，小児がんの中で最も頻度が高く，全体の約30％，小児白血病の75％を占める．ALLは，ペルオキシダーゼ陰性でリンパ系の分化抗原を発現する病的芽球が骨髄で増殖する疾患であるが，リンパ腫の骨髄浸潤が25％以上の場合もALLとして扱う．また，広義にはリンパ系の分化抗原だけでなく複数の系列の抗原発現を有するものや他の系列に変化するもの（mixed lineage leukemia），分化の系列が明らかでないもの（acute unclassified/undifferentiated leukemia, AUL）もALLの範疇で扱われることが多い．

近年，白血病の発生や進展に関わる遺伝子異常が明らかになり（表3-1），これらを基にした分類や治療法の開発が進むものと思われる．

A 症候および一般検査所見

ALL初発時によくみられる症候には，発熱，顔色不良，易疲労感，紫斑・鼻出血など出血傾向，リンパ節腫大，肝脾腫，関節痛がある．発熱，関節痛が遷延する場合は，若年性関節リウマチとの鑑別が問題となる．時に，縦隔腫瘤による呼吸困難，顔面浮腫，脳神経麻痺，睾丸腫大で発症することもある．腫瘤性病変による病態が目立ちリンパ腫から白血化したと考えられる例も少なくない．

検査所見では，正球性正色素性貧血，網状赤血球の減少，血小板減少がみられることが多いが，白血球増加は必ずしもみられない．約40％の症例が白血球数は正常域であり，血液像で芽球を認めない例も約10％ある．白血球増多の著しい例で貧血や血小板減少を認めないこともしばしばある．生化学検査では，ＬＤＨ高値が多く，腫瘍量の多い例では尿酸やリンも上昇する．時に尿素窒素，クレアチニン，カリウ

表3-1 染色体（遺伝子異常）に基づく病型分類とその特徴

染色体異常	分子異常	頻度	特徴	5年無病生存率
t(12;21) (p13;q22)	ETV 6-CBFA 2 (TEL-AML 1)	16～25％	CD 10陽性B前駆細胞型 1～10歳に多い	85～90％
t(9;22) (q34;q11)	BCR-ABL	2～5％	B前駆細胞型：年長児 白血球増多	<10％（化学療法） 50％（骨髄移植併用）
t(1;19) (q23;p13)	E2A-PBX1	4～5％	Pre-B細胞型：白血球増多	70～80％
t(4;11) (q21;q23)	MLL-AF4	2～3％	CD 10陰性B前駆細胞型	<20％（化学療法）
t(8;14) (q24;q32.3) t(2;8) (q12;q24) t(8;22) (q24;q11)	MYC再構成	1～2％	成熟B細胞型，L3，男児 髄外病変	50～80％
t(1;14) (p34;q11)	TAL再構成	3～4％	T細胞型，白血球増多	60～80％
高2倍体(染色体数>50)，またはDNA index≧1.16	不明	20～25％	CD 10陽性B前駆細胞型 1～10歳に多い	80～90％
低2倍体(染色体数<45)	不明	1％	B前駆細胞型	25～35％

表 3-2 免疫学的分類（小児白血病研究会）

病　型	定　義	備　考
T-ALL	CD 2/3/5/7/8 の 2 つ以上陽性	CD 10/38 が時々発現
B-precursor ALL	CD 19 & HLA-DR 陽性かつ sIg 陰性	CD 10/20/22/38 がしばしば発現 CD 13/33 が時々発現
pre-B ALL	cytoplasmic μ 陽性	
B-ALL	surface Ig 陽性	
Mixed lineage Leukemia	T-ALL の基準を満たし，かつ 　1) CD 13/14/33 の二つ以上が陽性 　2) CD 13/14/33 の一つ以上と 　　 CD 19/20/22 の一つ以上が陽性 B-precursor ALL の基準を満たし，かつ 　3) CD 2/3/5/7/8 の一つ以上と 　　 CD 13/14/33 の一つ以上が陽性	MPO/NSE 陽性例は AML myeloid antigens (CD 33/13 など) のみ陽性例は含まない
Acute unclassified leukemia (AUL)	上記のどれにもあてはまらないもの	CD 7 のみ陽性例， HLA-DR&CD 7 陽性例など

ム値の上昇を認めることがある．

B 診断

a．病型診断

骨髄穿刺が必須であり，塗末標本だけでなく，免疫学的マーカー検査，染色体検査，さらに遺伝子検査のための検体採取を行う．しばしば dry tap で検体が得られないことがあるが，僅かな吸引液でもできるだけ多く塗沫標本を作成しておけば病型診断が可能となる．検体が不十分な場合は躊躇せず骨髄生検を行う．塗末標本は，May-grünwald (Wright)-Giemsa 染色の他，鑑別のためにペルオキシダーゼ染色，エステラーゼ二重染色，PAS 染色を行う．形態学的診断は FAB 分類で行うが，リンパ性では L 3 以外の分類は臨床的価値が薄れている．免疫学的診断は，表 3-2 の分類に必要な項目を検査する．染色体検査も必須である．同時に DNA index を測定する．予後不良のみならず，予後良好な遺伝子異常も明らかとなり遺伝子による病型診断は不可欠となってきた（表 3-1）．今後明らかとなる遺伝子異常に対応するためにも細胞検体の凍結保存を心がける必要がある（要同意書）．

b．病巣確認

診断確定後に腰椎穿刺および同時髄注を行う．縦隔腫瘤，腹部腫瘤の有無を X-P，エコーで確認する．骨病変を疑う症状がなければ全身骨 X 線検査は不要である．

C リスク分類

小児 ALL は，化学療法の進歩により 80％以上に長期生存が期待できるため，診断時から治癒志向かつ生存の質を考慮した治療選択をすべきである．治癒の可能性の高い症例には急性毒性と晩期障害の軽減をは

表3-3 小児ALLの予後因子

予後因子	予後良好	予後不良
宿主要因		
年齢	1～9歳	1歳未満，10歳以上
性	女児	男児
人種	白人	黒人
薬物代謝酵素遺伝子多型		
GST[*1] (GSTMI/GSTTI)	null	positive
TPMT[*2]	low activity (mutant)	high activity (wild type)
腫瘍要因		
免疫学的形質	CD 10$^+$B precursor	Mixed lineage leukemia, AUL
細胞遺伝学的形質		
数的異常	高2倍体（51本以上）	低2倍体（44本以下）
DNA index	≧1.16	
構造的異常	t (12；21)	t (9；22), t (4；11)
初発時白血球数（1μl）	5万未満	5万以上
初発時血色素量（g/dl）	8未満	8以上
髄外浸潤	なし	あり
形態学的形質（FAB分類）	L1	L2, L3
治療要因		
8日目末梢血芽球数	1,000/μl未満	1,000/μl以上
（ステロイド1週間投与後）		
7日目骨髄所見	M1 marrow	M3 marrow
14日目骨髄所見	M1 marrow	M3 marrow
28～35日目骨髄所見	M1 marrow	M2, M3 marrow
5週後微小残存病変	$<10^{-4}$	$≧10^{-2}$
12週後微小残存病変	$<10^{-4}$	$>10^{-4}$

注：[*1]GST：グルタチオンSトランスフェラーゼ
　　[*2]TPMT：チオプリンSメチルトランスフェラーゼ

かり，治癒率の低い症例には治療の強化や新しい治療法の挑戦が試みられる．これら予後良好例と不良例の区別は，種々の予後因子により可能である．表3-3に示すように予後因子には，初診時臨床所見，病型，さらに治療開始後の治療反応性に関する種々の要因が知られている．リスク分類とは，これら予後因子に基づいた再発危険率による予後の分類であり，それにより異なる治療戦略がとられる．治療の進歩により予後因子の重みは時代とともに変わってきている．また，研究グループによっても分類基準が異なる．

D 治療

① 第一の治療は一般状態の改善である．感染があれば適切な抗菌薬を使用する．貧血・血小板減少に対しては成分輸血（MAP血，PC）を行う．心不全，低蛋白血症を伴う場合は，アルブミン製剤，カテコラミン，利尿薬を投与する．上大静脈症候群で呼吸困難を呈する場合は，速やかにステロイドを投与する．腹水や胸水を伴う場合は，ドレナージを行い，細胞診，マー

カー，染色体など各種検査を実施する．腎不全を伴う場合は，超音波検査にて腎浸潤，水腎症を評価し，腎ろうや透析の適応の判断，利尿剤投与，電解質の是正を行う．

腫瘍が原因の時は化学療法も開始する．下肢麻痺を呈する場合は，ALL の診断が確定していれば速やかにステロイド投与する．改善がなければ椎弓切除術を行う．手術困難の状態の時は放射線照射する．浮腫や呼吸困難を伴う時は，利尿を確保し，酸素投与を行う．症状が進行する時は，診断用検体採取後にステロイド剤を先行投与させる．

② 全身状態の改善が得られ病型診断が確定したら，十分な補液（2,000〜2,500 ml/sqm），尿アルカリ化，尿酸拮抗薬投与（アロプリノール 10 mg/kg/日）を行い，リスクに基づいた化学療法を開始する．

③ 強力な化学療法を必要とする例では，予め中心静脈カテーテル（Broviac™）を留置しておく方がよい．全身状態が悪い場合は，寛解導入療法後に行うこともある．標準・高危険群は，末梢ラインでも治療可能である．

④ 化学療法開始後に予防的抗菌薬の投与を行う．体重あたり ST 合剤（バクタ，48 mg=1/10 錠または g）を分 2 で週 3 日間投与する．白血球数 1000/μl 以下または好中球数 500/μl 以下の期間が 1 週間以上続くことが予想される時は，硫酸ポリミキシン B（ポリミキシン B，10 万単位/kg/日）を連日投与して選択的に腸管のグラム陰性桿菌を除去する．また，真菌感染予防にアンホテリシン B（ファンギゾン，30 mg/kg/日），またはフルコナゾール（ジフルカン，3〜6 mg/kg）を投与する．

⑤ 化学療法は，治療研究に参加登録して行うのがよい．小児白血病研究会（JACLS），東京小児がん研究グループ（TCCSG），小児癌白血病研究グループ（CCLSG）が，主な治療研究グループである．また，最適な治療を決定・調整・遂行するには，経験豊富な小児がん専門医のチームが治療にあたるのが望ましい．

⑥ 化学療法は，寛解導入療法，地固め療法，聖域療法，再寛解導入療法，維持療法に大別される．聖域療法として全例に髄注およびメソトレキセート大量療法，一部の症例に頭蓋放射線照射が行われる．詳細は各治療研究プロトコールに譲るが，JACLS の場合，全治療期間が 2 年で，維持療法開始までの入院期間は標準危険群で 4 カ月，高危険群で 5〜6 カ月，超高危険群では造血幹細胞移植を行えば，8〜10 カ月に及ぶ．

⑦ 造血幹細胞移植は，Ph^1 陽性例，t (4；11) 陽性例など超高危険群例，治療難反応例，再発例が対象となる．

参考文献

1) Pui C-H, Schrappe M, Camitta B (Co-ordinators)：Long-term results of pediatric ALL clinical trials. Leukemia 14：2193-2320, 2000.
2) 堀部敬三：思春期白血病の臨床病態と治療戦略．日小血会誌 15：8-20, 2001．

（堀部敬三）

4．急性骨髄性白血病

急性骨髄性白血病（AML）は，小児白血病の 20〜25％を占める．AML は，狭義にはペルオキシダーゼ陽性の骨髄芽球が腫瘍性増殖する疾患を指すが，広義にはリンパ系以外の急性白血病を包括する．FAB 分類で M

表 4-1 細胞起源による分類

FAB 分類	定義, 形態学的特徴	臨床的特徴
M0：未分化型	MPO：細胞化学染色陰性, 免疫染色または電顕陽性 B, T マーカー陰性, 骨髄系マーカー陽性	予後不良
M1：骨髄性（未分化型）	芽球が非赤芽球系（NEC）細胞の90%以上を占める. すなわち, 前骨髄球以上に分化した顆粒球系細胞や単球系細胞が10%を越えない. Auer 小体をよく認める	
M2：骨髄性（分化型）	前骨髄球以上に分化した顆粒球系細胞が10%以上みられるが, 単球系は20%未満	t(8;21) を50%に認める t(8;21) では予後良好
M3：前骨髄球性	変形した核と粗大な顆粒を有する 多数の Auer 小体が束状となった faggot を有する	多くに t(15;17) を認める ATRA 有効, 予後良好
M4：骨髄単球性	NEC の30%以上が芽球 単球系細胞（単芽球, 前単球, 単球）が20%以上 または, 末梢血で単球系細胞が5,000/μl以上 M2との鑑別が必要. エステラーゼ染色, リゾチーム高値骨髄の異形好酸球増多例を M4Eo という	M4Eo では, inv(16)を認める
M5：単球性	NEC 細胞の80%以上が単球系である 未分化型(M5a)では, 単芽球が単球系の80%以上 分化型(M5b)では, 単芽球が単球系の80%未満	しばしば 11q23 転座を認める 乳幼児で比較的予後良好
M6：赤白血病	赤芽球が全有核細胞の50%以上を占め, かつ芽球が NEC の30%以上 PAS 陽性顆粒を赤芽球に認める	まれ
M7：巨核芽球性	MPO 陰性, 電顕 PPO 陽性, CD 41a, 42b 陽性 しばしば好塩基性細胞突起を有する	骨髄線維症をよく認める 乳幼児 Down 症に多い

0からM7に分類される(表4-1).

AMLには, 多くの特異の染色体異常・遺伝子異常が知られており(表4-2), いくつかは形態学的病型と特異的な関係がある. Down 症候群では, 幼児期に AML, とりわけ, M7が多く比較的予後がよい. アルキル化剤やエトポシドで二次性白血病, とくに AML が多い. 現在, 急性前骨髄性白血病(M3)の他は, 画一的な治療が行われているが, 将来は病型特異的な治療法の開発が期待される.

A 症候および一般検査所見

AML 初発時によくみられる臨床症候には, 発熱, 顔色不良, 易疲労感, 紫斑・歯肉出血・鼻出血など出血傾向, さらに腫瘤形成を伴って発症することもある. 眼窩など頭頸部や脊髄に腫瘤形成し, 神経症状で発症することもある. 乳児の急性単球性白血病で皮下腫瘤や歯肉腫脹がよく見られる. DIC をしばしば合併する(とくにM3).

検査所見では, 正球性正色素性貧血, 網状赤血球の減少, 血小板減少がみられる. 白血球数は増加する例が多い. 単球系では血清や尿のリゾチーム値が上昇する.

B 診断

鑑別診断および病型診断のため骨髄穿刺を行う. 骨髄異形性症候群(MDS)や若年型骨髄単球性白血病(JMML)との鑑別が問題となる. また, 骨髄低形成が疑われるときは骨髄生検を行う. 病型診断は, 塗抹標本,

表4-2 白血病細胞の主な染色体(遺伝子)異常とその特徴

染色体異常	分子異常	病型	特徴
t(8;21)(q22;q22)	AML 1-ETO(MTG 8)	M 2	WBC 5万未満で予後良好
t(15;17)(q21;q11)	PML-RARα	M 3	予後良好
inv(16)(p13;q22)	CBFβ-MYH 11	M 4 Eo	予後良好
t(9;22)(q34;q11)	BCR-ABL	M 1/M 2	予後不良
t(7;11)(p15;p15)	NUP 98-HOXA 9	M 1/M 2	予後不良
t(6;11)(q27;q23)	MLL-AF 6	M 4/M 5	
t(9;11)(q22;q23)	MLL-AF 9	M 4/M 5	
t(11;17)(q23;q25)	MLL-AF 17	M 4/M 5	
t(11;19)(q23;p13.1)	MLL-ELL	M 4/M 5	
t(16;21)(p11;q22)	TLS/FUS-ERG	M 1/M 7, M 5 b	血球貪食像,予後不良
t(8;16)(p11;p13)	MOZ-CBP	M 4/M 5	血球貪食像,予後不良
t(1;22)(p13;q13)		M 7	乳児例,予後不良
t(6;9)(p23;q24)	DEK-CAN	M 2/M 4 with basophilia	予後不良
-5/5 q-			予後不良
-7/7 q-			予後不良
-	FLT3 tandem duplication		予後不良,成人に多い

免疫学的マーカー検査,染色体検査,遺伝子検査が必要である(表4-2).全身検索はALLに準じる.

C 治療

① 白血病患児の第一の治療は全身状態の改善である.一般的注意はALLに準じる.

② AMLでは,白血球数10万以上の場合,頭蓋内出血の危険が高いので検体採取後直ちに交換輸血または,アフェレーシスで白血球数減少を図るのがよい.血小板数を5万以上に保つようにする.DICを伴う場合は急激な減少をきたすので繰返し血液検査をする.

③ 予め中心静脈カテーテル(Broviac™)を挿入しておく.全身状態が悪い場合は寛解導入療法後に行う.

④ 化学療法は一般的に,寛解導入療法および寛解後強化療法から成る.中枢神経系白血病予防に髄注を行う.治療期間は7~8カ月.維持療法の意義は不明である.AMLの治療は,一般に骨髄抑制が強度であり,造血細胞移植の適応・時期の的確な判断を要するため最初から専門医に任せる方がよい.

⑤ 近年,予後因子の解明に基づいた治療の層により化学療法で70%以上に長期生存が期待できる群(低危険群)が明らかにされた.高危険群や再発例は,造血幹細胞移植の適応である.

D 予後

小児AMLは,化学療法で50%,造血細

胞移植併用で70%に長期寛解が期待できる.本邦では第二寛解期 AML の移植でも70%の長期生存率が得られており,低危険群では,ドナーの有無にかかわらず初回寛解での移植適応はないと考えられるようになってきた.AML においても病初期から晩期障害を考慮して QOL の向上を念頭に置いた治療計画が必要である.

参考文献
1) 気賀沢寿人:小児急性骨髄性白血病の治療の進歩.日小血会誌 14:288-297, 2000.
2) 松本公一ほか:小児急性骨髄性白血病治療における骨髄移植の役割.日小血会誌 14:77-82, 2000.

(堀部敬三)

5. 慢性骨髄性白血病

小児における白血病の多くは急性白血病で,慢性白血病は小児白血病の2.5%を占めるにすぎない.従来,成人型と若年型の2型に分けられていたが,両者はまったく異なる疾患である.若年型慢性骨髄性白血病は,現在では若年型骨髄単球性白血病(JMML)と名称され,骨髄異形成症候群の1型と考えられているので,この項では成人型慢性骨髄性白血病についてのみ述べる.

A 診断

a. 臨床症状

慢性骨髄性白血病は,①慢性期,②移行期,③芽球期の3病期に大別され,それぞれ臨床症状が異なる.表5-1にはそれぞれの病期の診断基準を示す.慢性期では自覚症状がなく,偶然に白血球の増多や脾腫が発見されて診断がつくことが多い.白血

表5-1 成人型慢性骨髄性白血病の病期分類

慢性期
1. 著明な自他覚症状がない
2. 移行期あるいは芽球期の特徴がない

移行期
1. 骨髄あるいは末梢血の芽球が10%以上30%未満
2. 末梢血の芽球および前骨髄球が30%以上
3. 骨髄あるいは末梢血の好酸球および好塩基球が10%以上
4. 血小板が治療と無関係に10万/μl以下
5. 治療抵抗性となり,末梢白血球数5万/μl以上,血小板数10万/μl以下,ヘマトクリット25%以下
6. 慢性期治療薬の増量の必要性
7. 慢性期治療中に進行する脾腫大
8. Ph¹以外の染色体異常クローンの出現
9. 骨髄線維症の出現
10. 持続性の発熱あるいは骨痛

芽球期
1. 骨髄あるいは末梢血に芽球が30%以上出現
2. 芽球浸潤による髄外病変の出現

出典:Kantarjian HM et al:Blood 82:891, 1993.

球数が数十万/μlを超えるような症例では,leukostasisのため視力障害や難聴がみられることがある.移行期や芽球期になると急性白血病と同様に,発熱や骨痛,出血傾向などがみられるようになる.

b. 検査所見

白血球は芽球から成熟分節好中球まで各成熟段階の好中球系細胞が数万から数十万/μlと著増し,好塩基球の増加も特徴的である.確定診断には,骨髄染色体分析でフィラデルフィア(Ph¹)染色体を,あるいはBCR-ABL遺伝子をFISH法(fluorescent in situ hybridization)で検出する.RT-PCR法でのmajor BCR-ABL mRNAの検出も，微小残存白血病細胞の定量に用いられている．好中球アルカリホスファターゼの陽性率やスコアーの低下も診断に有用な所見である．

B 治療

慢性期の白血球数や脾腫のコントロールにヒドロキシウレア（ハイドレア）やインターフェロンαが用いられる．ハイドレアは40〜80 mg/kgで経口投与を開始し，白血球数を1万/μl前後になるように投与量や投与日数を調節する．インターフェロンαは慢性期に用いることでPh^1クローンの抑制が可能で300万単位あるいは600万単位を筋注する．最近チロシンキナーゼインヒビターであるSTI 571（グリベック）が開発され，本症の治療を目的にわが国でも保険認可された．

根治を目指した治療としては，血縁者および非血縁者間からの同種骨髄移植が選択される．診断後1年以内に移植した症例については80%以上の長期生存率が得られている．

（小島勢二）

6. 骨髄異形成症候群

骨髄異形成症候群（MDS）は，高齢者にみられる疾患で，小児においては，きわめて稀と考えられていたが，本疾患に対する認識の高まりから，小児においても報告例が最近は増加している．小児血液学会による全国集計によれば，1年間に25〜30例の新患が，わが国で発症している．

小児MDSのなかには，先天性素因をもつものもあり，また治療関連二次性MDSの占める割合も高い．末梢血では3血球系統の減少がみられるが，骨髄は正〜過形成を示す．造血幹細胞レベルで，分化や増殖に関わる遺伝子が変異した結果，無効造血が生ずると考えられる．

A 診断

a．臨床像

貧血・出血易感染症を示す．若年型骨髄単球性白血病（JMML）は，肝脾腫や皮疹がみられる．

b．検査所見

末梢血や，骨髄塗抹標本で3血球系統の形態異常を観察することが重要である．赤

表6-1 FAB分類による骨髄異形成症候群の診断基準

FAB分類	骨髄芽球	末梢血芽球	アウエル小体	単球>1,000/μl	環状鉄芽球*
Refractory Anemia (RA)	<5%	≤1%	−	−	−
RA with ring sideroblasts (RARS)	<5%	≤1%	−	−	+
RA with excess of blasts (RAEB)	5〜20%	<5%	−	−	−/+
RAEB in transformation (RAEBT)	20〜30%	≥5%	−/+	−/+	−/+
Chronic myelomonocytic leukemia (CMMOL)	≤20%	<5%	−	+	−/+

注：＊骨髄有核細胞数の15%以上．

血球における巨赤芽球様変化，顆粒球系のPelger核異常，巨核球系の小型巨核球などが特徴的な異常所見である．骨髄細胞密度は，正〜過形成を示すが，正確に把握するには，骨髄生検が必須である．7モノソミーや8トリソミーなどの染色体異常が出現すれば診断は確実である．小児MDSに対する統一された分類法は存在しないので，成人と同じく，FAB分類に基づいて分類されている．（表6-1）．

B 治療

わが国では小児MDSを対象に全国規模でのプロトコール研究が行われている．患者登録にあたっては，骨髄標本を研究会に送り，セントラルレビューでMDSと診断されなければならない．現在のところすべての病型において，幹細胞移植のみが治癒の可能性がある治療法と考えられている．

(小島勢二)

7．悪性リンパ腫

悪性リンパ腫（ML）は，Hodgkinリンパ腫と非Hodgkinリンパ腫（NHL）に大別されるが，本邦ではHodgkinリンパ腫はまれである．小児期のNHLは，びまん性がほとんどでBurkittリンパ腫，Diffuse large B-cellリンパ腫，Precursor T cell lymphoblasticリンパ腫が大半を占める．次いで，Anaplastic large cellリンパ腫（ALCL），Precursor B cell lymphoblasticリンパ腫がある（新WHO分類）．以下，主にNHLについて述べる．

A 症候

Hodgkinリンパ腫の多くは，無痛性で弾力性のある頸部リンパ節腫脹で発症する．縦隔浸潤を認め，気道圧迫による咳嗽や呼吸困難をきたすことがあるが，横隔膜下が初発部位となることはまれである．

NHLでは，部位により表在リンパ節腫脹，縦隔腫瘤（上大静脈症候群，呼吸困難，胸水），腹部腫瘤（腸重積，水腎症，腹水），肝脾腫，神経症状が認められる．白血化しやすく，骨髄浸潤が25％以上の例は，白血病として扱う．

B 診断

正確な病理診断は，病期診断と合わせて治療方針を決定する上で最も重要である．小児NHLは進展が速いので，速やかに診断する必要がある．病理診断は，細胞診断と組織診断で行う．生検材料は，できるだけ細胞診断（細胞診，マーカー検査，染色体検査）と組織診断（HE染色，免疫組織染色）の両方を行う．細胞診断は，腫瘍細胞のある骨髄血，末梢血，胸水，腹水でも可能である．経皮的針生検は，採取される組織量が少なく，挫滅によるアーチファクトを受けやすいので避ける．表在リンパ節の腫脹がない場合には，開胸，開腹生検も必要となる．リンパ節生検は，最も大きなリンパ節を採取する．まわりの小さいリンパ節は反応性であることが多いので，外科医に念を押す．採取されたリンパ節，腫瘍は最大割面をホルマリン固定し，少なくとも8mm角以上の腫瘍組織2個をマーカー解析と染色体検査に確保する．さらに，遺伝子解析用に検体を保存する方がよい．骨髄浸潤や寛解期の微少残存腫瘍の診断に有用である．

病期診断は，治療方針を決定する上で不可欠な診断であり，小児NHLは進展が速いので，表7-1に記す検査を効率よく計画し，早期に治療開始を可能にする必要が

表7-1　病期診断に必要な検査項目

1. 理学的所見
2. 血液検査
   A. 血算
   B. 生化学（Ca, P, 尿酸を忘れずに）
   C. 血清学（EBV など）
3. 画像診断
   A. 胸部 X-P
   B. 腹部エコー
   C. Ga シンチ
   D. 上記で異常所見がある場合：胸部，腹部の造影 CT を撮影
   E. 中枢神経系や四肢では MRI を撮影
4. 骨髄穿刺
5. 腰椎穿刺

表7-2　病期分類（St. Jude 方式）

Stage I	単一のリンパ節外，または単一のリンパ節領域の腫瘍（縦隔および腹部は除く）
Stage II	横隔膜の同側で所属リンパ節の浸潤を伴う単一のリンパ節外の腫瘍 　a）二つ以上のリンパ節領域 　b）二つのリンパ節外の腫瘍（所属リンパ節の浸潤の有無は問わない） 消化管（通常，回盲部）に原発した外科的切除可能な腫瘍（付属する腸間膜リンパ節の浸潤の有無は問わない）
Stage III	横隔膜の両側に認められる 　a）二つのリンパ節外の腫瘍 　b）二つ以上のリンパ節領域 胸郭内（縦隔，胸膜，胸腺）に原発するすべての腫瘍 広範囲におよぶ腹部原発のすべての外科的切除不可能な腫瘍 傍脊髄または硬膜外のすべての腫瘤（他の部位の病変の有無は問わない）
Stage IV	中枢神経系または骨髄（<25%）への浸潤を初発時から認める症例，原発部位は上記のいずれでもよい

ある．病期分類は，通常表 7-2 の St. Jude 方式（Murphy 分類）を用いるが，ALCL はこの限りでない．

C　治療

組織型・病期に関わらず化学療法であり，放射線治療は原則として行わない．

a. 手術適応

1) 診断する手段として生検術以外の方法（たとえば腹水，骨髄，髄液，胸水など）が使えない場合．

2) 腸重積，腸穿孔，虫垂炎，重篤な消化管出血などが疑われ，急性腹症としての開腹術が必要な場合．

3) second look surgery.

急性腹症の治療が，結果的に腫瘍完全摘出につながる場合があるが，重篤な臓器障害の危険がなければ行うべきである．しかし，腫瘍サイズの縮小を目的とした部分切除の適応はない．

b. 化学療法

組織型，細胞起源（マーカー），病期で異なる．Burkitt リンパ腫に対しては，強化化学療法を短期間のうちに繰り返し行う方法で，少なくとも進展例ではアルキル化剤と代謝拮抗剤大量療法（methotrexate, cytarabine，または両方）を組み合わせた治療を行う．

lymphoblastic リンパ腫に対しては，ALL に準じた治療を行う．2 年の治療期間が一般的である．非進展例の一部を除くすべての症例に中枢神経系への浸潤予防（髄注）が必要である．詳細は，各治療研究プロトコールに譲るが，最近日本小児リンパ腫研究グループが結成され，治療法の統一が図られつつある．

c．造血幹細胞移植

化学療法の反応が良好な初回寛解期例は適応とならない．治療難反応例，再発例が対象となる．

d．合併症の治療

発症時に特異な合併症を伴うことがしばしばあり，その対応が予後を左右する．
1) 上大静脈症候群(顔面浮腫，呼吸困難)：ステロイド投与，気道確保．
2) Tumor lysis syndrome：腫瘍崩壊により高尿酸血症，高P血症をきたす．十分な補液，尿pHを中性に保つ．極端なアルカリ化はリン酸塩が析出し，低Ca血症を招く．腫瘍崩壊が早いので化学療法を徐々に行う．高尿酸血症，高P血症，高K血症，腎障害が進行すれば早めに血液透析を併用する．
3) 胸水，腹水貯留：穿刺排液．
4) 腫瘍による尿路閉塞：腎瘻造設．
5) 神経麻痺：ステロイド投与．

D 予後

小児悪性リンパ腫は，病型に合った多剤併用化学療法で進行例でも80％以上に長期生存が期待できる．病初期から晩期障害の回避，QOLの向上を念頭に置いた治療計画が必要である．

参考文献

1) Reiter A et al B-NHL：A report of Trial NHL BFM-90. Blood 94：3294-3306, 1999.
2) Reiter A et al T-LBL：A report of Trial NHL BFM-90. Blood 95：416-421, 2000.
3) Seidemann K et al ALCL：A report of trial NHL BFM-90. Blood 97：3699-3706, 2001.
4) Patte C et al B-NHL：A report of LMB 89. Blood 97：3370-3379, 2001.

〈堀部敬三〉

8．神経芽腫

神経芽腫は，小児悪性固形腫瘍のなかで最も頻度の高い疾患である．年長児で病期の進行した症例の予後は不良で，造血幹細胞移植を行っても治癒率は40％程度である．一方，マススクリーニング発見例を中心に，乳児期に限局性の腫瘍として発見された症例の予後は良好である．

A 診断

a．症状

乳幼児期に多い疾患であるが，10歳以上の年長児にもみられる．原発部位は後腹膜(副腎および腹部交感神経節)が60％であるのに対して，胸部交感神経節が20％であるため，腹部腫瘤として発見されることが多い．しかし，遠隔転移を伴う進行神経芽腫では腹部腫瘤以外の遠隔転移による症状が初発症状となり，診断の手がかりとなる場合もある．以下の症状は神経芽腫を診断するうえで重要である．

1) リンパ節腫脹：表在リンパ節に転移した場合，硬くて無痛性のリンパ節腫脹がみられる．
2) 肝腫大：肝転移による．びまん性あるいは多発性に転移している場合が多く，嚢胞を伴っていることもあるため，肝全体が腫大する．
3) 眼球突出：眼窩転移による．眼瞼の皮下出血を伴うこともある．
4) 身体各部の疼痛：主として骨転移によっておこる疼痛である．
5) 下肢の麻痺：脊椎管内に進展している場合，脊髄あるいは馬尾神経が圧迫され

6) オプソクローヌス・ミオクローヌス：眼球の異常運動と小脳性運動失調である．傍腫瘍性神経症候群として観察される．

7) 血球減少：広汎な骨髄転移によって貧血，血小板減少，白血球減少がみられる．

b．臨床検査

1) 尿中 VMA，HVA：同時に測定したクレアチニン（Cre）濃度との比（μg/mg Cre）で評価する．検査機関への伝票の備考欄に「Cre 濃度との比で」と記しておくと良い．24 時間蓄尿が望ましいが，蓄尿の難しい乳幼児では部分尿でも構わない．部分尿の場合，塩酸を添加して提出する必要はない．VMA 20 μg/mgCre 以上，HVA 25 μg/mgCre 以上を異常高値とする．尿中 VMA，HVA が高値とならない神経芽腫が約 10％存在する．また，稀に尿中 VMA，HVA が正常で，尿中ドーパミンが異常高値となる症例がある．

2) 血清神経特異エノラーゼ（NSE）：15 ng/ml 以上を異常高値とする．溶血によって高値となるため，溶血しないように採血する．なお，神経芽腫以外の悪性腫瘍でも高値をとることがある．

3) 末梢血液検査：貧血，血小板減少，好中球減少がみられる場合には，骨髄転移が疑われる．

4) 血液生化学検査：腫瘍量が多いときには LDH やフェリチンが高値となるが，特異的ではない．

5) 骨髄検査：骨髄穿刺の塗抹標本で神経芽腫細胞の有無を確認するが，穿刺吸引でドライタップの場合は骨髄生検が必要である．初診時には左右両側の腸骨稜で評価すべきである．ロゼット様の細胞集塊が観察されれば骨髄転移の診断は容易であるが，未分化な神経芽腫では形態的に白血病との鑑別が難しい場合がある．

c．画像診断

1) 単純 X 線撮影：胸部正面，側面撮影により縦隔腫瘍を，腹部臥位正面撮影により石灰化を伴う腹部腫瘍を確認できることがある．全身骨撮影は骨転移の評価に有用である．

2) CT，MRI，超音波検査：原発腫瘍および転移腫瘍の検索にきわめて有用な検査である．石灰化を伴いやすい腫瘍のため CT の有用性は高い．脊椎管内への伸展の評価には MRI が優れている．

3) ^{123}I-MIBG シンチグラフィー：原発腫瘍および転移腫瘍の検索にきわめて有用な検査である．ただし，スクリーニング検査として用いる際には，放射線被曝を考慮する必要がある．

4) ^{99m}Tc-MDP 骨シンチグラフィー：骨転移の評価に有用な検査であるが，全身骨撮影と照らし合わせて骨転移の有無を判定する必要がある．また，腫瘍そのものにも集積するので，読影および結果の解釈には慎重でなければならない．

d．病理組織学的診断

確定診断のため原発腫瘍あるいは転移腫瘍の組織片を病理検査に提出するのが原則である．病理組織型が重要な予後因子であるため診断は小児悪性腫瘍に精通した病理医によって正確になされるべきである．また，腫瘍細胞の種々の生物学特性が予後因子となるため，採取した腫瘍組織で *MYCN* のコピー数，TRK-A 発現，DNA-ploidy，染色体 lp 欠失について検査すべきである．

B 治療

外科的切除，抗腫瘍剤による化学療法，放射線療法を組み合わせて治療する．年

表 8-1　神経芽腫国際病期分類 (International Neuroblastoma Staging System)

病期	定義
1	限局性腫瘍で，肉眼的に完全切除．組織学的な腫瘍残存は不問．同側のリンパ節に組織学的に転移を認めない（原発腫瘍に接し，一緒に切除されたリンパ節に転移はあってもよい）
2 A	限局性腫瘍で，肉眼的に不完全切除．原発腫瘍に接しない同側リンパ節に組織学的に転位を認めない
2 B	限局性腫瘍で，肉眼的に完全または不完全切除．原発腫瘍に接しない同側リンパ節に転移を認める．対側のリンパ節には組織学的に転移を認めない
3	切除不能の片側性腫瘍で，正中線（対側椎体縁*）を越えて浸潤．同側の局所リンパ節の転移は不問．または，片側発生の限局性腫瘍で対側リンパ節転移を認める．または，正中発生の腫瘍で椎体縁*を越えた両側浸潤（切除不能）か，両側リンパ節転移を認める
4	いかなる原発腫瘍でも遠隔リンパ節，骨，骨髄，肝，皮膚，および/または他の臓器に播腫している（病期4Sは除く）
4 S	限局性腫瘍（1，2Aまたは2Bで定義される）で，播腫は皮膚，肝，および/または骨髄に限られる（1歳未満に限定）．骨髄中の腫瘍細胞は有核細胞の10%未満で，それ以上は病期4．MIBGシンチが行われるならば骨髄への集積は陰性

注：＊正中線は脊柱とし，片側発生で対側の椎体縁を越えて浸潤した場合に正中を越えたと定義される．

表 8-2　神経芽腫の治療方針

病期	年齢：1歳未満*	年齢：1歳以上
Stage 1	腫瘍摘除（化学療法なし）	腫瘍摘除（化学療法なし）
Stage 2 A, 2 B	腫瘍摘除 腫瘍の残存あるとき， 経過観察または術後化学療法	腫瘍摘除 腫瘍の残存あるとき，術後化学療法 $MYCN$ 増幅あるとき，術後化学療法
Stage 3	腫瘍摘除＋化学療法	腫瘍摘除＋化学療法 $MYCN$ 増幅あるとき，造血幹細胞移植
Stage 4	原発腫瘍摘除＋化学療法	原発腫瘍摘除＋造血幹細胞移植
Stage 4 S	原発腫瘍摘除 転移腫瘍による症状に応じて化学療法 あるいは放射線療法	

注：＊ $MYCN$ 増幅例は1歳以上の治療に準じる．

齢，病期，腫瘍の病理組織学的所見，腫瘍細胞の分子生物学的性質によって治療方針が異なる．表8-1に国際病期分類(INSS)を，表8-2に年齢と病期により分類した治療方針を示す．小児科として化学療法を担当する場合には，必ず小児悪性腫瘍専門医の指導のもとに，小児外科との連携をとりながら治療を行うべきである．

C　マススクリーニング (MS) 陽性者の取り扱い

わが国では，生後6ヵ月時に，尿中VMA，HVAを定量して神経芽腫スクリーニング検査が行われている．陽性の場合は専門医療機関での精査を勧められる．医療機関では，診察，胸部単純X線撮影（正面および側面），腹部単純X線撮影

（臥位正面），腹部超音波検査，末梢血液検査，血液生化学検査，血清NSE，血清フェリチン，尿中VMA，HVA，尿中カテコラミン3分画の定量を行う．

腫瘍が発見されれば治療を行うが，最近，無治療経過観察（後述）を試みる施設が増えている．

腫瘍が発見されない場合は，1～3カ月ごとに尿中VMA，HVAを検査し，正常化するまで追跡するのが望ましい．正常上限を超える値が続く場合，非腫瘍性の尿中VMA，HVA高値の可能性が高いが，いつまで追跡すべきかについて，統一された判断基準はない．

D 無治療経過観察

MSの実施で，5,000～7,000人に1人の割合で無症状の神経芽腫が発見されるようになり，乳児神経芽腫の症例数が6倍に増えている．しかし，1歳以上の進行例の十分な減少がみられないことから発見例の多くは自然退縮するとの推測がなされている．そのため，MS発見例の一部を対象に無治療経過観察が行われ，自然退縮した症例が多数報告されるようになった．

a．MS発見神経芽腫に対する無治療経過観察基準（名古屋大学）

1) 病期が1期または2期．すなわち，腫瘍が限局性で，臓器浸潤や遠隔転移がない．

2) 腫瘍径が5cm以下で観察しやすい部位にある．

3) 尿中VMAおよびHVA値がそれぞれ40 μg/mgCreおよび80 μg/mgCre以下．

4) 血清フェリチン値が100 ng/ml以下，血清NSE値が30 ng/ml以下，血清LDH値が500 IU/l以下．

5) 無治療経過観察について保護者の同意がある．

以上のすべての条件を満たすこと．

b．無治療経過観察の方法

1カ月ごとに診察，腫瘍マーカー（尿中VMAおよびHVA，血清NSE，血清フェリチン，血清LDH）の検査，腫瘍サイズの評価（超音波検査，適宜CTまたはMRI）を行い，腫瘍の急速な増大傾向がないことを確認する．基準値を超える場合や保護者が希望する場合は，速やかに摘出手術を行う．

（福田　稔）

9．脳腫瘍

全脳腫瘍に占める小児脳腫瘍の割合は約9％にすぎないが，小児期に発症する腫瘍の中では造血器腫瘍に次いで頻度が高い．成人の脳腫瘍と比較して，基礎疾患（von Recklinghausen病や結節性硬化症など）と関連した腫瘍が多いこと，発症部位では天幕下腫瘍が多いこと，病理組織学的には悪性腫瘍が多いことなどが小児の脳腫瘍の特徴である．組織学的には，星細胞腫（25％），胚細胞性腫瘍（15％），髄芽腫（13％），頭蓋咽頭腫（9％），上衣腫（6％）が小児期に発症する代表的な脳腫瘍である．

A 診断

a．症状

脳腫瘍の症状は，頭蓋内圧亢進に伴う症状と病変部位に一致して出現する巣症状に大きく分けられる．頭痛，嘔吐，うっ血乳頭が頭蓋内圧亢進の3徴であるが，乳幼児においては頭蓋骨縫合離開により内圧亢進が代償されることにより，典型的な症状を呈することは少ない．巣症状は，病変部

位，大きさなどにより一様ではないが，小児の脳腫瘍では小脳，第4脳室周辺あるいは視交叉部，視床下部近傍の腫瘍が多く，小脳失調，視力障害，眼球運動障害などが重要な症候であり，内分泌症状を呈することもしばしばみられる．

b．検査

CTあるいはMRIにより診断は比較的容易である．単純X線撮影では頭蓋咽頭腫におけるトルコ鞍の平皿状破壊と石灰化像が特徴的である．また，胚細胞性腫瘍ではHCG，AFP，CEAなどを産生する腫瘍があり，腫瘍マーカーとして有用である．

B 治療および予後

小児の代表的な脳腫瘍について述べる．

a．星細胞腫

星状膠細胞由来の腫瘍で，小児では小脳，脳幹，視神経，視床に好発する．小脳，視神経，視床には高分化型が多く，全摘により10年生存率は80％以上が得られるが，非全摘例では放射線治療が必要である．中，低分化型では集学的治療が行われるが予後は不良である．脳幹発生例ではほとんどの場合，摘出不可能であり予後はきわめて不良である．

b．胚細胞性腫瘍

生殖細胞を起源とする腫瘍群で，松果体やトルコ鞍上部が好発部位である．治療方針は組織型により異なり，可及的に腫瘍を摘出し組織診断を確定することが重要である．胚細胞腫では放射線治療が有効で10年生存率は80％以上，成熟奇形種では全摘により治癒が期待できる．しかし，卵黄嚢腫や胎児性癌などの悪性度はきわめて高く，集学的治療が必要である．

c．髄芽腫

小脳虫部に好発する悪性腫瘍である．手術および放射線治療（全脳，全脊髄照射）により5年生存率は50〜60％である．最近，化学療法の有効性が示され，集学的治療が原則となっている．晩発性放射線障害を考慮して，とくに3歳未満では化学療法を主体とする治療が試みられている．

d．頭蓋咽頭腫

頭蓋咽頭管由来の腫瘍でトルコ鞍上に発生する．全摘により治癒が期待でき，非全摘例でも放射線治療により10年生存率80％以上が得られる．しかし，後遺症として下垂体機能不全などの内分泌異常が問題となる．

e．上衣腫

脳室上衣細胞を起源とする腫瘍で，小児では第4脳室が好発部位である．全摘は困難なことが多く，術後放射線治療が必要である．5年生存率は全体で50〜60％であるが，低分化型では40％前後である．

参考文献

1) 脳腫瘍全国統計委員会：脳腫瘍全国集計調査報告，VOL.9，1996．

（近藤　勝）

10．肝・腎腫瘍

A 肝腫瘍

小児期肝原発腫瘍は悪性の頻度が高く，3歳以下に好発する肝芽腫と5歳以上に多い成人型肝細胞癌がほとんどで，前者が約80％である．稀に肉腫がみられる．良性では血管腫と過誤腫が多い．

a．肝芽腫

1) 診断：単純X線写真で腫瘤影，肺肝境界の挙上，稀に石灰化（10％以下で種種の形態）をみる．肝機能異常は強くなくGOT値＞GPT値×2，LDH軽度上昇，

高コレステロール,血小板増多等がみられるが,診断にはAFPの上昇が最も大切である.CTは単純CTが大切で腫瘍は低吸収域を示す.

2) 治療・予後:治療は外科的切除が第一である.抗癌剤ではcisplatin,adriamycinが最も有効であり,これらにより本腫瘍の予後は著明に改善した.予後は病理組織と病期が最も大切で,高分化型,低stageが予後良好である.

b．成人型肝細胞癌

HBs抗原陽性や肝硬変の合併をしばしば認め,両葉に多発する傾向があり,今のところ有効な抗癌剤もないため,予後はきわめて不良である.

B 腎腫瘍

腎腫瘍は表面平滑な球状腫瘤として触れることが多く,水腎症等の囊胞性疾患を除けば悪性腫瘍が多い.

a．Wilms腫瘍（腎芽腫）

1) 診断:一過性肉眼血尿や高血圧が時々みられる.時に先天異常WAGR症候群（Wilms腫瘍,Aniridia,Genito-urinary anomalies, mental Retardation)を伴う.検査は超音波検査（不均一な部分を伴う充実性パターン）,CT検査（造影により腫瘍部は正常腎より低吸収域かつ不均一に描出）が大切である.

2) 治療:術後に化学療法,放射線治療を主体とするNational Wilms Tumor Study (NWTS)と,術前に化学療法を行うInternational Society of Paediatric Oncology (SIOP)のグループによりほぼ確立されつつある.基本薬剤はvincristine, actinomycin Dであり,それにadriamycinや放射線治療を組み合わせて至適な投与方法,投与期間,量の検討がなされている.

3) 予後:病理組織所見と病期が最も大切である.favorable histologyであれば転移を有するstage IVでも約8割の治癒が期待できる.また以前は予後不良とされたanaplastic type, clear cell sarcoma of the kidney (CCSK)においても予後改善が著しい.しかし1歳以下,男児に好発するmalignant rhabdoid tumor of the kidney (MRTK)は未だ予後不良である.

b．腎細胞癌

小児腎悪性腫瘍の約5%を占め,5歳以後の発症例が多く,手術による全切除が最も大切である.抗癌剤の有効性は確立されておらずインターロイキン2,インターフェロンαなどの免疫療法との併用が行われている.

参考文献

1) 日本小児肝癌スタディグループ(JPLT):グループスタディによる小児肝癌の治療(2)治療成績について.小児がん 32:121, 1995.
2) Green DB et al:Comparison between single-dose and divided-dose administration of dactinomycin and doxorubicin for patients with Wilms' tumor:A report from the National Wilms' Tumor Study Group:J Clin Oncol 16:237-245, 1998.

（松山孝治）

11．血管腫,リンパ管腫

血管およびリンパ管の良性の腫瘍で,多くの場合は美容上の問題となる.しかし,部位や大きさによっては合併症を伴うのみでなく,一部の症例では生命の危険に及ぶ場合があり,適切な治療が必要となる.

A 血管腫

a．病型

1) 苺状血管腫（strawberry-mark）：生後数日からドーム状ないし局面状に隆起する血管腫．生後6ヵ月頃まで増大傾向があり，大部分は5歳までに消失する．自然軽快を待つが，巨大で潰瘍形成を伴うものでは治療が必要になる．

2) Salmon patch：眼瞼にできる扁平な紅斑．生後1歳半までに消失する．

3) 単純性血管腫（portwine stain）：生直後から認められる扁平な赤色斑．真皮毛細血管の拡張と増加で自然治癒はない．

4) 海綿状血管腫：出生直後から皮下に柔らかい腫瘤を認め，表面は青色を呈する．自然治癒はほとんどない．

b．血管腫に伴う特殊な症候群

1) Sturge-Weber 症候群：三叉神経第1枝領域の片側性の単純性血管腫があり，しばしば眼球突出や緑内障やてんかんを伴う．

2) Klippel-Weber 症候群：四肢片側に血管腫があり，患側四肢の肥大を伴う．動静脈吻合を認める．

3) Kasabach-Merritt 症候群：巨大な血管腫に血小板減少症と微小血管障害性の溶血性貧血と凝固障害を合併したもの．乳児期早期の発症が多く，速やかな治療が必要となる．

4) 気道周辺の巨大な血管腫では，圧迫による気道閉塞に注意する．

5) 肝内の血管腫では肝腫大を認め，動静脈瘤を認めれば心不全の原因になる．

c．治療法

1) ステロイド療法：プレドニゾロン2～3 mg/kg/d，大量で5 mg/kg．

2) インターフェロンα：300万単位/kg．

3) 放射線療法：ステロイドやインターフェロンが無効の Kasabach-Merritt 症候群．照射量は8～10 Gy．

4) レーザー療法：浸透性がないため，浅在性の血管腫に適応．

5) 摘出術．

B リンパ管腫

a．病型

1) 囊胞性リンパ管腫（cystic hygroma）：多房性の囊腫を形成し，頸部や口腔底に多い．出生時にすでに認められることが多く，大きさは多様で，周囲の組織に浸潤性に発育する．

2) 海綿状リンパ管腫：拡張したリンパ管からなり，しばしば胸部や腹部や骨などの臓器を侵す．

b．治療法

1) 局所注入療法：OK-432（ピシバニール）を1 KE を10 ml の生食に溶解して局注．副作用は発熱と局所の炎症反応．

2) 摘出術：局所注入療法が無効例に適応だが，全摘出が困難な症例が多い．

（宮島雄二）

12．その他の腫瘍

小児期にみられる腫瘍のうち，他項で述べられているものを除き比較的頻度の高い腫瘍について述べる．

骨原発性悪性腫瘍中，最も多いのは骨肉腫，ついで Ewing 肉腫であり，軟部腫瘍ではその半数が横紋筋肉腫である．

●——骨肉腫

年齢は10歳代，部位は大腿骨遠位端，脛骨上端，上腕骨上端の長管骨骨幹端部に

好発する．局所の熱感を伴った運動痛と腫脹で初発することが多い．

A 診断

X線像で境界不鮮明な骨硬化像，骨融解像，骨膜反応がみられる．確定診断は組織生検による．診断時の血清ALPやLDHの高値は予後不良例に多い．骨シンチグラム，CT，MRIが有用である．

B 治療

患肢を温存した上での根治療法が目標とされ，術前後にメソトレキセート大量などの化学療法が行われる．手術予後は遠隔転移がない場合，5年無病生存率は76%であるが，遠隔転移例，治療抵抗例では不良である．

●——Ewing 肉腫

神経外胚葉組織を母体に発生する小円形細胞腫瘍群のひとつで免疫組織染色により鑑別が必要になることがある．骨肉腫より年少児に発症する．部位は長管骨の骨幹部，骨幹端部に多い．骨肉腫と類似する局所症状がみられるが，発熱，食欲不振など全身症状を伴うことも多い．

A 診断

X線像で骨破壊像と不規則な骨膜反応，層状のonion peelは特徴的である．確定診断は組織生検による．CT，MRI，骨シンチグラムも有用である．

B 治療

放射線，化学療法に高い感受性を示す．基本的に患肢温存を目指し，ビンクリスチン，アクチノマイシンD，シクロフォスファミド，アドリアマイシン（VACA）などが一般に使用される．5年無病生存率は50〜60%であるが，遠隔転移を伴う症例の予後は不良である．

●——横紋筋肉腫

横紋筋への分化能をもつ間葉組織由来の腫瘍で体のいたるところから発生する．発症年齢は2〜6歳，14〜18歳の2つのピークがあり，頭頸部，泌尿生殖器は前者に，頭頸部，体幹，四肢は後者に多い傾向がある．無痛性の腫瘤として発見される場合が多いが，腫瘍による機能障害で見つかることもある．

A 診断

CT，MRIは腫瘍の広がりを把握するのに有用で，骨シンチは骨転移の検索，Gaシンチは全身検索に用いるが，陰性のこともある．確定診断は病理組織診断による．

B 治療

完全切除可能な限局例（Group I）をのぞいて集学的治療が必須である．原発巣は機能温存を図りながら，できる限り広範囲切除術により除去する．放射線療法も局所コントロールには重要である．Intergroup Rhabdomyosarcoma Study（IRS）ではVAC療法を基本に病期に従い，多剤併用療法を行い，IRS-IIIの報告によるとGroup Iで5年生存率93%，IIは81%，IIIは73%と予後は比較的良好であるが，遠隔転移を伴うIVでは30%と不良である．

わが国では，日本横紋筋肉腫治療研究グループが結成され，プロトコール研究が行われようとしている．

● 網膜芽細胞腫

 未分化な網膜から発生する腫瘍であり遺伝性，非遺伝性のものがある．遺伝性の場合乳児例，両眼性のものが多く，非遺伝性の場合幼児例，片眼性例が多い．硝子体に突出した腫瘍に光が反射する白色瞳孔で気づかれることが多い．腫瘍が黄斑部に発生したり，広がると視機能障害のため斜視が生じる．

A 診断

 眼底が透見される場合は眼底検査により確定できるが，硝子体混濁，網膜剝離を合併する場合，超音波検査，CT が有用である．転移を調べるために脳脊髄液細胞診，骨髄穿刺を行う．血清 LDH，NSE も治療効果判定の参考になる．

B 治療

 視機能の保存を望める場合，眼球保存療法として放射線外部照射，光凝固，冷凍凝固などが行われてきたが，近年，放射線回避の眼球保存療法として化学療法（CBDCA，VCR，VP-16）と局所レーザー治療を併用した方法が試みられ，良好な成績が得られている．進行例には眼球摘出が行われる．化学療法では神経芽腫と同類の抗癌剤が選択される．進行例の予後は不良である．

● 胚細胞性腫瘍

 内，中，外胚葉の3胚葉成分に分化能をもつ未分化な胚細胞由来の腫瘍と，胎児外成分である卵黄嚢と絨毛由来の腫瘍も包括して胚細胞性腫瘍とよばれる．良性の成熟奇形腫から yolk sac tumor などの悪性腫瘍まで含まれる．好発部位は体の正中（仙尾部，睾丸，卵巣，後腹膜，前縦隔，松果体）である．症状はその発生する部位により多彩である．

A 診断

 X 線像では石灰化像をみとめることが多い．良性悪性の鑑別が重要で良性の奇形腫では，囊胞，石灰化，脂肪などの多彩な像を認める．小児の悪性奇形腫では血清 AFP 上昇を見ることが多い．症例によっては HCG の β subunit の上昇を認める例もある．

B 治療

 手術により全摘をすることが優先されるが，摘出が困難な例では術前に化学療法を行う．CDDP，CBDCA，etoposide，アルキル化剤が有効であり，予後は転移のある進行例でも過半数が治癒する．

（野崎千佳）

19. 腎・泌尿器疾患

1. 尿検査

尿検査は患者に侵襲の少ない検査であり，多くの病態情報を知り得る．尿検査には形態的検査である尿沈渣や，機能的検査である尿中蛋白，潜血，pH，浸透圧，生化学分析，酵素測定検査などがある．

A 尿沈渣法

尿沈渣の検査では，手技が一定であること，採尿後できるだけすみやかに検鏡することが大切である．

① 新鮮尿を十分撹拌した後，約 10 ml をスピッツ型試験管に採取する．

② スイング型の遠心器に試験管を入れ，500 G，5 分間遠心する．

③ 約 0.2 ml 残すように上澄みを棄てる．

④ 撹拌した沈渣から 1 滴（約 10～15 μl）をピペットでスライドグラス上にのせ，カバーグラスをかける．

⑤ 強拡大（400 倍，high power field；hpf）で最低 10 視野以上観察し，個々の成分の平均値を求める．

B 検尿と腎，尿路疾患

a．血尿

赤血球数が 6 個/hpf 以上を血尿とする．（「3．症候の 13．血尿，蛋白尿」の項参照）

b．白血球

清潔に採取された尿で，白血球数が 10 個/hpf 以上であれば膿尿と考える．発熱を伴うときは上部尿路感染症を疑って尿細菌培養のほか超音波断層，DMSA 腎シンチなど腎尿路系の精査が必要である．

c．円柱

円柱は尿細管から分泌される Tamm–Horsfall glycoprotein と少量の血漿蛋白を基質として，赤血球や白血球，あるいは剥脱した尿細管上皮細胞などが封入されて形成される．尿沈渣中の円柱（硝子円柱を除く）は腎実質障害があることを強く示唆する．

d．上皮細胞

尿細管上皮，移行上皮，扁平上皮の 3 種がみられる．少数の上皮に病的意義はない．尿細管上皮が多数見られる時は，急性尿細管壊死，腎盂腎炎など尿細管障害を考える．

e．尿浸透圧

早朝第一尿がつねに 800 mOsm/kgH$_2$O 未満の場合は，尿濃縮力の障害を疑う．

f．尿蛋白（「血尿，蛋白尿」の項参照）

試験紙法にて（+）以上を尿蛋白陽性と判定する．生理的蛋白尿の除外診断が必要で，早朝尿・随時尿の両方を用いて検尿をくり返す．持続性に認められる蛋白尿の場合は病的蛋白尿と考える．

g．尿 NAG，尿中低分子蛋白（β_2MG，α_1MG）

N-acetyl-β-D-glucosidase（NAG）は分子量 15 万，近位尿細管内のライソームに存在する加水分解酵素で，尿中の NAG のほとんどは近位尿細管細胞内からの逸脱酵素である．腎萎縮など尿細管組織量が高度に減少すると，逆に NAG の増加はみられない．β_2MG，α_1MG はそれぞれ分子量 1 万 1000 と 3 万の低分子蛋白である．血中からほぼフリーに糸球体濾過され，近位尿細管でほとんどが分解，再吸収をうける．したがって尿中への増加は近位尿細管の機能異常を反映する．β_2MG は

pH 5.5以下で分解をうけやすく，測定には注意する．

h．尿糖

糖は糸球体を完全に通過後，近位尿細管でほぼ100％再吸収され，正常では尿中に出現しない．血糖値の上昇，あるいは近位尿細管の障害があると尿糖が出現する．血糖が上昇せず尿糖が陽性になる疾患として，先天性尿細管疾患（Fanconi症候群,「腎性糖尿」若年性ネフロン癆など），尿細管間質腎炎などがある．

参考文献
1) 伊藤機一：尿検査．臨床検査法提要（金井正光編）p93-178，金原出版，1993．

(藤本陽子)

2．腎機能検査

腎機能検査は，腎機能障害の程度を知るのみでなく，主な障害部位（糸球体か尿細管か）の病態把握，腎疾患の進展や治療効果の評価などに用いられる．現在行われている検査を表2-1に示す．ここでは日常診療に汎用される主な検査について述べる．

A 糸球体濾過値（GFR）

GFRは糸球体の濾過機能を示すもので，腎機能の総合的評価に最も重要な検査である．一般的に内因性クレアチニンクリアランス（C_{cr}）が用いられる．

a．C_{cr}

単位時間内の尿量（V）と，血中（P）および尿中Cr値（U）を測定し，$C_{cr}=$ UV/Pで表され，体表面積（基準値1.73 m^2）で補正する．短時間法と24時間法がある．通常は24時間法を用いる．

表2-1　日常診療における腎機能検査法

1. 腎糸球体濾過量（GFR）
   イヌリンクリアランス
   チオ硫酸ナトリウムクリアランス
   内因性クレアチニンクリアランス
   血中クレアチニン濃度
   血中尿素窒素濃度（BUN）
   血中β_2-ミクログロブリン濃度
   ^{99m}Tc-DTPA腎シンチグラム
2. 腎血漿流量（RPF）
   パラアミノ馬尿酸クリアランス
   超音波ドップラー法
   ^{131}I-hippuranレノグラム
   PSP排泄試験
3. 尿細管機能
   一般的検査
     排泄分画（fractional excretion；FE）測定
     尿中β_2-ミクログロブリン濃度
     尿中NAG濃度
     PSP排泄試験
     尿pH測定
   特殊検査
     重炭酸塩負荷試験
     塩化アンモニウム負荷試験
     Fishberg濃縮試験

b．血清クレアチニン（C_r）と血中尿素窒素（BUN）

血清Crは筋肉由来のクレアチンの代謝産物で，食事に影響されることなく，産生量と排泄量が一定しており，GFRとほぼ逆比例の関係にあり以下の計算式で近似される．

GFR（ml/分/1.73 m^2）＝k×L/PCr

（L：身長cm，PCr：血清Cr mg/dl）．

k：乳児では0.45，幼児〜学童では0.55，思春期男児では0.70．以下の計算式を参考にしてもよい．

男児の血清Cr＝0.35＋0.025×年齢（歳）
女児の血清Cr＝0.37＋0.018×年齢（歳）

ただし血清C_rはGFR 50％以下に低下しないと有意に上昇せず，軽度の腎機能障害時にはC_{cr}の測定が必要である．また血清Crの逆数を経時的に追跡することによ

り，慢性腎不全の進行が予測できる．

BUN も血清 Cr と同様に GFR と逆相関するが，脱水時や腎前性腎不全では，GFR 相当より高値を示す．また消化管出血，蛋白異化の亢進，高蛋白食などの負荷増大によって上昇する点に注意する．

B 尿細管機能検査

a．PSP (Phenolsulfonphthalein) 排泄試験

PSP はその 94% が近位尿細管より排泄されるため，近位尿細管機能を反映すると同時に，その 15 分値は腎血漿流量 (RPF) とも相関する．完全排尿後，水 300～500 ml/1.73 m² を飲ませ，30 分後 PSP 試薬 0.3 mg/体重 kg（最大 6 mg）を静注し，排泄量を％で表す．正常値は 15 分 25%以上，120 分 60%以上である．

小児では採尿が不正確になりやすく，本法単独での腎機能評価は難しい．

b．Fishberg 濃縮試験

遠位尿細管機能のうち最も重要なものは，尿の濃縮，希釈に関係した浸透圧調節機能であり，一般的に濃縮試験が行われている．検査前日の夕食後水分摂取を禁じ，翌朝 1 時間毎に 3 回排尿し，浸透圧または比重を測定する．いずれかの尿で，浸透圧 800 mOsm/kg・H_2O 以上か比重 1.022 以上あれば正常である．本試験は軽度腎機能障害にも鋭敏に反応するが，幼児では水制限による脱水に注意すべきである．

（野口弘道）

3．腎尿路系画像診断

腎尿路系の診断や治療を行っていく上で画像検査が必要となる病態には，尿路感染症，血尿，水腎症，嚢胞性腎疾患などがある．日常臨床においては画像診断の目的を明確にして，検査の特性を理解した上で検査計画を立てる必要がある．

A US（超音波検査）

尿路感染症，頻尿・夜尿・遺尿・肉眼的血尿などの泌尿器の症状や腹痛・腹部腫瘤を認める場合，鎖肛や心奇形のある場合などが腎・膀胱部の US の適応となり，膀胱尿管逆流（VUR）や水腎症などの腎尿路奇形の有無，腎腫瘍性疾患の発見を目的として行う．また，検尿で異常を認める場合にも腎の大きさや位置，腎血管の走行，腎実質のエコー輝度などの異常の確認を目的として行う．

US による診断の進め方としては，腎臓の有無，腎臓の大きさ，腎実質の異常，中心部エコーの解離像，膀胱および膀胱周辺の異常を順に確認する．

B IVU（静脈性尿路造影）

検尿異常や腎尿路奇形を疑った場合に行う検査の一つであるが，IVU は腎機能に依存しているため，遠位尿細管機能が未熟な新生児や乳幼児では鮮明な画像は得にくく，腸内ガスが画像の妨げになりやすいことから検査の有用性は少ない．

IVU 検査の際には造影直前の KUB を撮影し造影所見の対照とする．通常は造影剤静注 5 分，10 分，15 分後の仰臥位と排尿後立位を撮影するが，造影が不十分な時，尿路閉塞が疑われる場合には 30 分，60 分の delayed film を追加する．診断の進め方として，造影剤静注直後のフィルムにより腎の輪郭を判読するが，腎の描出がない場合には，腎の無形成や多嚢腎などを疑う．次に腎盂腎杯の拡張の有無，変形の有無を観察し，尿管は重複や走行の異常，拡張の有無などを評価する．なお IVU の

所見から，VURの有無は判定できない．膀胱は形態の異常，欠損像，膀胱頸部などの所見に注意し，排尿後の残尿についても観察する．

C VCUG（排泄性膀胱尿道造影）

小児の尿路感染ではVURの頻度が高いので積極的に施行する．遺尿や夜尿症では潜在的な下部尿路異常を合併していることがあり適応を検討する．また二分脊椎ではVCUGは必須の検査である．検査法の詳細は省くが，造影剤の注入量や撮影のタイミングによってVURが証明されず，再検査でVURが判明したり，VURの患側が変化する場合もあることを念頭におき，慎重に結果を評価する．VURの有無の他に膀胱容量や膀胱の形態を同時に観察する．また尿道の異常の有無は，必ず確認する．

D レノグラム，レノシンチ

腎尿路疾患において分腎機能，尿流動態，腎実質病変などの評価に核医学検査が用いられる．目的に合わせてGFR物質（^{99m}Tc-DTPA）とERPF物質（^{99m}Tc-MAG3），尿細管集積物質（^{99m}Tc-DMSA）を使い分ける．腎動態検査として前二者は用いられ，速やかに尿路に排泄されるため尿路の評価が可能である．尿細管集積物質を用いた腎静態検査は，腎実質病変の描出に優れており，VURに伴う腎瘢痕，腎盂腎炎による摂取率の低下，腎低形成，馬蹄腎などの診断に有用である．

E CT/MRI

腎尿路疾患の診断におけるCTとMRI検査の適応と進め方について述べる．腎腫瘍性疾患や先天性腎尿路奇形において，まずUSを施行し，充実性の腫瘍性病変の場合には造影を含めたCT検査を行い，周辺への進展をみるためMRIを併用する．囊胞性疾患の場合には病変の数や広がりをみるためMRIを行う．USで水腎症が疑われVCUGでVURが否定された場合には，MR尿路造影を行い閉塞部位を診断する．

また，ナットクラッカー現象や腎血管性高血圧が疑われる場合には，スクリーニングとしてMR血管造影を施行し，確定診断には選択的腎動脈造影を行う．

（美濃和茂）

4．遺伝性，代謝性腎疾患

遺伝子異常あるいは代謝異常に基づく腎疾患のうち，尿細管異常症（シスチン症，ガラクトース血症，Wilson病などによるFanconi症候群，Lowe症候群，特発性尿細管性蛋白尿症）と囊胞性腎疾患（多囊胞腎，若年性ネフロン癆）は他項に譲り，糸球体障害を呈するものについて述べる．

●——フィンランド型ネフローゼ症候群 (Finnish type nephrotic syndrome)

先天性ネフローゼ症候群（生後3カ月以内に発症）のうち代表的な疾患．遺伝子座19q13.1のNPHS1遺伝子の変異により，糸球体上皮細胞足突起間のスリット膜構成蛋白nephrinが先天的に欠損して発症する．常染色体劣性遺伝．

A 診断

胎生37週頃出生したSFD児に多く，しばしば胎児仮死や巨大胎盤を伴う．

胎児期から蛋白尿を呈し，羊水中α-フェトプロテインが高値である．DNA解析による出生前診断が可能である．高度蛋白尿

のため全身浮腫著明で末梢循環不全をおこしやすく，低IgG血症やアンチトロンビンIIIの低下，血小板増加のため，細菌感染症や血栓症をおこし，2歳までに死亡することが多い．甲状腺機能低下，貧血，くる病，成長障害を呈する．生後3～6カ月の腎生検により，特徴的な近位尿細管の囊胞状拡大を認める．

B 治療

ステロイド抵抗性で2～3年で末期腎不全に至るが，ACE阻害薬の尿蛋白軽減効果が報告されている．細菌感染症や血栓症による2歳までの死亡が多いので，その予防と治療に努め，浮腫管理，栄養補給，甲状腺ホルモンの補充を行う．尿中への蛋白喪失に対し，体重が7kgで両腎を摘出しCAPDに導入，9kgで腎移植が行われる．

●── Alport症候群

腎糸球体基底膜を構成するIV型コラーゲンのα鎖の異常によっておこる進行性腎炎で，感音性難聴や眼症状を合併する．85％は伴性優性遺伝（X連鎖型：Xq 22のα5鎖遺伝子COL 4 A 5の変異）で，15％が常染色体劣性遺伝（2 q 35-q 37のα3鎖遺伝子COL 4 A 3またはα4鎖遺伝子COL 4 A 4の変異），1％以下が常染色体優性遺伝である．頻度は5000人に1人程度である．

A 診断
a．症状

X連鎖型の場合，男性患者は乳幼児期に血尿で発症，次第に尿蛋白が増加してネフローゼ症候群を呈し，10歳頃から腎機能低下，10代半ばから20代で末期腎不全に至る．女性患者は軽症から典型例まである．10歳前後から約4割の患者に両側性感音性難聴が出現し，時に眼症状（円錐角膜，白内障，黄斑部の異常など）も認められる．

b．検査

高度蛋白尿，低蛋白血症に比し，高脂血症，浮腫は軽度である．尿細管障害（多尿）がGFR低下に先行する．腎糸球体基底膜は電顕上不規則な肥厚と菲薄化，緻密層の層状分裂と小円形顆粒を入れた網目状構造を認める．間質に泡沫細胞が目立つ．

c．診断

持続性血尿か腎炎症状を呈する患者で家族歴，感音性難聴，眼症状を認めれば，腎生検で腎糸球体基底膜電顕所見を検討する．さらに免疫染色にて，腎糸球体とボウマン囊基底膜のα3～5鎖抗体に対する染色様式からX連鎖型と常染色体劣性遺伝型の鑑別が可能であり，最終的に遺伝子解析により変異遺伝子が同定される．

B 治療

根治療法はないが，尿蛋白減少にACE阻害薬やシクロスポリンが有効との報告があり今後検討を要する．感染・脱水時の増悪予防に努める．腎移植後，1～5％に抗基底膜抗体型腎炎がおこる．

●── 菲薄基底膜病（Thin basement membrane disease）（良性家族性血尿 Beneign familial hematuria）

家族性（一部孤発例）に菲薄基底膜を認め，血尿を主症状とする．常染色体優性遺伝．

A 診断

顕微鏡的（ときに間欠的肉眼的）血尿の

みで，蛋白尿はないかごく軽度で，難聴の合併はない．糸球体基底膜は電顕上びまん性に菲薄化（厚さ 200 nm 以下）を認め，光顕および蛍光抗体法では異常はない．Alport 症候群と同じ COL 4 A 4 の突然変異を認めた報告があり，蛋白尿を伴ったり家族に腎不全患者がある症例には腎生検を行う．

B 治療

一般に予後良好で，治療を要さない．

●―― Nail-patella 症候群

9 q 34 の LMX 1 B 遺伝子の変異によるコラーゲン線維の代謝異常症．常染色体優性遺伝．

A 診断

母指・示指の爪の形成不全，膝蓋骨形成不全のほか，患者の 30〜40％に腎症状（蛋白尿，ときに血尿）が出現する．腎糸球体は光顕でメサンギウム増殖と硬化像を，電顕で基底膜やメサンギウムへのコラーゲン線維沈着を認める．

B 治療

対症的治療のみである．腎症状がある症例の 30％が成人期に末期腎不全に至る．

●―― Fabry 病

Xq 22 の α-ガラクトシダーゼ A（α-Gal）遺伝子の変異によりリソソーム加水分解酵素である α-Gal が欠損し，全身組織にグロボトリアオシルセラミドが蓄積しておこるスフィンゴリピドーシス．伴性劣性遺伝．

A 診断

男性は重症であるが，女性は軽症で保因者になる．小児期に四肢の疼痛発作，発汗障害，発熱，皮膚の被角血管腫，腹痛，下痢で発症し，青年期に蛋白尿・血尿が出現，30〜40 歳で末期腎不全に至る．心筋障害や脳血管障害もおこる．腎糸球体は光顕で上皮・内皮細胞内に泡沫状の空胞を認め，これは電顕でミエリン様物質として特異な像を呈する．尿沈渣の電顕的観察や脂質分析も有用である．白血球（とくにリンパ球）や血漿の α-Gal 活性の低下により診断する．遺伝子診断が可能である．

B 治療

遺伝子組換え α-Gal の経静脈内投与による補充療法が行われている（治験進行中）．四肢疼痛にはカルバマゼピンが有効である．腎移植は酵素補充効果も期待できる．

●―― リポ蛋白糸球体症（Lipoprotein glomerulopathy）

蛋白尿と糸球体のリポ蛋白塞栓を特徴とする腎障害と血漿アポ蛋白 E の高値をみる非常に稀な疾患．第 9 染色体上の Apo-E 遺伝子の変異により変異アポ蛋白 E が生成され，リポ蛋白代謝異常をきたして発症する．常染色体劣性遺伝．

A 診断

小児期から成人期にかけ蛋白尿が出現，ネフローゼ症候群を呈し次第に腎不全に進行する．血漿アポ蛋白 E は高値でIII型高脂血症（血漿 VLDL，IDL の増加）を認

める．他の腎疾患に併発する例もある．腎は光顕で拡張した糸球体毛細管腔にリポ蛋白血栓（指紋状の薄染色物質）を認め，これは電顕ではやや高電子密度顆粒の充満として観察され，免疫染色でアポ蛋白Eが証明される．遺伝子診断が可能である．

B 治療

抗脂血症薬の有効性は明らかでない．LDL吸着や血漿交換の効果は一定しない．移植腎に再発がみられる．

● —— Denys-Drash 症候群

11p13のWT1遺伝子（Wilms腫瘍抑制遺伝子）の1本の対立遺伝子の突然変異により，腎症，性器異常，Wilms腫瘍を併発する稀な疾患である．腎症に他の1徴を併発する不完全型も多い．散発例が多いことからde novo変異と考えられている．

A 診断

多くは，3カ月以降1歳までにネフローゼ症候群を発症し高血圧を合併する．腎組織像は巣状あるいはびまん性メサンギウム硬化症である．性器異常はXY核型では性不明性器を，XX核型では正常である．本症候群のWilms腫瘍は両側性のことが多い．遺伝子診断により確定する．

B 治療

腎症はステロイド抵抗性で，3歳までに末期腎不全に至るが，ACE阻害薬が有効な場合がある．腎不全に至れば，高血圧合併例は両腎摘出後腎移植を，非合併例は片腎摘出後腎移植を行って，残腎にWilms腫瘍発生がないかエコーで経過観察を行う．

参考文献

1) Holmberg C et al : Management of congenital nephrotic syndrome. Pediatr Nephrol 9 : 87-93, 1995.
2) Nakanishi K. et al : Immunohistochemical study of the α1-5 chains type IV collagen in hereditary nephritis. Kidney Int 46 : 1413-1421, 1995.
3) Calls L et al : Long-term effects of cyclosporine A in Alport's syndrome. Kidney Int 55 : 1051-1056, 1999.

（水野愛子）

5．先天性腎疾患

腎尿路の先天異常は，人の約10％に見られ反復性尿路感染症の約50％に何らかの腎尿路奇形を認めるとされ，また小児期慢性腎不全の原因として，閉塞性腎障害を含めた先天性疾患が最も頻度が高く，約1/3以上を占めている．遺伝性のものが多いが，大多数で原因不明であり，分類も統一されていない（表5-1）．ここでは臨床

表5-1 腎臓の先天異常

発生の異常	両側腎無発生（Potter症候群），片側腎無発生（単腎），過剰腎
形成の異常	無形成腎，低形成腎，過形成腎（腎肥大），異形成腎，限局性異形成腎（Ask-Upmark腎），オリゴメガネフロニア
囊胞性異常	多嚢腎，多発性嚢胞腎，髄質嚢胞症（若年性ネフロン癆），髄質海綿腎，単純性腎嚢胞
型態の異常	単純性形態変異，融合腎
位置の異常	非交差性変位，交差性変位，回転異常
腎盂の異常	完全重複腎盂，不完全重複腎盂，水腎症，水腎杯

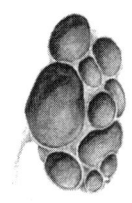

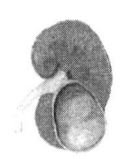

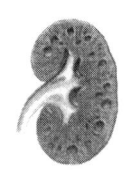

多嚢腎　　　単純性腎嚢胞　　髄質嚢胞症　　　髄質海綿腎　　　嚢胞腎
　　　　　　　　　　　　（若年性ネフロン癆）

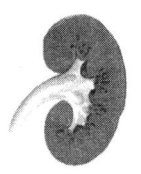

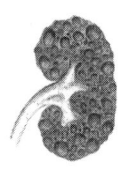

図5-1　嚢胞性腎異常

的に重要な先天性腎疾患について述べる．

A　腎無発生（Renal Agenesis）

後腎組織を全く欠くものである．片側無発生は，出生1000に対し約1人の割合で見られ単腎（健側腎）が正常であれば代償性肥大となり無症状で経過するが，腎以外の先天奇形もよく見られる．両側性のものはPotter症候群ともいわれ半数が死産で残りも数週以内に死亡する．特有の顔貌を呈し，羊水過少は肺形成不全の病因として重要である．

B　低形成腎（Hypoplastic Kidney）

各ネフロンは正常であるが，その数が少なく腎のサイズも50%以下に短小化し，後天性疾患が否定できるものを言う．両側性では，成長障害を伴った腎不全が遅くとも20歳までには起こる．Oligomeganephroniaは非遺伝性両側性で，ネフロン数が少なく糸球体の肥大を特徴とする．発育障害や尿濃縮力低下を主症状とするが，腎不全への進行は緩徐である．部分的低形成であるAsk-Upmark Kidneyは，小児高血圧の原因として重要であるが，今日逆流性腎症のひとつとされている．

C　異形成腎（Dysplastic Kidney）

ネフロンの形成がきわめて未熟で，組織学的に原始尿細管（Primitive Duct）を認めることが特徴である．形成不全を伴うものはHypodysplasia（低形成異常）と呼び，大部分が尿路閉塞を合併しており，後部尿道弁やPrune belly症候群で見られる．

D　嚢胞性腎疾患（図5-1）

腎臓に肉眼的嚢胞ができる嚢胞性腎疾患には，遺伝性，非遺伝性，多発奇形に伴うものなどがある．遺伝性のものは両側性であり，多発性嚢胞腎，若年性ネフロン癆などが含まれ，結節性硬化症などの多発奇形症候群に合併しても見られる．非遺伝性のものの多くは一側性で，代表的なものに多嚢腎（Multicystic kidney），単純性腎嚢胞がある．

a．多発性嚢胞腎（Polycystic kidney）

常染色体優性遺伝型（ADPKD）と，劣性型（ARPKD）がある．ARPKDは周生期から幼児期に発症し，発症後早期に腎不全となり，予後は不良である．ADPKDは学童期以降に発見されることが多いが，まれに周生期に発症することがあり，超音波検査により両親のいずれかに多発性嚢胞を認める．ADPKDは小児期に腎不全へ進行することは少ないが，血圧や腎機能の

定期的経過観察は必要である．

b．若年性ネフロン癆（Juvenile Nephronophthisis）

進行性に腎機能障害が見られ，とくに尿濃縮障害による多尿が早期から認められ，貧血，発育障害も見られ，すでに高窒素血症の状態で発見されることが多い．脱水になりやすいため水分や塩分の補給に注意する．網膜病変を合併する例もある．

c．多囊腎（Multicystic kidney）

多囊腎は囊胞のみからなる大きな無機能腎で，幼児期に最も多く見られる囊胞性腎疾患で，乳児期腹部腫瘤の原因として，水腎症とともに最も多い．反対側腎に水腎症や膀胱尿管逆流などの異常を認めることがあり，長期にわたる観察が必要である．

d．馬蹄腎（Horseshoe kidney）

融合腎のうち最も多く見られ，出生400〜800に対し1例とされる．尿路感染症の頻度が高く，外傷も受けやすい．Turner症候群によくみられる．

（野口弘道）

6．全身性疾患に伴う腎病変

腎疾患には，慢性糸球体腎炎などの一次性（原発性）腎疾患のほか，紫斑病性腎炎のように全身性疾患または他臓器疾患を伴う腎病変（二次性または続発性腎疾患）が存在する．主に自己免疫疾患，全身性血管炎，代謝性疾患，慢性感染症や免疫異常，薬物の副反応などである．小児では，紫斑病性腎炎，ループス腎炎，ANCA関連腎炎（ANCA関連微小血管炎），若年性慢性関節リウマチ，Sjögren症候群，先天梅毒やB型肝炎ウイルス（HBV），C型肝炎ウイルス（HCV）などの慢性感染症，クリオグロブリン血症，および薬物の副作用

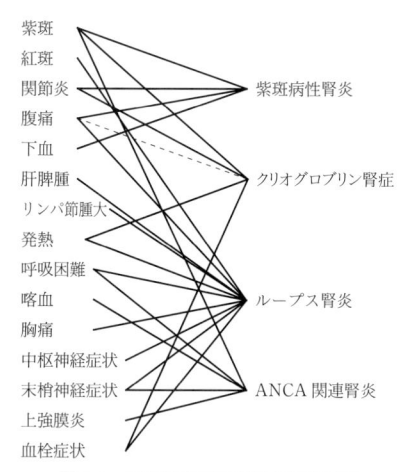

図6-1 二次性糸球体腎炎の腎外症状

などである．

A 症状，検査および鑑別診断

原疾患の診断に関しては本章の目的ではないので詳しくは該当項目を参照されたい．但し，腎障害による症状や検査所見のみに目を奪われたり，原疾患の兆候が出揃っていないために，原疾患を見落とすこともあり注意を要する．

SLEでは通常，血清補体価（C3，C4，CH50）が低く，抗dsDNA抗体が陽性である．その他の自己免疫疾患，全身性血管炎でも抗核抗体，抗好中球細胞質抗体（ANCA），SSA抗体，Sm抗体，リウマチ因子，クリオグロブリン，赤沈値，CRP，末梢血液像などの検査が必要となる．因みにSLEでは一般に白血球減少が認められ，赤沈値は亢進するもののCRPが強陽性になることは少ない．また必要に応じて，梅毒反応，HB抗原，HCVの抗体またはRNA，血清トランスアミナーゼ値なども検査する．

```
アレルギー性紫斑病 ——— メサンギウム増殖性腎炎
全身エリテマトーデス
慢性関節リウマチ ——— 膜性腎症
Sjögren症候群 ——— 膜性増殖性糸球体腎炎
慢性HCV感染
慢性HBV感染 ——— アミロイド腎
先天梅毒 ——— 尿細管間質性腎炎
```

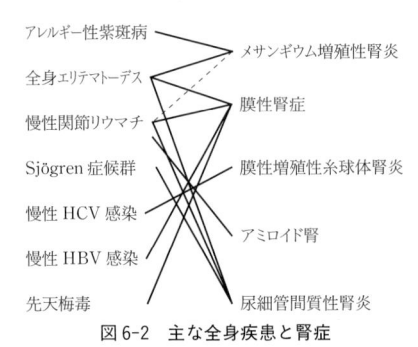

図6-2　主な全身疾患と腎症

当然ながら，図6-1に示すような腎外症状を認めることがある．発熱などの炎症症状，リンパ節所見，皮膚症状，関節症状，漿膜炎，眼症状，消化器症状などである．なお，アレルギー性紫斑病の紫斑は下腿や臀部を中心に直径数mmの丘疹状を呈することが多い．

主な全身性疾患に伴う代表的な腎症は図6-2に示す如くである．なお，慢性関節リウマチにおける膜性腎症はペニシラミンなどのキレート剤により，尿細管間質性腎炎は消炎鎮痛薬によることが多い．また，ANCA関連腎炎はp-ANCA（ミエロペルオキシダーゼに対する自己抗体でMPO-ANCAとも称する）陽性の急速進行性腎炎であり，半月体形成性腎炎の組織像を呈する．肺出血を合併することも多く広義のGoodpasture症候群（肺腎症候群）に相当する．

逆に上記の全身性疾患を見た場合，腎症の合併を考慮した検査を行うべきである．Sjögren症候群など尿細管間質性腎炎を疑う場合には，主に糸球体障害を反映する尿蛋白，尿沈渣のみでは不十分で，尿β_2MG，尿濃縮力，アシドーシスの検査も必要である．

B　二次性腎疾患の治療

原則として腎生検を行い，臨床所見も加味して重症度を判定し，治療方針を決定する．

a．紫斑病性腎炎

尿蛋白量と腎組織像に応じ，最も軽症のものではジピリダモールのみ，中等症ではワーファリンを加え，やや重症の症例ではプレドニゾロン（PSL，6〜9カ月）を追加し，最重症例では免疫抑制薬（シクロフォスファミドないしミゾリビン）も併用し，プラスマフェレーシスを行うこともある．

b．ループス腎炎

瀰漫性増殖型のものでは，ステロイドパルス療法の後PSL内服を基本にジピリダモールとワーファリンを併用する．PSLはゆっくり減量するが，離脱できず5〜10mg/m^2の隔日内服を継続せざるを得ないことが多い．また，治療開始3〜4カ月頃からミゾリビン（5〜6 mg/kg/日）を併用する．

c．ANCA関連腎炎

確定した治療法はないが，多くは急速進行性であることから，パルスを含むステロイド療法にシクロフォスファミドを併用することが多い．また，プラスマフェレーシスの効果も議論されている．

（都築一夫）

7．糸球体疾患

糸球体を主病変部とする腎疾患を糸球体疾患と称し，糸球体腎炎とネフローゼ症候群がこれに相当する．糸球体腎炎は病理組織上の呼称であり，確定診断には腎生検が必須である．但し，実地臨床の場では蛋白尿と血尿が持続するものを腎炎と暫定診断し，事実，その多くは糸球体腎炎である．しかし，時に尿細管間質性疾患も含まれて

おり注意を要する．ネフローゼ症候群は大量の蛋白尿により低蛋白（アルブミン）血症を来たした腎疾患の総称である．放置すれば，ふつう高コレステロール血症と浮腫を合併する．小児では多くが微小変化型ネフローゼである．

また，全身性疾患や他臓器疾患に伴う糸球体腎炎やネフローゼ症候群を続発性（二次性，症候性）として，特発性（原発性，一次性）のものと区別して取り扱うのが普通である．本項では主に一次性のものを扱う．

● 糸球体腎炎（glomerulonephritis；GN）

A 診断

通常は蛋白尿と血尿が持続する時に本症を疑う．発病様式から肉眼的血尿や浮腫を伴って急性に発症するタイプ（急性発症型）と，学校検尿などで偶然に発見されるもの（潜伏発症型）とに大別され，主な糸球体疾患との関連は図7-1の如くである．血尿を伴って急性発症する症例がすべて急性糸球体腎炎ではない点に注意すべきである．現状では糸球体腎炎の分類も腎組織像に準拠してなされている．日常よく遭遇するものを以下に述べる．

a．IgA腎症（IgAN）

メサンギウムの増殖（細胞増多と基質の増生）とIgAを主体とする免疫複合体の沈着（傍メサンギウム領域が中心）を特徴とし，病変の分布は巣状傾向を有する．尿所見では血尿と蛋白尿を認め，本邦では慢性糸球体腎炎の半数以上が本症とされている．学校検尿など偶然の検尿で発見されるタイプのほか，上気道炎などに際し肉眼的血尿を繰り返すタイプ（反復性血尿発作）もある．血尿発作の時期を除く普段の尿蛋白量と腎組織像で予後が推測できる．1.0 g/1.73 m²/日を越える尿蛋白は，進行の可能性を示唆する．

b．膜性増殖性糸球体腎炎（MPGN）

例外はあるものの，慢性の低補体血症を特徴とする進行性の強い糸球体腎炎である．一部の症例でC3 nephritic factor（C3 NeF）が血中に検出される．これはC3 convertaseであるC3b Bbの自己抗体で，C3b Bbを安定化し絶えずC3を活性化する．組織学的には本症を3型に分類するが，本邦ではII型が少なく，III型は主に成人である．最も多いI型は糸球体の分葉化と係蹄壁の二重化（メサンギウム細胞の嵌入）を特徴とし，係蹄壁に沿って内皮下にC3の沈着を認める．但し，発病初期には管内増殖が強く急性糸球体腎炎と鑑別に困難を感ずる例もある．

補体の動きは本症の病勢をかなり反映している．ある種の腎疾患では低補体血症を伴い，病勢の指標となることが多い．その代表疾患の鑑別を表7-1に示す．

c．管内増殖性腎炎（急性糸球体腎炎）（post-streptococcal acute GN；PSAGN）

糸球体毛細血管の内側（管内）に細胞が増えた状態である．このため糸球体は腫大し，細胞核が増え（富核），毛細血管腔は狭小化する．典型例ではA群β溶連菌感

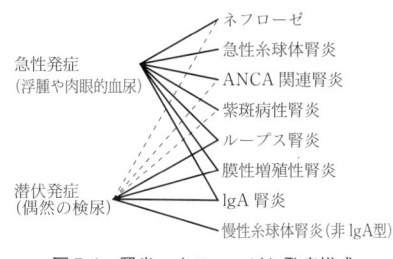

図7-1 腎炎・ネフローゼと発病様式

表 7-1 補体と各種腎炎

	C_3	C_4	CH_{50}	その他
急性糸球体腎炎	↓	N〜↓	↓（3カ月以内）	↑ASO, ↑ASK
膜性増殖性腎炎	↓	N	↓（3カ月以上）	C3 NeF ⊕〜⊖
ループス腎炎	↓	↓	↓（3カ月以上）	抗DNA抗体⊕
クリオグロブリン腎症	↓〜N	↓〜N	↓〜N	RF⊕, クリオグロブリン⊕

染から1〜3週後に，肉眼的血尿，乏尿，高血圧，浮腫をもって発病する．ASO・ASKの上昇と低補体血症が特徴である．C3とCH50は低いがC4は正常ないし軽度低下であることが多い．極期（溢水状態）の鬱血性心不全，肺浮腫，高血圧性脳症といったリスクを回避すれば1〜3カ月で尿異常はほぼ消失し自然治癒に至る．低補体血症もほとんどは3〜8週，遅くとも3カ月以内には正常化する．一般に再発はないとされている．

急性発症という点では，MPGNや肉眼的血尿で発病するIgA腎症との鑑別を要する．前者との鑑別は時に腎生検でも困難なことがある．後者では先行感染と肉眼的血尿の間隔が1〜2日以内と短い点が鑑別に役立つ．勿論，原則として低補体血症も伴わない．

d．半月体形成性腎炎（crescentic GN）

さまざまの糸球体腎炎で，糸球体係蹄壁に破壊的病変がおこるとボウマン嚢に半月体が形成される．すなわち，半月体は糸球体病変の強度を反映するものである．従って，本症は単一疾患ではなく，固有の糸球体病変により，紫斑病性腎炎，IgA腎症，MPGN，ループス腎炎，ANCA関連腎炎，Goodpasture病（抗基底膜抗体病），Alport症候群などと組織診断されるべきである．但し，臨床的な共通点として肉眼的血尿や急速な血清クレアチニンの上昇（急速進行性腎炎）がある．

e．腎生検の適応

MPGNや尿蛋白の持続するIgA腎症，免疫抑制剤の併用を考える腎疾患では，原則として腎生検を行う．

B 治療

a．IgA腎症

IgA腎症は，軽症例では血小板凝集抑制剤（ジラゼップまたはジピリダモール）単独で，中等症ではこれにステロイド（6〜18カ月）とワーファリンを加え，重症例ではさらに免疫抑制剤（アザチオプリンないしミゾリビン）を追加する．尿蛋白が消失しない時にはアンギオテンシン変換酵素阻害薬を加えることもある．

b．MPGN

MPGNではステロイドパルス療法を行った後18〜24カ月のステロイド内服療法を基本とし，ジピリダモールとワーファリンを併用する．

● ネフローゼ症候群（nephrotic syndrome；NS）

A 診断

本症候群の診断は表7-2の基準に従い，さらにその腎組織像により表7-3の如く分類される．

表7-2 小児ネフローゼ症候群の診断基準

1) 蛋白尿：1日の尿蛋白量3.5gないし0.1g/kg以上．または早朝起床時第1尿で300 mg/100 dl以上の蛋白尿が持続する．
2) 低蛋白血症：血清総蛋白量として　　　　　　学童，幼児　　6.0 g/100 dl以下
　　　　　　　　　　　　　　　　　　　　　　　乳児　　　　5.5 g/100 dl以下
　　　　　　　　血清アルブミン量として　　　　学童，幼児　　3.0 g/100 dl以下
　　　　　　　　　　　　　　　　　　　　　　　乳児　　　　2.5 g/100 dl以下
3) 高脂血症：血清総コレステロール量として　　　学童　　　　250 mg/100 dl以上
　　　　　　　　　　　　　　　　　　　　　　　幼児　　　　220 mg/100 dl以上
　　　　　　　　　　　　　　　　　　　　　　　乳児　　　　200 mg/100 dl以上
4) 浮腫

注：1)と2)は本症候群診断のための必須条件である．
① 高脂血症，浮腫は本症候群のための必須条件ではないが，これを認めればその診断はより確実となる．
② 蛋白尿の持続とは3～5日以上をいう．

表7-3 ネフローゼ症候群の分類

I．特発性（原発性）ネフローゼ症候群
　微小変化型ネフローゼ症候群（MCNS）
　巣状（分節状）糸球体硬化症（FGS or FSGS）
　膜性腎症（MN）
　膜性増殖性腎炎（MPGN）
　メサンギウム増殖性腎炎（MesPGN）
II．症候性（続発性）ネフローゼ症候群
　紫斑病性腎炎（HSPN）
　ループス腎炎（LN）
　IgA腎症（IgAN）
　溶血性尿毒症症候群（HUS）
　腎静脈血栓症（RVT）
　Alport症候群など
III．先天性ネフローゼ症候群
　フィンランド型先天性ネフローゼ症候群（CNF）
　びまん性糸球体硬化症（DMSまたはフランス型）

a．微小変化型ネフローゼ（MCNS）

小児のネフローゼとしては最も頻度が高く，男児に多い（男：女≒2～3：1）．多くは血尿を伴わず，肉眼的血尿は稀である．尿蛋白は選択性が高く，アルブミンなどの低分子蛋白を主体とする．なお，尿蛋白の選択性はトランスフェリン（Tf）とIgGから，下記の式：

（尿IgG/血清IgG）÷（尿Tf/血清Tf）

により求め，0.1以下を高選択性，0.2以上を低選択性と判断する．本症はステロイド剤に対する反応が良好で，腎不全に至ることも稀であるが，再発が多いのを特徴とする．腎組織像は光顕上，ほとんど変化がなく（微小変化；minimal change），電顕では糸球体上皮細胞の足突起に癒合が認められる．

b．巣状分節状糸球体硬化症（FGS）

初発症状，発症年齢ではMCNSとの区別はつかない．尿蛋白の選択性は高くないこともある．ステロイド剤を始め各種の治療法に抵抗することが多く，発病後5～7年で約半数が腎不全に至る．発病初期には傍髄質部の糸球体だけ（巣状）に，しかも，その糸球体の一部（分節状）にのみ硬化が認められ，そのほかはほぼ正常であるのを特徴とする．従って，腎生検で得られた検体にこの特有の病変が含まれていないとMCNSとの組織診断がなされてしまう．現時点では，糸球体疾患の確定診断は原則として病理組織（腎生検）によるが，FGSやIgA腎症などのように病変が瀰漫性（diffuse）でない場合には，腎生検による診断には限界がある．

表 7-4 ネフローゼ症候群治療効果判定基準
(厚生省特定疾患調査研究班)

A 治療効果の判定
 完全寛解:蛋白尿の消失,血清蛋白の正常化,臨床諸症状の消失が見られるもの
 不完全寛解I型:血清蛋白の正常化,臨床諸症状の消失を見るものの,尿蛋白のみ持続するもの
 不完全寛解II型:臨床諸症状は好転するも,不完全寛解I型に該当しないもの
 無効:治療にまったく反応しないもの
B 再発について
 再発:尿蛋白が一旦寛解後,早朝起床第一尿で尿蛋白定性により"++"以上,または定量により100 mg/100 ml 以上が3日間以上持続するもの
 頻回再発:1年に4回以上,または6カ月に2回以上再発するもの
 ステロイド依存症:2回続けてステロイド漸減中,あるいはステロイド終了後,2週間以内に発生が認められたもの
 ステロイド非依存症:ステロイド依存性の条件にあてはまらないもの

体表面積 (S.A.) が 1.0 m² 以上の場合

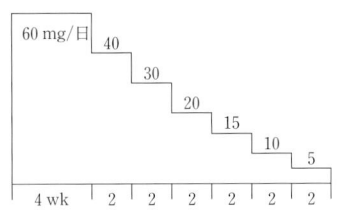

```
60 mg/日  40
           30
            20
             15
              10
               5
4 wk   2   2   2   2   2   2
```

・体表面積 (S.A.) が a (<1.0) m² の場合は,各々に a を掛ける.即ち, 60×a mg/日となる.
・また,減量幅は 2.5 mg を最小とする.

図 7-2 初発ネフローゼのプレドニゾロン療法

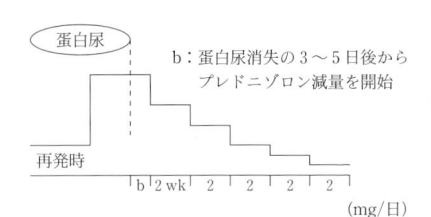

蛋白尿

b:蛋白尿消失の 3〜5 日後からプレドニゾロン減量を開始

再発時

```
         b 2wk  2   2   2   2   2
                            (mg/日)
 0§ →  30  15  10   5   0
 5  →  40  20  10  7.5  5  2.5  0
10  →  40  20  15 12.5 10  7.5 2.5  0
15  →  50  25  15 12.5 10  7.5  5  2.5  0
20  →  50  30  20 12.5 10  7.5  5  2.5  0
30§§→ 60  40  30  25  15 12.5 10  7.5 2.5  0
40§§→ 60  50  40  30  25  15 10  7.5  5  2.5  0
```

§:ステロイド離脱後,15日以上たって再発した場合.
 2週間以内のものは,5 mg/日の場合に準ずる.
§§:腎生検の適応と考える.
・体表面積 (a m²) が 1.0 m² 未満の場合
 プレドニゾロン量→ 60 mg×a mg/日を超えないものとする.

図 7-3 ネフローゼ再発時のプレドニゾロン療法
(浮腫をともなう乏尿がある場合を除く)

て発病することもある.糸球体係蹄の上皮側(外側)に小さな免疫複合体が多数並んで沈着し,係蹄壁(膜)が肥厚しているところからこの名がある.

d.先天性ネフローゼ症候群

詳しくは先天性・遺伝性腎疾患の項を参照.なお,乳児のネフローゼがすべて本症ではなく,MCNSなど幼児と同様の病型も存在する.

e.再発の診断基準

本症,殊に MCNS では再発率が高く,おおよそ,単回型1〜2割,非頻回再発型4〜5割,ステロイド依存型を含む頻回再発型3〜4割である.再発の基準と再発傾向を表現する頻回再発,ステロイド依存は表7-4の如く定義される.なお,早朝第一尿で 2+ (100 mg/dl に相当)以上の蛋白尿を再発としており,本症の診断基準(表7-1)とは違う点に注意して頂きた

c.膜性腎症 (MN)

成人の特発性ネフローゼでは最も頻度が高い.小児では頻度も低く,B型肝炎ウイルスの保因者や先天梅毒などの慢性感染症,薬剤(ペニシラミンなどのキレート剤,金製剤など)の投与などに続発する二次性 MN が多い.なお,小児の特発性 MN は蛋白尿ではなく,微少血尿を持つ

い．自己検尿を含む頻回の定期検尿で再発を早期に発見することが肝要である．

B 治療（おもに MCNS）

幼児〜学童の特発性ネフローゼはMCNSの可能性が高く，病初期の腎生検ではFGSとの鑑別も難しい．従って，MCNSとして矛盾がなければ，まずMCNSとして治療を開始する．

a．初発ネフローゼの治療法

プレドニゾロン（PSL）60 mg/m²/日を4週間内服する．これによりMCNSの85％は4週間以内に尿蛋白が消失する．その後のPSL減量に関しては一致した見解がない．40 mg/m²の3投4休を4週間行い中止する国際小児腎臓病研究班の方式（いわゆる国際法）が有名であるが，減量が速いためか再発が多い．筆者らは2週間毎にPSLを約20〜30％ずつ減量し約4カ月で治療を終了している（図7-2）．なお，治療の効果判定は表7-4の如く，完全寛解，不完全寛解Ⅰ型・Ⅱ型，無効の4段階に分けて評価するのが一般的である．

b．再発時の治療法

再発時のPSL治療（図7-3）は開始量をやや少なくし，尿蛋白が消失すれば3日後に減量を開始する．2週間毎に，再発時の服用量より0.5〜1錠多いところまでは急速に，以後は小刻みに（0.5錠ずつ）漸減する．これは浮腫がなければ60mg/m²/日を用いなくとも寛解導入が十分に可能なこと，次の再発までの期間は寛解導入に用いたPSLの多寡にはよらないとされ，ステロイドの副作用を極力抑えるための方策である．またステロイド依存型ないし頻回再発型に対しては，再発が起こりにくい程度の少量のステロイドを長期服用（できれば隔日投与）するか免疫抑制薬を併用する．主なものはシクロスポリン（2〜3年間），シクロフォスファミド（2 mg/kg/日を8週間），ミゾリビンである．但し，MCNSに限っていえば，再発回数が多くとも原則として腎機能が低下することはない．

c．FGS

FGSに対する決定的な治療法はなく，免疫抑制薬の併用，LDLアフェレーシス（吸着療法）などを試みるが，いずれも20〜30％の例にしか効果が期待できない．なお，ステロイド単独でも20％程度の例は寛解に至る．

（都築一夫）

8．尿細管，間質腎症

● 尿細管性アシドーシス(renal tubular acidosis；RTA)

腎尿細管における酸排泄の低下によりアニオンギャップが正常域（12±2 mEq/l）にある代謝性アシドーシスを引き起こす病態である．尿細管の障害部位により3型に分類される．

① Ⅱ型RTA（近位型RTA）

近位尿細管における重炭酸イオンの再吸収が障害され，尿へ重炭酸イオンが漏出する状態．時にFanconi症候群を伴う．

② Ⅰ型RTA（遠位型RTA）

遠位尿細管における水素イオンの排泄障害による．原発性，遺伝性（Ehler-Danlos症候群，Marfan症候群など），二次性疾患（SLE，間質性腎炎，海綿腎，薬剤など）によるものがある．

③ Ⅳ型RTA（高K型RTA）

アルドステロン作用の低下（濃度低下あるいは受容体の異常）による遠位尿細管での酸排泄障害．高K血症を呈するのが特徴である．先天性副腎皮質過形成，アルド

表 8-1　尿細管性アシドーシス (RTA) の分類と診断

	近位型	遠位型	
	II型	I型	IV型
障害部位と種類	近位尿細管でのHCO$_3^-$再吸収障害	遠位尿細管でのH$^+$排泄障害	遠位尿細管でのアルドステロン作用の低下
血清K濃度	正～低	正～低	高
血清HCO$_3^-$<16 mEq/Lでの尿pHまたはNH$_4$Cl負荷時の尿pH	<5.5	5.5<	<5.5 一部5.5<
NaHCO$_3$負荷時のFE$_{HCO3}$ (%)	15<	<5 (正常域)	<5
治療に要するHCO$_3^-$の補充量 (mEq/kg/日)	5～15	1～3	1～3
合併症	Fanconi症候群	尿路結石, 腎石灰化症	GFRの軽度低下

ステロン欠損症, 間質性腎炎, 閉塞性尿路障害, 薬剤などによる.

A 診断

a. 臨床像

食欲不振, 嘔吐などの胃腸症状が見られ, 1歳ごろから発育障害が認められる. 低K血症による筋緊張低下や便秘, イレウスなどもみられる. 遠位型では骨からのCaイオンの動員と尿中クエン酸の低下により, くる病, 骨軟化症, 腎石灰化症, 尿路結石がみられる.

b. 検査

下痢, 乳酸アシドーシス, アセトン血性嘔吐症, 糖尿病, 尿毒症など代謝性アシドーシスを呈する疾患との鑑別が必要である.

1) アニオンギャップが正常域にある高クロール性代謝性アシドーシス.

2) 電解質異常：II型では低K血症, I型では低K血症, 低Ca血症, 高Ca尿症, IV型では高K血症.

3) その他：早朝尿pH, NH$_4$Cl負荷試験, NaHCO$_3$負荷試験によりRTAの病型分類がされる (表 8-1).

B 治療

アシドーシスの補正と血清K値の正常化が治療の基本となる. また, 二次性のものでは原疾患の治療が必要である.

a. アルカリ療法

II型では治療に大量の重炭酸イオン5～15 mEq/kg/日の投与が必要となる. I型ではしばしば重篤なアシドーシスを呈し緊急的治療を要することがある. 重炭酸イオン1～3 mEq/kg/日の投与がきわめて有効である. ウラリットUはNaとKの補給とともに, クエン酸を含むので腎石灰化症の予防にもよい. IV型では重炭酸イオン (重曹) 1～3 mEq/kg/日投与する.

b. カリウム補給

アシドーシスの補正は低K血症を助長するので, K補給を行う (IV型は除く).

c. くる病の治療

1α-OH-D$_3$ (アルファロール) 0.05～0.1 μg/kg/日を投与する. 腎結石のある時は投与をさける.

d. その他

IV型ではK制限, ループ利尿薬やカリメートの投与, ミネラルコルチコイド療法などがある.

●── Fanconi 症候群

近位尿細管の広範な機能障害によりアミノ酸尿，糖尿，リン酸尿，尿細管性アシドーシス II 型をきたし，発育障害やくる病，骨軟化症などの骨変化，低 K 血症などをきたすもの．原発性と 2 次性のものがあり，後者は遺伝性疾患（シスチン症，Lowe 症候群，チロジン血症，Wilson 病，糖原病 I 型，ガラクトース血症など）と後天性疾患（腎疾患，重金属，薬剤など）によるものがある．

A 診断

a．臨床像
原発性のものは，生後 4〜6 カ月頃あるいは 3，4 歳頃に発症する．食欲不振，嘔吐，便秘，多飲，多尿，脱水，原因不明の発熱，筋力低下などの症状が現れ，ビタミン D 抵抗性くる病，成長障害（小人症）が見られる．

b．検査
1) 汎アミノ酸尿（血中濃度は正常），腎性糖尿，リン酸尿，尿中 β_2-MG の増加を認めるが，尿沈渣に異常はない．
2) 高 Cl 性代謝性アシドーシス，低 K 血症，低 P 血症．

B 治療
①．アルカリ療法とカリウム補給
重炭酸イオン（K 補給もできるウラリット U） 2〜15 mEq/kg/day の投与．
②．中性リン製剤は低 Ca 血症に注意して VitD とともに投与．
③．1α-OH-D_3（アルファロール）の投与．過剰投与による高 Ca 血症と高 Ca 尿症，腎石灰化に注意が必要．
④．多尿に対しては十分な水分を与え脱水を防ぐ．

●── 尿細管間質性腎炎

腎病変の場が主として尿細管，間質にあるものを指し，急性と慢性に分けられる．

① 急性尿細管間質性腎炎
病理組織像は間質の浮腫性変化とリンパ球，形質細胞などの細胞浸潤を主体とする．病因は多彩であるが，主なものは薬物であり，他に感染症（腎盂腎炎や全身感染症），免疫疾患，特発性がある．

A 診断

a．臨床像
病因に関係する症状，尿細管機能異常と急性腎不全の症状が混在するが，軽症ではまったく無症状のこともある．
薬物性のものは薬物投与 1 週間後位に，発熱，発疹，血尿，下痢などのアレルギー症状が見られる．

b．検査
1) 尿検査で血尿，軽度蛋白尿．
2) 尿中 β_2-MG, NAG の増加．
3) 急性腎機能障害（血清 Cr, BUN の上昇）．
4) エコーで腎の大きさは正常か軽度腫大．
5) 薬物性では抗酸球増多，尿沈渣中の抗酸球，高 IgE 血症などが見られる．
6) 確定診断は腎生検所見による．

B 治療
まず第一に原因の除去が重要である．薬物性では薬剤の投与を中止する．重症例にはステロイド治療が行われる．

② 慢性尿細管間質性腎炎
慢性に経過する腎障害で，病理組織像は，間質の繊維化，尿細管の萎縮，慢性炎

症性細胞の浸潤を主な所見とする．病因は多彩であり，小児では嚢胞性腎疾患（多発性嚢胞腎，髄質嚢胞腎など），尿路閉塞，VUR など腎，下部尿路の形態異常によるものが多く，他に薬剤，慢性感染，免疫疾患，代謝性腎疾患などがある．

A 診断

a．臨床像

潜在的に発症し，徐々に進行する腎障害であり，臨床診断はきわめて困難である．進行して慢性腎不全の症状（嘔気，嘔吐，倦怠感，蒼白，成長障害）で発見されることもある．

b．検査

1) 病初期より尿中 β_2-MG や NAG などの増加が認められるが，蛋白尿は軽微である．

2) 経過とともに尿濃縮力低下，代謝性アシドーシス，電解質異常が認められる．

3) 慢性の腎機能障害で尿毒症に移行する．

4) 腎機能が保持されていれば腎生検所見により確診できる．

B 治療

原因疾患により異なるが，基礎疾患や原因の除去が重要である．

腎機能低下例ではその病態に対応した治療が必要である．

（露木ますみ）

9．腎血管病変

小児の腎血管病変は日常診療で遭遇することは稀であるが，高血圧や肉眼的血尿などの精査で発見される．病変には，腎血管の発生異常，狭窄などの形態異常，新生物，圧迫障害，全身疾患や医療行為によって形成される血栓や動静脈瘻，血管炎，外傷などがあり多種にわたる．発見年齢は新生児から年長児と幅が広く，疾患によって異なる．

代表的な疾患として，腎動脈狭窄は，線維筋性異形成（FMD）が大半を占めており，腎還流圧の低下によりレニン・アンギオテンシン系が亢進するため，高血圧が生じる．腎静脈血栓は，新生児 DIC やネフローゼ症候群で血液凝固亢進がおこり，血栓が形成されやすくなる．また，カテーテル操作が原因で血栓の形成がみられる場合もある．腎動静脈瘻は，腎生検の際に生検針の血管穿刺で形成されることもあり注意が必要である．Nutcracker 現象は痩せた小児で多くみられるが，左腎静脈が大動脈と上腸間膜動脈の間に挟まれ圧迫を受けて腎鬱血をおこす現象である．

A 診断

a．症状

腎動脈狭窄は無症候性の場合もあるが高血圧をきたすため，頭痛や痙攣，鼻出血，食思不振，心悸亢進，多呼吸などがみられる．腎静脈血栓や Nutcracker 現象では肉眼的血尿や側腹部痛を生ずる．腎動静脈瘻では背部で血管雑音（bruit）を聴取することもある．

b．検査

1) 一般検査：

① 尿検査：腎静脈血栓，腎動静脈瘻，Nutcracker 現象などで血尿やときに蛋白尿がみられる．

② 血液検査：腎障害が強い場合は尿素窒素やクレアチニンの上昇をみる．

2) レニン刺激試験：カプトプリル経口負荷（0.7 mg/kg）により 1 時間後の血圧低下（収縮期 15%以上，拡張期 10%以上）

表9-1 代表的な腎血管病変と画像検査

代表的な疾患	画像検査および所見
腎動脈狭窄	腎シンチグラフィー：患側腎の萎縮や集積不良像 腎動脈造影（DSA）：びまん性の不規則な腎動脈の狭窄と拡張 （MRアンギオグラフィーは過敏症や腎不全例に有効）
腎動脈血栓	静注性腎盂造影：患側腎の造影の遅れ，尿管の不整像 超音波断層法（Bモード法）：患側腎の腫大，腎静脈の拡張 造影CT：腎実質より輝度が高い像，腎静脈の拡張 静脈造影（下大静脈，腎静脈）：静脈造影の欠損像 （他にDSA，MRIも有効）
腎動脈静脈瘻	超音波検査（カラードップラー法）：乱流によるモザイク像 腎動脈造影：動静脈の交通および動静脈の拡張．先天性の場合，複数の交通を認める
Nutcracker現象	超音波断層法（Bモード法）：①座位における腹部の水平断で，左腎静脈の拡張部径と上腸間膜動脈と大動脈に挟まれた狭窄部径の比が3.7以上，②左腎静脈拡張部径と腹部大動脈径との比が0.7以上，③腹臥位における背部の水平断で，腎門部での腎静脈径の左右差が1.7mm以上．①②③のうち2項目以上が陽性* 血管造影および引き抜き圧曲線：左腎静脈造影で著明な狭窄と拡張および側副血行路の所見．左腎静脈の引き抜き圧曲線で狭窄部前後における3mmHg以上の圧較差の所見

注：*Okada M. et al：Clin Nephrol 49：35-40, 1998.

をみる場合は腎動脈狭窄を疑う．

3) 左右腎静脈レニン活性比：左右の腎静脈にカテーテルを挿入し採血を行いレニン活性を測定する．患側腎のレニン分泌は亢進し，健側の1.5倍になる．両側性狭窄は証明できない．

4) 画像検査（表9-1）：「画像診断」

表9-2 代表的な腎血管病変の治療法

代表的な疾患	治療法の内容
腎動脈狭窄	降圧療法：ACE阻害薬単独療法，利尿薬の併用など 腎動脈拡張術：バルーンカテーテルを狭窄部に挿入し，バルーンを膨らませ拡張させる 血行再建術：自家腎移植など
腎動脈血栓	抗凝固療法：ヘパリン，ワーファリンの投与（トロンボテスト30％前後） 線溶療法：ウロキナーゼの静脈投与 抗血小板療法：ジピリダモールの経口投与
腎動脈静脈瘻	塞栓療法：コイルやバルーン，また無水エタノールなどの瘻の塞栓 外科的治療：流入動脈の結紮や腎全摘など
Nutcracker現象	保存的治療：とくになく，経過観察する 外科的治療：左腎静脈の移動や自家腎移植など

の項も（p.485）参照

① 超音波断層法：腎および腎血管の形態異常や腫瘍はBモード法を用いて診断し，血流異常はドップラー法で診断する．

② 腎シンチグラフィー：MAG3シンチにアンギオテンシン変換酵素阻害剤を併用すると片側性腎動脈狭窄が明白になる．

③ 腎CT：腎静脈血栓は高輝度病変を呈し診断的に優れている．

④ 血管造影

静脈造影：カテーテルを大腿静脈より挿入し腎静脈造影を行う．腎静脈血栓の証明に必要．引き抜き圧曲線の圧較差と造影による側副血行路の証明によりNutcracker現象を診断．

DSA（digital subtraction angiography）：選択的腎動脈造影と併用することで造影剤，放射線被曝量の節約が可能．

B 治療（表9-2）

腎血管病変の治療は，腎機能保持と腎性高血圧症の管理が中心となる．

a．高血圧治療

アンギオテンシン変換酵素阻害薬を使用する．

b．外科的治療

1) 腎動脈拡張術（PTA）：バルーンカテーテルを腎動脈狭窄部に挿入し，バルーンを膨らませて狭窄部を拡張させる．
2) 他に自家腎移植や大動脈腎バイパスによる血行再建術がある．

C 予後

高血圧の改善が不十分だと心不全や腎不全を続発し，生命が脅かされる場合もある．

（岡田雅子）

10．尿路疾患

小児の尿路疾患は尿路感染症を機会に発見されることが多く，集団検尿など偶然の機会に発見されることも少なくない．また先天奇形や代謝異常を伴うことも多い．本項では尿路感染症，膀胱尿管逆流（VUR），腎尿路結石，水腎症について述べる．

●── 尿路感染症

尿路感染症の発症要因には宿主側の因子や起因菌側の因子が関係しており，尿流障害の有無，カテーテル挿入，血液型物質の分泌型・非分泌型，大腸菌株の特定血清型や接着因子・毒素産生性などがあげられている．

原因菌は大腸菌，クレブシエラ，プロテウス，エンテロバクターなどのグラム陰性桿菌が大半を占める．

A 診断

年長児では上部尿路感染症の症状は，発熱，腹痛，腰背部痛などの訴えであり，下部尿路感染症の場合には排尿時痛，頻尿，残尿感などの症状がみられる．一方新生児や乳幼児では上部尿路と下部尿路の感染部位の区別はつきにくく，発熱，不機嫌，嘔吐，下痢などの全身症状を呈する場合が多い．尿中の白血球と有意な細菌尿を証明することにより尿路感染症と診断されるが，乳幼児では採尿に手間がかかるため，必ずしも適切に尿路感染症の診断がされないのが実情である．

B 治療

急性期の治療は，殺菌的に作用し副作用の少ないセフェム系抗生物質を用いる．容易に治癒しやすいが炎症部位への移行率は低いので，重症例ではアミノグリコシド系抗生剤の併用を考える．小児の尿路感染症はVURなど尿路異常の合併の可能性があり，排泄性膀胱尿道造影（VCUG）を炎症の改善後に行う．尿路感染症を反復する症例やVUR症例などでは一定の期間予防内服を行う．ST合剤が腸内細菌叢を変化させず，耐性菌もできにくいため頻用される．新生児や乳児にはペニシリン系やセフェム系抗生物質が投与しやすい．1日投与量は通常の1/5～1/10量を就寝前に服用させる．一般的注意事項として便秘をさけること，残尿を少なくするため二段排尿や定期的排尿を心掛けること，包皮内清拭などを指導する．

●―― 膀胱尿管逆流（VUR）

Vesicoureteral reflux（VUR）は先天的な膀胱尿管接合部の形成不全によるが，尿道狭窄や神経因性膀胱などの下部尿路通過障害に伴うものもある．尿路感染症に罹患した小児の30〜60％にVURが証明される他，出生前，出生後早期のスクリーニング検査にて腎盂尿管拡張や低形成腎を指摘され発見されたり，年長児では遺尿症や検尿異常をきっかけに発見されることもある．高度な腎瘢痕や腎の成長障害がみられる逆流性腎症を合併する場合には腎機能障害が進行し，やがて腎不全に至る．

A 診断
VURの診断にはVCUGが必要である．逆流の程度は国際分類によりⅠ〜Ⅴ度に分類され重症度判定される．VURに伴う腎病変の評価には^{99m}Tc-DMSA腎シンチグラフィーを行い，腎瘢痕の有無，腎低形成をチェックするが，尿路感染症のあった場合には，3カ月以上の期間をあけて検査を実施するのがよい．

B 治療
中等度以下のVURは腎に影響を及ぼさないので，自然消失の可能性を考慮して保存的に様子観察を行うが，尿路感染予防を目的として抗生物質の少量予防内服を行う．Ⅳ〜Ⅴ度の高度VURや腎盂腎炎を繰り返す進行性の腎病変のみられるものは外科的治療の適応なり，尿管膀胱新吻合術を行う．発見時に両側性の腎瘢痕や低形成腎を認め，腎機能障害を有する症例には生活管理や血圧の管理を行っていく．

●―― 水腎症

尿路の通過障害により腎盂の拡張，腎杯の変形，腎実質の萎縮性変化が生じ菲薄化した状態である．通過障害の部位は腎盂尿管移行部，膀胱尿管移行部が大部分を占める．尿管以外に膀胱頸部や尿道にもみられ，VURが合併することもある．

A 診断
年少児では腹部腫瘤で発見されたり，超音波スクリーニングや尿路感染症の機会に発見される．年長児では腹痛や嘔気，嘔吐を伴うことがある．両側水腎症では腎機能低下が高度な場合に腎不全症状を示すことがある．

MR尿路造影やCT検査を行い通過障害の程度と腎実質障害を評価するとともに腎機能検査を行う．また排泄障害の程度を知る目的で利尿レノグラムを行う．

B 治療
利尿レノグラムにて反応がみられる場合は経過観察とする．利尿レノグラムで反応がない場合に，腎実質の菲薄化がみられ腎機能障害がみられる時は尿路変更を行い，腎機能の回復を待って根治手術を行う．腎機能障害のない場合には一期的に根治手術を行う．また経過中に分腎機能が低下した例などは手術適応となる．

●―― 腎尿路結石

小児の尿路結石は，尿路奇形や尿路感染症の他に尿細管異常，先天代謝異常，高カルシウム尿症などの基礎疾患に伴ってみられることが多い．

A 診断

尿路結石症の症状は血尿や腹痛, 尿路感染症による発熱であるが, 無症状のこともある. 診断は画像検査によるが, 尿酸結石やシスチン結石はX線撮影では描出されにくい.

B 治療

腎結石に対する治療の第一選択は成人と同様に体外衝撃波砕石術 (ESWL) であるが, 体動や肺損傷などの制約がある. 大きなサンゴ状結石, 感染性結石, ESWLでは砕石されない硬い結石などに対しては経皮的砕石術や経皮的砕石術とESWLの併用療法が行われる.

また腎盂尿管移行部狭窄や尿管膀胱移行部狭窄のような通過障害を伴う場合には, 切開手術の適応である.

尿酸結石やシスチン結石は薬物などによる結石溶解法が試みられる. 尿酸結石の治療の第一は十分な水分摂取と尿のアルカリ化であり, 高尿酸血症を伴うものにはアロプリノールの投与を行う. シスチン結石も尿酸結石と同様に尿pHを高くするが, 上げすぎるとリン酸カルシウム結石が発生しやすいので注意を要する.

(美濃和茂)

11. 急性腎不全

急性腎不全とは, 急激に糸球体濾過率が著しく低下する病態のことである. 腎前性, 腎性, 腎後性の3種に分類できる (表11-1). 腎前性・腎後性ともに長期化すれば腎性に移行し得る.

病歴の聴取が大切である. 家族歴, 感染症罹患歴, 食事内容, 薬物投与歴, 体重の推移等詳しく聴取する (表11-2).

A 診断

a. 症状

乏尿 (0.5 ml/kg/h 未満), 浮腫, 高血圧など. ただし非乏尿性の急性腎不全もあり注意を要する. 尿毒症物質が貯留してくると表11-3のような尿毒症状が出現してくる.

表11-1 急性腎不全の分類と原因

	原因	例
腎前性	循環血漿量減少	出血, 脱水, 消化管液喪失, 低蛋白血症, 熱傷, 塩類喪失, third-space 貯留, 肝腎症候群
	低血圧	心不全, 敗血症, 低体温, 出血, DIC, 降圧剤
	低酸素血症	肺炎, RDS, 大動脈遮断
腎性	腎実質性 腎血流減少	各種糸球体腎炎, 溶血性尿毒症症候群 腎静脈血栓症, 両側腎動脈狭窄・閉塞, 腎皮質壊死, NSAIDs, cyclosporin A, 昇圧剤過量投与
	急性尿細管壊死・皮質壊死	薬剤, 化学物質, 重金属, 溶血, 横紋筋融解症, 虚血
	急性間質性腎炎	薬剤, 感染, 膠原病, 特発性
	腫瘍	腎実質への浸潤, 高尿酸血症
	先天性	多発性囊胞腎, 低形成・異形成
腎後性	尿管・尿道閉塞 VUR	結石, 血塊, 腫瘍, 先天性狭窄, 後部尿道弁, 前立腺肥大

表 11-2 急性腎不全の鑑別診断

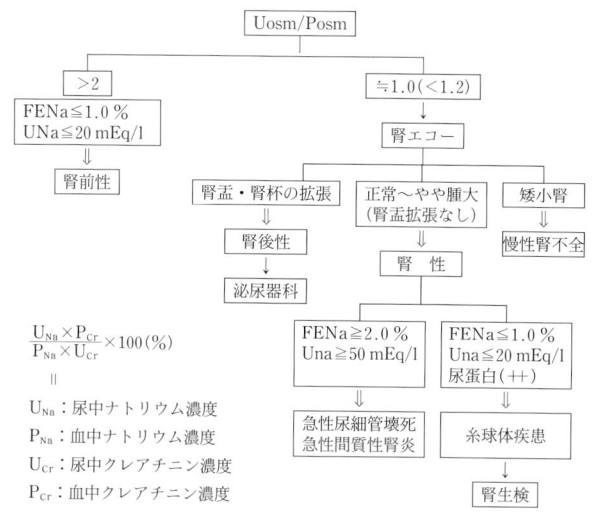

```
            Uosm/Posm
           /         \
       >2           ≒1.0(<1.2)
        ↓              ↓
   FENa≦1.0%        腎エコー
   UNa≦20 mEq/l    /    |    \
        ↓      腎盂・腎杯  正常～やや腫大  矮小腎
      腎前性    の拡張    (腎盂拡張なし)    ↓
                ↓          ↓          慢性腎不全
              腎後性        腎性
                ↓
              泌尿器科
```

$$\frac{U_{Na} \times P_{Cr}}{P_{Na} \times U_{Cr}} \times 100(\%)$$

腎性:
- FENa≧2.0%, Una≧50 mEq/l → 急性尿細管壊死 急性間質性腎炎
- FENa≦1.0%, Una≦20 mEq/l, 尿蛋白(++) → 糸球体疾患 → 腎生検

U_{Na}:尿中ナトリウム濃度
P_{Na}:血中ナトリウム濃度
U_{Cr}:尿中クレアチニン濃度
P_{Cr}:血中クレアチニン濃度

FENa ; fraction excretion of sodium

b. 検査所見と鑑別診断

BUN・血清クレアチニン (Cr) の上昇. 1日当たり BUN 10 mg/dl 以上, 血清 Cr 0.5 mg/dl 以上上昇する場合は急性腎不全と判断してよい. 蓄尿が困難な場合には以下の概算式によりクレアチニンクリアランス (Ccr) を求める.

Ccr (ml/分/1.73 m^2)
＝K×身長 (cm) /血清 Cr (mg/dl)

K:0.45 (1歳未満), 0.55 (1歳以上), 0.70 (思春期男児)

エコーでは一般的に腎腫大を認める. 逆に腎のサイズが小さい場合には低形成などによる慢性腎不全を考える.

急性腎不全の原因追求のため, 腎前性, 腎性, 腎後性の鑑別を早急に行う (表11-2参照). 腎前性が強く疑われたら10～20 ml/kgのソリタＴ１®ないし細胞外液製剤を30分～60分で輸液し, 利尿と腎機能の回復が得られれば腎前性と判断する. 腎性の可能性もかなりある場合にはうっ血性心不全を回避するため, まず1 mg/kg のフロセミドを静注し, 反応があれば腎前性と判断し前述の輸液を行う.

c. 合併症

高K血症, 高P血症, 低Na血症, 代謝性アシドーシス, 高血圧などが問題となる. 高K血症に対してはK制限とともに, 緊急時にはカルシウム製剤やグルコース・

表 11-3 透析療法の適応

1. 尿毒症状出現 (傾眠, 昏睡, 痙攣, 嘔気・嘔吐, 食欲低下, 掻痒症など)
2. 利尿剤に反応しない溢水状態 (心不全, 肺水腫, 重度高血圧)
3. 高K血症 (5.5 mEq/l 以上)
4. BUN≧70 mg/dl あるいは GFR≦25～30 ml/分
5. 代謝性アシドーシス (NaHCO$_3$ に不応)
6. 輸血, 輸液, 栄養投与のスペースがない時

インスリン療法，あるいはK吸着剤（カリメート®，ケイキサレート®）の注腸・経口投与を行う．高P血症には蛋白制限，炭酸カルシウムを投与する．低Na血症は水分過多による希釈性の場合が多い．循環血液量増大を体重，血圧，心胸郭比，中心静脈圧等により早期に判断する．高血圧は主に循環血液量の増大による．Naおよび水分制限とともに，必要ならば利尿薬，Ca拮抗薬，βブロッカーなどを投与する．

B 治療

原因治療，水分・K制限，アルカリ剤，降圧剤などの保存的治療を行なっても，表11-3のような状況になった場合には透析療法を行う．自施設で透析が困難な場合には，なるべく早く小児透析が可能な施設へ搬送する．利尿期に入ると尿量が増大し，水分や電解質喪失による脱水，低Na・低K血症などを生じやすいので乏尿期同様に十分な注意が必要である．

(柳瀬陽一郎)

12. 慢性腎不全

慢性腎不全とは，腎機能が不可逆的に低下した病態をいう．小児期での発生率は人口100万人あたり5～10人/年で，原疾患として慢性糸球体腎炎のほか，先天性腎尿路疾患の比率が高い．慢性腎不全では窒素を含む終末代謝産物である尿素，クレアチニン，尿酸などが血中に貯留し，水，電解質異常，アシドーシスが出現する．またエリスロポエチン産生能の低下，ビタミンD活性化障害，内分泌障害により腎性貧血や骨代謝異常，低身長がおこってくる．

A 診断

a．症状，検査所見

慢性腎不全の病期は4期に分類される．
1) 1期（腎予備能減少期）：糸球体濾過値（GFR）が正常より減少しているが，50％以上残っている時期で，無症状．
2) 2期（代償期腎不全）：GFRが50～

表12-1 日本腎臓病学会のガイドライン(1997)

小児保存期慢性腎不全の食事療法

区分	総エネルギー (kcal/kg*/day)	蛋白質 (g/kg*/day)	カルシウム (mg)	リン (mg)
乳児期	100～120	1.6～2.2	525	400
幼児期	80～95	1.0～1.6	350～450	400
学童期	50～80	1.0～1.5	450～900	450
学童期以上	40～50	0.8～1.0	850	550

*身長相当の標準体重．

小児血液透析患者の食事療法

区分	総エネルギー (kcal/kg*/day)	蛋白質 (g/kg*/day)
乳児期	100～120	2.2～2.7
幼児期	80～95	1.8～2.0
学童期	50～80	1.2～1.8
学童期以上	40～55	1.0～1.2

*身長相当の標準体重．

小児CAPD患者の食事療法

区分	総エネルギー (kcal/kg*/day)	蛋白質 (g/kg*/day)
乳児期	80～95	3.2～3.6
幼児期	65～75	2.0～2.6
学童期	45～60	1.2～1.8
学童期以上	35～40	1.0～1.3

*身長相当の標準体重．

表 12-2 慢性腎不全でよく使用される薬物

症状	薬品の種類	商品名	投与量	投与時の留意点
溢水	利尿剤	ラシックス	1～5 mg/kg/日	
高血圧	カルシウム拮抗薬	アムロジンなど	0.05～0.15 mg/kg/日（アムロジン）	
	アンギオテンシン変換酵素阻害薬	レニベースなど	0.05～0.3 mg/kg/日（レニベース）	透析前の使用は BUN, 血清 Cr の上昇に注意 利尿剤, 減塩食で作用増強
高カリウム血症	カリウムイオン交換樹脂	カリメート	0.5～1 g/kg/日をソルビトールといっしょに分服	便秘
高リン血症 低カルシウム血症	沈降炭酸カルシウム	炭酸カルシウム	0.1～0.3 g/kg/日 分服（食後）	高カルシウム血症, 高カルシウム尿症に注意
代謝性アシドーシス	アルカリ化剤	重曹（1 g=12 mEq）ウラリット U（2 T＝1 g＝8 mEq）	重炭酸イオンとして 1～3 mEq/kg/日 分服	重曹はナトリウム負荷に注意 ウラリットはカリウム負荷に注意
貧血	リコンビナント・ヒト・エリスロポエチン	エポジン S エスポー	50～150 U/kg 週1～3回 皮下注または静注	Ht 30％, Hb 10 g/dl を目標とする 鉄欠乏, 感染症, 悪性腫瘍合併は治療抵抗因子
腎性骨異栄養症	活性型ビタミン D	アルファロール	0.03～0.1 μg/kg/日	高カルシウム尿症, 高カルシウム血症, 高リン血症に注意
尿毒症	吸着剤	クレメジン	成人量 30 cap/日, 細粒 6 g/日分服	他の薬と同時に内服しない
成長障害	リコンビナント・合成ヒト成長ホルモン	ジェノトロピン	0.175～0.35 mg/kg/週 皮下注	

30％に低下し, 軽度に BUN 値が上昇, 時には尿濃縮能の低下, 軽度の貧血などがみられる.

3） 3期（非代償期腎不全）：GFR が 10～30％に低下し, 尿濃縮力の低下, 高度の BUN 値の上昇, 低カルシウム血症, 高リン血症, アシドーシス, 高度の貧血などがみられる. 時に浮腫, 高 K 血症, 高血圧の合併をみる.

4） 4期（尿毒症期）：GFR が 5～10％以下となり, 3期の症状の悪化と, 尿毒症の臨床症状（溢水による心不全, 肺水腫, 消化器症状, 意識障害, 出血傾向, 乏尿など）が出現する.

B 治療

a．保存的治療

食事療法と薬物療法が主体となる.

1） 食事療法：食事療法の基本は蛋白（およびリン）の制限と十分なエネルギー摂取である. エネルギー摂取量は必要所要量の 90～100％とし, 蛋白摂取量は総エネルギー量の 8～10％とする. 日本腎臓病学会のガイドライン(1997)を表12-1に示す.

2） 薬物療法：慢性腎不全でよく使用される薬物を表12-2に示す.

表12-3 慢性腎不全透析導入新基準（案）（厚生科学研究・腎不全医療研究班，1991）

1. 臨床症状	2. 腎機能	
1) 体液貯留（全身性浮腫，高度の低蛋白血症，肺水腫）	血清クレアチニン (mg/dl)	点数
2) 体液異常（管理不能の電解質，酸塩基平衡異常）	（クレアチニンクリアランス ml/分）	
3) 消化器症状（悪心，嘔吐，食思不振，下痢など）	8以上 (10 未満)	30
4) 循環器症状（重篤な高血圧，心不全，心包炎）	5～8未満 (10～20 未満)	20
5) 神経症状（中枢，末梢神経障害，精神症状）	3～5未満 (20～30 未満)	10
6) 血液異常（高度の貧血症状，出血傾向）	3. 日常生活障害度	
7) 視力障害（尿毒症性網膜症，糖尿病性網膜症）	尿毒症症状のため起床できないものを高度 (30点)，日常生活が著しく制限されるものを中等度 (20点)，通勤，通学あるいは家庭内労働が困難となった場合を軽度 (10点)	
これら1～7小項目のうち3個以上のものを高度 (30点)，2個を中程度 (20点)，1個を軽度 (10点) とする．		

注：1．2．3．60点以上を透析導入とする．
年少者（10歳未満），高齢者（65歳以上），全身性血管合併症のあるものについては10点を加算．

b. 透析療法，腎移植

末期腎不全の治療法として，腹膜透析，血液透析，腎移植のいずれかが必要となる．日本透析医学会から1991年に慢性透析導入の新基準案が提案されている（表12-3）．これは検査値や症状に点数をつけ，合計60点以上で透析導入の適応とされるもので，小児にも適用できる．血清クレアチニン値は体格に応じ正常値が異なるため小児では目安となり難い．血清クレアチニン (SCr) と身長 (Ht) による簡単なクレアチニンクリアランスの概算式を記す（「11. 急性腎不全」の項参照）．

$$\mathrm{Ccr}(\mathrm{ml/min/1.73\,m^2}) \risingdotseq \frac{k \times \mathrm{Ht(cm)}}{\mathrm{SCr\ (mg/dl)}}$$

乳児　　　　　　　$k = 0.45$
幼児～学童
思春期女児 ）　　$k = 0.55$

思春期男児　　　$k = 0.70$

合併症の少ないよい状態での透析導入は重要で，クレアチニンクリアランスが50％前後と判断される時点で，専門スタッフのいる施設への紹介が望ましい．

1) 腹膜透析，血液透析：透析療法の項参照．

2) 腎移植：腎移植は透析療法と比較して生存率，QOLの改善において優れており，小児の慢性腎不全では可能な限り腎移植が望まれる．身長発育の面からは7～9歳までの移植が望ましい．

参考文献

1) Seldin WD et al : Consequences of renal failure and their management. Disease of the Kidney, Strauss MB, Welt LG (eds), p. 195, Little, Brown & Co., 1963.
2) 腎疾患患者の生活指導・食事療法に関するガイドライン，日腎会誌　39：18-37, 1997.
3) 川口良人ほか：透析導入ガイドラインの作成に関する研究．平成3年度厚生科学研究事業研究報告書（総合班長：三村信英），国立佐倉病院, p. 125-132, 1992.
4) Schwartz GJ, Brion LP, Spitzer A : The use of plasma creatinine concentration for estimating glomerular filtration rate in infant, children, and adolescents. Pediatr Clin North Am 34：571-590, 1987.

（藤本陽子）

■ 20. 神経・筋疾患

1. 神経学的診察法

A 神経学的診察法

一般的神経学的診察法については成書を参照されたい．ここでは発達神経学的診察法のうち，運動発達の評価および神経学的微徴候について記述する．精神機能，感覚機能については問診や行動観察によるところが大きい．乳幼児においては，運動発達は姿勢，筋緊張（表1-1），原始反射と姿勢反射（表1-2）を評価する．神経学的微徴候（表1-3）は，主に学童の微細脳障害の診断に応用される．

(渡邊一功)

表1-1　筋緊張の検査

診療項目	方法	判定
伸展性 (extensibilié)	筋を受動的に伸展させた時の伸展の度合．各関節において伸展・屈曲を行う．下記の検査	筋緊張低下で亢進，筋緊張亢進で低下
スカーフ徴候 (scarf sign)	児の手を持ち，首に巻きつけるようにする．この手技をスカーフ・テストという	筋緊張低下があると，首にぴったり巻きつき首との間に空隙ができない．成熟新生児では手は肩峰まで
踵・耳徴候 (heel-to-ear sign)	仰臥位で児の踵を持ち，耳に近づける	筋緊張低下がある場合，軽く耳に達する
二つ折り徴候 (double folding)	坐位をとらせる	筋緊張低下があると，体が二つに折れ胸腹部が大腿部に密着する
膝窩角 (popliteal angle)	仰臥位で股関節を屈曲させ，さらに膝関節で伸展させ，膝における角度をみる	未熟児では150〜180°，成熟児で90〜110°．生後6カ月で180°
手関節掌屈度 (wrist flexion angle)	手関節で掌屈し，手と前腕のなす角度をみる	未熟児で40〜80°，成熟児で0°，生後2カ月以後45〜90°，未熟児では予定日に達しても0°にならない
足関節背屈度 (ankle dorsiflexion angle)	足関節で背屈し，足背と脛骨前面のなす角度をみる	未熟児で30〜50°，成熟児で0〜20°，生後3カ月以後30〜60°
すり抜け徴候 (slip through sign)	児を腋下で支え，垂直に持ち上げる	正常では腕を内転し肩を固定し持ち上げられるが，筋緊張低下があると肩と腕がすり抜けそうになる
逆U字姿勢 (inverted U posture)	腹臥位で水平保持する	筋緊張低下があると，躯幹は屈曲，四肢，頭部は下垂し逆U（∩）形姿勢となる
被動性 (passivité)	各関節において筋肉を種々の速度で受動的に屈伸，回内することによりその抵抗性をみる．各関節で近位部を持ち遠位部を振り，その振れの度合いをみる	筋緊張亢進で低下，低下で亢進．伸展性の亢進がみられず，被動性のみ亢進するのは小脳障害に特徴的

表1-2 原始反射と姿勢反射

反射	方法	意義
Moro反射	背臥位で頭を手掌で支え、頭を水平位から30度挙げゆっくりと落とすと、腕の外転と伸展、指の開排(第1相)、躯幹の上で腕の内転と屈曲(第2相)がみられる	生後6週までは第2相まで存在、それ以降は第1相のみ、通常4カ月までに消失、6カ月以降持続する場合は異常
Galant反射	脊柱の外側を上から下へ擦ると、脊柱が擦った側へ凹の弯曲をする	3~4カ月頃で消失、しばしばアテトーゼ型脳性麻痺で異常に存続
手掌把握反射(palmar grasp reflex)	背臥位、正中位で、上肢を屈曲位とし、検者の指と指にて手関節をはさみ、指を尺側から入れ手掌を圧迫すると、検者の指を把握する。手背には触れないこと	随意的な握りが出現する5~6カ月頃に消失、脳性麻痺児でしばしば存続
非対称性緊張性頸反射(asymmetric tonic neck reflex)	頭を一側に向けると、その側の伸筋の緊張が亢進し、反対側の屈筋の筋緊張が高まりフェンシング姿勢をとる	屈筋優位の成熟新生児では出現しにくく、1~4カ月でみられる。脳性麻痺では強いか、6カ月以後も存続
緊張性迷路反射(tonic labyrinthiue reflex)	仰臥位で伸筋の筋緊張が最大となり、腹臥位では緊張亢進が最小となり、屈筋の筋緊張が相対的に高まる	正常ではみられず、脳性麻痺にみられる
陽性支持反射(positive supporting reflex)	腋下で体を垂直に支え、体を上下させる。足底が床にふれると伸筋、屈筋ともに筋緊張が亢進し、棒のようになる	生下時から2カ月までが著明で、それ以降は目立たなくなる。生後5カ月頃から、反動的に下肢を飛び跳ねようとする屈伸交互運動が出現し立位へと移行、痙直型麻痺ではかかとが床につかず、下肢は伸展、内旋、内転
頸部立ち直り反射(neck righting reflex)	頭を一側に向けると、体が全体として頭の回転をした方向に向くもの	新生児5~6カ月までみられる。欠如するもの、6カ月以上存続するものは異常
躯幹立ち直り反射(body righting reflex)	頭部を一側に向けると、肩からその方向へ回転を始め、躯幹、ついで骨盤が回転するもの	6カ月頃から出現する
視覚性立ち直り反射(optical righting reflex)	前後左右方向に体を傾斜させると、頭を垂直に立ち直らせるもの、迷路に障害がないことが前提	腹臥位では1~2カ月、仰臥位では5~6カ月、側方では6~8カ月から出現
両生類反応(amphibian reaction)	腹臥位で一側の骨盤を下から持ち上げると、その側の上下肢が屈曲し、這う姿勢をとる	5~6カ月から出現
Landau反射	腹臥位で胸腹部を支え持ち上げると、頭を上げ、躯幹と四肢を伸展させる。頭部を前屈させると四肢は屈曲する	4カ月~2歳にみられる。上肢の後方索引と四肢の伸展を伴う後弓反射、頭の下垂、体幹の著しい低緊張に下肢の伸展、上肢の後方索引、上肢前方伸展、手掌、下肢の伸展を伴う頸部伸展欠如は異常
パラシュート反応 下方	立位で支え着地させると、下肢を外転し足趾を開くもの	4~5カ月からみられる
側方	坐位で側方へ倒すと、上肢をその側へ突き出し、手指を開いて体を支えようとするもの	6~7カ月からみられる
前方	腹臥位で後方から両脇で支え、前方へ体を投げ出すと上肢を前方へ突き出し、手指を開いて体を支えようとするもの	6~7カ月から出現しはじめ、11~12カ月で100%にみられる
後方	坐位で後方に倒すと、上肢を後方へ伸ばして体を支えようとするもの	1~1歳3カ月に出現
引き起こし反応(traction response)	仰臥位で、児の手掌に尺側から検者の第1指入れ、手背をつかまないようにして把握反射をおこしながら引き起こし、体幹が45℃にきたところで判定、下図の反応を示す 1~2 2~3 4~6 7~9 10~12カ月	発達の遅れ、下肢の硬い内転、尖足、下肢の発達の不一致、後弓反射、8、9カ月以後の下肢の過剰挙上と体幹の振戦、7カ月以後の把握力の著しい変化は異常

表 1-3 神経学的微徴候

診療項目	方法	判定
立位		
上肢水平伸展	足をそろえ,上肢を回内および回外位で,水平に前方に伸展させ,20秒観察.できれば閉眼で行う.偏位,スプーン手,回外位での回内,左右差などを観察	6歳未満では軽度の偏位は普通.軽度のスプーン手も普通.軽度の回外位での回内は5歳未満で普通,利き手が左右差に表れることあり
不随意運動	足をそろえ,指をできるだけ広げて上肢を水平に前方に伸展させ,20秒観察.6歳以上では閉眼,舌を突き出させる	舞踏病様運動は不器用に関与し男に2~3倍多い.アテトーゼ様運動は5歳未満で普通,年齢とともに消失.6歳以上は異常
閉口手指伸展現象 (mouth-opening and finger spreading phenomenon)	3~12歳で施行.検者の母指と人差指で両手首をもち,腕を前方に伸ばし,力を抜かせ,できるだけ大きく口を開かせる.ついで目を強く閉じさせ,舌を突き出させる	3~4歳では普通にみられ,年齢とともに減弱.8歳過ぎでは異常,非優位側では長く持続することあり
反復変換運動と連合運動 (diadochokinesis and associated movements)	一側上肢の力を抜いて体の横におき,他側の上肢を肘で90°以上屈曲,指を前に出し,手と前腕をすばやく回内させる.肘が体から離れる距離と対側の連合運動をみる	10 cm前後の偏位と対側の著明な鏡像運動は6~7歳まで普通にみられるが,8歳以上になると運動は円滑になり鏡像運動も減少する.10歳以上では反復変換運動は円滑だが,連合運動が明らかなものは異常
指鼻試験 (finger-nose test)	4歳以上で施行.5歳以上では閉眼でも行う.場合によりゲームとして行うとよい.テストのやり方を理解しておくことが必要	5歳過ぎではほぼ完全.6歳以上で開眼を必要とするものは異常.5歳以上では肘を体で支えるもの(肘支持)は異常
指尖接触試験 (fingertip-touching test)	3~12歳で施行.6歳以上では閉眼でも行う.肘で屈曲し検者の指先に小児の指先でふれさせる.指尖,正確さ,偏位方向,肘支持に注目	7~8歳までは閉眼で3回中1,2回は失敗することあり,常に一側に偏位するものは一側小脳疾患,両側に一側偏位を示すものは前庭機能障害の可能性あり
指対立試験 (finger opposition test)	6歳以上で施行.一側の手の母指に第2指から始め順次第5指までふれさせ,4,3,2と戻る.運動の円滑さ,指から指への移行.対側の鏡像運動に着目	8歳までは多少のぎこちなさがみられ,10歳までは多少の鏡像運動がみられる.利き手が影響.大脳皮質も関与
閉眼起立 (Romberg test)	閉眼で10~15秒起立	6歳未満ではかかとの趾を若干動かすことがあり,7歳以後はほぼ完全
歩行		
直線歩行	5~12歳で施行.20歩を往復.7歳未満ではつぎ足歩行の必要なし	9歳までは1~3回位はずれることあり
つま先歩行	3歳以上で施行.20歩を往復.上肢,手,舌の連動運動にも注目,通常肘で伸展	3歳以上で可能.連合運動は年齢とともに減少,7~8歳で消失
かかと歩行	3歳以上で施行.20歩を往復.連合運動は肘で屈曲,手関節過伸展	3歳以上で可能.連合運動はつま先歩行より遅くまでみられ,9~10歳で消失
Fog試験	両足を内反させ外側縁で歩かせる.上肢の連合運動を観察	7歳以後連合運動は減少,10歳以後消失する

片足立ち	少なくとも20秒片足で立つ．動揺，平衡反応にも注目	3歳では5～6秒できるものは少ない．5歳では大部分10～12秒，6歳では13～16秒，7～8歳では20秒以上可能
片足跳び	片足ずつ少なくとも20回つま先で跳ぶ．動揺，平衡反応にも注目	3歳では数回できるものは少ない．4歳では5～8回，5歳では9～12回，6歳では13～16回，7～8歳では大部分20回以上
仰臥位		
膝踵試験 (knee-heel test)	6～12歳で施行，かかとを膝にのせ，数秒後足に向かって滑らす	6～7歳では優位性に関係した左右差あり．7歳過ぎでは左右差は異常
手を使用せず坐る	足を上げて坐る場合には左右差に注目	6歳以下ではできないことあり．7～8歳以上では大部分が足を上げずに坐る
頭部		
固視	40cm離れたものを15秒固視．偏位，舞踏病様運動，斜視	偏位は潜在性斜視または眼筋麻痺による
追視	水平，垂直方向の追視．運動の円滑さ，失調，舞踏病様運動に注意	失調は協調運動障害による
舌の運動	舌の突き出し，運動をみる	7～8歳以上では運動は円滑で，1/3以上を突き出すことができる
動作持続試験		
閉眼持続	20秒ずつ2回行い，持続しえた秒数の合計	6歳以上39点以下異常
閉眼舌挺出	20秒ずつ2回行い，持続しえた秒数の合計	6歳以上39点以下異常
開眼舌挺出	20秒ずつ2回行い，持続しえた秒数の合計	6歳以上39点以下異常
側方視野注視	45°側方の検者の指を注視，20秒ずつ左右，目を離した回数	6歳以上3点以上異常
開口持続	20秒ずつ2回行い，持続しえた秒数の合計	6歳以上39点以下異常
アーという	できるだけアーといわせ，2回行い持続秒数の合計	6歳以上13点以下異常

2．小児脳波

 小児脳波の特徴は月齢・年齢に伴う発達現象がみられることで，乳児期には月単位，幼児期以降は年単位で正常範囲が変動する．脳波の判読時には基礎波型（覚醒時の背景活動），睡眠波型，刺激（開閉眼，光，音，深呼吸）に対する反応波型および発作発射について記載するが，それぞれに発達現象が認められるので，たとえ乳児であっても睡眠脳波だけでなく，覚醒時や刺激時の脳波を記録することが求められる．

A 検査法

 脳波検査前および検査時の注意事項を主に乳幼児の検査を中心に述べる．

a．検査前の注意事項
 検査前の注意事項を表2-1に示す．

b．検査時の注意事項
 1）電極：電極配置は大脳の局在を決定するのに必要である．乳児では電極数を減らすこともあるが，3歳以上の場合は原則として10/20法に従って電極を配置する．

図2-1に10/20法の電極配置を示す．なお名古屋大学附属病院ではGibbs法のLAT・RAT電極をT1・T2として10/20法に加えている．ポータブル脳波でも最低8素子（Fp1,2, C3,4, T3,4, O1,2など）の電極は必要である．電極のインピーダンスは必ずチェックし，電極抵抗を可能な限り低くする．電極の固定には弾力包帯を使用するとよい．

2) 脳波計：最近導入された脳波計はデジタル記録が可能となっている．アナログの紙記録で判読するより，デジ・記録をモニター上でモンタージュ，感度，フィルター，時間軸を任意に変更して判読すると判読効率があがる．また光磁気ディスクを使用したデータの保管や運搬は従来の紙記録の保存・運搬より省スペースかつ簡便であり，検索も簡単である．ネットワークシステムを構築すれば遠隔地とのデータ通信も可能になってきている．

3) 睡眠脳波：小児脳波では入眠期，軽睡眠期，再覚醒期に発達現象を認めるので，なるべく催眠剤の使用はさけ，覚醒時から入眠期—軽睡眠期—再覚醒—覚醒時と記録することが望ましい．催眠剤が必要な場合もなるべく少量とする．通常triclofos（トリクロリールシロップ）50 mg/kg（0.5 ml/kg）投与で，30分後には脳波検査に必要な睡眠が得られる．睡眠時から記録を開始した場合には入眠期—軽睡眠期の記録を含むようにし，必ず再覚醒—覚醒時も記録する．睡眠時には音刺激（拍手，呼名）を行い，K複合波の出現を観察する．

4) 覚醒時脳波：覚醒時の基礎波型は脳波判読の基礎であり，最も発達現象を表しているので必ず記録する．覚醒時には開閉眼，間欠的光刺激，3〜4分間の深呼吸を行う．開閉眼試験は基礎波型を判定するの

表2-1　検査前の注意事項

・昼寝など自然に睡眠しやすい時間に検査を予約する
・前夜2時間遅く就寝させ，当日2時間早く起床させる
・当日は検査前に眠らないようにする
・空腹をさけ，排泄を済ませておく
・発汗を防ぐため，なるべく薄着にする
・親の検査への不安を解消しておく
・検査の目的を的確に検査技師に伝える

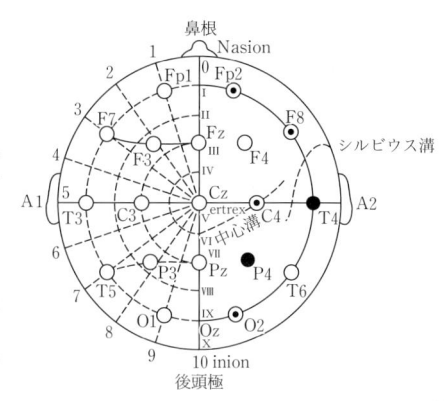

図2-1　10/20法の電極配置

奇数は左側，偶数は右側，zは中心線を示す．Fp1, 2は前頭極，F3, 4は前頭部，F7, 8は下前頭部，C3, 4は中心部，T3, 4は中側頭部，T5, 6は後側頭部，P3, 4は頭頂部，O1, 2は後頭部，A1, 2は基準電極（耳朶）示す（大熊輝雄：臨床脳波学（第4版）より）．

に不可欠なので，開閉眼の指示に従えない場合には受動的閉眼（イナイナイバアなど）を行ってみる．光刺激も通常は閉眼時に行うが，開眼時，座位，抱懐時にも試みてみると基礎波型の判定が容易になる．過呼吸も通常は閉眼時に行うが，うまく深呼吸ができない場合には，紙ふきやかざぐるまを利用してみる．持続啼泣時の脳波も過

呼吸と同様の効果を示すこともある．過呼吸中に高振幅徐波が出現する build-up 現象は正常小児にみられる所見で，発達による変化を示し，過呼吸後に大徐波が出現する re-build-up 現象は小児モヤモヤ病に特徴的な所見である．

B てんかんと脳波

大脳の神経細胞の過剰放電によって反復する発作症状が引き起こされるてんかんでは発作間歇時にも過剰放電が認められることが多く，脳波検査で認められる発作発射はてんかんの診断にもっとも有用である．

a．発作型と脳波所見

全般発作であれば全般性発作発射が，部分発作であれば局在性発作発射が認められる．発作型と診断的価値の高い脳波所見を表2-2に示す．シルビウス発作は学童期に多く，短い顔面瘁攣が主症状である．ローランド棘波・棘徐波は睡眠中にC3,4，T3,4を中心に頻発する二相性の持続時間の長い（幅広い）棘波を特徴とする．3Hz 棘徐波複合は過呼吸時に誘発されやすく，多棘徐波は光刺激時に誘発されやすい．また単極誘導では基準電極（A1,2）の活性化により局在性発作発射が全般性発作発射のようにみえることがあるが，デジタル脳波計のリモンタージュ機能を利用して双極誘導で判読すると診断は容易である．

b．てんかん分類と脳波所見

てんかん分類は発作型と病因（特発性，潜因性，症候性）によって分類されているが，ある種のてんかん症候群では脳波所見がその診断基準となっている．てんかん症候群とその診断に必要な脳波所見を表2-3に示す．

c．発作発射が認められない場合

てんかん患者の約15%では発作間歇時に発作発射が認められないことがあるとされている．臨床上てんかん発作が疑われても発作発射が認められない場合には，失神などてんかんと鑑別すべき疾患との鑑別を行うとともに，くりかえし脳波検査を行うことが必要である．とくに乳児の局在関連てんかんでは発作発射を認めないことが多いが，発作をくりかえす場合には発作時の脳波を記録すると診断が確定する．デジタル脳波計でビデオ脳波同時記録を行うと，より明確な診断が可能となる．

C 熱性痙攣と脳波

熱性痙攣で脳波検査をする場合には正常脳波であることが期待されているが，たとえ脳波が異常でも治療・予後を左右する因子とはならず，熱性痙攣の再発因子にも，てんかんへ移行する危険因子にも含まれていない．またたとえ脳波が異常でも予防接

表2-2 発作型と脳波所見

欠神発作：（全般性）3Hz 棘徐波複合
ミオクロニー発作：（全般性）多棘徐波
シルヴィウス発作：ローランド棘波・棘徐波
視覚発作：後頭部棘波・棘徐波

表2-3 てんかん症候群と脳波所見

West 症候群：ヒプサリズミア
Lennox-Gastaut 症候群：全般性遅棘徐波複合
中心・側頭部に棘波を伴う良性小児てんかん：ローランド棘波・棘徐波
サプレッションバーストを伴う早期乳児てんかん性脳症：サプレッションバーストパターン
徐波睡眠時に持続性棘徐波放電を示すてんかん：全般性持続性棘徐波複合

種の禁忌事項にもあてはまらない．

a．発作直後の脳波

熱性痙攣発現当日に記録した脳波では約90％の患児に主として後頭部優位の徐波の混入を認める．1週後でも約1/3に徐波が存続する．この背景活動の徐波化は高熱が持続するとき，痙攣が遷延したり焦点性の時，また低年齢の場合著明とされている．両側対称性のことが多いが，非対称性，片側性のこともあり，片側性の場合は，発作が焦点性または片側性であった可能性を示唆し，その後，焦点性棘波が出現してくる場合もある．

b．発作間歇時脳波

熱性痙攣患児では，学童期まで脳波を記録すると約40％に発作発射を認めるが，その多くが遺伝的要因が関与すると考えられる波型である．熱性痙攣に見られる発作発射を表2-4に示す．入眠期3-4 Hz全般性棘徐波は正常小児に認められる入眠期過同期性シータ群発との鑑別が必要である．

D 意識障害と脳波

脳炎・脳症をはじめとする意識障害時の脳波では，まず背景活動の徐波化が認められる．この徐波化が刺激に対する反応性を持っているかどうかが予後にかかわってくるので，必ず音刺激や痛覚刺激時の脳波変化を観察する．デルタ波が主体でも反応性が認められれば反応性の乏しいシータ波より予後は良好と考える．また特殊なアルファ昏睡の場合にも，反応性の有無の確認が必要である．

E 発達障害と脳波

発達障害で脳波を検査する場合には新生児脳波と同様に修正月齢が必要である．早

表2-4 熱性痙攣に見られる発作発射

入眠期3-4 Hz全般性棘徐波
ローランド棘波・棘徐波
後頭部棘波・棘徐波
中心線（Cz・Pz）棘波

産児の場合には出生予定日を記載しておくとよい．乳児期早期（生後2カ月，3〜4カ月，5〜6カ月）には睡眠波型とくに紡錘波の発達を指標とするが，生後6カ月には睡眠波型が出揃うので，この後は睡眠波型のみを発達の評価に使用することは困難で，基礎波型（覚醒時の背景活動）を含めた総合的評価が必要である．

参考文献
1) 根来民子：小児神経疾患診療ハンドブック（渡辺一功編），p.165-173，南江堂，1988.
2) 岡鎮次：小児科診療 62：813-818，1999.

（根来民子）

3．周生期脳障害

周生期脳障害は，妊娠後期から出生後早期の間に受傷する脳損傷を総称する．小児の脳性麻痺の70％以上が周生期脳障害に起因するとされ，「障害なき生存」をめざす新生児医療において周生期脳障害の予防と治療は最重要課題のひとつである．この時期の脳発達は急速であり，受胎後齢によって損傷を受けやすい脳の部位が異なるため，周生期脳障害は「正期産児型」と「早産児型」に分けることができる．

A 正期産児型周生期脳障害

Myersの実験モデルのごとく，低酸素

虚血状態の程度と持続によって total asphyxia と partial prolonged asphyxia に分けられる．著しい低酸素虚血が短時間生じると脳幹や基底核に損傷が生じ（total asphyxia），軽い低酸素虚血が遷延することにより大脳半球の損傷が生じる（partial prolonged asphyxia）．

a．多嚢胞性脳軟化症（Multicystic encephalomalacia；MCE）

Partial prolonged asphyxia の極型である．生後3日をピークに脳浮腫が生じ，その後に大脳半球の広範な囊胞変性が明らかになる．痙直型四肢麻痺，点頭てんかん，小頭症など重篤な重複障害児となる．

b．正期産児型大脳動脈境界域梗塞（Full-term borderzone infarct；FBI）

Partial prolonged asphyxia の軽症型である．脳浮腫を生じないことがあり，新生児痙攣の合併が多い．多くは四肢麻痺と精神遅滞を呈するが，病変が限局している場合は症候性てんかんが唯一の後障害のこともある．

c．両側基底核視床病変（Bilateral basal ganglia, thalamic lesion；BBTL）

基底核と大脳半球の中心溝付近が選択的に障害される．その時期に代謝活性が高い領域の限局性脳損傷で，total asphyxia に近い受傷様式が推定される．典型的には痙直とアテトーゼを合併する混合型痙性麻痺を呈し，知的発達は比較的良好な例もある．

d．その他

仮死状態でなく出生した片側性痙攣は，中大脳動脈梗塞を疑う必要がある．中大脳動脈支配域の孔脳症が広範囲であれば片麻痺を残す．後頭蓋窩の硬膜下血腫やクモ膜下出血は分娩外傷として発達予後が懸念されてきたが，脳実質の低酸素性虚血性脳症を合併していなければ異常予後になることは少ない．

B 早産児型周生期脳障害

受胎後32週までは側脳室近傍の白質が動脈支配の境界領域であるため，この時期の低酸素虚血状態は側脳室周囲白質に損傷をもたらし，同部位を走る錐体路の障害によって痙直型脳性麻痺が生じる．しかし大脳皮質の血流は保たれるため，精神発達に関しては正期産児型周生期脳障害に比べて良好であることが多い．

a．脳室周囲白質軟化症（Periventricular leukomalacia；PVL）

生後早期の超音波で脳室周囲に高輝度を呈し，2〜3週を経て囊胞性変化や壁不整を伴う側脳室拡大を認めて診断する．病変は左右対称性で，前方への広がりは両麻痺の重症度と関連がみられる．脳波による検討では，出生前受傷が大半を占める．

b．脳室周囲出血（Periventricular hemorrhage；PVH）

上衣下出血や脳室内出血は予後に影響しない．超音波で脳室内の高輝度が実質に進展している場合は片麻痺を生じうる．実質の高輝度部位（出血性梗塞）が広範囲であれば，出血後水頭症の合併に注意する．超低出生体重児にみられるが，減少傾向にある．

C 診断と予後判定に有用な検査

頭部超音波検査は，急性期から病変が疑われる部位が高輝度を呈するため出生直後から繰り返し施行する．ドプラー法による前または中大脳動脈の血流速度測定は病態の把握に有用である．CTやMRIは最終病変の確認という意味が大きく，生後1週以降や出生予定日頃に施行する．脳波検査は，脳病変の重症度ばかりでなく，児の発達予後を反映する所見が得られるため，生

後1週以内に施行する．早産児の急性期は経時的に記録することにより情報が増加する．total asphyxia が疑われれば，聴性脳幹反応を施行する．正期産児の出生時仮死の評価には，代謝性アシドーシスの有無とCK，CK-BB，LDH，乳酸，NSE などの生化学的パラメータが参考になる．

D 発達追跡

新生児期は症状が分かりにくい．Moro 反射や引き起こし反射，Landau 反射が参考になる．この時期は，反射消失や低緊張が病的サインであることが多い．修正3カ月ころから痙性や過緊張が現われる．とくに，早産児では下肢の痙性（足関節の背屈制限や膝窩角の狭小）に注意する．正期産児では上下肢の過緊張と上肢帯の低緊張に注意する．共通して注意が必要なのは体幹の低緊張である．修正3カ月の脳波検査は紡錘波の出現の有無が脳成熟の参考になり，この時期に棘波や鋭波が陽性であれば，点頭てんかんの発症に注意する．頭部MRI 検査の施行時期としては修正8～10カ月と1歳半から2歳のあいだが適切である．

E 治療

残念ながら，周生期脳障害を受傷してからの有効な治療法は確立していない．遅発性神経細胞壊死の軽減のため，Mg 製剤の投与や脳低体温療法が試みられている．近年，周生期脳障害の成立過程においてサイトカインの関与が推測されている．抗サイトカイン療法によって予後の改善が期待されるかもしれない．障害が発生したら，早期からの発達促進訓練を施行し，てんかん合併に対しての抗てんかん薬投与が行われている．

参考文献

1) Okumura A et al：MRI findings in patients with spastic cerebral palsy. Dev Med Child Neurol 39：363-372, 1997.
2) Myers RE：Two patterns of perinatal brain damage and their conditions of occurrence. Am J Obstet Gynecol 15：246-276, 1972.
3) 早川文雄ほか：脳室周囲白質軟化症における新生児期頭部超音波所見の意義，脳と発達 26：313-317, 1994.

（早川文雄）

4．神経画像

本項では，MRI 所見を周産期障害を中心に概説する．

A 頭部MRI で異常を認めやすい患者

脳性麻痺の患者は9割以上で画像異常を認める．とくに重度の脳性麻痺では，ほぼ確実に何らかの異常を認める．それに対し，脳性麻痺がない精神遅滞では重度であっても異常所見を認めることは稀である．したがって，脳性麻痺では積極的に頭部MRI を撮る意義があるが，精神遅滞では多くを期待できない．

B 頭部MRI を施行する時期

頭部MRI で異常検出能が高いのは白質や基底核・視床の病変であり，皮質病変を把握するのは容易でない．白質病変の多くはT2強調像で高信号として表現されるが，髄鞘化が完成していない白質はT2強調像で高信号を呈するため，乳児期前半では異常の検出率が落ちる．したがって，腫瘍や水頭症など進行性の病態を疑ってい

表 4-1　髄鞘化の進行

	T1強調像 (高信号化)	T2強調像 (低信号化)
中小脳脚	出生時	出生時から2カ月
小脳の白質	出生時から4カ月	3〜5カ月
内包　後脚　前部	出生時	4〜7カ月
後部	出生時	出生時から2カ月
前脚	2〜3カ月	7〜11カ月
膝部	4〜6カ月	5〜8カ月
膨大部	3〜4カ月	4〜6カ月
後頭部白質　深部	3〜5カ月	9〜14カ月
表層部	4〜7カ月	11〜15カ月
前頭部白質　深部	3〜6カ月	11〜16カ月
表層部	7〜11カ月	14〜18カ月
半卵円中心	2〜6カ月	7〜11カ月

なければ，乳児期前半に頭部 MRI を撮影する意義は少ない．発達遅滞の精査のために撮影するのであれば，満1歳（早産児では出生予定日から12カ月）頃が適当であろう．髄鞘化の評価もこれくらいの月齢が行いやすい．

C 髄鞘化の評価

生理的な髄鞘化のパターンを表 4-1 に示す．髄鞘化はまず T1強調像で高信号を呈する変化が先行し，ついで T2強調像で低信号化する変化が現れる．表 4-1 に示したパターンから2カ月以上遅れた場合を髄鞘化遅延と判定することが多い．ただし，白質のグリオーシスなどは T2強調像で高信号を呈するので，それを髄鞘化遅延と区別する必要がある．一般に白質グリオーシスの場合は破壊性病変によることが多く，多かれ少なかれグリオーシスの周囲に白質容量減少などによる形態変化を伴っている．それに対し，純粋な髄鞘化遅延では原則として形態変化は伴わない．先天性ウイルス感染症も白質の著しい高信号を呈するが，これに相当する病理変化の記載は乏しく本態は不明である．

D 周生期障害の画像所見

周生期障害の画像を判読するうえでは，在胎週数と脳性麻痺の型の情報が不可欠である．これらの情報から考えられる画像所見はかなり限定される．周生期障害の異常パターンは病態と密接に関連するため，原則的に下記のいくつかのパターンに限定される．これらに当てはまらない病変は周生期障害によるものではない可能性が高い．

周生期障害は概ね在胎33週以下に見られる早産児型病変と正期産児に見られる正期産児型病変に大別できる．正期産児型病変は早産児には見られない（ただし，出生後に受傷したような例外を除く）．一方，早産児型病変は正期産児に見られることもあり，その場合は胎内で受傷したと推定される．

a．早産児型病変（図 4-1）

早産児型病変は脳室周囲白質軟化症（PVL）と出血後孔脳症（PHP）の二つがあげられる（表 4-2）．この二者はその成因や好発受胎後齢に相違があり，同一個体に合併することは多くない．

PVL の MRI 所見は，深部白質の破壊による壁不整を伴う脳室拡大と，その周囲のグリオーシスを反映する T2強調像での異常高信号域が特徴である．脳室は内側に凸で角張った形状となる．白質の破壊に伴い脳梁が菲薄化する．こうした所見は軽い例では側脳室三角部から後角周囲に限局するが，重度の例ほどより前方に及び，その範囲と重症度はよく相関する．軽度のPVL の有無を判読するには，T1強調像では側脳室三角部が棍棒状に拡大していないか，T2強調像ではその周囲に異常高信号域がないかにとくに注目する．

PHP は脳質周囲出血（PVH）が先行す

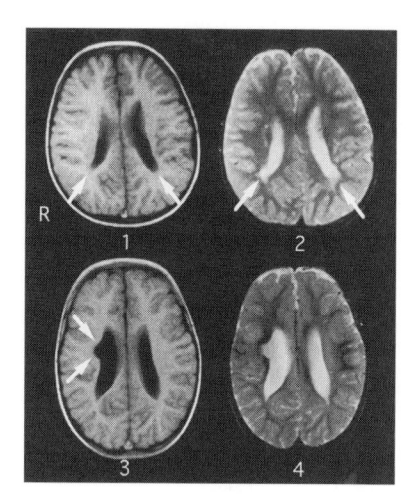

図 4-1 早産児型病変

重症例は見逃すことは少ないので、典型的ではあるが軽度の症例を呈示した。1, 2：脳室周囲白質軟化症（1：T1強調像、2：T2強調像）。両側脳室三角部が棍棒状に拡大しており（1, 矢印）、T2強調像でその周囲に異常高信号域を認める（2, 矢印）。3, 4：出血後孔脳症（1：T1強調像、2：T2強調像）。右側脳室の視床尾状核切痕の外側に外に凸の病変を認める（3, 矢印）。

表 4-2 早産児型病変

原則として早産児、とくに在胎33週未満の児にみられるが、時に正期産児にもみられる。

	脳室周囲白質軟化症	出血後孔脳症
在胎周数	28〜32週が大半	28週未満が大半
病変分布	片側優位のことはあるが両側性	通常片側性
病変局在	側脳室三角部から後角周囲に好発	視床尾状核切痕より前方に好発
後障害	痙性両麻痺の大半を占める	痙性片麻痺

るので新生児期に診断されることが多い。幼児期以降ではPHPは脳室と連続した、外に凸の腔として認識される。形状は丸く、角張ることはない。好発部位は視床尾状核切痕の外側からより前方で通常は片側性である。病変は新生児期には大きくても、年齢ともに周囲の白質容量の増加により予想外に小さくなり、脳室のわずかな壁不整程度になることも稀ではない。PHPでは出血後水頭症を合併し、その修飾を受けることがある。その場合、画像では水頭症が前景に立ちPHPがわかりにくくなる。

b. 正期産児型病変（図4-2）

正期産児型境界域梗塞（FBI）、皮質下白質軟化症（SCL）、両側基底核視床病変

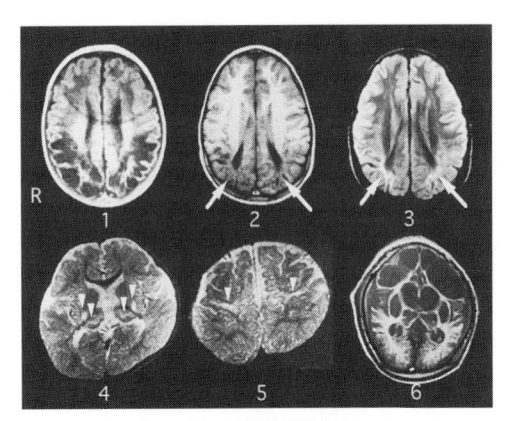

図4-2　正期産児型病変

1, 2, 3：正期産児型境界域梗塞．1は新生児期であるが，両側後頭部が囊胞状に変化している．2, 3は同一症例の20カ月時の所見である（2：T1強調像，3：T2強調像）．後頭部の脳回は萎縮しており（2, 矢印），皮質下白質から深部白質には異常高信号域を認める（3, 矢印）．この患児は明らかな精神運動発達遅滞はない．4, 5両側基底核視床病変（T2強調像）．両側の被殻の後半部と視床（4, 矢印），中心溝付近（5, 矢印）に異常高信号域を認める．この患児は四肢麻痺で重度精神遅滞である．6：多囊胞性脳軟化症（T1強調像）．大脳半球は基底核を含めて広範に破壊されている．

表4-3　正期産児型病変

早産児にはみられない．通常在胎36週以上の症例に認める．

	FBI	BBTL	MCE
受傷機転	partial asphyxia	near total asphyxia	partial asphyxia
病変分布	傍矢状部，とくに後頭部	両側基底核，視床，中心溝付近	大脳半球全体．テント下は比較的保たれる．
脳性麻痺	軽い例は不器用な程度重症例は痙性四肢麻痺	痙性四肢麻痺またはアテトーゼ型脳性麻痺	痙性四肢麻痺
精神遅滞	軽い例が多いが，重症例では重度	軽い例もあるが，重度のものも多い	重度
てんかん	部分てんかんが多い	West症候群や症候性全般てんかんが多い	部分てんかんが多い

注：FBI：正期産児型境界域梗塞，BBTL：両側基底核視床病変，MCE：多囊胞性脳軟化症．

(BBTL)，多囊胞性脳軟化症（MCE）が主なものである（表4-3）．FBIとSCLはお互いに類似しており，両者の境界ははっきりつけられない．FBI/SCLとBBTLとは時に同一患者に併存するが，そのような患者はおしなべて重症である．

正期産児型病変はその受傷機転によって大別できる．total asphyxiaやそれに近い

の場合には，脳障害は BBTL の形をとる．近年はこの型の脳障害が多い．これに対し，prolonged partial asphyxia に続発する脳病変は FBI/SCL であるが，著しく重症な場合には MCE となる．胎児心拍モニターの普及により，少なくとも都市部ではこの形の脳障害は減少傾向と思われる．

BBTL では，両側の視床・基底核，とくに被殻の後端・中心溝付近の皮質に T2 強調像で異常高信号域を認める．ただし，乳児期早期では障害部位が T1 強調像で異常高信号を呈する．軽症例では視床のみにわずかな異常高信号を認める程度であり，その他の部位の病変が明瞭であるほど症状は重篤である．BBTL 単独では脳室拡大はみられないが，乳児期以降の白質の容量増加が不良で最終的には小頭症になることが多い．

FBI/SCL では，前および中大脳動脈，あるいは中および後大脳動脈との境界領域の皮質下白質が病変の好発部位である．病変は後頭部優位で，大脳縦裂に並行する傍矢状部の半球病変が特徴的である．新生児期には後頭部優位に嚢胞様に変化していても，乳児期後半には細く萎縮した脳回に置き換わる．脳室が拡大する場合，側脳室が前後方向に伸びて丸く拡大する．また，白質の T2 強調像における異常高信号域は，皮質下白質で顕著である．時に PVL と FBI/SCL とが混同されているが，この点に注意して鑑別すると良い．

MCE はテント上の構造が広範に嚢胞様の瘢痕組織に置き換わった状態をいう．最重症例の場合，基底核や視床も嚢胞状になる．それに比し小脳や脳幹部は比較的保たれる．

E 核黄疸の画像所見（図4-3）

新生児管理の進歩により核黄疸は激減し

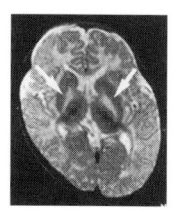

図4-3 核黄疸

修正5カ月のT2強調像である．両側淡蒼球が選択的に異常高信号を呈している（矢印）．

たが，近年再び核黄疸の増加が報告されている．また，明らかな高ビリルビン血症の既往がない超早産児に，アテトーゼ型脳性麻痺を呈する患者が散見され，核黄疸が疑われる．

MRI では淡蒼球が選択的に T2 強調像で高信号を呈するのが，特徴的である．ただし，信号強度の変化はわずかで見逃しやすく，年齢が長ずるにつれてさらにわかりにくくなる．アテトーゼ型脳性麻痺については例外的に乳児期前半に頭部 MRI を行うべきである．

参考文献

1) Barkovich AJ : Pediatric neuroimaging 3 rd ed., Lippincott Williams & Wilkins, 1999.

（奥村彰久）

5．脳性麻痺

厚生省研究班の「脳性麻痺とは受胎から新生児（生後4週以内）までの間に生じた脳の非進行性病変に基づく，永続的なしかし変化しうる運動および姿勢の異常である．その症状は2歳までに発現する．進行性疾患や一過性の運動障害，または正常化すると思われる運動発達遅延は除外する」という定義が一般的に使用されている．このように厳密には新生児期までの脳障害に

よるものをさすが、日常的に一般小児科医が扱う場合や一般人に対しては、乳幼児期の脳病変後遺症（硬膜下血腫、髄膜炎、脳炎、溺水、窒息など）による運動障害、染色体異常による運動障害をも含む場合もある。脳性麻痺といっても程度はさまざまで、ごく軽度の筋緊張の異常だけで日常生活にはまったく支障のない軽症のものから重症心身障害までを含む。

脳性麻痺は表5-1、5-2のように障害部位、筋緊張異常の種類によって分類される。

原因となる脳病変は、時期により出生前、周生期、出生後に分類できる。出生前脳障害では、脳奇形、先天感染、胎児期の血管障害などが主体である。周生期は低酸素性虚血性脳症（いわゆる仮死）、脳梗塞、早産児の脳室周囲白質軟化症や出血性脳梗塞などがある。出生後では、細菌性髄膜炎、新生児ヘルペスなどがある。

新生児医療の進歩により正期産児の低酸素性虚血性脳症による四肢麻痺は減少しているが、早産児の脳室周囲白質軟化症による両麻痺は増加傾向にあり、最近は脳性麻痺の発生頻度は減少していない。おおよそ出生1000に対して1から2の発生頻度である。

A 診断

a．症状

発達の遅れで気づかれることが多い。痙直型やアテトーゼ型でも初期には全身筋緊張低下を呈することもある。片麻痺では1歳までに利き手がみられることがある。診察は、自発運動の様子筋緊張が月齢相当であるか、運動発達の程度は遅れていないか、原始反射が消失すべき月齢を過ぎても存在していないか、姿勢反射が月齢相当に発達しているかをみる。軽症例以外は通常1歳までには診断ができる。

b．検査

脳障害の原因、程度、合併症を知るため、脳波、頭部CT・MRIなどを施行する。

B 治療

a．リハビリテーション

早期発見、早期リハビリテーションが原則である。ボイタ法、ボバース法、上田法などがあるが完璧な方法はなく、各専門施設で、工夫して行われている。

現実には脳性麻痺を治癒させることはできない。リハビリテーションは運動発達の促進、二次的な運動機能障害（変形・拘縮）の改善・予防が主な目的となる。また運動機能の向上ばかりでなく、脳性麻痺児の心理面、生活環境に配慮し、早期から子どもの潜在能力を引き出す取組みが必要である。

b．補装具など

歩行器、松葉杖、下肢装具、靴、車椅子、座位保持装置など、患児の発達レベル

表5-1　障害部位による分類

片麻痺	一般的に上肢に強い麻痺がある 血管障害などの片側性脳病変による
両麻痺	下肢に強い麻痺がある 脳室周囲白質軟化症に伴うことが多い
四肢麻痺	脳病変により四肢の麻痺の程度に差がある 顔面、口腔、頸部、体幹の麻痺も伴う 重症脳障害に伴う

表5-2　筋緊張異常による分類

痙直型（痙性麻痺）	四肢がかたく痙性を認める 脳性麻痺の大半を占める
アテトーゼ型麻痺	四肢、顔面に不随意運動がある 四肢はかたい
筋緊張低下型	全身の筋緊張が低下している
混合型	痙直型とアテトーゼ型 低緊張型と痙直型などの混合

に合わせた補装具が専門医から処方される．

c．筋弛緩剤（筋緊張異常の項を参照）

筋緊張が亢進し，日常生活に支障がある場合には，筋弛緩剤を考慮する．

d．手術

アキレス腱延長術，股関節脱臼に対する手術などが必要に応じて行われる．

e．予後

対麻痺と四肢麻痺の研究では，2歳から4歳までの定頸，座位獲得状況により将来の独歩の可能性が予測可能（2歳までに座位が獲得できれば将来歩行は可能など）である．しかし早期療育が進められた現在でも，歩行に関する運動機能は以前と変化がなく，8歳を過ぎて歩行を獲得することはむずかしい．

C 合併症

知的障害，てんかんを合併することが多い．早産児の両麻痺では視覚認知障害を合併し，学習障害を呈する場合もあり要注意である．また重度脳性麻痺と知的障害を合併した重症心身障害児は，表5-3のような重篤な合併症を複数持っていることが多い．

重症心身障害児に特有の合併症として特発性ミオグロビン尿症がある．感染を契機に全身の筋緊張が亢進し，高熱，赤い尿（ミオグロビン尿），血中CK，血中・尿中ミオグロビン高値を認める．重症化すると意識障害，急性腎不全，全身の脱力による呼吸不全を呈する．早期に疑い，ダントリウム（1mg/kg静注，1日数回），ジアゼパムを使用して治療しないと生命にも関わる．

参考文献
1) 北原佶：総合リハ　28：823-829，2000．

表5-3　重症心身障害児の合併症

てんかん
嚥下障害
栄養障害
呼吸障害
胃食道逆流
側弯症，関節拘縮・変形
睡眠障害
便秘
褥創
特発性ミオグロビン尿症

（三浦清邦）

6．熱性痙攣

A 臨床的特徴

熱性痙攣（febrile convulsion；FC）は38℃以上の発熱に伴って乳幼児に起こる痙攣であり，中枢神経系病変，代謝異常，電解質異常，薬剤の副作用など痙攣の原因となる異常を認めないものである．

日本での有病率は7～8％程度と考えられている．そのうち約3分の1の症例が2回以上FCを繰り返す．FCは単純型と複雑型に分類される．単純型FCは，単発で持続が短く左右対称性全身痙攣であるものを指し，以下の1項目以上を満たした場合を複雑型という．①部分発作の特徴を示す（半身痙攣など），②持続が長い（15分以上），③短時間（単一の発熱エピソードの間）に反復する．

B FCとてんかん

現時点ではFCの本態や発症機序については解明されてはいない．また，FCとてんかんとの関連についてもいまだ明確とはいえない部分が多い．一般に，時間的にFCがてんかんに先行するからといって，

FCがてんかんの原因であるとはいえない．むしろ，後にてんかんとして表現される素因が幼児期にはFCとして表現されるという考えが一般的であろう．また，FCが乳児重症ミオクロニーてんかんなどの初発症状として発症することがあるが，無熱性発作が繰り返し起きるまではてんかんと診断するべきではない．さらに，FC児の発作間歇時脳波に突発波を認めても，有熱時発作のみで無熱性発作がなければあくまでFCである．

C FCと脳波

欧米の前方視的調査により脳波所見とFC再発率や後のてんかん発症との間には関連がないことが明らかにされた．したがって，FC再発の可能性や後のてんかん発症の予測のために脳波を記録することはあまり意味がない．また脳波所見を根拠に治療法を決定することもできない．実際に欧米のガイドラインでは，FC児に対し発作間歇時脳波は不必要であるとされている．ただし，FC児に脳波を記録する意味がないわけではなく，FC児における痙攣親和性の評価などには有用な場合もある．しかし，これはより専門的・研究的な視点であり，治療法の決定や予後の推定などに用いるのは拡大解釈であることを繰り返し強調したい．

発作時脳波はFC重積の場合には有用で，脳炎・脳症などとの鑑別に役立つ場合もある．

D 熱性痙攣の取り扱い

本邦では，熱性痙攣懇話会の指導ガイドラインがよく用いられている．その主旨はFC再発予防に重点をおいて，通常はジアゼパムの有熱時間歇投与（体温38℃以上を目安に，ジアゼパム0.3〜0.5 mg/kg坐薬または経口投与）を行い，やむを得ない場合のみ症例を選択して抗痙攣薬持続投与を考慮するというものである．しかし，抗痙攣薬持続投与を行っても後のてんかん発症を予防できないことが知られているため，安易な抗痙攣薬持続投与は厳に慎むべきである．また，一般に服薬コンプライアンスが悪く，期待するほど効果が上がらないことも多い．一方，欧米ではとくに予防（間歇投与も含めて）を行わないのが，現在ではむしろ一般的である．

本邦ではFC再発に過敏に反応する医師や家族が多いが，短い痙攣はFCにせよてんかんにせよ繰り返しても後遺症は起きない．この点を強調し，家族を安心させることがきわめて重要である．ジアゼパム間歇投与によるFCの再発予防が失敗し痙攣を繰り返しても，それにこだわることは意味がない．近年欧米では発作が遷延するのをくい止める方が有意義であるという考え方もあり[1]，発作を起こしたらすぐジアゼパム（0.3〜0.5 mg/kg坐薬）を投与するという方法もよい（10分以上痙攣が持続すれば病院を受診させる）．この方法は，家族や医師の失敗による落胆を軽減することができ，そのメリットも大きい．

なお，ジアゼパムの副作用として眠気やふらつきがあるので，投与回数は1回の発熱エピソードあたり2回程度が妥当であろう．

E 予防接種

われわれは，すべてのFC患児に対し現行の予防接種はすべて可能であると考える．何週間，あるいは何カ月あけて接種という期間も根拠のあるものではない．日本の予防接種ガイドラインでは，複雑型FCはてんかんに準じて扱うとなっているがこれにも医学的根拠はなく，そもそもてんか

ん患児について予防接種を制限する必要はない．むしろ，FCやてんかん患児に予防接種をしない不利益に敏感であるべきである．ただし，ワクチンによる発熱に伴う続発的なFCについては，その可能性を家族に教えることは必要であろう．

F NETC

Non-epileptic twilight state with convulsive manifestations（NETC）はFCに連続して起こる痙攣類似の状態である[2]．長いものでは何時間も複雑部分発作類似の症状が持続する．FC重積の発作時脳波がてんかん性発作発射であるのに対して，NETCでは特殊な徐波像を示す．予後は良好である．小児てんかんに精通した医師が診察しない限り，臨床症状からの痙攣重積との鑑別が困難であるため，多くのNETCがFC重積の診断を受け，不必要な抗痙攣薬の長期投与を受けている可能性がある．問診により先行するFC（多くは単純型）の症状と来院時の症状が異なることを確認し，チアノーゼがない（時に軽いものはある）ことを確認する．ジアゼパムは無効のことが多い．最終的には発作時脳波を記録すれば確定できるが，時に脳炎との鑑別が問題となることがある

参考文献

1) Knudsen FU : Febrile seizures-treatment and outcome. Brain Dev 18 : 438-449, 1996.
2) Yamamoto N : Prolonged nonepileptic twilight state with convulsive manifestations after febrile convulsions : a clinical and electroencephalographic study. Epilepsia 37 : 31-35, 1996.

（奥村彰久）

7．軽症胃腸炎に伴う痙攣

「軽症胃腸炎に伴うけいれん」（convulsion with gastroenteritis ; CwG）は1982年の諸岡の報告以来その存在が知られるようになった．しかしながら，臨床の現場ではCwGの認識が必ずしも浸透しておらず，過剰な治療や検査がなされることは少なくない．CwGは熱性痙攣と同様に予後良好の機会性痙攣であり，その対処にあたっては家族を徒に不安に陥れるようなことは避けることが重要である．胃腸炎の流行期に，「それまで元気であった1歳台の児が無熱性痙攣を起こし近医を受診したら，診察中に再び痙攣を起こした」という病歴で受診した場合にはまず疑うべき疾患である．

A 年齢など

男女比は多くの報告でほぼ1対1で，初発年齢は1歳台が最も高率である．

B 既往歴・家族歴

既往歴は通常とくに問題がない．われわれの調査では熱性痙攣の合併は5％であったが，もっと高率であるとの報告もある．てんかんの合併は通常ない．

家族歴では無熱性痙攣・熱性痙攣とも通常の人口における割合と大差がない．CwGの兄弟例は少なく，濃厚な家族歴を有することは例外的と思われる．

C 胃腸炎の特徴

胃腸炎の発症からCwG発症までの期間は1から6日で，下痢回数も5，6回以下が大半である．嘔吐は高率だが，発熱は比較的少ない．発症時期は11月から3月に集中する．便中ロタウイルス抗原の陽性率

D 痙攣の特徴

われわれの調査では合計の痙攣回数は平均2.6回で，8割以上の患者が複数回の痙攣を起こす．発作群発は CwG にきわめて特徴的であり，発作群発が少ない熱性痙攣と対照的である．

痙攣の持続時間は30秒～3分が多く，大半は左右対称性全身痙攣とされるが，詳細に観察すると意識減損が先行し，部分発作様であることが多い．また，痛みや啼泣により痙攣が誘発されるのが特徴的で，外来の診察中や採血などの処置中に啼泣して痙攣を起こしやすく，担当医が慌てて過剰な診療行為へつながりがちである．

E 治療

経過観察のみで十分であるが，発作が群発するときはリドカイン持続静注が勧められる．1～2 mg/kg/時の投与を24時間行うのみでよいと思われる．投与量についてはより少量でも有効と思われるが，現在までのところ至適投与量は不明である．ジアゼパムやフェノバルビタールの坐薬は無効なことが多く，また胃腸炎の際には吸収も良くないので推奨しがたい．

F 予後

きわめて良好で，発達遅滞やてんかんなどの後障害を認めない．再発も稀で，10%以下である．したがって，抗痙攣薬を予防的に内服させる適応はない．

参考文献

1) 諸岡敬一：軽症下痢とけいれん，小児科 23：31-137，1982.
2) 奥村彰久ほか：「軽症胃腸炎に伴うけいれん」の臨床像　小児科臨床 52：51-52，1999.

(奥村彰久)

8．てんかん

てんかんの診療にあたっては，発作型の分類とてんかん症候群の分類とを明確に分けることが重要である．てんかん発作の分類が患者の持つ一つ一つの発作症候を臨床脳波学的特徴によって分類したものであるのに対し，てんかん症候群の分類は，病因，発作型，脳波所見，臨床経過，予後などで一定の特徴を持つものをてんかん症候群として分類したものである．

抗てんかん薬の選択は主として発作型に基づいて行うが，てんかん類型あるいはてんかん症候群の診断を行うことによって今後の経過や予後などについてある程度の見通しをもち，治療方針をたて，患者に適切な指導をすることができる．同じ発作型を示しても，てんかん類型あるいは症候群が異なると，経過や予後がまったく異なることがあり，てんかんの分類を行うことは重要である．

A てんかん発作の分類（表8-1）

てんかん発作は，部分発作と全般発作に大別される．部分発作は，発作の起始が一側の大脳半球の一部に限局した神経細胞の興奮を示す臨床症状および脳波所見を呈するものであり，全般発作は，発作の起始から両側大脳半球の障害を示唆する所見を示すものである．欠神発作は複雑部分発作と，強直発作は複雑部分発作の強直要素と，強直間代発作は部分発作の二次性全般化発作と，脱力発作は脱力欠神や複雑部分

表8-1　てんかん発作型

I. 部分（焦点，局在）発作
　A. 単純部分発作：意識障害を伴わない発作
　　1. 運動発作：焦点運動発作，回転発作，姿勢発作など
　　2. 体性感覚または特殊感覚発作：体性感覚発作，視覚発作など
　　3. 自律神経発作：上腹部感覚，蒼白，発汗，紅潮，瞳孔散大など
　　4. 精神発作：記憶（例，既視感），感情（例，恐怖），錯覚（例，巨視）など
　B. 複雑部分発作：意識障害を伴う発作
　C. 二次性全般化発作：A, Bに始まり二次的に全般化して全身痙攣に至る発作
II. 全般発作
　A. 欠神発作：意識欠損を主体とする発作
　　（定型）欠神：発作時 3 c/s 全般性棘徐波律動を伴うもの
　　非定型欠神：それ以外の全般性突発波を示すもの
　B. ミオクロニー発作：突然起こる短いショック様の筋収縮
　C. 間代発作：両側性の間代性筋収縮で，意識は消失
　D. 強直発作：持続性の強直性筋収縮で意識は消失
　E. 強直間代発作：強直相に続いて間代相を示し意識は消失
　F. 脱力発作：筋緊張の発作性減弱

表8-2　てんかん症候群

1. 特発性局在関連（部分）てんかん
　・中心・側頭部に棘波をもつ良性小児てんかん（ローランドてんかん）
　・早期発症型良性小児後頭葉てんかん
　・後期発症型特発性小児後頭葉てんかん
　・乳児良性部分てんかん
　・良性乳児痙攣
　・良性新生児家族性痙攣
　・良性新生児痙攣
　・原発性読書てんかん
2. 症候性・潜因性局在関連（部分）てんかん
　・側頭葉，前頭葉，頭頂葉，後頭葉てんかん
3. 特発性全般てんかん
　・乳児良性ミオクロニーてんかん
　・小児欠神てんかん
　・若年欠神てんかん
　・若年ミオクロニーてんかん
　・覚醒時大発作てんかん
4. 症候性・潜因性全般てんかん
　・West 症候群
　・Lennox-Gastaut 症候群
　・ミオクロニー失立てんかん
　・ミオクロニー欠神てんかん
　・早期ミオクロニー脳症
　・suppression-burst を伴う乳児早期てんかん性脳症
5. 全般発作と焦点発作を併有するてんかん
　・重症乳児ミオクロニーてんかん
　・徐波睡眠で持続性棘徐波を示すてんかん
　・後天性てんかん性失語（Landau-Kleffner 症候群）

発作の脱力要素と，それぞれ区別する必要がある．

B　てんかん症候群の分類（表8-2）

部分発作を主症状とするものを局在関連（焦点，局在，部分）てんかん，全般発作を主症状とするものを全般てんかんと呼び，さらに両者の特徴を持つものが分けられている．それぞれ特発性，症候性，潜因性に分けられる．特発性とは明らかな器質的病変がなく，遺伝性の素因が関与していると考えられるもの，症候性とは何らかの器質的病変が考えられるもの，潜因性とは症候性と思われるが，病因が不明のものである．

一般に特発性の予後が最もよく，症候性が最も悪い．以下，主なてんかん症候群について，①発症年齢，②発作症状，③脳波所見，④予後の順に記載する．

a. 乳児良性部分てんかん

①主に1歳以下，多くは3〜8カ月，②しばしば群発する複雑部分発作または/および二次性全般化発作，③発作間欠時脳波は正常，発作時脳波は焦点性起始，④治療によく反応しきわめて良好．

b. 中心・側頭部に棘波をもつ良性小児（ローランド）てんかん

①3〜13歳（ピーク7〜10歳），②主に睡眠時に起こる半側顔面，口腔・咽喉頭の単純部分発作，二次性全般化発作，③中心・中側頭部に鋭波，鋭徐波，一側または

両側，とくに睡眠時に賦活，④きわめて良好，稀に治療に抵抗，無治療でも15～16歳までには寛解．

　c．早期発症型良性小児後頭葉てんかん

①1～10歳（ピーク3～4歳），②意識減損，眼球偏位，嘔吐，ときに部分発作重積，半身痙攣，二次性全般化発作，③後頭部高振幅棘徐波，棘波，反復律動性，両側同期性または一側性，④きわめて良好，発作頻度は少なく1/3では1回のみ，多くは5～6歳で発作消失．

本症候群に類似し，嘔吐を主症状とするが，後頭部に突発波を示さない予後良好な症候群もあり，あわせてPanayiotopoulos症候群と呼ぶものもいる．

　d．後期発症型特発性小児後頭葉てんかん

①3～16歳（平均8歳），②視覚発作で始まり，しばしば複雑部分発作に進展．しばしば発作直後に片頭痛，③一側あるいは両側後頭部および後側頭部に律動的高振幅の棘徐波あるいは鋭波からなる突発波，④10代後半に60％以上で寛解．

　e．内側側頭葉てんかん

①しばしば乳幼児期に痙攣重積あり，多くは学童期以後発症，②単純部分発作，複雑部分発作，上腹部のこみ上げるような上行性異常感覚，口部摂食性自動症，③前側頭部棘波，鋭波，徐波，④しばしば難治，外科的治療が有効．

　f．小児欠神てんかん

①3～12歳（ピーク6～8歳），②日に数回からそれ以上の頻発する欠神発作，③両側同期性，対称性の3Hz棘徐波複合，④治療によく反応し良好，ときに思春期以後に全般性強直間代発作．

　g．若年ミオクロニーてんかん

①10～20歳（ピーク14～16歳），②単発あるいは反復する不規則な両側，ときに片側性ミオクロニー発作，全般性強直間代発作，覚醒後まもなく起きることが多い，③全般性，ときに局在性不規則多棘波複合，光過敏性，④治療によく反応するも断薬するとしばしば再発．

　h．覚醒時大発作てんかん

①9～25歳（ピーク16～20歳），②全般強直間代発作，主に覚醒後まもなく，午後の気を抜いた時間，③全般性棘徐波複合，④治療によく反応するも，断薬するとしばしば再発．

　i．West症候群

①2～12カ月（多くは4～7カ月），②シリーズ形成する1～3秒の短い筋収縮からなるスパズム，③ヒプサリズミア，④潜因性の方が良．ACTH-Z初期治療は80％で有効，約半数で発作再発ないし存続．

　j．Lennox-Gastaut症候群

①1～8歳（多く1～4歳），②強直発作が中核発作型，そのほか非定型欠神，脱力発作，ミオクロニー発作，③1.5～2.5c/s偽律動的全般性棘徐波複合，④きわめて難治，とくに強直発作は存続．

　k．乳児重症ミオクロニーてんかん

①2～10カ月（平均5カ月），②しばしば発熱あるいは入浴によって誘発される全身痙攣または半身痙攣，とくに発熱時には群発ないし重積状態，1～4歳にミオクロニー発作，③初期は正常，後に全般性棘徐波，多棘徐波，光過敏性，焦点性異常，④ミオクロニー発作，欠神発作は消失または減少するも痙攣発作はきわめて難治，次第に知的退行．

　l．徐波睡眠で持続性棘徐波を示すてんかん

①3～8歳，②夜間の部分発作，二次性全般化発作，非定型欠神，神経心理学的異常，③徐波睡眠で持続性全般性棘徐波，前頭部棘波60％，④通常は良性の経過を取

り，数カ月から数年の経過で消褪．

m．Landau-Kleffner症候群

①3〜8歳，②言語性聴覚失認，自発言語が消失，2/3にてんかん発作（全般性強直間代発作，焦点運動発作），③徐波睡眠で持続性全般性棘徐波，多焦点性棘波，中心・側頭・頭頂部棘波60%，④発作は15歳までには寛解，多くは言語機能障害存続，発症年齢が低く，脳波異常が高度なほど予後不良．

C 診断

てんかん発作に似た発作症状はてんかん以外の疾患でも見られるので（表8-3），まず問題の発作がてんかん発作かどうかを診断することが重要である．次にてんかん発作とすればどの発作型か，どの症候群に属するかを決める．てんかんの原因はさまざまであり，症候性，潜因性てんかんでは原因の追究が重要である．

検査としては，脳波が最も重要である．脳波は覚醒から入眠を経て睡眠に至る十分な記録と過呼吸，光刺激などの賦活を行うことが重要である．しかしあくまでも臨床所見と関連させて評価されるべきであり，正常でもてんかんを否定することはできないし，異常だからといって直ちにてんかんとはいえない．

D 治療

てんかんの治療の主体は薬物治療であるが，長期の治療期間中の患者の人生の質を重視した包括的治療が重要である．てんかんの多くは発育期にある小児に発症する．てんかん発作のみに目を奪われていると子どもの健全な心の発達を阻害しかねない．これが発作以上に障害となることもあり，家庭や学校での適切な対応が重要である．てんかん児は，しばしば日常生活が制限さ

表8-3 てんかんの鑑別診断

1．無酸素性・虚血性発作：反射性失神，心臓性失神（QT延長症候群など），起立性低血圧，一過性脳虚血（もやもや病など），憤怒痙攣，乳児失神，高血圧性脳症
2．内分泌代謝疾患：副甲状腺機能低下症，低Ca血症，低血糖症
3．中毒性：内因性，外因性（テオフィリンなど）
4．精神的要因：ヒステリー発作，偽発作，過換気症候群，代理Munchausen症候群，パニック障害
5．睡眠時発作：生理的ミオクローヌス，良性睡眠時ミオクローヌス，夢中遊行，夜尿症，夜驚症，悪夢，ねぼけ，睡眠時無呼吸，ナルコレプシー，REM関連睡眠障害
6．片頭痛：脳底動脈性，急性錯乱性
7．不随意運動：ミオクローヌス，発作性コレオアテトーシス（ジスキネジア），薬剤性ジスキネジー（フェノチアジンなど）
8．その他：jitteriness，身震い発作，小児発作性強直性上方視，小児交互性片麻痺，良性発作性眩暈，胃食道逆流症，チック，小児オナニー，常同運動，驚愕反応

れたり，いわれのない差別を受けることがあり，そのため健全な精神の発達が阻害されてしまうことさえある．てんかんという既成観念にとらわれず，個々の患児の状態に応じて適切な取り扱いをすることが重要である．また知能障害や神経学的合併症，行動異常，学校への不適応などの問題を有している場合にはこれらを含めて治療する．

良性のてんかんの場合，家族にただてんかんとのみ告知し，いたずらに不安に陥らせないようにすることが重要であり，まったく薬物治療の必要がないこともある．良性小児部分てんかんでは，初回発作や発作頻度の少ない場合には直ちに治療する必要はなく，また治療例と非治療例の間で，経過に差はない．発作頻度の多い場合や全身痙攣を示す場合には，抗てんかん薬を投与するが，クロナゼパムの就寝時少量（0.01 mg/kg）1回投与で著効を示すことが多い．一方，難治のてんかんでは，発作のコ

表8-4 発作型別抗てんかん薬の選択

単純部分発作	CBZ, CLB (またはCZP), PB, ZNS
複雑部分発作	CBZ, CLB (またはCZP), ZNS, PHT, PRM
二次性全般化発作	VPA, PB, CBZ, ZNS
強直間代発作	VPA, PB, ZNS, PHT
欠神発作	VPA, ESM, CLB (またはCZP), AZA
ミオクロニー発作	VPA, CLB (またはCZP), ZNS, ESM
強直発作	CLB (またはCZP), PHT, VPA, ZNS
スパズム	CLB (またはCZP), VPA, ACTH-Z, ZNS, VB6

注:( )内は商品名 CBZ:カルバマゼピン(テグレトールなど),CLB:クロバザム(マイスタン),CZP:クロナゼパム(リボトリールなど),PB:フェノバルビタール(フェノバール),ZNS:ゾニサミド(エクセグラン),PHT:フェニトイン(アレビアチンなど),PRM:プリミドン(マイソリン),VPA:バルプロ酸(デパケンなど),ESM:エトサクシミド(ザロンチンなど),AZA:アセタゾールアミド(ダイアモックスなど).

ントロールと人生の質の間で妥協点を見つけなければならないこともある.てんかんの治療には,薬物療法,食事療法,外科的治療法があるが,ここでは薬物療法を中心に述べる.

a. 薬物治療

発作型にあった適剤(表8-4),すなわち最も副作用が少なく最も効果の期待される薬剤を原則として1剤で治療する.少量から始めて効果のある量まで徐々に増量するが,1回の発作でも患者にとって打撃の大きい場合や発作頻度が多く急ぐ場合には多めに使用することもある.第1剤が無効の場合,第2剤を加え,第1剤を徐々に減量し,第2剤に置換していくが,この場合血中濃度を参考にし,副作用に注意しながら投与量を調節する(表8-5).効果の判定と薬剤の増量は半減期の5倍,すなわち血中濃度が定常状態になったところで行う.第2薬を追加した場合,その薬剤の血中濃度が上昇してくる間は第1薬を続け,発作が抑制されたら第1薬を徐々に減量するのが原則ではあるが,眠気などの副作用のため第2薬が十分増量できないことがある.そのような場合は第1薬を減量する.第1薬の減量は通常ゆっくり半減期の5倍ごとに行う.治療有効濃度はあくまでもおよその目安であり,それぞれの患者にはそれぞれの至適レベルがある.通常量で発作が抑制できない場合,最大耐用量まで用い,確実にその薬剤の効果を評価してから薬剤を変更すべきである.高濃度でも発作が抑制されないか,副作用が出ない限り,第2剤を追加すべきではない.半減期が短い薬剤では頻回投与が必要との意見もあるが,必ずしもそうではなく,1日1~2回投与でも有効のことがある.発作がコントロールされたらそのままの量で続ける.原則として3~5年間発作がなく,脳波にも2年間突発波が出なければ,投与量を徐々に減量して中止にもっていく.ベンゾジアゼピン系薬剤では,しばしば薬剤に耐性が生ずることがあるが,このような場合,休薬したり,他の薬剤と交代で投与するとよい結果が得られる場合がある.鎮静作用のある薬剤を大量に用いると,意識レベルが下がりそのためかえって発作が増加することがあるので注意を要する.

抗てんかん薬の選択は主に発作型に基づいて行うが,時には脳波所見を重視すると良い効果をうることがある.部分発作でも脳波上二次性両側性同期(全般性突発波)がみられる場合には,CBZよりVPAやCZPが有効のことがある.

抗てんかん薬による治療は長期にわたるので,治療に当たっては副作用を考慮することが重要である.副作用には治療初期の眠気から,生命に危険を及ぼすおそれのある血液障害や肝障害まである.年に3回程

表8-5 抗てんかん薬の投与量と薬物動態値

	投与量 (mg/kg/日)	生物学的半減期 (時間)	定常状態に達する までの期間(日)	治療有効濃度 (μg/ml)
PB	成人 1〜2 小児 3〜6	成人 46〜136 小児 37〜73 新生児 61〜173	15〜21 10〜18	10〜25
PRM	10〜25	成人 6〜18 小児 5〜11	4〜7 2〜3	5〜12
PHT	成人 3〜8 小児 5〜10	成人 10〜34 小児 5〜14 新生児 10〜60 未熟児 10〜140	5〜7	10〜25
CBZ	5〜25	成人 14〜27 小児 8〜19 新生児 8〜28	3〜6	4〜12
ESM	15〜30	成人 20〜60 小児 20〜30	4〜8 2〜5	40〜100
VPA	10〜50	成人 6〜15 小児 8〜15	2〜3	30〜120
ZNS	2〜12	30〜60	5〜17	10〜40
DZP	0.2〜0.4	18〜40	3〜6	0.02〜0.5
NZP	0.1〜0.4	8〜10	2〜5	0.02〜0.1
CZP	0.02〜0.1	成人 19〜46 小児 13〜33	4〜6	0.01〜0.06
CLB	0.2〜1.0	成人 11〜46	2〜10	

注:薬剤の略語は表8-4参照.上記数値はあくまでも目安で絶対でないことに注意.

度定期的な副作用検査を行う.また重篤な副作用ではないが,社会適応・学習・行動などに影響を及ぼすものもある.とくに徐々に出現するような軽微な副作用,とくに認知機能,記憶,注意力,反応時間,問題解決能力,人格変化などにも注意を払う.比較的薬剤に特異的な副作用として,PB,ベンゾジアゼピン系薬剤にみられる興奮,多動,PHTにみられる歯肉増殖,多毛,失調,VPAでみられる膵炎,脱毛,高アンモニア血症,Reye様症候群,肥満,ZNSの発汗減少,ベンゾジアゼピン系薬剤での唾液,気道分泌亢進などに注意する.抗てんかん薬によってむしろ発作や脳波が悪化したり,新たな発作が生ずることがある.たとえば部分発作にCBZを用いた場合,脳波に全般性突発波が出現したり,非定型欠神,ミオクロニー発作,脱力発作が出現することがある.

b.外科治療

難治性てんかんにおいては,発作の持続や抗てんかん薬の慢性投与が発育期の脳に及ぼす影響,二次性てんかん原性の形成のみならず心理的影響や親や周囲の対応による人格形成に対する影響,社会的不利などが懸念される.可塑性のある時期に外科治療を施行することによって,大脳機能の改善の得られることが明らかになってきており,難治てんかんでは適応があればできる限り早期に手術を施行するようになってきている.手術法としては,てんかん原性焦点を取り除く切除手術,てんかん原性焦点からのてんかん波の伝播を阻止する軟膜下皮質多切術,転倒発作などに有効な脳梁離

断術などが行われているが，中でも内側側頭葉てんかんに対する扁桃核海馬切除術ないし側頭葉切除術は最も有効である．

参考文献
1) Roger J et al. (eds)：Epileptic syndromes in infancy, childhood and adolescence. (3rd ed.), John Libbey, 2001.
（渡邊一功）

9．脳炎・脳症

脳炎・脳症は，感染や炎症あるいは代謝異常などにより意識障害や痙攣を主とする神経症状を呈し，多くは発熱を伴う．一般に，髄液細胞数増多，すなわち中枢神経内の炎症の存在が示唆されるものを脳炎，そうでないものを脳症と呼ぶが，その病態には脳炎と脳症とでは大きな差はないと思われる．

A 原因

原因不明のものが過半数を占める．原因が判るものではウイルス感染に伴うものが多いが，マイコプラズマなど他の病原体によるものや，急性散在性脳脊髄炎のような自己免疫的機序によるものもある．

B 症状

脳炎・脳症の3主徴は，発熱・意識障害・痙攣である．意識障害は必発であり，原則として意識障害のない脳炎・脳症はない．大脳起源の痙攣の他に，不随意運動や間欠的徐脳硬直姿勢が痙攣と紛らわしいことがある．髄膜刺激症状としての項部硬直・Kernig徴候，脳幹部障害による呼吸抑制，錐体外路障害による不随意運動なども認めることがある．

C 検査

行うべき検査としては，以下のようなものがあげられる．

a．採血
血算，肝機能，腎機能，電解質，血糖，アンモニア，CK，血液ガス分析，凝固系

b．検尿
急性期は一般的な項目のみでよい．先天代謝異常などが脳症と紛らわしい場合もあり，可能な限り急性期の尿を保存しておくとよい．

c．髄液検査
脳圧亢進の可能性があるのでCTまたはMRIの後で施行した方が無難である．可能であれば髄液圧も測定する．

d．CTまたはMRI
診断能力ではMRIのほうが優るが，夜間や緊急時には施行できないことも多いので，CTで代用もやむを得ない．急性期はおもに脳浮腫の有無に注目し，脳ヘルニアが切迫しているか予測する．

「脳浮腫」の解釈には十分注意を要する．古典的な「脳浮腫」の場合，CTでは大脳半球全体がびまん性に低吸収となり，皮髄境界はまったく不明瞭である．脳室のみならず脳表クモ膜下腔，脳槽が狭小化していることが重要である．この所見は脳圧亢進の存在，すなわち脳ヘルニアの危険が迫っていることを示唆する．より広義の「脳浮腫」のCT所見として皮髄境界が不明瞭化し全体に低吸収を呈するが，脳室はわずかな狭小化のみで脳表クモ膜下腔や脳槽は保たれている所見を指すことがある．この場合，大脳半球障害は明らかであるが脳圧亢進は顕著でなく，脳ヘルニアが切迫しているというわけではない．

脳幹部の変化にも注目する．脳幹部が小脳半球に比べて低吸収の場合は，脳幹障害を疑う．脳幹障害があれば，脳ヘルニアが

なくても心肺停止の危険性がある．

e．脳波

非常に有用で，必須の検査である．脳炎・脳症の時には，安静時と最大覚醒刺激を与えた時とで脳波が変化するかどうかが重要である．強い痛み刺激などで覚醒を試み，その前後での変化の有無を記録する必要がある．安静時記録だけでは，深睡眠と区別が難しい場合もある．

f．聴性脳幹反応

意識障害が強い場合や脳幹障害が疑われるときは記録すべきである．

g．ウイルス分離/PCR 用の検体

原因究明のために保存するのが望ましい．血清や尿のみならず，咽頭ぬぐい液・髄液・便なども採取しておくと良い．

D 治療

一般的には全身支持療法を柱に脳浮腫対策と痙攣対策を行い，ヘルペス脳炎であるか否か判明するまでアシクロビルを投与することが多い．

a．支持療法

呼吸抑制があれば人工換気を行い，低血圧があればカテコラミンを使用する．輸液は過剰にならないよう注意する一方で，ブドウ糖は十分与える必要がある．凝固系の異常があればその是正も重要である．

b．脳浮腫対策

頭部挙上位とする．人工換気中は過換気とすることも考慮する．薬物としてはグリセオール（5～10 ml/kg/回を30分で点滴，6時間ごとに使用可）やマニトール（0.5～1 g/kg/回を30分で点滴，6時間ごとに使用可）がよく使われる．マニトールの方が脳圧下降作用は強いが，中止後のリバウンドには注意が必要である．デカドロンなどのステロイド（デカドロン 0.5 mg/kg/日，2～4回分割投与）も脳浮腫には有効であると思われる．

c．痙攣対策

脳炎・脳症の痙攣対策に，少なくとも急性期には坐薬を用いるべきでない．ジアゼパム 0.5～1 mg/kg/回の静注を行っても痙攣が頻発する場合には，フェノバルビタール 10～20 mg/kg/回の筋注を行う．これでも痙攣が治まらない場合は発作時脳波を記録するべきである．

大脳起源でないものを痙攣と誤認していることは少なくない．抗痙攣薬は大脳起源の痙攣にしか有効でないため間欠的除脳硬直などには無効で，多量に使用すると血圧低下や呼吸抑制などの副作用だけが出現する．発作時脳波で大脳起源であることが確認された場合には，痙攣重積に準じた治療を行う．

d．ステロイド

インフルエンザ脳炎などで高サイトカイン血症の関与が疑われる場合などには，ステロイド投与，時にはパルス療法も積極的に考慮してよいと思われるが，現時点では有効性は十分確立していない．

（奥村彰久）

10．神経筋疾患

小児の神経筋疾患は，成人の筋疾患とは異なる特徴がみられる．まず，乳幼児期を通して特有の厚い皮下脂肪のため，外見的な筋萎縮はわかりにくく，もっぱら筋力低下や筋緊張低下を診察上の目安とする．従って乳児期にはフロッピーインファント（くにゃくにゃ乳児）として発症するものが多い．

この時期の代表的な神経筋疾患には，脊髄性筋萎縮症タイプ 1（Werdnig-Hoffmann 病）や福山型先天性筋ジストロ

フィーがある.一方,幼児期にみられる代表的な疾患には,Duchenne 型筋ジストロフィーがある.立ち上がる時の Gowers 徴候（登はん性起立）や,歩くときにお尻を振る（動揺性歩行）などの所見は,Duchenne 型筋ジストロフィーの特徴的な所見であるが,脊髄性筋萎縮症タイプ 3（Kugelberg-Welander 病）や先天性ミオパチーでもみられる.腓腹筋の仮性肥大はやはり Duchenne 型筋ジストロフィーの特徴的な所見であるが,福山型先天性筋ジストロフィーのかなりの症例でもみられる.

最近,血液生化学検査の普及によって,筋細胞由来の GOT,GPT の上昇に偶然気づかれ,引き続き CK 高値が確認されて,Duchenne 型や Becker 型筋ジストロフィーが早期に診断されることも多い.小児の神経筋疾患のほとんどは,近位筋優位の筋力低下を示す.また,ほとんどが遺伝性疾患であるのも,この時期の疾患の特徴である.

小児期の神経筋疾患では,重症筋無力症,皮膚筋炎・多発性筋炎を除いては,根本的な治療法はなく,「B．治療」に述べる対症療法が主体となる.

A 神経筋疾患の種類と診断

a．Duchenne 型／Becker 型筋ジストロフィー

Duchenne 型および Becker 型筋ジストロフィーは,Xp 21 に遺伝子座をもつ伴性劣性遺伝疾患であり,前者ではジストロフィン蛋白の完全欠損,後者では不完全欠損により発症する.両者を併せて Dystrophinopathy と呼ぶ.原因蛋白質であるジストロフィンの欠損は,筋鞘膜の複合体の崩壊をもたらし筋細胞死にいたる.Duchenne 型は,2〜3 歳ころから筋力低下（Gowers 徴候,動揺性歩行等）が出現し,7〜8 歳に顕著となり,ほとんどの例が 10 歳前後で車椅子となる.それに対し,Becker 型は 15〜20 歳で車椅子になる例から,腓腹筋のこむら返りや筋痛だけを訴える症例,さらにほとんど無症状に終わる症例までさまざまでありジストロフィン蛋白の欠損の程度により症状の軽重が決まる.Duchenne 型では約 1/3 の症例で精神遅滞を伴う.血液生化学で CK 高値を認め,筋生検で筋ジストロフィーの所見,つまり筋線維の大小不同,円形化,結合組織の増生,壊死再生像,Opaque 線維などを認める.

さらにジストロフィン遺伝子解析で欠失を認めれば Dystrophinopathy の診断は確定する.しかし,遺伝子解析で欠失を認める症例は約半数である.その他の例では確定診断には筋組織のジストロフィン免疫抗体染色が必要である.細胞膜のジストロフィンがまったく染色されない場合,Duchenne 型であり,淡染ないし断続的に染色される場合（faint and patchy）,Becker 型と診断される.

b．福山型先天性筋ジストロフィー

日本で最も患者数が多い先天性筋ジストロフィーであり,外国での報告はまれである.この病気は,中枢神経系の神経細胞にも異常が見られ,知能低下や痙攣発作などを伴う.一般に,生後まもなく全身の筋力低下,筋緊張低下のため異常に気づかれる.CK 値は Duchenne 型筋ジストロフィーについで高値である.通常は,お座り,いざり移動が最高運動発達レベルであり,一般に一生歩行不能であるが,一部に数年間歩行可能となる例もある.

筋生検で筋ジストロフィーの所見（結合組織の増生,壊死再生像,Opaque 線維など）を認め,頭部 CT で大脳白質のびまん

性低吸収域，MRI（T2強調像）での同部のびまん性高信号域を認めることが診断の決め手となる．常染色体劣性遺伝型疾患で，第9番目の染色体（9q31）に遺伝子座が存在する．この福山型の遺伝子産物はフクチンと命名され，その機能の解明が進められている．

c．肢帯型筋ジストロフィー

比較的緩徐に進行する筋ジストロフィーで男女に発症する．主として四肢近位筋と腰帯周囲の筋力低下が認められる．通常，独立歩行は保たれる．常染色体劣性型，常染色体優性型など10数種類の亜型が分類され，それぞれの遺伝子座が報告されている．

血液生化学でCK値の高値，筋生検で筋ジストロフィーの所見を認める．欠損蛋白質は，α，β，γ，δ-サルコグリカン，ジスフェリン，カルパイン3，カベオリン3などが知られているが，筋生検による免疫抗体染色でこれらの蛋白の欠損が証明され確定診断される症例は現在のところごくわずかである．

d．筋強直性ジストロフィー

筋強直性ジストロフィーは，19q13.3に遺伝子座を持つ常染色体優性遺伝疾患であり，3'非翻訳領域のCTG 3塩基のリピートの増幅により発症する．3塩基のリピート数は，一般に世代を経るごとに加速される傾向にあり，発症時期により成人型，小児型，先天型などに分類される．

この疾患は，成人型は筋力低下とともに筋強直（ミオトニア）を特徴とする．しかし，小児科医が遭遇する小児型・先天型の筋強直性ジストロフィーでは，筋組織の未熟性を特徴とし，筋緊張低下や筋力低下，運動発達の遅れが前面に出る．小児型・先天型の患児の多くは，成人型の母親から（まれに父親から）生まれ，生後より筋力・筋緊張低下を示し，精神発達遅滞を伴う．疾患名となっている「筋強直」を呈するのは，一般に10歳前後になってからである．先天型では，重度の筋力低下・筋緊張低下を呈し，呼吸筋力の低下・横隔膜挙上などにより多くの例で人工換気を必要とする．ほとんどの症例が母親から遺伝するため，母親の診察，つまり細長い顔貌やミオトニアを認めれば診断は容易である．ただし，母親が発症前であることもある．診察だけでは不十分な場合は，母子の遺伝子検索を行い診断を確定する．

e．脊髄性筋萎縮症

脊髄性筋萎縮症は，脊髄前角細胞の変性・脱落を主病変とする進行性の下位運動神経疾患で，常染色体劣性の遺伝形式をとる．発症時期および重症度により，タイプ1（Werdnig-Hoffmann病），タイプ2（中間型），タイプ3（Kugelberg-Welander病）に分類される．躯幹・四肢近位筋の著明な筋力低下・筋緊張低下が見られるが，顔面筋や横隔膜筋はほとんど障害されない．舌の線維束性攣縮や手指の細かな振戦は本疾患に特徴的な臨床所見である．

タイプ1は，乳児期に呼吸不全をきたし予後不良である．タイプ2は座位可能となるが，15歳前後から呼吸不全をきたす．タイプ3は比較的予後良好で，独歩可能となる．筋生検で特徴的な病理所見（grouped atrophy）を認める．どのタイプも5q12-13に遺伝子座を持ち，候補遺伝子としてSMN，NAIPがある．タイプ1，2のほとんどの症例では，両方または片方の遺伝子の欠失を認めるが，タイプ3では欠失を認めない症例もある．CK値はタイプ1，2では通常正常であるが，タイプ3では軽度高値を認める．

f．先天性ミオパチー

筋組織に構造上特徴的な病理所見を認め

る先天性の筋疾患である．代表的な疾患にセントラルコア病，ネマリンミオパチー，ミオチュブラー病，先天性筋タイプ不均衡症がある．その他に10数種類の先天性ミオパチーが報告されているがまれである．

臨床症状は，ほとんどの疾患で共通しており，顔面を含む全身の筋力低下，筋緊張低下である．一般に非進行性である．各疾患で発症時期により先天型，成人型がある．また，セントラルコア病を除いては重症型があり，新生時期に発症し呼吸困難などみられる．外見的な症状だけでは各疾患の鑑別は困難で，確定診断には筋生検を必要とする．筋組織の特徴的な病理所見，つまり，セントラルコア，ネマリンロッド，ミオチューブ様所見，筋線維タイプの不均衡（タイプ1線維が細く数が多い）などにより診断する．それぞれの疾患で常染色体優性型，常染色体劣性型がある．さらにミオチュブラー病では伴性劣性遺伝のものがあり新生時期発症の重症型となる．

g．ミトコンドリア脳筋症

ミトコンドリアは脳や筋肉の好気的エネルギー代謝に重要な役割を果たしているため，ミトコンドリアの機能に障害をきたすと重篤な神経・筋症状が出現する．このような疾患はミトコンドリア病とかミトコンドリア脳筋症といわれる．代表的な疾患にMELAS (mitochondrial myopathy, encephalopathy, lactic acidosis and stroke-like episode，脳卒中様発作を伴うミトコンドリア脳筋症)，MERRF (myoclonus epilepsy with ragged-red fiber)，慢性進行性外眼筋麻痺，Leigh 脳症がある．

診断には臨床症状，乳酸・ピルビン酸値の測定，MRI による特徴的画像所見，筋生検での ragged-red-fiber の存在などが決め手となる．ミトコンドリア DNA 異常を認めれば診断は確定する．高乳酸性アシドーシスを呈する症例では，ジクロロ酢酸ナトリウムの内服が症状の改善に有効である．その際，ビタミン B_1 の併用が必要である．その他，ノイキノンやエルカルチンの内服なども試みられている．

h．皮膚筋炎・多発性筋炎

小児科では「若年性皮膚筋炎」といわれる範疇に属する症例が多く，成人の皮膚筋炎とは症状や経過が異なる．顔面のヘリオトロープ，四肢関節伸側の紅斑，軀幹・四肢近位筋の筋萎縮，筋力低下を特徴とする．抗核抗体陽性例が多い．5〜10歳の女児に好発する．急性期にはCK高値を認め，筋生検で特徴的な炎症像を認める．早期のステロイドホルモンの投与が有効である．

最近では，パルス療法も試みられている．ステロイドが無効の場合，エンドキサン等の免疫抑制薬の内服を試みる．治療の時期が遅れると筋萎縮や関節拘縮が進み後遺症を残す．その他，皮膚症状を伴わない多発性筋炎がある．小児では比較的まれであり，臨床症状は症例により異なる．治療は皮膚筋炎に準じる．

B 治療

a．一般的治療法

全身の筋力の保持を目的として，運動機能訓練を行う．歩行可能例では，日頃から継続的な軽い運動（散歩，ジョギング等）に心がける．水泳・プール訓練は歩行可能例でも不能例でも有効である．骨折事故には気を付ける．呼吸筋力が徐々に低下するため，呼吸器の感染症に罹患しやすく，予防や早めの治療を必要とする．麻疹，水痘，ムンプス，インフルエンザなどのワクチンは接種しておくことが望ましい．

Duchenne 型，Becker 型，筋強直型筋ジストロフィーでは不整脈や心不全などの

チェックも必要である．体幹や四肢の筋力低下が進行すると多くの症例で関節の拘縮や側彎症が現れるので，整形外科医と連携した治療も必要である．多くの神経筋疾患は現在のところ根本的治療法がないので，精神的なサポートも重要である．電動車椅子，パソコン，携帯電話などを活用し生活の質を高める．友人作り，進学問題などで適切なカウンセリングも必要である．

b．呼吸不全の治療

筋疾患の呼吸不全は，呼吸筋の筋力低下と脊柱変形などにより引き起こされる．Duchenne 型筋ジストロフィーでは 20 歳前後，脊髄性筋萎縮症タイプ 1 では乳児期，タイプ 2 では 10～15 歳から人工換気を必要とする症例がみられる．先天性ミオパチーの一部の症例も人工換気を必要とする．ただし人工換気を行うかどうかは，家族との十分な話し合いが必要である．

最初は夜間睡眠時だけ呼吸器治療を行う．最近，第一に選択される方法は鼻マスクによる間歇性陽圧式人工呼吸法（NIPPV；Noninvasive intermittent positive pressure ventilation）である．ポータブル呼吸器を使用すれば在宅でも人工呼吸器治療が十分に可能であり，NIPPV を施行しながらの就学や旅行も可能となってきた．さらに呼吸不全が進行すると，気管切開による陽圧人工呼吸法（Tracheotomy IPPV）が必要となる．

c．遺伝相談・出生前診断

前述のように，Duchenne 型/Becker 型筋ジストロフィーの約半数，福山型，筋強直型，脊髄性筋萎縮症で遺伝子診断は可能であり，次子の出生前診断も可能となる．

患者の DNA 異常が証明できない家系では多型解析という間接的な方法で保因者診断や出生前診断を行う．出生前診断を行う場合，患者家族への十分な説明と合意や，倫理的な配慮が必要である．

（熊谷俊幸）

11．自己免疫性疾患・傍感染性疾患

一般小児科医がよく遭遇する自己免疫的機序による神経疾患には，次のようなものがあげられる．①Guillain-Barré 症候群（GBS），②急性散在性脳脊髄炎（ADEM）・多発性硬化症（multiple sclerosis；MS），③脊髄炎，④重症筋無力症，⑤急性小脳失調症・Opsoclonus polymyoclonia 症候群，⑥顔面神経麻痺．このうち，顔面神経麻痺以外の疾患は確実な診断，適切な治療とその効果判定，長期的な経過観察が必要である．

また，GBS・ADEM/MS・脊髄炎の 3 疾患は，しばしば先行感染を伴い，運動障害を主症状としうる点で共通している．典型例では診断は困難ではないが，非典型例も珍しくなく診断は必ずしも容易ではない．

表 11-1 にこれら 3 疾患をまとめた．

診断には，的確な病歴の聴取，正確な神経学的所見，電気生理学的検査や画像検査の選択とその正しい解釈が必要である．

A GBS

a．症状

症状は亜急性に進行し 2～4 週で固定する．下肢の運動障害から始まることが多く，次第に麻痺が上行する．時に神経根痛と思われる痛みが前景に立つことはあるが，原則として感覚障害はない．直腸膀胱障害も原則として認めないが，自律神経障害はしばしば合併し，まれながら予期しない死亡の原因となりうるので，重症例では

トロピン 0.01〜0.03 mg/kg を筋注した後に実施したほうがよい．効果判定は眼球運動障害が明らかな場合は眼球運動の改善を目安とする．眼球運動障害が不明瞭なときは，反復運動をさせるのもよい．

アンチレックスの効果持続は 1〜2 分程度であり，幼児ではうまく施行できないことが多い．この場合ワゴスチグミンテストで代用する．ワゴスチグミン 0.05〜0.1 mg/kg を筋注する他は，実施方法はテンシロンテストと同じである．ワゴスチグミンの効果は 30 分程度は持続する．

2) 抗アセチルコリンレセプター抗体価：同一個体では病勢を反映することが多く，経時的に測定するとよい．

3) 誘発筋電図：高頻度反復刺激にて waning の有無を調べる．とくに，潜在全身型の診断には不可欠である．

c．治療

眼筋型では，一般に抗コリンエステラーゼ薬とステロイドとが使用されるが，われわれはステロイドを第 1 選択としている．プレドニゾロン 2 mg/kg 隔日投与で開始するが，軽症例ではより少量から投与することも多い．長期投与が必要なため，隔日投与にして副作用の軽減を図る．抗コリンエステラーゼ薬は，メスチノン 5〜10 mg/日あるいはマイテラーゼ 5〜7.5 mg/日から開始し漸増する．消化管への副作用を避けるため必ず食事をとってから内服させる．また，抗コリンエステラーゼ薬を使用中はコリン作動性クリーゼにも注意が必要である．

全身型は筋無力性クリーゼの危険があり，より注意深い管理が必要である．われわれはまずステロイドで治療を試みることが多い．プレドニゾロン 2 mg/kg 隔日投与で開始するが，ステロイドパルス療法も考慮する．ステロイドが有効な場合，8 週間は初期投与量を維持し再燃がないのを確認しながら 5〜10 mg ずつ 2 週間ごとに漸減する．ステロイドの効果が不十分な場合は胸腺摘除術を積極的に考えてよい．筋無力性クリーゼでは血漿交換が必要なことも珍しくない．

再発する可能性が高い疾患なので，病型を問わず症状の改善後も長期間にわたる管理が必要である．眼位の異常が後遺症としてみられることも少なくなく，眼科的治療が必要なこともある．

E 急性小脳失調症

a．症状

急性小脳失調症は，先行感染を伴うことが多い．とくに水痘後のものはよく知られている．好発年齢は 1 から 5 歳で，発症は急速なことが多い．体幹失調が強く，立位あるいは坐位での体幹動揺が明らかで，坐位保持も困難なこともある．構音障害や四肢の失調は軽度のことが多い．

b．検査

神経生理学的検査を含めて検査では明らかな異常を認めないが，後頭蓋窩の腫瘍の除外のため頭部 MRI または CT が必須である．

c．治療

特異的な治療法はない．一般に予後は良好で，数週から数カ月の経過で回復することが多いが，まれに慢性化するものや再発するものがある．

F Opsoclonus polymyoclonia 症候群

1) 症状の特徴：Opsoclonus（両眼の不規則かつ衝動的な運動で dancing eye ともいう）と全身の筋の myoclonus を特徴とする症候群である．好発年齢は 6 カ月から 3 歳である．神経芽腫や他の悪性腫瘍との合併が有名であるが，合併頻度は本邦で

は低いようである．上記症状に加えて小脳症状とくに体幹失調も著明で，坐位保持も不可能なことが多い．

2）行うべき検査：症状から診断は比較的容易であるが，疑った時には神経芽腫の検索が重要である．その他の検査では特徴的な所見はない．

3）治療：ACTH療法やステロイドが有効であるが，通常より大量かつ長期に使用することが必要である．われわれはACTH療法を第一選択としている．コートロシンZ 0.025 mg/kgを通常は最低でも4週間は継続する．症状の改善がみられないときはさらに長く続けることも辞さない．減量もゆっくり行うことが必要である．慢性例や再発例もあり，知的障害や小脳症状などの後障害を残すことも少なくない．

G 顔面神経麻痺

a．症状

突然の顔面の非対称で気づかれることが多い．顔面の症状なので，受診や診断の遅れは稀である．稀に帯状疱疹に合併することがある．

麻痺が中枢性か末梢性かの鑑別が重要である．すなわち，中枢性では額にしわを寄せることができるが，末梢性ではしわを寄せることができない．また，新生児期からの顔面非対称では口角下制筋欠損も鑑別の対象になる．口角下制筋欠損の場合は，泣いたときなどは顔面非対称が明らかになるが安静時は目立たず，閉眼には左右差はない．また，鼻唇溝にも左右差はない．

孤発性の脳神経麻痺としては，顔面神経以外にも外転神経などの麻痺が知られているが稀である．

b．検査

腫瘍などの鑑別のため，頭部CTまたはMRIは施行した方がよい．その他の検査では特に所見を認めない．

c．治療

顔面神経麻痺の多くは自然緩解するが，ステロイド，ビタミン剤やアシクロビルを投与することもある．ステロイドが予後を改善するという証拠は，残念ながら得られていない．90％以上の例で症状は消失するが，稀に完全に回復しないこともある．

（奥村彰久）

12．変性疾患

神経変性疾患には皮質の変性がみられるものと，主に白質の変性が主体のものとがあるが，ここでは白質変性を中心に解説する．

A 白質変性疾患

乳幼児期から発達障害，痙攣，退行など中枢神経症状を呈する疾患のなかには，病理的に脱髄，髄鞘化障害など白質の変性を主体とした一群のものがあり leukodystrophy と呼ばれていた．以前はその鑑別診断には臨床的特徴および経過などを拠り所としていたが困難な面が多かった．今日では，MRIなど画像診断のみでもある程度の診断が可能となり，さらに生化学検査または遺伝子解析を用いれば生前の確定診断も可能である．しかし，中には現在でも病理所見が重要なものもある．

代表的疾患としては Krabbe 病，異染性白質脳症（metachromatic leukodystrophy；MLD），副腎白質ジストロフィー（adrenoleukodystrophy；ALD），Alexander病，Pelizaeus-Merzbacher 病（PMD），Canavan 病などがあげられる．これらの疾患の病態および病型分類，治療などを述

表 12-1　画像的・臨床的特徴

疾患名	MRIの白質変性の特徴	臨床的特徴	その他
Krabbe病	大脳, 小脳に円形の脱髄像, 半卵円中心に棚状病変	乳児型では視覚障害, 聴覚過敏	伝導速度の遅延 常染色体劣性
MLD	深部白質からのびまん性変性	1歳以降歩行障害, 筋緊張低下, 知能低下	常染色体劣性
ALD	後頭, 頭頂葉側優位の白質変性	4～10歳で発症, 歩行障害, 視覚聴覚障害	伴性劣性遺伝副腎不全
Alexander病	前頭葉側優位の白質変性, 時に嚢胞性変化	乳児型は痙攣, 重度のMR 若年型は緩徐な退行	頭位拡大
PMD	白質のT_1高信号はなく, T_2でのびまん性の高信号	眼振や小脳症状を伴う痙性マヒ	ABR II波以降消失, 伴性劣性遺伝
Canavan病	白質の基底核を含め白質に及ぶびまん性の変化	乳児期早期の精神発達遅延, 体幹は緊張低下	頭囲拡大

表 12-2　診断方法

疾患名	原　因	診断方法	補助診断	検査可能な機関
Krabbe病	ガラクトセレブロシダーゼの欠損	白血球中の同酵素活性の測定		大阪大学小児科
MLD	アリルスルファターゼAの欠損	白血球中の同酵素活性の測定	尿中のスルファチドの上昇	大阪大学小児科
ALD	ALDPやPMP 70の異常	蛋白や遺伝子の異常(研究中)	血中の極長鎖脂肪酸測定	岐阜大学小児科
Alexander病	アストロサイトの代謝障害 GFAPの異常	病理診断(ローゼンタール ファイバーの形成)	髄液中のストレス蛋白の測定（α B-Crystallin)	愛知県コロニー生化学(第二青い鳥小児科へ連絡)
PMD	proteolipid proteinの欠損	遺伝子診断		九州大学脳研病理
Canavan病	asparatoacylaseの欠損	皮膚繊維芽細胞中の同酵素の測定	^{1}H-MRSでのNAA/Cho上昇	MRS検査が可能な施設

べる. 表 12-1 にはそれらの画像的, 臨床的特徴を中心に鑑別方法をまとめ, 表 12-2 には診断方法などをまとめた. MRIの脱髄像は一般的にT1での低吸収T2での高吸収として読みとれるが, 実際の診断には乳幼児期における中枢神経系の髄鞘化過程を熟知する必要がある.

B 鑑別対象となる疾患

これらの疾患では変性がつねに一定に進行するわけでなく症状が比較的安定している時期もあり画像のみではどの病型のどの病期をみるかで周産期脳障害や, MS, ADEMなどの中枢神経疾患との鑑別が必要となることもある. また類似の白質病変を示す疾患としては一部のアミノ酸代謝異常症（フェニルケトン尿症）, 有機酸代謝異常症（メチルマロン酸尿症など）, Wilson病, ミトコンドリア脳筋症, 福山型筋ジストロフィー症など多数存在するが臨床的な

違いや生化学検査などで鑑別することが可能である．

C 病態

疾患によってやや異なるが，発症時期により概ね先天型（新生児型）乳児型，若年型，成人型に相当するものが存在する．

a．Krabbe病

ガラクトセレブロシダーゼの欠損で生じるサイコシンの蓄積が細胞障害を生じ，中枢および末梢のミエリン形成がおかされる．

b．MLD

アリルスルファターゼAの欠損により脳（とくにミエリン），腎などの組織にスルファチドが蓄積する．オリゴデンドロサイトは脱落し，灰白質にも病変がみられる．

c．ALD

ペルオキシソームの膜蛋白ALDPやPMP 70の異常により極長鎖脂肪酸活性化酵素の障害をきたすと考えられている．結果的ミエリン形成に極長鎖脂肪酸が利用できず脱髄が生じる．

d．Alexander病

病理的には大脳白質の星状細胞の細胞質にGFAPやストレス蛋白を構成物質とするRosenthal fiberの形成を認める．それらの蛋白などの代謝障害が原因と考えられている．

e．PMD

髄鞘構成蛋白のproteolipid proteinの欠損により髄鞘形成不全を呈する．

f．Canavan病

病理的には白質にスポンジ様変性，脱髄および空砲変性を認める．asparatoacylaseの欠損が原因でNAA（N-acetyl-L-aspartic acid）の代謝異常を生じる．

D 治療

いずれも基本的には対症療法しかない．てんかんに対しては原因が白質の病変であるため，バルプロ酸が有効であることが多い．特殊なところとしてはALDにおけるコルチゾール，Lorenz油の投与がある．骨髄移植はMLD，ALDに対しその進行を遅らせた報告がある．

参考文献

1) 小児内科増刊号．小児中枢神経疾患の画像診断，東京医学社，1995．
2) 日本臨床．先天代謝異常症候群下巻，日本臨床社，1998．

（越知信彦）

13．神経皮膚症候群

神経皮膚症候群は，皮膚組織と神経組織の異常を同時に伴う先天性の疾患群である．皮膚，神経組織以外にも眼，骨，血管，腎，心，筋など多臓器にも病変がみられ，腫瘍化しやすい特徴がある．神経皮膚症候群は40以上の疾患が分類されているが，代表的なものは，神経線維腫症，結節性硬化症，Sturge-Weber病，von Hippel-Lindau病，毛細血管拡張性失調症であり，その他に線状母斑症候群，伊藤母斑，色素失調症，色素性乾皮症，神経黒皮症などが含まれる．主な神経皮膚症候群の特徴を表13-1に記す．

神経皮膚症候群の診療では，神経疾患の患者では皮膚病変の検索を十分に行うこと，逆に皮膚病変をもつ患者では神経病変の存在を疑って診察と検査を進めることが重要である．

各疾患の予後は，形成障害の重症度，悪性腫瘍の合併により異なるため，病変の分

表 13-1　主な神経皮膚症候群

疾患名	臨床症状	遺伝性	治療・予後
神経線維腫症 I Neurofibromatosis Type I von Recklinghausen 病	5（思春期前）または 15（思春期後）mm 大の 6 個以上のカフェオレ斑，神経線維腫，視神経膠腫，腋窩部雀斑，虹彩結節，脊椎および胸郭変形，一親等以内の家族歴	神経線維腫（NF）は現在 8 型に分類．NF I 遺伝子は Chr. 17 q 11.2 に座位，癌抑制遺伝子である．常染色体優性 突然変異も多い．4,000 人に 1 人	遺伝的カウンセリングが主．腫瘍病変は進行性であるが，生命予後は良好．脳腫瘍，脊髄腫瘍は早期発見で切除．皮膚科的に整容的見地から対症療法
神経線維腫症 II Neurofibromatosis Type II	両側聴神経膠腫，髄膜腫，神経膠腫，神経鞘腫，若年性白内障，カフェオレ斑は少ない	神経線維腫症の約 10％，5 万人に 1 人，原因遺伝子は 22 q 1.11 に座位	脳外科的治療
結節性硬化症 Tuberous sclerosis （Bourneville-Pringle 病）	顔面の血管線維腫，葉状白斑，粒起皮様皮，痙攣発作（点頭てんかんが多い），知能障害，脳室上衣下腫瘍および石灰化，巨大神経膠腫，腎腫瘍 angiolipoma，心臓横紋筋腫，眼底腫瘍	結節性硬化症（TSC）は現在 2 型に分類．常染色体優性遺伝，原因遺伝子は Chr. 9 q 34（TSC 1），Chr. 16 p 13（TSC 2）に座位，患者の約半数は突然変異による孤発例，6,000 人に 1 人	遺伝的カウンセリング，てんかん発作に対する治療，皮膚病変には削皮術，レーザー治療．脳腫瘍増大に対し，定期検査，早期発見で切除術．予後は脳病変と腎病変の重症度による
Sturge-Weber 症候群	三叉神経第 1 枝領域のポートワイン様血管腫と同側の脳軟膜血管腫，痙攣発作，半身麻痺，特有な頭蓋内石灰化像，ぶどう膜血管病変による牛眼および緑内障，時に知的障害	遺伝性はなく，孤発例のみ，約 5 万人に 1 人の発症	抗てんかん薬による発作治療，眼圧調整による失明予防，皮膚血管腫の形成手術，頭蓋内血管腫の脳外科的治療
von Hippel-Lindau 病 （Retinocerebellar angiomatosis）	小脳，脊髄および網膜の多発性血管腫，脳圧亢進症状や失調症，歩行障害，知覚異常で発症，腎，肝，膵などに嚢腫，褐色細胞腫の合併	常染色体優性，原因遺伝子は Chr. 3 p 25 に座位	小脳血管芽細胞腫や腎細胞癌の発症率が高く，死亡原因となることが多い
毛細血管拡張性失調症 Ataxiateleangiectasia （Louis-Bar 症候群）	眼球結膜，耳介，頬部の毛細血管拡張．進行性小脳失調症は 2〜5 歳から発症し，しだいに歩行困難となる．腱反射低下．再発性呼吸器系感染症は IgA 欠損，T リンパ球機能障害など免疫系異常による．リンパ腫など悪性腫瘍を発症	常染色体劣性遺伝．責任遺伝子は Chr. 11 q 22-23 に座位	悪性腫瘍の発症率が高く予後は不良．易感染性など免疫異常に対し骨髄移植．悪性腫瘍の化学療法
線状皮脂腺母斑症候群 Linear nevus sebaceous syndrome	顔面中心付近の線状脂腺母斑，神経発達障害，痙攣発作，CT 上で片側巨脳症や過誤腫，半身麻痺	孤発例のみで，性差はない	てんかん発作に対する治療．発作は難治性なことが多い
伊藤母斑 Hypomelanosis of Ito （Incontinentia pigmenti achromians）	正中を越えない渦巻き状，縞状の脱色素斑，精神遅滞，痙攣発作，小頭症，自閉症，片側肥大，片側巨脳症，筋緊張低下	大半は孤発例であるが，家族内発症もあり 約 8,000 人に 1 人	神経症状に対する対症療法．抗てんかん薬
色素失調症 Incontinentia pigmenti （Bloch-Sulzberger 症候群）	新生児期の紅斑，膨疹，水疱から色素沈着をきたす．脱毛，歯芽異常，痙攣発作，精神遅滞，半身麻痺，脳形成異常	X 染色体優性遺伝で Xp 28 に責任遺伝子．家族内発症が高く主として女児．男児に致死的遺伝子	皮膚症状は予後良好．痙攣発作などの合併障害に対する対症療法

布，種類，進行性，悪性化などを念頭において検査を行う．治療としては，遺伝的カウンセリングが主で，各疾患で対症療法的に行う．

多くの疾患は家族性であり，外胚葉および中胚葉の発生分化障害が原因とされる．神経線維腫症や結節性硬化症など一部の疾患では責任遺伝子の所在，機能が徐々に解明され，癌抑制遺伝子の性格を持つことがわかってきた．

病変部の癌抑制遺伝子の機能異常のため腫瘍化すると考えられる．また癌抑制遺伝子は発生分化の過程でも重要な役割を果たしていると推測されている．

参考文献

1) Gomez MR ed：Neurocutaneous diseases. A practical approach. Butterworths, 1987.
2) Aicardi J：Neurocutaneous diseases and syndromes. In Aicardi J (ed)：Diseases of the Nervous System in childhood. Max Keith Press, p. 203-239, 1992.

〈前原光夫〉

14. 脳血管障害

痙攣を伴わなくても急性の片麻痺や意識低下は救急対応疾患である．小児では脳血管障害の頻度は非常に低く，脳の動脈瘤や動静脈奇形が原因であることはきわめて少ない．成因が成人とは異なることから適切な早期診断・治療が必要である．

表14-1に主な小児に脳血管障害を起こす可能性のある病態について示した．表14-2に小児の脳血管障害の診断の進め方を示し，表14-3にその治療について示した．

参考文献

1) Kirkham FJ：Arch Dis Child 81：85-89, 1999.
2) de Veber G：Pediatric Neurology Principles & Practice (Swaiman KF & Ashwal S eds.), p. 1099-1124, Mosby, 1999.

〈根来民子〉

表14-1 小児に脳血管障害を起こす可能性のある病態

脳虚血	先天性/後天性心疾患	血栓症・動脈解離
	外傷（とくに頸部・口腔内）	動脈解離
	脱水	静脈洞血栓症
	髄膜炎	血管炎/スパスム/狭窄/閉塞
	水痘/AIDS	動脈狭窄
	溶血性尿毒症症候群	血管炎
	ホモシスチン尿症	動脈狭窄/閉塞
	ダウン症/先天奇形症候群	モヤモヤ病症候群
	鎌状赤血球症	動脈狭窄/閉塞
脳出血	特発性血小板減少性紫斑病	血小板減少
	血友病/凝固障害（ビタミンK欠乏）	凝固延長

表 14-2 小児の脳血管障害の診断の進め方

1．脳と血管の画像診断が必要
　(1) 緊急単純 CT で，出血の有無をみる．出血がなければ造影 CT を行う
　(2) 確定診断・病状把握には MRI（拡散画像を含む）/MRA が必要
　(3) 凝固障害を伴わない出血または MRA が正常の場合は脳血管撮影が必要
2．出血の場合
　(1) 血小板数/凝固検査スクリーニング
　(2) 出血傾向がなければ脳血管撮影
3．梗塞がなければ脳波検査（片麻痺性片頭痛？）
4．血管分布に一致した梗塞の場合
　(1) 心エコー/頭部エコー（空気塞栓？）
　(2) 血液検査　全血算，血液像，血沈
　　　　　　　　血清鉄，葉酸，ヘモグロビン分画
　　　　　　　　プロテイン S/プロテイン C
　　　　　　　　アンチトロンビンIII/プラスミノーゲン/プロトロンビン

　　　　　　　　血友病関連因子/抗体
　　　　　　　　抗カルジオリピン抗体/SLE 関連抗体
　　　　　　　　アミノ酸分析（ホモシステイン）
　　　　　　　　総コレステロール/トリグリセライド
　　　　　　　　感染症スクリーニング
　(3) 帯状ヘルペス抗体価（血清/髄液）
5．椎骨/脳底動脈系梗塞の場合には頸椎単純写（前屈/後屈）も追加する
6．血管分布に一致しない梗塞の場合
　(1) 乳酸（髄液）
　(2) 血漿アンモニア/アミノ酸
　(3) 尿中有機酸

表 14-3 小児脳血管障害の治療

急性期の治療
1．体温を平熱に保ち，痙攣をコントロールする
2．脳出血：脳神経外科医にコンサルト（ドレナージ？）
3．小脳梗塞＋意識障害：脳神経外科医にコンサルト（ドレナージ？/減圧？）
4．中大脳動脈梗塞＋意識障害：脳神経外科医にコンサルト（減圧？）
5．脳梗塞（3 時間以内）：t-PA 静注を考慮？（小児循環器医にコンサルト？）（注：1）
6．静脈洞血栓症/頭蓋外動脈解離/プロトロンビン疾患
　(1) 急性期ヘパリン療法（注：2）
　(2) ワーファリン投与（3〜6 カ月間）（注：2）
7．鎌状赤血球症：交換輸血
8．その他の脳梗塞：経口低容量アスピリン（1mg/kg）
9．早期にリハビリテーション

再発予防
1．鎌状赤血球症：定期的輸血
2．モヤモヤ病：血行再建術
3．頭蓋底動脈解離/プロトロンビン疾患：経口ワーファリン療法（注：2）
4．その他の脳梗塞：経口低容量アスピリン（1mg/kg）

注：1．現在日本では t-PA（tissue plasminogen activator）の脳梗塞への適応は認められていない．
　　2．急性期ヘパリン療法，ワーファリン療法の詳細については参考文献2）を参照のこと．

21. 心理・精神疾患

1. 精神発達遅滞

　発達期に知的発達のすべての側面で遅れがみられる病態の総称である．病因となる疾患は数百にのぼり，基礎疾患が不明なものも少なくない．

　IQの平均値が100であるので，その-2SD，あるいは，それに5％の危険率を加えた，IQ75もしくは70以下を精神発達遅滞と定義することが多い（DSM-IVなど）．しかし，知能検査は検査法，検査施行者により変動し絶対視する根拠がない．このため，日常生活に支障を生じ何らかの特別な援助が必要となるような発達期（18歳まで）に出現する知的発達の遅れ，と知能指数を用いず定義することもある（ICD-10など）．

　IQ35以下を重度，35〜50を中等度，50〜75を軽度，75〜80を境界例といった重症度分類もなされているが，個々の数字は報告者によって異なる．頻度は1〜2％とする報告が多いが，知的発達の遅れは年齢とともに目立ってくるので，調査年齢によって異なる．また，文化，教育環境，社会制度によっても顕在化率が変化する．軽度，境界域精神発達遅滞は重度，中等度のものに比べ数倍多い．性別では男に多い．精神発達遅滞をきたすX染色体関連疾患が多いのがその一つの要因かもしれない．

A 診断および随伴障害

a．診断

　重度の場合，乳児期でも診断が容易であるが，軽症例ではある程度の年齢に達しないと知的障害に気づかれないことが多い．神経皮膚症候群，染色体異常など基礎疾患の診断がすでになされている例をのぞき，言葉の遅れを主訴に健診などで疑われることが多い．言語発達は個人差が大きいが，精神発達遅滞のある児は言葉のみならず他の知的発達も遅れている．ただし，知的能力すべての側面が均一に遅れていることはまれで，発達検査，知能検査でも項目間で相当ばらつきがみられる．とくに，コミュニケーション面での高度の遅れがある場合，自閉症との鑑別が難しい．逆に，コミュニケーション能力が他の知的発達に比べ進んでいると知的発達の遅れに気づかれにくい．Down症候群では中枢性筋トーヌス低下によって運動発達が遅れるが，最終的に歩行可能となって知的遅れのみ残存することがほとんどである．原因不明の精神発達遅滞でも同様の経過をとることが少なくない．

　基礎疾患は出生前，周生期，出生後の三つに大別されるが，出生前要因は膨大な数に上り，また，不明なものも少なくない．頭囲，皮膚所見を含めた身体所見，神経学的所見に加え，発達テスト，知能検査に加え画像，脳波，ABR，アンモニア，乳酸，ピルビン酸，アミノ酸分析，尿有機酸分析，TSH，染色体，TORCHなどがスクリーニングとして一般に行われる．しかし，検査は家族歴，既往歴，身体所見から総合的に判断し各症例ごとに選択して行うべきであろう．眼科，耳鼻科などへのコンサルトが必要なときもある．代謝異常や変性疾患の中には経時的にみないと退行がはっきりしないものがある．また，最近，染色体異常をふくむさまざまな疾患の診断技術が長足の進歩をとげている．このため経過観察が必須である．

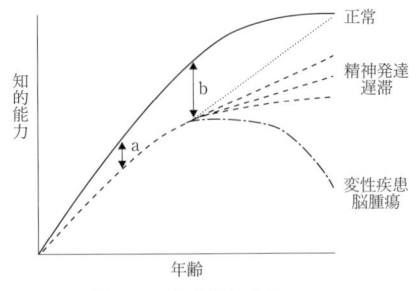

図1-1　知的発達曲線

b．随伴障害

脳性麻痺，てんかん，聴覚障害，視覚障害，自閉症，行動異常，精神症状の合併頻度が一般に比べ高い．行動異常としては多動，衝動行動，自傷行為，常同運動などが問題になる．

B 治療

きわめてわずかな例外を除き根本的治療法はない．合併症に対する対策，生活・教育環境を整え発達を促す療育が対応の主体をなす．

異常行動に対しては中枢刺激薬，抗精神病薬，抗不安薬が有効なことがある．しかし，背景にさまざまな要因が隠れていることが多い．それを探り，環境をできうる限り整えることを優先すべきであり，投薬は補助手段にすぎない．児童精神科医にもコンサルトすることが望ましい．

療育は家族が児の状態を認識受容することが前提となる．しかし，受容が困難なことも少なくない．原因不明の精神発達遅滞の場合，画像を含む検査がすべて正常であっても必ずしも脳が正常とはいえない．このことをきちんと説明すべきである．成長期には年齢とともに知的能力が急速に増大するため正常児との差が開き，保護者はあたかも知的に悪化しているかのように錯覚しがちである．しかし，変性疾患や脳腫瘍でもない限り，多くは，遅いながらも着実に発達しており，正常児に比べ知的発達速度が遅いにすぎない．この点についても認識してもらうことが大事である．最終的に正常の状態に到達するのか，到達しないとしたら，どの程度の知的発達レベルにとどまるかは保護者の最大の関心事である．しかし，発達期に知的・社会的予後を正確な予測をするのは不可能に近いことも話しておくべきであろう．また，何らかの遅れが残るにしても，その中でいかに自立した生活を確立できるかが将来もっとも重要である．そのことを理解してもらい，とりあえずは児の発達を促すことに傾注すべきであること，遅れがあるからといって特別扱いする必要もないことを説明する．

福祉支援としては，さまざまな経済的特典が付加された療育手帳，愛護手帳などの手帳交付がある．また，知的発達を刺激する早期療育事業として乳児健診後の事後指導（母子教室），母子通園，障害児保育などがある．こうした福祉資源の多くは市町村単位で用意されているので，地域ごとに内容が異なる．病院ケースワーカー，市町村社会福祉事務所，児童相談所などと連携して最良のアクセスがえられるべく援助する．

義務教育の就学を普通学級，障害児学級（特殊学級），養護学校いずれにするかを決定するのは就学指導委員会とされている．しかし，実際には保護者の希望に沿って最終決定されることがほとんどである．保護者が児の状態を十分に理解し知的発達レベルにもっとも適した教育を選択できるよう就学相談までに助言しておくことが望ましい．

精神発達遅滞の多くは知的発達速度が遅

いにすぎないが，年齢とともに正常児との差が広がり（a→b）知的レベルが悪化しているかのように錯覚しがちである．もし万が一悪化しているならば変性疾患や脳腫瘍が疑われる．病歴，経過観察によって発達のプロフィールを確認することが重要である．各知的要素の発達は均一ではない．また，それまでの発達曲線が必ずしも将来を反映するとは限らない．発達期に知的予後・社会的予後を正確に判断することは困難である（図1-1）．

(麻生幸三郎)

2. 言語発達遅滞

言語発達遅滞とは何らかの理由で，生活年齢に比べ，言語の理解や表現が遅れている状態をいう．保健所では1歳半健診で発語のない児，3歳健診で二語文の出ない児を事後グループとして療育グループで経過観察されていることが多い．言葉の発達，とくに発語は個人差が大きく，家族（保護者）の認識もさまざまで，保健婦や保育士からの勧めで"ことばの遅れ"を主訴として小児科に相談に訪れることもある（表2-1）．

A 診断

通常遭遇する頻度の高い言語発達遅滞は，知的な障害によるものと，特発性のものである．

a．原因と特徴

1) 特発性言語発達遅滞（発達性言語遅滞）：言語発達のみが特異的に遅れ，その他の知能や社会性，情緒，感覚運動などには異常のないものである．発達性言語遅滞は運動型（表出性）言語遅滞と感覚型言語遅滞に分けられ，この状態は徐々に改善し

表2-1 正常な言語発達の目安

	言語の理解と表現，言語に関連した行動
1〜2カ月	泣いているときに声をかけると泣き止む
3〜4カ月	声をかけると声のするほうを見る
6〜7カ月	喃語をしゃべる
7〜9カ月	人見知りをする
9〜12カ月	"バイバイ"，"ちょうだい"で動作をする
〜1歳半	意味のある単語をしゃべる 質問や要求で指さしをする（身体部分の指さしなど） テレビや母の動きの模倣をする
〜2歳半	具体物の語彙が増える 2語文を言う "なに？"とよく聞く つもり遊びをする（物を何かに見立てて遊ぶ）
〜4歳	抽象的な語を理解する（色，上下，大小，動物など） 多語文を話す お話をして欲しがる 絵に人の顔，目，手，足等を描く ごっこ遊びをする（家族ごっこなど）

ていく．とくに，前者の運動型言語遅滞は，言語理解が年齢相当であるにもかかわらず，言語の表出のみが遅れているもので，おおむね予後良好と考えてよい．男児に多く，家族性言語発達遅滞がみられることも多い．

2) 精神発達遅滞による言語遅滞：言葉以外の面でも遅れがある．運動発達も遅れることが多い．粗大運動に遅れがなくても微細な手指の動きは不器用なことが多い．原因となる代謝異常や甲状腺機能，染色体検査をスクリーニングした方がよい．

3) 聴覚障害による言語遅滞：言語獲得に聴力は大きく関与する．補聴器の適応決定や早期教育の必要性から，1歳未満に難聴は発見したい．

4) 自閉症および広汎性発達障害による

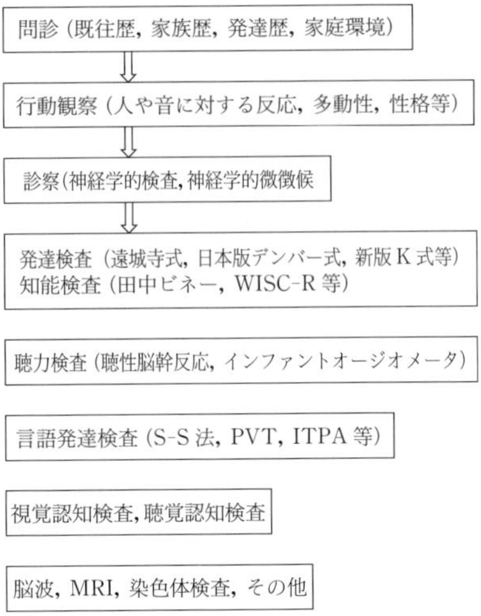

```
問診（既往歴，家族歴，発達歴，家庭環境）
    ↓
行動観察（人や音に対する反応，多動性，性格等）
    ↓
診察（神経学的検査，神経学的微徴候）
    ↓
発達検査（遠城寺式，日本版デンバー式，新版K式等）
知能検査（田中ビネー，WISC-R等）
    ↓
聴力検査（聴性脳幹反応，インファントオージオメータ）
    ↓
言語発達検査（S-S法，PVT，ITPA等）
    ↓
視覚認知検査，聴覚認知検査
    ↓
脳波，MRI，染色体検査，その他
```

図2-1 診断に必要な検査と手順

言語遅滞：乳幼児期に人との関りの欠如，ことばの遅れを主訴に受診し診断されることが多い．言語が存在していても反響言語であったり，代名詞反転などがみられる．早期から療育や母親への指導が必要となる．

5) 注意欠陥/多動性障害（ADHD），学習障害による言語遅滞：手先が著明に不器用であったり，集中困難でじっとしていられない等の行動上の特徴をもつ．知能は正常で粗大運動の障害がないことが前提である．言語表出が正常化しても，学習，行動上の問題が残りやすい．

6) 脳性麻痺による言語遅滞：顔面，下顎，口唇などの麻痺による発声，構音障害が多いが，脳の損傷部位や広がりにより程度は種々である．

7) 環境要因による言語遅滞：両親が聾または精神遅滞の場合や乳幼児期からの長期間の施設収容や長期入院の子どもでみられる．被虐待児では成長，発育とともに言語発達も遅れる．

　b．検査（図2-1）

診断，鑑別のため問診による詳しい発達歴，家庭環境の聴取，子どもの行動観察神経学的診察および諸検査が必要である．

B 治療

原因により専門機関での対応が必要となる．

養育者に児の状態を十分に理解させ，地域の療育グループ等に参加するか，保育園等の集団生活を経験するよう指導し，経過を観察することが大切である．

著しく言語発達が遅れているものについては言語理解がある程度に達した時点で言語聴覚士によるコミュニケーション指導，言語訓練などを開始することも必要である．

（安井　泉）

3．学習障害 注意欠陥/多動性障害

学習障害や注意欠陥/多動性障害は小児期に診断される精神疾患であり，DSM-IV，ICD-10等の診断基準を持つ．学習障害は，ICD-10では心理的発達の障害の項目に入れられており，高次認知機能の障害に起因すると考えられている．また，注意欠陥/多動性障害は，行動と情緒の障害としてとらえられている．これらの疾患名は学業不振の子どもや，落ち着きがなく集団行動の取れない子どもに対し曖昧に用いられがちであるが，医学的な診断に当たっては，他疾患との鑑別や，発達の要素をふまえ，診断基準に基づいて厳密に行うことが望ましい．

●── 学習障害

A 診断

a. 診断基準

平成11年文部省の診断基準によれば，「学習障害とは基本的には全般的な知的発達に遅れはないが，聞く，話す，読む，書く，計算するまたは推論する能力のうち特定のものの修得と使用に著しい困難を示すさまざまな状態を指すものである．学習障害はその原因として，中枢神経系に何らかの機能障害があると推定されるが，視覚障害，聴覚障害，精神薄弱，情緒障害などの障害や，環境的な要因が直接の原因になるものではない」と定義されている．DSM-IV，ICD-10による基準もその基本理念に大きな違いはない．

b. 鑑別診断

主として，軽度精神遅滞，広汎性発達障害，学業成績の正常変異，学習機会の欠如など．ただし，DSM-IVによれば，学習障害は行為障害，注意欠陥/多動性障害などに合併することがあるとされる．

また，視力，聴力の障害，精神遅滞，広汎性発達障害，コミュニケーション障害では，学習障害の診断は，それらの障害に通常関連するよりも学習能力水準の程度が過剰に低い場合にのみ，付加的診断として下される．

c. 検査

微細神経学的徴候を含めた神経学的検査に加え，音読，書字，模写，計算などにより，苦手な認知課題を個別に明らかにする．標準化された検査ではWISC-III，認知処理過程の評価に役立つK-ABCなどが有用である．

B 治療

① 親子双方に対する，心理社会的介入．
② 教育現場との連携による，得意分野を生かした学習課題の検討．
③ 感覚統合訓練など．

●── 注意欠陥/多動性障害

DSM-IVに基づく診断名であり，ICD-10では多動性障害として分類される．

A 診断

a. 診断基準

表3-1にDSM-IVによる診断基準を示す．症状として不注意と多動性―衝動性の両方を持つことが多いが，どちらか一方が優勢なこともある．

b. 鑑別診断

活動的な子どもの年齢相応の行動，反抗的行動によるもの，不安障害，行為障害，広汎性発達障害，精神遅滞，医薬品の使用など．

B 治療

① 親子双方に対する心理社会的介入．
② 薬物療法として，メチルフェニデイト（リタリン）などがあるが，詳細は成書を参照されたい．

参考文献

1) 米国精神医学会編，高橋三郎ほか訳：DSM-IV精神疾患の診断・統計マニュアル，p.55-135，医学書院，1996．
2) 世界保健機関編，融道男ほか訳：ICD-10精神及び行動の障害，p.239-295，医学書院，1993．
3) 宮尾益知：小児科 41：65-77，2000．

〔中村みほ〕

表3-1　注意欠陥/多動性障害の診断基準

A. (1)か(2)のどちらか
　(1) 以下の不注意の症状のうち六つ（またはそれ以上）が少なくとも6カ月以上続いたことがあり，その程度は不適応的で，発達の水準に相応しないもの：

　不注意
　　(a) 学業，仕事，またはその他の活動において，しばしば綿密に注意することができない，または不注意な過ちをおかす
　　(b) 課題または遊びの活動で注意を持続することがしばしば困難である
　　(c) 直接話しかけられたときにしばしば聞いていないように見える
　　(d) しばしば指示に従えず，学業，用事，または職場での義務をやり遂げることができない（反抗的な行動，または指示を理解できないためではなく）
　　(e) 課題や活動を順序立てることがしばしば困難である
　　(f) （学業や宿題のような）精神的努力の持続を要する課題に従事することをしばしば避ける，嫌う，またはいやいや行う
　　(g) （例えばおもちゃ，学校の宿題，鉛筆，本，道具など）課題や活動に必要なものをしばしばなくす
　　(h) しばしば外からの刺激によって容易に注意をそらされる
　　(i) しばしば毎日の活動を忘れてしまう

　(2) 以下の多動性―衝動性の症状のうち六つ（またはそれ以上）が少なくとも6カ月以上持続したことがあり，その程度は不適応的で，発達水準に相応しない：

　多動性
　　(a) しばしば手足をそわそわと動かし，またはいすの上でもじもじする
　　(b) しばしば教室や，その他，座っていることを要求される状況で席を離れる
　　(c) しばしば，不適切な状況で，余計に走り回ったり高い所に上ったりする（青年または成人では落ち着かない感じの自覚のみに限られるかも知れない）
　　(d) しばしば静かに遊んだり余暇活動につくことができない
　　(e) しばしば"じっとしていない"または，まるで"エンジンで動かされるように"行動する
　　(f) しばしばしゃべりすぎる

　衝動性
　　(g) しばしば質問が終わる前に出し抜けに答え始めてしまう
　　(h) しばしば順番を待つことが困難である
　　(i) しばしば他人を妨害し，邪魔する（例えば会話やゲームに干渉する）

B. 多動性―衝動性または不注意の症状のいくつかが7歳以前に存在し，障害を引き起こしている
C. これらの症状による障害が二つ以上の状況において（例えば学校［または仕事］と家庭）存在する
D. 社会的，学業的または職業的機能において，臨床的に著しい障害が存在するという明確な証拠が存在しなければならない
E. その症状は広汎性発達障害，精神分裂病，または，その他の精神病性障害の経過中にのみ起こるものではなく，他の精神疾患（例えば気分障害，不安障害，解離性障害，または人格障害）ではうまく説明されない

出典：高橋三郎ほか訳：DSM-IV 精神疾患の診断統計マニュアル，医学書院，p.99-100, 1996, より引用.

4. 睡眠障害

ヒトの体内時計は本来25時間前後にセットされているが（36時間体内時計等が別に存在するという説もある），光や社会環境などの外的因子によって24時間（概日リズム，サーカディアンリズム）に同調している．もし，この同調機構が障害されると睡眠パターンが乱れる（図4-1）．睡眠はメラトニン，生体アミン，プロスタグランジンなどを介して調節されており，覚醒一睡眠サイクルにしたがって体温，自律神経活動，ホルモンが変動する．睡眠が乱れると生体リズムに変調をきたし，体温，自律神経，ホルモン分泌が乱れ，活動に悪影響を及ぼすようになる．

出生直後は睡眠周期が3時間前後であり，成人と異なり逆説睡眠（REM）で睡眠が始まる．しかし，2カ月以内に非逆説睡眠起始に変わり，その頃から夜の睡眠時間が増加，6カ月過ぎから明らかな昼夜リズムが認められるようになる．同時にメラトニン分泌も増加し，思春期まで高値を保つ．思春期までの睡眠一覚醒リズム発達期にはさまざまな変調をきたしやすいが，成熟とともに消失する一過性のものであり，とくに治療は要しない．1歳半から5歳頃にみられる夜驚症は深睡眠からの半覚醒が引き起こす叫声と異常行動である．多くは，数カ月にわたって毎晩のように群発した後消失するが，ときとして思春期まで断続的にみられることもある．夢中歩行も半覚醒が原因であり，学童期，思春期に多い．半数の症例で夜驚症を合併しており何らかの遺伝素因が関連しているものと推定される．

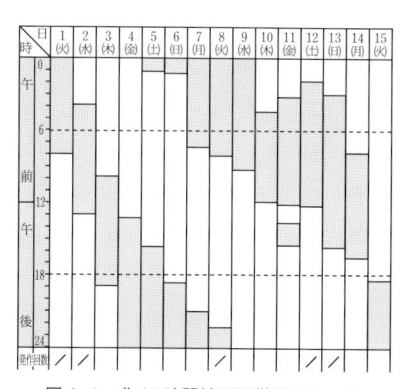

図4-1 非24時間性睡眠覚醒パターン

A 診断

睡眠障害に対しては，まず，最低1カ月，睡眠表をつけてもらって，睡眠パターンを客観的に評価する必要がある．睡眠とともに食事，服薬，学校生活などの事項も書き入れてもらい，睡眠中に異常運動などがあれば，それも付記してもらう．

異常運動については詳細に聴取する必要がある．前頭葉てんかん発作によるものは常同的で短く，問診だけで夜驚症などとの鑑別はある程度可能である．環境因子による睡眠障害が疑われれば，母親など家族の睡眠パターンの情報も必要となる．睡眠表で環境因子以外の要因が疑われれば夜間ポリグラフを記録する．日中の通常脳波から得られる情報は少ないが，施行するのであれば呼吸，心拍数ぐらいは同時記録すべきである．

a．不登校の睡眠障害

三池は不登校の背景に夜型生活による睡眠・覚醒リズムの乱れと，それに付随する体温，ホルモン，自律神経の変調が潜在する可能性を指摘している[1]．

b．脳障害児の睡眠障害

重度の脳障害があると概日リズムへの同

調が阻害されやすく，また，睡眠―覚醒リズムの発達も遅延して，非24時間性睡眠覚醒パターンなどさまざまな睡眠障害をきたす（図4-1）．夕方から夜にかけてのメラトニン投与が有効なことがあるが日本では入手できず，個人輸入する必要がある．ビタミンB_{12}投与（0.5〜3mg，分2または分3）が有効なこともある．ただし，閉塞性無呼吸による睡眠障害のないことを確認しておく必要がある．無呼吸による睡眠障害は扁桃肥大，肥満（Pickwickian症候群）でもみられる．

c．睡眠中の突発性異常運動

良性新生児ミオクローヌスは四肢に限局した律動性ミオクローヌスで，覚醒とともに消失し，ミオクローヌス以外の異常はみられない．ミオクローヌスが体幹や顔面にみられたり，覚醒時に認められる場合は何らかの中枢神経器質異常が疑われる．脳波，CT，腹部超音波検査などの検索が必要である．入眠期のミオクローヌスも生理的現象であるが，脳障害の児ではかなり目立って出現し，てんかん性ミオクロニー発作との鑑別が問題となることがある．思春期にはPeriodic movement of sleep, Restless leg syndromeによって睡眠が妨げられ，覚醒障害をきたすこともある．

参考文献

1) 三池輝久：睡眠・身体リズムの乱れ．小児内科 32：1317-1321，2000．

（麻生幸三郎）

5．自閉症

自閉症は3歳以前に発症し，対人関係の障害，言語・コミュニケーションの障害，こだわり・興味の著しい偏りを三つの主たる症状とする発達障害である．以前は，親の養育に起因する愛着障害であるとの環境・心因論が主張されていたが，現在は，生まれつきの生物学的起因をもつ何らかの脳器質性障害であると考えられている．

A 診断

現在のところ，自閉症の原因は不明であり，特異的な検査所見はない．よって，診断は症状論的に定義されている．DSM-Ⅳの自閉性障害の診断基準を表5-1に示す．

a．症状

3歳までに次の三つの主たる症状が認められる．

1) 対人関係の障害：重度または未発達の児では人への関心が非常に乏しい．視線が合わない，呼んでも反応しないといった行動がしばしば気づかれる．また，一人遊びが多く，遊んであげても喜ばない．幼少期より一人でいても平気で，迷子になりやすい．児よりの働きかけが乏しく，表情が乏しい．

ある程度の対人関係が可能な児の場合，人見知りがない，周囲との関わりが一方的で自己中心的，集団に合わせるのが苦手，人の気持ちを察することが難しい，といった相互交流の困難さが見られる．

2) 言語・コミュニケーションの障害：言語発達の遅れ，一度出た言葉の消失（折れ線型発症）．ジェスチャーが乏しい，指さしをしない，母の手を引っ張って道具のように使って物を取ろうとする（クレーン現象），自分に向けてバイバイをする，といった非言語的コミュニケーションの障害も認められる．

発語が見られるようになっても，オウム返し，独り言，場にそぐわない発語が多く，会話になりにくい．単調で抑揚の乏し

いしり上がりの話し方も特徴的である．

3）こだわり，興味の偏り，常同運動：発達レベルの低い段階では，常同運動が見られる（手をひらひらさせる，こまのようにくるくる回る，つま先歩き，回るものを好む，物を一列に並べる，横目，高いところを好むなど）．

新しい状況や環境の変化には抵抗を示し，かんしゃくをおこす．同じ物，服，道順，物の位置などへのこだわりを示す．極度の偏食が見られる児もいる．

年長になると，特定のものへの興味の偏り（マーク，数字，文字，コマーシャル，キャラクターなど，無機質なものが多い）がしばしば見られる．

4）その他：多動，感覚過敏，睡眠の障害，自傷行為などがよく見られる．

b．合併症

1）知的障害：約4分の3に合併する．知的障害を合併しない自閉症を高機能自閉症と呼ぶ（IQ 70以上）．

2）てんかん：約15％に合併，好発時期は幼児期と思春期の二峰性である．

その他，チック，躁鬱病，青年期パニックの合併が認められる．

c．疫学

有病率は1万人に13〜20人．男女比は4〜5：1で男子に多い．兄弟の有病率は2％である．

B 治療

自閉症を根本的に治す治療法は現在のところ得られていない．発達を促進するための療育が中心となる．

a．療育の方針

幼少期においてはまず，対人関係の発達を促進するような働きかけが必要である．父母に対し，身体接触遊びを中心として一対一の積極的な関わりを指導する．母子の

表5-1　自閉症障害（DSM—IV）

A．(1), (2), (3)から合計六つ（またはそれ以上），うち少なくとも(1)から二つ，(2)と(3)から一つずつの項目を含む
 (1) 対人的相互反応における質的な障害で以下の少なくとも二つによって明らかになる：
  (a) 目と目で見つめ合う，顔の表情，体の姿勢，身振りなど，対人的相互反応を調節する多彩な非言語性行動の使用の著明な障害
  (b) 発達の水準に相応した仲間関係をつくることの失敗
  (c) 楽しみ，興味，成し遂げたものを他人と共有すること（例：興味あるものを見せる，もって来る，指さす）を自発的に求めることの欠如
  (d) 対人的または情緒的相互性の欠如
 (2) 以下のうち少なくとも一つによって示される意思伝達の質的な障害：
  (a) 話し言葉の発達の遅れまたは完全な欠如（身振りや物まねのような代わりの意思伝達の仕方により補おうという努力を伴わない）
  (b) 十分会話のある者では，他人と会話を開始し継続する能力の著明な障害
  (c) 常同的で反復的な言語の使用または独特な言語
  (d) 発達水準に相応した，変化に富んだ自発的なごっこ遊びや社会性を持った物まね遊びの欠如
 (3) 行動，興味および活動が限定され，反復的で常同的な様式で，以下の少なくとも一つによって明らかになる：
  (a) 強度または対象において異常なほど，常同的で限定された型の，一つまたはいくつかの興味だけに熱中すること
  (b) 特定の，機能的でない習慣や儀式にかたくなにこだわるのが明らかである
  (c) 常同的で反復的な衒奇的運動（例えば，手や指をばたばたさせたりねじ曲げる，または複雑な全身の動き）
  (d) 物体の一部に持続的に熱中する
B．3歳以前に始まる，以下の領域の少なくとも一つにおける機能の遅れまたは異常：(1)対人的相互作用，(2)対人的意思伝達に用いられる言語，または(3)象徴的または想像的遊び
C．この障害はレット障害または小児期崩壊性障害ではうまく説明されない

愛着を確立し，集団参加が可能となるよう母子通園施設への通所が勧められる．

問題行動に対しては，原因の検索・対処と，行動療法的対応が有効である．

b．薬物療法

自閉症の本体を改善する薬物は認められない．パニック，こだわり，自傷行為などの問題行動に対して，少量の抗精神病薬ハロペリドール（セレネース，ケセラン），オーラップなどを用いる．

c．訓練

児の状況により，感覚統合訓練，言語訓練が適応となる．

参考文献

1) American Psychiatric Association：Diagnostic and statistical manual of mental disorders, 4 th ed. APA, 1994.
2) 高橋三郎・大野裕・染矢俊幸訳：DSM-IV精神疾患の診断統計マニュアル，医学書院，1996.

〈野邑健二〉

6．不登校

不登校という用語は，従来登校拒否と言われて来たものとほぼ同義的なものとして近年一般的には用いられている．しかし，その概念は曖昧であり，非行による怠学や精神分裂病による不登校などもすべて「不登校」として取り扱われることもある．ここでは，「不登校」をこれまで登校拒否と言われてきたものと同義として述べる．

登校拒否は，Johnson, A.M.らによって1941年に「非行的な怠学とは異なるものとして，大きな不安を伴って，長期にわたって学校を休む一種の情緒障害」として記載され，学校恐怖症と命名された．その後，登校拒否という用語が一般的に用いられるようになった．

A 診断

登校拒否児が一般的に示す症状としては，次のようなものが挙げられる．

① 親や家族の勧めにも拘わらず，登校を頑固に拒む．理由を聞いても言わないか，頭痛，腹痛などの身体的訴えが多い．

② 前の晩には学校へ行くと言って，登校の用意をするが，当日の朝になると登校できない．無理に行かせようとすると，抵抗して暴力を振るったりする．

③ 登校時間が過ぎたりして，登校しなくてもよい状況になると，起き出したりして，元気に一日を過ごす．

④ 学校の下校時間までは外に出たがらないが，それ以後は外に遊びに出たりする．

⑤ 日曜日とか学校が休みの時は元気がよい．

⑥ 登校を勧めたり，学校のことを話題にしたりすると不機嫌になったりするが，そのことに触れなければ気楽にやっているように見える．

患児の性格としては，一般的に手の掛らない良い子で，相手の意向を先取りして行動する傾向がある．また，几帳面，完全主義的で強迫的な所がある．母親も強迫的な傾向があり，子どもに過保護，過干渉的な傾向を有する．父親も一般的に強迫的で，真面目な社会人であるが，家庭内での存在感は薄いことが多い．

しかし，近年このような従来の典型的な登校拒否とは異なり，無気力なあるいは登校しないことをあまり悩まない不登校児も増加している．

B 治療

登校拒否は当初頭痛，腹痛等の身体症状を訴えて学校を休むため，身体疾患を疑い，小児科を受診することが多い．

通常，検査などで異常が見られないので，心理的な問題という説明をして終わるか，あるいは精神科などを紹介して終わることも多い．しかし，その際には，子どもの自尊心を傷つけないような紹介の仕方を工夫すべきであろう．紹介のされ方によっては精神科などの受診に強く抵抗をすることもある．また，小児科の外来で少量の安定剤などを使いながら，子どもに心理療法的なアプローチをすることも可能である．しかし，登校拒否児は比較的言語表現の苦手な子どもが多く，根気よく子どもの話を聞く姿勢が大切であろう．

登校拒否の予後はそれ程悪くはなく，7～8割の子どもは社会的に適応するようになると言われている．

参考文献
1) 本城秀次：登校拒否，家庭内暴力の病前性格と治療関係．精神科治療学 5：1143-1153, 1990.
2) 本城秀次：登校拒否（安藤春彦編）小児精神医学マニュアル，p.73-82, 篠原出版, 1996.
3) 若林慎一郎：登校拒否, 医歯薬出版, 1993.

（本城秀次）

7. 神経性食思不振症

神経性食思不振症は，主として思春期の女子に好発するやせを主徴とする病態である．

発症年齢は10代後半から20代前半にピークがある．しかし近年，本症の低年齢化傾向が言われており，初経前の10歳前後の症例も存在している．本症は，圧倒的に女子に多く，男女比は1：10ぐらいの割合である．本症がどの程度の頻度で存在するかはわが国において正確な疫学調査がなされていないので不明であるが，軽度のものを含めるとかなりの高頻度であると考えられる．

A 診断

神経性食思不振症の診断基準はアメリカ精神医学会のDSM-IVでは，表7-1のようになっている．これらの症状が中核的な症状であるが，さらに，頻回に体重測定をする，カロリー計算に没頭する，自分で料理を作って家族に無理矢理食べさせるといった行動や，さらには，痩せているにも拘わらず，過度の運動をしたり，盗みなども見られる．DSM-IVではその経過中，食事を一貫して制限する制限型と経過中に過食や下剤などの乱用の見られるむちゃ食い/排出型に分類している．また，本症者の性格傾向としては，強迫的な傾向を有するものが多い．

本症においては，一次的な身体的異常は存在しないと言われており，痩せに伴う身体的な変化として，低体温，徐脈，電解質異常，CTによる脳の萎縮像などが見られる．

B 治療

治療としては，これまでさまざまな心理的治療が行われて来た．しかし近年では，極端な低体重，低栄養状態では，認知機能の障害が生じ，心理的治療が有効に機能しないため，まず，ある程度全身状態を改善することが重要であると言われている．すなわち，極端な低体重の場合は，中心静脈

表7-1 神経性無食欲症 Anorexia Nervosa の診断基準

A. 年齢と身長に対する正常体重の最低限,またはそれ以上を維持することの拒否(例:期待される体重の85%以下の体重が続くような体重減少:または成長期間中に期待される体重増加がなく,期待される体重の85%以下になる)
B. 体重が不足している場合でも,体重が増えること,または肥満することに対する強い恐怖
C. 自分の体の重さまたは体形を感じる感じ方の障害;自己評価に対する体重や体型の過剰な影響,または現在の低体重の重大さの否認
D. 初潮後の女性の場合は,無月経,つまり,月経周期が連続して少なくとも3回欠如する(エストロゲンなどのホルモン投与後にのみ月経が起きている場合,その女性は無月経とみなされる)

▶病型を特定せよ
制限型:現在の神経性無食欲症のエピソード期間中,その人は規則的にむちゃ喰い,または排出行動(つまり,自己誘発性嘔吐,または下剤,利尿剤または浣腸の誤った使用)を行ったことがない
むちゃ喰い/排出型:現在の神経性無食欲症のエピソード期間中,その人は規則的にむちゃ喰いまたは排出行動(つまり,自己誘発性嘔吐,または下剤,利尿剤または浣腸の誤った使用)を行ったことがある

出典:American Psychiatric Association:DSM-IV (1994)より引用.

栄養などで体重をある程度回復させ,それと平行して心理療法を実施する.心理療法には,認知行動療法的なアプローチや力動的アプローチなどが行われるが,それとともに家族への治療的アプローチが重要である.時には入院治療が必要となる.本症は比較的難治であるが,なかでは制限型の方が予後はよいと言われている.また,低年齢発症のものの方が治りやすいと言われる.

参考文献

1) 石川陽子ほか:過去20年間における名古屋大学精神科児童外来のAnorexia Nervosaの実態.児童青年精神医学とその近接領域 40;444-451,1999.
2) 松田文雄:摂食障害.臨床精神医学講座11児童青年精神障害,p.173-184,中山書店,1998.
3) 下坂幸三:拒食と過食の心理—治療者のまなざし,岩波書店,1999.

(本城秀次)

8. 小児虐待

小児虐待が小児医療の中で取り上げられるようになってからの歴史はまだ浅い.医学的な問題としてではなく社会的な問題として捉えられてきた歴史もあるが,その病因,症状,再発や死亡の頻度などを考えた場合,これを純粋に「一つの疾患単位」として医学的な目で見ることが医師にとっては重要である.被虐待児は小児科を受診する機会が多く,さまざまな症状の鑑別診断の一つとしてつねに『虐待』を見逃さないことが求められる.その治療や予防においては子どもに関わる他職種の人々との連携が必要であり,被虐待児の受診に備えて対策を立てておく必要がある.

A 診断

a. 定義と分類

日本語の小児虐待は広義の虐待(Child Maltreatment)と,狭義の虐待(Child Abuse)を含むが,現在は子どもに対する不適切な行為全般を表す前者の意で用いられる.

身体的虐待,ネグレクト,性的虐待,心理的虐待と大別されることが多いが,必ずしもその区別は明確ではなく,性的虐待は身体的虐待と心理的虐待を含むように複数

の要素を併せ持つ．その分類は虐待についての社会的な成熟度にも影響される．

1) 身体的虐待：子どもに苦痛，外傷，暴力を非偶発的，継続的に与える．
2) ネグレクト：子どもの遺棄，衣食住を与えない，不衛生や医療放置，育児放棄，保護監督や安全確保の放棄．
3) 性的虐待：性的行為の強要，性器やポルノ画像の露出など．
4) 心理的虐待：思いやりの欠如した親の対応が子どもに心的外傷をもたらし，それが情緒，行動，発達に問題を引き起こすもの．
5) その他：Munchausen syndrome by proxy（別書を参考にされたい）．

b．疫学

その多くが公の場に数字として現れないこと，定義が地域，時代によって異なることなどから正確な疫学を評価するのは困難である．アメリカ合衆国の 1995 年の報告では，1 年間に 300 万件の虐待に関する通報があり，2000 人が死亡していると推計される．日本では 1999 年度に児童相談所への通報が初めて 1 万件を越え，虐待死に関しては統計がない．

過去の海外の報告からは，虐待についての取り組みが進むにつれてその報告数の最多のものが，身体的虐待からネグレクトへと移り変わり，最終的に性的虐待が最多になるといわれる．

c．臨床症状

打撲跡，皮下出血斑も頻度がもっとも高く，多くの場合新旧が混在する．対になった打撲跡，対象形の打撲跡は虐待に特徴的である．乳児の頭部外傷はつねに虐待を鑑別診断に入れる．火傷は身体的虐待の 1 割に見られる．米国の報告では火傷で救急外来を受診する乳児の 10％は虐待によるものとされる．事故による火傷は火傷部位と正常部位の境界が不鮮明であるが，虐待の火傷は押さえつけられて発生するために境界が鮮明であることが多い．以下に主な身体的症状について述べる．

全身状態：低身長，低体重，不衛生．
頭部：頭蓋骨骨折，頭蓋内出血，眼球損傷，網膜出血．
Shaken baby syndrome：不安定な乳幼児の頭部が急激に揺さぶられておこる，硬膜下血腫，脳浮腫，網膜出血を特徴とする中枢神経損傷．児を強く保持したときに発生する腋窩に左右対称の外傷がみられる．
口腔：折れた歯牙，上唇小帯の裂傷，頬粘膜の出血．ヘルペス，淋菌などの性感染症の有無．
骨折：新旧混在する多発骨折，乳児の肋骨骨折（鑑別診断として骨形成不全症）．
皮膚：打撲跡，擦過傷，火傷，抜毛，不衛生な垢．
外性器：会陰部，肛門の外傷，裂傷．性感染症の有無．

d．医学的検査および記録

1) 放射線診断（◎は必須）
◎頭部単純（正面側面），◎頭部 CT，○頭部 MRI．
◎全身骨レントゲン：とくに乳幼児には必要．過去の骨折の治癒過程が見られる．脊椎側面，指趾も重要．
○骨シンチグラフィ：肋骨の骨折や，修復過程の骨折跡の診断．
○腹部 CT：腹部外傷の疑われる場合に必須．造影剤を使用する．
発達，発育の記録：成長の停止，入院後の体重増加など．外傷部位は画像記録を残す．

e．鑑別診断

鑑別を必要とする第一は事故による外傷である．事故による外傷の場合，保護者は

①損傷の存在を認め，②直ちに治療を求め，③一貫したヒストリーを述べ，④外傷に相当する事故の発生を明らかにする．この一つでも欠けている場合は虐待の可能性が高い．不自然なこどもの様子，不自然な養育者の態度など，普段から子どもに接している小児科医が「違和感」に気付くことが，診断の契機になる．

血友病などの出血性疾患，易骨折性のある骨系統疾患との鑑別診断が必要となることがある．乳児突然死症候群（SIDS）は，つねに虐待死との鑑別を必要とする．法医学的精査を経ずに乳児突然死症候群を死因とする死体検案書を書いてはならない．

B 治療

a．対応

最大の目標は子どもを危険から回避することである．「確定診断」ができなくても放置しないことが重要である．虐待を疑う場合には，診断のための検査，児の安全の確保，専門家との連携のために入院させることも必要である．加害者が特定できなくても児童相談所へ通告する義務がある．児童虐待の通報は医師の守秘義務よりも上位にあるとされ，誤った通報に関しても免責の規定がある．重症度，緊急性，保護の必要性の判断が必要であるが，これは医療機関だけで行うことは不可能であり，学校，保健所保健センター，警察など地域の機関との連携により児童相談所が判断する．医学的な所見についての情報収集と提供は医師の責務である．

b．予後

早期の介入があれば被虐待児は正常な生活を送ることができる．介入が遅れたために身体的障害を残したり死亡したりする例も報告されているが，虐待死という死亡分類が存在しない現在，正確な統計はない．学齢期や思春期の被害児は，家出，若年の売春や暴力，不本意な妊娠や情緒障害などの率が高いとされる．性的虐待は解離性障害などの精神科的な疾患の原因ともなる．

c．予防

ハイリスク児の発見は，産科，新生児科，小児科の重要な役割である．児の要因として，低出生体重児，双胎，小奇形の合併などがある．養育側の問題として，未婚，未成年の親，望まれない妊娠，離婚，再婚，低所得，親の人格的問題，親の被虐待歴などがある．病院での予防努力として早期からの母児の身体的接触や母児同室を行う．養育環境や母児関係の観察からハイリスク児を抽出し関係各機関との連絡の上で育児支援を行う．育児は世代伝達があり，被虐待児が親になったときに虐待を行うことが多く，その連鎖を断ち切ることも医療の役割である．

（水野誠司）

9．心身症

A 診断

a．定義

「心身医学の新しい診療指針」（日本心身医学教育研修委員会編，1991年）によると，心身症（精神身体症）とは「身体疾患の中で，その発症や経過に心理社会的な因子が密接に関与し，器質的ないし機能的障害が認められる病態を言う．ただし，神経症やうつ病など，他の精神障害に伴う身体症状は除外する」と規定されている．このように心身症というのは独立した疾患単位を指す言葉ではなく，身体疾患の中で心身相関の病態が認められる場合をいう．

なお，心身症という語句は，米国精神医学会のDSM-Ⅲ（1980），DSM-Ⅳ

表9-1 小児の心身症の種類

器官系	機能疾患	器質疾患	その他
呼吸器系	憤怒痙攣 過呼吸症候群 心因性咳嗽	気管支喘息	
消化器系	反復性腹痛, 下痢 周期的嘔吐症 過敏性腸症候群 呑気症	消化性潰瘍 潰瘍性大腸炎	神経性食思不振症 遺糞症, 食欲不振 過食, 異食 心因性嘔吐
循環器系	起立性調節障害 情動性不整脈 心臓神経症		
泌尿器系	神経性頻尿		遺尿症
神経系	めまい, 乗り物酔い 意識障害, 痙攣 運動麻痺, 歩行障害 視力障害, 聴力障害		緊張性頭痛 チック, どもり 常同性反復運動 夜驚症, 夢遊病
内分泌系	愛情遮断小人症	糖尿病 バセドウ病	
皮膚系	アトピー性皮膚炎 蕁麻疹, 心因性掻痒症	円形脱毛症	抜毛症
その他			心因性発熱 登校拒否(心身症状を伴ったもの)

(1994)やWHOのICD-10 (1992)の中では, 種々の理由で用いられていない.

b. 分類

広義の小児心身症には表9-1に示したような疾患, 症候があり, この中には治療が非常に難しいものから, 心身医学的配慮があれば比較的容易に治し得るものもある.

c. 小児心身症診療のコツ

日常の小児科診療において, 患児は通常微熱, 頭痛, 腹痛, 下痢などの身体症状を訴えて来院するが, 診療の際つねに心理的要因(心因)の関与の可能性を念頭に置いていることが望ましい. 心因の関与を診察前に察知するためには, 待ち合い室にいるときから患児と親の様子を気をつけて観察するとか, 受け付けで予診票を渡し, その中に既往歴, 家族歴, 予防接種歴等を記入してもらうと同時に「今日はどういうことが心配で受診されましたか」という質問項目を入れておき, 受診した目的を簡潔に記入してもらう. そうすれば心身症に関する訴えがあるとき, 前もって治療者側の心構えができ, 患児, 家族と最初の面接のときに良い第一印象を与えることができてラポール(rapport)形成に役立ち, その後の治療関係に良い影響を及ぼす.

従って心身症児の診察に際し, つねにこのことを心して診療に当たるとよい. 問診では現病歴, 既往歴, 家族歴を聴取するな

かで心因の関与について必要な事項を漏れなく聴く。しかし，通常の一般外来では時間的制約があるので，訴えている身体症状についてまず必要な検査と治療を行う。次いで時間の余裕のあるときに改めて再度受診してもらい，初診時十分聴けなかったことについてカウンセリングマインドをもってゆっくり，丁寧に聴き，患者，家族と治療者の信頼関係をうまく構築するよう配慮する。その後さらに必要な検査があれば侵襲の少ないものから順次行い，身体疾患を絶対見落とさないように鑑別診断を進めることである。

心因性疾患では心身症以外はほとんどの場合，検査結果に異常が出ないことが普通である。従って検査結果を説明するとき「何も異常はありません。心因性です」と事務的に告げると親は「患児の症状は心配ないものだ。病気ではない」と誤解し，「それごらん！ 怠けてないで頑張りなさい」と患児を叱咤激励することになる。こういう事態になると，患児は自分の辛い気持ちが本当に分かってもらえないと失望し，治療者患者間の信頼関係は壊れてしまい，それ以後の治療は不可能となる。こういうことにならないように患児の身体症状の裏にある心理的問題には敢えて触れず，その身体症状を何らかの身体的異常と結びつけて考えさせながら治療を進めていくことが肝要である。

●―― 過換気症候群 (hyperventilation syndrome；HVS)

A 診断

a．概念

過換気症候群は，心因性に呼吸困難感を自覚し，発作性，不随意性の過呼吸により過換気状態となり，血液中の CO_2 分圧の低下に伴う呼吸性アルカローシスのため，心身両面にわたって多彩な症状を呈する機能的疾患として理解されている。従って，器質的疾患によるものは除外する。一般的に過換気をきたす要因は，精神，心理的にはパニック障害，全般性不安障害，ヒステリー，緊張興奮，怒りなどがある。

b．症状

中枢神経症状として，意識混濁，失神などの意識レベルの低下があり，末梢神経症状では四肢，顔面または全身のしびれを訴える。筋肉症状は四肢の硬直やテタニー様痙攣がみられ，呼吸器症状は呼吸困難感，空気飢餓感が特徴的である。循環器症状は胸部絞扼感，動悸，胸痛などが認められ，消化器症状として腹痛，嘔吐，下痢をきたす場合もある。

c．検査

検査上，①発作時の $PaCO_2$ の低下，pHの上昇，② CO_2 換気応答の亢進，③呼吸中枢の駆動力の指標（$P_{0.1}$）の上昇などの所見を認める。

d．診断

診断のポイントは，過呼吸状態の存在と動脈血ガス分析では呼吸性アルカローシスを示し，$PaCO_2$ は低下し，pHは上昇，PaO_2 は正常に近い値を示す。過呼吸テストで容易に再現でき，紙袋呼吸など呼気中の CO_2 を再吸入させると症状の消失をみることである。

B 治療

一般に，発作時と非発作時とに分けて考えられているが，いずれにしても，良好な治療者，患者関係の確立と治療への動機づけが前提となる。まず，呼吸性アルカローシスの改善には，$PaCO_2$ の低下を是正する方法として，紙袋再呼吸があり，有効な

方法であるが，適切に行われないと却って低酸素血症をきたし，死亡例があるので注意が必要である．

発作時の薬物療法としては抗不安薬の筋注，点滴静注，内服などが行われる．

例 ジアゼパム（セルシン）10 mg 筋注
ジアゼパム（セルシン）5 mg 錠内服．

一方，非発作時には薬物療法とともに心理療法などが行われる．抗不安薬による薬物療法は内服が中心であるが，屯用とするより一定期間定期服薬が必要な場合もある．

●── 過敏性腸症候群（irritable bowel syndrome；IBS）

A 診断

a．概念

過敏性腸症候群とは器質的疾患がなく，大腸を中心とした腸管の機能異常により慢性の腹痛あるいは腹部不快感，便通異常を主体とする症候群である．不安感，抑うつ感などの精神症状を伴うことも多い．

b．症状

IBS の症状は腸症状と腸以外の症状から成り立つ．腸症状の主なものは腹痛，便通異常，腹部不快感，腹部膨満感，残便感，ガス症状などである．腸以外の症状としては，消化器関連症状では嘔気，嘔吐，食欲不振，全身性身体症状では易疲労感，頭痛，頭重，めまい感，背部痛，肩こり，腰痛，動悸，精神症状では不眠，不安感などである．

c．検査

IBS の診断は器質的疾患を除外するとともに，IBS の臨床的特徴を積極的にとらえることが重要である．本症の患者は長期間続く腹痛や便通異常のため，強い苦痛に悩まされているので，まず病歴を詳しく聴取し，診察の際には聴診で腸音の亢進や腹部触診を行って腫瘤を触知しないこと，便潜血反応が陰性であることを確認する．さらに注腸 X 線検査や大腸内視鏡検査など必要な検査を行ってリンパ腫など悪性腫瘍や潰瘍性大腸炎，Crohn 病など炎症性腸疾患がないことを確認する．

d．診断

現在世界的に用いられている Rome 診断基準 II（表 9-2）に従って IBS の診断並びにそのサブタイプ分類を行う．

B 治療

a．生活指導

一般的には生活を規則正しくして，食事の摂取や排便時間も一定にするよう指導する．

b．食事療法

まず十分な食物繊維を摂取するよう指導する．食事療法は便秘型で有効なことが実証されており，交替型や下痢型でも有効な場合があるので少量から開始し徐々に増やして効果をみながら適量を決める．

c．心理療法

病態を説明し，患者の不安，緊張を和らげるようにする．症例に応じて自律訓練法，森田療法，絶食療法などを行う．

d．薬物療法

便秘型に対しては，塩類下剤である酸化マグネシウム（カマグ）が基本である．下痢型には鎮痙薬として臭化メペンゾラート（トランコロン），臭化ブトロピウム（コリオパン）などが使われ，また乳酸菌製剤（ラックビーなど），収斂薬としてタンニン酸アルブミン（タンナルビン）が用いられる．下痢がひどいときは塩酸ロペラミド（ロペミン）を頓服させる．下痢便秘交替型には消化管平滑筋に直接作用して，胃腸

表9-2a　IBSのRome診断基準II

下記の3項目中、2項目を満たす腹痛または腹部不快感が、過去12ヵ月間の合計で12週間以上ある
(1) 排便によって軽快する
(2) 排便回数の変化に伴って発症
(3) 便性状の変化に伴って発症

診断の参考事項
- 排便回数の異常（研究目的では>3/日，および<3/週）
- 便性状の異常（兎糞/硬便/水様便）
- 便排出の異常（排便困難感，便意切迫，残便感）
- 粘液の排出
- ガス症状または腹部膨満感
- サブタイプ分類（下痢型，便秘型）については別途定める

表9-2b　IBSのサブタイプ分類（Rome診断基準II）

1) 排便回数が1週間に3回以下
2) 排便回数が1日3回以上
3) 硬便または兎糞状
4) 軟（粥状）便または水様便
5) 排便中にも排便困難感がある
6) 便意切迫
7) 残便感
8) 排便に（白色の）粘液が混じる
9) 腹部膨満感，ガス症状，腹部緊張感

下痢型：2)4)6)のうち一つ以上，及び1)3)5)がない
便秘型：1)3)5)のうち一つ以上，及び2)4)6)がない

出典：Thompson WG et al : Gut, 45 (Suppl. II) 43-47, 1999.

運動を調節するトリメブチン（セレキノン）を用いる。ガス型では、明確に腹部単純X線像にてガスの貯留が認められる場合は、ジメチルポリシロキサン（ガスコン）などが有効である。

●—— チック（tics）→不随意運動の頁参照

A 診断

a．概念

チックは米国精神医学会の精神疾患の診断と統計マニュアル（DSM-IV）ではチック障害として記載（表9-3）され、一過性チック障害、慢性運動性あるいは音声チック障害、Tourette障害の3種類に分類されているが、実際にはチックの臨床像は一過性チック障害からTourette障害まで連続性があり、一連のスペクトラムを形成している。

b．症状

チックは不随意運動の一種で、突発的に繰り返しおきる急速で、短い、限局的な骨格筋の収縮、または発声、発語であり、前者は運動チック、後者は音声チックである。運動チックは全身におこりうるが、最初は顔面、首に出現することが多い。汚言（coprolalia）は音声チックに含まれる。チックは常同的であるが、出現部位およびそのパターンは経過中変動し、増悪、緩解を繰り返す。精神的に集中しているときには減少し、不安や緊張しているときに増強する傾向があり、睡眠中には消失する。また一定の時間随意的に抑制することが可能である。

c．鑑別診断

チックの種類、経過年数をもとにDSM-IVのチック障害分類に従って鑑別診断を行う。

B 治療

比較的軽症で、本人が困っておらず、級友などによりからかわれたりしないですんでいる場合は薬物療法はしない。級友によりからかわれて悩んだり、困っている場合

表9-3 DSM-IVによるチック障害の分類

307.20 特定不能のチック障害
(Tic Disorder Not Otherwise Specified)
このカテゴリーは，特定のチック障害の基準を満たさないチックにより特徴づけられる疾患のためのものである．例として，その持続が4週間より短いチック，または18歳以後に発症するチックがあげられる

307.21 一過性チック障害
(Transient Tic Disorder)
A．1種類または多彩な運動性および/または音声チック（すなわち，突発的，急速，反復性，非律動性，常同的な運動あるいは発声）
B．チックは1日中頻回に起こり，それがほとんど毎日，少なくとも4週間つづくが，連続して12カ月以上にわたることはない
C．この障害によって著しい苦痛，または社会的，職業的，または他の重要な領域における機能の著しい障害を引き起こしている
D．発症は18歳未満である
E．この障害は物質（例：精神刺激剤）の直接的な生理学的作用や一般身体疾患（例：ハンチントン病またはウイルス脳炎後）によるものではない
F．トゥレット障害または慢性運動性または音声チック障害の基準を満たしたことがない
▶該当すれば特定せよ：単一エピソードまたは反復性

307.22 慢性運動性または音声チック障害
(Chronic Motor or Vocal Tic Disorder)
A．1種類または多彩な運動性チック，または音声チック（すなわち，突発的，急速，反復性，非律動性，常同的な運動あるいは発声）が，疾患のある時期に存在したことがあるが，両者が共にみられることはない
B．チックは1日中頻回に起こり（通常，何回かにまとまって），それがほとんど毎日または1年以上の期間中間欠的にみられ，この期間中，3カ月以上連続してチックが認められない期間はなかった
C．この障害は著しい苦痛，または社会的，職業的，または他の重要な領域における機能の著しい障害を引き起こす
D．発症は18歳未満である
E．この障害は物質（例：精神刺激剤）の直接的な生理学的作用や一般身体疾患（例：ハンチントン病またはウイルス脳炎後）によるものではない
F．トゥレット障害の基準を満たしたことがない

307.23 トゥレット障害 (Tourette's Disorder)
A．多彩な運動性チック，および一つまたはそれ以上の音声チックが，同時に存在するとは限らないが，疾患のある時期に存在したことがある（チックとは，突発的，急速，反復性，非律動性，常同的な運動あるいは発声である）
B．チックは1日中頻回に起こり（通常，何回かにまとまって），それがほとんど毎日，または1年以上の期間中間欠的にみられ，この期間中，3カ月以上連続してチックが認められない期間はなかった
C．この障害は著しい苦痛，または社会的，職業的，または他の重要な領域における機能の著しい障害を引き起こしている
D．発症は18歳未満である
E．この障害は物質（例：精神刺激剤）の直接的な生理学的作用，または一般身体疾患（例：ハンチントン病またはウイルス脳炎後）によるものではない

にはオキサゾラム（セレナール），塩酸ジアゼポキシド（バランス，コントロール）など抗不安薬を投与する．Tourette症候群にはハロペリドール（セレネース）を一日量0.5 mg（朝夕分2）から開始し，その後2週間位経過をみて，まだ日常生活で支障があるようであれば増量する．

〔小崎　武〕

22. 皮膚疾患

1. 皮膚外用薬の使用法

　小児科の診療において皮膚外用薬を処方する機会は多い．外用薬は使用部位，1回使用量，1日使用回数および使用期間をわかりやすく指示しなければならず，なかなか煩雑である．しかし，外用薬の効果を十分にひきだし，信頼を得て治療を続けるためには，塗り方を母親任せにせず，医師が自信を持って指示することが必要である．

A 基剤の違いによる使用法
a．剤型の違い
　1) 油脂性軟膏：水分を含まない．ワセリンが代表的である．ほとんどのステロイド軟膏の基剤は白色ワセリンである．
　2) 乳剤性基剤：乳化剤（界面活性剤）で油脂と水分を均一に混ぜたもの．コールドクリームは油脂のほうが多く，クリームは水分のほうが多い．ローションは水分がさらに多く乳液状のものをいう．

b．各基剤の特徴
　1) 油脂性軟膏：ほとんどすべての皮膚病変に適しており刺激感も少ない．但し，べたつく感じがあり（とくに夏季），見た目がテカテカするなど使用感はあまり良くない．
　2) クリーム：軟膏よりも刺激作用が強く，湿潤病変や糜爛面には使いにくい．但し，べたつく感じは少なく，皮膚に馴染みやすいなど使用感は良い．
　3) ローション：べたつかないので頭髪部に適している．また，ローションは汗口をふさがないので，軟膏を使いにくい汗疹（あせも）にも適している．使用前に良く振る．
　4) テープ：ステロイド剤のドレニゾンテープがある．苔癬化したアトピー性皮膚炎に有効である．

c．重層時の注意
　皮膚への浸透のしやすさから，ローション→クリーム→軟膏の順に少し時間を置きながら塗ると良い．保湿剤のヒルドイドソフトは軟膏に分類されるが，見た目はクリームに近く，皮膚に浸透して保湿作用を発揮するので，他の軟膏よりも先に塗るほうが良い．

B ステロイド外用薬について
a．効力の強さについて
　気管支収縮測定法での活性によって5段階に分類されている（皮膚での測定ではない）．分類は報告者によって若干異なることがある．一般名からは効力を推定できない．また，軟膏とクリームで効力が違うことがある．例えば，メサデルムはクリームのほうが軟膏より強く，リドメックスは軟膏のほうがクリームより強い．

b．副作用について
　皮膚萎縮や毛細血管拡張などの副作用があるが，ストロンゲストの軟膏を1カ月くらい続けて使用したような場合に起こり得る．個人差はあるが，乳児にマイルドクラスの軟膏を1日1g程度，2週間ほど続けて使用しても，副作用の心配はないと言われている．また，眼周囲へ使用しても白内障を起こす心配はほとんどないが，もともとリスクのある者に緑内障を誘発する可能性はある．糜爛面が主体の重症アトピー性皮膚炎では副腎皮質機能の一時的な抑制が起こり得るが，ステロイド外用薬以外の，疾患そのものの影響も考えられている．

C 具体的な使用法の指示

a. 使用部位の指示

湿疹の部位が変化しやすい場合は，赤くなったところにステロイド軟膏，かさかさのところに保湿薬，などと指示をしても良い．顔面と陰部はステロイドの吸収が良く，手掌と足底は吸収が悪いので，それぞれ弱め，強めのステロイドを使用する．眼軟膏は深部に吸収されにくいので，顔面に使いやすい．

b. 使用量の指示

1回何gとは指示しにくいので，薄く延ばす，たっぷり塗るなどの指示をする．一般に保湿剤はたっぷり塗ると効果が高い．ほとんどの外用薬は1日数回までの使用となっているが，朝と入浴後の1日2回の指示が実際的である．保湿薬は入浴後すぐ（3分以内）に塗ったほうが効果が高い．ステロイド軟膏などで過少使用が考えられる場合は，1週間で1本使っても良いですよ，などの指示をする．

c. 治療の漸減法および強化法

アトピー性皮膚炎では皮膚のターンオーバーは1週間位なので（健常皮膚なら1ヵ月），すぐに良くなっても，1週間位はステロイドを塗った方が良い場合がある．その後は1日1回にしたり，保湿薬などの他の軟膏と混ぜたりして使用量を減らしていく．逆に1週間治療しても良くならなければ，他の悪化要因を否定した上で，1クラス上のステロイドの使用を検討する．

D 外用薬による皮膚の刺激および接触性皮膚炎について

a. 刺激感のあるもの

尿素軟膏（20%と10%，とくに20%のもの），プロトピック軟膏およびセラミドクリームは刺激感があるので，少なくとも糜爛面には使わないほうが良い．抗ヒスタミン剤含有のベナパスタ軟膏はアニオン界面活性剤を含み，しばらくしてから乾燥落屑性皮膚を起こすことがある．

b. 接触性皮膚炎について

1) 主剤によるもの：ステロイドよりも，非ステロイド性抗炎症薬のほうが接触性皮膚炎を起こす頻度は高い．両剤とも使用例の5%までの報告が多い．抗生物質による報告もある．できればパッチテストをして原因を確定し，使用を中止する．

2) 基剤成分によるもの：ラノリンアレルギーがザーネ軟膏，ユベラ軟膏，アズノール軟膏で起こり得る．また，白色ワセリンでも酸化されやすい不純物や抗酸化薬を含むため，接触アレルギーを起こすことがある．眼科用ワセリン（プロペト）のほうが不純物および抗酸化薬が少なく，使いやすい．サンホワイトは付加された水素が抗酸化作用を持つため抗酸化薬を含まず，接触アレルギーを起こさないと考えられている．キンダベート軟膏はサンホワイトを基剤としている．

（片桐雅博）

2. 伝染性膿痂疹

伝染性膿痂疹は，黄色ブドウ球菌や溶連菌などが皮膚浅層に感染して生じる疾患である．

臨床症状から水疱性膿痂疹と痂皮性膿痂疹に区別される．また，伝染性膿痂疹を局所型とするとブドウ球菌性熱傷様皮膚症候群（SSSS）はその全身型である．

A 水疱性膿痂疹

乳幼児や10歳以下の小児の顔・体幹・四肢などに好発する．季節は高温多湿で不潔になりやすい8月をピークとした夏期に

多発する．大小の破れやすい弛緩性の水疱が次々と出現してくる．水疱は破れやすく容易にびらんとなりやがて痂皮が形成される．その後，周辺や遠隔部位へ拡がっていく．原因はほとんどが黄色ブドウ球菌であり，これの産生する表皮剥脱素が水疱を生ずる．一般的に正常皮膚には生じにくく，湿疹・虫刺症・すり傷があると生じやすい．

B 痂皮性膿痂疹

年齢・季節を問わず発症し，顔や四肢などの露出部位に好発する．小発疹で始まり，ただちに膿疱化し厚い黄褐色の痂皮となり拡大していく．原因はA群溶連菌といわれるが，黄色ブドウ球菌の混合感染も多い．A群溶連菌の場合には腎炎を起こすことがあり注意が必要である．

C ブドウ球菌性熱傷様皮膚症候群 (SSSS)

鼻咽頭や皮膚で増殖した黄色ブドウ球菌が産生する表皮剥脱素が血行性に全身の皮膚に達し，広範囲に水疱・表皮剥脱を起こしたものである．乳幼児に多く，加齢とともに減少する．季節は伝染性膿痂疹より少し遅れた9〜10月に多い．経過は，まず顔面（口囲・鼻口部・眼囲）に潮紅・水疱・びらん・痂皮を生じ，ついで全身の潮紅と大小の水疱を生じ，ニコルスキー現象陽性である．潮紅部・間擦部では痛みが強い．皮膚びらん面・咽頭・鼻腔・眼脂などから黄色ブドウ球菌が検出される．

D 診断・治療

いずれも上記の臨床像や経過から診断は容易である．早期に診断し治療を開始する．治療を開始する前にできるだけ水疱内容・びらん部浸出液・痂皮などから細菌の分離培養をおこない，薬剤感受性も確認しておく．治療は，伝染性膿痂疹では原因となる菌が鼻腔・咽頭などにも存在することや伝染性が強いことを考えると，抗生物質の局所の使用だけでなく全身投与も行うことが原則である．局所はシャワー・石鹸を用いての洗浄で清潔を保ち，後に抗生物質含有軟膏を塗布する．痒みを伴うときは抗ヒスタミン剤を併用する．ブドウ球菌性熱傷様皮膚症候群（SSSS）では，入院加療を原則とし，抗生物質の全身投与を行う．外用療法は必ずしも必要ではない．また，必要に応じてワセリンガーゼなどで間擦部やびらん部を保護する．

参考文献
1) 伊東文行：治療 77：1353-1357, 1995.
2) 荒田次郎：小児科臨床 52：775-778, 1999.

（矢田宗一郎）

3．伝染性軟属腫

伝染性軟属腫は皮膚に無痛性の白色の疣贅をつくる疾患で，ウイルス感染により起こる．原因ウイルスはポックスウイルス科に属する二本鎖DNAウイルスで，潜伏期は14〜50日とされヒトを唯一の宿主とする．皮膚の微細な傷口から進入したウイルスは表皮角化細胞核内でウイルス複製を行い，変性膨化した角化細胞塊が表皮内小結節をつくる．好発年齢は学童期前の幼児であり，アトピー性皮膚炎を有する児に多い．感染様式は，ヒトからヒトへの直接感染，タオルなどを介しての間接感染および掻爬による自家接種が考えられている．保育園や幼稚園などの集団生活で感染することが多い．

A 診断

a. 臨床像

皮疹の特徴は光沢のある直径1〜5 mmの半球状の丘疹であり、3 mm以上になると中央臍窩がはっきりしてくるが、初期には自覚症状がないため気付きにくい。皮疹を強く圧迫すると白色の粥状物が排出される。皮疹は体幹・四肢などに数個〜数十個播種状に生ずる。

b. 診断および検査

特徴的な皮疹および圧迫した際の白色粥状物の存在により、診断は容易である。本ウイルスに対する抗体は、治療後約70％の症例で低力価に検出されるのみであり、診断的価値は低い。

B 治療

数カ月〜数年で自然消退するため放置すべしという見解がある。一方、放置した場合増加することが多く、また自然消退までの間に感染源となり、集団生活に支障をきたす場合があることを考えれば、少数かつ小型のうちに積極的に除去すべしとの見解もある。

a. ピンセットによる除去

最も簡単で確実な方法である。ピンセットで丘疹の基部をはさみ圧迫しつつ上方に持ち上げると、白色粥状物が表皮ごと除去される。除去後は二次感染予防のため消毒し、抗生物質含有軟膏を塗布する。かなりの疼痛を伴うので、可能ならばリドカインテープ剤で痛みの軽減をはかる。

b. 液体窒素療法

丘疹の大きさにあわせた綿球に液体窒素を含ませ、それを数秒間丘疹にあてて凍結する。凍結変性した腫瘤は、やがて乾燥し脱落する。

c. 硝酸銀療法

40％硝酸銀液を小綿棒で丘疹の頂部に少量塗布し乾燥させる。黒色に痂皮化し、約2週間ほどで脱落する。

d. その他

ヨクイニン内服など。

参考文献

1) 森島恒雄：小児科臨床 51：2530-2531, 1998
2) 矢口厚ほか：小児科診療 60：601-604, 1997

（矢田宗一郎）

4. おむつ皮膚炎・汗疹

●── おむつ皮膚炎

A 診断

おむつによる物理的、化学的刺激による皮膚炎。発症機序は尿と便の混在によりアンモニアが生じ、おむつ内環境がアルカリ側に傾く。また、便中のプロテアーゼ、リパーゼはアルカリ性の環境下で作用が増強されやすく、障害された皮膚に炎症を起こす。好発部位は肛門、外陰部のまわり、下腹部、大腿のつけね。最も多い症状は肛門、外陰部に発赤を認めるタイプであり、全体に発赤、腫脹、落屑を認めるタイプやときにびらんがみられる。

B 治療

おむつをなるべく頻繁に交換する。軽症の場合は、やわらかいガーゼを微温湯でしぼり清拭するか臀部の洗浄をする。また、亜鉛華軟膏（10％〜20％）をリント布にのばしておむつの交換のたびに貼りかえる。ステロイド外用剤は原則として使用しないが、用いる場合は乳児寄生菌性紅斑との鑑別や併発の有無に注意する。パウダーは、

おむつ皮膚炎の発生の予防手段としては有効であるが、皮膚炎発症後はかえって増悪因子となる。

●—— 汗疹（あせも）

A 診断

　汗の貯留により皮膚に小水疱や赤い丘疹をみるもので、臨床的には、水晶様汗疹（表皮性閉塞）、紅色汗疹（表皮内汗管の閉塞）、深在性汗疹（表皮真皮結合部の障害）がある。水晶様汗疹は小さな水疱が多発して出現するもので、炎症症状はなく数日間で消退する。紅色汗疹は日常最も多い病型で、紅暈を伴った漿液性丘疹が散在するもので、鱗屑や小膿疱を伴うこともある。深在性汗疹は熱帯でみられ、掻痒はない。鑑別診断は表皮性皮膚カンジダ症で、好発時期および部位が類似の紅色丘疹であるが、掻痒はあっても軽度である。

B 治療

　炎症が少ない場合は、非ステロイド系消炎外用剤（アンダームクリーム、コンベッククリームなど）を1日2〜3回塗布する。掻痒が著明な場合は、副腎皮質ホルモン外用剤（ロコイドクリームなど）を数日間1日2〜3回塗布する。生活指導は発汗の予防、汗の蒸発促進に適するよう環境と衣服を整備し、皮膚を清潔に保つようにする。

参考文献

1) 山本一哉：皮膚臨床 30(7)特：28：949-956, 1998.
2) 早川律子：皮膚科診療プラクティス. 7. 皮膚疾患患者指導ガイド, p.114-115, 1999.

（鈴木聖子）

5．接触皮膚炎

A 診断

　外因による湿疹を接触皮膚炎という。一般には"かぶれ"といわれ、皮疹は多彩であり痒みを伴う。最近子どもたちの間では茶髪、化粧、ピアスなどのファッションの流行により、これらによる接触皮膚炎が今後小児の間でも増加することが予想される（分類は表5-1）。診断は、家庭、居住環境下のあらゆるものが接触原となりうるため、ていねいな問診による詳細な調査とそれに基づく貼付試験（patch test）で明らかにする。アレルギー性接触蕁麻疹では疑われる製品や食品などを皮膚に付け、その上を浅く針で刺すプリックテストで膨疹を確認する（表5-2）。

　a．刺激性接触皮膚炎

　強い刺激物質が1回付着して起こる急性刺激性接触皮膚炎、洗剤などの低刺激物質が繰り返し接触して起こる慢性刺激性接触皮膚炎、また、特殊型におむつ皮膚炎がある。

　b．アレルギー性接触皮膚炎

　うるし、ピアスなどの金属によるかぶれなどIV型アレルギー反応の典型例とされる接触の炎症反応である。

　c．接触蕁麻疹

　非アレルギー性とアレルギー性の二つがある。後者の原因として卵白、牛乳、魚介類、ラテックスなどの蛋白抗原がある。場合によりショック（アナフィラキシー反応）を呈することがあるので、十分注意するように説明する。

B 治療

　接触原の確認と除去、副腎皮質ホルモン剤外用療法と抗ヒスタミン剤の内服、ま

た，激症には短期間の副腎皮質ホルモン剤の内服を行う．

参考文献

1) 早川律子：皮膚科診療プラクティス．7．皮膚疾患患者指導ガイド，110-113，1999．
2) 松永佳世子：小児の皮膚疾患生活指導マニュアル，p.120-125，2000．

(鈴木聖子)

6．皮膚真菌症

真菌により発症する皮膚疾患で，原因となる真菌の種類も多く，その皮膚症状も多彩であるため確定診断は病変部位での真菌の確認によってなされる．ここでは小児によく見られる，白癬症，カンジダ症について述べる．

A 診断

a．白癬症

白癬症は真菌である *Trichophyton* 属，*Microsporum* 属，*Epidermophyton* 属による表在性の白癬である．乳幼児では頻度は少ないが，おむつ部や間擦部に生じることがある．年長児では，成人同様に発症し，体のどこでも発症するが，好発部位は陰股間部，臀部である．顔，上肢など露出部に小さい皮疹が見られる場合は，イヌやネコなどから感染する *M. canis* によることがある．また，近年ステロイド外用剤の乱用により好発部位以外でも発生するようになってきたため，環状，輪状の病変で，辺縁に丘疹が並ぶ皮疹が見られたときは白癬症を疑う必要がある．確定診断は，KOH法による皮疹部での糸状菌の確認により行われる．

表5-1 接触皮膚炎の分類

1．一次刺激性皮膚炎
　急性毒性皮膚炎
　慢性刺激性皮膚炎
2．光毒性皮膚炎
3．アレルギー性皮膚炎
4．光アレルギー性皮膚炎
5．接触蕁麻疹
6．全身接触皮膚炎
7．接触皮膚症候群

表5-2 好発部位と原因

部位	原因
(頭部)	染毛剤，帽子の内革，シャンプー，せっけん
(顔面)	植物(花粉なども含む)，外用薬，せっけん
(体幹)	衣料品，洗濯用合成洗剤，入浴剤，せっけん
(外陰部)	おむつ，衣料品，外用薬
(手)	手に触れるものすべて
(足)	靴，靴下，外用薬

b．カンジダ症

Candida albicans による皮膚の感染症で，小児では乳児期におむつにより覆われる陰股部や臀部，頸部や腋窩に多く見られ，何らかの皮膚病変に対するステロイド外用剤の使用が先行している場合が多い．好発部位でステロイド外用剤の使用歴があり，辺縁に微細な鱗屑を有する紅斑や丘疹を認めたときはカンジダ症を疑う必要性がある．確定診断は，KOH法による皮疹部での菌の確認により行われる．

B 治療

a．白癬症

病変部位のスキンケアと共に，抗真菌薬の外用が治療の中心となる．1日1，2回病変部に塗布する．重症例やケルスス禿瘡の場合は，1，2カ月間にわたる抗真菌薬の内服が必要となる．

1) 外用薬処方例：
　マイコスポール(イミダゾール系)．ラミシール(アリルアミン系)．ペキロン(モルホリン系)．
2) 内服薬処方例：
　フルビスタチンUF (125 mg) 1〜2錠,

1日1〜2回.

イトリゾール (50 mg) 1錠, 1日1回.

b．カンジダ症

病変部位の清潔, 乾燥を心がける. おむつ部の場合はこまめにおむつを交換することが重要である. 治療としては, イミダゾール系抗真菌薬（マイコスポール, オキナゾール, ニゾラール, アスタット）を1日1, 2回病変部に塗布する.

（平田英彦）

7. 刺虫症・疥癬

●── 刺虫症

刺虫症は外来でよくみる皮膚疾患のひとつである. その機序としては, 主に虫が皮膚の刺咬時に注入した毒成分に対するアレルギー反応によって生ずると考えられている. したがって, その症状は虫の種類による差より, 個人差が大きい場合が多い. 原因虫としては蚊, ブヨ, ダニ, ノミなどが主であるが, 一般には何に刺されたかを特定するのは難しい. ハチのように刺された直後に疼痛を生じ, 原因虫を特定できるのはむしろ例外である. しかし, 問診や皮疹の特徴などからある程度の推定は可能である.

A 診断

掻痒を伴った膨疹や丘疹をみとめて刺虫症を疑った場合, 屋外で長時間過ごしたかなどを問診する. そのような場合は蚊やブヨによることが多く, 通常の生活で生じた場合は, 屋内に生息するダニ, ノミなどによることが多い. また, 皮疹の出現部位にも注意する. 蚊では顔面や下肢などの露出部に多く, ノミでは下腿, ダニでは体幹に認められることが多い. 皮疹には小さな刺し口をみることがある. 疼痛を伴い, 発赤腫脹を呈する場合は原因はハチであることが多い. まれに, アナフィラキシーショックを起こすことがあるので注意が必要である. ハチ毒に対する特異IgEを測定し, 因果関係を明らかにしておく必要がある.

B 治療

局所の治療としてはステロイド外用薬の塗布を行い, 掻痒が強い場合には抗ヒスタミン薬の内服を併用する. また, 原因となった虫を推定し, その防除の必要性についても指導するのが望ましい. ハチなどで生じたアナフィラキシーショックに対しては, エピネフリンの皮下注射などのショックに対する救急処置が必要である. また, アンモニアはハチ毒を中和しないので無効である.

●── 疥癬

疥癬は, 疥癬虫（*Sarcoptes scabiei*）が人の皮膚の角層内に寄生することにより発症する. 患者との密接な接触や, 寝具, 衣類を介して伝染する. 小児では, 保育所や疥癬のいる家族などから感染することが多い. 最近, 海外旅行者が増えてから増加傾向が認められる. また, 本症は性行為感染症の一種としても注目されている.

A 診断

感染後, 1カ月の潜伏期間を経て発症する. 激しい掻痒が必発で, とくに夜間に増強するのが特徴である. 皮疹の好発部位は, 腹部, 胸部, 腋窩, 大腿内側, 外陰部, 手掌, 指間などである. 小児では, 頭部, 顔面にも皮疹を認める. 皮疹は栗粒大

から米粒大の紅色丘疹や紅色小結節と，疥癬トンネルという線状疹を特徴とする．皮疹は搔爬されていることが多く，湿疹として副腎皮質ホルモンの外用が行われ，さらに悪化させている場合もある．

また，疥癬はアトピー素因を有する児に好発しやすいとされているため，搔痒を強く訴える場合には鑑別診断として考慮すべきである．診断の確定は虫体の確認による．指間や大腿内側で搔爬していない丘疹を鈍刃でけずって角質をとり，水酸化カリウム溶液で溶解して顕微鏡で観察し，虫体が証明されれば診断は確定する．仮に検出しえない場合でも，特徴的な皮疹を認め，激しい搔痒を訴える場合には疥癬を疑い治療を開始する．鑑別診断は刺虫症，アトピー性皮膚炎，蕁麻疹，その他搔痒性皮膚疾患すべてが鑑別の対象となる．合併症は2次感染による膿痂疹，蜂巣織炎などがある．

B 治療

皮膚の接触や寝具を介して感染するので家族内の感染があると考え，家族および同居人など疑わしい人を一斉に治療することが重要である．まず，硫黄剤（ムトーハップ）入浴を行う．その上で，皮疹部だけでなく頸部より下の全身にクロタミトン軟膏（オイラックス）の塗布を1日1回行う．搔痒に対しては，抗ヒスタミン薬の内服を行う．その他，衣類，寝具類は毎日替え，洗濯，乾燥（熱を加えるとよい）させる．布団はよく日光にあてる．

参考文献
1) 小宮根真弓・中川秀己：動物性皮膚障害．小児の皮膚疾患．小児科診療60(4)：623-626, 1997.
2) 朝田康夫・三河春樹編：疥癬．小児皮膚病カラーアトラス，臨床医薬研究協会，p. 132-133, 1989.
3) 大滝倫子：疥癬．STD性行為感染症．皮膚科mook No.4, p. 221-229, 金原出版, 1986.

（若宮辰嘉）

8．母斑症

先天的，遺伝的に，皮膚病変と内蔵器官の異常と奇形を伴うもの．

A 神経線維腫症(von Recklinghausen病)

常染色体優性遺伝，皮膚神経線維腫，カフェオレ斑の多発などの皮膚病変と聴神経腫瘍，脳内石灰化，脊柱側彎，てんかん，虹彩結節などの内蔵病変を伴う．根本的な治療はないが，てんかんなどの治療を行う．

B 結節性硬化症

常染色体優性遺伝，顔面の血管線維腫，脳腫瘍，知能障害，痙攣発作を伴う．治療は痙攣発作のコントロール．皮膚病変は程度に応じて処置する．

C McCune-Albright症候群

常染色体優性遺伝，カフェオレ斑様色素斑，長管骨線維性異形成，性早熟を伴う．皮膚病変は生後2年以内に発症する．治療は性早熟，先端巨大症，小人症などに応じて行う．色素斑は生涯不変である．

D Sturge-Weber症候群

非遺伝性，顔面のポートワイン血管腫，緑内障と脳の血管腫，脳回の石灰化を伴う．治療は顔面の血管腫に対してレーザー治療を行う．

E Klippel-Weber 症候群

遺伝性，広範囲の皮膚の単純性血管腫，骨組織の肥大を伴う．血管腫は生下時より認められる．治療は静脈瘤に対して硬化療法．患肢に対しては骨切り術を行う．

F von Hippel-Lindau 症候群

常染色体優性遺伝，頭頸部単純血管腫（まれ）と網膜，小脳，腎などに血管芽細胞腫を伴う．中枢神経腫瘍には外科的切除，眼病変は光凝固を行う．

G 色素失調症(Bloch-Sulzberger 症候群)

伴性優性遺伝（X 染色体異常），生下時より紅斑水疱→疣状苔癬→色素沈着の皮膚病変を生後 6 カ月までに発症する．歯牙異常，精神発達遅滞を伴うこともある．予後は良好．

参考文献

1) 飯塚一・大塚藤男・宮地良樹編：NEW 皮膚科学，南江堂，1997．
2) 鈴木栄・山下文雄・大國眞彦編：最新小児医学，医学図書出版，1981．

(林　芳樹)

■23. 薬用量

1. 小児薬用量

分類	一般名	商品名	成人量	小児量
静注用抗生物質	アンピシリンナトリウム（ABPC）	ペントレックス（注射用500 mg, 1 g, 点滴用2 g）ビクシリン（注射用250 mg, 500 mg, 1 g, 2 g）	1〜4 g/日　分2〜4	100〜200（〜髄膜炎200〜400）mg/kg/日　分4
	スルバクタム・アンピシリン（SBT/ABPC）	ユナシン-S静注用0.75 g	3〜6 g/日　分2	60〜150 mg/kg/日　分3〜4
	ピペラシリンナトリウム（PIPC）	ペントシリン（注1 g, 2 g, 4 g, 点滴用2 g, 筋注用1 g）	2〜4 g/日　分2〜4	50〜125（重症〜200）mg/kg/日　分2〜4
	セファゾリンナトリウム（CEZ）	セファメジン（注0.25, 0.5, 1, 2 g, 点滴用2 g）	2 g/日　分2	20〜40（重症〜100）mg/kg/日　分3
	セフォチアム（CTM）	パンスポリン静注用（0.25 g, 0.5 g, 1 g）点滴用1 g	0.5〜2 g/日　分2〜4	40〜80（重症〜160）mg/kg/日　分3〜4
	セフォタキシムナトリウム（CTX）	クラフォラン注射用（0.5 g, 1 g）セフォタックス注射用（0.5 g, 1 g, 2 g）	1〜2 g/日　分2	50〜100（重症〜160）mg/kg/日　分3〜4
	セフチゾキシムナトリウム（CZX）	エポセリン（静注用500 mg, 1 g, 点滴用1 g, 筋注用0.25, 0.5 g）	0.5〜2 g/日　分2	40〜80（重症〜120）mg/kg/日　分2〜4
	セフタジジム（CAZ）	モダシン静注用（0.5 g, 1 g, 点滴用1 g）	1〜2 g/日　分2	40〜100（重症〜150）mg/kg/日　分2〜4
	セフトリアキソンナトリウム（CTRX）	ロセフィン静注用（0.5 g, 1 g）	1〜2 g/日　分1〜2	20〜60（重症〜120）mg/kg/日　分2

硫酸セフピロム (CPR)	ケイテン（静注用 0.5 g, 1 g, 点滴用 1 g） ブロアクト（静注用 0.5 g, 1 g, 点滴用 1 g）	1～2 g/日　分 2	60～80（重症～160）（髄膜炎～200）mg/kg/日　分 3～4
フロモキセフナトリウム（FMOX）	フルマリン（静注用 0.5 g, 1 g, 点滴用 1 g）	1～2 g/日　分 2	60～80（重症～150）mg/kg/日　分 3～4
アズトレオナム (AZT)	アザクタム（注射用 0.5 g, 1 g, 点滴用 1 g）	1～2 g/日　分 2	40～80（重症～150）mg/kg/日　分 2～4
イミペネム・シラスタチン（IPM/CS）	チエナム点滴用	0.5～1 g/日　分 2～3	30～80（重症～100）mg/kg/日　分 3～4
パニペネム・ベタミプロン（PAPM/BP）	カルベニン点滴用 (0.25 g, 0.5 g)	1 g/日　分 2	30～60（重症～100）mg/kg/日　分 3～4
硫酸ゲンタマイシン (GM)	ゲンタシン注（10 mg, 40 mg, 60 mg）	80～120 mg/日　分 2～3	0.8～2.4 mg/kg/日　分 2～3
硫酸アミカシン (AMK)	アミカマイシン（注射液 100, 200 mg, 点滴用 200 mg）	200～400 mg/日　分 2	4～8 mg/kg/日　分 2
トブラマイシン (TOB)	トブラシン注（60 mg, 90 mg, 小児用 10 mg）	120～180 mg/日　分 2～3	2～3 mg/kg/日　分 3
硫酸アルベカシン (ABK)	ハベカシン注射液 (25 mg, 75 mg, 100 mg)	150～200 mg/日　分 2	4～6 mg/kg/日　分 2
リン酸クリンダマイシン（CLDM）	ダラシンS注射液 (300 mg, 600 mg)	600～1200 mg/日　分 3～4	15～25（重症～40）mg/kg/日　分 3～4
ホスホマイシンナトリウム（FOM）	ホスミシンS注 (0.5 g, 1 g, 2 g, 点滴用 2 g, 4 g, キット 2 g)	2～4 g/日　分 2～4	100～200 mg/kg/日　分 2～4
塩酸バンコマイシン (VCM)	塩酸バンコマイシン点滴静注用 0.5 g	2 g/日　分 2～4	40 mg/kg/日　分 2～4
コハク酸クロラムフェニコールナトリウム（CP）	クロロマイセチンサクシネート静注用 (1 g)	1～2 g/日　分 2	30～50（髄膜炎～100）mg/kg/日　分 2～4

経口抗生物質	アンピシリン (ABPC)	ビクシリン（カプセル 250 mg, DS 10%）	1000〜2000 mg/日 分 4〜6	25〜50 mg/kg/日 分 4
	アモキシシリン (AMPC)	パセトシン（カプセル 125, 250 mg, 錠 50, 250 mg, 細粒 10%） サワシリン（カプセル 125, 250 mg, 錠 250 mg, 細粒 10%）	750 mg/日　分 3	20〜40 mg/kg/日 分 3
	スルバクタム・アンピシリン (SBT/ABPC)	ユナシン（錠 375 mg, 細粒 10%）	2〜3 錠/日　分 2〜3	15〜30 mg/kg/日 分 3
	アモキシシリン・クラブラン酸カリウム (CVA/AMPC)	オーグメンチン（錠 375 mg, S 錠 187.5 mg, 顆粒 150 mg/包）	1125 mg/日　分 3	30〜60 mg/kg/日 分 3〜4
	セファクロル(CCL)	ケフラール（カプセル 250 mg, 細粒 10%）	750 mg/日　分 3	20〜40 mg/kg/日 分 3
	セフジトレンピボキシル (CDTR-PI)	メイアクト（小児用細粒 10%, 錠 100 mg）	300 mg/日　分 3	9 mg/kg/日　分 3
	セフジニル(CFDN)	セフゾン（カプセル 50 mg, 100 mg, 細粒 10%）	300 mg/日　分 3	9〜18 mg/kg/日　分 3
	セフテラムピボキシル (CFTM-PI)	トミロン（細粒 10%, 錠 50 mg, 100 mg）	150〜600 mg/日 分 3	9〜18 mg/kg/日　分 3
	セフポドキシムプロキセチル (CPDX-PR)	バナン（ドライシロップ 5%, 錠 100 mg）	200 mg/日　分 2	9 mg/kg/日　分 3
	塩酸セフカペンピボキシル (CFPN-PI)	フロモックス（錠 75 mg, 100 mg, 小児用細粒 10%）	300 mg/日　分 3	9 mg/kg/日　分 3
	ファロペネムナトリウム (FRPM)	ファロム（ドライシロップ小児用 10%, 錠 150, 200 mg）	450〜600 mg/日　分 3	15〜30 mg/kg/日 分 3

一般名	商品名	成人量	小児量
エリスロマイシン (EM)	アイロタイシン（錠100, 200 mg）エリスロシン錠100, 200 mg, 顆粒20%, DS 10, 20%	800～1,200 mg/日 分4～6	25～50 mg/kg/日 分4～6
クラリスロマイシン (CAM)	クラリス（錠200 mg, 小児用錠50 mg, DS 10%）クラリシッド（錠200 mg, 小児用錠50 mg, DS 10%）	400 mg/日 分2	10～15 mg/kg/日 分2～3
アジスロマイシン (AZM)	ジスロマック（カプセル250 mg, 小児用カプセル100 mg,	500 mg（力価）を1日1回, 3日間	10 mg/kgを1日1回, 3日間
ロキタマイシン (RKM)	リカマイシン（錠100 mg, DS 20%）	600 mg/日 分3	20～30 mg/kg/日 分3
塩酸クリンダマイシン (CLDM)	ダラシン（カプセル75 mg, 150 mg, DS 3.75%）	150～300 mg/日 分3～4	15～20 mg/kg/日 分3～4
ホスホマイシンカルシウム (FOM)	ホスミシン（ドライシロップ200, 錠250 mb, 500 mg）	2～3 g/日 分3～4	40～120 mg/kg/日 分3～4
クロラムフェニコール (CP)	クロロマイセチン（錠50, 250 mg, シロップ3.125%）	1.5～2 g/日 分3～4	30～50 mg/kg/日 分3～4
塩酸ミノサイクリン (MINO)	ミノマイシン（錠, カプセル50 mg, 100 mg, 顆粒2%）	200 mg/日 分2	2～4 mg/kg/日 分1～2
塩酸バンコマイシン (VCM)	塩酸バンコマイシン散（0.5 g/バイアル）	0.5～3 g/日 分4～6	40～50 mg/kg/日 分3～4
コ・トリモキサゾール (ST)	バクタ（スルファメトキサゾール400 mg, トリメトプリム80 mg/1 g, 1錠）	4 g/日 分2	6～20 mg TMP/kg/日 分2 カリニ肺炎予防 5 mg TMP/kg/日 or 週3
セフチゾキシムナトリウム (CZX)	エポセリン坐剤（125, 250 mg）		20～70 mg/kg/日 分3～4

抗結核薬	リファンピシン (RFP)	リファジン (カプセル 150 mg) リマクタン (カプセル 150 mg)	450 mg/日　分1	10～20 mg/kg/日　分1
	硫酸ストレプトマイシン (SM)	硫酸ストレプトマイシン注 1 g	1 g/日×2～3/週	40 mg/kg/日×2～3/週
	イソニアジド (INH)	イスコチン (錠 50 mg, 末)	0.2～0.5 g/日　分1～3	5～10 mg/kg/日　分1～3
	塩酸エタンブトール (EB)	エサンブトール (錠 125 mg, 250 mg)	0.75～1 g/日　分1～2	15 mg/kg/日　分1～2
	ピラジナミド (PZA)	ピラマイド末	1.5～2 g/日　分1～3	40 mg/kg/日　分1～3
	パラアミノサリチル酸カルシウム (PAS)	パスカルシウム顆粒	10～15 g/日　分2～3	0.2 g/kg/日　分2～3
抗真菌薬	アムホテリシン B (AMPH)	ファンギゾン (錠 100 mg, シロップ 100 mg/ml)	200～400 mg/日　分2～4	100～400 mg/日　分2～4
		ファンギゾン注 (50 mg)	30～50 mg/6～24 時間	0.5～1 mg/kg/6～24 時間
	イトラコナゾール (ITCZ)	イトリゾール (カプセル 50 mg)	100～200 mg/日　分1	3～5 mg/kg/日　分1
	フルコナゾール (FLCZ)	ジフルカン (カプセル 50, 100 mg) ジフルカン (注 50, 100, 200 mg)	50～100 (～重症 400) mg/日　分1	3～6 mg/kg/日　分1
抗ウイルス薬	ビダラビン	アラセナ-A (注射薬 300 mg)	5～10 (～脳炎 15) mg/kg/日　分1 (2～4 時間)	同左
	アシクロビル (ACV)	ゾビラックス (錠 200, 400 mg, 顆粒 40%)	単純ヘルペス 1000 mg/日　分5	20 mg/kg/日　分4, 水痘 80 mg/kg/日　分4
		点滴静注用ゾビラックス (250 mg)	15 (～脳炎 30) mg/kg/日　分3	同左
	ガンシクロビル	点滴静注用デノシン	10 mg/kg/日　分2	同左
	ホスカルネットナトリウム	点滴静注用ホスカビル	180 mg/kg/日　分2～3	同左
	アマンタジン	シンメトレル (錠 50, 100 mg, 細粒 10%)	100～200 mg/日　分1～2	3～5 mg/kg/日　分1～2

	ザナミビル	リレンザ（5 mgブリスター）	吸入剤 20 mg/日　分1	15歳以上
	オキセタノビル	タフミル（カプセル75 mg, ドライシロップ）	150 mg/日　分2	37.5 kg 以上 4 mg/kg/日　分2 5日間内服
駆虫剤	パモ酸ピランテル	コンバントリン（錠100 mg, DS 10%）	10 mg/kg/日　分1	同左
鎮痛解熱薬	アスピリン	アスピリン	1〜4.5 g/日 分2〜3	鎮痛,解熱 10〜15 mg/kgを4〜6時間毎
	アスピリン・ダイアルミネート	バファリン（錠330 mg,小児用錠81 mg）		川崎病 30〜50 mg/kg/日　分3
	アスピリン顆粒	ミニマックス腸溶顆粒50%		JRA 60〜100 mg/kg/日　分3
	アセトアミノフェン	アセトアミノフェン,カロナール（シロップ20 mg/ml, 細粒20%, 錠200 mg）	900〜1500 mg/日 分3	5〜10 mg/kg/回
		アルピニー坐剤（50, 100, 200 mg）アンヒバ坐剤（50, 100, 200 mg）		5〜10 mg/kg/回
	イブプロフェン顆粒	ブルフェン（顆粒20%, 錠100, 200 mg）	600 mg/分3 200 mg/回	鎮痛,解熱 5〜10 mg/kgを6〜8時間毎 JRA 30〜50 mg/kg/日　分3
		ユニプロン坐剤（50, 100 mg）		3〜6 mg/kg/回
	インドメタシン	インダシン（カプセル25 mg, SPカプセル25, 37.5 mg）インテバン（カプセル25 mg, SPカプセル25, 37.5 mg）	25〜50 mg/回	0.5〜1 mg/kg/回を2〜4回（Max 4 mg/kg/日）
	ジクロフェナクナトリウム	ボルタレン（錠25 mg, SRカプセル37.5 mg, ）	75〜100 mg/日 分3	2〜3 mg/kg/日 分2〜4
		ボルタレン坐剤（12.5, 25, 50 mg）	25〜50 mg/回	0.5〜1 mg/kgを1日1〜2回
	ナプロキセン	ナイキサン（細粒20%, 錠100 mg, カプセル300 mg）	300〜600 mg/日　分2〜3 300 mg/回	10〜15 mg/kg/日 分2

	メフェナム酸	ポンタール（散50%，細粒98.5%，錠250 mg，カプセル125，250 mg，シロップ32.5 mg/ml）	500 mg/回	6.5 mg/kgを1日2回まで
	ペンタゾシン	ソセゴン（錠25 mg）	25〜50 mg/回	
		ソセゴン（注15，30 mg）	30〜60 mg/回 筋・皮・静	幼児3〜7 mg/回 学童7〜10 mg/回
抗ヒスタミン剤	フマル酸クレマスチン	タベジール（シロップ0.1 mg/ml，散0.1%，1%，錠1 mg） テルギンG（DS 0.1%，錠1 mg）	2 mg/日　分2	1歳以上3歳未満/4 mL，0.4 mg 3歳以上5歳未満/5 mL，0.5 mg 5歳以上8歳未満/7 mL，0.7 mg 8歳以上11歳未満/10 mL，1.0 mg 11歳以上15歳未満/13 mL，1.3 mg
	メキタジン	ゼスラン（シロップ0.3 mg/ml，錠3 mg） ニポラジン（シロップ0.3 mg/ml，錠3 mg）	喘息6 mg×2/日 その他3 mg×2/日	喘息0.12 mg/kg×2/日，その他0.06 mg/kg×2/日
	塩酸シプロヘプタジン	ペリアクチン（シロップ0.4 mg/ml，1%散，錠4 mg） ペリアクチン100倍散	4〜12 mg/日	2〜3歳/9 mL，0.35 g 4〜6歳/12 mL，0.5 g 7〜9歳/15 mL，0.6 g 10〜12歳/20 mL，0.8 g
	酒石酸アリメマジン	アリメジン（シロップ0.5 mg/ml，散1%，錠2.5 mg）	2.5 mg×3〜4/回	1歳/3 mL，0.15 g 2〜3歳/4.5 mL，0.25 g 4〜6歳/6 mL，0.3 g 7〜9歳/9 mL，0.45 g 10〜12歳/10 mL，0.5 g
	マレイン酸クロルフェニラミン	クロール・トリメトン注（10 mg/1 ml）	1回5〜10 mgを1日1〜2回	
鎮咳薬	ヒベンズ酸チペピジン	アスペリン（錠10 mg，20 mg，10%散，DS 2%，シロップ5 mg/ml）	60〜120 mg/日 分3	1歳未満/0.05〜0.2 g/1〜4 mL 1歳以上3歳未満/0.1〜0.25 g/2〜5 mL 3歳以上6歳未満/0.15〜0.4 g/3〜8 mL

	リン酸コデイン	リン酸コデイン（末，100倍散，10倍散，錠20 mg）	60 mg/日　分3	1～2歳/10 mg/日 2～5歳/20 mg/日 5～10歳/30 mg/日 10～15歳/50 mg/日
	リン酸ジメモルファン	アストミン（シロップ2.5 mg/ml，散10%，錠10 mg）	30～60 mg/日　分3	2歳未満/ 　3.0～4.5 mL, 　0.075～0.1 g 2～3歳/ 　5.0～8.0 mL, 　0.125～0.2 g 4～6歳/ 　8.0～11.0 mL, 　0.2～0.275 g 7～14歳/ 　12.0～14.0 mL, 　0.3～0.35 g
	臭化水素酸デキストロメトルファン	メジコン（シロップ2.5 mg/ml，散10%，錠15 mg）	15～30 mg×1～4回	1 mg/kg/日
	カルボシステイン	ムコダイン（シロップ5%，細粒50%，錠250 mg，500 mg）	1500 mg/日	30 mg/kg/日
	塩酸アンブロキソール	ムコソルバン（シロップ3 mg/ml，錠15 mg）	45 mg/日	0.9 mg/kg/日
		プルスマリンA（ドライシロップ1.5%）		
	塩酸ブロムヘキシン	ビソルボン（シロップ0.8 mg/ml，細粒2%，錠4 mg）	12 mg/日　分3	乳児/4.2 mg/日　分3 幼児/7.8 mg/日　分3 5～10歳/7.8～12 mg/日　分3
気管支拡張薬	アミノフィリン	ネオフィリン注（250 mg/10 ml）	250 mg	1回3～5 mg/kg, 5～6時間毎，最高用量は1日20 mg/kgを限度
		アルビナ坐剤（50, 100, 200, 400 mg）	1回400 mgを1日1～2回	7.5 mg/kg/回　1日3～4回
	テオフィリン	テオドール（錠50, 100, 200 mg，顆粒20%，DS 20%，シロップ20 mg/ml）	400 mg/日　分2	～15 kg/10 mg/kg/日　分2

一般名	商品名	成人用量	小児用量
	テオロング（錠50, 100, 200 mg, 顆粒50%）		15〜30 kg/ 15 mg/kg/日　分2
	ユニフィル（錠200, 400 mg）		31〜40 kg/ 12 mg/kg/日　分2
	スロービッド（カプセル100, 200 mg, 顆粒20%）		41〜50 kg/ 10 mg/kg/日　分2
フマル酸ホルモテロール	アトック（錠40 μg, DS 40 μg/g）	160 μg/日　分2	4 μg/kg/日　分2
塩酸クレンブテロール	スピロペント（顆粒20 μg/g, 錠10 μg）	40 μg/日　分2	5歳以上の小児 0.6 μg/kg/日　分2
塩酸ツロブテロール	ベラチン（錠1 mg, DS 0.1%）	2 mg/日　分2	0.04 mg/kg/日　分2
	ホクナリン（錠1 mg, DS 0.1%）		
	ホクナリンテープ（0.5, 1, 2 mg）	2 mg/日　分1	0.5〜3歳未満には0.5 mg, 3〜9歳未満には1 mg, 9歳以上には2 mgを1日1回貼付
塩酸トリメトキノール	イノリン（シロップ1 mg/ml, 散1%, 錠3 mg）	6〜9 mg/日　分2〜3	1歳未満/1〜2 mg/分3〜4 1〜2歳/2〜4 mg/分3〜4 3〜4歳/4〜6 mg/分3〜4
塩酸プロカテロール	メプチン（シロップ5 μg/ml, 顆粒0.1 mg/g, 錠50 μg, ミニ25 μg）	100 μg/日　分2	2.5 μg/kg/日　分2
	メプチン（エアー5 ml 1回10 μg, キッドエアー2.5 m 1回5 μg）	20 μg/回	10 μg/回
	メプチン吸入液	0.3〜0.5 ml/回	0.1〜0.3 ml/回
硫酸オルシプレナリン	アロテック吸入液2%	0.2〜0.4 ml/回	0.2〜0.4 ml/回
硫酸テルブタリン	ブリカニール（細粒1%, シロップ0.5 mg/ml, 錠2 mg）	12 mg/日　分3	0.225 mg/kg/日　分3

	薬剤名	製剤	成人量	小児量
	硫酸サルブタモール	ベネトリン（錠 2 mg，シロップ 0.4 mg/ml）	12 mg/日　分 3	0.3 mg/kg/日　分 3
		ベネトリン吸入液	0.3～0.5 ml/回	0.1～0.3 ml/回
		サルタノールインヘラー（5 ml，1 回 0.1	1 回 2 吸入	1 回 1 吸入
抗アレルギー薬	クロモグリク酸ナトリウム	インタール吸入用カプセル 20 mg	1 日 3～4 カプセル	1 日 3～4 カプセル
		インタール吸入液 20 mg/2 ml	1 日 3～4 A	1 日 3～4 A
		インタールエアロゾル（5.6 ml，1 噴霧 1 mg）	1 回 2 噴霧 1 日 4 回	同左
	トラニラスト	リザベン（細粒 10%，DS 5%，カプセル 100 mg）	300 mg/日　分 3	5 mg/kg/日　分 3
	ペミロラストカリウム	アレギサール（錠 5，10 mg，DS 0.5%）	20 mg/日　分 2	0.4 mg/kg/日　分 2
	レピリナスト	ロメット（細粒 10%，錠 150 mg）	300 mg/日　分 2	8 mg/kg/日　分 2
	フマル酸ケトチフェン	ザジテン（細粒 0.1%，カプセル 1 mg，シロップ 0.2 mg/ml）	2 mg/日　分 2	0.06 mg/kg/日　分 2
	塩酸アゼラスチン	アゼプチン（細粒 0.2%，錠 0.5，1 mg）	2～4 mg/日　分 2	0.1～0.15 mg/kg/日
	オキサトミド	セルテクト（DS 2%，錠 30 mg）	60 mg/日　分 2	1 mg/kg/日　分 2
	メキタジン	ゼスラン（シロップ 0.3 mg/ml，錠 3 mg） ニポラジン（シロップ 0.3mg/ml，錠3mg）	喘息 6 mg×2/日，その他 3 mg×2/日	喘息 0.12 mg/kg×2/日，その他 0.06 mg/kg×2/日
	プランルカスト水和物	オノン（カプセル 112.5 mg，DS 10%）	450 mg/日　分 2	7 mg/kg/日　分 2
	トシル酸スプラタスト	アイピーディードライシロップ		6 mg/kg/日　分 2 3 歳以上の喘息に適応

	モンテルカスト	シングレアチュアブル錠 キプレスチュアブル錠	10 mg/回	5 mg/回，1日1回就寝前． 6歳以上の喘息に適応
抗てんかん薬	エトスクシミド	ザロンチン（カプセル 250 mg，シロップ 50 mg/ml） エピレオプチマル（50%散）	0.45〜1 g/日 分 2〜3	15〜30 mg/kg/日 分 1〜3
	カルバマゼピン	テグレトール（細粒 50%，錠 100 mg，200 mg）	1日量 200〜400 mg を1〜2回に分割経口投与	5〜25 mg/kg/日 分 1〜2
	クロナゼパム	リボトリール（細粒 0.1%，0.5%，錠 0.5, 1, 2 mg）	初回量 0.5〜1 mg/日 分 1〜3 維持量 2〜6 mg/日 分 1〜3	乳，幼児　初回量 0.025 mg/kg/日 分 1〜3 維持量 0.1 mg/kg/日 分 1〜3
	ゾニサミド	エクセグラン（20%散，錠 100 mg）	200〜400 mg/日 分 1〜3	2〜12 mg/kg/日　分 3
	バルプロ酸ナトリウム	デパケンシロップ（50 mg/1 ml） デパケン細粒（20%，40%） デパケンR（錠 100 mg，200 mg） セレニカR顆粒（40%）	400〜1200 mg/日 分 2〜3	10〜50 mg/kg/日 分 2〜3
	フェニトイン	アレビアチン注射液（5 ml 中 250 mg）	2.5〜5 mL（125〜250 mg）を，1分間1 ml をこえない速度で	10〜20 mg/kg 15分以上かけて静注
		アレビアチン（10倍散，錠 25 mg） ヒダントール（10倍散，錠 25 mg）	200〜300 mg/日 分 3	5〜10 mg/kg/日　分 3
	フェノバルビタール	フェノバルビタール（10倍散，錠 30 mg） フェノバルビタールエリキシル（4 mg/1 ml）	30〜200 mg/日 分 1〜4	3〜6 mg/kg/日 分 1〜4
		ワコビタール坐剤（15, 30, 50, 100）		1日 4〜7 mg/kg

		10%フェノバール (100 mg/1 ml)	50〜200 mg（1回 0.5〜2 ml）を1日 1〜2回	3〜5 mg/kg/回
	ジアゼパム	セルシンシロップ (1 mg/1 ml)	2〜5 mg を1日2〜4回	3歳以下 1〜5 mg/日 分1〜3
		ダイアップ坐剤（4 mg, 6 mg, 10 mg）		
		セルシン（100倍散, 錠2 mg, 5 mg, 10 mg）		
		ホリゾン（100倍散, 錠2 mg, 5 mg, 10 mg）		4〜12歳 2〜10 mg/日 分1〜3
		セルシン注射液（5 mg/1 ml, 10 mg/2 ml）	10 mg/kg/回	0.3 mg/kg/回
		ホリゾン注射液（10 mg/2 ml）		
	クロバザム	マイスタン（錠5, 10 mg, 細粒10 mg/g）	10〜30 mg/日 分1〜3	0.2〜1.0 mg/kg/日 分1〜3
催眠鎮静薬	アモバルビタール	イソミタール（末, 錠100 mg）	0.1〜0.3 g/1×1 寝前	2 mg/kg/回
		イソミタールソーダ（250 mg/A, 500 mg/A）	1回 0.25〜0.5 g を静脈内注射又は筋肉内注射	3〜5 mg/kg
	チアミラール	イソゾール（注500mg）	50〜100 mg 静注	20〜40 mg/kg 注腸
	トリクロホスナトリウム	トリクロリールシロップ（10%）	10〜20 ml/回	0.5〜0.8 mg/kg/回（総量20 ml を超えない）
	ミダゾラム	ドルミカム（注10 mg/2 ml）	0.15〜0.3 mg/kg 静注	0.15〜0.3 mg/kg 静注
	パモ酸ヒドロキシジン	アタラックス−P（シロップ5 mg/ml, カプセル25 mg, 50 mg, 10倍散, DS 2.5%)	皮膚搔痒 30〜75 mg, 不安緊張 75〜150 mg	1〜1.5 mg/kg/日 分2〜3
		アタラックス-P注射液（25 mg/ml, 50 mg/ml）	25〜50 mg/回 静注, 点滴静注 50〜100 mg/回筋注	1 mg/kg/回 筋注

	塩酸クロルプロマジン	コントミン（散 10%，50%，顆粒 10%，錠 12.5，25，50，100 mg） ウインタミン（細粒 10%，シロップ 2 mg/1 ml，錠 12.5，25，50，100 mg）	1日 30〜100 mg を分割経口投与	0.5〜1 mg/kg/回×3〜4回/日
		コントミン注（10 mg/2 ml，25 mg/5 ml，50 mg/5 ml） ウインタミン注（25 mg/5 ml）	10〜50 mg/回	0.55 mg/kg を 6〜8 時間毎
	抱水クロラール	抱水クロラール		30〜50 mg/kg を微温湯に溶かし注腸
		エスクレ坐剤（250，500 mg）		30〜50 mg/kg
	塩酸ケタミン	ケタラール（静注用 10 mg/ml，筋注用 50 mg/ml）	1〜2 mg/kg 静注（1分以上かけて）	1〜2 mg/kg 静注（1分以上かけて）
			5〜10 mg/kg 筋注	5〜10 mg/kg 筋注
止痢薬	タンニン酸アルブミン	タンナルビン	3〜4 g/日　分 3〜4	0.1 g/kg/日　分 3
	塩酸ロペラミド	ロペミン（カプセル 1 mg，細粒 1 mg/g，小児用散剤 0.5 mg/g）	1〜2 mg/日　分 1〜2	0.02〜0.04 mg/kg/日　分 3
	耐性乳酸菌製剤	エンテロノン-R	3 g/日　分 3	0.1 g/kg/日　分 3
	ビフィズス菌製剤	ラックビー	3〜6 g/日　分 3	0.1 g/kg/日　分 3
	β-ガラクトシダーゼ	ミルラクト，ガランターゼ		0.25〜0.5 g/哺乳時
下剤	センナエキス錠	アジャストAコーワ（錠 40 mg）	80 mg/分 1 寝前	6〜12 歳 40 mg/分 1 寝前
	センノシド錠	センナシド（錠 12 mg） プルゼニド（錠 12 mg）	1〜2 錠/分 1 寝前	6〜12 歳 1 錠/分 1 寝前

	ピコスルファートナトリウム液	ラキソベロン液 (7.5 mg/mL) (10 mL, 100 mL)	10〜15滴/分1寝前	年齢6ヵ月以下：2滴 (0.13 mL) 年齢7〜12ヵ月：3滴 (0.20 mL) 年齢1〜3歳：6滴 (0.40 mL) 年齢4〜6歳：7滴 (0.46 mL) 年齢7〜15歳：10滴 (0.67 mL)
	ビサコジル坐剤	テレミンソフト坐薬 (1号2 mg, 3号10 mg)	3号1本/回	乳幼児1号1本/回
鎮痙薬	ロートエキス		20〜90 mg/日 分2〜3	1 mg/kg/日 分2〜3
	臭化ブチルスコポラミン	ブスコパン錠10 mg	10〜20 mgを1日3〜5回	1 mg/kg/日
		ブスコパン注20 mg	10〜20 mg/回 皮・静	幼児3〜5 mg/回 学童5〜10 mg/回
潰瘍治療薬	オメプラゾール	オメプラール錠 (20 mg), オメプラゾン錠 (20 mg)	20 mg/日 分1	0.6〜0.7 mg/kg/日 分1
	シメチジン	タガメット (細粒20%, 錠200, 400 mg)	400〜800 mg/日 分1〜4	乳児10〜20 mg/kg/日 分2〜4
		タガメット注射液200 mg	800 mg/日 分4	小児20〜40 mg/kg/日 分4
	ファモチジン	ガスター (散2, 10%, 錠10, 20 mg)	10〜20 mg/日 分1〜2	1 mg/kg/日 分2〜3
		ガスター注射用20 mg	40 mg/日 分2	1 mg/kg/日 分2〜3
制吐薬	ドンペリドン	ナウゼリン (細粒1%, DS 1%, 錠5, 10 mg)	30 mg/日 分3	6歳以下1〜2 mg/kg/日 分3 6歳以上1 mg/kg/日 分3
		ナウゼリン (坐10, 30, 60 mg)	120 mg/日 分2	3歳未満1回10 mgを1日2〜3回 3歳以上1回30 mgを1日2〜3回

	メトクロプラミド	プリンペラン（細粒2％，シロップ1 mg/ml，錠5 mg）プロメチン（細粒2％，シロップ1 mg/ml，錠5，10 mg）	10～30 mg/日 分2～3	0.5～0.7 mg/kg/日 分2～3
		プリンペラン注射液（10 mg）プロメチン注射液（10 mg）	10～20 mg/日 分1～2	0.3～0.8 mg/kg/日 分3～4
	塩酸グラニセトロン	カイトリル（錠1 mg，細粒0.4％）	2 mg を1回/日	
		カイトリル注射薬（3 mg/3 ml）	40 μg/kg を1～2回/日	40 μg/kg を1～2回/日
	塩酸オンダンセトロン	ゾフラン注（4 mg/2 ml）シロップ（0.5 mg/ml）	4 mg/回	2.5 mg/m²/回
抗不整脈薬	アテノロール	テノーミン（錠25, 50 mg）	50 mg/日 分1	0.8～1.5 mg/kg/日 分1
	ジソピラミド	リスモダン（カプセル50, 100 mg，R錠150 mg）	300～400 mg/日 分2～3	4歳未満 10～30 mg/kg/日 分4 4～12歳 10～15 mg/kg/日 分4 12～18歳 6～15 mg/kg/日 分4
	ナドロール	ナディック錠30 mg	30～60 mg/日 分1	0.1～1mg/kg/日 分1
	塩酸カルテオロール	ミケラン（細粒1％，小児用細粒0.2％，錠5 mg，LAカプセル15 mg）	10～30 mg/日 分3	0.1～0.3 mg/kg/日 分2
	塩酸プロカインアミド	アミサリン錠（125, 250 mg）	250～500 mg を3～6時間毎	15～50 mg/kg/日 分4～8, 25 mg/kg/頓用
		アミサリン注（100, 200 mg）	50～100 mg/分で 200～1000 mg まで	3～6 mg/kg を5分以上かけて
	塩酸プロプラノロール	インデラル（錠10, 20 mg，LAカプセル60 mg，	30～60 mg/日 分3	0.5～1 mg/kg/日 分3～4
		インデラル注射液2 mg		0.01～0.1 mg/kg を10～15分以上かけて

	塩酸ベラパミル	ワソラン（錠40 mg）	120～240 mg/日 分3	4～8 mg/kg/日 分3～4
		ワソラン注	5 mg/回	乳児（できるだけ避ける）0.1～0.2 mg/kg/回 小児 0.1 mg/kg/回（15分間隔で3回まで）
	硫酸キニジン	キニジン（錠100 mg，末）	600～1800 mg/日 分3	15～30mg/kg/日 分4 維持量 5～15 mg/kg
	アデノシン3リン酸2ナトリウム	アデホス注射薬（10, 20, 40 mg） ATP（10, 20 mg）	10～20 mg 急速静注	0.1～0.3 mg/kg
	塩酸リドカイン	キシロカイン（静注用 100 mg，点滴用 1000 mg）	50～100 mg/回，1～2 mg/min・DIV	0.5～1mg/kg/回，0.03 mg/kg/min・DIV
	硫酸アトロピン	硫酸アトロピン（末，錠100mg 0.5 mg）	1.5 mg/日 分3	7歳 0.3 mg, 3歳 0.2 mg, 1歳 0.1 mg
		硫酸アトロピン注射用（0.5 mg）	0.5 mg/回	0.01～0.02 mg/kg/回
	イソプレテレノール	プロタノールL注射薬（0.2 mg, 1 mg）		0.01～0.05 μg/kg/min・DIV
利尿薬	アセタゾラミド	ダイアモックス（錠50 mg，末）	250～1000 mg/日 分3～4	8～30 mg/kg/日 分3～4
		注射用ダイアモックス 500 mg	250～1000 mg/回	5 mg/kg/回
	スピロノラクトン	アルダクトンA（錠25, 50 mg，細粒10%）	50～100 mg/日 分2～4	1～3 mg/kg/日 分2～4
	カンレノ酸カリウム	ソルダクトン（100, 200 mg）	100～200 mg を1～2回	1～2 mg/kg/回
	トリクロルメチアジド	フルイトラン（錠2 mg，散1%）	2～8 mg/日 分1～2	0.07 mg/kg/日 分1～2
	フロセミド	ラシックス（細粒4%，錠20, 40 mg）	40～80 mg を1回/日 または隔日	2～3 mg/kg/日
		ラシックス注（20, 100 mg）	20～40 mg/回	1～2 mg/kg を1～4回/日

	グリセロール	グリセオール注（200, 300, 500 ml）	200〜500 ml を 1〜2 回/日	5〜10 ml/kg/回を 4〜6 回/日
	D-マンニトール	マニトンS（300, 500 ml）	5〜15 ml/kg/回を 100 ml/3〜10 分	5〜10 ml/kg/回を 30〜60 分で
降圧薬	塩酸ジルチアゼム	ヘルベッサー（錠 30, 60 mg, Rカプセル 100, 200 mg）	30〜60 mg/分 3 または 100〜200 mg/日 分 1	1.5〜2 mg/kg/日 分 3〜4
		ヘルベッサー（注 10, 50, 250 mg）	10 mg/回	
	カプトプリル	カプトプリル（細粒 5%, 錠 12.5, 25 mg, Rカプセル18.75 mg）	37.5〜75 mg/分 3 または 1〜2 Rカプセル/日 分 2	乳児 0.15〜0.3 mg/kg/回より増量 小児 0.3〜0.5 mg/kg/回より増量
	マレイン酸エナラプリル	レニベース（錠 2.5, 5, 10 mg）	5〜10 mg/日 分 1	0.1〜0.4 mg/kg/日
	塩酸プロプラノロール	インデウル（錠 10, 20 mg）	30〜60 mg/日 分 3	0.5〜1.5 mg/kg/日
	塩酸プラゾシン	ミニプレス（錠 0.5, 1, 2 mg）	1.5〜6 mg/日 分 3	5〜20 μg/kg/日
	塩酸ニカルジピン	ペルジピン注（2, 10 mg）	0.5〜0.6 μg/kg/min・DIV	0.5〜0.6 μg/kg/min・DIV
	塩酸ヒドララジン	アプレゾリン（散 10%, 錠 10, 25, 50 mg）	30〜200 mg/日 分 3〜4	0.75 mg/kg/日 分 2〜4
		アプレゾリン（注 20 mg）	20 mg/回	0.1〜0.2 mg/kg を 4〜6 時間毎
	メチルドパ	アルドメット（錠 125, 250 mg）	250〜2000 mg/日 分 1〜3	20〜40 mg/kg/日 分 2〜4
	ニフェジピン	アダラート（軟カプセル 5, 10 mg, L錠 10.20 mg）	30〜40 mg/日 分 2〜3	0.25〜0.5 mg/kg を 4〜6 時間毎
強心薬	ジゴキシン	ジゴシン（錠 0.25 mg, 散 0.1%, エリキシル 0.05 mg/ml）	急速飽和療法；初回 0.5〜1.0 mg, 以後 0.5 mg を 6〜8 時間ごと	急速飽和療法；2歳以下 1日 0.06〜0.08 mg/kg を 3〜4 回に分割経口投与する 2歳以上 1日 0.04〜0.06 mg/kg を 3〜4 回に分割経口投与する

	ジゴキシン	ジゴシン（注0.25/ml）		維持療法；1日0.25～0.5 mg	維持療法；飽和量の1/5～1/3量を経口投与する
			急速飽和療法：1回0.25～0.5 mgを2～4時間ごとに静脈内注射	急速飽和療法2歳以下：1日0.04～0.06 mg/kgを3～4回に分割，静脈内または筋肉内注射する
				2歳以上1日0.02～0.04 mg/kgを3～4回に分割，静脈内又は筋肉内注射する
			維持療法：1日0.25 mgを静脈内注射	維持療法；飽和量の1/10～1/5量を静脈内または筋肉内注射する
	エピネフリン	ボスミン注（1 mg/ml）	0.3～0.5 mgSC	0.01 ml/kg/SC
			10倍希釈して0.25 ml・IV	10倍希釈して0.015 ml/kg・IV
	塩酸ドパミン	イノバン注（50, 100, 200 mg）	0.5～20 μg/kg/min・DIV	0.5～20 μg/kg/min DIV
	塩酸ドブタミン	ドブトレックス注（100 mg）	1～20 μg/kg/min・DIV	1～20 μg/kg/min・DIV
	アムリノン	アムコラル注（50 mg/10 ml, 100 mg/20 ml）	1 mg/kgを3～5分かけて静注後，5～15 μg/kg/min・DIV	0.75 mg/kgを3～5分かけて静注後，5～10 μg/kg/min・DIV
		カルトニック（50 mg/10 ml, 100 mg/20 ml）		
抗凝固薬	ワルファリン	ワーファリン（錠1, 5 mg）	開始量5～6 mg 1日1回数日間，以後維持量1～5 mg 1日1回	開始量0.2 mg/kg 1日1回数日間，以後維持量0.1 mg/kg 1日1回
	ジピリダモール	ペルサンチン（錠12.5, 25, 100 mg）アンギナール	300～400 mg/日 分3～4	5 mg/kg/日
鉄剤	ピロリン酸第2鉄	インクレミン注（シロップ Fe 6 mg/1 ml）		1歳以下2～4 ml, 1～5歳3～10 ml, 6歳以上10～15 ml
	クエン酸第1鉄ナトリウム	フェロミア（錠 Fe 50 mg, 顆粒 Fe 100 mg/1.2 g）	100～200 mg/日 分1～2	2～3 mg/kg/日 分1～2

	硫酸鉄	フェロ・グラデュメット(錠Fe 105 mg) スローフィー(錠Fe 50 mg)	100〜200 mg/日 分1〜2	4〜5 mg/kg/日 分1〜2
止血薬	カルバゾクロム	アドナ(散10%, 錠10, 30 mg)	30〜90 mg/日 分3	2 mg/kg/日
		アドナ(静注用25, 50, 100 mg, 筋注用10 mg)	25〜100 mg/日	1 mg/kg/日
	トラネキサム酸	トランサミン(細粒50%, 錠250, 500 mg, カプセル250 mg, シロップ50 mg/ml)	750〜2000 mg/日 分3〜4	1歳未満 75〜200 mg 2〜3歳 150〜350 mg 4〜6歳 250〜650 mg 7〜14歳 400〜1000 mg
		トランサミン(注250 mg/5 ml, S注250 mg/2.5 ml, 1 g/10 ml)	250〜500 mg/日 分1〜2	10 mg/kg/日 分1〜2
ビタミン剤	ビタミンA(末1万単位/g, 錠1万単位, 液3万単位/ml)	チョコラA	補給 2000〜4000単位/日 治療 3000〜10万単位/日	麻疹時の欠乏予防1歳以下10万単位, 1歳以上20万単位1日1回2日間)
	アルファカルシドール	アルファロール(散1 μg/g, 軟カプセル0.25, 0.5, 1, 3 μg, 液0.5 μg/ml)	骨粗鬆症 0.5〜1 μg/日 分1	0.01〜0.03 μg/kg/日 分1
		ワンアルファ(錠0.25, 0.5, 1, 液0.5 μg/ml)	副甲状腺機能低下症, VD抵抗性クル病 1〜4 μg/日 分1	0.05〜0.1 μg/kg/日 分1
	メナテトレノン	ケイツー(シロップ2 mg/ml, カプセル5 mg)	20 mg/日 分2	新生児に1 mlを1回
		ケイツーN注(10 mg/2 ml)	10〜20 mg/日	新生児に1〜2 mg
	塩酸チアミン	メタボリン散1%	1〜10 mg/日 分1〜3	乳児 3〜5 mg, 幼児 5〜10 mg/日

	フラビンアデニンジヌクレオチド	フラビタン（錠5, 10 mg, シロップ3 mg/ml）	5〜45 mg/日 分1〜3	乳児3〜6 mg, 2〜7歳 5〜15 mg/日
	リン酸ピリドキサール	ピドキサール（腸溶錠10, 20, 30 mg） ピロミジン（散10%, 腸溶錠10, 20, 30 mg）	10〜60 mg/日 分1〜3	B6依存性痙攣50〜100 mg経口, 筋注, 静注
		ピドキサール注（10, 30 mg/ml） ピロミジン注射液（10, 30 mg/ml, 50 mg/2 ml）	5〜60 mg/日 分1〜2	薬剤性神経炎1 mg/kg 経口, 筋注, 静注
	メコバラミン	メチコバール（細粒0.1%, 錠0.25, 0.5 mg）	1.5 mg/日 分3	1 mg/日
		メチコバール注射液（500 μg/ml）	0.5 mg/回を週3回	1 mg/日
	葉酸	フォリアミン（錠5 mg, 散10%）	5〜20 mg/日 分2〜3	5〜10 mg/日 分2〜3
		フォリアミン注射液（15 mg/ml）	15 mg/日	
抗甲状腺剤	チアマゾール	メルカゾール（錠5 mg）	初期量30 mg/日 分3〜4	初期量5歳以上〜10歳未満10〜20 mg/日 分2〜4, 10歳以上〜15歳未満20〜30 mg/日 分2〜4
			維持量5〜10 mg/日 分1〜2	維持量1日5〜10 mg/日 分1〜2
	プロピルチオウラシル	プロパジール（錠50 mg）	初期量300 mg/日 分3〜4	初期量5歳以上〜10歳未満100〜200 mg/日 分2〜4, 10歳以上〜15歳未満200〜300 mg/日 分2〜4
			維持量50〜100 mg/日 分1〜2	維持量1日50〜100 mg/日 分1〜2

甲状腺剤	レボチロキシンナトリウム	チラーヂンS（0.01%散，錠50μg）チラーヂンS錠50	25〜400μg/日 分1	乳幼児5〜10μg/kg/日 分3 幼児期5〜7μg/kg/日 分2〜3 学童期3〜5μg/kg/日 分2〜3
	乾燥甲状腺	チラーヂン末 乾燥甲状腺「ホエイ」	初期量15〜40 mg 維持量40〜200 mg	
下垂体ホルモン剤	ピトレッシン	デスモプレッシン（点鼻液250μg/2.5ml）	1〜2滴（5〜10μg）を1〜2回/日	0.5〜1滴（2.5〜5μg）を1〜2回/日

（柘植郁哉）

2. 緊急薬剤

A 気管内投与可能な薬剤（静脈路が確保できないとき）

薬剤名 （商品名，規格）	適応	用量・作用	注意
エピネフリン （ボスミン，1 mg/A（1 ml））	心肺停止	0.1 mg/kg 気管内投与 無効の場合：3〜5分ごとに繰り返し投与	心室性不整脈 頻脈
硫酸アトロピン リドカイン		気管内投与可能だが至適投与量は未確立 （静注量の2倍？）	

B 静脈投与可能な薬剤（一部不可）

a 心収縮力増強薬

エピネフリン （ボスミン，1 mg/A（1 ml））	心肺停止 徐脈 低心拍出量状態 アナフィラキシー	心肺停止では初回：0.01 mg/kg 静注 無効の場合：0.1 mg/kgを3〜5分毎に静注 持続静注：0.01〜1 μg/kg/min 頻脈，期外収縮に注意し投与する アナフィラキシーでは皮下注 0.005〜0.01 ml/kg	心室性不整脈 頻脈
ドパミン （イノバン，100 mg/A（5 ml））	ショック 心不全	1〜20 μg/kg/min 持続静注 1〜4 μg/kg/min：腎血流量増加 5〜10 μg/kg/min：心筋収縮力増強 >10 μg/kg/min：末梢血管収縮	不整脈 高用量での末梢循環不全， 心筋後負荷増強
ドブタミン （ドブトレックス，100mg/A（5 ml））	心不全 ショック	1〜20 μg/kg/min 持続静注 心筋収縮力を増強 末梢血管収縮作用は弱い	ドパミンと併用されることも多い

薬剤	適応	用法・用量	備考
ノルエピネフリン (ノルアドレナリン, 1 mg/A (1 ml))	ショック	0.01〜1 μg/kg/min 持続静注 血管収縮作用が強い	不整脈 少量より使用し循環動態が改善すれば早期に離脱する

b 抗不整脈薬

薬剤	適応	用法・用量	備考
硫酸アトロピン (硫酸アトロピン, 0.5 mg/A (1 ml))	徐脈	0.01〜0.02 mg/kg (最小 0.1 mg) 静注 有機燐中毒では大量投与	気管内投与可 少量では逆に徐脈となることあり
ATP (アデホス, 10 mg/A, 20 mg/A, 40 mg/A (各2 ml))	上室頻拍	0.1〜0.4 mg/kg 急速静注(側管などより静注後,即座に急速に送り込む) 数秒〜十数秒で効果発現(房室伝導抑制) 効果短く数分間隔で繰り返し使用可	嘔気,嘔吐,呼吸困難 上室頻拍の第一選択薬 頻拍の鑑別にも有用
ジゴキシン (ジゴシン, 0.25 mg/A (1 ml))	上室頻拍 (心房粗細動)	初回投与:0.01〜0.02 mg/kg 静注 12時間後から0.005 mg/kg/回を12時間毎静注	低Kでジギタリス中毒 緊急では強心剤としては使用しない
リドカイン (キシロカイン, 静注用100 mg/A (5 ml) 点滴用 1000 mg/A (10 ml))	心室頻拍	1〜2 mg/kg 1〜2分かけて静注 持続静注:20〜50 μg/kg/min	痙攣,血圧低下
プロカインアミド (アミサリン, 100 mg/A (1 ml), 200 mg/A (2 ml))	心室頻拍 上室頻拍	5〜15 mg/kg 5分以上かけて静注 持続静注:20〜80 μg/kg/min	血圧低下,心室頻拍 発疹,SLE様症状
ベラパミル (ワソラン, 5 ml/A (2 ml))	上室頻拍 (心房粗細動)	0.075〜0.15 mg/kg 5分以上かけて静注 追加投与は15分以上あけて	徐脈,陰性変力作用, 血圧低下,房室ブロック 2ヵ月未満では禁忌

薬剤	適応	用量	備考
プロプラノロール (インデラル, 2 mg/A (2 ml))	上室頻拍 心室頻拍 ファロー四徴症の無酸素発作	0.01〜0.1 mg/kg 10分以上かけて静注	徐脈, 陰性変力作用, 喘息 無酸素発作では陰性変力作用が酸素運搬能を低下させることもあり注意

c 副腎皮質ステロイド

薬剤	適応	用量	備考
コハク酸ヒドロコルチゾン (サクシゾン, ソルコーテフ, 100 mg/V 他)	ショック アナフィラキシー	5〜10 mg/kg 静注	アナフィラキシーが起きることあり注意
コハク酸プレドニゾロン (水溶性プレドニン, 10, 20, 50 mg/A)	喘息発作	0.5〜2 mg/kg 静注	

d 抗痙攣薬

薬剤	適応	用量	備考
ジアゼパム (セルシン, ホリゾン 10 mg/A (2 ml))	痙攣発作 (乳児期以降) 鎮静	0.3〜0.5 mg/kg ゆっくり静注 (血管確保できないときは注腸 (0.5 mg/kg)) 効果時間短い	呼吸抑制 痙攣重積の第一選択
フェノバルビタール (フェノバール, 100 mg/A (1 ml))	痙攣発作	15〜20 mg/kg 筋注 静注用製剤は国内では市販されていない	呼吸抑制
フェニトイン (アレビアチン, 250 mg/A (5 ml))	痙攣発作	10〜20 mg/kg 15分以上かけて静注	血圧低下 徐脈
チアミラールナトリウム (イソゾール, 500 mg/A)	痙攣発作 麻酔	3〜5 mg/kg を上限としゆっくり静注 (2.5%溶液として)	呼吸停止

e その他の薬剤

薬剤	適応	用量	備考
重炭酸ナトリウム (8.4%メイロン, 20 mEq/A (20 ml))	代謝性アシドーシス	1 ml/kg あるいは (0.3×kg×base deficit)×1/2 ml (7%メイロンでは×1.2) ゆっくり静注	新生児では蒸留水で2倍希釈して使用

カルチコール (グルコン酸カルシウム，8.5%, 2 ml, 5 ml, 10 ml/A)	低カルシウム血症 高カリウム血症	0.5～1 ml/kg (0.39 mEq/ml) (2%塩化カルシウム (0.36 mEq/l) でも同量) ゆっくり静注	
ブドウ糖 (20%, 40%, 50%など)	低血糖	1回 50% 1 ml/kg あるいは20% 2.5 ml/kg ゆっくり静注	血糖値を確認し投与 確認困難な場合は盲目的に
グリセリン (グリセオール，10%)	脳浮腫	1回 0.5～1.0 g/kg (5～10 ml/kg) 30分～1時間かけて 1日2～4回 点滴静注	reboundが少ない
D-マンニトール (マンニットール，20%)	脳浮腫	1回 1.0～3.0 g/kg 20分～1時間かけて 1日1～数回 点滴静注	reboundあり 脱水
インスリン (ヒューマリンRなど)	糖尿病性ケトアシドーシス	即効性インスリン 0.1単位/kg/時 持続静注	低血糖 低カリウム血症

A：アンプル，V：バイアル

(生駒雅信)

■ Appendix

1. 平成12年度 標準身長・体重表

男

	0月	1月	2月	3月	4月	5月
0歳	49.0 (2.1) 3.0 (0.42)	53.9 (2.5) 4.3 (0.61)	58.0 (2.7) 5.5 (0.67)	61.1 (2.9) 6.4 (0.80)	64.0 (2.8) 7.1 (0.86)	66.4 (2.6) 7.7 (0.83)
1歳	74.9 (2.6) 9.3 (0.92)	75.9 (2.5) 9.5 (0.95)	77.0 (2.6) 9.8 (0.96)	78.0 (2.6) 9.9 (0.96)	78.9 (2.8) 10.1 (0.97)	79.8 (3.4) 10.3 (1.11)
2歳	85.5 (3.0) 11.6 (1.16)	86.0 (3.1) 11.8 (1.19)	86.5 (3.2) 12.0 (1.22)	87.0 (3.3) 12.1 (1.25)	87.7 (3.3) 12.3 (1.27)	88.4 (3.3) 12.5 (1.29)
3歳	93.2 (3.6) 13.7 (1.54)	93.8 (3.6) 13.9 (1.59)	94.4 (3.7) 14.0 (1.65)	95.0 (3.8) 14.2 (1.70)	95.6 (3.8) 14.4 (1.72)	96.2 (3.8) 14.5 (1.75)
4歳	100.4 (4.1) 15.6 (1.98)	101.0 (4.1) 15.8 (2.02)	101.6 (4.2) 15.9 (2.07)	102.2 (4.3) 16.1 (2.11)	102.7 (4.3) 16.3 (2.12)	103.1 (4.2) 16.4 (2.13)
5歳	106.6 (4.4) 17.7 (2.53)	107.2 (4.4) 17.9 (2.64)	107.7 (4.5) 18.1 (2.76)	108.3 (4.6) 18.3 (2.87)	108.9 (4.6) 18.5 (2.90)	109.4 (4.6) 18.7 (2.93)
6歳	113.3 (4.9) 20.3 (3.29)	113.9 (4.8) 20.6 (3.37)	114.4 (4.8) 20.8 (3.45)	115.0 (4.9) 21.1 (3.53)	115.6 (4.9) 21.3 (3.62)	116.1 (4.9) 21.6 (3.70)
7歳	119.6 (5.1) 23.1 (4.10)	120.1 (5.1) 23.3 (4.15)	120.6 (5.1) 23.5 (4.21)	121.1 (5.1) 23.8 (4.26)	121.5 (5.1) 24.0 (4.31)	122.0 (5.1) 24.2 (4.37)
8歳	125.3 (5.3) 26.1 (5.03)	125.8 (5.3) 26.3 (5.13)	126.2 (5.3) 26.6 (5.23)	126.7 (5.4) 26.9 (5.33)	127.2 (5.4) 27.2 (5.43)	127.6 (5.4) 27.4 (5.53)
9歳	130.9 (5.6) 29.5 (6.23)	131.3 (5.6) 29.7 (6.33)	131.8 (5.6) 30.0 (6.43)	132.2 (5.7) 30.3 (6.53)	132.7 (5.7) 30.6 (6.63)	133.1 (5.7) 30.9 (6.73)
10歳	136.4 (5.9) 33.2 (7.39)	136.8 (6.0) 33.5 (7.48)	137.3 (6.0) 33.8 (7.57)	137.7 (6.0) 34.1 (7.66)	138.2 (6.1) 34.5 (7.76)	138.6 (6.1) 34.8 (7.85)
11歳	142.2 (6.6) 37.3 (8.55)	142.7 (6.7) 37.6 (8.65)	143.2 (6.8) 38.0 (8.75)	143.8 (6.9) 38.3 (8.85)	144.3 (7.0) 38.7 (8.95)	144.8 (7.1) 39.0 (9.05)
12歳	149.1 (7.6) 42.4 (9.77)	149.7 (7.7) 42.9 (9.87)	150.4 (7.8) 43.4 (9.98)	151.0 (7.8) 43.9 (10.08)	151.6 (7.9) 44.4 (10.18)	152.3 (8.0) 44.9 (10.29)
13歳	156.5 (7.9) 47.9 (10.44)	157.0 (7.8) 48.3 (10.44)	157.6 (7.8) 48.7 (10.45)	158.2 (7.8) 49.2 (10.46)	158.8 (7.8) 49.6 (10.47)	159.4 (7.7) 50.0 (10.47)
14歳	162.8 (7.1) 52.9 (10.41)	163.2 (7.0) 53.3 (10.40)	163.7 (6.9) 53.7 (10.39)	164.1 (6.8) 54.2 (10.38)	164.6 (6.7) 54.6 (10.36)	165.0 (6.6) 55.0 (10.35)
15歳	167.1 (6.2) 57.6 (10.59)	167.3 (6.1) 57.9 (10.63)	167.6 (6.1) 58.3 (10.67)	167.8 (6.0) 58.6 (10.71)	168.1 (6.0) 59.0 (10.75)	168.3 (5.9) 59.3 (10.79)
16歳	169.4 (5.8) 60.5 (10.48)	169.5 (5.8) 60.6 (10.42)	169.6 (5.8) 60.7 (10.36)	169.7 (5.8) 60.8 (10.31)	169.9 (5.8) 61.0 (10.25)	170.0 (5.8) 61.1 (10.19)
17歳	170.5 (5.8) 61.9 (10.23)	170.5 (5.8) 62.0 (10.24)	170.6 (5.8) 62.1 (10.26)	170.6 (5.8) 62.3 (10.27)	170.7 (5.8) 62.4 (10.29)	170.7 (5.8) 62.5 (10.30)

出典：平成12年度乳幼児身体発育調査報告書（厚生労働省）および平成12年度学校保健統計調査報告書

(上段 身長(cm), 下段 体重(kg), カッコ内は標準偏差)

6月	7月	8月	9月	10月	11月
67.9 (2.5) 8.0 (0.90)	68.9 (2.4) 8.2 (0.92)	70.1 (2.5) 8.6 (1.00)	71.8 (2.5) 8.9 (1.02)	72.9 (2.6) 9.1 (0.92)	73.8 (2.6) 9.2 (0.88)
80.5 (3.4) 10.5 (1.15)	81.3 (3.0) 10.6 (1.05)	82.3 (3.0) 10.9 (1.08)	83.5 (3.6) 11.2 (1.17)	84.4 (3.3) 11.3 (1.16)	85.0 (2.8) 11.4 (1.13)
89.2 (3.3) 12.7 (1.31)	89.9 (3.3) 12.8 (1.33)	90.6 (3.3) 13.0 (1.35)	91.3 (3.3) 13.2 (1.37)	91.9 (3.4) 13.3 (1.43)	92.5 (3.5) 13.5 (1.48)
96.8 (3.8) 14.7 (1.77)	97.3 (3.8) 14.8 (1.79)	97.9 (3.8) 15.0 (1.82)	98.5 (3.8) 15.1 (1.84)	99.1 (3.9) 15.3 (1.89)	99.7 (4.0) 15.4 (1.93)
103.6 (4.2) 16.6 (2.15)	104.0 (4.2) 16.7 (2.16)	104.5 (4.1) 16.9 (2.17)	104.9 (4.1) 17.0 (2.18)	105.5 (4.2) 17.3 (2.30)	106.0 (4.3) 17.5 (2.41)
110.0 (4.7) 18.9 (2.96)	110.5 (4.7) 19.1 (2.98)	111.1 (4.7) 19.3 (3.01)	111.6 (4.7) 19.6 (3.04)	112.2 (4.7) 19.8 (3.12)	112.7 (4.8) 20.1 (3.20)
116.7 (5.0) 21.8 (3.78)	117.2 (5.0) 22.0 (3.83)	117.7 (5.0) 22.2 (3.89)	118.2 (5.0) 22.5 (3.94)	118.6 (5.0) 22.7 (3.99)	119.1 (5.0) 22.9 (4.05)
122.5 (5.1) 24.4 (4.42)	123.0 (5.2) 24.7 (4.52)	123.4 (5.2) 25.0 (4.62)	123.9 (5.2) 25.2 (4.72)	124.4 (5.2) 25.5 (4.82)	124.8 (5.3) 25.8 (4.92)
128.1 (5.5) 27.7 (5.63)	128.6 (5.5) 28.0 (5.73)	129 (5.5) 28.3 (5.83)	129.5 (5.5) 28.6 (5.93)	129.9 (5.5) 28.9 (6.03)	130.4 (5.6) 29.2 (6.13)
133.6 (5.7) 31.2 (6.83)	134.1 (5.8) 31.5 (6.92)	134.5 (5.8) 31.9 (7.02)	135.0 (5.8) 32.2 (7.11)	135.4 (5.9) 32.5 (7.20)	135.9 (5.9) 32.8 (7.29)
139.1 (6.1) 35.1 (7.94)	139.6 (6.2) 35.5 (8.04)	140.1 (6.3) 35.8 (8.14)	140.7 (6.4) 36.2 (8.24)	141.2 (6.5) 36.5 (8.34)	141.7 (6.6) 36.9 (8.44)
145.3 (7.1) 39.4 (9.15)	145.9 (7.2) 39.9 (9.25)	146.6 (7.3) 40.4 (9.36)	147.2 (7.4) 40.9 (9.46)	147.8 (7.4) 41.4 (9.56)	148.5 (7.5) 41.9 (9.67)
152.9 (8.1) 45.4 (10.39)	153.5 (8.0) 45.8 (10.40)	154.1 (8.0) 46.2 (10.41)	154.7 (8.0) 46.7 (10.41)	155.3 (7.9) 47.1 (10.42)	155.9 (7.9) 47.5 (10.43)
160.0 (7.7) 50.4 (10.48)	160.5 (7.6) 50.8 (10.47)	160.9 (7.5) 51.3 (10.46)	161.4 (7.4) 51.7 (10.45)	161.8 (7.3) 52.1 (10.43)	162.3 (7.2) 52.5 (10.42)
165.5 (6.5) 55.4 (10.34)	165.8 (6.4) 55.8 (10.38)	166.0 (6.4) 56.1 (10.42)	166.3 (6.3) 56.5 (10.46)	166.5 (6.3) 56.8 (10.50)	166.8 (6.2) 57.2 (10.54)
168.6 (5.9) 59.7 (10.83)	168.7 (5.9) 59.8 (10.77)	168.9 (5.9) 60.0 (10.71)	169.0 (5.9) 60.1 (10.66)	169.1 (5.9) 60.2 (10.60)	169.2 (5.8) 60.3 (10.54)
170.1 (5.8) 61.2 (10.13)	170.2 (5.8) 61.3 (10.15)	170.2 (5.8) 61.4 (10.16)	170.3 (5.8) 61.6 (10.18)	170.3 (5.8) 61.7 (10.19)	170.4 (5.8) 61.8 (10.21)
170.8 (5.8) 62.6 (10.32)					

(文部科学省)のデータをもとに作成(立花克彦,諏訪城三).

女

	0月	1月	2月	3月	4月	5月
0歳	48.4(2.1) 3.0(0.40)	53.2(2.2) 4.1(0.51)	57.1(2.4) 5.2(0.60)	60.2(2.3) 6.0(0.66)	62.6(3.0) 6.6(0.75)	64.4(3.3) 7.0(0.83)
1歳	73.1(2.7) 8.7(0.96)	74.4(2.8) 9.0(0.90)	75.4(2.8) 9.2(0.94)	76.5(3.0) 9.3(0.96)	77.7(2.9) 9.5(0.93)	78.4(2.7) 9.7(0.99)
2歳	84.5(2.8) 11.0(1.12)	85.0(2.9) 11.2(1.18)	85.4(3.0) 11.4(1.25)	85.9(3.1) 11.6(1.31)	86.6(3.2) 11.8(1.34)	87.3(3.3) 12.0(1.36)
3歳	92.1(3.9) 13.1(1.57)	92.7(3.9) 13.3(1.61)	93.4(4.0) 13.4(1.64)	94.1(4.1) 13.6(1.68)	94.6(4.0) 13.8(1.68)	95.2(4.0) 13.9(1.68)
4歳	99.4(4.2) 15.2(2.01)	100.0(4.3) 15.4(2.12)	100.7(4.5) 15.6(2.24)	101.4(4.6) 15.8(2.35)	102.0(4.5) 15.9(2.30)	102.5(4.4) 16.1(2.24)
5歳	106.2(4.2) 17.4(2.31)	106.7(4.2) 17.6(2.40)	107.1(4.3) 17.8(2.50)	107.6(4.4) 18.0(2.59)	108.1(4.4) 18.1(2.62)	108.6(4.3) 18.2(2.64)
6歳	112.3(4.4) 19.6(3.02)	112.9(4.5) 19.9(3.11)	113.5(4.6) 20.2(3.19)	114.1(4.6) 20.4(3.28)	114.6(4.7) 20.7(3.37)	115.2(4.8) 21.0(3.46)
7歳	118.8(5.0) 22.6(3.89)	119.2(5.0) 22.8(3.94)	119.7(5.0) 23.0(4.00)	120.2(5.1) 23.2(4.05)	120.7(5.1) 23.4(4.11)	121.2(5.1) 23.6(4.16)
8歳	124.6(5.4) 25.4(4.74)	125.1(5.4) 25.7(4.83)	125.6(5.4) 25.9(4.91)	126.1(5.5) 26.2(5.00)	126.5(5.5) 26.5(5.09)	127.0(5.5) 26.7(5.17)
9歳	130.5(5.9) 28.9(5.84)	131.0(5.9) 29.2(5.93)	131.5(6.0) 29.5(6.03)	132.0(6.0) 29.8(6.12)	132.5(6.1) 30.1(6.22)	133.0(6.1) 30.4(6.31)
10歳	136.9(6.5) 32.8(6.96)	137.5(6.5) 33.2(7.05)	138.0(6.6) 33.5(7.14)	138.6(6.6) 33.9(7.24)	139.2(6.7) 34.2(7.33)	139.7(6.7) 34.6(7.42)
11歳	143.7(6.7) 37.5(7.93)	144.3(6.7) 37.9(8.00)	144.8(6.7) 38.4(8.07)	145.4(6.7) 38.8(8.14)	146.0(6.7) 39.2(8.21)	146.5(6.7) 39.7(8.28)
12歳	149.6(6.3) 42.6(8.47)	150.0(6.2) 43.0(8.49)	150.4(6.2) 43.4(8.51)	150.9(6.1) 43.8(8.53)	151.3(6.1) 44.2(8.55)	151.7(6.0) 44.6(8.57)
13歳	153.6(5.7) 46.7(8.42)	153.9(5.6) 46.9(8.39)	154.1(5.6) 47.2(8.36)	154.4(5.5) 47.5(8.33)	154.6(5.5) 47.8(8.30)	154.9(5.4) 48.0(8.27)
14歳	156.0(5.4) 49.5(8.10)	156.1(5.4) 49.7(8.07)	156.2(5.4) 49.9(8.05)	156.4(5.3) 50.1(8.02)	156.5(5.3) 50.3(8.00)	156.7(5.3) 50.5(7.97)
15歳	157.1(5.3) 51.4(8.11)	157.1(5.3) 51.5(8.13)	157.1(5.2) 51.6(8.16)	157.2(5.2) 51.8(8.18)	157.2(5.2) 51.9(8.21)	157.3(5.2) 52.0(8.23)
16歳	157.5(5.2) 52.6(8.04)	157.5(5.2) 52.6(8.00)	157.6(5.2) 52.7(7.96)	157.6(5.2) 52.8(7.92)	157.6(5.2) 52.9(7.89)	157.7(5.2) 52.9(7.85)
17歳	157.9(5.2) 53.1(7.85)	157.9(5.2) 53.1(7.86)	158.0(5.2) 53.1(7.86)	158.0(5.2) 53.1(7.87)	158.0(5.2) 53.1(7.88)	158.1(5.2) 53.1(7.88)

出典:平成12年度乳幼児身体発育調査報告書(厚生労働省)および平成12年度学校保健統計調査報告書

(上段 身長(cm), 下段 体重(kg), カッコ内は標準偏差)

6月	7月	8月	9月	10月	11月
66.2(2.7) 7.5(0.79)	67.4(2.5) 7.8(0.80)	68.8(2.5) 8.0(0.88)	70.2(2.5) 8.2(0.90)	71.2(2.5) 8.5(0.87)	72.0(2.5) 8.6(0.91)
79.4(2.8) 9.9(1.03)	80.6(2.7) 10.2(1.07)	81.4(2.6) 10.4(1.08)	82.1(2.8) 10.4(1.04)	83.1(3.2) 10.7(1.19)	83.9(3.0) 11.0(1.23)
88.0(3.4) 12.2(1.39)	88.6(3.4) 12.3(1.41)	89.3(3.5) 12.5(1.44)	90.0(3.6) 12.7(1.46)	90.7(3.7) 12.8(1.50)	91.4(3.8) 13.0(1.53)
95.7(3.9) 14.1(1.68)	96.2(3.8) 14.3(1.67)	96.8(3.8) 14.4(1.67)	97.3(3.7) 14.6(1.67)	98.0(3.9) 14.8(1.78)	98.7(4.0) 15.0(1.90)
103.1(4.3) 16.3(2.19)	103.7(4.1) 16.4(2.14)	104.2(4.0) 16.6(2.08)	104.8(3.9) 16.8(2.03)	105.3(4.0) 17.0(2.12)	105.7(4.1) 17.2(2.22)
109.1(4.3) 18.4(2.67)	109.6(4.3) 18.5(2.70)	110.1(4.2) 18.6(2.72)	110.6(4.2) 18.7(2.75)	111.2(4.3) 19.0(2.84)	111.8(4.3) 19.3(2.93)
115.8(4.9) 21.3(3.55)	116.3(4.9) 21.5(3.61)	116.8(4.9) 21.7(3.66)	117.3(4.9) 21.9(3.72)	117.8(5.0) 22.1(3.77)	118.3(5.0) 22.3(3.83)
121.7(5.1) 23.8(4.22)	122.2(5.2) 24.1(4.31)	122.7(5.2) 24.3(4.39)	123.2(5.2) 24.6(4.48)	123.6(5.3) 24.9(4.57)	124.1(5.3) 25.1(4.65)
127.5(5.6) 27.0(5.26)	128.0(5.6) 27.3(5.36)	128.5(5.7) 27.6(5.45)	129.0(5.7) 27.9(5.55)	129.5(5.8) 28.2(5.64)	130.0(5.8) 28.5(5.74)
133.5(6.2) 30.7(6.41)	134.1(6.2) 31.1(6.50)	134.6(6.3) 31.4(6.59)	135.2(6.3) 31.8(6.69)	135.8(6.4) 32.1(6.78)	136.3(6.4) 32.5(6.87)
140.3(6.8) 34.9(7.51)	140.9(6.8) 35.3(7.58)	141.4(6.8) 35.8(7.65)	142.0(6.8) 36.2(7.72)	142.6(6.8) 36.6(7.79)	143.1(6.7) 37.1(7.86)
147.1(6.7) 40.1(8.35)	147.5(6.6) 40.5(8.37)	147.9(6.5) 40.9(8.39)	148.4(6.5) 41.3(8.41)	148.8(6.4) 41.7(8.43)	149.2(6.4) 42.1(8.45)
152.1(5.9) 45.0(8.59)	152.4(5.9) 45.3(8.56)	152.6(5.8) 45.6(8.53)	152.9(5.8) 45.8(8.50)	153.1(5.8) 46.1(8.47)	153.4(5.7) 46.4(8.44)
155.1(5.4) 48.3(8.24)	155.2(5.4) 48.5(8.22)	155.4(5.4) 18.7(8.19)	155.5(5.4) 48.9(8.17)	155.7(5.4) 49.1(8.14)	155.8(5.4) 49.3(8.12)
156.8(5.3) 50.7(7.95)	156.8(5.3) 50.8(7.98)	156.9(5.3) 50.9(8.00)	157.0(5.3) 51.1(8.03)	157.0(5.3) 51.2(8.05)	157.0(5.3) 51.3(8.08)
157.3(5.2) 52.1(8.26)	157.3(5.2) 52.2(8.22)	157.4(5.2) 52.3(8.19)	157.4(5.2) 52.3(8.15)	157.4(5.2) 52.4(8.11)	157.5(5.2) 52.5(8.07)
157.7(5.2) 53.0(7.81)	157.7(5.2) 53.0(7.82)	157.8(5.2) 53.0(7.82)	157.8(5.2) 53.0(7.83)	157.8(5.2) 53.0(7.84)	157.9(5.2) 53.0(7.84)
158.1(5.3) 53.1(7.89)					

(文部科学省)のデータをもとに作成(立花克彦,諏訪城三).

2. Tanner 分類

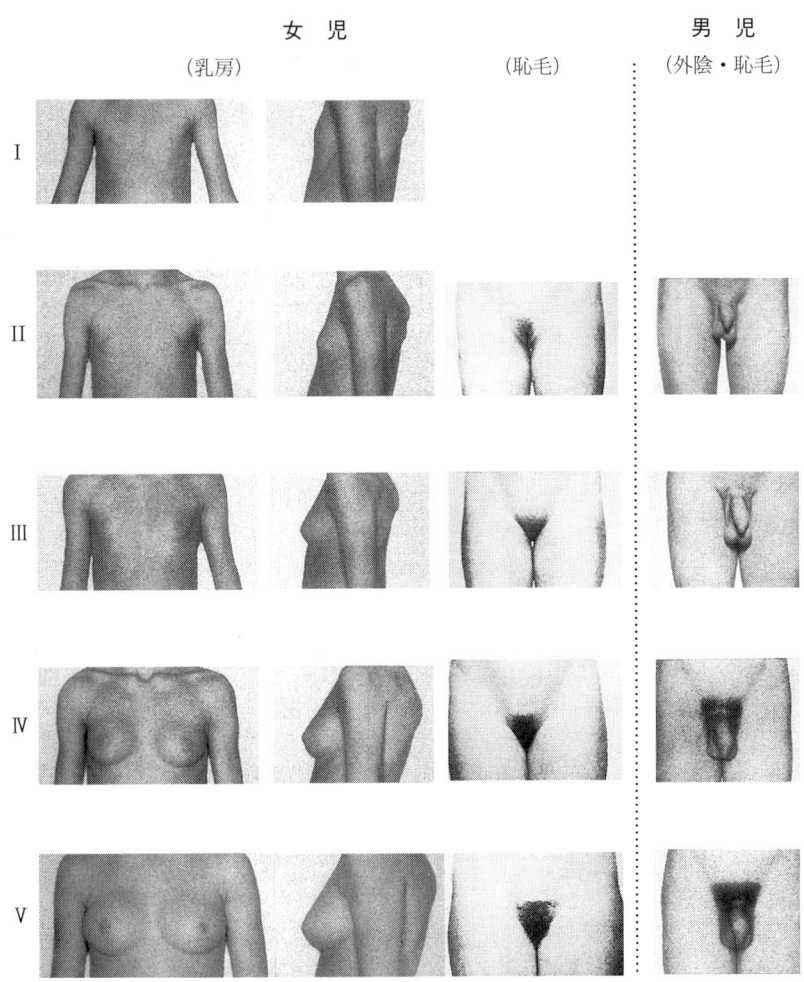

女 児　　　　　　　　　　　　　　　　　男 児

(乳房)　　　　　　　　　　(恥毛)　　　　(外陰・恥毛)

I

II

III

IV

V

(出典)：1) Marshall, WA, Tanner, JM：Variations in pattern of pubertal changes in girls. Arch Dis Childh 44：291-303, 1969.
2) Marshall, WA, Tanner, JM：Variations in pattern of pubertal changes in boys. Arch Dis Childh 45：13-23, 1970.

3．体表面積算出用の計算図表

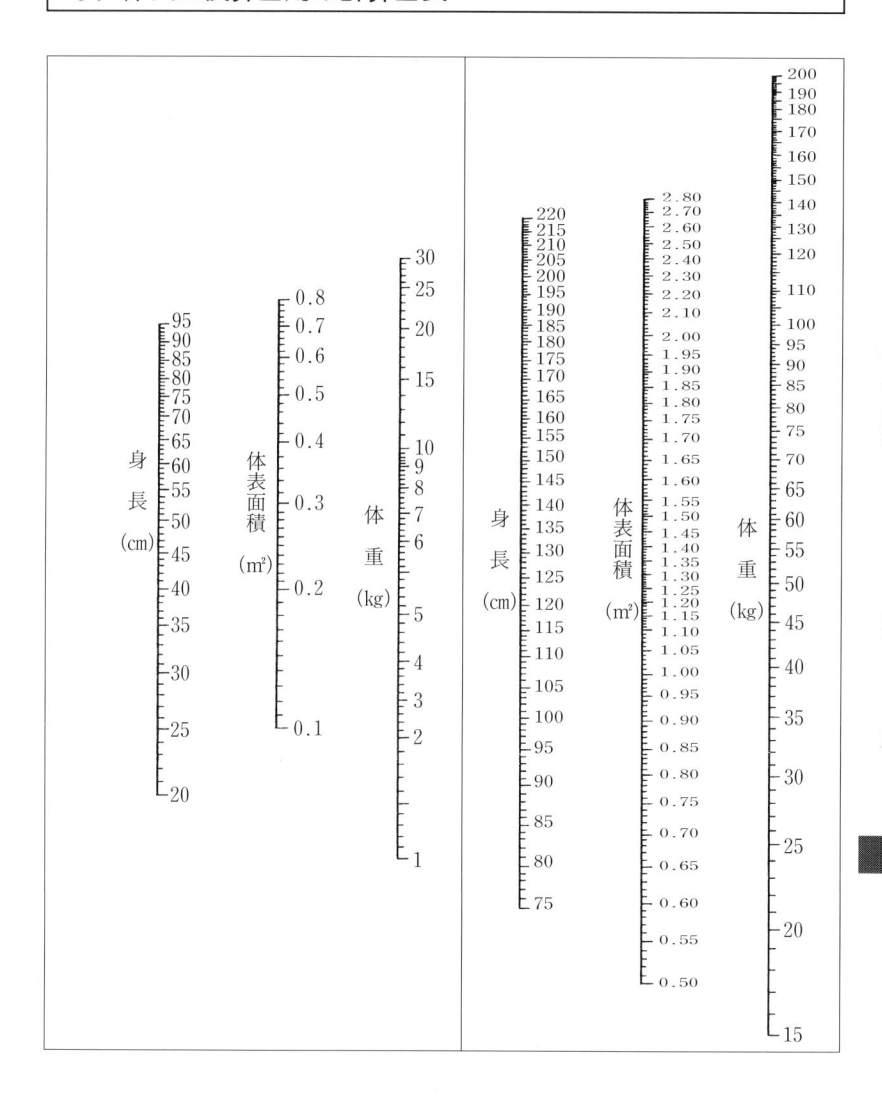

事項索引

あ 行

亜鉛欠乏症 302
亜急性硬化性全脳炎 346
亜急性甲状腺炎 281
亜急性壊死性リンパ節炎 457
悪性リンパ腫（ML）463, 472
アスピリン療法（MCLS）320
アスペルギルス 380
アセトン血性嘔吐症 299
あせも 570
圧支持換気 199
アデノイド 386
アデノウイルス 398
アトピー性皮膚炎 333
アトピー素因 325
アトロピン療法 403
アナフィラキシー 337
アナフィラキシーショック 30, 45, 388
アナフィラキシー様反応 337
アニオンギャップ 306
アニサキス 381
アプガースコア 179, 221
アプト試験 190, 227
アミノグリコシド系（抗生物質）131
アミノ酸代謝異常症 259
アメーバ 378
アルカリ療法（RTA）498
アルギニン血症 262
アルギノコハク酸尿症 262
アレルギー児（予防接種）33
アレルギー疾患 325
アレルギー性紫斑病 322, 492
アレルギー性接触皮膚炎 570
アレルギー性鼻炎・結膜炎 336
胃潰瘍 400
易感染性 111, 308
育児相談 36

育成医療 10
異形成腎 490
意識障害 41, 515
意識レベル 42
維持水分量 139
胃食道逆流症 401
異所性上室頻拍 444
胃洗浄 55, 57, 170
異染性白質脳症 541
イソプロテレノール持続吸入療法 331
苺舌 319, 368
苺状血管腫 480
1型糖尿病 293
一酸化窒素吸入療法 200, 219
I度房室ブロック 445
遺伝カウンセリング 255
遺伝性高チロジン血症 261
遺伝性成長ホルモン単独欠損 277
伊藤母斑 544
異物誤飲・誤嚥 53
医療費公費負担制度 10
医療保険 10
医療保障制度 10
咽後膿瘍 386
インスリン持続皮下注（CSII）療法 295
インスリン療法 295
インターフェロン（IFN）療法 409, 410
咽頭異物 55
咽頭炎 385
咽頭結膜熱 386
咽頭扁桃炎 386
咽頭梨状窩瘻 282
院内感染対策（NICU）184
インフォームド・コンセント 4, 462
インフルエンザ 357
インフルエンザ OIA 357
ウイルス性肝炎 407
ウイルス性急性喉頭気管炎 387

運動誘発性舞踏アテトーゼ　120
運動療法（糖尿病）　296
栄養所要量　151
栄養療法　151
エキノコッカス症　381
エコーウイルス　354
壊死性筋膜炎・筋炎　368
壊死性腸炎（NEC）　206
エネルギー所要量（新生児）　196
エルシニアエンテロコリティカ　398
エロモナス　398
炎症性腸疾患　406
円柱（尿沈渣）　483
エンテロウイルス71　354
エンテロウイルス感染症　354, 356
エンドキサンパルス療法　316
横隔神経麻痺　220
黄色腫　270
黄色ブドウ球菌　365, 398, 567
黄疸　97
嘔吐　70
オウム病　374
横紋筋肉腫　481
オールドキノロン　137
汚言（coprolalia）　564
オプソクローヌス・ミオクローヌス　475
おむつ皮膚炎　569
オリゴクローナルバンド　538
オルニチントランスカルバミラーゼ欠損症　262

か　行

蚊アレルギー　353
疥癬　572
咳嗽　73, 383
蛔虫症　381
灰白色便　413
外反肘　249, 251
海綿状血管腫　480
海綿状リンパ管腫　480
潰瘍性大腸炎　406
過換気症候群　562
過期産児　175
核黄疸　521
学習障害　551
覚醒時大発作てんかん　528
喀痰　383
拡張型心筋症　435
拡張期雑音　416
家系図　255
鵞口瘡　380
葛西手術　413
下垂体性小人症　276
下垂体性尿崩症　279
ガスクロマトグラフ/質量分析（GC/MS）　263
ガス分析　163
仮性クループ　387
仮性半陰陽　288
仮性肥大　534
仮性メレナ　227
仮性思春期早発症　288
家族性高コレステロール血症 IIa 型　270
家族性錯位症候群　415
家族性尿細管性蛋白尿　92
固形腫瘍　463
カタラーゼ産生菌　310
脚気　300
喀血　383
学校集団検尿　24
顎口虫　382
学校伝染病の出席停止期間　27
学校保健　21
カテーテル導尿　173
カニの爪像　404
化膿性髄膜炎　357, 361
痂皮性膿痂疹　568
過敏性腸症候群　563
カフェオーレ斑　544, 573
下部食道持続 pH モニタリング　402
かぶれ　570
カポジ水痘様発疹症　76, 351
紙袋呼吸　562
ガラクトース血症　258, 265
カリシウイルス　398
カリニ肺炎　379
ガルゴイル顔貌　268, 270
カルバペネム系（抗生物質）　131

カルバミルリン酸合成酵素 I 欠損症　262
川崎病　317
川崎病検診　23
川崎病後遺症　437
肝移植　413
肝芽腫　479
肝吸虫　382
眼球突出　474
換気力学モニター　147
間欠的強制換気　199
肝硬変　98
環軸亜脱臼　246
カンジダ（症）　379, 571
緩徐発症型糖尿病　293
汗疹　570
関節痛　82
感染症新法　25, 396
乾癬性関節炎　312
感染性下痢症　397
感染性心内膜炎　434
完全大血管転位症　430
肝臓食　154
浣腸　171, 405
冠動脈拡大　437
冠動脈狭窄　437
冠動脈障害（MCLS）　319
冠動脈瘤　437
管内増殖性腎炎　494
肝腫瘍　479
肝被膜下出血　220
カンピロバクター　398, 538
感冒　385
漢方療法　156
顔面神経麻痺　220, 541
肝門部腸吻合術　413
寒冷蕁麻疹　338
機械性蕁麻疹　338
気管異物　55
気管支喘息　329
気管支喘息（漢方）　158
気管内挿管（新生児）　190
気胸　215, 392
木靴型　428
奇形症候群　242, 251

偽性血小板減少症　107
寄生虫　380
偽性副甲状腺機能低下症　284
気道異物　54, 393
キノロン系合成抗菌薬　137
偽膜性大腸炎　135
偽膜性扁桃炎　386
虐待　558
吸気性喘鳴　75, 384
救急蘇生　39
急性胃腸炎　396
急性灰白髄炎　354
急性化膿性甲状腺炎　281
急性肝炎　97, 411
急性喉頭蓋炎　387
急性骨髄性白血病（AML）　463, 467
急性細気管支炎　388
急性散在性脳脊髄炎（ADEM）　538
急性糸球体腎炎　368, 494
急性上気道炎　385
急性小脳失調症　540
急性腎炎症候群（食事療法）　155
急性心筋梗塞　437
急性腎不全　504
急性腎不全（食事療法）　155
急性腎不全（新生児）　229
急性熱性皮膚粘膜リンパ節症候群　317
急性リンパ性白血病（ALL）　463, 464
吸虫　381
牛乳アレルギー　340
吸入療法　148
強化インスリン療法　295
胸腔（持続）ドレナージ　168, 391
胸腔穿刺　168, 191
凝固因子製剤　453
胸水検査　391
蟯虫症　381
胸痛　81, 384
胸部 X 線異常陰影　385
胸部レ線像（循環器）　418
胸膜炎　391
虚弱児（漢方）　161
巨大児　175, 230
巨大精巣　251

起立試験　440
起立性調節障害　439
起立性調節障害（漢方）　160
起立性低血圧　439
筋強直性ジストロフィー　535
筋緊張　509
筋緊張異常　116
筋緊張亢進　116
筋緊張低下　117
筋弛緩剤（筋緊張亢進）　118
近親結婚　257
金属代謝異常症　273
緊張性気胸　216, 392
空気漏出症候群　215
空気注腸整復　404
クーリング　125
くも膜下出血　224
クラミジア感染症　374
クリオグロブリン腎症　493
グリコペプチド系（抗生物質）　136
クリニテスト　267
クリプトコッカス　379
クリプトスポリジウム　398
クループ　387
グルコース-インスリン療法　194, 205
グルタミン酸脱炭酸酵素（GAD）抗体　293
くる病　300
クレアチニン（Cr）　484
クレアチニンクリアランス（CCr）　484, 505
クレーン現象　554
クレチン症　280
クローン病　406
クロストリジウムディフィシル　398
グロボイド細胞白質ジストロフィー（GLD）　269
痙咳期　370
経口負荷試験（食物アレルギー）　339
経口ブドウ糖負荷試験（O-GTT）　293
軽症胃腸炎に伴う痙攣　525
経静脈栄養　206
痙性クループ　388
経腸栄養　196
経皮的血液ガス分圧測定（TcpO2/TcpCO2）　185

経皮的炭酸ガス分圧計（tcPCO2）　147
経皮的動脈血酸素飽和度（SpO2）　146, 185
経皮的膀胱穿刺法　173
頸部リンパ節腫大　109
痙攣　111, 222
痙攣重積　47
下血　50
血液製剤　140, 195
血液透析　149, 508
血液培養　365, 435
結核　370
血管運動性鼻炎　336
血管確保　164
血管腫　480
血管神経性浮腫　323
血球貪食症候群　353, 459
血球貪食リンパ組織球症　353, 459
血小板関連IgG（PAIgG）　456
血小板減少症　227
血小板減少性紫斑病　347
血小板製剤　142
血清特異的IgE抗体　325
結節性硬化症　544, 573
血中尿素窒素（BUN）　484
血尿　90, 483
血便　50
血友病（A, B）　452
解熱薬　125
ゲノム刷り込み現象　248
下痢　66
下痢（食事指導）　154
言語障害　115
言語発達遅滞　549
原始反射　509
犬吠様咳嗽　387
原発性アルドステロン症　287
原発性肺高血圧症（PPH）　438
原発性免疫不全症　308
抗CQ1b抗体　538
抗D抗体　457
抗GM1抗体　538
抗アセチルコリン受容体抗体　539
抗アレルギー薬　328
高アンモニア血症　261

高インスリン血症　297
口角下制筋欠損　541
高カリウム血症　194, 304
高カルシウム血症　301, 305
高カルシウム尿症　92
交換輸血　192, 209, 211
後期発症型良性小児後頭葉てんかん　528
高血圧　99
高血圧緊急症　101
抗結核薬　372
高血糖　193
抗原除去・負荷試験　326
抗原迅速診断（髄液）　361
高サイトカイン血症　353, 460
好酸球性肉芽腫　458
甲状腺炎　280
甲状腺癌　281
甲状腺機能亢進症　280
甲状腺機能亢進症（母体）　231
甲状腺刺激抗体（TSAb）　282
甲状腺疾患　280
合成抗菌薬　136
高精度分染法　244
硬性浮腫　319
抗生物質　126, 210
光線療法　208
拘束型心筋症　435
酵素補充療法　268, 272, 488
好中球減少症　451
好中球殺菌能　308
好中球遊走能　308
鉤虫症　381
高張性脱水　92
抗てんかん薬　529
後天性免疫不全症候群　358
喉頭異物　55
喉頭浮腫　388
高ナトリウム血症　194, 303
高乳酸血症　263
高尿酸血症　266, 272
広汎性発達障害　549
高頻度振動換気　148, 200, 217
項部硬直　357
抗不整脈薬　443

硬膜下出血　223
高マグネシウム血症　195
抗リン脂質抗体症候群　315
コーンスターチ療法　266
呼気終末炭酸ガスモニター（EtCO2）　147
呼気性喘鳴　75, 384
呼吸管理（新生児）　198
呼吸管理（乳幼児）　143
呼吸器疾患　383
呼吸窮迫症候群　212
呼吸困難　49, 383
呼吸性アシドーシス　305
呼吸性アルカローシス　306, 562
コクサッキーウイルス　354
極低出生体重児　175, 202
固たい腫瘍　463
骨延長術　254
骨系統疾患　253
骨髄異形成症候群（MDS）　450, 463, 471
骨髄移植　272, 450
骨髄生検　450, 468, 475
骨髄穿刺　167, 465
骨肉腫　481
骨年齢　123, 277
固定性分裂　422
ことばの遅れ　115
5の法則　61
5p-症候群　248
小麦アレルギー　341
米アレルギー　341
コリン作動性蕁麻疹　339

さ 行

細菌性髄膜炎　357
細菌性腸炎　399
採血　162
臍静脈カテーテル留置　191
臍処置　172
再生不良性貧血　449
在胎期間　175
臍動脈カテーテル留置　191
サイトメガロウイルス　412
臍肉芽腫　172
採尿法　173

再発率（遺伝病） 255
鎖骨骨折 220
嗄声 383
サラセミア 448
猿線 245
サルファ剤 136
サルモネラ（非チフス性） 398
三尖弁閉鎖 432
酸素吸入（新生児） 198
III 度（完全）房室ブロック 446
ジェットネブライザー 148
自家感染 380
自家中毒症 299
色素失調症 544, 574
色素性乾皮症 545
色素代謝異常症 275
糸球体疾患 492
糸球体腎炎（GN） 493
糸球体濾過値（GFR） 484
刺激性接触皮膚炎 570
自己免疫性血小板減少症 227
自己免疫性溶血性貧血 448
四肢痛 82
脂質代謝異常症 267
思春期早発症 288
思春期遅発症 291
自傷行為 272
シスチン結石 504
ジストロフィン 534
姿勢反射 509
自然気胸 392
持続陽圧呼吸 198
肢帯型筋ジストロフィー 535
刺虫症 572
市中肺炎 390
弛張熱 311
児童生徒医療費助成制度 13
シトルリン血症 262
紫斑 105, 456
紫斑病性腎炎 492
ジフテリア 386, 387
自閉症 115, 549, 554
若年型骨髄単球性白血病（JMML） 470, 471
若年型慢性骨髄性白血病（JCML） 470

若年性関節リウマチ（JRA） 311
若年性ネフロン癆 491
若年ミオクロニーてんかん 528
斜視 18
周期性 ACTH・ADH 放出症候群 280
周期性嘔吐症 299
周産期感染症 210
XIII 因子 322
13 トリソミー症候群 248, 415
収縮期雑音 416
重症筋無力症 539
重症筋無力症（母体） 231
重症心身障害児 523
重症水痘 350
重症複合免疫不全 309
周生期脳障害 207, 515
十二指腸潰瘍 400
10/20 法 512
18 トリソミー症候群 246, 415
出血傾向 105, 226, 452, 454, 464
出血後水頭症（PHP） 518
出血性膀胱炎 92
種痘様水疱症 353
授乳計画 196
純型肺動脈閉鎖症 432
循環血液量減少性ショック 43
循環不全（新生児） 201
証 156
上衣腫 478
消化管異物 53
消化管出血 51
消化性潰瘍 400
小奇形 241
上室性期外収縮 442
上室頻拍 442
掌蹠膿疱症 386
常染色体異常 245
上大静脈症候群 474
条虫症 381
小児欠伸てんかん 528
小児慢性特定疾患治療研究事業 13
小脳出血 224
小脳性運動失調症 350
上皮細胞（尿沈渣） 483

事項索引 613

静脈栄養　196
静脈血採血法　162
静脈性尿路造影（IVU）　485
初感染結核　373
食事指導　154
食事療法（糖尿病）　296
食中毒　396
食道異物　395
食道炎　395
食道内圧測定　402
食物アレルギー　339
食物特異的IgE抗体価　339
女性仮性半陰陽　288
ショック　43
ショック（新生児）　201
徐波睡眠で持続性棘徐波を示すてんかん　528
腎移植　508
心因性胸痛　81
心エコー検査　418
心外膜炎　434
腎芽腫　479
腎機能検査　484
心筋炎　434
真菌感染症　379
心筋症　435
神経・筋疾患　509
神経学的微徴候　509
神経芽腫　463, 474, 540
神経画像　517
神経管欠損児　301
神経筋疾患　533
神経黒皮症　545
神経性食思不振症　557
神経性無食欲症　558
神経特異性エノラーゼ（NSE）　475
神経皮膚症候群　543
神経皮膚線維腫症　544, 573
腎血管病変　499
心原性ショック　43
人工換気法（新生児）　199
人工呼吸管理　144
人工サーファクタント補充療法　200, 214, 218
人工蕁麻疹　338
腎細胞癌　479

心雑音　416
心室期外収縮　444
心室中隔欠損　421
心室肥大　417
心室頻拍　444
腎腫瘍　479
腎静脈血栓　499
真性クループ　387
腎生検　494
新生児TSS様発疹症（NTED）　366
新生児一過性多呼吸　211
新生児黄疸　207
新生児仮死　221
新生児感染症　210
新生児期　175
新生児痙攣　222
新生児水痘　350
新生児遷延性肺高血圧症（PPHN）　218
新生児多血症　226
新生児脳波　186
新生児貧血　225
新生児ヘルペス　351
新生児マス・スクリーニング　258
新生児慢性肺疾患　216
新生児メレナ　226
腎性尿崩症　279
真性半陰陽　288
真性思春期早発症　288
新鮮凍結血漿　142, 195, 455
心臓カテーテル検査　418
心臓検診　22
腎臓食　154
心臓停止　39
腎臓病管理指導表　25
迅速抗原検出（GAS）　368
身体的虐待　559
心タンポナーデ　434
心電図　417
心電図（検診）　22
腎動静脈瘻　499
心内膜床欠損　423
腎動脈狭窄　499
心内膜床欠損症　423
腎尿路系CT/MRI　485

腎尿路系超音波検査（US） 485
腎尿路結石 502
心不全 418
心房粗動 444
心房中隔欠損 422
心膜摩擦音 434
蕁麻疹 338
腎無発生 490
心理的虐待 559
髄液検査 361
髄液採取 169
髄芽腫 478
髄鞘化 518
水腎症 502
垂直感染 210
水痘 348, 540
膵島細胞抗体 293
水分補給 93
水平感染 210
水疱性膿痂疹 567
髄膜炎（ムンプス） 348, 356
髄膜刺激症状 357
睡眠障害 553
頭蓋咽頭腫 478
頭蓋内出血 223
頭蓋縫合早期癒合症 254
スキンケア 334
スクラッチテスト 326
頭血腫 220
頭痛 79, 125
ステロイド外用薬 566
ステロイド吸入療法 333
スピロヘータ 377
正期産児 175
正期産児型（大脳動脈）境界域梗塞 516, 519
正期産児型周生期脳障害 515, 518
星細胞腫 478
脆弱X症候群 251
正常変異 245
成人型肝細胞癌 479
精神発達遅滞 547, 549
性成熟度 288
性染色体異常 249
精巣炎 348

性早熟症 288
成長科学協会 278
成長障害 121, 276
成長痛 82
成長ホルモン製剤 277
成長ホルモン分泌不全性低身長症 276
成長ホルモン療法（Turner症候群） 249
成長ホルモン療法（軟骨無形成症） 253
性的虐待 559
成分栄養 154
咳型喘息 329
瀬川症候群 120
脊髄炎 539
脊髄性筋萎縮症 535
赤痢アメーバ 378
赤痢菌 398
赤血球製剤 141
接触（性）皮膚炎 567, 570
接触蕁麻疹 338, 570
セフェム系（抗生物質） 128
セレン欠乏症 302
線維芽細胞増殖因子受容体 253
線維筋性異形成（FMD） 499
線維状赤血球凝集素 369
腺窩性アンギーナ 386
線状（皮脂腺）母斑症候群 544
染色体検査 242, 465, 469
全身性エリテマトーデス 314
全身性エリテマトーデス（母体） 231
喘息発作重症度 329
選択的二糖類分解酵素欠損症 266
先天異常 241
先天奇形 241
先天性筋タイプ不均等症 536
先天性甲状腺機能低下症 280
先天性食道閉鎖症 395
先天性腎疾患 489
先天性水痘症候群 350
先天性トキソプラズマ症 379
先天性ネフローゼ症候群 486, 496
先天性風疹症候群 347, 424
先天性副腎過形成 285
先天性副腎低形成 286
先天性ミオパチー 535

事項索引 615

先天性溶血性貧血　448
先天梅毒　378, 496
セントラルコア病　536
喘鳴　73, 384
挿管　39
早期産児型周生期脳障害　516, 518
早期新生児期　175
早期発症型良性小児後頭葉てんかん　528
造血幹細胞移植　451, 462
早産児　175
巣状分節状糸球体硬化症（FGS）　496
相当体重児　175
総肺静脈還流異常症　431
早発恥毛　289
早発乳房　289
組織球性壊死性リンパ節炎　457
ソバアレルギー　341

　　　　　　　た　行

第5指単一屈曲線　245
第XIII因子欠乏症　107
体外衝撃波砕石術（ESWL）　504
体外膜型人工肺　148, 201, 219
大奇形　241
胎児循環遺残　218
胎児性アルコール症候群　253
体質性黄疸　98
胎児発育曲線　176
代謝性アシドーシス　305
代謝性アルカローシス　305
帯状疱疹　350
大豆アレルギー　341
大泉門膨隆　352, 357, 361
大腿静脈穿刺法　166
大腸菌　210, 361
大動脈（弁）狭窄　426
大動脈騎乗　428
大動脈縮窄　426
胎便吸引症候群　214
胎便栓塞症候群　206
脱気療法　392
脱水　92
多嚢腎　491
多嚢胞性脳軟化症　516, 520

タバコ誤飲　56
多発性筋炎　536
多発性硬化症（MS）　538
多発性嚢胞腎　490
多脾症候群　432
多包虫症　381
卵アレルギー　340
垂井病　266
胆汁うっ滞　98
単純性血管腫　480
単純性甲状腺腫　281
単純性肥満　123
単純ヘルペス　351
単純ヘルペス脳炎　351, 533
単心室　432
男性仮性半陰陽　288
胆石　448
胆道閉鎖症　412
蛋白細胞乖離　538
蛋白尿　90, 483
単包虫症　381
チアノーゼ　84, 383
チアノーゼ型心疾患　427
遅延型過敏反応　308
致死性骨異形成症　254
チック　119, 564
知的発達曲線　548
注意欠陥／多動性障害（ADHD）　550, 551
中間尿　173
中心・側頭部に棘波をもつ良性小児（ローランド）てんかん　527
中心静脈カテーテル管理　165
中心性肥満　287
虫垂炎　405
中枢性チアノーゼ　84
中毒110番　55, 57
中毒疹　76
中毒薬物　58
腸炎ビブリオ　398
聴覚障害　549
長管骨骨折　220
腸管出血性大腸菌　398
腸管侵入性大腸菌　398
超巨大児　175

腸重積　404
腸チフス　399
超低出生体重児　175, 202
貼付試験　326
沈降抗体　326
ツベルクリン反応（ツ反）　371
手足口病　355
低カリウム血症　194, 304
低カルシウム血症　195, 223, 283, 305
定期接種　28
定頸　20
低形成腎　490
低血糖（症）　192, 223, 297
低酸素血症（循環器）　421
低酸素性虚血性脳症　224
低出生体重児　175
低身長　276
低張性脱水　92
低ナトリウム血症　194, 302
低マグネシウム血症　223
定量噴霧式ネブライザー（MDI）　148
溺死　59
溺水　59
笛声音　370
鉄欠乏性貧血　447
テトラサイクリン系（抗生物質）　135
てんかん　514, 523, 526
てんかん児（予防接種）　34
てんかん症候群　526
てんかん発作型　526
テンシロンテスト　540
伝染性紅斑　448
伝染性単核球症　128, 353, 386
伝染性軟属腫　568
伝染性膿痂疹　567
点頭てんかん　544
デンバー式発達スクリーニング検査　17
洞（機能）不全症候群　442
同期的間欠的強制換気　199
銅欠乏症　302
糖原病　265
登校拒否　556
糖質代謝異常症　265
同種骨髄移植　450, 462

同種免疫性血小板減少症　227
透析療法　149, 505, 508
等張性脱水　92
糖尿病　293
糖尿病（母体）　230
糖尿病性ケトアシドーシス　293
糖尿病性神経障害　296
糖尿病性腎症　296
糖尿病性網膜症　296
東浜株　370
頭部 MRI　517
動脈管開存症（PDA）　204, 424
動脈血採血法　163
動揺性歩行　534
ドーパ反応性ジストニア　120
トキソプラズマ症　378
特異的減感作療法　327
特殊ミルク　259
特定疾患医療給付事業　13
特発性胸痛　81
特発性血小板減少性紫斑病（ITP）　456
特発性血小板減少性紫斑病（母体）　230
特発性ミオグロビン尿症　523
吐血　50
突発疹　351
II 度房室ブロック　445
突発性発疹症　351
登はん性起立　534
トラコーマ　374
努力（性）呼吸　49, 383

な 行

内側側頭葉てんかん　528
内頸静脈穿刺法　166
永山斑　352
軟骨低形成症　254
軟骨無形成症　253
2 型糖尿病　293
二次性高血圧　99
二次性白血病　468
21 水酸化酵素欠損症　285
21 トリソミー　245, 415
22q11.2 欠失症候群　415
日内変動を伴う進行性ジストニア　120

日光蕁麻疹　339
II 度房室ブロック　445
日本海裂頭条虫　381
日本住血吸虫　382
ニューキノロン　137
乳酸アシドーシス　306
乳児一過性高 TSH 血症　281
乳児重症ミオクロニーてんかん　524, 527
乳児突然死症候群（SIDS）　560
乳児ビタミン K 欠乏性出血症　227, 300
乳児良性部分てんかん　527
入眠期ミオクローヌス　554
入眠処置　174
乳幼児健診　15
乳幼児身体発育曲線　16
尿 NAG　483
尿異常者の取り扱い基準　25
尿検査　483
尿細管間質性腎炎　498
尿細管機能検査　485
尿細管性アシドーシス（RTA）　497
尿酸結石　504
尿素サイクル代謝異常症　261
尿蛋白　483
尿蛋白選択性　91, 495
尿沈渣法　483
尿糖　484
尿崩症　279
尿路感染症　501
任意接種　29
ネグレクト　559
猫鳴き症候群　248
猫引っかき病　458
熱射病　62
熱傷　61
熱性痙攣　514, 523
熱性痙攣児（予防接種）　34, 525
ネフローゼ症候群（NS）　494
ネマリンミオパチー　536
脳炎・脳症　532
膿胸　391
脳血管障害　545
濃厚血小板血漿（PRP）　453
脳室周囲出血　516

脳室周囲白質軟化症　225, 516, 518
脳室内出血　223
脳腫瘍　477
脳症（インフルエンザ）　358
脳性巨人症　252
脳性麻痺　116, 121, 521, 550
脳波　512
脳波（FC）　524
脳波（脳炎）　533
脳浮腫　532
囊胞性腎疾患　490
囊胞性リンパ管腫　480

は　行

肺移植　439
肺炎　346, 357, 389
肺機能検査　385
肺吸虫　381
敗血症　365
敗血症性ショック　45, 433
肺血流減少型チアノーゼ型心疾患　427
肺血流増加型チアノーゼ型心疾患　427
肺サーファクタント　212
胚細胞性腫瘍　478, 482
排泄性膀胱尿道造影（VCUG）　486
肺動脈弁狭窄症　425
梅毒　378
ハイリスク児　177
白質変性疾患　541
白色瞳孔　482
白癬症　571
バセドウ病　280
ばち指　383
抜管　145
白血球（尿沈渣）　483
発達障害　515
発達障害のリスク因子　19
発達遅滞　114
パッチテスト　326
発熱　65
馬蹄腎　491
パラインフルエンザウイルス　387
パラシュート反応　20, 21, 510
原田のスコア　321

パラ百日咳菌　369
バリウム注腸整復　404
針刺し予防ガイドライオン（HIV）　360
バルーンカテーテルによる心房中隔欠損作成術
　　（BAS）　431, 433
パルスオキシメーター　146
パルボウイルス B19　412, 448
汎アミノ酸尿　498
反回神経麻痺　220
汎血球減少　449
半月体形成性腎炎　494
バンコマイシン耐性腸球菌（VRE）　136
播種性血管内凝固症候群　228, 454
伴性無ガンマグロブリン血症　309
反復性扁桃炎（漢方）　160
鼻咽頭炎　385
ビオチン　301
ビオプテリン代謝異常症　258, 260
引き起こし反応　20, 510
非ケトーシス型高グリシン血症　262
肥厚性幽門狭窄症　402
微細欠失症候群　242
微細発作　222
皮質下白質軟化症（SCL）　520
鼻出血　52, 105
微少血尿　90
微小変化型ネフローゼ症候群（MCNS）　495
ヒスタミン遊離試験　326
肥大型心筋症　435
ビタミン A　300
ビタミン A 補充療法（麻疹）　345
ビタミン B1　300
ビタミン B12　301
ビタミン B2　301
ビタミン D　300
ビタミン E　300
ビタミン K　300
ビタミン欠乏症・過剰症　300
非チアノーゼ型心疾患　421
非定型抗酸菌症　373
脾摘（ITP）　457
ヒトヘルペスウイルス 6　352, 412, 458
ヒトヘルペスウイルス 7　352
皮内テスト　326

菲薄基底膜病　92, 487
皮膚筋炎　536
ヒプサリズミア　528
皮膚真菌症　571
皮膚描記症　338
非発作性上室頻拍　444
肥満　123
肥満度　122
百日咳　369
百日咳毒素　369
病原性大腸菌　399
表在性皮膚カンジダ症　570
病名告知　462
微量元素欠乏症　301
貧血　103, 225
頻尿　102
ファイティング　200
ファロー四徴症　428
フィラデルフィア（Ph¹）染色体　470
フィラリア症　381
フィンランド型ネフローゼ症候群　486
風疹　346
フェニルケトン尿症（PKU）　258, 260
フォローアップミルク　151
腹腔穿刺　192
副甲状腺機能低下症　283
副腎疾患　284
副腎出血　221
副腎白質ジストロフィー　541
フクチン　535
腹痛　77, 126
腹膜透析　150, 508
福山型先天性筋ジストロフィー　534
浮腫　94
不随意運動　119
不整脈　442
不整脈源性右室心筋症　435
不定形発疹　319
ブドウ球菌　210
ブドウ球菌性熱傷様皮膚症候群（SSSS）　366, 568
不当軽量児　175
不登校　553, 556
不当重量児　175

ブドウ膜炎 312
部分交換輸血 192
部分的心筋切除術 437
部分的思春期早発症 289
プリックテスト 326
プリン・ピリミジン代謝異常症 272
フルクトサミン 295
フロッピーインファント 117, 533
糞線虫 382
分娩外傷 219
分類不能型低ガンマグロブリン血症 309
ペニシリン系（抗生物質） 127, 354
ペニシリン耐性肺炎球菌（PRSP） 361
ペネム系（抗生物質） 131
ヘリオトロープ 536
ヘルパンギーナ 354
ヘルペス性歯肉口内炎 351
片頭痛 79
変性疾患 541
鞭虫 382
扁桃炎 386
扁桃摘出手術 387
扁桃肥大 386
便秘 68
便秘（食事指導） 154
保育器内温度設定 184
保因者 257
膀胱尿管逆流（VUR） 502
房室回帰性頻拍（AVRT） 442
房室結節回帰性頻拍（AVNRT） 442
房室中隔欠損症 423
帽状腱膜下血腫 220
疱疹性湿疹 76
包虫症 381
乏尿 504
保菌者対策（MRSA） 366
保険診療 6
母子感染（HIV） 360
母子感染予防（HBV） 410
母子健康手帳 38
補助換気 199
補体価 308
発作性上室頻拍 442
発作性夜間血色素尿症 448, 450

発疹 74
哺乳 205
母乳 196
母斑症 573
ホモシスチン尿症 258, 261
ポリオ 354
ポリオ様麻痺 354
ポルフィリン症 275
本態性高血圧 100

ま 行

マイクロバブルテスト 190
マイコプラズマ感染症 376
膜性腎症（MN） 496
膜性増殖性糸球体腎炎（MPGN） 493
マクロライド系（抗生物質） 133
麻疹 344
麻疹ワクチン 345
マススクリーニング（神経芽腫） 476
末梢性チアノーゼ 89
満月様顔貌 287
慢性活動性 EB ウイルス感染症 353
慢性肝炎 411
慢性甲状腺炎 281
慢性甲状腺炎（母体） 231
慢性骨髄性白血病（CML） 463, 470
慢性進行性外眼筋麻痺 536
慢性腎不全 506
慢性腎不全（食事療法） 508
慢性肉芽腫症 310
慢性好中球減少症 451
ミエリン塩基性蛋白 538
ミオチュブラー病 536
ミオトニア 535
未熟児くる病 206
未熟児貧血 207
未熟児無呼吸発作 204
未熟児網膜症 207
ミトコンドリア遺伝病（再発率） 257
ミトコンドリア脳筋症 536
無菌性髄膜炎 355, 356
無鉤条虫 381
ムコ多糖症 270
無酸素発作（TOF） 429

無症候性血尿　92
無造血発作　448
無治療経過観察（神経芽腫）　476
無痛性甲状腺炎　281
無脾症候群　432
村田の基準　208
ムンプス　347, 356
メープルシロップ尿症（MSUD）　258, 260
メチシリン耐性黄色ブドウ球菌（MRSA）　128, 365, 390
メチルプレドニゾロンパルス療法（SLE）　316
免疫機能検査法　307
免疫グロブリン（麻疹予防）　346
免疫グロブリン製剤　210
免疫グロブリン値　307
免疫抑制療法（再不貧）　450
毛細血管拡張性失調症　544
網膜芽腫　482
毛様線虫　382
モノバクタム系（抗生物質）　131
門脈圧亢進症　414

や　行

夜驚症　553
薬物アレルギー　341
薬物中毒　57
薬物服用（母体）　231
薬物離断症候群　232
薬用量　3
やせ　124
夜尿症　101
山口株　370
有機酸代謝異常症　262
有鉤条虫　381
幽門筋切開術　403
輸液療法　94, 137
輸血　140, 195
養育医療　12
溶血性貧血　273, 447
溶血発作　448
葉酸　301
幼虫移行症　380
腰椎穿刺　169, 191

溶連菌　567
翼状頸　249, 251
横川吸虫　381
予防接種　28
予防接種の副反応と副作用　30
予防接種不適当者および要注意者　30
予防投薬（結核）　372
4p-症候群　248

ら・わ行

ランブル鞭毛虫　379
リウマチ因子　311
リウマチ疹　311
リウマチ熱　120, 369
リジン尿性蛋白不耐症　262
リステリア菌　210, 361
離乳食　151
リハビリテーション（脳性麻痺）　522
リポ蛋白糸球体症　488
リポプロテインX　413
良性家族性血尿　487
良性新生児ミオクローヌス　554
良性頭蓋内圧亢進症　81
両側基底核視床病変　516, 520
リンコマイシン系（抗生物質）　134
隣接遺伝子症候群　248
リンパ管腫　480
リンパ球芽球化能　308
リンパ球サブセット　307
リンパ球刺激試験　342
リンパ節腫大　107
リンパ節生検（ML）　472
ループス腎炎　315, 492
レチノイン酸症候群　301
レッドマン症候群　136
レノグラム　486
レノシンチ　486
レプリーゼ　370
連続性雑音　416
ローランドてんかん　528
肋軟骨炎　81
ロタウイルス　398, 525
ワゴスチングミンテスト　540
腕神経叢麻痺　220

薬品索引

ア 行

アイピーデイー 584
アイロタイシン 578
アザクタム 233, 576
アザチオプリン 317
アシクロビル (ACV) 232, 579
アジスロマイシン 578
アジャスト A コーワ 587
アストミン 582
アズトレオナム (AZT) 232, 576
アスピリン 125, 580
アスピリン・ダイアルミネート 580
アスベリン 581
アセタゾラミド 232, 590
アセチルシステイン 232
アセトアミノフェン 125, 580
アゼプチン 584
アダラート 591
アタラックス P 174, 586
アデノシン 3 リン酸 2 ナトリウム 232, 590
アテノロール 589
アデホス 232, 590, 597
アトック 583
アドナ 593
アトラクリウムベシレート 233
アプレゾリン 236, 591
アマンタジン 579
アミカシン 232
アミカマイシン 576
アミサリン 589, 597
アミノフィリン 240, 330, 582
アムコラル 592
アムホテリシン B (AMPH) 233, 579
アムリノン 592
アモキシシリン 577
アモキシシリン・クラブラン酸カリウム 577
アモバルビタール 586

アラセナ A 352, 579
アリメジン 581
アルギニン 233
アルダクトン A 239, 590
アルドメット 591
アルビナ 582
アルピニー 580
アルファカルシドール 240, 593
アルファロール 593
アルプロスタジル 232
アルベカシン (ABK) 233, 367
アレギサール 584
アレビアチン 238, 585, 598
アロテック 583
安息香酸ナトリウム 233
アンピシリン (ABPC) 233, 577
アンピシリンナトリウム 575
アンヒバ 580
イスコチン 237, 579
イソゾール 174, 586, 598
イソニアジド 233, 372, 579
イソプロテレノール 233, 331, 590
イソミタール 586
イソミタールソーダ 586
イトラコナゾール 579
イトリゾール 579
イノバン 235, 592, 596
イノリン 583
イブプロフェン 125, 580
イミダリン 240
イミペネム/シラスタチン (IPM/CS) 233, 576
イムラン 317
インクレミン 235, 592
インスリン 599
インスリン，レギュラー 233
インターフェロン 409
インターフェロンアルファ-2b (IFNα) 233

インタール 584
インタールエアロゾル 584
インダシン 236, 580
インデラル 591
インテバン 580
インデラル 239, 589, 598
インドメタシン 126, 204, 233, 580
イントロンA 237
ウインタミン 587
ウルソ 411
ウルソデスオキシコール酸 411
HBグロブリン (HBIG) 236
HBワクチン 234
ATIII製剤 455
ATP 232, 597
エクセグラン 585
エサンブトール 579
エスクレ 174, 234, 587
エスポー 235
エタンブトール 372
エトスクシミド 585
エピネフリン 592, 596
エピレオプチマル 585
FOY 455
エポエチンアルファ (rHu-EPO) 234
エポセリン 575, 578
エリスロシン 235, 578
エリスロマイシン (EM) 234, 578
L-サイロキシン 282
塩化カリウム (KCL) 234
塩酸アゼラスチン 584
塩酸アマンタジン 358
塩酸アルギニン 234
塩酸アンブロキソール 582
塩酸エタンブトール 579
塩酸エピネフリン 234
塩酸カルテオロール 589
塩酸グラニセトロン 589
塩酸クリンダマイシン 578
塩酸クレンブテロール 583
塩酸クロルプロマジン 587
塩酸ケタミン 587
塩酸シプロヘプタジン 581
塩酸ジルチアゼム 591

塩酸セフォチアム 575
塩酸セフカペンピボキシル 577
塩酸チアミン 593
塩酸ツロブテロール 583
塩酸ドパミン (DOA) 234, 592
塩酸ドブタミン (DOB) 234, 592
塩酸トラゾリン 234
塩酸トリエンチン 274
塩酸トリメトキノール 583
塩酸ナロキソン 234
塩酸ニカルジピン 591
塩酸バンコマイシン (VCM) 234, 576, 578
塩酸ヒドララジン 234, 591
塩酸プラゾシン 591
塩酸プロカインアミド 589
塩酸プロカテロール 583
塩酸プロプラノロール 234, 589, 591
塩酸ブロムヘキシン 582
塩酸ベラパミル 589
塩酸ミダゾラム (MDZ) 234
塩酸ミノサイクリン 578
塩酸モルヒネ 235
塩酸リドカイン 590
塩酸ロペラミド 587
エンテロノン-R 587
エンドキサン 316
オーグメンチン 577
オキサトミド 584
オキセタノビル 358, 584
OK-432 480
オノン 584
オメプラール 588
オメプラゾール 588
オメプラゾン 588

カ 行

カイトリル 589
ガスター 588
ガストログラフィン 382
カプトプリル 235, 591
カプトリル 234
ガランターゼ 587
カリメート 238
カルチコール 233, 599

カルトニック 592
カルバゾクロム 593
カルバマゼピン（CBZ） 235, 585
カルベニン 576
カルボシステイン 582
カロナール 580
ガンシクロビル 235, 579
乾燥甲状腺末 595
カンレノ酸カリウム 590
キサンチン 235
キシロカイン 237, 590, 597
キニジン 590
キプレスチュアブル 585
強力ネオミノファーゲンC（強ミノC） 411
クエストラン 234
クエン酸第1鉄ナトリウム 592
クラフォラン 234, 575
クラリシッド 578
クラリス 578
クラリスロマイシン 578
グリセロール 235, 591, 599
グリセリン 599
グリセロール 236, 591
クリンダマイシン（CLDM） 235
グルカゴン 235
グルコン酸カルシウム 235, 589
クロール・トリメトン 581
クロナゼパム 585
クロバザム 586
クロモグリク酸ナトリウム 584
クロラムフェニコール 135, 578
クロロマイセチン 578
クロロマイセチンサクシネート 576
ケイキサレート 239
ケイツー 240, 593
ケイツーN 593
ケイテン 576
ケタラール 174, 587
結晶ペニシリンGカリウム 238
ケフラール 577
ケフリン 234
ゲンタシン 236, 576
コ・トリモキサゾール 578
抗RSウイルスモノクローナル抗体 238

コハク酸クロラムフェニコールナトリウム 576
コハク酸ヒドロコルチゾン 598
コハク酸プレドニゾロン 598
コレスチラミン 235
コンクライトMg 237
コントミン 587
コンバントリン 382, 580

サ 行

酢酸デスモプレシン 454
酢酸リュープロレリン 290
サクシゾン 598
ザジテン 584
ザナミビル 580
サルタノールインヘラー 584
ザロンチン 585
サワシリン 577
ザンタック 239
サンディミュン 317
サンドスタチン 299
ジアゼパム（DZP） 174, 235, 586, 598
ジアゾキサイド 235, 299
シクロスポリンA 317
ジクロフェナクナトリウム 580
シクロフォスファミド 316, 457
ジゴキシン 235, 591, 592, 597
ジゴシン 235, 591, 592, 597
ジスロマック 578
ジソピラミド 589
ジドブジン（ZDV, AZT） 235
ジピリダモール 592
ジフルカン 235, 579
シメチジン 236, 588
臭化水素酸デキストロメトルファン 582
臭化パンクロニウム 236
臭化ブチルスコポラミン 588
臭化ベクロニウム 236
重炭酸ナトリウム 236, 598
酒石酸アリメマジン 581
小柴胡湯 411
シングレアチュアブル 585
シンメトレル 358, 579
水溶性プレドニン 598

ストレプトマイシン　372
スピロノラクトン　236, 590
スピロペント　583
スルバクタム・アンピシリン (SBT/ABPC)　236, 575, 577
スルピリン　126
スロービッド　583
スローフィー　593
ゼスラン　581, 584
セファクロル　577
セファゾリンナトリウム (CEZ)　236, 575
セファメジン　234, 575
セファロチンナトリウム (CET)　236
セフォタキシムナトリウム (CTX)　236, 575
セフォタックス　234, 575
セフジトレンピボキシル　577
セフジニル　577
セフゾン　577
セフタジジム (CAZ)　236, 575
セフチゾキシムナトリウム　575, 578
セフテラムピボキシル　577
セフトリアキソンナトリウム (CTRX)　236, 575
セフポドキシムプロキセチル　577
セルシン　174, 235, 586, 598
セルテクト　584
セレニカR　585
センナエキス　587
センナシド　587
センノシド　587
ソセゴン　581
ゾニサミド　585
ゾビラックス　232, 352, 579
ソル・メドロール　316
ソルコーテフ　236, 598
ソルダクトン　590

タ 行

第IX因子製剤　453
第VIII因子/vWF複合製剤　453
第VIII因子製剤　453
ダイアップ　174, 586
ダイアモックス　232, 590
ダイクロトライド　236

耐性乳酸菌製剤　587
タガメット　234, 588
タゴシット　239, 367
タベジール　581
タミフル　358, 581
ダラシン　234, 578
ダラシンS　576
タンナルビン　587
タンニン酸アルブミン　587
チアマゾール　594
チアミラール　586
チアミラールナトリウム　174, 598
チエナム　236, 576
チトゾール　174
チョコラA　593
チラージンS　237, 282, 595
チロキシン　236
テイコプラニン (TEIC)　136, 236, 367
DDAVP　279
D-ペニシラミン　274
D-マンニトール　591, 599
テオコリン　239
テオドール　582
テオフィリン　237, 331, 582
テオロング　583
デカドロン　234
デキサメタゾン　237
テグレトール　234, 585
デスモプレシン　279, 595
テノーミン　589
デノシン　236, 579
デパケン　585
デパケンR　585
テルギンG　581
テレミンソフト坐薬　588
天然型免疫グロブリン　236
糖質コルチコイド　286
トシル酸スプラタスト　584
ドパミン　596
ドブタミン　596
ドブトレックス　235, 592, 596
トブラシン　576
トブラマイシン　576
ドミニン　235

トミロン　577
トラニラスト　584
トラネキサム酸　593
トランサミン　593
トリクロホスナトリウム　237, 586
トリクロリール　174, 240, 586
トリクロルメチアジド　590
ドルミカム　237, 586
ドンペリドン　588

ナ　行

ナイキサン　580
ナウゼリン　588
ナディック　589
ナドロール　589
ナプロキセン　580
ニトプロ　238
ニトログリセリン　237
ニトロプルシドナトリウム　237
ニフェジピン　591
ニポラジン　584
ネオフィリン　239, 582
ネオラール　317
ネンブタール　238
ノボリンR　237
ノルアドレナリン　238, 597
ノルエピネフリン　237, 597

ハ　行

ハイドロコートン　236
バクタ　578
バクトロバン　237, 367
パスカルシウム　579
パセトシン　577
パナン　577
パニペネム・ベタミプロン　576
バファリン　580
ハベカシン　233, 367, 576
パモ酸ヒドロキシジン　586
パモ酸ピランテル　580
パラアミノサリチル酸カルシウム　579
パリビズマブ　237
バルプロ酸ナトリウム　585
バンコマイシン　136, 367

パンスポリン　575
ビームゲン　236
ピクシリン　233, 575, 577
ピクリン　232
ピコスルファートナトリウム　588
ビサコジル坐剤　588
ピシバニール　480
ビソルボン　582
ビタミンA　593
ビタミンB_6　239
ビタミンD　237
ビタミンK_2（メナテトレノン）　237
ビダラビン　579
ヒダントール　585
ビチオノール　382
ビチン　382
ピドキサール　239, 594
ヒト成長ホルモン製剤　277
ピトレッシン　595
ヒドロクロロサイアザイド　237
ヒドロコルチゾン　237
ビフィズス菌製剤　587
ピペラシリンナトリウム（PIPC）　238
ヒベンズ酸チペピジン　581
ヒューマリンR　599
ピラジナミド　372, 579
ピラマイド　579
ピランテルパモエイト　382
ピリドキシン（Vit B_6）　238
ビルトリサイド　382
ピロミジン　239, 594
ピロリン酸第2鉄　235, 592
ファモチジン　588
ファロペネムナトリウム　577
ファロム　577
ファンギゾン　233, 579
フィブロガミンP　324
フェニトイン（DPH）　238, 585, 598
フェノバール　238, 586, 598
フェノバルビタール（PB）　238, 585, 598
フェロ・グラデュメット　593
フェロミア　592
フェンタニル　238
フェンタネスト　235

フォリアミン　594
フサン　455
ブスコパン　588
ブドウ糖　599
フマル酸クレマスチン　581
フマル酸ケトチフェン　584
フマル酸ホルモテロール　583
ブメタニド　238
フラビタン　594
フラビンアデニンジムヌクレオチド　594
プランルカスト水和物　584
ブリカニール　583
プリンペラン　589
フルイトラン　590
フルコナゾール（FCZ）　238, 579
ブルスマリンA　582
ブルゼニド　587
ブルフェン　580
フルマリン　576
ブレディニン　317
プロアクト　576
プロカインアミド　597
プロスタグランジンE_1　238
プロスタンディン　232
フロセミド　238, 590
プロタノールL　237, 331, 590
プロパジール　283, 594
プロピルチオウラシル　594
プロプラノロール　598
プロメチン　589
フロモキセフナトリウム　576
フロモックス　577
β-ガラクトシダーゼ　587
ペニシリンG（PCG）　238
ペネトリン　584
ヘパリン　455
ヘパリンナトリウム　238
ヘブスプリン　239
ペミロラストカリウム　584
ベラチン　583
ベラパミル　597
ペリアクチン　581
ペルサンチン　592
ペルジピン　591

ヘルベッサー　591
ペンタゾシン　581
ペントシリン　238, 575
ペントバルビタールナトリウム　238
ペントレックス　575
抱水クロラール　237, 239, 587
ホクナリン　583
ホクナリンテープ　583
ホスカビル　579
ホスカルネットナトリウム　579
ホスホマイシン　135
ホスホマイシンカルシウム　578
ホスホマイシンナトリウム　576
ホスミシン　578
ホスミシンS　576
ボスミン　235, 592, 596
ポリスチレンスルホン酸　238
ホリゾン　174, 235, 586, 598
ボルタレン　126, 580
ポンタール　126, 581

マ　行

マイスタン　586
マグネゾール　237
マスキュラックス　240
マニトンS　237, 591
マレイン酸エラナプリル　239, 591
マレイン酸クロルフェニラミン　581
マンニットール　599
マンニトール　239
ミオブロック　238
ミケラン　589
ミゾリビン　317
ミダゾラム　48, 586
ミニプレス　591
ミニマックス　580
ミノマイシン　578
ミリスロール　238
ミルラクト　587
ミルリーラ　237
ミルリノン　239
ムコソルバン　582
ムコダイン　582
ムコフィリン　232

ムピロシン 239, 367
メイアクト 577
メイロン 239, 598
メキタジン 581, 584
メコバラミン 594
メジコン 582
メシル酸ガベキサート 455
メシル酸ナファモスタット 455
メタボリン散 593
メタライト 274
メタルカプターゼ 274
メチコバール 594
メチルドパ 591
メチルプレドニゾロン 316
メチル硫酸ネオスチグミン 239
メトプロクラミド 589
メナテトレノン 593
メフェナム酸 581
メプチン 583
メラトニン 554
メルカゾール 283, 594
メロペネム (MEPM) 239
メロペン 237
免疫グロブリン,静注 (IVIG) 239
モダシン 234, 575
モルヒネ 237
モンテルカスト 585

ヤ 行

ユナシン 233, 577
ユナシン-S 575
ユニフィル 583
ユニプロン 580
葉酸 594

ラ 行

ラキソベロン 588
ラシックス 235, 590
ラセミ化エピネフリン 239
ラックビー 587
ラニチジン 239
リカマイシン 578
リザベン 584
リスモダン 589

リドカイン 240, 596, 597
リバビリン 389
リファジン 239, 579
リファンピシン (RFP) 240, 372, 579
リボトリール 585
リマクタン 239, 579
硫酸アトロピン 240, 590, 596, 597
硫酸アミカシン (AMK) 240, 576
硫酸アルベカシン 576
硫酸オルシプレナリン 583
硫酸キニジン 590
硫酸ゲンタマイシン (GM) 240, 576
硫酸サルブタモール 584
硫酸ストレプトマイシン 579
硫酸セフピロム 576
硫酸鉄 593
硫酸テルブタリン 583
硫酸プロタミン 240
硫酸マグネシウム 240
リュープリン 290
リレンザ 580
リン 240
リン酸クリンダマイシン 576
リン酸コデイン 582
リン酸ジメモルファン 582
リン酸ピリドキサール 594
ルネトロン 233
レトロビル 240
レニベース 235, 591
レピリナスト 584
レボカルニチン 240
レボチロキシン (T4) 240
レボチロキシンナトリウム 595
ロートエキス 588
ロキタマイシン 578
ロセフィン 234, 575
ロペミン 587
ロメット 584

ワ 行

ワーファリン 240, 592
ワゴスチグミン 238
ワコビタール 585
ワソラン 589, 590, 597

ワルファリン　592
ワルファリンカリウム　240

ワンアルファ　593

欧文索引

A

Aarskog-Scott 症候群 252
acquired immunodeficiency syndrome (AIDS) 359
ADHD 550, 552
adrenal hypoplasia congenita (AHC) 286
adrenoleukodystrophy (ALD) 541
advanced life support 39
Alagille 症候群 252
Albright 遺伝性骨形成異常症 284
Alexander 病 541
ALL 463, 464
Alport 症候群 487
AML 463, 487
ANCA 関連腎炎 492
Anderson 病 266
Angelman 症候群 248, 252
anorexia nervosa 558
Apert 症候群 252, 254
aplastic crisis 448
appropriate-for-dates infant 175
Artz の基準 61
ASD 422
assisted ventilation (AV) 199
ataxia teleangiectasia 544
atriventricular septal defect 423
Augsberger の式 3
A 型肝炎 407
A 群溶血性連鎖球菌（溶連菌）(GAS) 367, 386
α1MG 483

B

Bartonella henselae 458
basic life support 39
Bayes の定理 256
BCG 31, 32, 371

Becker 型筋ジストロフィー 534
Beckwith-Wiedemann 症候群 252
Beutler 法 258, 265
BH4 欠損症 260
bilateral basal ganglia, thalamic lesion (BBTL) 516, 521
bile lake 414
BLNAR 127, 361, 390
Bloch-Sulzberger 症候群 544, 574
Blumberg 徴候 405
body mass index (BMI) 123
Bomsel の分類 213
Botallo 管開存症 424
bounding pulse 416, 424
Brachmann-de Lange 症候群 251
Brudzinski 徴候 357
Brugada 症候群 415
Burkitt リンパ腫 472
B 型肝炎 408, 496
B 群溶連菌 (GBS) 210, 361
β2MG 483
β-ラクタマーゼ産生 ABPC 耐性インフルエンザ菌（BLNAR） 128, 361, 390
β-ラクタム系（抗生物質） 127

C

C. jejuni 538
Canavan 病 541
Castleman 病 458
CD4 陽性 T リンパ球 359
CH50 308
cherry-red spot 268
Chlamidya pneumoniae 374, 390
Chlamidya psittasi 374
Chlamidya trachomatis 375, 390
chronic lung disease in the newborn (CLD) 216
CNS ループス 315

phalopathy, lactic acidosis and stroke-like episode 536
Melizaeus-Merzbacher 病 543
MERRF (myoclonus epilepsy with ragged-red fiber) 536
microbubble stability test 190, 213
Mobitz II 型 445
Moro 反射 510
Morquio 病 271
MRSA 127, 365, 390
multicystic encephalomalacia (MCE) 516, 521
multiple sclerosis (MS) 538
mushroom sign 403
MYCN 475
Mycoplasma pneumoniae 390

N

nail-patella 症候群 488
NBT 還元能 311
neonatal alloimmune thrombocytopenia (NAIT) 227
New Ballard Score 183
Niemann-Pick 病 269
NK 細胞機能検査 308
non-epileptic twilight state with convulsive manifestation (NETC) 525
non-Hodgkin リンパ腫 463, 472
Noonan 症候群 251, 415, 425
NO 吸入療法 200, 219
Nutcracker 現象 499

O・P

OD（漢方） 160
onion peel 481
online Mendelian inheritance in man (OMIM) 242
Opsoclonus polymyoclonia 症候群 538, 540
orthostatic dysregulation (OD) 439
Paigen 法 258, 265
PAIgG 456
Paroxysmal kinesinegic choreoathetosis (PKC) 120
PDA 204, 424

peritoneal dialysis (PD) 150, 508
periventricular hemorrhage (PVH) 516
periventricular leukomalacia (PVL) 225, 516, 518
pertussis toxin (PT) 369
Pfeiffer 症候群 252, 254
Pickwickian 症候群 554
Pit-1 遺伝子異常 277
PNH 448, 450
Pompe 病 266
portwine staion 480
post-streptococcal acute GN (PSAGN) 494
Prader-Willi 症候群 248
Prader 病 285
precordial catch syndrome 81
pressure support ventilation (PSV) 199
pseudokidney sign 404
PSP 排泄試験 485
pure pulmonary atresia (PPA) 432

Q・R

QT 延長症候群 446
Quincke 浮腫 323
Q バンド法 242
ragged-red fiber 536
Ramsey Hunt 症候群 351
respiratory distress symdrome (RDS) 212
Rohrer 指数 122
Romano-Ward 症候群 415
RS ウイルス 388
RS ウイルステストパック 388
Rubinstein-Taybi 症候群 252
R バンド法 242

S

salmon patch 480
Sandhoff 病 269
Sanfilippo 病 271
Sarnart の HIE 病期分類 224
Scheie 病 271
SD スコア 122
selectivity index 91, 495
severe combined immunodeficiency (SCID) 309

shaken baby syndrome 559
Sly 病 271
small-for-dates infant 175
Smith-Lemli-Opitz 症候群 252
Sotos 症候群 252
spectral karyotyping 法（SKY 法） 244
SSPE 346
SSSS 366
staple sign 387
Stevens-Johnson 症候群 342, 376
strawberry-mark 480
streptococcal toxic shock-like syndrome 368
string sign 403
Sturge-Weber 症候群 480, 544, 574
Sydenham 舞踏病 120
synchronized IMV（SIMV） 199
systemic lupus erythematodes（SLE） 314

T

Tanner 分類 604
target sign 404
Tay-Sachs 病 268
TGA 430
tetralogy of Fallot（TOF） 428
torsades de pointes 446
total anomalous pulmonary venous connection/return（TAPVC/TAPVR） 431
Tourette 症候群 119, 564
toxic appearing 2
toxic shock syndrome（TSS） 366
transient tachypnea of the newborn（TTN） 211
transposition of the great arteries（TGA） 430
triangular cord sign（TC sign） 413
TSH 受容体抗体（TBII/TRAb） 282
TSS 366

TT ウイルス（TTV） 412
tuberous sclerosis 544
tumor lysis syndrome 474
turgor 92
Turner 症候群 249, 291, 415, 427

U・V

umbrella sign 403
urinary meconium index（UMI） 214
virus-associated hemophagocytic lymphohistiocytosis 460
VMA 475
von Gierke 病 266
von Hippel-Lindau 病 544, 574
von Recklinghausen 病 544, 573
von Willebrand 病 452
VRE 136
VSD 421

W

Waardenburg 症候群 252
WAGR 症候群 252, 479
Wenckebach 型 445
Werdnig-Hoffmann 病 535
West 症候群 528
whooping 370
Williams 症候群 415, 426
Wilms 腫瘍 479, 489
Wilson 病 273
wine bottle appearance 387
Wiskott-Aldrich 症候群 107, 456
Wolf-Hirschhorn 症候群 248
WPW 症候群 446

X

X-linked agammaglobulinemia（XLA） 309
XXX 女性 250, 291
YY 男性 251

執筆者一覧（五十音順，◎は監修者，○は編集幹事，＊は編集責任者）

青嶋　努	東海市民病院	岡田純一	トヨタ記念病院
浅井俊行	公立陶生病院	岡田雅子	佐藤外科・小児科
浅野喜造	藤田保健衛生大学	小川貴久	大垣市民病院
麻生幸三郎	愛知県青い鳥医療福祉センター	小川正道	小川クリニック
		＊奥村彰久	名古屋大学
有吉允子	名古屋第一赤十字病院	奥村直哉	トヨタ記念病院
安藤久實	名古屋大学	尾崎隆男	厚生連昭和病院
安藤秀男	中津川市民病院	小崎　武	河村病院
安藤嘉浩	春日井市民病院	長田さち子	国立名古屋病院
家田訓子	公立陶生病院	越知信彦	第二青い鳥学園
生駒雅信	名古屋第一赤十字病院	○＊梶田光春	厚生連加茂病院
伊藤和江	名古屋掖済会病院	片桐雅博	かたぎり小児科・アレルギー科
伊東重光	愛知社会保険事務局		
伊藤浩明	あいち小児保健医療総合センター	加藤剛二	名古屋第一赤十字病院
		加藤太一	名古屋大学
伊藤嘉規	名古屋大学	加藤有一	大垣市民病院
岩井直一	名鉄病院	＊上條隆司	総合上飯田第一病院
岩間正文	三菱名古屋病院	河邊太加志	岐阜社会保険病院
上田典司	常滑市民病院	菊池　哲	公立尾陽病院
臼井清隆	社会保険中京病院	木戸真二	トヨタ記念病院
宇理須厚雄	藤田保健衛生大学	鬼頭　修	名古屋第一赤十字病院
＊大城　誠	大垣市民病院	木村　隆	名城病院
大須賀明子	厚生連加茂病院	＊木村　宏	名古屋大学
大野泰宏	知多市民病院	工藤寿子	名古屋大学
大矢幸弘	国立成育医療センター	熊谷俊幸	愛知県コロニー中央病院

倉石建治	大垣市民病院	中村はるひ	名鉄病院
◎＊小島勢二	名古屋大学	中村みほ	愛知県コロニー発達障害研究所
古根　淳	古根医院		
近藤　勝	岡崎市民病院	成瀬　宏	尾西市民病院
＊坂本龍雄	名古屋大学	西川和夫	名古屋掖済会病院
佐々木明	瑞浪昭和病院	西村直子	厚生連昭和病院
柴田元博	社会保険中京病院	＊根来民子	名古屋大学
杉浦潤一	愛知県社会保険診療報酬支払い基金	野口弘道	碧南市民病院
		野崎千佳	名古屋大学
鈴木聖子	中部労災病院	野邑健二	名古屋大学
鈴木千鶴子	名古屋第一赤十字病院	羽賀淑子	公立尾陽病院
田内宣生	大垣市民病院	袴田　享	クリニックパパ
高橋昌久	厚生連加茂病院	長谷川真司	名古屋記念病院
高橋義行	名古屋大学	羽田野為夫	名古屋第一赤十字病院
瀧本洋一	岡崎市民病院	花田直樹	花田こどもクリニック
立松　寿	中部労災病院	馬場礼三	愛知医科大学
田中直子	名古屋記念病院	早川知恵美	愛知県コロニー中央病院
種田陽一	知多市民病院	早川文雄	岡崎市民病院
月舘幸一	東海産業医療団中央病院	早川昌弘	名古屋大学
月舘千寿子	名古屋第一赤十字病院	林　芳樹	はやしこどもクリニック
＊柘植郁哉	藤田保健衛生大学	阪　正和	名古屋学芸大学短期大学部
露木ますみ	厚生連愛北病院	肥田野洋	名古屋大学
土井　悟	碧南市民病院	平田英彦	津島市民病院
＊都築一夫	社会保険中京病院	広瀬滋之	広瀬クリニック
富田　靖	名古屋大学	深見英子	名古屋大学
鳥居新平	愛知学泉大学	福田　稔	名鉄病院
長井典子	岡崎市民病院	藤本陽子	社会保険中京病院
中尾吉邦	掛川市立総合病院	星野　洋	名古屋大学
中川恒夫	さくら病院	○＊堀部敬三	国立名古屋病院
＊長嶋正實	あいち小児保健医療総合センター	本城秀次	名古屋大学教育学部
		前田規秀	まえだこどもクリニック

前原光夫	まえはらこどもクリニック	◎*森島恒雄	岡山大学
牧　貴子	名城病院	森田　誠	名古屋記念病院
松岡　宏	公立尾陽病院	矢沢　武	岡崎市医師会公衆衛生センター
松岡道子	名古屋逓信病院		
松島正氣	社会保険中京病院	安井　泉	愛知県青い鳥医療福祉センター
松本昭子	愛知県コロニーこばと学園		
松本公一	トヨタ記念病院	*安田東始哲	名古屋大学
松山孝治	名古屋第一赤十字病院	矢田宗一郎	中津川市民病院
三浦清邦	愛知県コロニー中央病院	柳瀬陽一郎	稲沢市民病院
水谷直樹	厚生連愛北病院	山口英明	公立陶生病院
水野愛子	みどりの森クリニック	山崎俊夫	藤田保健衛生大学
水野誠司	愛知県コロニー中央病院	山田一惠	山田医院
美濃和茂	刈谷総合病院	山田政功	中部労災病院
三村俊二	三村こどもクリニック	山中　劦	岡崎女子短期大学
宮崎　清	みやざきこどもクリニック	吉田　潤	ワイワイこどもクリニック
宮島雄二	安城更生病院	吉田政巳	よしだこどもクリニック
宮田隆夫	宮田医院	吉見礼美	名古屋大学
宮津光伸	名鉄病院	若宮辰嘉	名古屋大学
森　理	もりもり小児科	◎*渡邊一功	愛知淑徳大学
森下雅史	公立陶生病院		

小児科診療マニュアル

2002年3月31日　初版第1刷発行
2005年8月25日　初版第2刷発行

定価はカバーに
表示しています

監修者	渡　邊　一　功
	森　島　恒　雄
	小　島　勢　二

編集幹事	堀　部　敬　三
	梶　田　光　春

発行者　金　井　雄　一

発行所　財団法人　名古屋大学出版会
〒464-0814　名古屋市千種区不老町1 名古屋大学構内
電話(052)781-5027/FAX(052)781-0697

© Kazuyoshi Watanabe et al., 2002　　Printed in Japan
印刷・製本 ㈱クイックス　　　　　　ISBN4-8158-0427-3
乱丁・落丁はお取替えいたします。

R〈日本複写権センター委託出版物〉
本書の全部または一部を無断で複写複製（コピー）することは、著作権法上
での例外を除き、禁じられています。本書からの複写を希望される場合は、
日本複写権センター（03-3401-2382）にご連絡ください。

菅沼信彦著
生殖医療
　―試験管ベビーから卵子提供・クローン技術まで―
A5判・26
本体3800

後藤節子／森田せつ子他編
新版　テキスト母性看護Ⅰ
B5判・22
本体3700

後藤節子／森田せつ子他編
新版　テキスト母性看護Ⅱ
B5判・31
本体4300

服部祥子／原田正文著
乳幼児の心身発達と環境
　―大阪レポートと精神医学的視点―
B5判・35
本体5000

服部祥子／山田冨美雄編
阪神・淡路大震災と子どもの心身
　―災害・トラウマ・ストレス―
B5判・326
本体4500